Die pathologische Physiologie des Gesamtstoff- und Kraftwechsels bei der Ernährung des Menschen

von

Professor Dr. E. Grafe
Direktor der Medizinischen Universitätspoliklinik
in Rostock

München ◇ Verlag von J. F. Bergmann ◇ 1923

ISBN-13:978-3-642-89770-2   e-ISBN-13:978-3-642-91627-4
DOI: 10.1007/978-3-642-91627-4

Meinen Lehrern

Herrn Geheimen Obermedizinalrat Professor Dr. M. Rubner in Berlin und
Herrn Geheimen Rat Professor Dr. L. von Krehl in Heidelberg

in aufrichtiger Verehrung und Dankbarkeit gewidmet.

Vorwort.

Die folgende Darstellung war ursprünglich nur für die Ergebnisse der Physiologie von As her und Spiro, auf deren Anregung sie entstanden ist, bestimmt. Da das Interesse an dem Gegenstande aber weit über die Kreise der Physiologen hinausreicht und sich mindestens ebenso auf interne Kliniker, Pathologen, Pädiater, Neurologen usw. erstrecken dürfte, schien es mir richtig, die Monographie auch als gesondertes Buch, mit Autoren- und Sachregister vervollständigt, erscheinen zu lassen, zumal dieser wichtige Teil der allgemeinen Pathologie seit über 10 Jahren keine ausführlichere, zusammenfassende und einheitliche Bearbeitung mehr gefunden hat.

Bei der Grösse des Gebietes und der gewaltigen, täglich wachsenden Literatur kann natürlich von einer erschöpfenden Behandlung nicht die Rede sein. Insbesondere hat es weder in meiner Absicht noch in meinen Kräften gelegen, die gesamte Literatur zusammenzutragen.

Mein Plan war lediglich der, den gegenwärtigen Stand unseres Wissens auf diesem zentralen Gebiete der Stoffwechselpathologie in den wichtigsten Zügen, vielfach gestützt auf eigene Untersuchungen, darzustellen.

Rostock, Dezember 1922.

E. Grafe.

Die pathologische Physiologie des Gesamtstoff- und Kraftwechsels bei der Ernährung des Menschen.

Von

Prof. **E. Grafe**-Rostock.

Inhaltsverzeichnis.

Einleitung und Allgemeines.

Stoff- und Kraftwechsel sind die fundamentalsten Äusserungen alles Lebendigen, ihre Erforschung ist damit zur wichtigsten Aufgabe der normalen und pathologischen Biologie geworden. Die stoffliche und die energetische Betrachtungsweise sind auf das Engste miteinander verknüpft, sie prüfen den gleichen Lebensvorgang von zwei verschiedenen Gesichtspunkten, die so sehr sich gegenseitig ergänzen, dass jeder für sich allein genommen zu einer unrichtigen Naturauffassung führen muss. Stoff- und Kraftwechsel sind der Ausdruck einer ungeheuren Mannigfaltigkeit physikalischer und chemischer Reaktionen, die im Gegensatz zur unbelebten Natur durch die Fähigkeit der Selbststeuerung (Pflüger) ausgezeichnet sind. Pflüger (1) hat es die teleologische Mechanik der lebendigen Natur genannt, Du Bois-Reymond sprach von einem dynamischen Gleichgewicht.

Erst seit einem Dezennium wissen wir, dass es wenigstens bei den höher organisierten Lebewesen noch besonderer, chemisch noch nicht näher bekannter Anregungsstoffe, der sog. akzessorischen Nährstoffe, bedarf, um diesen ständigen Umsatz von Stoff und Kraft, den man sich nicht kompliziert genug vorstellen kann, in Gang zu halten.

Die alte Anschauung Lavoisiers (2), des genialen Begründers der Forschung vom Stoff- und Kraftwechsel, dass der Sauerstoff die Ursache aller stofflichen und energetischen Umsetzungen sei, ist längst verlassen, und gerade in den letzten Jahren häufen sich die Beobachtungen über Vorkommen und Bedeutung der Anoxybiose auch im Warmblüterorganismus [vgl. die kritische Zusammenfassung bei Lesser (3) und die zahlreichen neueren Arbeiten über den Chemismus der Muskelkontraktion (S. 95)].

Seit wir vor allem durch Rubner gelernt haben, den Stoffumsatz energetisch zu betrachten, wissen wir, dass die lebendige Natur für ihre Funktionen in erster Linie energieliefernder Reaktionen bedarf und dass erst in zweiter Linie die Frage interessiert, aus welchen Quellen die Energie stammt und nach welchen Stoffwechselgleichungen sie entsteht. Je niedriger die Wärmetönung ist, desto grösser muss die Menge des umgesetzten Materials sein. Unter diesem Gesichtspunkte erscheint es sehr zweckmässig, dass das Protoplasma seine Energie aus Oxydationsprozessen mit ihrer besonders stark positiven Wärmetönung bezieht, während anoxybiotische Gärungsprozesse mit ihrer minimalen Wärmebildung demgegenüber quantitativ nur eine untergeordnete Rolle spielen.

Die überragende Bedeutung der Sauerstoffaufnahme bleibt mithin unangetastet, nur ist sie nicht die Ursache der Verbrennungen, sondern Mittel und Ausdruck dafür. Das auslösende Moment ist das lebende Gewebe. Für seine Vitalität und seinen Funktionszustand gibt vor allem bei den höheren Wirbeltieren der respiratorische Gaswechsel sowie die Energieproduktion den feinsten und wichtigsten Indikator ab. Wie weitgehend die optimale Oxydation von der Intaktheit der Struktur abhängt, haben besonders Arbeiten des letzten Jahrzehntes (Palladin, Thunberg, Batelli und Stern, Warburg und seine Mitarbeiter (4, dort Lit.) gezeigt. Die Tatsache, dass es ausserdem noch nach Zerstörung der Struktur eine Restatmung gibt (akzessorische Atmung nach Batelli und Stern, chemische Katalyse nach Warburg), vermag die Rolle der Strukturatmung nicht zu beeinträchtigen, da sie gegenüber der letzteren quantitativ kaum in Betracht kommt.

Je höher organisiert und differenziert die Zellen sind, desto leichter sind sie Strukturschädigungen ausgesetzt, wobei diese durchaus noch nicht immer mit den heutigen Methoden der Mikroskopie nachweisbar zu sein brauchen. Trotzdem hat es den Anschein, als ob die Abweichungen des Stoff- und Kraftwechsels von der Norm ganz überwiegend auf funktionelle Störungen in der Intensität der oxydativen Reaktionen zurückzuführen sind. Vor allem gilt dies wohl für die meisten Fälle von Steigerungen der Verbrennungen, denn Reaktionsbeschleunigungen durch Strukturzerstörungen sind bisher durchaus Ausnahmen geblieben.

Über die ausserordentlich wichtige Frage nach dem Mechanismus der Sauerstoffwirkung haben erst die letzten Jahre einige Aufklärung gebracht. Während man früher ganz allgemein annahm, dass die Sauerstoffübertragung durch Peroxydasen vor sich geht [Bach (5) und Engler, Lit. bei (5)], sprechen neuere Arbeiten von Bredig (6) und vor allem von Wieland (7), ferner von Thunberg [Lit. bei (7)] u. a. sehr dafür, dass es sich wenigstens in vielen Fällen um eine katalytische Aktivierung von Wasserstoff handelt, bei welcher der Sauerstoff lediglich die Rolle des Akzeptors spielt. Selbst Peroxyde können so wirken (8). Die Vorgänge können sich in gleicher Weise abspielen, wenn Sauerstoff durch einen anderen Katalysator (wie Platin, Palladium, Methylenblau etc.) ersetzt wird. Im Betriebe des Organismus kann allerdings anscheinend der Sauerstoff durch keinen anderen Akzeptor ersetzt werden [1]. Auch Wieland (9) selbst erblickt in seiner Theorie keine Revolution, sonder nur eine Verfassungsänderung. Eine besondere Bedeutung für die Kenntnis der Vorgänge bei der Sauerstoffübertragung besitzen zweifellos Warburgs grundlegende Versuche (10). In Gemeinschaft mit Negelein konnte er zeigen, dass Aminosäuren an der

---

[1] Unveröffentlichte Untersuchungen im Wintersteinschen Laboratorium.

Oberfläche von Blutkohle in Gegenwart von Sauerstoff zu denselben Endprodukten verbrennen, wie in lebenden Zellen und dass Narkotika diese Verbrennungen genau so beeinflussen wie die Zellatmung, so dass Warburg
die Atmung auf eine Eisenkatalyse zurückführt. Vorläufig sind dies nur
höchst interessante Modellversuche, wie Warburg sie auch selbst bezeichnet,
die nicht ohne weiteres auf das lebendige Protoplasma übertragen werden
können, zumal da Kohlemodell und Zelle bezüglich des Energieumsatzes sich
prinzipiell unterscheiden; denn bei der Verbrennung an der Kohleoberfläche
geht die gesamte freie Energie der Verbrennung verloren, während sie an der
Protoplasmaoberfläche z. T. in Arbeit umgewandelt wird.

So lässt das Studium der isolierten Zellen noch eine weitere Vertiefung
unserer Kenntnisse vom Wesen der normalen Verbrennungen und vielleicht
sogar auch deren Störungen erhoffen.

Weit ungünstiger liegen die Verhältnisse bei höher entwickelten Tieren
und beim Menschen, der für unsere Darstellung im Vordergrund steht.

Das, was wir hier durch die Untersuchung des respiratorischen Gaswechsels und der Wärmeabgabe über die Änderungen der wichtigsten Zellfunktionen herausbekommen, ist im ganzen wenig. Wir lernen Anfang und
Endglied einer grossen Kette von Reaktionen und ihren Wärmeeffekt kennen.
Der Einblick in den intermediären Stoff- und Kraftwechsel ist uns so fast
stets verwehrt, ebensowenig wissen wir oft etwas über den Sitz der Störung
und die Grösse des Umfangs der betreffenden Organschädigungen, denn wir
messen nur die Resultante unzähliger Kräfte, alle etwaigen Kompensations-
vorgänge bleiben uns verborgen. Für eine pathologische Physiologie des
Organstoffwechsels liegen wenigstens beim Menschen, der doch das Ende und
Ziel aller Wissenschaft sein soll, die Verhältnisse sehr ungünstig. Immerhin
sind gewisse Ansätze der Erkenntnis schon vorhanden (vgl. Kap. VI). Das alles
erschwert so ausserordentlich den Versuch, den Sinn des pathologischen Geschehens in jedem Einzelfalle zu deuten, und das ist doch die letzte Aufgabe
jeder Wissenschaft, die sich nicht mit einfacher Beschreibung zufrieden gibt.
Jede Lebenserscheinung ist erst dann befriedigend studiert, wenn sie sowohl
kausal wie teleologisch aufgeklärt ist. Beide Betrachtungsweisen schliessen
sich nicht aus (vgl. z. B. Pflüger [1], Driesch [11], Bier [12], Stern [13]),
sondern ergänzen sich notwendig.

In der folgenden Darstellung steht der respiratorische Gaswechsel sowie
die Wärmebilanz im Mittelpunkt, andere Gebiete des Stoffwechsels wie
Resorption vom Darm aus, intermediärer Stoffwechsel, Wasserhaushalt, Mineralstoffwechsel, qualitative Stoffwechselstörungen etc. sollen nur soweit herangezogen werden, wie es zum Verständnis der Fragen des Gesamtstoffwechsels
notwendig erscheint. Weitgehend mit einbezogen musste der Eiweissstoffwechsel
werden, wenigstens soweit Störungen in quantitativer Richtung vorliegen, denn

die weitgehende Sonderstellung, die diesem Gebiete immer noch vielfach eingeräumt wird, besteht heute vor allem auch für die Beurteilung pathologischer Fragen nicht mehr zu Recht.

Das hat vor allem Rubner (14) 1908 klar betont:

„Die Erkenntnis der Ursachen und Gründe des jeweiligen Eiweissstoffwechsels erfordert, dass man diesen aus seiner Isoliertheit heraushebt und in die lebendige Verbindung zu den sonstigen energetischen Vorgängen stellt, und zusammen mit den Prozessen der Umsetzung N-freier Nahrungsstoffe eine nach gleichheitlichem Gesichtspunkte geordnete Ernährungstheorie zu geben versucht.“

„Den energetischen Aufgaben hat sich die Eiweisszufuhr anzupassen, daraus folgt auch, dass einfache N-Bilanzen nicht den Inbegriff des Eiweissstoffwechsels bilden können, sondern in Zusammenhang mit dem ganzen Zellleben betrachtet werden müssen. Der Eiweissstoffwechsel ist nur ein Teil eines Grossen und Ganzen, das wir nur an der Hand energetischer Betrachtung verstehen können.“

Und wenn er zur Erklärung für die meist geübte, einseitige Beurteilung des Eiweissumsatzes auf die historische Entwickelung der Stoffwechsellehre, welche die Bearbeitung des methodisch viel leichter zugänglichen Eiweissstoffwechsels lange vor der des Gesamtstoffwechsels in Angriff nahm, verweist, so besteht das in noch erhöhterem Masse für die Pathologie des Eiweissstoffwechsels zu Recht. Selbstverständlich gilt das alles nur für einen Teil der Aufgaben des Eiweisses, wenn auch den quantitativ wichtigsten (vgl. S. 60). Daneben erfüllt dieser Nährstoff besondere, komplizierte, biologische Aufgaben, die der energetischen Betrachtungsweise nicht unterliegen, und daher im folgenden nicht näher berücksichtigt werden sollen. Auf ihre Wichtigkeit und Kompliziertheit hat in letzter Zeit vor allem F. von Müller (15) in seiner Leyden-Vorlesung hingewiesen.

Bezüglich aller den Eiweissumsatz betreffenden Fragen sei schon an dieser Stelle auf die neuesten zusammenfassenden Darstellungen von D. van Slyke (16) und Cathcart (17) verwiesen.

Literatur.

Einleitung und Allgemeines.

1. Pflüger, E., Die teleologische Mechanik der lebendigen Natur. Pflügers Archiv. 15. 1877. Separat bei Cohen, Bonn. 1877.
2. Lavoisier, A. und P. S. de Laplace, Academ. des Scienc. 379. 1780.
3. Lesser, E. J., Das Leben ohne Sauerstoff. Ergebnisse der Physiol. 8. 742. 1908.
4. Warburg, O., Beiträge zur Physiologie der Zelle, insbesondere über die Oxydationsgeschwindigkeit in Zellen. Ergeb. d. Phys. 14. 253. 1914.
5. Bach, A., Zusammenfassung in Oppenh. Handb. d. Biochem. Ergänz.-Bd. 133. 1913.
6. Bredig, G. und F. Sommer, Arch. f. physiol. Chem. 70. 34. 1910.
7. Wieland, H., Zusammenfassendes in Ergeb. d. Phys. 20. 477. 1922.

8. Wieland, H., Ber. d. deutsch. chem. Ges. **54**. 2353. 1921.
9. Derselbe, Referat auf der 100. Vers. d. deutsch. Naturf. u. Ärzte. Leipzig 1922.
10. Warburg, O. und Negelein, Biochem. Zeitschr. **113**. 257. 1921.
11. Driesch, H., Die Philosophie des Organischen. W. Engelmann, Leipzig. 1909.
12. Bier, A., Über die Berechtigung des teleologischen Denkens in der praktischen Medizin. Berlin. Hirschwald. 1910.
13. Stern, W., Die menschliche Persönlichkeit. 2. Aufl. S. 66 u. 11. 1919.
14. Rubner, M., Theorie der Ernährung nach Vollendung des Wachstums. Arch. f. Hyg. **66**. 18. 1908.
15. Müller, F. v., Stoffwechselprobleme, Leydenvorlesung. Deutsche med. Wochenschr. Nr. 16 u. 17. 1922.
16. Slyke, D. D. van, The chemistry of the Proteins and their relation to disease. Oxford. Medicine. Vol. I. Oxford Press. 1920.
17. Cathcart, E. P., The physiology of Protein metabolism. Monographs on Biochem. Longmans Green & Co., London 1921.

A. Physiologische Grundlagen des Gesamtstoff- und Kraftwechsels beim Menschen.

Allgemeine Vorbemerkungen.

Im folgenden soll aus der Physiologie in den Grundzügen nur dasjenige geschildert werden, dessen Kenntnis notwendige Voraussetzung für die Beurteilung pathologischer Verhältnisse ist.

Dies ist um so eher notwendig, als die meisten Grundgesetze, welche den Gesamtstoff- und Kraftwechsel beim Normalen beherrschen, im Prinzip auch für die Pathologie gelten. Es handelt sich dabei um die fundamentalen Eigenschaften des lebendigen Organismus schlechtweg. Ihre Durchbrechung wäre mit dem Leben auf die Dauer nicht vereinbar. So werden die Abweichungen von der Norm weniger qualitativ wie quantitativ sein. Es wird später noch zu zeigen sein, wie der grösste Teil der pathologischen Veränderungen des Stoff- und Kraftwechsels viel weniger dadurch bedingt ist, dass neue exogene oder endogene Faktoren auftreten, als dass vielmehr Einflüsse, die normalerweise in bestimmter Grösse vorhanden sind, pathologisch sich in ihrer Stärke verändern und dadurch den Gesamteffekt, der die Resultante sehr zahlreicher, noch keineswegs genügend durchsichtiger Kräfte darstellt, messbar verändern. Wenn Krankheit wirklich das Leben unter veränderten Bedingungen ist, so kann sich der Organismus nur behaupten, wenn ihm die Anpassung gelingt. Bei dieser Selbststeuerung tritt kein Mechanismus in Funktion, der nicht physiologisch vorgebildet ist.

Die erste Frage, die uns beschäftigen muss, ist die nach den Hauptfaktoren, welche in der Norm die Intensität der Verbrennungen beim nüchternen ruhenden Organismus bestimmen.

Es empfiehlt sich für diese Betrachtung nur den Durchschnitt der Norm, nicht das Normale überhaupt, ins Auge zu fassen, da es erst die Aufgabe der physiologischen Pathologie ist, den Geltungsbereich des Normalen abzugrenzen.

Entgegen der Annahme Lavoisiers (1) und seiner Nachfolger, dass die Sauerstoffzufuhr die Verbrennungen beherrscht und dass diese in den Lungen oder im Blute vor sich gehen, steht die Physiologie seit den siebziger Jahren des vorigen Jahrhunderts auf dem Standpunkte, dass lediglich das lebendige Protoplasma, d. h. die Zelle und ihr Bedarf, massgebend ist für die Zersetzungen, und zwar in weitgehender Unabhängigkeit vom Sauerstoffgehalt des Blutes, der Geschwindigkeit des Blutstroms und der Zufuhr von Nährstoffen. Nachdem schon früher Liebig (2), Bischoff und Voit (3) und Hoppe-Seyler (4) sich zu dieser Anschauung bekannt hatten, haben vor allem Pflüger und seine Schule (5) sie klar herausgearbeitet und durch verschiedene Versuche, besonders über die Unabhängigkeit des Sauerstoffverbrauchs von der Sauerstoffzufuhr gestützt, und es unterliegt keinem Zweifel, dass diese Auffassung auch heute noch für die Durchschnittsbreite der Norm zu Recht besteht. Dass sie für starke Abweichungen vom Durchschnitt sowie für pathologische Verhältnisse nicht mehr in allen Punkten gilt, soll später gezeigt werden.

Der Ort des Verbrennungsprozesses ist die Zelle selbst. Dem haben unter neueren Forschern wohl nur Bohr und Henriques (6) und später Pütter (7) widersprochen, indem sie zurückkommend auf Lavoisiers Vorstellung einen Teil (bis maximal 60%) der Verbrennungen in die Lunge lokalisieren wollten. Haldaue und Douglas (8) nehmen an, dass zwar für gewöhnlich der ganze Sauerstoff vermittels Diffusion durch das Lungengewebe geht, dass aber bei sehr grossem O_2-Bedarf (Muskelarbeit, Atmung) unter stark vermindertem Sauerstoffdruck eine echte Sekretion ins Blut eintreten kann.

Die Argumente und Versuche dieser Autoren sind aber von Zuntz (9) und Loewy (10) sowie Bornstein (11) mit guten Gründen kritisiert und ihrer Beweiskraft beraubt worden. Ferner konnte Morawitz (12) auch im Zustand extremster Asphyxie im Blute keine sauerstoffzehrenden Substanzen finden. Auf Grund eigener neuerer Versuche über die Kohlensäureausscheidung und Sauerstoffaufnahme durch die Lungen mit gleichzeitiger Bestimmung des Gasgehaltes des zur Lunge strömenden und von ihr kommenden Blutes hat Henriques (13) selbst seine mit Bohr (6) aufgestellte Theorie fallen gelassen.

Dass sie auch für die besonderen Verhältnisse, für die Haldane sie noch gelten lassen wollte, nicht zutrifft, hat kürzlich Barcroft (14) mit seinen Mitarbeitern klar bewiesen, indem er einen Menschen in einer Kammer mit nur 84 mm Sauerstoffdruck atmen liess und im genuinen- Arterienblut nicht mehr, sondern weniger Sauerstoff fand, als nach vorherigem Schütteln mit Alveolarluft.

Somit scheint klar entschieden, dass selbst bei ungünstigster Versorgung der Gewebe mit Sauerstoff eine quantitativ irgendwie in Betracht kommende Verbrennung in der Lunge nicht stattfindet.

Mit der Verlegung der Ursache und des Sitzes der Oxydationsvorgänge in die Zelle ist die Stoffwechselphysiologie zur Zellphysiologie geworden.

Zwischen der lebendigen Substanz und dem toten Nährmaterial besteht nun eine Fülle chemischer Reaktionen, welche die Lebensenergie liefern. Diese können von zwei verschiedenen Seiten aus betrachtet werden: von der stofflichen (chemischen) und der energetischen (physikalischen).

Im ersteren Falle wird der Umsatz der Hauptnährstoffe (Eiweiss, Kohlehydrate und Fette) quantitativ festgestellt. Die Möglichkeit ist dazu gegeben durch die vergleichende Untersuchung des respiratorischen Gaswechsels (Bestimmung der Menge des aufgenommenen Sauerstoffs und der ausgeschiedenen Kohlensäure) und des Harns.

Auf die Methodik kann hier nicht eingegangen werden, es sei diesbezüglich auf das umfassende Handbuch der biologischen Arbeitsmethoden von Abderhalden (15), auf die zahlreichen Arbeiten von Benedict (16), sowie die Monographie von Boothby und Sandiford (17) verwiesen.

Nur die Frage der Bedeutung des respiratorischen Quotienten (Pflüger) für die Beurteilung der Menge und Art des umgesetzten Nährmaterials muss kurz berührt werden. Stellt man sich mit Wieland, Thunberg etc. (Lit. S. 10) auf dem Standpunkt, dass die Oxydationen im Körper nur Dehydrogenisierungen sind, bei denen der Sauerstoff die Rolle der Akzeptors spielt, so entsteht die Frage, ob die Bestimmung von CO_2 überhaupt noch einen Sinn hat, denn der eingeatmete Sauerstoff würde dann nicht als Kohlensäure, sondern im Wasser wiedererscheinen (Thunberg[1])). Dieser Einwand scheint mir aber nicht berechtigt, denn einmal handelt es sich bei der Dehydrogenisierungstheorie vorläufig nur um eine Hypothese, vor allem aber ist es zur Beurteilung der zersetzten Nährstoffe gleichgültig, ob der in der Kohlensäure wieder ausgeatmete Sauerstoff der eingeatmeten Luft oder der zersetzten Verbindung entstammt.

Sichere Schlüsse aus dem Quotienten sind nur dann erlaubt, wenn die Versuche mindestens 10—15 Minuten dauern und wenn keine Änderungen der Atemmechanik (vgl. darüber S. 120) und keine qualitativen Störungen des Stoffwechsels vorliegen. Aber auch im letzteren Falle kann man unter Umständen, wie z. B. beim Diabetes für die Acetonkörper, gewisse Korrekturen anbringen; leider gelten sie aber nur für die Ausscheidung im Harn evtl. in der Atemluft, nicht für die besonders wichtige Acetonbildung im Körper. Ebenso kann man, wie Andersen (18) und Krogh mit Schmit-Jensen (19) zeigten, bei Versuchen an Wiederkäuern die Sumpfgasentwicklung

____
[1]) Naturwissensch. **10.** 417. 1922.

in Rechnung stellen. Der Einwand von Fries (20), es könnte der mit der Nahrung in den Verdauungskanal aufgenommene Sauerstoff z. T. ins Blut eintreten oder im Darm zu aerobisch ablaufenden Prozessen benutzt werden, ist von der theoretischen Seite gesehen vielleicht richtig, fällt aber praktisch kaum ins Gewicht.

Da der respiratorische Quotient nur die Resultante zahlreicher, verschiedenartiger Prozesse ist, könnte man glauben, dass auch intermediäre Umwandlungen und Synthesen ihn beeinflussen müssen. Die gleich noch zu besprechende glänzende Übereinstimmung der direkten und indirekten Kalorimetrie auch bei Kranken beweist aber, dass derartige Vorgänge gegenüber den katabolischen Prozessen quantitativ so sehr zurücktreten, dass sie im Wärmehaushalt nicht sicher fassbar sind.

Die energetisch-physikalisch orientierte Betrachtungsweise stammt hauptsächlich von Rubner (21). Sie hat den ausserordentlich grossen Vorteil, dass sie mit den Grössen arbeitet, auf die es für das Leben in erster Linie ankommt. Die Zelle hat zur Aufrechterhaltung ihrer Lebensfunktionen energieliefernde Reaktionen nötig, und erst in zweiter Linie kommt die Art und Menge des zersetzten Kraftspenders in Betracht. Die Dynamik ist das übergeordnete Prinzip und gestattet gleichzeitig, die einzelnen Nahrungsstoffe untereinander, nämlich nach ihrem Energiegehalt, zu vergleichen. Das vergleichende Einheitsmass ist die Kalorie. Dass aus praktischen Gründen F. Moritz neuerdings eine vereinfachte Kalorienbestimmung vorgeschlagen und Pirquet seinem System der Ernährung die Milcheinheit zugrunde gelegt hat, ohne die Kalorien entbehren zu können, sei nur nebenbei erwähnt.

Als die Konsequenzen des zweiten Hauptsatzes der Thermodynamik auch für das Studium biologischer Fragen sich geltend machten, tauchten Zweifel an der Berechtigung der Kalorienberechnung auf (Bircher-Benner [22]). Zunächst fragt sich aber, ob der zweite Hauptsatz überhaupt für biologische Prozesse gilt. Hill (23) stellt sich auf den Standpunkt, dass ähnlich wie bei der Brownschen Molekularbewegung auch bei der ausserordentlichen Kleinheit der aktiven Zellenelemente des lebendigen Organismus der zweite Hauptsatz nicht gilt.

Demgegenüber hat Oppenheimer (24) in seiner sehr lesenswerten Studie „der Mensch als Kraftmaschine" darauf hingewiesen, dass zwar das einzelne, kleine Teilchen das Unwahrscheinliche tun kann, nämlich Arbeit aus „kalter Wärme" bilden, dass aber die Masse der Zellen das Wahrscheinliche tut, nämlich Energie entwertet und als Wärme zerstreut.

Die Frage, ob bei allen Lebensvorgängen die Entropie wächst, d. h. ob sie irreversibel sind, lässt sich nicht sicher entscheiden (Wachtel [25]), aber es ist sehr wahrscheinlich.

Auch Oppenheimer (24) ist der Ansicht, dass ein strenger Beweis für die Gültigkeit oder Nichtgültigkeit schwer zu erbringen ist. Er weist mit

Recht darauf hin, dass der zweite Hauptsatz überhaupt kein mathematisch geltendes Gesetz ist, sondern nur der Ausdruck der Erfahrung, dass bisher sämtliche beobachteten Vorgänge den wahrscheinlichen Verlauf nahmen (Bolzmann, Smoluchowski u. a.), darum ist nicht einzusehen, warum die Vorgänge im Organismus sich anders verhalten sollen. Immerhin steht gemäss der Begründung des 2. Hauptsatzes, wie ihn die statische Mechanik gegeben hat, durchaus die Möglichkeit offen, dass bei den Mikrostrukturen der Lebewesen der 2. Hauptsatz nicht gilt.

Für die Anwendung der Kalorienberechnung auf das Studium der Wärmeproduktion des Organismus nach Zufuhr von Nahrung bestehen auch vom Standpunkt des zweiten Hauptsatzes keine Bedenken. Anders liegen aber die Dinge, sobald es sich um Leistung von Arbeit bei Umsetzung von Nährstoffen handelt, da hier nicht die Gesamtenergie, sondern nur die freie Energie in Betracht kommt, die je nach ihrer Menge einen Wirkungsgrad von $0-100\%$ bedingen kann. Höber (26) und Oppenheimer (27) haben die hier vorliegenden Möglichkeiten eingehend diskutiert und kamen zu dem Schlusse, dass wir bis auf weiteres ruhig an dem gewohnten Massstabe der Kalorienberechnung festhalten können, wenn sie auch auf Arbeitsleistungen angewendet vom theoretischen Standpunkte aus falsch ist. Die Hauptsache ist, dass diese Berechnungsart zu einem praktisch brauchbaren Resultat führt. Dieser wichtige Beweis ist durch Báron und Polányi (28) erbracht. Diese berechneten auf Grund des Nernstschen Wärmetheorems (29), welches die Schätzung der freien Energie bei chemischen Prozessen auch ohne tatsächliche Kenntnis der Reaktionskonstanten gestattet, die freie Energie der wichtigsten Nahrungsmittel und fanden, dass gemäss dem Berthelotschen Prinzip tatsächlich die Wärmetönung mit der Entwicklung freier Energie annähernd übereinstimmt, wie folgende Tabelle zeigt:

Tabelle 1.

Reaktion für je 1 g	Wärmetönung. Kal.	Veränderungen der freien Energie Kal.
Verbrennung des Traubenzuckers	$+3{,}94$	$-4{,}24$
„ „ Fettes	$+9{,}50$	$-10{,}01$
„ „ Eiweiss	$+4{,}10$	$-4{,}40$

Die Übereinstimmung zwischen beiden Zahlenwerten ist vor allem in Anbetracht der Tatsache, dass die Berechnung nach dem Nernstschen Theorem nur Annäherungswerte liefern kann, tatsächlich so gut, dass kein Grund besteht, an der Richtigkeit der Beobachtungen und Berechnungen für den Energiehaushalt des Organismus irre zu werden.

Die Bestimmung der Energieproduktion des tierischen Organismus ist auf zwei Weisen möglich, einmal auf direktem Wege durch Messung der

Wärmeabgabe und dann auf indirektem Wege aus dem kalorischen Werte des Stickstoffs im Urin (pro 1 g N : 24,98 Kal.) und dem kalorischen Werte des verbrauchten Sauerstoffs, der je nach der Grösse des respiratorischen Quotienten und der Art des zersetzten Nährmaterials verschieden ist (bei RQ. von 0,713 : 4,795 Kal., bei RQ. von 1,00 : 5,0581 Kal. pro 1 l Sauerstoff, Zuntz [30]). Beide Methoden geben, wie vor allem zahlreiche Beobachtungen amerikanischer Forscher (vgl. vor allem Atwater [31], Benedict [32] und Lusk [33] u. a.) gezeigt haben, ausgezeichnet übereinstimmende Resultate. Somit gestattet die Untersuchung des respiratorischen Gaswechsels in weitgehendem Masse Schlüsse auch für den Energiehaushalt. Das gilt auch für den wachsenden Organismus, bei dem noch am ehesten Differenzen denkbar wären (vgl. z. B. Howland [34]).

Das, was wir auf diese Weise feststellen können, ist zunächst nur die Resultante zahlloser, zum Teil entgegengesetzt verlaufender chemischer und energetischer Reaktionen. Seit Spallanzani (35) hat man sich bemüht, den Anteil der einzelnen Organe am Gesamtstoff- und Kraftwechsel kennen zu lernen. Wenn die Ergebnisse dieser methodisch oft sehr ingeniösen Untersuchungen auch biologisch aus noch näher zu erwähnenden Gründen keine allzugrosse Bedeutung haben, so ist ihre Kenntnis für Beurteilung pathologischer Vorgänge immerhin von grosser Wichtigkeit.

A. Loewy (36) hat die Ergebnisse in folgenden Tabellen (Nr. 2 u. 3) übersichtlich zusammengefasst.

Tabelle 2. Ruheumsatz der Organe.

Organ	Sauerstoffverbrauch pro kg Organ und Minute in ccm	Prozentige Beteiligung des Organs am Körpergewicht	am Stoffumsatz	Autor	Methode
1. Herz	35	0,9	4,4	Barcroft–Dixon; Rohde	direkte Methode
			4,0	Loewy − v. Schrötter u. Plesch	indirekte „
2. Magendarm . .	18	3,72	7,4	Brodie u. Mitarbeiter	direkte „
3. Niere	85	0,7	7,1	Barcroft − Brodie	direkte „
4. Leber	a) 27 b) 15 – 20	3,5	12,4	Verzár Masing	a) indirekte „ b) direkte „
5. Speicheldrüsen .	25	0,2	0,65 1,34	Barcroft mit Müller u. Piper	direkte „
6. Pankreas . . .	40	0,25	—	Derselbe mit Starling	direkte „
7. Muskulatur . .	4	34,1	24,1	Chauveau u. Kaufmann Verzár	direkte „ direkte „
8. Baucheingeweide ausser Nieren	—	—	24,6	Tangl	indirekte „

Tabelle 3. Umsatz der tätigen Organe.

| Organe | Sauerstoffverbrauch pro kg Organ und Minute in ccm | Prozentige Beteiligung des Organs | | Methode |
		am Körpergewicht	am Ruheumsatz	
1. Herz	350	0,9	30,6	indirekte Methode
2. Magendarm	36	3,72	13,9	direkte „
3. Niere	340	0,7	21,0	direkte „
4. Leber	50	3,5	22,5	indirekte „
5. Speicheldrüsen . . .	75	0,2	1,7	direkte „
6. Pankreas	160	0,25	5,10	direkte „
7. Muskulatur	32	43,1	70,1	indirekte „
8. Baucheingeweide ausser Niere	—	—	41,5	indirekte „

Eine ähnliche Zusammenstellung seiner eigenen Untersuchungen findet sich bei Barcroft (37). Ob diese Zahlen wirklich einen genauen Wert für die im Körper tatsächlich vorliegenden Verhältnisse darstellen, lässt sich schwer sagen, da bei den meisten Untersuchungen entweder die Organe selbst oder der übrige Körper ganz abnormen physiologischen Bedingungen unterworfen werden mussten. Für das Studium quantitativer Verhältnisse spielt das natürlich eine ungleich störendere Rolle als bei der Untersuchung qualitativer Prozesse. Ohne auf die Methodik im einzelnen einzugehen, sei nur gesagt, dass die Eingriffe sehr verschieden stark waren.

Am ehesten brauchbar sind noch die Zahlen, die übereinstimmend mit verschiedenen Methoden gewonnen wurden (so für Leber und Herz). Die grösste Schwierigkeit für die Beurteilung liegt aber darin, dass der Anteil der einzelnen Organe an dem Gesamtstoffwechsel oft nicht so sehr in dem Prozentsatz gelegen ist, mit dem sie sich daran beteiligen, als vielmehr in der sekundären Einwirkung auf den Stoffverbrauch anderer Organe, vor allem gilt das für Leber und Niere.

Bei der ausserordentlich feinen und verwickelten Verknüpfung der Organfunktionen untereinander ist es oft nicht möglich, ein einzelnes Glied herauszunehmen, ohne das ganze Getriebe in Unordnung zu bringen.

Trotzdem lassen sich zur Beurteilung pathologischer Verhältnisse manche Anhaltspunkte den Tabellen entnehmen. Zunächst geht deutlich daraus hervor, dass die Beteiligung der einzelnen Organe am Stoffwechsel keineswegs ihrer Anteilnahme am Körpergewicht parallel geht. Die verschiedenen Organe haben also einen ganz verschieden intensiven Stoffwechsel, auch wenn man Fettgewebe und Skelett gar nicht mitberücksichtigt. Da der Sauerstoffverbrauch auf die Gewebseinheit und nicht den Gehalt der Organe an N bezogen ist, sind exakte Vergleiche kaum möglich. Wenn das arbeitende Herz mit 30,6%, die arbeitende Leber mit 22,5% sich am Gesamtstoffwechsel beteiligen, so ist es klar, dass eine erhebliche Steigerung der Arbeitsleistung dieser Organe unter pathologischen Verhältnissen in einer Steigerung des Gesamtstoffwechsels zum Ausdruck kommen muss.

Ein anderer Weg, um über die Intensität des Stoffwechsels der einzelnen Organe Aufschluss zu bekommen, wäre eine genaue, vergleichende Temperaturmessung der Organe selbst, sowie des ein- und ausströmenden Blutes. Dies Verfahren hätte den Vorzug, die Organfunktionen nicht zu stören. Obwohl vor allem von französischen Autoren seit Claude Bernard viel Scharfsinn auf das Studium dieser Fragen verwandt worden ist (Lit. in der Monographie von Lefèvre [Z]), bleibt das Ergebnis für das hier interessierende Problem sehr gering. Die Ursache dafür ist einmal die temperaturausgleichende Wirkung des Blutstroms und ferner die Abhängigkeit der Temperatur von der Lage des Organs bzw. seiner Entfernung von der abkühlenden Körperoberfläche. So vermochte die Methode wohl festzustellen, dass in der Leber, Niere, den arbeitenden Muskeln und Drüsen erhebliche Wärmeentwickelungen stattfinden, aber quantitativ genau abschätzbare und vergleichbare Werte gibt sie nicht.

I. Besprechung der endogenen Faktoren, welche die Intensität der Verbrennungen bei Nüchternheit und Ruhe bestimmen.

1. Die Hauptfaktoren.

Für jedes vergleichende Studium ist es notwendig, die richtige Bezugseinheit zu finden, d. h. zu entscheiden, was bei ungleichen Organismen miteinander verglichen werden soll.

Damit erhebt sich die wichtige Frage nach den Hauptfaktoren, welche die Intensität der Verbrennungen entscheidend beeinflussen. Nach dem Pflügerschen Grundgesetz ist es die Zelle. Die Untersuchungsverhältnisse gestalten sich am einfachsten, wenn die beiden akzessorischen Hauptfaktoren, welche die Höhe der Oxydationen beeinflussen, Nahrungsaufnahme und Muskeltätigkeit ausgeschaltet werden.

Man erhält dann den Grundumsatz (Magnus-Levy) oder Erhaltungsumsatz (Loewy) (Basal metabolism [Lusk und Benedict], Standard metabolism [Krogh]).

a) Die Rolle des lebendigen Protoplasmas.

Wenn der Bedarf des lebendigen Protoplasmas allein oder wenigstens ganz vorwiegend für die Intensität der Verbrennungen massgebend ist, so wäre es am richtigsten, die Kalorienproduktion und demzufolge auch den Nahrungsbedarf des Körpers auf diese Einheit zu beziehen. Einen ungefähren Massstab für die Protoplasmamenge des Körpers besitzen wir in seinem Gehalt an koagulablem Stickstoff. Allerdings ist nicht alles Eiweiss im Körper von gleicher biologischer Wertigkeit. Wie später gezeigt werden soll, ist zwischen lebendigem (atmendem) und totem (nichtatmendem) Eiweiss zu unterscheiden. Je günstiger der Ernährungszustand ist, desto grösser der Gehalt des Körpers an letzterem. Nach mehreren Hungertagen dürfte, wenn man das Bluteiweiss in Abzug bringt, seine Menge gegenüber dem lebendigen Eiweiss kaum mehr in Betracht kommen, so dass dann der Stickstoffgehalt des Körpers an coagulablem N einen leidlichen Anhaltspunkt für die Menge des lebendigen Protoplasmas abgibt [1]).

Rubner (38) ·hat bei einem hungernden Kaninchen die Kalorienproduktion zu dem N-Gehalt des Tieres in Beziehung gebracht und dabei einen fast konstanten Wert gefunden (220 Kal. pro 100 g Körper N). — In diesen Versuchen ging die Wärmeproduktion weder dem Körpergewicht, noch der Oberfläche, sondern nur dem Protoplasma parallel. E. Voit (39) berechnete aus anderen Beobachtungen in der Literatur die entsprechenden Zahlen für Mensch und Hund. Für die von Zuntz (40) untersuchten Hungerkünstler Cetti und Breithaupt fand er unter Annahme eines N-Gehaltes des Körpers von 2,53% Werte für die beiden ersten Hungertage von 127—128 Kal. pro 100 g N, für die folgenden Hungertage im Durchschnitt 108 Kal. Bei analoger Berechnung für den langen Hungerversuch Benedicts (41) an Levanzins erhält man für den ersten Hungertag die Zahl 107,1, für den 16. 92,7 Kal., für den letzten (31.) 93,2 Kal. Die Übereinstimmung dieser Zahlen, von verschiedenen Forschern mit ganz verschiedenen Methoden gewonnen, ist also eine recht grosse. Anders fallen allerdings die Werte aus, wenn man z. B. für Levanzin die Abnahme der Kalorienproduktion zu dem N-Verlust in Beziehung setzt (pro 277,32 g N 497 Kal. = 179,3 Kal. pro 100 g N).

Soweit die wenigen vorliegenden Hungerversuche ein Urteil gestatten, entfallen demgemäss beim vollkommen nüchternen, ruhenden Menschen rund 100 Kal. auf 100 g Organstickstoff, in diesem Durchnittswert gleichen sich die ausserordentlich verschiedenen Zersetzungsgrössen zwischen dem Protoplasma der einzelnen Organe aus. Es ist von Interesse, dass Moulton (42) neuerdings für Rinder im Gewichte von 200—500 kg ganz ähnliche Zahlen wie beim Menschen (im Durchschnitt ca. 115 Kal. pro 100 g N des hungernden Tiers) gefunden hat.

Für die Beurteilung pathologischer Zustände ist die entscheidende Frage, ob wir die Möglichkeit besitzen, die Menge des atmenden Protoplasmas zu bestimmen.

Diese Frage ist leider zu verneinen. Zunächst fehlen umfassende Untersuchungen über den N-Gehalt des menschlichen Körpers sowohl unter normalen wie unter pathologischen Verhältnissen noch vollständig. In den Lehrbüchern findet man gewöhnlich die Werte für den Hund aufgeführt,

---

[1]) Alle nicht eiweisshaltigen N-Substanzen wie Kreatin, Kreatinin, Harnstoff, Aminosäuren, Purine etc. dürfen streng genommen nicht mitbestimmt werden, doch spielen·sie quantitativ gegenüber dem Eiweiss-N nur eine ganz untergeordnete Rolle.

und auch die oben genannten Zahlen sind auf Grund der Analysenwerte beim Hunde berechnet, und zwar auf dem Umwege über das Körpergewicht. Der N-Gehalt eines kg-Körpersubstanz ist aber weitgehend abhängig vom Fett- und Wassergehalt. Bei annähernd gleichem mittleren Gewicht und gleicher Körperlänge ist er natürlich annähernd gleich, solche Verhältnisse liegen gerade bei den drei Hungerkünstlern vor. Daraus erklärt sich hier die gute Übereinstimmung der Werte, die eine Verallgemeinerung nicht ohne weiteres zulassen. Je mehr sich aber die Menschen in ihrem Ernährungszustand und Gewicht von dem Durchschnitt der Norm entfernen — und das ist gerade in der Pathologie der Fall —, desto mehr versagen die Durchschnittszahlen. Am besten sind wir unterrichtet über die Verhältnisse beim Rind, bei dem nach Moultons umfassenden Untersuchungen an 35 Stieren ganz regelmässig 1 kg Körper-N in 29 kg fettfreiem Fleisch vom Hungertier, ganz unabhängig von Alter, Körperzustand und Gewicht, enthalten ist.

Einen neuen Weg, um einen Index für die Protoplasmamenge im Körper zu erhalten, haben amerikanische Forscher eingeschlagen. Nach Folin (43) und seinen Mitarbeitern soll die bei fleischfreier Kost ausgeschiedene Menge Kreatinin ein Produkt des endogenen Stoffwechsels sein. Auf dieser Auffassung fussend, haben Palmer, Means und Gamble (44) die Kreatininausscheidung in Beziehung zur Wärmeproduktion gebracht. Sie fanden einen recht konstanten Wert von 0,98 Kal. pro 1 mg Kreatinin für Männer und von 1,26 Kal. für Frauen. Weitere Untersuchungen müssen zeigen, ob sich diese Beobachtungen verallgemeinern lassen. Mancherlei spricht dafür, dass der Kreatininkoeffizient als ein Index für die Masse der Körpermuskulatur dienen kann (Bürger[1]). Vor allem wäre von Interesse zu wissen, ob diese Proportionalität auch bei Krankheiten mit Stoffwechselsteigerung existiert.

Durch spezifische Gewichts- und Volumenbestimmung lässt sich zur Not ein Anhaltspunkt für den Fettgehalt des Körpers gewinnen, wiewohl diese Methode sehr umständlich ist, und bisher nur bei Kindern (Pfaundler und Kastner [45]) zur Verwendung kam. Die Hauptfehlerquelle ist hier der wechselnde Luftgehalt von Lunge und Darm. Weiter käme man auf diesem Wege aber nur unter der Voraussetzung, dass das Fett lediglich toter Ballast für den Körper wäre, so dass sein Vorhandensein oder Fehlen für die Intensität der Verbrennungen gleichgültig wäre. Das ist aber nach den wichtigen Untersuchungen Rubners (46) an dem fettsüchtigen Knaben, der mit seinem gleich grossen mageren Bruder verglichen wurde, anscheinend beim Menschen nicht der Fall, denn sonst müsste die Kalorienproduktion pro kg statt 43,6 : 35,0 betragen haben, sofern man nicht die durch nichts bewiesene Annahme machen will, dass der Fettsüchtige 25 % mehr atmendes Protoplasma gehabt hat. Ist das aber nicht der Fall, so muss man folgern, dass die Einheit des Protoplasmas beim Menschen nicht wie beim Rinde stets dieselbe Verbrennungsenergie

---

[1]) Zusammenfass. Klin. Wochenschr. 2. Nr. 1 u. 2. 1923.

besitzt, sondern unter wechselnden Bedingungen verschieden atmet. In welchem Umfange das der Fall ist, müssen weitere Untersuchungen lehren. Jedenfalls haben wir vorläufig noch nicht die Berechtigung, für die Beurteilung extremer Abweichungen von der Norm die Zersetzungsenergie auf die Einheit der lebendigen Substanz zu beziehen. Zur Beurteilung der Frage, wieweit das bei weniger grossen Entfernungen vom Normalzustand erlaubt ist, liegt noch zu wenig Beobachtungsmaterial vor. Eine Förderung ist hier vor allem von pädiatrischer Seite zu erwarten, wo Pfaundler und seine Schüler (45) bereits eine wertvolle Methodik ausgearbeitet haben.

Zusammenfassend lässt sich sagen, dass für die Grösse der Kalorienproduktion der Bedarf der Zelle in erster Linie massgebend ist, der in der Durchschnittsbreite der Norm weitgehend von dem Angebot der Nährmaterialien und des Sauerstoffs unabhängig ist, dass aber die Beziehung des Stoffwechsels auf die Einheit des Protoplasmas (1 g lebendiges Eiweiss) vorläufig nur beim gesunden Menschen theoretisch begründet, beim Kranken aber noch nicht genügend geklärt ist und dass sich praktisch zur Zeit eine derartige Berechnung noch nicht durchführen lässt.

Dass auch das Körpergewicht bei seiner so verschiedenen Zusammensetzung keine exakte Bezugseinheit, vor allem nicht in pathologischen Fällen, darstellt, ergibt sich nach dem Bisherigen von selbst; immerhin gibt es bei mittleren Gewichten eine leidliche Orientierung und wird daher vor allem wegen der Einfachheit auch heute noch der Berechnung der Kalorienproduktion meist zugrunde gelegt.

Dass trotz der überragenden Bedeutung des Protoplasma-Faktors sein Einfluss sich anscheinend nicht überall gesetzmässig quantitativ durchsetzt, hängt im wesentlichen damit zusammen, dass noch andere wichtige Beeinflussungen der Verbrennungsenergie sich geltend machen, die zum Teil in entgegengesetzter Richtung wirken.

b) Die Bedeutung des Oberflächengesetzes.

Der zweite Hauptfaktor ist der dauernde Reiz des Protoplasmas des Warmblüters durch den Wärmeverlust, der eine Funktion seiner Oberfläche ist, wie schon Carl Bergmann (47) 1847 auf Grund von Newtons Gesetz klar erkannt hat, ohne es zu beweisen (Geschichte des Oberflächengesetzes bei Pfaundler [48], sowie Harris und Benedict [49]). Auch die Bedeutung des Körpervolumens zur Oberfläche ist bei ihm betont, aber erst Rubner (50) ist es gewesen, der die hier auftauchenden Fragen theoretisch und experimentell durchgearbeitet hat. Zu einer im Prinzip gleichen Auffassung kam Richet (51). Das Oberflächengesetz in der Rubnerschen Fassung sagt aus, „dass beim hungernden und ruhenden Warmblüter bei ungleicher Grösse der Energieverbrauch proportional der Oberfläche des Tieres geordnet ist". Voraussetzung ist ein normaler Ernährungszustand. Abgeleitet wurde es zuerst aus den Beobachtungen an ausgewachsenen Hunden von 3, 19—31,2 kg Gewicht, bei denen die Kalorienproduktion pro Kilogramm zwischen 88,1 bis 35,7 schwankte, pro m² Oberfläche aber nur von 1212 bis 1036 (Rubner).

Diese Abhängigkeit der Zersetzungshöhe von Wärmeverlust kommt auf reflektorischem Wege zustande, über dessen Mechanismus später noch zu sprechen ist. Während Rubner ursprünglich bei seinem Oberflächengesetz nur die chemische Wärmeregulation im Auge hatte, die beim Menschen nur eine untergeordnete Rolle spielt, bezieht er später auch die inzwischen von ihm zuerst genauer studierte physikalische Wärmeregulation als Oberflächenfunktion mit ein und sucht damit zu erklären, dass das Oberflächengesetz auch beim Kaltblüter seine Gültigkeit hat, wie es bis in die letzte Zeit hinein von den verschiedensten Autoren für die verschiedensten Tiere nachgewiesen ist (vgl. Krehl und Soetbeer [52], Farkas [53], Weinland [54]). Allerdings finden sich bei niederen Tieren auch zahlreiche Ausnahmen (vgl. z. B. Lindstedt [55]), (Literatur und Diskussion bei Krogh [Z S. 133]).

Bei 15⁰ Lufttemperatur, absoluter Ruhe des Tieres, Nüchternheit und normalem Körperzustand beträgt die tägliche Wärmeerzeugung pro 1 qm Körperoberfläche nach der Zusammenstellung von E. Voit (39) und Rubner (Z) 1040—1240 Kal., der Mittelwert für den Menschen ist 1042; aus der Reihe fällt die Zahl für das Kaninchen. Die Oberflächenbestimmung geschah früher fast überall auf Grund der Meehschen Formel ($O = k \sqrt[3]{\text{Gew.}^2}$, $k = 12,3$ beim Menschen). Die Tatsache, dass die Zahlen für die kleine Maus (1188) nur wenig von der für das grosse Pferd (1085) abweichen, veranlasste Rubner das Oberflächengesetz als das durchgreifendste Organisationsprinzip der Tiere, das wir besitzen, zu bezeichnen, doch warnt er selbst vor zu starrer und schematischer Anwendung.

Es liegt nicht im Rahmen dieser kurzen physiologischen Einleitung, in die Diskussion über die allgemeine biologische Bedeutung des Gesetzes hier ausführlich einzutreten, zumal dies vor kurzem durch Harris und Benedict (49) in ausführlichster Weise geschehen ist. Allerdings möchte ich mir ihre Schlussfolgerungen nicht überall zu eigen machen. Zu erörtern sind nur kurz zwei Fragen. Ist das Gesetz theoretisch einwandfrei begründet und was leistet es praktisch für Physiologie und Pathologie des Menschen? Haben wir vor allem die Möglichkeit, durch die Beziehung der Wärmebildung auf die Einheit der Oberfläche die pathologischen Veränderungen auch geringer Stärke mit Sicherheit zu erkennen?

α) Diskussion der theoretischen Deutung.

Dass die Konstanterhaltung der Körpertemperatur ca. 20⁰—30⁰ über der Aussentemperatur ein Faktor ist, der sich irgendwie deutlich im Stoffwechsel markieren muss und am besten in Beziehung zur Oberfläche gesetzt wird, kann ernstlich nicht angezweifelt werden. Die Frage ist nur, ob wir hier ein ganz beherrschendes Organisationsprinzip vor uns haben.

Die überwiegende Mehrzahl der Physiologen war bis zu Anfang dieses Jahrhunderts geneigt, diese Frage zu bejahen, erst in den letzten Jahren mehren sich die Stimmen der Kritik. Schon Richet (51) hatte darauf hingewiesen, dass die Konstanz der Beziehung zwischen Umsatz und Oberfläche bei ganz kleinen Tieren wie beim Stieglitz und ganz grossen wie dem Rind nicht mehr genau zutrifft.

H. v. Hoesslin (57) griff zuerst die theoretischen Grundlagen und Deutungen dieses Gesetzes an. Er hielt die Abhängigkeit des Umsatzes von der Grösse der Körperoberfläche nur für eine scheinbare und glaubt an der Hand eigener Versuche beweisen zu können, dass die Wärmebildung nicht vom Wärmeverlust abhängt, sondern umgekehrt der Wärmeverlust von der Wärmebildung. Er wies nach, dass die Leistungen des Körpers überall proportional $\sqrt[3]{P^2}$ gehen ebenso wie der Körperquerschnitt, Darmoberfläche und Gefässweite, so dass das Oberflächengesetz nur ein Spezialfall des im Körper allgemein gültigen Flächengesetzes wäre[1]. Auch die Kalorienproduktion kann ebensogut wie zur Oberfläche zu $\sqrt[3]{\mathrm{Gew.}^2}$ in Beziehung gesetzt werden, und v. Hoesslin war geneigt anzunehmen, dass der Sauerstoffverbrauch bei grossen und kleinen Tieren der den Körper durchfliessenden Sauerstoffmenge proportional ist, eine Ansicht, die nach den neuesten Beobachtungen (vgl. S. 216) für den Muskel und den Untersuchungen bei Polyzythämie (S. 461) in der Form heute sicher nicht mehr aufrecht zu erhalten ist. Zu einem ähnlichen Resultat wie v. Hoesslin kam Zuntz (58) auf Grund von Versuchen über den Einfluss von körperlicher Arbeit, vor allem beim Gehen, auf den Stoffwechsel. Er fand bei verschieden grossen Tieren die Intensität des Verbrauchs beim horizontalen Gang proportional $K^{2/3}$[2] und glaubt, dass ähnlich wie bei der Arbeit auch in der Ruhe der Umsatz dem Volumen und der Lebensenergie der Muskeln parallel geht. Ihm schienen die Beobachtungen von Knauthe (59) an Fischen, bei denen auch das Oberflächengesetz gilt, obwohl hier die Entwärmung in erster Linie durch die Kiemen vor sich geht, entscheidend gegen Rubners Deutung zu sprechen. In jüngster Zeit ist das Oberflächengesetz vor allem von Kassowitz (60), Dreyer (61), Benedict (62) und Pfaundler (63) angegriffen worden.

Auch Kassowitz (60) verwendet gegen die Gültigkeit des Oberflächengesetzes beim Warmblüter die Tatsache, dass dasselbe Verhältnis wie zwischen den kleineren und grösseren warmblütigen Tieren auch zwischen Kaltblütern von verschiedener Grösse besteht, die keinerlei Vorrichtung zur Konstanterhaltung der Körperwärme auf hohem Niveau besitzen.

---

[1] Auch die Sauerstoffaufnahme der Erythrozyten ist nach Bürkers Mitteilung auf dem Kongr. f. inn. Med. 1922 (Verh. S. 441) von der Oberfläche abhängig.

[2] K = Körpermasse.

Er führt das relativ grössere Nahrungsbedürfnis kleinerer und noch nicht ausgewachsener Organismen nicht auf den grösseren Wärmeverlust infolge relativ grösserer Oberfläche zurück, sondern darauf, dass „es infolge seiner kürzeren Reflexbahnen alle alternierenden Bewegungen in derselben Zeiteinheit öfter ausführen muss, als das grössere oder ausgewachsene Tier". Allerdings hat Kassowitz mit dieser seiner Theorie der Reflexketten keinen grossen Anklang gefunden.

Die Einwände von Dreyer, Ray und Walker (61) decken sich in manchen Punkten mit denen v. Hoesslins. Insbesondere konnten diese Forscher feststellen, dass beim Warmblüter auch das Blutvolumen sowie der Querschnitt von Aorta und Trachea bei Organismen verschiedener Grösse $\sqrt[3]{\mathrm{Gew.}^2}$ proportional sind. Kaltblüter verhalten sich da allerdings anders (Fry, Lit. bei Krogh [Z]). Die englischen Autoren nehmen an, dass der Stoffwechsel nicht auf die Einheit der Oberfläche bezogen werden darf, sondern eine Funktion von Gew^n ist, wobei allerdings der Wert von n beim Warmblüter $^2/_3$ sehr nahe kommt.

Aus Pfaundlers Kritik ([45] S. 81, [48]) seien folgende Punkte hervorgehoben. Zunächst unterzieht er das vorliegende Beobachtungsmaterial einer eingehenden Kritik mit dem Resultat, dass die mitgeteilten, zum Teil vielfach korrigierten Zahlen durchaus nicht eine so gute Übereinstimmung ergaben, wie es nach Rubners und Voits Tabellen den Anschein haben konnte. Er fragt dann nicht mit Unrecht, warum, falls die Wärmebildung wirklich entscheidend vom Wärmeverlust beeinflusst wird, die innere Oberfläche der Lungen, die doch auch dauernd Wärmeverluste erleidet, nicht mitgewertet wird. Die respiratorische Oberfläche ist aber so gross, dass ihr gegenüber die Körperoberfläche quantitativ überhaupt nicht in Betracht kommt. Eine Schätzung der inneren Körperoberfläche ist aber völlig unmöglich.

Bedenklich scheint ihm auch die Einbeziehung der physikalischen Temperaturregulierung in die Begründung des Gesetzes, weil es sehr wohl möglich sei, dass es nicht nur Kälte- und Wärmereiz sind, welche die oxydative Energie des Protoplasmas reflektorisch beeinflussen. Ausserdem weist er in Übereinstimmung mit v. Hoesslin darauf hin, dass die Konstanten K in der Meehschen Formel für die einzelnen Tierspezies in so engen Grenzen schwanken, dass sich die Proportionalität vielleicht gar nicht auf die Oberfläche, sondern die viel allgemeinere Grösse $\sqrt[3]{P^2}$ bezieht, die sehr vieldeutig ist. Er spricht daher in seiner letzten Arbeit (48) nur noch von der energetischen Flächenregel. Schliesslich ist er auf Grund eingehender Diskussion und eigener Untersuchungen der Ansicht, dass die Oberfläche überhaupt keine exakte Massgrösse sei im Gegensatz zur Körperlänge, Körpergewicht etc. In diesem Punkte ist ihm zweifellos zuzustimmen. Die Oberfläche ist zweifellos kein physikalisches, sondern ein physiologisches Mass, denn für den Wärme-

verlust kommen nur solche Körperstellen in Betracht, die der freien Luft-
zirkulation ausgesetzt sind; d. h. der Wärmeverlust ist ein ganz anderer, ob
ein Mensch mit gespreizten Beinen und erhobenen Armen untersucht wird,
oder mit angelegten Extremitäten.

Derjenige Autor, der sich am eingehendsten in den letzten Jahren mit
dem Oberflächengesetz beschäftigt hat, ist zweifellos Benedict mit seinen
Mitarbeitern (49, 62). Waren die bisher besprochenen Einwände im wesentlichen theoretischer Natur, so basiert Benedict seine hauptsächlich praktisch
orientierte Kritik (vgl. vor allem die Monographie mit Harris [49]) auf viele
Hunderten eigener Beobachtungen an über 200 gesunden Menschen.

Wenn die Oberfläche wirklich der entscheidende Faktor für die Grösse
der Wärmeproduktion ist, so fordern Harris und Benedict (49), dass
einmal beim gleichen Menschen bei gleicher Oberfläche stets konstante Werte
gefunden werden und dass ferner bei verschiedenen Menschen die Werte
bezogen auf die Einheit der Oberfläche nur in sehr geringen Grenzen schwanken
dürfen. Beides wird geleugnet. Auf den zweiten Punkt soll hier zunächst
näher eingegangen werden.

β) **Die praktische Brauchbarkeit der Oberfläche als Masseinheit.**

Was die Frage der Wärmeproduktion pro m² betrifft, so galt hier der
von Voit (39) berechnete und von Rubner (38) akzeptierte Durchschnittswert von 1042 Kal. für den Menschen. Diese Zahl ist ursprünglich nur auf
eine schmale Basis von vier Versuchen an Menschen annähernd gleichen
Alters und Gewichts (56,0—70,4) gestellt gewesen. Auch das später vor
allem von Zuntz und seinen Schülern, insbesondere Magnus Levy (64,
65), sowie Tigerstedt (66) und seinen Mitarbeitern beigebrachte Material war
nicht genügend, ein sicheres Urteil zu ermöglichen, zumal die Methodik sehr
verschieden war. Deshalb ist es ein grosses Verdienst von Benedict (62, 49)
und seinem Laboratorium, dass er durch Untersuchungen sehr zahlreicher
gesunder Menschen jeden Alters, jeder Konstitution und jeden Geschlechts
ein sehr grosses, gleichartig untersuchtes Material für die Diskussion geschaffen hat.

Er fand dabei für Männer ein Schwanken der Wärmeproduktion pro m²
von 693—958, für Frauen von 633—958. Diese Streuung war viel grösser
als in den Untersuchungen anderer amerikanischer Forscher (Palmer,
Means und Gamble [44], Means [67], Du Bois [68] und seinen Mitarbeitern [68, 69], Boothby [70] u. a.) in neueren Arbeiten.

Selbst für das gleiche Gewicht waren die Abweichungen oft sehr beträchtlich, bei 11 Männern im Gewicht von ca. 80 kg Schwankungen zwischen
693 und 940 Kal. pro Meter Oberfl., bei 5 Männern von ca. 50 kg 693—958.

Ein besonders wichtiger Prüfstein für die praktische Brauchbarkeit der
Oberflächenformel war das Verhalten gesunder Säuglinge (Lit. bei Niemann

[71]). In den ersten Lebensstunden fand Scherer ausserordentlich niedrige Zahlen (65—85 ccm CO_2 pro m^2 und 1 Minute). Die ersten Beobachtungen an etwas älteren Säuglingen von Rubner und Heubner, sowie von Schlossmann und Murschhauser an ruhigen Brustkindern schienen eine glänzende Bestätigung des Gesetzes zu bringen (1132 bzw. 1000 Kal. pro 1 m^2), aber schon bei Flaschenkindern wurden höhere Zahlen (bis 1560) gefunden, die man mit einer abnormen Steigerung der Verbrennungen infolge künstlicher Nahrung zu erklären suchte. Ganz erheblich anders wurden die Abweichungen, als ein grösseres Material einheitlich untersucht wurde.

Benedict und Talbot (72) beobachteten 37 Säuglinge im Alter von 17 Tagen bis 7 Monaten in sehr kurzfristigen Respirationsversuchen. Die Kalorienproduktion wurde indirekt bestimmt, gleichzeitig wurde graphisch das motorische Verhalten der Kinder registriert, so dass dieser Hauptfehler derartiger Versuche genau kontrolliert werden konnte. Bei Berücksichtigung der Perioden mit nachweislich fast vollkommener Ruhe fanden sich Schwankungen von 656 bis 1239 (unter Zugrundelegung der Meehschen Konstanten K=11,9), die niedrigsten Werte bestanden interessanterweise in den ersten Lebenswochen. Bei derartig enormen Differenzen in anscheinend ganz einwandfreien Untersuchungen kommt Benedict zur Überzeugung, dass beim wachsenden Organismus anscheinend von einem Gesetz nicht gesprochen werden kann. Die Beweiskraft dieser Untersuchungen leidet, wie W. Klein, Müller und Steuber[1] meines Erachtens mit Recht betont haben, dadurch, dass die Versuche stets sehr kurz waren ($^1/_4$—$^1/_2$ Stunde) und beim einzelnen Kinde zum Teil enorme Differenzen boten. Die Schlussfolgerungen stützen sich dabei nicht auf die Mittelwerte, sondern die Minimalzahlen, was anfechtbar ist. Um diese Widersprüche zwischen den deutschen und amerikanischen Beobachtungen zu lösen, sind neue Versuche unbedingt erforderlich.

Auch aus der Literatur, besonders über Tierversuche, werden von Harris und Benedict (49) viele Beispiele herangebracht, um die Gültigkeit des Oberflächengesetzes zu widerlegen. Der springende Punkt in allen diesen Erörterungen ist die Frage der Zuverlässigkeit der Oberflächenbestimmung. Damit steht und fällt hier natürlich jede Beweisführung. Von fast allen früheren Autoren wurde die Meehsche Formel benutzt, obwohl die meisten Forscher sich darüber klar waren, dass diese durch verschiedenartige Messungen an nur 6 Erwachsenen und 10 Kindern kontrollierte Formel recht unsicher ist. Auch Benedict hat sie im wesentlichen seiner Kritik zugrunde gelegt. In der Folgezeit haben Bouchard, Lissauer, Howland, Stölzner, Pfaundler u. a. (Lit. bei Benedict und Talbot [72]) sie zu verbessern gesucht, meist durch Neubestimmung der Konstanten K. Fast alle diese Formeln basieren nur auf dem Körpergewicht, während der Faktor

---

[1] W. Klein, E. Müller und M. Steuber, Arch. f. Kinderh. 70, 164. 1921.

der Grösse, der für die Oberflächenentwickelung so wichtig ist, ausser acht gelassen wurde.

Unter allen neueren Formeln hat die von Du Bois, welche auch die Körperlänge mitberücksichtigt, als sehr einfach und sehr genau die weiteste Verbreitung gefunden.

Sie ist wie alle anderen empirisch auf Grund sehr sorgfältiger Oberflächenmessungen (E. F. Du Bois und Mitarbeiter [73—75]) aufgestellt und lautet $O = P^{0,425} \cdot L^{0,725} \cdot 71,84$, wo P das Körpergewicht, L die Körperlänge bedeuten. Die Abweichungen zwischen berechneter und gefundener Körperoberfläche betragen hier nur $\pm$ 1,5% im Durchschnitt und $\pm$ 5% maximal, während für die Meehsche Formel der mittlere Fehler 16%, der maximalste bei einem Fetten 36% ausmacht. Nimmt man die etwas einfachere Formel $O = W^{1/3} \cdot H^{1/3} \cdot 167,2$, so ist hier der mittlere Fehler mit 2,2% kaum grösser. Bei 123 gesunden Menschen im Alter von 20—50 Jahren ergaben sich nun unter Anwendung der Du Boisschen Formel teils bei kalorimetrischen, teils bei respiratorischen Untersuchungen nur Abweichungen von ca. $\pm$ 10% maximal vom Mittelwert für die Wärmeproduktion, bezogen auf die Einheit der Körperoberfläche (Du Bois [73—75], Means [67], Benedict (62), Boothby [70]). Die Zahlen sind annähernd die gleichen wie Harris und Benedict sie auf ganz andere Weise ohne Beziehung auf das Körpergewicht gefunden haben. Damit ist die praktische Leistungsfähigkeit des Oberflächengesetzes bewiesen. Auch Benedict und Talbot (77) haben das kürzlich anerkannt, warnten aber davor, aus den zutreffenden physikalischen Messungen theoretische Schlüsse auf die ursächlichen Beziehungen zwischen Körperoberfläche und Wärmeabgabe zu ziehen.

Wichtig ist, dass Moulton (42) in seinen umfassenden Untersuchungen an Rindern gezeigt hat, dass hier von allen untersuchten Beziehungen der Wärmeproduktion (auf die Einheit von Gewicht, Oberfläche, Protoplasma, Blut) diejenige pro m² die geringsten Abweichungen vom Mittelwert aufweist, so dass auch für diesen Organismus die Brauchbarkeit des Rubnerschen Gesetzes dargetan ist.

Zusammenfassend lässt sich mithin sagen, dass vom theoretischen Standpunkt aus verschiedene Einwände gegen die Deutung des Oberflächengesetzes erhoben werden können, von denen der wichtigste der ist, dass dies Gesetz vielleicht nur der Spezialfall eines allgemeinen Flächengesetzes ist, so dass schwer zu unterscheiden ist, welche Fläche die entscheidende Rolle spielt, Körperoberfläche, Querschnitt des atmenden Protoplasmas, Gesamtquerschnitt des Gefässsystems, Lungen- oder Darmoberfläche etc. Andererseits hat sich aber herausgestellt, dass von allen Einheiten, auf die die Wärmeproduktion des grossen Warmblüterorganismus bei Ruhe und bei Nüchternheit bezogen werden kann, diejenige auf die Körperoberfläche praktisch die am besten übereinstimmenden Resultate gibt, sofern die Methodik und Berechnung von Stoffwechsel und Oberfläche allen Anforderungen an Exaktheit genügen.

Unter diesen Umständen empfiehlt es sich auch für die Beurteilung pathologischer Verhältnisse beim Menschen diesen Massstab zugrunde zu legen.

Das Oberflächengesetz gilt zunächst genau nur für erwachsene Menschen zwischen 20—50 Jahren und zeigt auch hier gewisse Differenzen zwischen den Geschlechtern.

Diese Einschränkungen zeigen, dass offenbar noch endogene Einflüsse sekundärer Art sich geltend machen.

2. Sekundäre, endogene und konstitutionelle Faktoren.
(Alter, Körperlänge, Geschlecht.)

Unter den Faktoren zweiter Ordnung, welche die Grösse der Zersetzung im nüchternen ruhenden Organismus beeinflussen, steht das Alter zweifellos mit an erster Stelle (Sondén und Tigerstedt (66), Magnus Levy und Falk (65), Benedict und seine Mitarbeiter, Olin (78), zusammenfassend Benedict und Talbot (79)).

Es herrscht hier eine strenge Gesetzmässigkeit. Das neugeborene Kind hat einen relativ niedrigen Umsatz (Förster, Scherer, Rubner und Heubner, Benedict und Talbot (79, hier auch Lit.). Die Werte schwanken nach den umfassenden Beobachtungen von Benedict und Talbot direkt nach der Geburt in ziemlich weiten Grenzen von 32—52 Kal. pro kg bzw. 459 bis 732 Kal. pro m². Der tägliche Erhaltungsenergiebedarf ist auf 62 Kal. pro kg zu veranschlagen. Vom $1^1/_2$.—6. Tage sind dagegen die Zahlen pro m² und 1 cm Länge ganz konstant (Schwankungen von nur 6 % um den Mittelwert von 12,65 Kal. pro 1 cm). In den nächsten 12—14 Wochen steigt dann der Bedarf in mässig raschem Tempo auf die Grösse beim Erwachsenen an, und erst jenseits des 6. Monats beginnt die für das Kindesalter charakteristische Steigerung, die maximal 40—50 % gegenüber dem Erwachsenen beträgt. Mit ca. 1 Jahr ist das Maximum erreicht, das längere Zeit anhält; von da an sinken die Werte anfangs rascher, später langsamer ab, so dass nach vollendetem Wachstum mit ca. 20 Jahren die Werte für Erwachsene erreicht werden. Diese Gesetzmässigkeit ist zuerst von Sondén und Tigerstedt (66), sowie Magnus Levy und Falk (65) klar bewiesen worden. (Lit. bei Loewy [Z.], sowie Benedict und Talbot [77, 79].) Die beiden letzteren haben sie kürzlich an der Hand eines grossen Untersuchungsmaterials bestätigt und besondere Formeln aufgestellt. Die charakteristischen Veränderungen der Wärmeproduktion am gleichen Kinde vom 10. Monat bis $4^1/_4$ Jahr zeigen sehr schön beistehende Kurven (Kurve 1) von Benedict und Talbot.

Die Stoffwechselversuche bei Kindern vor allem in den ersten Lebens-
jahren kämpfen von vornherein mit der grossen Schwierigkeit, jede Muskeltätigkeit auszuschalten, was nur zum Teil gelingt.

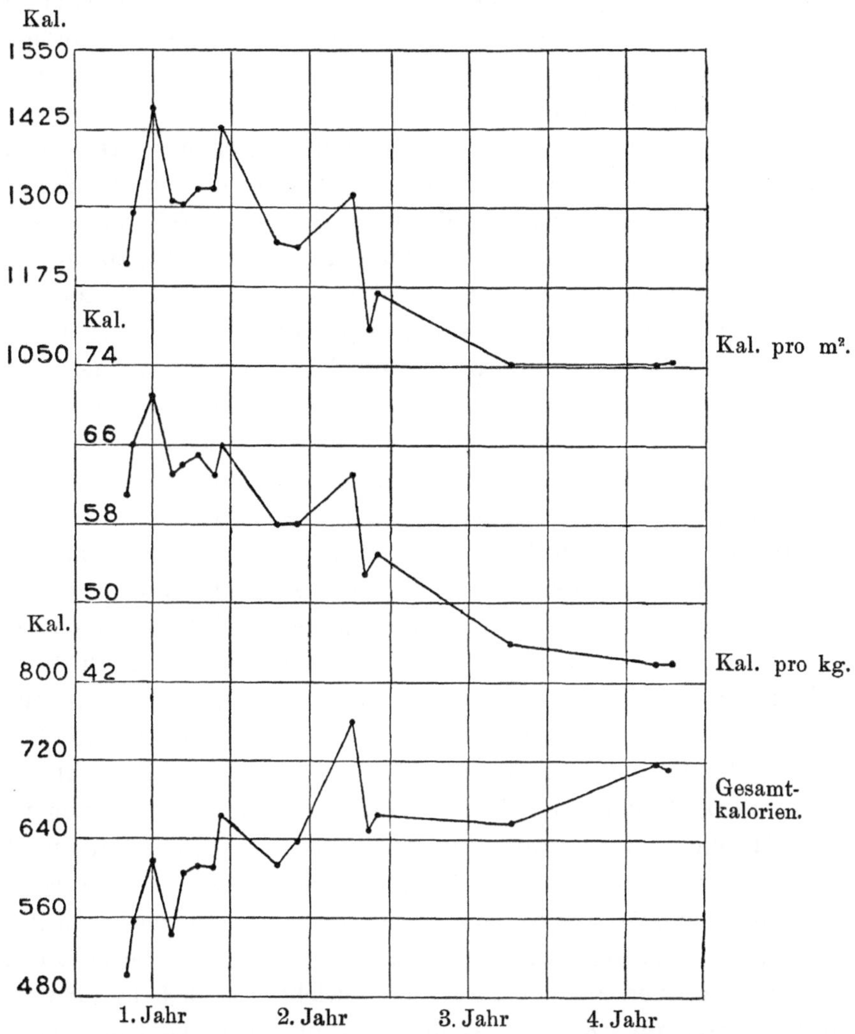

Kurve 1. Basal heat production per 24 hours of normal infant at different ages.

Durch besondere Registrierapparate, die zuerst Benedict empfahl, lässt
sich dieser Faktor einigermassen beurteilen. Im allgemeinen lässt sich sagen,
dass je niedriger die Zahlen ausfallen, um so zuverlässiger erscheinen sie, da
die Bedingungen strenger Ruhe gut gewahrt sind. Der Minimalumsatz ist
daher wohl nur im Schlaf zu bekommen. Daher sind auch die meisten Untersuchungen im Schlaf angestellt. Die kürzlich erschienenen Beobachtungen
von Baumgardt und Steuber (80), sowie W. Klein, E. Müller und
M. Steuber (81) fügen sich gut in den Rahmen der anderen Untersuchungen ein.

Diese Altersbeeinflussung ist nicht leicht zu verstehen.

Die tiefen Werte in den ersten Lebenstagen werden wohl mit Recht auf die mangelnde Wärmeregulation und Adaption an die ganz veränderten Temperaturverhältnisse der Umgebung zurückgeführt (vgl. dazu auch Leichtentritt (82)). Die grosse Labilität der Körpertemperatur sowie die nicht vollständige Ausbildung der Nervenbahnen lassen sich dafür anführen. Auch fehlt in dieser Zeit ja ein stärkerer Wachstumstrieb.

Dass selbständige jugendliche Zellen einen grösseren respiratorischen Stoffwechsel haben, ist ein allgemeines Gesetz, das Warburg (83) für Seeigeleier, Morawitz (84) und Warburg (85), für rote, Grafe (86) für weisse Blutkörperchen festgestellt haben. Mit Zellteilungen hat das nichts zu tun, ja nicht einmal notwendigerweise mit Volumenzunahme. Der intensivere und raschere Ablauf der Lebensvorgänge ist eben eine fundamentale Eigenschaft der jugendlichen Gewebselemente, die wir als etwas Gegebenes hinnehmen müssen, ohne sie vorläufig näher analysieren zu können. Diese Eigenschaft dürfte nicht nur den Blutzellen, sondern dem gesamten lebendigen Protoplasma zukommen. Analog liegen die Dinge auch wohl im Alter mit seiner Abnahme der Lebensenergie und seiner Zunahme der Gewebsatrophie.

Ein weiterer sekundärer Faktor von Bedeutung ist die Körperlänge. Das ergibt sich ohne weiteres daraus, dass bei gleichem Alter, Gewicht und Geschlecht die grösseren Menschen einen höheren Umsatz haben als die kleineren. v. Noorden (87) hielt dies vor allem zum Vergleich für pathologische Fälle für so wichtig, dass er vorschlug, die Sauerstoffzahlen auf 1 cm Körperlänge zu beziehen, indem er aus der Normaltabelle von Magnus Levy (Z.) für Männer von mittlerem Ernährungszustand und Gewicht pro 1 cm 1,24—1,44 ccm O_2 (Mittelwert 1,35) berechnete, für Frauen in analoger Weise 1,20—1,50 (Mittelwert 1,34 ccm). Für eine schmale Durchschnittsbreite der Norm hat der v. Noordensche Vorschlag zweifellos seine Berechtigung. Sobald man aber ein grösseres Zahlenmaterial mit grösseren Gewichtsdifferenzen (z. B. dasjenige von Benedict) zugrunde legt, versagt er. So entfallen z. B. in Benedicts Tabellen bei einem Körpergewicht von 88,5 kg 289 ccm O_2, bei 49,3 kg jedoch nur 185 ccm O_2 pro 1 Minute auf eine Körperlänge von 165 cm. Neuerdings hat M. von Gruber[1]) an einem grossen Zahlenmaterial gezeigt, dass die Körperlänge anscheinend doch eine viel wichtigere Rolle spielt, als man früher annahm. Bei 277 annähend normalen 5 bis 70 jährigen Menschen entfielen ganz unabhängig vom Alter pro 1 cm Körperlänge in 24 Stunden 9,4 Kal. Noch konstanter werden die Zahlen, wenn man den sog. Staturindex (Verhältnis der Körperlänge zur Seitenlänge des quadratisch gedachten mittleren Querschnitts) mit berücksichtigt. Die Übereinstimmungen sind hier so gut, dass mit Hilfe besonderer Regressionsformeln

---

[1]) Sitzungsber. d. bayer. Akad. d. Wissensch. Math. phys. Cl. S. 341. München 1922. Leider konnten diese wichtigen Untersuchungen nicht mehr eingehender berücksichtigt werden.

aus dem Staturindex die Wärmebildung pro 1 ccm Länge mit grosser Genauigkeit vorausgesagt werden kann. Bezüglich der Berechnungsart und die Resultate im Einzelnen sei auf die vorläufige Mitteilung verwiesen. Erwähnt seien nur die beiden Hauptformeln. Bei Männern beträgt normalerweise die Wärmeproduktion pro 1 ccm

$$W/L = 5{,}27 + 0{,}01103 \times Q, \text{ wobei } Q = \frac{\text{Gewicht}}{\text{Länge}} \text{ ist.}$$

Die analoge Formel für Frauen lautet

$$W/L = 5{,}625 + 0{,}008564 \times Q.$$

Bei Kindern sind besondere Korrekturen für Q nötig.

Im Gegensatz zum Alter und der Länge spielt das Geschlecht eine viel geringere Rolle. In dem Beobachtungsmaterial von Magnus Levy und Falk (65) fallen die Differenzen in den Bereich der Fehlerquellen, während die Untersuchungen von Sondén und Tigerstedt (66) zuerst einen deutlichen Unterschied aufwiesen. Auch aus dem grossen Zahlenmaterial amerikanischer Autoren (Benedict [49], Du Bois [68], Means [67] u. a.) der letzten Jahre geht ein ceteris paribus etwas grösserer Stoffwechsel des männlichen Geschlechts mit Sicherheit hervor (+ ca. 5—7 %).

3. Tertiäre, akzessorische Einflüsse.

Wenn auch bei allen Versuchen, in denen der Grundumsatz geprüft werden soll, besonderes Gewicht auf möglichste Muskelruhe gelegt wird, so fragt es sich doch, ob nicht auch der untätige Muskel Zustandsänderungen erfahren kann, die einen Einfluss auf den Gesamtumsatz ausüben. Es könnte z. B. der Tonus der ruhenden Muskulatur von Bedeutung sein. Diese Frage ist vor allem in den letzten Jahren viel ventiliert worden, davon wird später (vgl. S. 401) noch eingehend die Rede sein. Hier mag nur so viel gesagt werden, dass, wenn dieser Faktor überhaupt auf den Stoffwechsel des Menschen einzuwirken vermag, dies höchstens in minimalem Grade der Fall ist. Für die nerven- und muskelgesunden Menschen mit absichtlich erschlaffter Muskulatur kommt er in messbarer Weise sicher nicht in Betracht. Dementsprechend haben die meisten Untersucher (Loewy, Magnus-Levy, Johansson, Landergreen, Sondén und Tigerstedt, Lit. bei Loewy [Z.] S. 176) höchstens ein ganz geringes Absinken der Verbrennungen im Schlaf gefunden, was zum Teil wohl durch die oberflächlichere Atmung bedingt ist. Im Gegensatz dazu geben Benedict und seine Mitarbeiter (88) allerdings an, dass bei Levanzin im Hunger Differenzen im Mittel von 13,2 % bis 27 % maximal zwischen Schlafen und Wachen bei Muskelruhe bestanden haben.

Die gleichzeitig registrierten Muskelbewegungen waren in den Schlaf- und Wachversuchen so minimal, dass sie keine Erklärung für diese grossen Unterschiede zu geben vermögen. Dies ungewöhnliche Verhalten ist schwer zu verstehen. Da diese Versuchsreihe vorläufig isoliert dasteht und noch dazu einen ungewöhnlichen Menschen unter ungewöhnlichen Bedingungen betrifft, möchte ich ihr vorläufig gegenüber der übereinstimmenden Ansicht der anderen Untersucher kein entscheidendes Gewicht beilegen.

Von grösserer Bedeutung als der Spannungszustand der Muskulatur scheint die Menge und das Training dieses Gewebes zu sein. Das ist selbstverständlich, weil unter sonst gleichen Bedingungen ein muskulöser Mensch mehr atmendes Protoplasma hat, wie ein fetter Organismus. Tatsächlich fanden auch Caspari (89), Benedict und Carpenter (90) und an einem grossen Material Benedict mit Smith (91) eine deutliche Steigerung des Umsatzes bei Athleten gegenüber Nichtathleten von sonst gleicher Konstitution (26,0 Kal. pro kg bzw. 863 pro m² gegenüber 24,4 Kal. pro kg und 807 Kal. pro m²).

Wie steht es mit dem Einfluss der voraufgegangenen Nahrungsaufnahme auf den Nüchternstoffwechsel? Ist unter allen Umständen nach 12—16 Hungerstunden beim gesunden Menschen jede Nachwirkung der voraufgegangenen Nahrung auf die Intensität der Verbrennungen beseitigt? Hier müssen wir zunächst die Einschränkung machen, dass der betr. Organismus nicht überernährt sein darf, denn, wie später noch gezeigt werden soll, kann eine die Norm erheblich überschreitende Kost in sehr ausgesprochenem Masse den Nüchternumsatz verändern. An dieser Stelle interessiert nur die Frage nach der Nachwirkung einer normalen, ausreichenden Ernährung auf den gesunden Menschen im Ernährungsgleichgewicht. Nachdem schon früher Rubner (21) und Magnus-Levy (64) für den Hund festgestellt hatten, dass eine reichliche Eiweissnahrung noch bis 24 Stunden nachher den Stoffwechsel zu steigern vermag, zeigten kürzlich Bernstein und Falta (92), dass mit derartigen Verhältnissen auch beim Menschen gerechnet werden muss, allerdings nur nach sehr eiweissreicher Kost.

In einer Periode mit eiweissreicher, aber sonst kalorisch ausreichender Kost waren die Werte in kurzdauernden Nüchternversuchen deutlich gegenüber den Zahlen bei gewöhnlicher, gemischter Nahrung oder strenger Kost mit mässigen Eiweissmengen erhöht (in einem Beispiele 3,10 ccm CO_2 bzw. 4,29 O_2 gegenüber 3,12—2,81 ccm CO_2 bzw. 3,79 ccm O_2 als Mittel). Also auch diesem Faktor muss bei der Beurteilung von Respirationsversuchen Rechnung getragen werden, doch lässt er sich leicht ausschalten.

Auch die Beobachtungen von Benedict und Roth (93) an Vegetariern ergaben im Vergleich zu Nichtvegetariern gleicher Konstitution ein ganz geringfügiges Absinken des Stoffwechsels (nur 4—5%), das auch nur in Durchschnittszahlen grosser Serien zum Ausdruck kommt. Die neuerdings von Arnoldi[1] angegebenen Nachwirkungen kleiner Zuckergaben auf die Intensität der Verbrennungen sind bei den oft sehr stark schwankenden

---

[1] Zeitschr. f. klin. Med. 92. 187. 1922.

Zahlen und z. T. ungewöhnlichen Werten von RQ zu wenig überzeugend, um hier näher auf sie einzugehen.

Benedict (94) hat feste Beziehungen zwischen Grösse des Stoffwechsels und Pulsfrequenz aufdecken wollen. Für zahlreiche Fälle von Stoffwechselsteigerung (Muskelarbeit, Dyspnoe, Fieber, Basedow, Anämie etc.) trifft dies wohl auch annähernd zu. Eine Verallgemeinerung ist aber nicht möglich, da sonst z. B. auch alle Herz- und vasomotorischen Neurosen eine Stoffwechselerhöhung zeigen müssten, und in anderen Fällen, wo trotz Fieber nur niedrige Pulszahlen vorkommen, wie beim Typhus, die Steigerungen der Oxydationen ausbleiben müssten. Beides ist aber nicht der Fall. Zudem sind die Pulszahlen bei Gesunden nicht genügend konstant. Auch Benedicts eigene Zahlen bei Gesunden sprechen manchmal gegen seine Theorie, die auch von anderen Seiten (Murlin und Hoobler (95), Coleman und Du Bois (96), sowie Falta (97) stark angegriffen worden ist. Gegen den Vorschlag Murlins uud Greers (98) statt der Pulsfrequenz allein das Produkt aus Pulsfrequenz und Pulsdruck als Indikator für die Stoffwechselgrösse zu nehmen, dürften die gleichen Bedenken sich erheben.

Schliesslich sei erwähnt, dass innersekretorische Drüsen in sehr erheblicher Weise den Stoffwechsel beeinflussen. Es ist sehr wahrscheinlich, dass sie für die Regulation des Stoffwechsels sogar eine besonders wichtige Rolle spielen. Ihr kompliziertes Wechselspiel ist im normalen Organismus aber so fein abgestimmt und ausgeglichen, dass es hier weder im ganzen noch in seinen einzelnen Komponenten fassbar ist. Ein gut Teil von dem, was wir Individualität nennen, mag auf ihm beruhen. Deutlich in Erscheinung tritt erst der Einfluss endokriner Drüsen unter pathologischen Verhältnissen (bei Unter- oder Überfunktion) und soll daher erst später (Kap. V a) besprochen werden.

An dieser Stelle soll nur die Frage, ob die Menstruation die Höhe des Gesamtumsatzes merkbar beeinflusst, kurz berührt werden. Zuntz (99), Gephart und Du Bois (69) verneinen sie, während Snell, Ford und Rowntree (100) kurz vor und während der Menstruation ziemlich konstant mässige Steigerungen von im Durchschnitt ca. 10 % gefunden haben wollten.

Diese Angaben haben in den letzten eingehenden Untersuchungen von Blunt und Dye (101) an einer grösseren Reihe von Frauen keine Bestätigung gefunden, so dass Fords Beobachtungen wohl kein entscheidendes Gewicht beigelegt werden darf.

II. Die Normalwerte für die Kalorienproduktion und ihre Bestimmung.

Aus der bisherigen Darlegung geht hervor, wie ausserordentlich mannigfaltig und kompliziert die endogenen Faktoren sind, die beim gesunden Menschen bei Nüchternheit und vorsätzlicher Körperruhe unter normalen klimatischen Verhältnissen die Intensität des Stoffwechsels beeinflussen und wie ausserordentlich schwer es daher ist, eine zuverlässige Vergleichsbasis für die Feststellung und quantitative Beurteilung pathologischer Vorgänge zu gewinnen. Das, was wir feststellen können, ist in jedem Falle nur die Resultante der verschiedensten Faktoren. Schon die Tatsache, dass zwei Hauptfaktoren, die Menge des lebendigen Protoplasmas sowie das Oberflächen- bzw. Flächengesetz, bestimmend sind, erschwert ausserordentlich den Überblick, da beide durchaus nicht immer parallel zu wirken brauchen. Ihr voller Einfluss kommt aber nicht in strenger Gesetzmässigkeit zur Geltung, da sekundäre endogene Faktoren, vor allem Körperlänge, Alter und Ernährungszustand komplizierend dazwischen treten. Unter diesen Umständen bleibt nichts anderes übrig, als an einem möglichst grossen, einheitlich untersuchten Material gesunder Menschen unter Berücksichtigung der wichtigsten geschilderten Faktoren rein empirisch die Normalwerte festzustellen oder in jedem Einzelfall sich die passenden Vergleichswerte herauszusuchen, wie Benedict und Joslin (102) sowie Falta (103) es machten. Für oberflächliche, rein summarische Orientierung über die Kalorienproduktion genügen folgende Durchschnittswerte der Norm für den vollkommen ruhenden, nüchternen, erwachsenen Menschen: 24—25 Kal. pro kg bzw. 800 Kal. pro m² (vgl. Zuntz [30]), damit nahezu identisch sind Benedicts Werte (24,2 Kal. pro kg bzw. 780 Kal. pro m² bei Männern, 24,9 Kal. bzw. 733 Kal. bei Frauen), im Pubertätsalter liegen die Werte um ca. 10 %/o höher (nach Benedict 27,2 Kal. pro kg bzw. 871 Kal. pro m² für Knaben, 27,6 Kal. pro kg bzw. 821 Kal. pro m² für Mädchen).

Für die früheren Lebensjahre ist eine summarische Angabe nicht möglich, die Zahlen sind, je jünger das Alter, desto höher, 1,2—1,6 mal grösser (Magnus-Levy und E. Falk [65]). Nach den Untersuchungen von Benedict und Talbot (72, 77) liegt um die Wende des ersten Lebensjahres der Stoffwechsel auf die Einheit des Gewichts bezogen 2—2¹/₂ mal, pro m² berechnet um ca. 50 % höher als beim Erwachsenen, während der Säugling in den ersten Lebenswochen annähernd gleichen Umsatz pro m² hat wie der Erwachsene, der Neugeborene sogar einen erheblich niederen (Erhaltungsbedarf ca. 62 Kal. pro kg). Berechnet man mit Tigerstedt (66, 104) die Zahlen für den Erwachsenen auf Kilogramm und Stunde, so bekommt man rund 1 Kal.

Für den ruhenden Menschen mit geringen körperlichen Bewegungen und eben ausreichender Nahrungsaufnahme wachsen, in 24-Stunden-Versuchen bestimmt, die Werte um ca. 30—50 %/o, so dass hier 1000—1200 Kal. pro m² (Rubner [38]) oder 1,2—1,5 Kal. pro kg und Stunde entfallen.

Die niederen Werte gelten praktisch auch für ruhige, bettlägerige Kranke.

Die höheren (1,3—1,5) für Kranke, welche den grössten Teil des Tages auf sind, meist im Zimmer sitzen und nur wenig gehen dürfen.

Andere Zahlen haben hier kein Interesse, da stärkere körperliche Arbeit für Kranke meist nicht in Betracht kommen wird und exakte Vergleichsmöglichkeiten hier meist fehlen.

Es ist selbstverständlich, dass mit diesen orientierenden Durchschnittszahlen nur grössere Abweichungen von der Norm bei Kranken sicher gefasst werden können, während die praktische Beurteilung der meist wichtigeren, geringeren Veränderungen recht schwierig sein kann. Deshalb haben in den letzten Jahren vor allem amerikanische Physiologen und ihre Schüler (Benedict [32], Lusk [33, Z], Du Bois [73—75] etc.) an der Hand eines sehr grossen vielseitigen Materials in sehr eingehenden differenzierten Formeln, Tabellen und Kurven die Durchschnittswerte der Norm festgestellt, von denen die wichtigsten hier angeführt seien, da sie nach dem heutigen Stande der Wissenschaft die zuverlässigste Vergleichsbasis für die Pathologie darstellen (vgl. die sehr zweckmässige Zusammenstellung von Carpenter [105]). Am meisten Verbreitung haben die Vergleichszahlen Du Bois (73, 106) gefunden, die, wie schon oben erwähnt, nach dem Oberflächengesetz orientiert sind. Nach der Formel Oberfl. = Gew. $^{0,425} \times$ Länge ^{0,725} . 71,84 (oder vereinfacht $0 = \sqrt{\text{Gew.}} . \sqrt{\text{Länge}} . 167,2$) wird die Körperoberfläche berechnet, und die Kalorienwerte werden dann pro m² und 1 Stunde bestimmt.

Die Normalzahlen für die stündliche Wärmeproduktion pro 1 m² sind nach Du Bois folgende (Tab. 4):

Tabelle 4.

Alter in Jahren	Männer	Frauen
14 bis 16	46,0	43,0
16 „ 18	43,0	40,0
18 „ 20	41,0	38,0
20 „ 30	39,5	37,0
30 „ 40	39,5	36,0
40 „ 50	38,0	36,0
50 „ 60	37,5	35,0
60 „ 70	36,0	34,0
70 „ 80	35,5	33,0

Harris und Benedict (49), welche die Bedeutung des Oberflächengesetzes für den Grundumsatz leugnen, sind auf Grund sehr mühevoller Messungen und Berechnungen bei 136 gesunden Männern und 103 Frauen zu folgenden statistischen Formeln gekommen:

Die Wärmeproduktion für erwachsene Männer in 24 Stunden beträgt normalerweise

$$W = + 66{,}473 + 13{,}7516\,w + 5{,}003\,s - 6{,}755\,a$$

für erwachsene Frauen

$$= + 655{,}096 + 9{,}563\,w + 1{,}850\,s - 4{,}676\,a,$$

wo w das Gewicht in kg, s die Körperlänge in cm, a das Alter in Jahren bedeutet.

Die daraus für die verschiedenen Alter, Gewichte und Jahre bei beiden Geschlechtern berechneten Zahlen sind in 4 Voraussagetabellen übersichtlich angeordnet, so dass in jedem Falle der Normalwert rasch gefunden werden kann. Da diese wichtigen Tabellen bisher in Deutschland schwer zugänglich sind, füge ich sie mit gütiger Erlaubnis von Herrn Prof. Benedict, dem ich dafür zu grossen Danke verpflichtet bin, im Anhange (S. 486) bei.

G. Dreyer (107) gibt neuerdings folgende Formeln an: Wärmeproduktion in 24 Stunden bei Männern normalerweise

$$= \frac{\sqrt[2]{w}}{0{,}1015 \, . \, A^{0{,}1333}}$$

entsprechend für Frauen

$$= \frac{\sqrt[2]{w}}{0{,}1125 \, . \, A^{0.1333}} \, ,$$

worin mit w das Körpergewicht in g, mit A das Alter in Jahren bezeichnet ist. Besondere Formeln sind für den wachsenden Organismus notwendig.

Zur Berechnung der Körperoberfläche von Kindern im Gewicht von 2—5 kg hat Lissauer die Formel $0 = 10{,}3 \sqrt[3]{w}$ angegeben. Mit zunehmendem Gewicht steigt die Konstante an für Knaben von 10,0 bis 11,5, für Mädchen von 10,1 bis 11,1, bei Gewichten von 6—40 kg.

Benedict und Talbot (72, 77) empfehlen für die Beurteilung der Wärmeproduktion des gesunden Kindes vom Gewicht auszugehen und geben dafür folgende Normalzahlen (Tab. 6):

Tabelle 5.
Basal heat production of boys and girls per 24 hours, predicted from body-weight.

Weight without clothing	Boys	Girls	Weight without clothing	Boys	Girls	Weight without clothing	Boys	Girls
kilos	cals.	cals.	kilos	cals.	cals.	kilos	cals.	cals.
3	150	150	15	725	960	27	1045	975
4	210	220	16	755	710	28	1070	1000
5	270	285	17	780	735	29	1090	1020
6	330	350	18	805	760	30	1115	1045
7	390	405	19	830	780	31	1140	1070
8	445	460	20	860	805	32	1160	1090
9	495	500	21	885	830	33	1180	—
10	545	540	22	910	855	34	1200	—
11	590	580	23	940	880	35	1220	—
12	625	610	24	965	900	36	1240	—
13	660	640	25	990	930	37	1255	—
14	695	665	26	1020	950	38	1275	—

Für Mädchen sind, nach dem Alter orientiert, im Alter von 12—17 Jahren von Benedict, Hendry und Baker (108) folgende Normalzahlen gefunden:

Tabelle 6.

Basal heat-production per kg per 24 hours, predicted from age, for gils from 12 to 17 years of age.

Age	Predicted per kg per 24 hours
years	calories
12	30,9
12^1/$_2$	29,9
13	28,8
13^1/$_2$	27,7
14	26,7
14^1/$_2$	25,7
15	24,6
15^1/$_2$	23,6
16	22,6
16^1/$_2$	21,7
17	21,2

Die Wärmeproduktion des gesunden neugeborenen Kindes lässt sich nach Benedict und Talbot (72) am besten bestimmen durch die Formel $h = 1 . 12{,}65 . 0{,}103 \sqrt[3]{w^2}$, worin h die Wärmeentwicklung in 24 Stunden, l die Länge in cm, w das Gewicht in kg angibt.

Wie kürzlich Means und Woodwell (109) sowie Boothby und Sandiford[1]) zeigten, ergaben die für den Erwachsenen angegebenen, auf ganz verschiedene Weise gefundenen Formeln von Du Bois, Harris und Benedict ausserordentlich gut übereinstimmende und den tatsächlich bei Gesunden gefundenen Zahlen entsprechenden Werte. Dasselbe gilt auch für Dreyers Formeln (107). Nur für Fettsüchtige fand sich eine gewisse Überlegenheit der Zahlen von Harris und Benedict. Im allgemeinen liegen die Werte der beiden letzteren Autoren einige Prozent niedriger wie die nach Du Bois erhaltenen Zahlen, nur für das Alter sind die Werte anscheinend (Lusk [110]) etwas zu hoch.

Demnach ist es ziemlich gleichgültig, welcher Methode zur Bestimmung des Normalwertes man sich bedient.

Auf jeden Fall besitzen wir heute die Möglichkeit, mit ziemlicher Genauigkeit den normalen Umsatz eines Menschen anzugeben und somit pathologische Abweichungen auch einigermassen quantitativ zu schätzen, vor allem gilt das für das 3.—5. Dezennium.

Trotz des grossen Beobachtungsmaterials der letzten Jahre bleiben noch manche Fragen ungelöst. Vor allem ist zu erklären, warum die Zahlen von

---

[1]) Journ. of biol. Chem. **54**. 767 u. 783. 1922 (Bericht über 25 000 Untersuchungen an 8614 Menschen, dazu reichl. Lit.).

Magnus-Levy und Falk besonders bei Kindern erheblich höher liegen, als die auf Grund der genannten Formeln berechneten Werte. Bei Kindern betragen die Abweichungen bis maximal $+ 34{,}7\,\%$, im Durchschnitt $+ 15{,}6\,\%$. An der angewandten Methodik im allgemeinen kann es nach der vergleichenden Prüfung des Zuntzschen und des Benedictschen Verfahrens durch Carpenter (111) nicht liegen, ebenso unwahrscheinlich ist, dass Rassenunterschiede die Ursache sind. Die Annahme von Harris-Benedict, dass die Reihen von Magnus-Levy sowie Palmer, Means und Gamble (44), die durchweg etwas niedrigere Werte ergeben, als nach Harris-Benedicts Tabellen zu erwarten war, von „anormaler Natur" ([49] S. 250) sind, ist zwar sehr einfach, aber noch keineswegs bewiesen. Deshalb scheint es wünschenswert, das Beobachtungsmaterial auf eine noch breitere Basis zu stellen, vor allem auch in Deutschland insbesondere bei Kindern die Frage neu zu bearbeiten. Bei meinen eigenen Untersuchungen mit der von mir angewandten Methodik waren bei erwachsenen Gesunden bisher die Übereinstimmungen mit den amerikanischen Formeln so gut, dass ich diese in den letzten Jahren stets als Basis zur Beurteilung pathologischer Zustände zugrunde gelegt habe, meist so, dass ich den Mittelwert der Zahlen von Du Bois und Harris-Benedict in Rechnung stellte.

Die angegebenen Zahlen sind natürlich die Mittelwerte der Norm, und es ist deshalb zu entscheiden, von welcher Grösse ab die Abweichungen als pathologisch anzusehen sind. Im allgemeinen nimmt man an (Magnus-Levy, Du Bois, Means, Lusk u. a.), dass die Norm einen Spielraum von $10\,\%$ Abweichung vom Durchschnittswert besitzt, nur Benedict (49) steckt die Grenzen etwas weiter und nennt erst pathologisch, was mindestens $15\,\%$ vom Mittelwert abweicht. Diesen Grenzfestsetzungen haftet stets eine gewisse Willkür an, da die Übergänge vom Normalen zum Pathologischen nicht sprunghaft, sondern fliessend sind, und es bei einzelnen etwas aus der Reihe fallenden Zahlen bei klinisch gesunden Menschen schwer zu entscheiden ist, ob nicht doch geringe Stoffwechselanomalien bei ihnen vorliegen. Wenn man die wechselnde Methodik und die bei Kranken nicht immer ganz exakt zu erfüllenden Bedingungen der Grundumsatzversuche bedenkt, so empfiehlt es sich, für die Beurteilung eines Einzelversuches vor allem bei Abweichungen nach oben, die Grenzen nicht zu eng zu ziehen. Vor allem gilt das für den wachsenden Organismus.

III. Die Frage der Konstanz des Grundumsatzes.

Von grosser Bedeutung vor allem für die Beurteilung pathologischer Verhältnisse ist die Frage, ob beim einzelnen normalen Menschen bei annähernd gleichem Ernährungszustand und Körpergewicht, gleicher Körper- und Aussentemperatur, die Intensität der Verbrennungen konstant ist. Von früheren Autoren wie Speck (112), Zuntz (113), Johansson (114), Loewy

(115), Benedict und Carpenter (116) ist diese Frage bejaht worden; besonders die über viele Jahre sich erstreckenden Selbstbeobachtungen von
Zuntz und seinen Mitarbeitern, bei denen sicher alle Voraussetzungen für
ganz exakte Versuche besonders peinlich erfüllt waren, sprachen dafür. Trotzdem sie Zeiträume bis über zwei Dezennien umspannen, schwankten die Werte
maximal nur um 7% um den Mittelwert der Norm, je näher zeitlich die Untersuchungen zusammenlagen, desto besser waren die Übereinstimmungen. Ähnliches lassen auch die Reihen von Palmer, Means und Gamble (44) erkennen. Demgegenüber fand Benedict in seinen späteren grossen Reihen
zusamenfassend (49) Differenzen bis 31,3%, die Durchschnittszahl aller Werte
war 13,9, also so gross, wie die maximale Differenz bei Zuntz und seinen
Schülern. Zu etwa dem gleichen Resultate (maximale Differenz der Einzel-
werte 28,8%, 13,2% im Durchschnitt) kamen Blunt und Dye (101) bei
erwachsenen gesunden Frauen, die bis zu 26 Tagen hintereinander beobachtet
wurden. In einer neueren Arbeit haben Harris und Benedict (117) versucht, gewisse Gesetzmässigkeiten in den Abweichungen festzustellen und
statistisch zu verwerten. Von Wichtigkeit ist vor allem die Feststellung, dass
die Differenzen im allgemeinen um so grösser werden, je mehr die Versuche
zeitlich aus einanderliegen. Damit ist auch nach Benedict die exakte Möglichkeit gegeben, in nahe aufeinanderfolgenden Tagen den Einfluss besonderer
Faktoren experimentell exakt zu studieren. Es ist schwer zu sagen, warum
die Abweichungen in einzelnen Fällen dieser Untersuchungsreihen so gross
sind. Der erste Gedanke ist natürlich der, dass die Versuchspersonen nicht
immer in gleichem Masse die strengen Voraussetzungen der Grundumsatzversuche
eingehalten haben. Natürlich könnten auch individuelle Faktoren eine Rolle
spielen, doch ist damit noch nichts erklärt. Ein Teil der Versuchspersonen
hat anscheinend geschlafen, was eine gewisse Erklärung geben könnte. In
einer Beobachtung von Palmer, Means und Gamble waren bei gleichem
Körpergewicht die Werte im Winter mit 21,4 Kal. pro kg höher als im
Sommer (19,2 Kal.) trotz anscheinend gleicher Temperatur des Versuchs-
raumes, so dass die Differenzen mit jahreszeitlichen Schwankungen zusammenhängen könnten.

Aus theoretischen Gründen hat sich Lefèvre (118) kürzlich gegen die
Konstanz des Grundumsatzes gewandt. Die Gesamtwärmeproduktion des
Menschen setzt sich nach ihm aus zwei ganz verschiedenen Grössen zu-
sammen, von denen nur die eine, der Mindestumsatz, d. h. die im nüchternen
Zustand im Bade bei 35°—36° gebildete Wärme, wirklich konstant sei, während
der zweite Anteil, die zur Aufrechterhaltung der Körpertemperatur bei ge-
wöhnlicher Aussentemperatur produzierte Wärme, welche bei 15°—20°, die
Hälfte des Mindestumsatzes beträgt, Schwankungen unterliege. Die Unterscheidung der beiden Ursachen der Wärmebildung ist durchaus berechtigt.
Gegen die Konstanz des Grundsatzes kann daraus aber nichts geschlossen

werden, sofern die Versuche immer bei etwa gleicher Aussentemperatur angestellt werden, wie es doch auch in der Regel geschieht.

Auf theoretischem Wege kann in dieser Frage keine Entscheidung getroffen werden.

Fast alle erwähnten Versuche sind kurzdauernd und erfordern eine grosse Vorübung und es ist klar, dass hier irgend eine kleine Störung im motorischen Verhalten der Versuchsperson genügt, um den respiratorischen Wert merkbar zu beeinflussen. Längerdauernde Versuche besitzen hier eine grössere Zuverlässigkeit, Johansson (114), Benedict und Carpenter (116) haben solche angestellt und gerade diese sprechen ganz übereinstimmend für die Konstanz des Umsatzes. Auch ich selbst habe in 2—5 stündigen Versuchen in meinem nach Jaquets Prinzip konstruierten Apparate bei Gesunden unter gleichmässigen Lebensverhältnissen nur ganz ausnahmsweise Differenzen von über $10\,^0/_0$ erhalten.

Ehe nicht weitere längerdauernde Versuche das Gegenteil beweisen, sind wir demnach berechtigt, an der Konstanz der Stoffwechselintensität des Gesunden unter gleichen inneren und äusseren Versuchsbedingungen festzuhalten.

Wie sich in dieser Richtung pathologische Prozesse verhalten, wird später von Fall zu Fall besprochen werden.

Literatur.

Bezüglich eingehender und umfassender Literaturangaben über die Physiologie des Stoff- und Kraftwechsels wird auf die neueren zusammenfassenden Darstellungen dieses Gebietes verwiesen.

Literatur bis 1881 am besten in Hermanns Handbuch der Physiologie (Bd. IV Zuntz und Bd. VI Voit).

M. Rubner, Gesetze des Energieverbrauchs bei der Ernährung. Deuticke. Leipzig u. Wien. 1902.

Bezüglich der geschichtlichen Entwicklung vgl. vor allem O. Krummacher, Ergebnisse der Physiologie. 1903. I. 901. S. 1. Ferner A. Jaquet, ebenda, S. 457, W. O. Atwater, ebenda, 1904. I. Abt. S. 497. Nagels Handbuch der Physiologie des Menschen. Vieweg, Braunschweig 1905. Bd. I. 1. Hälfte. Bohr, S. 54—220. Tigerstedt, S. 331—606. Handbuch der Pathologie des Stoffwechsels von v. Noorden. II. Aufl. Bd. I. Magnus-Levy, S. 198—478. Hirschwald, Berlin 1906. Armsby, The principles of animal nutrition. II. Aufl. New York. 1906.

Oppenheimers Handbuch der Biochemie. Bd. IV. 1. Hälfte. Fischer. Jena. 1910. (A. Loewy, S. 1—277). 2. Hälfte (Tigerstedt, S. 1—93).

J. Lefèvre, La Chaleur animale et bioénergétique. Masson, Paris. 1911.

Krogh, The respiratory exchange of animals and man. Longmans Gremand Co. London. 1916.

Lusk, The elements of the science of nutrition. III. Aufl. Neudruck. Saunders Philadelphia. 1919.

v. Noorden und H. Salomon, Allgemeine Diätik. I. Bd. Springer. Berlin. 1920.

1. Lavoisier, Sur la respiration des animaux et sur les changements qui arrivent a l'air en passant par leur poumon. Paris. 1777. Vgl. ausserdem seine gesammelten Werke, vor allem Bd. II. Paris. 1862.

2. v. Liebig, J., Tierchemie. I. Aufl. 147 u. 251. 1846.

3. Bischoff und Voit, Die Gesetze der Ernährung des Fleischfressers. S. 6. 1860. Weitere Literatur bei Voit in Hermanns Handbuch. Bd. VI. S. 290. 1881.

4. Hoppe-Seyler, Arch. f. d. ges. Physiologie. 7. 399. 1875.

5. Pflüger, E., Sein Arch. 6. 190. 1872. 10. 251. 1875. Ferner E. Oertmann, ebenda. 15. 381. 1877.

6. Bohr und Henriques, Arch. de physiol. S. 590. 1897.

7. Pütter, A., Zeitschr. f. klin. Med. 73. 342. 1911.

8. Haldane and Douglas, Journ. of phys. 44. 305. 1912.

9. Zuntz, N., Zeitschr. f. klin. Med. 74. 347. 1911.

10. Loewy, A., Berl. klin. Wochenschr. 51. 2347. 1910.

11. Bornstein, A., Neuere Untersuchungen über die Herztätigkeit beim Menschen. Fortschritte der Medizin. 1912.

12. Morawitz, P., Arch. f. klin. Med. 103. 253. 1911.

13. Henriques, V., Bioch. Zeitschr. 71. 481. 1915.

14. Barcroft, J., Cooke, A., Hartridge, H., Parsons, T. R. and W. Parsons, Journ. of phys. 53. 450. 1920.

15. Abderhalden, E., Handbuch der biologischen Arbeitsmethoden. Abt. 4. Teil 10. Im Erscheinen begriffen. Urban u. Schwarzenberg. Berlin u. Wien.

16. Benedict, F. G., Zahlreiche Publikationen der letzten Jahre, vor allem in den Publikationen des Carnegie Institution und im Journ. of biol. Chem.

17. Boothby and Sandiford, Determination of the basal metabolic rate. Saunders Co. Philadelphia. 1920.

18. Andersen, A. C., Om Udførelsen og beregningen af stofs kifteforsøgmed Drøtyggere, den Kgl. veterinaer og landtohøjskole aarsskrift. 1920.

19. Krogh, A. und H. O. Schmit-Jensen, Bioch. Journ. 14. 686. 1920.

20. Fries, J. A., Amerik. Journ. of phys. 55. 53. 1921.

21. Rubner, M., Zusammenfassende Darstellung seiner Arbeiten in den Gesetzen des Energieverbrauches bei der Ernährung. F. Deuticke. Leipzig und Wien. 1902. Ferner Arch. f. Hygiene. 66. 1. 1908.

22. Bircher-Benner, Die Grundzüge der Ernährungstherapie auf Grund der Energiespannung der Nahrung. 3. Aufl. Berlin. 1909.

23. Hill, Ergebn. d. Phys. 15. 340. 1916.

24. Oppenheimer, C., Der Mensch als Kraftmaschine. Verlag von Thieme. Leipzig. 1921.

25. Wachtel, Pflügers Arch. 171. 66. 1918.

26. Höber, R., Physikal. Chemie der Zelle und der Gewebe. Leipzig. Engelmann. 4. Aufl. S. 750. 1914.

27. Oppenheimer, C., Biochem. Zeitschr. 79. 290. 1917.

28. Báron und Polányi, ebenda. 53. 1. 1913.

29. Nernst, O., Sitzungsberichte der preuss. Akad. d. Wissenschaft. Dez. 1906. Vgl. auch Theoretische Chemie. 7. Aufl. 1913.

30. Zuntz, N. in seinem mit A. Loewy herausgegebenen Lehrbuch der Physiol. des Menschen. Leipzig. Vogel. 3. Aufl. 687. 1920.

31. Atwater, W., Lit. Ergebn. d. Physiol. 3. I. Abt. 497. 1904.

32. Benedict, F. G., Arbeiten in den Publikationen des Carnegie Instituts of Washington und im Journ. of biolog. chemistry. 1904—1921.

33. Lusk, Arbeiten gesammelt in den Medical Bulletins der Cornell University (Department of physiol). New York und im Journ. of biol. Chemistry. Zusammenfassend in The elements of science of nutrition. 2. Aufl. 1919. Vgl. vor allem S. 62 u. 405.

34. Howland, Zeitschr. f. phys Chemie. 74. 1. 1911.

35. Spallanzani, Memoires sur la respiration. Übersetzung von Senebier. Genf. 1903.

36. Loewy, A., Oppenheimers Handbuch d. Biochem. Ergänzungsband. S. 212. 1913.

37. Barcroft, J., Ergebn. d. Physiol. 7. 741. 1908.

38. Rubner, M., Gesetze des Energieverbrauchs bei der Ernährung. 1902.

39. Voit, E., Zeitschr. f. Biol. **41.** 120. 1901.
40. Lehmann, Müller, Munk, Senator, Züntz, Virchows Arch. **131.** Suppl. 1893.
41. Benedict, F. G., A study of prolonged Fasting. Carneg. Inst. Publ. Nr. 203. 1915. (S. Generaltabelle.)
42. Moulton, Journ. of biol. Chem. **24.** 299. 1916.
43. Folin, O., Americ. Journ. of physiol. **13.** 66. 1905.
44. Palmer, W. W., Means, H. H., Gamble, J., Journ. of biol. Chem. **19.** 239. 1914.
45. Pfaundler, M., Körpermassstudien bei Kindern. Zeitschr. f. Kinderheilk. Orig. **14.** 1—149. 1917.
46. Rubner, M., Beiträge zur Ernährung im Knabenalter mit besonderer Berücksichtigung der Fettsucht. Berlin. Hirschwald. 1902.
47. Bergmann, C., Wärmeökonomie der Tiere. Göttingen. 1848.
48. Pfaundler, M., Pflügers Arch. **188.** 273. 1921.
49. Harris, J. A. und F. G. Benedict, A biometric study of basal metabolism. Carneg. Inst. Publ. 279. 1919.
50. Rubner, M., Zeitschr. f. Biol. **19.** 545. 1883.
51. Richet, C., Arch. de physiol. **17.** 284. 1885.
52. Krehl und Soetbeer, Pflügers Arch. **77.** 611. 1899.
53. Farkas, ebenda. **88.** 524. 1903.
54. Weinland, E., Zeitschr. f. Biol. **69.** 1. 1919.
55. Lindstedt, Ph., Zeitschr. f. Fisch. **14.** 193. 1914.
56. Rubner, M., Arch. f. Hygiene. **66.** 148. 1908. Vgl. auch Gesetze des Energieverbr. (Z.) S. 278.
57. v. Hoesslin, H., Arch. f. Anat. u. Phys. Phys. Abt. 339. 1888.
58. Zuntz, N., Pflügers Arch. **95.** 192. 1903. Slowtzoff, ebenda. 158.
59. Knauthe, K., Pflügers Arch. **73.** 490. 1898.
60. Kassowitz, M., Jahrb. f. Kinderheilk. **67.** 551. 1908.
61. Dreyer, G., Ray und Walker, Proc. Roy. soc. **86.** 56. 1912.
62. Benedict, F. G., Journ. of biol. Chem. **20.** 267. 1915.
63. Pfaundler, Zeitschr. f. Kinderheilk. Orig. **14.** Abschn. V. 81 u. ff. 1917.
64. Magnus-Levy, Pflügers Arch. **55.** 1. 1893.
65. Magnus-Levy und Falk, Arch. f. Anat. u. Phys. Phys. Abt. Suppl. 314. 1899.
66. Tigerstedt, R. und seine Mitarbeiter, Arbeiten im Skand. Arch. f. Phys. **6.** u. ff., zuletzt **34.** 151. 1916. (Vgl. dort auch die ganz ältere Literatur.)
67. Means, Journ. of biol. Chem. **21.** 263. 1915.
68. Du Bois, Arch. f. intern. Med. **17.** 887. 1916.
69. Gephart und Du Bois, ebenda. 902.
70. Boothby, zit. bei Lusk, Science of nutrition. S. 127 (Z.).
71. Niemann, A., Ergebn. d. inn. Mediz. u. Kinderheilk. **19.** 32. 1913.
72. Benedict, F. G. und F. Talbot, Carneg. Inst. Public. Nr. 201. 1914.
73. Du Bois, D. und E. F. Du Bois, Arch. f. int. Mediz. **17.** 863. 1916.
74. Dieselben, Proc. Soc. exp. Biol. u. Med. **12.** 16. 1914.
75. Dieselben, Arch. of int. Med. **15.** 868. 1915.
76. Benedict, F. G., Carneg.-Inst. Publ. **77.** 483. 1907.
77. Benedict und Talbot, Metabolism and growth from birth to Puberty. Carneg. Inst. Publ. 203. 1911.
78. Olin, H., Skand. Arch. f. Physiol. **34.** 414. 1916.
79. Benedict, F. G. und F. Talbot, Carneg. Inst. Publ. Nr. 233. 1915.
80. Baumgardt und Steuber, Bioch. Zeitschr. **111.** 83. 1920.
81. Klein, W., E. Müller und M. Steuber, Arch. f. Kinderheilk. **70.** 81. 1921.
82. Leichtentritt, B., Zeitschr. f. Biol. **69.** 545. 1919.
83. Warburg, O., Zeitschr. f. physiol. Chem. **57.** 1. 1908.
84. Morawitz, P., Arch. f. exper. Pathol. **60.** 298. 1909.
85. Warburg, O., Zeitschr. f. physiol. Chem. **59.** 112. 1909.
86. Grafe, E., Arch. f. klin. Mediz. **102.** 406. 1911.

87. v. Noorden, C., Die Fettsucht. 2. Aufl. S. 40. 1910.
88. Benedict, F. G., L. E. Emmes, P. Roth und H. M. Smith, Journ. of biol. Chem. 18. 139. 1914.
89. Caspari, W., Pflügers Arch. 109. 473. 1905.
90. Benedict, F. G. und T. M. Carpenter, Carneg. Inst. of Washington. Publ. Nr. 126. 236. 1910.
91. Benedict, F. G. und H. Monmouth Smith, Journ. of biol. Chem. 20. 243. 1915.
92. Bernstein, J. und W. Falta, Arch. f. klin. Med. 121. 95. 1916.
93. Benedict, F. G. und P. Roth, Journ. of biol. Chem. 15. 231. 1915.
94. Derselbe und E. F. Joslin, Deutsch. Arch. f. klin. Mediz. 111. 133. 1913.
95. Murlin, J. K. und B. R. Hoobler, Journ. of Diseas. of children. 9. 81. 1915.
96. Coleman, W. und E. Du Bois, Arch. of intern. Mediz. 15. 987. 1915.
97. Falta, W., Arch. f. klin. Med. 123. 133. 1917.
98. Murlin, J. R. und J. R. Greers, Americ. Journ. of Physiol. 33. 253. 1914.
99. Zuntz, L., Arch. f. Gynäk. 78. 106. 1906.
100. Snell, A. M., F. Ford und L. G. Rowntree, Journ. of Americ. Assoc. 75. 515. 1920.
101. Blunt, R. and M. Dye, Journ. of biol. Chem. 47. 69. 1921.
102. Benedict, F. G. and E. Joslin, Carneg. Inst. of Washington. Publ. Nr. 136. 1910 und 176. 1912.
103. Bernstein, S. und W. Falta, Arch. f. klin. Med. 127. 1. 1918.
104. Tigerstedt, R., Die Physiol. des Stoffwechsels in Nagels Handbuch der Physiol. d. Menschen. 1. 1. Hälfte. 543. 1905.
105. Carpenter, Th., Tables factors and formulas for computing respiratory exchange and biol. transformat of energie. Carneg. Inst. Publ. Nr. 303. 1921.
106. Aub und Du Bois, Arch. f. intern. Mediz. 19. 831. 1917.
107. Dreyer, G., Lancet. Part. 2. 290. 1920.
108. Benedict, Hendry and Baker, Proc. nat. Acad. of scien. VII. Nr. 1. 1921.
109. Means, J. H. und M. N. Woodwell, Arch. of int. med. 27. 608. 1921.
110. Lusk, G., Basal metabolism in clinical medicin. Journ. of Americ. med. Assoc. 77. 243 und 347. 1921.
111. Carpenter, Th., Carneg.-Inst. Publ. 216. 1915.
112. Speck, Die Physiol. des menschl. Atmens. Leipzig. 1892.
113. Zuntz und seine Schüler (zahlreiche Arbeiten in Pflügers Archiv).
114. Johansson, J. R., Skandin. Arch. f. Physiol. 8. 109. 1898.
115. Loewy, A., Deutsch. med. Wochenschr. 1797. 1910.
116. Benedict, F. G. und Th. M. Carpenter, Carneg. Inst. of Washingt. Publ. 126. 1910.
117. Harris, A. und F. G. Benedict, Journ. of biol. Chem. 46. 257. 1921.
118. Lefèvre, J., Cpt. d. science de la soc. de biol. 83. 1039. 1920.

IV. Der Einfluss exogener Faktoren und die Wärmeregulation.

1. Allgemeines über Wärmeregulation.

Unter den äusseren Faktoren, welche die Intensität des Stoffwechsels merkbar beeinflussen, steht die Wirkung der Umgebungstemperatur durchaus an erster Stelle. Das gilt nicht nur für den Kaltblüter, sondern auch für den homoiothermen Warmblüter, der zur Aufrechterhaltung seiner differenzierten Lebensfunktionen einer die Umgebung meist erheblich übersteigenden Körpertemperatur bedarf und diese innerhalb weiter Grenzen mit Zähigkeit recht konstant zu halten vermag. Die verschiedene Wirkung variierter Temperaturen auf den poikilothermen und homoiothermen Organismus haben ˏschon ältere Autoren (1) seit Crawford und Lavoisier feststellen können, aber genaue gesetzmässige Beziehungen für den Regulationsmechanismus, der dem Warmblüter die Konstanz der Körpertemperatur ermöglicht, haben erst Pflüger und seine Schule (2) aufgedeckt. Versuche nach Kurarisierung und hoher Rückenmarksdurchschneidung bei Kaninchen ergaben zunächst, dass einer Steigerung der Körpertemperatur um 1° eine Erhöhung der Sauerstoffaufnahme um 5,7—10% und der Kohlensäurebildung um 8,3—22,9% entspricht. Wichtiger noch war der Nachweis, dass bei konstanter Körpertemperatur innerhalb gewisser Grenzen das Absinken der Aussentemperatur mit einer Steigerung, die Erhöhung mit einer Senkung des Stoffwechsels kompensatorisch beantwortet wird. Die Grenze nach unten ist dadurch gegeben, dass schliesslich bei sehr starken Wärmeverlusten die Steigerung der Wärmebildung nicht mehr hinreicht, um die Temperatur auf normaler Höhe zu halten, während bei zu hohen Graden der Aussentemperatur schliesslich eine weitere Einschränkung der Verbrennungen[1]) nicht mehr möglich ist, so dass es zur Überhitzung mit Erhöhung der Körpertemperatur und dadurch vermehrtem Umsatz kommt. Die oberen und unteren Grenzen der Wärmeregulation sind bei den verschiedenen Tieren verschieden, entscheidend ist die Körpergrösse sowie die Behaarung. Wegen des relativ viel ungünstigeren Verhältnisses der Oberfläche zum Inhalt sind die kleineren Tiere erheblich viel schlechter gestellt als die grossen. Langhaarige Tiere haben eine niedrigere Grenze wie kurzhaarige, auch der Fettgehalt der Haut spielt eine Rolle. Die kritische obere Grenze liegt für Hunde, Kaninchen und Meerschweinchen bei 27°—30°. Sie ist darum besonders wichtig, weil bei dieser Aussentemperatur der Stoffwechsel sein Minimum erreicht. Die Temperaturen für den Menschen sind ungefähr die gleichen (Voit [3], Rubner [4], Ignatius, Lund und Wärri [5]), doch schwanken die Zahlen hier mehr, in Voits Versuchen war schon bei 14° bis 16° das Minimum erreicht, in einem Falle Rubners noch nicht einmal bei 40° ein Anstieg der Wärmebildung da.

Solche und ähnliche Beobachtungen auch bei Tieren führten Rubner (Z. S. 32), dem wir auch auf diesem Gebiete die umfassendsten Untersuchungen verdanken, zu der Annahme, dass der Warmblüter ausser der bisher geschilderten von ihm chemisch genannten Regulation der Wärmebildung noch über die Fähigkeit der Variation der Wärmeabgabe (physikalische Wärmeregulation) verfügt. Die Wärmeregulation geschieht durch Leitung und Strahlung sowie Wasserverdunstung (1 g verdunstetes Wasser entspricht nach Rubner 0,6 Kal.). Die Verteilung auf diese einzelnen Faktoren wechselt sehr und ist wegen der grossen Zahl der in Betracht kommenden, vor allem äusseren, Faktoren schwer zu übersehen, am wichtigsten sind Höhe der Aussentemperatur und Feuchtigkeitsgehalt der Luft. Im allgemeinen kann man sagen, dass mit steigender Temperatur der Wärmeverlust durch Leitung und Strahlung ab-

---

[1]) Kestner und seine Schüler nennen es die 2. chemische Wärmeregulation. Zeitschr. f. Biol. **74.** 191. 1922.

nimmt, die Abgabe durch Wasserverdunstung aber steigt. (Näheres bei Rubner G. der En. V. S. 198.)

Die physikalische Temperaturregelung wird auf reflektorischem Wege vom vasomotorischen Zentrum besorgt. O'Connor (6) hat den Mechanismus kürzlich bei narkotisierten Katzen experimentell studiert, wobei die Temperatur auf thermoelektrischem Wege gleichzeitig im Gehirn, Rektum und an anderen Stellen registriert und das Durchflussvolumen des Blutes durch ein Bein bestimmt wurde. Erhöhung der Aussentemperatur führte zu einer primären, von der Hauttemperatur unabhängigen Steigerung der Gehirntemperatur, die eine Erweiterung der Vasomotoren und einen vermehrten Blutzufluss zum Bein bedingte. Sobald dann die allgemeine Körpertemperatur stieg (38,5°—39,5°), kam es zu einer zweiten Vasodilatation, die auch unabhängig von der ersten auftreten kann.

Die Grösse des Gesamtwärmeverlustes durch die Haut hängt in erster Linie ab von dem Grade der Durchblutung der Haut. Von grosser Wichtigkeit ist ferner der Gehalt an Schweissdrüsen, welche für die Perspiratio insensibilis von Bedeutung sind. Erkrankungen der Haut können, wie später (vgl. S. 442) gezeigt werden soll, die physikalische Wärmeregulation und damit die Konstanz der Körpertemperatur erheblich schädigen.

Es unterliegt keinem Zweifel, dass beim grossen Säugetier, vor allem dem Menschen, zumal unter dem Schutze der Kleidung, die physikalische Wärmeregulation unter den gewöhnlichen Verhältnissen des Lebens vollkommen genügt, Temperatur und Stoffwechsel auf gleicher Höhe zu halten. Das gleiche gilt, wenige Krankheitsprozesse ausgenommen, im allgemeinen auch für den kranken Menschen, trotzdem hier manchmal erheblich grössere Anforderungen an die Stärke der Wärmeregulation gestellt werden.

Übrigens ist auch beim Gesunden die Temperaturkonstanz nicht so gross, wie vielfach angenommen wird, so zeigte z. B. Fürstenberg (7), dass manchmal das Abdecken des Körpers in der Ruhe schon genügt, um ein Absinken der Rektaltemperatur um 0,5° hervorzurufen.

2. Die Rolle der chemischen Wärmeregulation beim Menschen.

Strittig ist noch immer die Frage, ob sich auch beim Menschen unter besonderen Versuchsbedingungen (Einwirkung sehr tiefer Temperaturen bei entblösstem Körper und möglichst vollständiger Muskelruhe) die Existenz einer chemischen Wärmeregulation nachweisen lässt. Dabei erhebt sich gleichzeitig die Frage nach dem Mechanismus dieses Vorganges. Da nachgewiesenermassen Muskelbewegungen die Verbrennungen steigern, gleichgültig, ob sie spontan oder reflektorisch durch Kältereize ausgelöst werden, so kann von einer besonderen Regulation nur dann gesprochen werden, wenn deutlich erkennbare Änderungen im Zustande der Muskulatur nicht eintreten, da nach Rubners Definition „nur jene biologischen Vorkommnisse, bei welchen die

Erhaltung der Eigentemperatur durch die Vermehrung der Wärmeproduktion beim ruhenden Tier erzielt wurde", als chemische Regulation zu verstehen sind. Die grosse Schwierigkeit aller Versuche liegt darin, bei tiefen Temperaturen den Kältereflex auf die Muskulatur soweit zu unterdrücken, dass es hier zu keinen Kontraktionen kommt. Die ersten genauen Untersuchungen beim Menschen von V o i t (3) ergaben bei 4,5° Aussentemperatur 35,1 g, bei 14,3° (als Minimum) 25,8 g CO_2 pro Stunde, jedoch kam es bei den tiefen Temperaturen zu einem deutlichen Frost. Die gleiche Gesetzmässigkeit geht aus den Versuchen von R u b n e r und seinen Schülern (8) hervor. Aber auch hier gelang es oft nicht, Zittern zu verhindern, um so weniger als die Versuche meist 6 Stunden dauerten.

Demgegenüber vermochte S p e c k (9) in Selbstversuchen mit Abkühlung durch Wasserbäder von ca. 20° bei strenger Vermeidung aller Muskelbewegungen keinen sicheren Einfluss der Wärmeentziehung auf den Umsatz festzustellen.

Zu dem gleichen Resultate kam L o e w y (10) in kurzdauernden Versuchen an 16 Personen. Zwar fand sich in 47,3% der Untersuchungen ein zum Teil recht erheblicher Anstieg der Verbrennungen, aber in der Hälfte der Fälle waren deutliche Muskelbewegungen wahrzunehmen, in der anderen Hälfte, die nur ganz geringe Steigerungen des respiratorischen Gaswechsels erkennen liess, waren sie auch nicht auszuschliessen. Mithin konnte, wenn überhaupt, nur in einem ganz geringen Prozentsatz von einer chemischen, nicht durch erkennbare Muskelveränderungen bedingten Regulation gesprochen werden, aber auch hier bestand kein strenger Parallelismus zwischen Temperaturabfall und Stoffwechselsteigerung. Auch J o h a n s s o n (11) fand in seinen ein- bis zweistündigen Selbstversuchen nur bei Zittern Anstieg der Kohlensäureproduktion, sonst nur ein Ansteigen bis höchstens 13,3%.

R u b n e r (12) hat allerdings Johanssons Zahlen in seinem Sinne zu deuten versucht, doch ist seine Kritik nach J o h a n s s o n (13) in einzelnen Punkten anfechtbar.

Ein Bedenken lässt sich, wie R u b n e r mit Recht hervorhebt, gegen alle derartigen kurzdauernden Versuche geltend machen, nämlich, dass der Kältereiz vielleicht viel zu kurz eingewirkt hat, um den Regulationsmechanismus voll in Erscheinung treten zu lassen; immerhin war es in einzelnen Versuchen sogar zum Absinken der Körpertemperatur gekommen.

Dieser Anlagefehler lässt sich aber schwer vermeiden, da bei vielstündigen Abkühlungsversuchen abgesehen von der Frage ihrer Durchführbarkeit Kälteschauer und Zittern nicht zu verhindern sind.

Auf einem ganz anderen Wege haben v. B e r g m a n n und M. C a s t e x (14) einen Beweis für die Existenz einer chemischen Wärmeregulation beim Menschen zu erbringen versucht. Nachdem schon früher P a a l z o w (15) und W i n t e r n i t z (16) erhebliche Stoffwechselsteigerungen bei Senfbädern von indifferenter Temperatur festgestellt hatten, erzielten v. Bergmann und Castex eine starke langdauernde Hyperämie auf dem gleichen Wege und ferner durch unipolare Hochfrequenzbehandlung. In beiden Fällen kam es in 24-Stundenversuchen zu einer deutlichen Erhöhung des Umsatzes, der nur das N-freie Nährmaterial betraf. Der grosse Vorteil dieser Methodik ist neben der langen Dauer der Untersuchung der Fortfall jedes Kältegefühls und der dadurch reflektorisch bedingten Muskelbewegungen.

Man muss sich den Vorgang wohl so vorstellen, dass durch die starke Hyperämie der Haut die physikalische Wärmeregulation maximal angespannt und in diesem Zustande fixiert ist, und dass nun zur Deckung des dauernden Wärmeverlustes die chemische Wärmeregulation in Tätigkeit tritt. Der einzige Einwand, der gegen v. Bergmanns Beweisführung denkbar ist, wäre der, dass entweder das Senfmehl durch Resorption durch die Haut doch irgendwie stoffwechselsteigernd gewirkt hat oder dass es gleichzeitig mit der Hyperämie zu einer leichten Dermatitis gekommen ist, die ihrerseits zur Umsatzerhöhung führen könnte. Leider fehlen, wie so oft in derartigen Versuchen beim gesunden Menschen, auch hier Angaben über die Körpertemperatur. An einem direkten Stoffwechselreiz des Senfs muss vor allem im Hinblick auf Paalzows Untersuchungen über vermehrten O_2-Verbrauch bei Kaninchen nach Senfapplikation auf eine rasierte Hautstelle gedacht werden. Durch solche Bedenken ist allerdings die Beweiskraft der Hochfrequenzversuche nicht berührt.

Für die Existenz einer chemischen Wärmeregulation beim Menschen ohne Muskelzittern sprechen auch die neueren Untersuchungen von L. Hill und seinen Mitarbeitern (17). Sie massen mit einer besonderen Methode bei wechselnder Temperatur das Kühlvermögen der Luft für die Haut infolge Verdunstung, Leitung und Strahlung und fanden dabei im Zimmer 0,99 bis 1,18 Millikalorien pro qcm und Sekunde, in freier Luft mit Temperaturen bis herab zu 0,5° 1,29—1,55. Auch wenn keine Spur von Zittern zu sehen oder zu fühlen war, waren die Differenzen bei den lange eingeübten Versuchspersonen in den kurzfristigen Versuchen stets deutlich vorhanden. Aus diesen und ähnlichen Beobachtungen folgert Hill, dass nicht nur die Wärmeabgabe, sondern auch der Umsatz der Körperzellen mit sinkender Aussentemperatur ansteigt. Im Gegensatz dazu vermissten Liljestrand und Magnus[1]) im Kohlensäurebad von 33° trotz starker Erweiterung der Hautgefässe eine Steigerung. Gleichwohl kann meines Erachtens an der Existenz einer echten chemischen Wärmeregulation auch beim Menschen nicht mehr gezweifelt werden, wenn sie auch nicht immer in der Kälte angespannt wird.

3. Der Mechanismus der chemischen Wärmeregulation.

Wenn die chemische Wärmeregulation auch für den gesunden Menschen praktisch meist ohne besondere Bedeutung ist, und ihr Vorhandensein nur

---

[1]) G. Liljestrand und R. Magnus, Pflüg. Arch. **193**. 527. 1922.

unter besonderen Versuchsbedingungen sicher bewiesen werden kann, so muss doch auf ihren Mechanismus zur Beurteilung pathologischer Zustände schon hier kurz eingegangen werden. Es handelt sich vor allem um die beiden wichtigen Fragen: an welchen Orten findet die Umsatzmehrung oder -Minderung statt und auf welchem Wege wird sie ausgelöst? Aufklärung ist hier natürlich nur von Tierversuchen zu erhoffen. Da die Muskulatur ca. 45 % des Körpergewebes ausmacht, und da kein Organsystem einem so grossen Wechsel in der Oxydationsenergie unterworfen ist, wie gerade sie, lag es am nächsten, auch hier den Sitz der chemischen Wärmeregulation zu vermuten. Dafür sprechen auch neue Versuche von Magne, der an Kaninchen und Hunden thermoelektrisch die Temperaturbewegungen verschiedener Organe auf Kältereiz untersuchte. Es ergab sich dabei ein Anstieg der Temperatur nur beim Muskel, auch nur hier ist die Zirkulation beschleunigt, bei den Abdominalorganen sogar eher verlangsamt. Von den meisten Forschern (Speck [9], Loewy [10], Johansson [11] etc.) wird angenommen, dass es sich dabei stets um fühl- oder sichtbare oder sonst nachweisbare Änderungen im Kontraktionszustand der Muskeln handelt. In letzter Zeit ist vor allem auch Benedict (19) auf Grund seiner Versuche an Tieren, deren minimalste Körperbewegungen fortlaufend graphisch registriert wurden, lebhaft für diese Ansicht eingetreten. Als Hauptargument dafür galten früher vor allem die Versuche von Pflüger und seinen Schülern (2), die nach Ausschaltung der Muskulatur durch Kurare jede Wärmeregulation vermissten. Ihre Beweiskraft ist aber durch die Beobachtungen von Frank und F. Voit (20) hinfällig geworden, denn hier erwies sich trotz tiefer Kurarevergiftung der Stoffwechsel von aufgebundenen Hunden mit künstlicher Nahrung als normal oder sogar erhöht, wenn durch Regulierung der Aussentemperatur die Körpertemperatur auf normaler Höhe gehalten wurde. Während Tiere nach Ausschaltung der chemischen Wärmeregulation die Fähigkeit verlieren, zu fiebern, (Graf v. Schönborn [21], Freund und Strassmann [22], Freund und Grafe [23], Isenschmid und Krehl [24], Citron und Leschke [25]) ist nach Kurarisierung weder die Fieberwirkung nach Wärmestich (Sinelnikow [26]) noch nach Kochsalzinjektion (Verzár [27], H. Freund und Schlagintweit [28]) aufgehoben. Besonders deutlich geht das Vorhandensein einer chemischen Wärmeregulation bei kurarisierten Kaninchen aus den Beobachtungen von H. Freund und Schlagintweit (28) hervor. Hier vermochten kurarisierte, nach Straub künstlich atmende Kaninchen bei einer Aussentemperatur von 29°—36° ihre Körpertemperatur normal zu erhalten. Die Regulationsfähigkeit ist also nicht aufgehoben, sondern nur erheblich eingeschränkt. Der Widerspruch zwischen diesen Versuchen und denen von Pflüger und seinen Schülern löst sich dadurch auf, dass im letzteren Falle so grosse Kuraredosen genommen wurden, dass nicht nur die motorischen Nerven, sondern auch in weitgehendem Masse die Vasomotoren gelähmt worden waren, während durch richtige Dosierung der Kurarepräparate in den späteren Versuchen bei voller Lähmung der Muskulatur die Vasomotorenlähmung vermieden wurde.

Auch bei Lähmung des grössten Teiles der Körpermuskulatur und der Hautsensibilität durch hohe Brustmark- oder tiefe Halsmarkdurchschneidungen vermochten Freund und Grafe (23) in vielstündigen Respirationsversuchen das Vorhandensein einer zum Teil sehr erheblichen chemischen Wärmeregulation nachzuweisen.

Aus all diesen Versuchen scheint mir mit Sicherheit hervorzugehen, dass die Fähigkeit der Wärmeregulation nicht an die Intaktheit der Körpermuskulatur gebunden ist. Es bestehen nun folgende Möglichkeiten: Da durch die in den neueren Versuchen gegebenen Kuraredosen und die operativen Eingriffe nur die spinale Muskelinnervation aufgehoben ist, so wäre denkbar, dass noch auf anderem nervösen Wege die Intensität der Verbrennungen in den Muskeln beeinflusst werden kann. Tatsächlich sprechen die wichtigen Beobachtungen von Perroncito, Boeke, de Boer u. a. (30) dafür, dass auch die Muskulatur sympathische Nervenfasern enthält. Diese sind von einzelnen Autoren mit der tonischen Innervation in Beziehung gebracht worden. Auf diese Frage wird später (S. 401) ausführlich einzugehen sein. Hier nur so viel, dass einmal durch Kurare anscheinend auch der Muskeltonus geschädigt wird, dass zweitens die tonische Innervation des Muskels auf sympathischem Wege bisher noch keineswegs sicher bewiesen ist. Vor allem aber führen tonische Veränderungen, wenn überhaupt, zu so minimalen Gaswechselveränderungen, dass die grossen Ausschläge in der chemischen Wärmeregulation dadurch kaum bedingt sein können. Somit erscheint es nicht sehr wahrscheinlich, dass die chemische Wärmeregulation durch den Tonus bedingt ist. Sehr gut möglich ist eine Steigerung des Stoffwechsels im Muskel ohne Kontraktionsvorgänge. So nahmen Mansfeld und Lucacs (31) einen „chemischen Tonus" auf sympathischen Nervenbahnen an, da sie bei kurarisierten Hunden nach Entnervung der hinteren Extremitäten ein Absinken der Verbrennungen fanden. Gegen ihre Schlussfolgerungen lässt sich aber geltend machen, dass infolge der Durchschneidung der Vasomotoren die Durchblutung der Muskulatur so durchgreifende Veränderungen erfahren kann, dass dadurch schon allein eine Herabsetzung der Wärmeproduktion resultieren kann. Die Tatsache, dass Nakamura (32) (unter Langley und Barcroft) Verzárs Beobachtungen nicht bestätigen konnte, nimmt ihnen die letzte Beweiskraft. Allerdings ist damit noch nicht entschieden, ob nicht doch etwas Richtiges an seinen Gedankengängen ist. Die Annahme von Oxydationsschwankungen im Muskel ohne Kontraktion liegt allzu nahe.

Andererseits muss man in Betracht ziehen, dass auch andere Organsysteme bei der chemischen Wärmeregulation mitwirken. In der Ära innersekretorischer Forschungen war vor allem daran zu denken, dass Inkrete hier vielleicht die entscheidende Rolle spielen.

Mansfeld und Ernst (33) suchten zuerst die Bedeutung der Schilddrüse für das Fieber, einen mit wärmeregulatorischen Vorgängen eng verknüpften Prozess darzutun, indem sie bei schilddrüsenlosen Kaninchen und Hunden bei mehrtägigem Fieber ein Fehlen der Steigerung von Wärmebildung und Eiweissumsatz feststellten. Besonders eindrucksvoll war der Parallelismus zwischen Körpertemperatur und Schilddrüsenverhalten in den Versuchen Adlers (34) bei Winterschläfern. Injektion von Schilddrüsenextrakt vermochte die Tiere aufzuwecken und die Körpertemperatur auf die sommerliche Höhe zu bringen. Da der Versuch auch nach operativer Zerstörung der zentralen wärmeregulierenden Apparate gelang, nimmt Adler einen rein peripheren, zellulären Angriffspunkt des Schilddrüseninkretes an.

In derselben Richtung bewegen sich die Vorstellungen von Mansfeld und v. Pap (35). In ihren Versuchen setzten sie Kaninchen kurz vor der Tötung verschiedenen Temperaturen aus und bestimmten dann den Zuckerverbrauch der Tiere am isolierten Organ. Sie fanden beim unterkühlten Tier eine Steigerung um das 2—3fache gegenüber dem Verhalten bei vorher normal gehaltenen Kaninchen, während nach Überhitzung der Zuckerverbrauch ganz gering ausfiel. Nach Herausnahme der Schilddrüse hörten die Unterschiede auf. Zudem besass das Serum gekühlter Tiere die Fähigkeit, den Zuckerverbrauch der Herzen überhitzter Tiere zu steigern und umgekehrt vermochte das Serum überhitzter Tiere die Zuckerverbrennung der unterkühlten Kaninchen herabzusetzen. Auch diese Einwirkung war an das Vorhandensein der Schilddrüse geknüpft.

Dementsprechend nehmen die ungarischen Forscher an, dass die chemische Wärmeregulation durch besondere, wahrscheinlich in der Schilddrüse gebildete Kühl- und Heizhormone vermittelt wird. Zu einem ähnlichen Resultate kam kürzlich auch Schenk[1]).

So überraschend und eindrucksvoll auch die Resultate der genannten Untersuchungen waren, so zeigten doch Beobachtungen jüngster Zeit, dass sowohl in die Richtigkeit der Schlussfolgerungen wie auch zum Teil der Tatsachen berechtigte Zweifel zu setzen sind. Hári (36) hat die erste genannte Arbeit von Mansfeld und Ernst methodisch heftig angegriffen, ohne selbst neues Versuchsmaterial zu liefern. Mansfeld (37) hält demgegenüber seine Resultate aufrecht. Grafe und v. Redwitz (38) fanden aber in neuen Versuchen die Steigerung von Wärmeproduktion und Eiweisszersetzung im infektiösen Fieber (mit B. suipestifer) nach Herausnahme der Schilddrüse gerade so gross, wie beim intakten Tier.

Ferner bewiesen F. Hildebrandt (39) für die Ratte und E. Grafe und v. Redwitz (38) für den Hund, dass die chemische Wärmeregulation

---

[1]) Arch. f. exp. Path. u. Pharm. 92. 1. 1922. Leider kann auf diese erst während der Drucklegung dieser Darstellung erschienene Arbeit hier nicht mehr kritisch eingegangen werden.

nach Thyreoektomie keinerlei sichere Störungen erfährt. Auch die Kombination von Brustmarkdurchschneidung und Schilddrüsenexstirpation lässt keine eingreifende Schädigungen dieses Regulationsmechanismus erkennen (Isenschmid [40]). Schliesslich beweisen auch Adlers interessante Versuche streng genommen nichts für die Rolle der Schilddrüse bei diesen Vorgängen, sondern sind nur ein besonders eindrucksvoller Beweis dafür, welch gewaltiger Motor die Schilddrüse für den Stoffwechsel ist.

Nach alledem kann von einer entscheidenden Bedeutung der Schilddrüse für die chemische Wärmeregulation nicht mehr die Rede sein, wenn ihre Mitwirkung beim normalen Tiere auch gewiss nicht ausgeschlossen werden kann. Tatsächlich sprechen die Beobachtungen von Freund und Grafe eher dafür, dass ausser der Muskulatur der Leber eine wichtige Rolle zukommt, eine Vorstellung, die früher schon Rubner (12) geäussert hatte.

Die Frage nach dem Mechanismus der chemischen Wärmeregulation erweitert sich von selbst zu der viel allgemeineren: welche Vorrichtungen besitzt der Organismus überhaupt, Temperatur und Stoffwechsel so annähernd konstant zu erhalten, wie es tatsächlich der Fall ist? Natürlich spielt zunächst die Höhe und Konstanz der Nahrungszufuhr als Quelle der energieliefernden Reaktionen eine wichtige Rolle. Aber sie ist nicht von entscheidender Bedeutung, denn die Regulationsmechanismen arbeiten im Hunger, von gewissen Abweichungen abgesehen, ebenso wie nach Nahrungsaufnahme; das Betriebsmaterial wird dann eben dem eigenen Körper entnommen. Hier kommen nun folgende Möglichkeiten in Betracht: Jede Körperzelle könnte von sich aus die Fähigkeit haben, ihren Umsatz in gewisser Breite von inneren und äusseren Faktoren unabhängig, auf gleicher Höhe zu halten und bei starken Abweichungen von der Norm optimal zu reagieren. Auf diesem Standpunkt stand jedenfalls früher Tigerstedt (41). Die Zellen müssten dann allerdings eine erheblich andere und sehr viel feinere, funktionelle Organisation haben, wie die der einfachen Lebewesen, und die Bedeutung von Zentralnervensystem und innerer Sekretion für die Fundamentaleigenschaften des Protoplasmas wäre dann nur eine sehr untergeordnete. Dem widersprechen aber, wie später zu zeigen ist, eine Fülle von Beobachtungen aus der pathologischen Physiologie. Nur das Wichtigste sei hier angedeutet. Wir kennen eine grosse Reihe von operativen Eingriffen am Zentralnervensystem, die ausgesprochene Veränderungen des Gesamtstoffwechsels sowie seiner einzelnen Komponenten zur Folge haben. (Fieberstich, Zuckerstich, Schädigung der physikalischen oder chemischen Wärmeregulation und der Grösse des Eiweissstoffwechsels nach Rückenmarks- und Gehirndurchtrennungen etc.).

Das gleiche gilt für die Drüsen mit innerer Sekretion. Die Entfernung von Schilddrüse, Ovarien oder Hypophyse bedingen ein Absinken des Stoffwechsels, vermehrte Tätigkeit, eventl. Injektion ihrer Produkte können zur Steigerung führen.

Das alles sind gesicherte Tatsachen, und die zwingen geradezu zu der Annahme, dass auch beim normalen Menschen diese Organe nicht nur für die Intensität der Verbrennungen, sondern auch irgendwie, wahrscheinlich in Abhängigkeit vom Nervensystem, für die Regulation gegenüber inneren oder äusseren Einflüssen eine gewisse Rolle spielen. Freilich wird beim normalen Organismus niemals zu entscheiden sein, welchen Einfluss die einzelnen Faktoren an dem Gesamtresultat, wie es sich in der Höhe des Umsatzes darstellt, schliesslich haben; erst pathologische Verhältnisse geben dazu für den Einzelfall die Möglichkeit. Vorläufig ist es aber weder in quantitativer, noch in qualitativer Beziehung angängig, zuverlässige Anschauungen über die Abgrenzung der Regulationsmechanismen einerseits oder ihr Ineinandergreifen andererseits zu entwickeln. Vor allem wissen wir im Einzelnen noch nicht, ob das Nervensystem direkt oder indirekt auf dem Wege über innersekretorische Drüsen oder beides zusammen den Umsatz in der Zelle beeinflusst.

Nach den neuen interessanten Versuchen von O. Loewi (42) über die Erregungsstoffe des Herzens ist die Frage noch weiter kompliziert worden, da es danach den Anschein hat, als ob die Nerven überhaupt nicht direkt, sondern nur indirekt durch Bildung besonderer Stoffe wirken. Diese Untersuchungen scheinen mir auch darum von besonderer Bedeutung zu sein, weil durch sie verständlich würde, dass die Nerven ihre Wirkung entfalten können, ohne an alle einzelnen Zellen ihres Erfolgsorgans heranzutreten und ohne dass der Reiz auf unbekannte Weise von einer Zelle auf die andere überspringt.

4. Der Einfluss klimatischer Faktoren.

In nächster Beziehung zu dem Problem der Wärmeregulation steht die Frage nach dem Einfluss von verschieden temperiertem Klima auf den Umsatz. In den bisher besprochenen Untersuchungen handelte es sich meist nur um kurze Einwirkungen abnormer Umgebungstemperaturen. Es besteht nun durchaus die Möglichkeit, dass bei längerem Aufenthalt doch schliesslich Wirkungen auf die Intensität der Verbrennungen sich geltend machen. Gibt es zunächst jahreszeitliche Schwankungen im Umsatz? Gewisse Angaben der neuesten Literatur lassen sich dafür anführen. So fanden z. B. Palmer, Means und Gamble (43) bei einer Versuchsperson bei gleichem Körpergewicht im Winter 21,4, im Sommer 19,2 Kal. pro kg. Auch Franz Müller (44) konnte in seinen umfassenden Untersuchungen über die Physiologie der Klimawirkung bei Kindern im Mai höhere Werte des Umsatzes finden als im September, während die Gewichtszunahme sich umgekehrt verhielt. Ein umgekehrtes Verhalten zeigten zwei Versuchspersonen Lindhards in Kopenhagen (45). Die Zunahmen im Sommer wurden dabei auf vermehrte Sonnenbestrahlung zurückgeführt.

Vorläufig sind derartige Beobachtungen noch zu wenig zahlreich und widersprechend, um sie sicher verallgemeinern zu dürfen.

Der Einfluss des Aufenthaltes in den Tropen auf den Gesamtstoffwechsel ist noch umstritten. Eykman (46), der sich in Batavia zuerst eingehender mit dieser Frage beschäftigte, leugnete ihn. Zu dem gleichen Resultate kam Young (47) für den Eiweissumsatz. Caspari und Schilling (48) fanden für das tropische Afrika auch keine sicheren Abweichungen.

Demgegenüber errechnet Glogner (49) für sich selbst in den Tropen einen höheren Bedarf (29,8 Kal. pro kg) als in Europa (25,4 Kal. pro kg). Mit dieser Angabe steht er vorläufig allerdings allein. Häufiger ist das Gegenteil behauptet worden, so von Lapicque (50) für Abessen und Malaien und von Manuel (51) für den Vergleich zwischen europäischem und tropischem Winter. O. de Almeida (52) fand in den Respirationsversuchen sowohl bei Europäern, die längere Zeit in Brasilien lebten, als bei den dort einheimischen Negern den Stoffwechsel um durchschnittlich 24% niedriger (30,35 Kal. pro m²) als in den gemässigten Breiten. Dies Absinken wird von ihm als Anpassungsvorgang gedeutet.

Wie Eykman (53) kürzlich schon dargetan hat, ist allerdings die Methodik von de Almeida anfechtbar.

Gleichwohl lässt sich etwas Definitives heute wohl noch nicht sagen, wenn es auch nicht sehr wahrscheinlich ist, dass grössere Unterschiede in der Stoffwechsellage zwischen heisser und gemässigter Zone bestehen.

Respiratorische Untersuchungen im arktischen Gebiet liegen meines Wissens nur von Lindhard (45) vor. Er fand in Nordostgrönland sehr erhebliche Differenzen der CO_2-Ausscheidung zwischen arktischem Sommer und Winter (241 ccm CO_2 per kg und Stunde im August gegenüber 208 ccm im Januar).

Kurz erwähnt sei noch der Einfluss von Luftbewegung und Feuchtigkeitsgehalt.

Nach Wolperts (54) Untersuchungen lassen Luftbewegungen an sich im allgemeinen den Stoffwechsel unbeeinflusst, nur bei niedrigeren Temperaturen kommt es offenbar infolge zu starker Wärmeentziehung zu einer geringen Stoffwechselsteigerung, die von Rubner (G. d. 9. S. 208) als Ausdruck der chemischen Wärmeregulation betrachtet wird.

Auch der Wassergehalt der Luft bleibt bei mittleren Temperaturen ohne Einfluss auf den Umsatz (Rubner und Lewaschew [8], Wolpert [54]). Der Einfluss besonderer Klimaformen (Wüstenklima, Seeklima) ist in den letzten Jahren von Zuntz und seinen Schülern untersucht worden. Die Abweichungen vom Verhalten unter gewöhnlichen Bedingungen waren aber im allgemeinen so gering und wechselnd, dass eine Erörterung sich hier erübrigt, zumal über das Verhalten Kranker bisher eingehende Untersuchungen noch ganz fehlen (Lit. und eigene Untersuchungen z. B. bei Loewy, Müller, Cronheim und Bornstein (55), F. Müller (44).

Der Einfluss hochgradiger Abweichungen von der Norm im atmosphärischen Druck und im Partialdruck des Sauerstoffs wird zweckmässigerweise erst später abgehandelt (vgl. S. 205), da er nicht in den Rahmen dieser Einleitung, die nur das Verhalten in der Durchschnittsbreite der Norm skizzieren soll, gehört.

Die Einwirkung strahlender, elektrischer und radioaktiver Energie, sowie von Röntgenstrahlen auf den Gesamtstoffwechsel ist, soweit man nach den bisher vorliegenden recht spärlichen Untersuchungen beim Menschen urteilen kann, recht gering. Entweder wurde gar keine Beeinflussung oder eine geringe Steigerung gefunden. Es braucht daher hier nicht näher auf diese Faktoren eingegangen zu werden (Lit. bei Loewy [56], bei v. Noorden und Falta [57], Pincussen [58] und Hausmann [59]).

Literatur.

1. Ältere Literatur bei Pflüger, sein Arch. 14. 73. 1877 und Johansson, Skand. Arch. f. Physiol. 7. 123. 1897.
2. Zuntz und Röhrig, Pflügers Arch. 4. 57. 1871. Colasanti, ebenda. 14. 92. 1877. Finkler, ebenda. 15. 605. 1877. Pflüger, ebenda. 18. 324. 1877.
3. Voit, C., Zeitschr. f. Biol. 14. 79. 1878.
4. Rubner, M., Arch. f. Hyg. 38. 123. 1900.
5. Ignatius, I., L. Lund und O. Wärri, Skand. Arch. f. Phys. 20. 226. 1908.
6. Connor, O'., Journ. of phys. 52. 267. 1919.
7. Fürstenberg, A., Zeitschr. f. physik. Ther. 23. 276. 1919.
8. Rubner und Lewaschew, Arch. f. Hyg. 29. 33. 1897. Wolpert, ebenda, 33. 1898. Schattenfroh, ebenda, 38. 93. 1900.
9. Speck, Deutsch. Arch. f. klin. Med. 37. 107. 1883.
10. Loewy, A., Pflügers Arch. 46. 38. 1889.
11. Johansson, Skand. Arch. f. Phys. 7. 123. 1897.
12. Rubner, M., Gesetze des Energieverbrauchs. Vgl. vor allem S. 216. 1902.
13. Johansson, Skand. Arch. f. Phys. 16. 88. 1904.
14. v. Bergmann, G. und M. Castex, Zeitschr. f. exp. Path. u. Ther. 10. 1. 1912.
15. Paalzow, Pflügers Arch. 4. 492. 1871.
16. Winternitz, H., Über die Wirkung verschiedener Bäder, insbesondere auf den Gaswechsel. Habilitationsschr. Halle 1902.
17. Campbell, J.A., D. Hargood-Ashand und L. Hill, Journ. of phys. 55. 259. 1921.
18. Magne, H., Journ. de phys. et de path. 16. 337, 360. 1914.
19. Benedict, F., Journ. of biol. chemistr. 20. 301. 1915.
20. Frank, O. und F. Voit, Zeitschr. f. Biol. 42. 309. 1901.
21. Graf v. Schönborn, ebenda. 56. 209. 1911.
22. Freund, H. und Strassmann, Arch. f. exp. Path. u. Pharm. 69. 12. 1912.
23. Derselbe und E. Grafe, ebenda, 70. 135. 1912.
24. Isenschmid und Krehl, ebenda, 119. 1912.
25. Citron und Leschke, Zeitschr. f. exper. Path. u. Ther. 14. 379. 1913.
26. Sinelnikow, Arch. f. Anat. u. Phys. Phys. Abt. 279. 1910.
27. Verzár, Biochem. Zeitschr. 34. 41. 1911.
28. Freund, H. und Schlagintweit, Arch. f. exper. Path. u. Pharm. 77. 258. 1914.
29. Freund, H. und E. Grafe, Pflügers Arch. 168. 1. 1917 und Arch. f. exper. Path. u. Pharm. 93. 285. 1922.
30. Lit. bis 1913 bei Boeke, Bardelebens Anatomischer Anzeiger, 44. 343. 1913. Zuletzt vor allem S. de Boer, Pflügers Arch. 190. 41. 1921 und Wilson, Brain, 44. 2. 234. 1921.

31. Mansfeld und Lucacs, Pflügers Arch. **161.** 167. 1915.

32. Nakamura, H., Journ. of phys. **55.** 100. 1921.

33. Mansfeld und Ernst, Pflügers Arch. **161.** 399. 1915. Mansfeld, ebenda, 430.

34. Adler, L., Arch. f. exper. Path. u. Pharm. **86.** 159 und 87. 406. 1920.

35. Mansfeld und v. Pap, Pflügers Arch. **184.** 281. 1920.

36. Hári, ebenda, **176.** 12. 1919.

37. Mansfeld, ebenda, **181.** 249. 1920.

38. Grafe und v. Redwitz, Zeitschr. f. phys. Chem. **119.** 125. 1922.

39. F. Hildebrandt, Arch. f. exper. Path. u. Pharm. 330. 1921.

40. R. Isenschmid, Med. Klin. Nr. 7 u. 8. 1922.

41. Tigerstedt, R., Die Physiologie des Stoffwechsels in Nagels Handbuch der Physiologie des Menschen. Braunschweig. 1. 1. Hälfte. 602. 1905.

42. Loewi, O., Pflügers Arch. **189.** 239 und **193.** 201. 1921.

43. Palmer, Means und Gamble, Journ. of biol. Chem. **19.** 239. 1914.

44. Müller, Franz und seine Mitarbeiter, Beiträge zur Physiologie der Klimawirkungen. Veröffentlichungen der Zentralstelle für Balneologie. 1911—1921; vgl. vor allem 7. Mittlg.

45. Lindhard, J., Meddelset om Grönland. **44.** 77. 1910 und Skand. Arch. f. Phys. **26.** 221. 1913 (engl.).

46. Eykman, C., Pflügers Arch. **64.** 56. 1896.

47. Young, W. I., The austral. Inst. of trop. Medic. Collect. pap. Nr. 2. 91. 1917.

48. Caspari, W., und Cl. Schilling. Zeitschr. f. Hyg. u. Infekt. **91.** 57. 1920.

49. Glogner, Arch. f. Schiffs- u. Tropenhyg. **13.** H. 6. 1909.

50. Lapicque, C. R. Soc. biol. 251. 1893.

51. Manuel, Influence des climats et des saisons sur les dépenses de l'organisme chez l'homme. Arch. de med. nav. 1900 und 1901.

52. de Almeida, O., Journ. de phys. et de path. gen. 18. 713 und 958. 1920.

53. Eykman, C., ebenda, 19. 33. 1921.

54. Wolpert, Arch. f. Hyg. 43. 1902.

55. Loewy, A., Fr. Müller, W. Cronheim, A. Bornstein, Zeitschr. f. exper. Path. u. Ther. 7. 627. 1910.

56. Derselbe in Oppenheimers Handb. d. Biochem. 4. 1. 214 f. 1913.

57. v. Noorden und Falta in P. Lazarus Handb. d. Radiumbiol. u. Ther. 331. 1913.

58. Pincussen, A., Erg. d. Phys. 19. 254. 1921.

59. Hausmann, W., Strahlentherapie. 8. Sonderband S. 114, Urban u. Schwarzenberg. 1923.

V. Das Betriebsmaterial des Stoff- und Kraftwechsels.
Die Aufgaben der Nahrungsstoffe.

Das lebendige Protoplasma bedarf zur Aufrechterhaltung seiner Lebensfunktionen vor allem zweierlei Prozesse: Energieliefernder Reaktionen und des Ersatzes im Lebensprozess zugrunde gehender Strukturteile bzw. des weiteren Ausbaus von vorhandenen. Diese doppelte Aufgabe, die man als dynamogene (Rubner) und plasmogene bezeichnen kann, muss die Nahrungszufuhr erfüllen. Der erstere Zweck wird in doppelter Weise erreicht, einmal durch unmittelbare Verbrennung und zweitens durch Bildung und Ablagerung von Reservestoffen als Material für spätere Verbrennungen. Massgebend für die Menge und Art der Zersetzung oder Ablagerung der Nahrungsstoffe ist im allgemeinen der jeweilige Zustand und Bedarf der Zelle, denn „die Ursache jeden Bedürfnisses eines lebendigen Wesens ist zugleich die Ursache der Befriedigung des Bedürfnisses" (Pflüger). Die Zersetzungsgrösse ist dabei, wenn auch nicht ganz, so doch in gewisser Breite der Norm unabhängig von dem Angebot an Nahrung und an dem zur Oxydation notwendigen Sauerstoff.

Der gesunde Organismus besitzt in dem Appetit das ausserordentlich feine Regulativ für die Auswahl von Art und Menge der Nahrung.

1. Die dynamogene Aufgabe der Nahrung und das Isodynamiegesetz.

Die wissenschaftliche Erforschung der dynamogenen Aufgabe der Nahrung ist erst durch Rubners klassische Forschungen möglich geworden. Zwar haben schon Lavoisier, Laplace, Dulong und Depretz [Literatur bei Lefèvre (1)] sich bemüht, die tierische Wärme durch Oxydation des Nährmaterials zu erklären, aber der Beweis gelang ihnen infolge der Unzulänglichkeit ihrer Methoden nicht. Auch die Entdeckung des Gesetzes von der Erhaltung der Energie durch R. Mayer und Helmholtz verlangte gebieterisch seine Anwendung auch im Reiche der lebendigen Natur. Der Beweis für ihre Gültigkeit auf diesem Gebiete ist für das Tier aber erst Rubner (2), für den Menschen Atwater und seinen Mitarbeitern (3) durch ihre berühmten kalorimetrischen Untersuchungen gelungen.

Es entspricht tatsächlich die Verbrennungswärme der Nahrung der Summe aus den Verbrennungswärmen von Harn und Kot, dem Wärmeverlust durch Wasserdampf und Kohlensäureabgabe sowie Leitung und Strahlung, ferner dem Wärmeverlust durch Erwärmung der Ingesta sowie schliesslich dem Wärmeverlust durch äussere Arbeit, die nicht in Form von Wärme dem Körper wieder zugute kommt.

Die logische Konsequenz dieser Feststellung war die Anschauung, dass auch die einzelnen Nahrungsmittel entsprechend ihrem Brennwert im Organismus sich vertreten. v. Hoesslin (4) suchte das schon aus Voit und Pettenkofers Versuchen abzuleiten, ebenso v. Mering und Zuntz (5) aus eigenen Beobachtungen. Aber alle diese Berechnungen waren mehr oder minder ungenau. Rubner (6) bewies zuerst zwingend das Isodynamiegesetz, das nach seiner eigenen Formulierung aussagt, „dass die Menge der Spannkraft, welche der Organismus bei verschiedener Ernährung verbraucht, im wesentlichen dieselbe ist (7)." Rubner hat es mit Recht vermieden, seinem Gesetz eine allzu apodiktische Form zu geben, denn es gilt nicht uneingeschränkt und ist nicht das einzige Gesetz, welches das Schicksal der Nahrung im Körper bestimmt. Gerade im Hinblick auf pathologische Prozesse ist es deshalb nötig, die Grenzen seiner Anwendbarkeit und seine Einschränkungen zu untersuchen. Rubner ging vom Hungerzustand aus und bestimmte in 24 stündigen Versuchen, in welchem Masse das im Hunger eingeschmolzene Fett durch Eiweiss oder Kohlenhydrate bzw. beides ersetzt werden kann. Tatsächlich wich der im Tierkörper festgestellte Brennwert nur um wenige Prozente von den in der Bombe bestimmten Zahlen ab, nur für die Stärke war die Abweichung etwas grösser ($+ 11,9 \%$).

Ähnliche Schlüsse lassen sich auch aus Beobachtungen von Atwater und Benedict (3) ziehen. Von Wichtigkeit ist, dass einmal nur eine eben ausreichende Kost gegeben wurde und dass ferner die Versuche meist 24 Stunden dauerten. Ausserdem gingen, abgesehen von den Arbeitsversuchen Atwaters, in denen die Versuchspersonen in normalem Ernährungszustand sich befanden, den entscheidenden Versuchen einige Hungertage voraus. Das Isodynamiegesetz tritt unter geschilderten Bedingungen zweiffellos klar und eindeutig in die Erscheinung. Ob und wie weit es gilt, wenn sich die Nahrungszufuhr erheblich vom Durchschnitt der Norm (Erhaltungsmenge) entfernt, wie z. B. bei intensiver Überernährung, wird später (vgl. S. 167) noch zu untersuchen sein.

Das Isodynamiegesetz hat von verschiedenen Seiten her Angriffe erfahren. So wies Kassowitz (8) z. B. darauf hin, dass die Sonderstellung des Eiweisses, von dem eine bestimmte Menge unter allen Umständen umgesetzt werden muss, und die verschiedene Beeinflussbarkeit des Eiweissumsatzes durch die verschiedenen Nahrungsmittel mit der dynamischen Vertretung nicht zu vereinigen ist. In ähnlicher Richtung bewegte sich die Kritik französischer Forscher, wie Lapicque und Weiss, die ausserdem noch auf die verschiedene spezifisch-dynamische Wirkung der einzelnen Nahrungsstoffe hinwiesen [vgl. Literatur und Diskussion bei Lefèvre (1)]. Erwähnt sei in diesem Zusammenhange auch die Theorie von Chauveau (9), nach der die Nahrungsmittel vor allem hinsichtlich ihrer Brauchbarkeit für die Leistung mechanischer Arbeit sich nicht nach ihrem Kaloriengehalt, sondern nach dem Grad, in dem aus ihnen Zucker entsteht, vertreten. Chauveau und seine Schüler sprechen demgemäss von einer Isoglykosie. Die Beweiskraft ihrer Versuche ist auch in Frankreich nicht allgemein anerkannt (vgl. darüber Lefèvre [1]); ausserhalb Frankreich ist sie vor allem von Zuntz (10) und Fridericia (11) angefochten. Krogh und Lindhard (12) haben Chauveaus Ansicht allerdings wieder eine neue Stütze verliehen (vgl. darüber S. 99). Sicher ist, dass hinsichtlich der Beeinflussung des Eiweissumsatzes durch die anderen Nahrungsmittel der Chauveauschen Theorie ein richtiger Gedanke zugrunde liegt, den Cathcart (13) kürzlich weiter ausgestaltet hat.

Sehr wichtig für die Frage der Gültigkeit des Isodynamiegesetzes sind die Selbstversuche von Gigon (14). Dieser zeigte, dass, wenn man reine Nahrungsstoffe (Kasein, Dextrose und Olivenöl) im Verhältnis $1:2:3:4$ (Multipla von 50 g) gibt, die Steigerung der Verbrennungen durchaus nicht nach dieser Relation verläuft, sondern andere Verhältnisse annimmt, die bei den einzelnen Stoffen ganz verschieden sind. Bei Eiweisszufuhr steigt der Umsatz in viel grösseren Proportionen als der Einfuhr entspricht, bei Kohlenhydraten ist zwar ein weitgehender Parallelismus vorhanden, aber die maximale Steigerung ist schon bei 150 g Dextrose erreicht, bei Ölzufuhr sind die Steigerungen so gering, dass von einer Gesetzmässigkeit überhaupt nicht gesprochen werden kann.

Gigon schliesst aus seinen Versuchen, z. T. in Anlehnung an Vorstellungen von Chauveau (9), Johansson und Hellgren (15), dass die Nahrungsmittel im Organismus eine doppelte Aufgabe haben: Bildung und Aufspeicherung von Reservestoffen (immediate, direkte und provisorische) und Energielieferung für die Aufrechterhaltung des Lebensprozesses (mediate, indirekte und definitive Aufgabe).

Nur die letzteren Prozesse sollen dem Gesetze der Isodynamie unterliegen. Richtig ist zweifellos, dass 24 stündige Gesamtstoffwechselversuche, zumal wenn sie nicht in zahlreiche kleinere Perioden zerlegt werden und nur die Bestimmung von Kohlensäure und Stickstoff gestatten, bei einer Nahrung, die annähernd der Erhaltungsmenge entspricht, nur hinsichtlich des Eiweisses Anhaltspunkte für die Grösse und Art der Ablagerung von Reservestoffen ermöglichen und keinen Einblick in intermediäre Umsetzungen geben. Sicher ist aber auch das Andere, dass diese assimilatorischen und intermediären Prozesse quantitativ gegenüber den Verbrennungsvorgängen eine so geringe Rolle spielen, dass sie sich nicht einmal beim Vergleich der direkt kalorimetrisch gefundenen Wärmemengen mit den aus den Stoffwechselgleichungen mit Standartzahlen errechneten Werten als deutliche, ausserhalb der Fehlergrenzen liegende Differenzen markieren.

Um den geschilderten Einwänden Rechnung zu tragen, empfiehlt es sich vielleicht, dem Isodynamiegesetz die Formulierung zu geben, dass die Nahrungsstoffe, soweit sie im Körper zur Verbrennung kommen und dynamischen Zwecken dienen, bei Betrachtung 24 stündiger Perioden sich im Verhältnis ihrer Kalorienwerte gegenseitig annähernd vertreten.

In dieser Form dürfte das Gesetz sowohl im Hungerzustande, wie bei eben ausreichender Ernährung für den gesunden und kranken Organismus allgemeine Gültigkeit haben. Entscheidend ist nicht die Menge der zugeführten Nahrung, sondern die Menge der tatsächlich verbrannten Nahrung. In Betracht kommt nicht die Gesamtaufgabe des einzelnen Nahrungsstoffes, sondern nur der allerdings quantitativ wichtigste Teil, der augenblicklichen, dynamischen Zwecken dient.

Für die Praxis der Kalorienberechnung bei der Ernährung bedeutet es zunächst natürlich eine Komplikation, dass massgebend nicht die eingeführte Nahrung nach Abzug der leicht berechenbaren Verluste in Harn und Kot ist, sondern nur die tatsächlich verbrannte, denn letzteres lässt sich nur schwer feststellen. Diese Schwierigkeit erscheint aber grösser, als sie tatsächlich ist, da bei normalem Ernährungszustand und gerade ausreichender Nahrungszufuhr eingeführte und verbrannte Nahrung annähernd einander gleichgesetzt werden können, sofern man 24 stündige Perioden ins Auge fasst. Das hat Rubner mit Sicherheit nachgewiesen. Für den Fall, dass z. B. 10 % des Nettowertes der gerade ausreichenden Nahrung in irgend einer Form zum Ansatz kommen, muss der Organismus eine kalorisch annähernd äquivalente Menge seines Reservematerials oder seines lebendigen Protoplasmas einschmelzen.

Es kann keinem Zweifel unterliegen, dass der allergrösste Teil der Nahrung dynamogenen Aufgaben dient. Schliesslich sind ja auch die abgelagerten Reservestoffe nur aufgestapelte potentielle Energie, die in kinetische umgewandelt wird, sobald die Nahrungszufuhr von aussen insuffizient wird.

Die N-freien Nahrungsstoffe werden bei normaler ausreichender Ernährung fast vollständig zur Kalorienproduktion verwandt, und auch beim Eiweiss sind es, wie Rubner (16) gezeigt hat, nur ca. 4—6%, die für andere Zwecke herangezogen werden, deshalb bietet auch die Kalorienrechnung einen so bequemen Massstab, die einzelnen Nahrungsstoffe miteinander zu vergleichen, auch Alkohol, Leim und andere im Körper verbrennende Stoffe machen hier keine Ausnahmen.

2. Die besonderen biologischen Aufgaben der einzelnen Nahrungsmittel.

Neben der quantitativ überragenden kalorischen Bedeutung haben die einzelnen Nährstoffe aber noch besondere, sehr wichtige biologisch-chemische Aufgaben und Eigentümlichkeiten, die bei jedem verschieden und nicht unter einen einheitlichen Gesichtspunkt zu bringen sind

a) des Eiweisses.

Am wichtigsten sind sie beim Eiweiss. Dies hat ausser seiner kalorischen Rolle noch drei fundamentale Aufgaben, in denen es durch kein anderes Nahrungsmittel auch nur teilweise ersetzt werden kann, nämlich einmal den Schutz lebendigen Protoplasmas vor Zerfall, bzw. die Rekonstruktion des durch den Lebensprozess zugrunde gehenden Gewebes, zweitens den Wiederaufbau von Protoplasma, das unter besonderen Umständen (Unterernährung, Krankheit usw.) eingeschmolzen war, und drittens die Neubildung von Gewebe beim wachsenden Organismus.

Die geschichtliche Entwicklung der Stoffwechselphysiologie und vor allem ihrer Methoden hat es mit sich gebracht, dass die rein stoffliche Betrachtung zunächst ganz vorherrschte und die einzelnen Nahrungsstoffe weitgehend isoliert untersuchte. Erst seit Einführung der energetischen Betrachtungsweise durch Rubner ist es besonders beim Eiweiss möglich geworden, seine biologischen Aufgaben schärfer zu trennen und genauer quantitativ zu beurteilen.

Das Eiweiss nimmt gegenüber den anderen Nährstoffen nicht nur durch die Vielseitigkeit seiner Aufgaben, sondern auch die funktionell verschiedene Art seines Vorkommens eine Sonderstellung ein. 1 g Eiweiss in der Nahrung, 1 g Eiweiss im Blute kreisend und 1 g atmendes Protoplasmaeiweiss können unmöglich in jeder Beziehung ein und dasselbe Ding sein, selbst wenn ihre chemische Zusammensetzung vollständig die gleiche wäre, was bei der Unzulänglichkeit unserer Methoden noch keineswegs erwiesen ist.

Darum hat man fast allgemein zwei verschiedene Formen des Eiweisses unterschieden (Voit: Organ- und zirkulierendes Eiweiss, Pflüger: Organisiertes und nichtorganisiertes Eiweiss, v. Noorden: Gewebs- und Reserveeiweiss, A. Fraenkel: Lebendiges und totes Eiweiss, Hofmeister: Stabiles und labiles Eiweiss), für die 2. Form sind auch noch andere Ausdrücke geprägt: Zellschlusseiweiss (Lüthje), Vorrats- oder Ameliorationseiweiss (Rubner). Die 1. Form wird auch als Biogen (Verworn) oder Bioproteid (Jensen) bezeichnet. Die Existenz eines nicht organisierten Eiweisses in der Zelle selbst ist neuerdings auch anatomisch für die Leber durch Berg (17), Stübel 18), Junkersdorf (19) sicher bewiesen.

Die Unterscheidung von lebendigem und totem Eiweiss [A. Fraenkel (20)] scheint mir trotz mancher Einwände am glücklichsten. Charakterisiert ist das lebendige Eiweiss durch seine Fähigkeit zu atmen und Wärme zu produzieren, während das tote Eiweiss das nicht vermag. Da, wie vor allem Warburg (21) gezeigt hat, die Atmung, wenn auch nicht ausschliesslich, so doch ganz überwiegend an die Intaktheit der Struktur gebunden ist, so vermag nur das Eiweiss zu atmen, was integrierender Strukturteil geworden ist und nach Warburgs Vorstellungen Strukturkatalysatoren gebunden hat.

Erwähnt sei nur noch, dass auch über die Form, in welcher Eiweiss verbrannt wird, grosse Debatten entstanden sind. Während Voit annahm, dass das Protoplasma seine Bausteine im Leben nur wenig wechselt, stellte sich Pflüger (22) vor, das nur das verbrennen kann, was bereits Teil des lebendigen Gewebes geworden ist. Die letztere Auffassung wird heute wohl meist abgelehnt, nur Kassowitz (8), Verworn (23) und bis zu einem gewissen Grade Cathcart (13) haben an ihr festgehalten.

α) Die Abnutzungsquote und das Eiweissminimum.

Um festzustellen, welche Bedeutung ein Nährstoff ausser der Kalorienproduktion hat, ist es unbedingt erforderlich, die Versuchsverhältnisse so zu gestalten, dass seine dynamogene Komponente ausgeschaltet ist.

Beim Eiweiss gelingt dies am besten durch reichliche Gaben von Kohlenhydraten. Auf diese Weise kann man den Eiweissumsatz auf ein auf keine Art weiter zu erniedrigendes Minimum herabdrücken [Abnutzungsquote Rubners (16), Minimal-N Landergrens (24), Folins endogener Eiweissstoffwechsel (25)]. Dieser Wert ist weder für den Menschen allgemein noch beim einzelnen Individuum eine konstante Grösse, da er in hohem Masse vom Ernährungszustand bzw. dem jeweiligen Bedarf der Körperzellen abhängig ist. Je besser der Ernährungszustand, desto höher ist er, je grösser die Eiweissverluste vorher, desto niedriger. In den zahlreichen Versuchen an im allgemeinen gut genährten Menschen von Klemperer, Landergren, Sivén, Folin, Cathcart, Thomas u. a. [Literatur bei Thomas (26) und in dem ausführlichen Referat von L. B. Mendel (27), hier auch die neuere Literatur über den Eiweissstoffwechsel], schwanken die Werte um 0,04—0,05 g N pro kg und Tag [Mittelwert nach Rubner (28) 0,044 g, inkl. Kot-N = 0,053 g], bei Kohlenhydratfütterung nach Hunger werden sie noch erheblich niedriger, so dass ich (29) einmal bei einer Kranken mit katatonischem Stupor nach 3 wochenlangem Hunger bei mehrtägiger, anschliessender Zuckerfütterung eine N-Ausscheidung von nur 1,057 g = 0,0215 g pro kg erzielen konnte.

Beim Säugling scheint nach den neuesten Untersuchungen von Edelstein und Langstein (30) der Wert höher zu liegen (0,448 g N, davon 0,298 g N im Kot allein, das sind pro 100 g Körper N ca. 0,25 g N gegenüber 0,14 beim Erwachsenen. Die Werte bei 11—14 j. Mädchen (Lauter[1]) und im Greisenalter (Heyer[2]) liegen innerhalb der Grenzen von 0,026—0,052 g N pro kg, also in normaler Breite, wenn auch im Durchschnitt der unteren Grenze genähert. Wie v. Müller[3]) in seiner Leydenvorlesung ausgeführt hat, liegen also keine ganz konstanten Beziehungen zwischen Abnutzungsquote und Gesamtumsatz vor.

Wichtig ist, wie vor allem Murlin (31) gezeigt hat, dass nicht nur der Kalorienbedarf voll gedeckt wird, sondern dass noch erhebliche Überschüsse gegeben werden, da z. B. bei einer Nahrung mit einem Kaloriengehalt von 100 % des Bedarfs die Eiweissersparnis 23 %, bei einer Zufuhr von 125 % jedoch 49 % beträgt. Zeller (32) hat darauf hingewiesen, dass durchaus nicht ausschliesslich Kohlenhydrate zur Erzielung des Minimums notwendig sind, vielmehr können 70—90 % durch isodyname Mengen Fett ersetzt werden, ohne dass die N-Ausscheidung ansteigt. Zu erwähnen ist allerdings dabei, dass in den meisten Fällen die Kalorienzufuhr den Bedarf sehr deutlich überschritt. Der kalorische Wert des Abnutzungseiweisses beträgt etwa 4,3 % der Gesamtkalorienproduktion und kann wie in meinem Falle bis 2 % herabgehen. Dieser auf keiner Weise weiter einsparbare N-Verlust kommt dadurch zustande, dass im Lebensprozess durch Abnutzung, Abschilferungsprozesse, Haarverluste usw. stets etwas Eiweiss zugrunde geht, wobei es erstaunlich ist, dass anscheinend die Hauptmenge des Protoplasmas, nämlich die Muskulatur von dieser Abnutzung anscheinend sehr wenig oder gar nicht betroffen wird, denn starke Muskelarbeit steigert den Wert entweder gar nicht oder nur sehr wenig, vorausgesetzt, dass die Nahrung ausreichend ist und dass weder Temperatursteigerungen noch Dyspnoe auftreten [Lit. bei Caspari (33), Thomas (34) und Kocher (35)]. Nach den interessanten Beobachtungen von Folin (25) sind beim Abbau dieses von ihm endogen

---

[1]) Deutsch. Arch. f. klin. Med. **139**. 46. 1922.
[2]) Deutsch. Arch. f. klin. Med. **138**. 76. 1921.
[3]) D. med. Wochenschr. Nr. 16 und 17. 1922.

genannten Eiweisses die im Harn erscheinenden Schlacken ganz anders verteilt, wie bei reichlicher Eiweissfütterung. Die Zersetzung ist nach ihm beim endogenen Anteil charakterisiert durch relativ reichlichen Gehalt des Urins an Kreatinin (17,2 zu 3,6 %), neutralem Schwefel (26,3 zu 4,8 %), Ätherschwefelsäuren (13,2 zu 5,2 %), sowie Harnsäure-N (2,5 % zu 1,1 %), während der Harnstoff N (61,7 zu 87,5 %), sowie der anorganische Schwefel (60,5 zu 90 %) relativ zurücktreten. Folin nimmt daher zwei verschiedene Abbauformen des Eiweisses an. Konstant ist nach ihm nur der Kreatiningehalt, der für ihn der feinste Indikator für die Grösse des endogenen Protoplasmastoffwechsels ist. [Eingehende kritische Besprechung vgl. bei Caspari (33. S. 742.)] Einen besonderen Abbau des Eiweisses der Abnutzungsquote, wie sie durch Verfütterung grosser Kohlenhydratmengen erreicht wird, nehmen neuerdings auch K. Thomas und Straczewski (36) an, und zwar in dem Sinne, dass hier nur z. T. ein Zerfall in Aminosäuren eintreten soll, während andere Teile wieder zu Synthesen benutzt werden. Demnach würde im Harn weniger N erscheinen, als dem Eiweissumsatz entspricht. Sie schliessen das daraus, dass es ihnen nicht gelang, Cysteïn mit Brombenzol im Organismus abzufangen. Vorläufig scheinen mir aber hier die Versuchsverhältnisse noch zu schwer übersehbar zu sein, um schon so weittragende Schlüsse darauf zu gründen. Einer Erklärung bedarf noch die merkwürdige Tatsache, dass der Eiweiss-umsatz nur durch Zusatz von Kohlenhydraten, nicht aber durch Fette allein auf seinen minimalsten Wert herabgedrückt werden kann. Rubner (16) sieht in sehr plausibler Weise den Grund darin, dass Zucker und die leicht löslichen Kohlenhydrate gründlicher den N-Zerfall aus dynamogenen Gründen hindern. Tatsächlich wirkt auch Zucker noch besser als Stärke.

Landergren (24) stellt sich vor, dass zur Aufrechterhaltung eines konstanten Blutzuckerwertes eine bestimmte Zuckermenge im Körper stets vorhanden sein muss, die bei Abwesenheit von Kohlenhydraten nur vom Eiweiss geliefert zu werden vermag, so dass er geradezu von einem Dextrosealbumin spricht, worunter er die Menge Eiweiss versteht, die nur durch Kohlenhydrate, nicht aber durch Fett ersetzt werden kann. Vom Standpunkt dieser Theorie müsste es für den minimalen N-Umsatz genügen, wenn kleinere Mengen Kohlenhydrate neben viel Fett verfüttert werden. Das ist auch tatsächlich oft der Fall.

Schliesslich sei noch die Deutung von P. Cathcart (13) erwähnt, der, gestützt auf die bekannten Versuche von Loewi, Knoop und Windaus [Lit. bei (13)] und anderen über die synthetische Fähigkeit des Organismus auf dem Gebiete der Eiweissabbauprodukte, unter Anlehnung an Hypothesen von Pflüger und Verworn die Vorstellung entwickelt, dass bei Zuckerzufuhr vielleicht gerade so viel Eiweiss zerlegt wird, wie bei Fettgaben, dass aber ein Teil der Abbauprodukte unter Benutzung der Kohlenhydratgruppen wieder von neuem zu Eiweiss synthetisiert werden kann.

Dergleichen ist natürlich möglich, und man könnte die Versuche von Grafe (37) und Abderhalden (38) und ihren Mitarbeitern über N-Retentionen bei Fütterungen von Ammoniaksalzen als Stütze heranziehen, denn aus ihnen geht hervor, dass auf diese Weise das N-Minimum noch erheblich tiefer, fast bis auf 0 herabgedrückt werden kann. Aber die Deutung dieser Versuche ist noch immer nicht klar, insbesondere besteht im Falle, dass es sich überhaupt um eine echte Eiweissersparnis handelt, die Möglichkeit, dass in Analogie zu dem Verhalten der Wiederkäuer, bei denen bei Zufuhr von Harnstoff als einzigster N-Quelle neben viel Kohlenhydraten in grossem Umfange Gewebsneubildung erfolgt [Völtz (39)], auch beim Menschen die Darmbakterien und nicht das Zellprotoplasma die Synthese vollziehen. Aber abgesehen davon ist es immer schwierig, die Annahme von einem Abbau und sofortigen Aufbau zwingend zu gestalten. Bei der Einschmelzung von Eiweiss aus pathologischen Ursachen, z. B. im Fieber, kehrt das gleiche Problem wieder.

Von der Bestimmung der Abnutzungsquote oder des endogenen Eiweissumsatzes, dessen Kenntnis mehr theoretische Bedeutung hat, ist die vor allem praktisch wichtige Feststellung des Eiweissminimums zu unterscheiden. Am zweckmässigsten versteht man darunter mit Rubner (28) die Menge Eiweiss, mit der die Abnutzungsquote als Bilanz gedeckt ist. Von einer ausreichenden Ernährung wird verlangt, dass der Körper keine Eiweissverluste erleidet, dass er sich also zum mindesten im Eiweissgleichgewicht befindet. Der meist gebrauchte Ausdruck N-Gleichgewicht ist methodisch wohl der präzisere, doch muss man sich darüber klar sein, dass N-Umsatz und Eiweissumsatz durchaus nicht so weitgehend identisch sind, wie es meist angenommen wird. Die erwähnten Untersuchungen von Grafe und Abderhalden und ihren Mitarbeitern lassen an die Möglichkeit von N-Retentionen nicht eiweissartiger Natur denken. Jedenfalls neigt Abderhalden zu dieser Deutung. Sicher ist nach den von mir veranlassten Untersuchungen Gesslers (40), dass bei Verfütterung von Ammoniaksalzen im Hunger N-Retentionen nichteiweissartiger Natur vorkommen. Mithin ist für die Beurteilung von N-Bilanzen hinsichtlich des Eiweissumsatzes eine gewisse Vorsicht am Platze, wenn es auch nicht den Anschein hat, dass N-Retentionen nicht eiweissartiger Natur beim gesunden Menschen unter den gewöhnlichen Ernährungsverhältnissen praktisch von Bedeutung sind.

Von C. Röse und Ragnar Berg (41) ist behauptet worden, dass der Eiweissumsatz auch vom Mineralstoffwechsel abhängig ist, indem Säureüberschuss den Eiweissstoffwechsel steigere [Weitere Lit. über diese Fragen bei Grumme (42).] Jansen (43) hat jedoch nachgewiesen, dass diese Ansicht nicht zu recht besteht. Noch nicht veröffentlichte Untersuchungen am hungernden Hunde von Geil kamen bei reichlichen Säurezulagen zum gleichen Resultat wie Jansen.

Für die Erreichung eines Eiweissgleichgewichtes ist es von entscheidender Bedeutung, dass der kalorische Gehalt der Nahrung ausreichend ist. Das gilt nicht nur für den Gesunden in normalem Ernährungszustand, sondern auch im allgemeinen für pathologische Verhältnisse; gewisse Ausnahmen werden später erörtert. Es ist das grosse Verdienst von Rubner, zuerst klar und nachdrücklich darauf hingewiesen zu haben, dass der Eiweissstoffwechsel nur im Rahmen des Gesamtstoffwechsels richtig beurteilt werden kann. Der Eiweissstoffwechsel ist eben der Hauptmenge nach ein Teil des Gesamtstoffwechsels.

Für den Gesunden und die meisten Kranken in annähernd normalem Ernährungszustand gilt der Satz, dass das Auftreten negativer Bilanzen des Eiweissstoffwechsels bei mittleren Gaben von 60—100 g Eiweiss pro die der feinste Indikator für kalorisch unzureichende Ernährung ist. Die häufig vorgenommene Verallgemeinerung in dem Sinne, dass Stickstoffgleichgewicht unter allen Umständen die Suffizienz der Nahrungszufuhr beweist, ist im Hinblick auf die besonderen Verhältnisse bei fortgeschrittener Unterernährung (vgl. darüber S. 144) und bei einzelnen Fällen von Fettsucht (vgl. S. 202) allerdings nicht statthaft. Für die Feststellung des Eiweissminimums, d. h. der kleinsten Eiweisszufuhr, mit der noch N-Gleichgewicht erzielt werden kann, ist im allgemeinen natürlich erst recht ein mindestens ausreichender Kaloriengehalt der Nahrung notwendige Voraussetzung.

Besonders in neuerer Zeit im Anschluss an Chittendens (44) bekannte Untersuchungen ist das Eiweissminimum Gegenstand zahlreicher Untersuchungen und Kontroversen geworden. Es liegt nicht im Rahmen dieser kurzen physiologischen Vorbemerkungen näher auf die Literatur einzugehen [vgl. diese bei Hindhede (45), Thomas (34), Mendel (27), Rubner (46), Zusammenstellung sämtlicher 109 Minimumversuche mit Lit. und Daten bei H. C. Sherman (47)], zumal ihr Interesse für die Beurteilung und Ernährung in pathologischen Fällen theoretisch nur von untergeordneter Bedeutung ist und praktisch kaum in Betracht kommt, da sich die Versuchsbedingungen (grosse Mengen rein vegetabilischer Kost) hier meist nicht einhalten lassen. Auch beim Kranken kommt es ja nicht darauf an, die Ernährungsverhältnisse minimal günstig zu gestalten. Daher sollen nur einige Hauptgesichtspunkte hier besprochen werden. Zunächst ist festzustellen, dass ebenso wie die Abnutzungsquote des Eiweisses das Eiweissminimum keine konstante Zahl ist. Von entscheidendem Einfluss ist nicht nur der Ernährungszustand und Bedarf des Organismus, sondern vor allem auch die Zusammensetzung und Menge der Nahrung [Rubner (48)]. Hier spielt vor allem der Gehalt an leicht löslichen Koblenhydraten eine wichtige Rolle, wie schon seit den Versuchen von Hirschfeld und Klemperer, Sivén u. a. bekannt ist. Je mehr davon vorhanden ist, mit desto weniger Eiweiss kommt man aus. Tatsächlich schwanken die Zahlen des Minimaleiweissbedarfs in der Literatur in den weiten Grenzen von 21—65 g pro die. Als Mittelwert berechnet Sherman (49) 44,4 g = 0,635 pro kg Körpergewicht. Dazu kommt, dass nach Thomas Unterschiede in der biologischen Wertigkeit des Eiweisses je nach seiner Herkunft bestehen. Von animalischem Eiweiss ist weniger nötig, wie von vegetabilischem, am ungünstigsten liegen die Verhältnisse anscheinend beim Brot. Auch neuere Beobachtungen von Sherman und seinen Mitarbeitern (49) zeigen gewisse Unterschiede in der Menge des zum N-Minimum nötigen Eiweisses, aber die Zahlen hinsichtlich des Brotes fielen viel günstiger aus als bei Thomas; insbesondere konnte Sherman zeigen, dass der Zusatz einer ganz kleinen Menge Milch zu Cerealieneiweiss genügt, um letzteres in seiner Wertigkeit erheblich zu steigern. Ähnliche Versuche wie Thomas beim Erwachsenen haben Edelstein und Langstein (30) kürzlich beim Säugling vorgenommen. Dabei ergab sich eine deutliche Überlegenheit des Frauenmilcheiweisses gegenüber dem Kuhmilcheiweiss. Das von Voit angegebene Postulat von 118 g Eiweiss in der Nahrung bezieht sich natürlich nicht auf das Minimum. Dieses lässt sich unter besonders günstigen Versuchsbedingungen auf etwa $^1/_3$ der Voitschen Menge herabdrücken. Doch lassen sich für das gewöhnliche Leben derartige Versuchsergebnisse nicht verallgemeinern und es ist Rubner durchaus zuzustimmen, wenn er bei der grossen individuellen Verschiedenheit der Menschen und ihrer Ernährungsweise für die Feststellung des Kostmasses lieber zu hohe als zu niedrige Werte vorschlägt und eine Eiweisszufuhr von 90 g pro die für wünschenswert erachtet.

Abnutzungsquote und Eiweissminimum in der Zufuhr decken sich nicht, d. h. es gelingt nicht, mit einer Eiweissmenge, die genau dem endogenen Eiweissverlust entspricht, ein Gleichgewicht zu erzielen. Es sind dazu stets etwas grössere Mengen nötig. Das erscheint zunächst sehr merkwürdig. Man könnte daran denken, dass verschiedene Eiweisskörper sich verschieden verhalten. Das ist auch nach Michauds (50) und Zisterers (51) wichtigen Untersuchungen der Fall, und zwar in dem Sinne, dass um so weniger Eiweiss zum Gleichgewicht nötig ist, je mehr das Nahrungseiweiss sich in seiner Zusammensetzung dem Körpereiweiss des Versuchstiers nähert. Nach Frank und Schittenhelms Beobachtungen (52) gilt das anscheinend nicht ausnahmslos. Aber das erklärt nicht alles, da auch der Hund nicht mit der Menge Hundeeiweiss, welches der Abnutzungsquote entspricht, ins Gleichgewicht gebracht werden kann.

Rubner (16) hat daher schon früher angenommen, dass das in den Säftestrom gelangende Eiweiss (zirkulierendes Eiweiss) sehr rasch zersetzt wird, so dass für den Rest des Tages nach Beendigung der Resorption wieder eigenes Körpereiweiss (Vorratseiweiss) eingeschmolzen werden muss. Tatsächlich kommt man auch mit kleineren Mengen aus, wenn man sie über den ganzen Tag verteilt [Thomas (34)], aber auch dann bleibt noch eine kleine

Differenz, da das Nahrungseiweiss nicht jederzeit an den Stätten des Bedarfs in genügender Menge zur Verfügung steht.

Auf einem erheblich höheren Niveau bewegt sich der Eiweissstoffwechsel, wenn die Nahrung ausser kleinen Eiweissmengen wesentlich aus Fett besteht, ein Fall, der allerdings für den Menschen keine praktische Bedeutung hat. Hier ist die schwerere Verbrennbarkeit des Fettes massgebend, welches die Ablagerung begünstigt, obwohl die Kost nur eben ausreichend ist. Vielleicht kommt auch das oben geschilderte Moment von Landergren zur Erklärung in Betracht. Es ist kausal schwer deutbar, aber für den Organismus eminent zweckmässig, dass er die Fähigkeit hat, mit dem Nährstoff und Körperbestandteil „von königlichem Vorrang" (Pflüger) sehr sparsam umzugehen, sobald andere Energiespender in reichlicherer Menge zur Verfügung stehen. Diese Sparsamkeit wächst mit zunehmender Abnahme seines N-Bestandes, so dass bei chronischer Unterernährung der Eiweissumsatz ganz niedrig liegen kann. Erst wenn auch der Fettbestand des Organismus seinem Ende sich nähert, wird Eiweiss in steigendem Masse eingeschmolzen, wie Rubner (53) zuerst bei kleinen Kaninchen bewiesen hat.

F. von Müller[1]) hat in seiner Leyden-Vorlesung mit vollem Recht darauf hingewiesen, dass es beim Studium der besonderen biologischen Aufgaben des Eiweissstoffwechsels nicht genügt, nur die quantitativen Verhältnisse des N-Umsatzes festzustellen, sondern es muss das Schicksal jedes einzelnen Bausteines der verschiedenen Eiweisskörper qualitativ und quantitativ verfolgt werden. Auch in den einzelnen Organen verläuft der Eiweissstoffwechsel ganz verschieden.

β) Der Eiweissstoffwechsel bei reichlicher Eiweisszufuhr beim ausreichend ernährten Erwachsenen.

Sehr eigentümlich und einzigartig ist der Einfluss reichlicher Eiweisszulagen auf den Eiweissumsatz. Bei der Wichtigkeit dieses Nährstoffes sollte man erwarten, dass unter diesen Verhältnissen sehr leicht Ablagerungen im Körper zustande kommen können. Im ausreichend ernährten Organismus ist aber genau das Gegenteil der Fall. Hier gilt der Satz: „Jede Eiweisszulage steigert den Eiweissumsatz." Das ist durch die klassischen Stoffwechselversuche des vorigen Jahrhunderts vor allem für den Hund bewiesen, während beim Menschen die Versuche weniger zahlreich sind. Hier wird im Gegensatz zum Hund die Beurteilung dadurch kompliziert, dass der Mensch anscheinend nicht immer die Fähigkeit hat, seinen N-Umsatz bei gleicher Nahrung so konstant festzuhalten wie der Hund [Beobachtungen von R. O. Neumann (54), Rosemann (55) und Clopatt (56) usw.]. Von besonderem Interesse ist hier eine Beobachtung von Atwater und Benedict (57), die die Ungleichmässigkeit ihrer Bilanzen auf psychische Erregungen zurück-

---

[1]) D. med. Wochenschr. Nr. 16 u. 17. 1922.

zuführen geneigt waren. Aus der Tatsache, dass Eiweissdarreichung und Eiweissumsatz annähernd parallel miteinander ansteigen — nur in den ersten Tagen kommt es, je nach dem Eiweissreichtum der voraufgegangenen Ernährung zu kleinen Retentionen oder Verlusten — zogen Voit und seine Schüler (58, S. 113) folgerichtig den Schluss, dass eine Fleischmast nicht möglich sei. Wie die späteren Ausführungen über Mast zeigen werden, ist diese Vorstellung heute nicht mehr haltbar, vor allem, weil die Eiweissersparnis durch Kohlenhydrate eine viel grössere ist, als sie aus Voit und Pettenkofers spärlichen Versuchen hervorgeht. Im übrigen hat schon Pflüger (59) früher Voits Anschauungen mit guten Gründen angegriffen.

Sicher ist jedenfalls das Eine, dass selbst bei den grössten Eiweissüberschüssen stets die Hauptmenge wieder zerlegt wird. Wie soll man das erklären?

C. G. Lehmann, Frerichs, Bidder und Schmitt und Liebig [Lit. bei Voit (58, S. 269)] stellten dafür ihre Theorie der Luxuskonsumtion auf, die im wesentlichen besagt, dass alles Eiweiss, welches über den Bedarf des Körpers an diesem Nahrungsstoff eingeführt wird, unnötiger Luxus sei und der Verbrennung anheimfällt. Diese Theorie, die Bischoff (60) und Voit (58) heftig angriffen, ist rein teleologisch orientiert. Wenn man von der falschen Vorstellung von der Bedeutung des Eiweisses für die Muskeltätigkeit, welche den Ausgangspunkt der Theorie bildete, absieht, so steckt zweifellos ein richtiger Kern in ihr. Kommt der Körper mit weniger Eiweiss aus, so ist es ein Luxus, wenn er bei Darbietung grösserer Mengen die Überschüsse mehr oder weniger vollständig zersetzt. Aber erklärt ist damit nicht, warum er sie verbrennt. Man könnte sich vorstellen, dass der Anbau lebendiger Substanz über ein gewisses Optimum hinaus unmöglich ist (da neue Zellen nur in geringem Umfang gebildet werden, müssten die alten sich sonst ins Ungemessene vergrössern), und dass grössere Mengen retinierten Eiweisses ein Ballast ist, dessen Anhäufung die Leistungsfähigkeit des Protoplasmas schädigt und daher verhindert werden muss. Schliesslich lässt sich ja auch der Glykogengehalt der Organe nur bis zu einer gewissen Höhe treiben.

Die Tatsache, dass eine dem Eiweissüberschuss entsprechende Menge N im Harn wieder erscheint, beweist zunächst nichts für die Zersetzung der Nahrung, sondern zeigt nur, dass die Aminosäuren desamidiert sind und dass, da parallel mit N gewöhnlich, wenn auch durchaus nicht regelmässig, die entsprechende Menge S zum Vorschein kommt, die Cystingruppe Veränderungen erfahren hat. Dem desamidierten und desulfurierten Rest stehen im übrigen alle Wege weiterer Verwendung offen, Verbrennung bis zu den Endprodukten, Umwandlung in Glykogen oder in Fett. Der Vergleich der C- und N-Bilanz, sowie die Grösse des respiratorischen Quotienten, vermögen darüber bis zu einem gewissen Grade Aufschluss zu geben. Tatsächlich geht die Umwandlung in Kohlenhydraten und Fett aus Respirationsversuchen sicher hervor (Lit. bei Lusk, Sc. of nutr. S. 225, zuletzt Atkinson[1])). Es ist klar, dass für das desamidierte Eiweiss, soweit es verbrennt, in den oben erwähnten Grenzen das Isodynamiegesetz gilt.

γ) Die Regeneration zerstörten Protoplasmas.

Die zweite besondere Aufgabe des Nahrungseiweisses beruht, wie wir oben sahen, in seiner Fähigkeit, den reduzierten N-Bestand des Körpers wieder durch Neuaufbau zu heben, wobei es ganz gleichgültig ist, durch welche Prozesse es vorher zur Gewebseinschmelzung gekommen ist. Da das Regenerationsproblem im Kapitel Unterernährung (S. 144) näher besprochen wird, seien hier nur die wichtigsten Punkte kurz erwähnt. Entscheidend für das Zustandekommen der Regeneration ist auch in diesem Falle in der Regel, dass der Brennwert der Nahrung grösser ist als der Bedarf des Organismus und dass die Eiweisszufuhr das jeweilige Minimum übersteigt. Die erste Voraussetzung braucht nicht unter allen Umständen erfüllt zu sein, wie später zu besprechende Versuche bei langdauernder Unterernährung mit hochgradigen Eiweissverlusten zeigen. Auch bei starker, zur Hypertrophie führender Muskelarbeit kann es zu Eiweissansatz bei gleichzeitiger Einschmelzung von Fett kommen.

Der Bedarf der Gewebe ist eben überall so sehr das Entscheidende und wechselt je nach dem Ernährungszustand so sehr, dass viele Gesetze der Ernährung hin und wieder unter besonderen, gewöhnlich pathologischen Verhältnissen gewisse Durchbrechungen erfahren.

Die Retentionskraft der Zelle für Eiweiss kann für herabgekommene Individuen eine ganz gewaltige sein und geht in seiner Stärke weitgehend parallel dem vorhergehenden Eiweissverlust.

Aber selbst noch in diesem Falle geht der Organismus mit diesem Nährstoff verschwenderisch um. Es wird nicht etwa der ganze Überschuss über das Minimum angesetzt, sondern nur zirka 60%, wie Rubner (48) kürzlich aus H. v. Hoesslins (61) Untersuchungen an hochgradig unterernährten und wieder aufgefütterten Gefangenen berechnet hat. 40% des Überschusses werden zerlegt und vermehren den Eiweissumsatz. Gleichwohl ist die Menge des N-Ansatzes direkt proportional dem prozentualen Eiweissüberschuss der Zufuhr über das N-Minimum.

δ) Wachstum und Neubildung.

Die dritte Aufgabe des Eiweisses, die Neubildung von Protoplasma über den bisherigen optimalen Bestand hinaus, kommt nur für den wachsenden Organismus in Betracht.

Charakteristisch für sie ist, dass hier bereits ganz geringe Überschüsse über den Minimalbedarf genügen, um Eiweissansatz zu erzielen, und dass ein

---

[1]) The Jl of metab. research. 1. 565. 1922.

solcher Ansatz häufig schon dann zustande kommen kann, wenn der Kaloriengehalt der Nahrung nicht ausreicht. Derartiges ist beim ausgewachsenen
Organismus nur nach extremster Unterernährung möglich [Zuntz und
Morgulis (62), Kestner (63)]. Dass es für den Säugling die Regel ist,
geht schon aus dem sehr niedrigen Eiweissgehalt der Frauenmilch hervor
[zirka 1,5% im Mittel nach König (64)]. Wie die klassischen Versuche von
Heubner und Rubner und die neuesten Mitteilungen von Edelstein
und Langstein (30) (dort auch die ältere Lit.) zeigen, liegt der Eiweiss-
erhaltungsbedarf bei Säuglingen ausserordentlich niedrig, es genügt schon
Eiweiss, das 4% des Kaloriengehaltes der Erhaltungskost ausmacht. Dieser
Wert ist mit Rubners Abnutzungsquote identisch. Schon bei 7% Eiweissgehalt geht der Anbau lebendiger Substanz, der nicht mit Wachstum im gewöhnlichen Sinne identisch zu sein braucht, vor sich. Für die Intensität des
Ansatzes scheint auch hier die absolute Menge des zugeführten Eiweisses,
wie Ruotsalainen (65) kürzlich bei Versuchen mit isodynamischer Kost
fand, von grossem Einfluss zu sein. Ein prinzipieller Unterschied zwischen
N-Ansatz bei der Regeneration und beim Wachstum besteht demnach wohl
nicht. Dafür spricht auch, dass wie schon oben erwähnt, bei hochgradigen
Eiweissverlusten der Eiweissbedarf und dementsprechend die eiweissanziehende
Kraft des erwachsenen Organismus genau so gross sein kann, wie beim Säugling. Aber das sind Ausnahmen; im allgemeinen pflegt der Wachstums
N-Ansatz beim Säugling erheblich unter dem maximalen Ansatz für den Aufbau
geschädigter Gewebe [Rubner (16, S. 123)] zu liegen, was für die Eiweissernährung grosse praktische Konsequenzen hat.

Die geschilderten vier Faktoren, welche den Eiweissstoffwechsel beherrschen,
sind von so fundamentaler Bedeutung, dass sie auch unter pathologischen
Verhältnissen zur Wirksamkeit kommen müssen. Es wird später zu zeigen
sein, dass unter Umständen hier beim Normalen unbekannte Einflüsse sich
noch hinzugesellen können.

b) Die besonderen biologischen Aufgaben der Kohlenhydrate.

Unter den N-freien Nahrungsstoffen spielen die Kohlenhydrate zweifellos
die biologisch wichtigere Rolle.

Eine bestimmte Menge von Kohlenhydraten im Körper ist für den
Lebensprozess unbedingt erforderlich. Darauf hat vor allem Landergren (24)
hingewiesen. Er dachte dabei in erster Linie an die Notwendigkeit, den
Blutzuckerspiegel konstant zu halten. Bei näherer Untersuchung hat sich
allerdings gezeigt, dass diese Konstanz nur beschränkt vorhanden ist, da die
Ernährung die Werte auch unter normalen Verhältnissen sehr stark beeinflussen
kann, wie vor allem reichliche Zuckerfütterung bei kleinen Tieren zeigt.
[Turban (66)]. Andererseits sinkt im Hunger der Blutzucker etwas ab.

Unter bestimmten Bedingungen (Phlorhizinvergiftung beim hungernden Hund mit Eck scher Fistel) kann man den Blutzucker ganz zum Verschwinden bringen [Fischler und Burghold (67)]. Gleichzeitig entwickelt sich das Bild eines schweren Komas unter Bildung reichlicher Azetonkörper. In manchen Fällen gelingt es, durch intravenöse oder orale Zuckergaben den Zuckerspiegel wieder zu erhöhen und das Tier am Leben zu erhalten.

Diese Versuche beweisen zwingend, dass ohne Zucker im Körper das Leben auf längere Zeit unmöglich ist, ohne natürlich entscheiden zu können, ob der Zuckermangel direkt oder indirekt durch Hervorrufung der Azidose den Tod herbeiführt. Dagegen spricht auch nicht die interessante Beobachtung von Wagner und Parnas (68), die bei einem Kinde mit ungewöhnlichem Lebertumor, morgens häufig nur Spuren von Zucker im Blut fanden, denn einmal handelte es sich um nur vorübergehende Zustände und dann lag eine schwere Schädigung des Kohlenhydratbestandes nicht vor.

Aus welchen Quellen der Zucker stammt, ist ganz gleichgültig. In Betracht kommt im Hunger oder bei zuckerfreier Kost in erster Linie Eiweiss, daran kann heute kein Zweifel mehr sein [Lit. bei Magnus-Lewy (69, S. 334)]. Landergren (24) hält die Zuckerbildung aus Eiweiss bei zuckerfreier Ernährung sogar für einen obligaten Vorgang und spricht geradezu von einem Dextrosealbumin, mit dessen Fortfall er die starke Eiweissersparnis durch Kohlenhydrate erklären will. Sicher ist, dass das Auftreten von Azidose auch beim gesunden Menschen durch sehr reichliche Eiweissgaben verhindert wird [A. Friedländer (70) u. a.)], während die kleinen Eiweissmengen, die im Hunger zerfallen, dazu nicht genügen. Für die Umbildung von Eiweiss in Zucker scheint nach den Beobachtungen von Fischler und Burghold (67) die Intaktheit der Leber von einer gewissen Bedeutung zu sein. Als zweite Zuckerquelle käme das Fett in Betracht. Einige Beobachtungen beim Diabetes [ältere Literatur und kritische Besprechung bei Magnus-Levy (69), S. 345], sowie neueste Versuche von Atkinson[1] lassen sich dafür anführen. Chemisch steht bei den nahen Beziehungen von Glyzerin und einzelnen niederen Fettsäuren zu Zucker einem solchen Vorgange nichts im Wege, zumal die synthetische Fähigkeit des Organismus ausserordentlich gross ist. Die Wahrscheinlichkeit besteht zweifellos, vor allem für die Muskulatur, aber ein ganz zwingender Beweis ist vorderhand noch nicht erbracht. Fehlen die Kohlenhydrate längere Zeit in der Nahrung mit mittlerem Eiweissgehalt, so kommt es beim Menschen zum Auftreten von Azetonkörpern genau wie im Hunger. Diese Schädigung durch Kohlenhydratmangel ist am leichtesten zu erweisen. Die Mengen Kohlenhydrate, die zur Verhinderung oder Aufhebung einer Azidose nötig sind, wechseln sehr, da sie in weitgehendem Masse vom Ernährungszustand, den Glykogendepots, dem Eiweissgehalt der Nahrung, wahrscheinlich auch individuellen Faktoren abhängen. Meist dürften

---

[1] Journ. of metabol. research. 1. 565. 1922 (Lit. bis 1921).

50—70 g Nahrungskohlenhydrate genügen [vgl. L. Hirschfeld und Rosenfeld (71)]. Im allgemeinen gilt Zellers (32) Feststellung, dass mindestens 10% der Nahrung aus Kohlenhydraten bestehen müssen, um eine Azidose zu verhindern. Bei der üblichen Ernährung des Menschen wird dieser Wert mit sicherem Instinkte wohl stets überschritten.

Bei reichlicher Kohlenhydratfütterung wird der Zucker je nach dem Ernährungszustande in wechselnder Menge als Glykogen abgelagert, vor allem in der Leber. Die Mengen, die hier beim Tier aufgestapelt werden können, sind sehr beträchtlich. Nach Schöndorff (72) kann die Leber bis 18%, das Gesamttier bis zu 3,7% davon enthalten. Für den Menschen fehlen aus naheliegenden Gründen entsprechende Angaben.

Sind die Glykogendepots gefüllt, wozu anscheinend je nach Ernährungszustand und individuellen Eigentümlichkeiten wechselnde Mengen gehören, so werden weitere, nicht verbrannte Überschüsse in Fett übergeführt. Für die meisten Tiere ist das mit voller Sicherheit erwiesen, sowohl durch direkte Analysen der Tiere, wie durch Respirationsversuche (die Einheit übersteigende respiratorische Quotienten, bzw. C-Retentionen in langdauernden Respirationsversuchen an vorher gemästeten Tieren) [Lit. bei Tigerstedt (73) S. 513 und Magnus-Levy und L. F. Meyer (74) S. 449].

Auch für den Menschen kann nach dem Ergebnis einzelner Respirationsversuche nicht daran gezweifelt werden. Der Nachweis ist allerdings hier viel schwieriger, da der Mensch nur schwer längere Zeit hintereinander erhebliche Überschüsse über den Bedarf in fast ausschliesslicher Form von Kohlenhydraten aufnehmen kann. Er gelingt noch am besten, wenn der Organismus durch chronische Unterernährung, vor allem in Gefolge von Krankheiten grosse Fettverluste erfahren hat und nach Füllung seiner Glykogenspeicher bestrebt ist, wieder Fett anzusetzen [vgl. z. B. Svenson (75), Rolly und Meltzer (76), Grafe (77)]. Aber auch hier hält sich die Umwandlung nur in bescheidenen Grenzen und erreicht bei weitem nicht die Werte, die beim Schwein oder der Gans oder selbst beim Hunde erzielt werden können.

Bei gewöhnlicher, gerade ausreichender gemischter Ernährung des Menschen im normalen Ernährungszustande kommt eine Fettbildung aus Zucker wohl kaum vor, da die Kohlenhydrate bis auf kleine, dem Glykogenansatz dienende Mengen wegen ihrer leichten Verbrennlichkeit zersetzt werden. Auch die gute Übereinstimmung von direkter und indirekter Kaloriemetrie spricht dafür, dass in irgendwie nennenswertem Umfange Umwandlungen und Synthesen hier nicht stattfinden. Der chemische Vorgang der Fettbildung aus Zucker ist trotz mancher dafür aufgestellter Formeln durchaus noch nicht klar (vgl. darüber die Lehrbücher der physiologischen Chemie, besonders dasjenige von Abderhalden).

c) Die besonderen biologischen Aufgaben der Fette.

Der 3. Hauptnahrungsstoff, das Fett, hat die geringste Bedeutung. Er dient fast ausschliesslich dynamogenen Zwecken, bzw. wird für solche als Reservestoff abgelagert, soweit kein augenblicklicher Bedarf daran ist. Wegen seiner Schwerverbrennlichkeit beteiligt er sich in grösserem Umfange an der Wärmeproduktion nur dann, wenn wenig Kohlenhydrate vorhanden sind, und viel Eiweiss zugrunde gegangen ist. Es ist der Stoff, der die grossen Defizits in der Nahrungszufuhr deckt, vor allem beim unterernährten Organismus.

Da er theoretisch in seinen Funktionen durch Eiweiss und Zucker ersetzt werden kann, lässt sich die Frage aufwerfen, ob er überhaupt zum Leben notwendig ist. Der Hund kann, wie die klassischen Versuche der grossen Stoffwechselphysiologen des vorigen Jahrhunderts gezeigt haben, mit Eiweiss allein leben und höchste Leistungsfähigkeit entfalten. Der Mensch kann das theoretisch zwar auch, aber sein Magendarmkanal vermag auf die Dauer nicht die zum Leben notwendigen, grossen Eiweissmengen zu bewältigen, deshalb besteht seine Nahrung vorwiegend aus Kohlenhydraten.

Gibt es ein Fettminimum, wie es ein Eiweissminimum und bis zu einem gewissen Grade auch ein Kohlenhydratminimum gibt?

Das berühmte Kostmass von Voit verlangt täglich 52 g Fett. Das besagt aber doch nur: es ist wünschenswert, aber nicht, es ist unbedingt notwendig, dass der Mensch täglich so viel bekommt. Der Krieg hat bewiesen, dass der tatsächliche Minimalbedarf viel tiefer liegt, und man könnte sich wohl vorstellen, dass bei im übrigen an Kalorien und Eiweiss ausreichender Kost Fett vielleicht ganz entbehrt werden kann, um so mehr, als Kohlenhydrate und auf dem Umwege über diese wahrscheinlich auch Eiweiss sich in Fett umwandeln können. Allerdings ist dabei zu bedenken, dass vom Standpunkt der Wärmeökonomie eine Kohlenhydrat- und Eiweissernährung zur Fetterzeugung unzweckmässig sind, da bei der Umwandlung grosse Mengen nicht weiter nutzbarer Wärme frei werden.

Mit der Feststellung der theoretischen Entbehrlichkeit des Fettes ist natürlich über das tatsächliche Verhalten noch nichts ausgesagt. Erst in den letzten Jahren hat man angefangen, sich mit dieser Frage experimentell zu beschäftigen. Die geeignetsten Objekte sind wachsende Organismen. Die ersten grösseren Versuchsreihen an wachsenden Ratten finden sich in den umfassenden Experimenten von Osborne und Mendel (78), doch sind diese darum nicht eindeutig und entscheidend, weil die Frage des Vitamins hier komplizierend mithineinspielt, so dass es nicht klar ist, ob der Wachstumsstillstand ohne Fette bzw. die grosse Überlegenheit einzelner fetthaltiger Nahrungsmittel gegenüber anderen, auf die chemische Art des Fettes oder den Gehalt bzw. das Fehlen an Vitaminen speziell an dem fettlöslichen Faktor A zurückzuführen ist. Aron (79) vermochte Ratten mit vollständig fettfreier

Kost nicht aufzuziehen, aber auch hier ist die Vitaminfrage nicht genügend berücksichtigt. Diesen Einwänden ist von Osborne und Mendel (80) in einer neueren Arbeit Rechnung getragen, indem die notwendigen Vitamine zugesetzt wurden. Es zeigte sich, dass dabei Wachstum und Körpergewicht bei jungen Ratten sich genau so gestalteten, wie bei den mit reichlichen Fettgaben ernährten Kontrolltieren. Demnach scheint wenigstens für diese Tiere ein Fettminimum überhaupt nicht zu existieren oder ausserordentlich tief zu liegen. Zu prinzipiell dem gleichen Resultat kam Drummond (81).

Eine besondere Auffassung von der Bedeutung der Fette für die Ernährung entwickelte Maignon (82) auf Grund von Ratten- und Hundenversuchen, die er fettfrei ernährte. Er fand hier angeblich auch autoptisch Schädigungen durch reine Eiweissnahrung, die bei Zusatz kleiner Fettmengen ausbleiben, und stellt sich demgemäss vor, dass die Fette eine wichtige Rolle in der Ausnutzung der Proteinkörper spielen, deren Giftigkeit herabgesetzt wird. Glyzerin und Fettsäuren sollen die Verkuppelung der Aminosäuren befördern. Maignons Versuche wirken aber wenig überzeugend, da der Vitaminfaktor nicht genügend berücksichtigt ist. Auch in Frankreich ist ihnen z. B. von Terroine (83) widersprochen worden.

Sehr interessant sind die Untersuchungen bei Säuglingen, vor allem aus Pirquets Klinik. F. von Groer (84) vermochte zwei Säuglinge mehrere Monate lang mit ganz fettfreier Nahrung aufzuziehen, musste dann aber in beiden Fällen die Versuche abbrechen, weil wegen einer grippeartigen Erkrankung Gewichtsstillstand eingetreten war. Pirquet und seine Schüler (85) haben aus diesen Beobachtungen gefolgert, dass der Mensch auch ohne Fett leben kann. Fett ist ihnen sozusagen nichts anderes als „konzentriertes Kohlenhydrat". Später hat Schick (86) sich allerdings etwas zurückhaltender ausgedrückt. Das war um so berechtigter, als z. B. C. E. Bloch (87) geradezu das Krankheitsbild einer Dystrophia alipogenetica, charakterisiert durch Ernährungsstörungen und gesteigerte Empfänglichkeit und Widerstandslosigkeit gegenüber Infektionen, aufgestellt hat. Demnach ist die Frage für den wachsenden Organismus noch keineswegs spruchreif. Vor kurzem erschienene Beobachtungen von M. Hindhede (88) an erwachsenen Menschen, die 16 Monate fettfrei ernährt wurden, liessen keinerlei Schädigungen durch den Fortfall dieses Nahrungsstoffes erkennen. Für eine endgültige Entscheidung ist auch diese Frist wohl noch zu kurz. Immerhin lässt sich heute wohl so viel sagen, dass zum mindesten für längere Zeit Fett vollständig in der Nahrung fehlen kann, ohne dass sichere Schädigungen entstehen.

Zu dem Eindruck vieler Ärzte, dass während der Kriegsjahre der Mangel an Fett auch bei einer kalorisch ausreichenden Kost gesundheitsschädlich gewirkt hat, passt das allerdings schlecht. Die Beobachtungen von Knack und Neumann (89) sowie Maase und Zondeck (90) über den günstigen Einfluss selbst kleiner Fettgaben bei Ödemkranken kann man doch kaum anders deuten, als dass wenigstens bei länger dauernder Unterernährung der Fettmangel ganz besonders schädlich wirkt. Somit dürfen für die Praxis der Ernährung die in einzelnen Tier- und Menschenversuchen gefundenen Resultate unter keinen Umständen verallgemeinert werden.

Auch bezüglich der Lipoide ist die Frage noch umstritten [Lit. bei Bang (91) und Stepp (92)]. Es fragt sich, ob die Befunde von Röhmann (93) und Fingerling (94) über die Lecithinsynthese sich auf den Menschen übertragen lassen. Dass Cholesterin vom Körper selbst aufgebaut werden kann, ist recht unwahrscheinlich [vgl. auch Abderhalden (95)] und Allen[1].

Im Gegensatz zum Eiweiss, dessen Vermehrung in der Nahrung den Eiweissumsatz steigert, wird allgemein angenommen, dass Kohlenhydrate und besonders Fette im Überschuss gereicht, nach ganz kleinen Abzügen für spezifisch dynamische Wirkung ganz zur Ablagerung kommen. Wie später noch gezeigt wird, besitzt dieser Satz nicht die strenge, allgemeine Gültigkeit, die ihm zugeschrieben wird. Er trifft, wie schon hier bemerkt sei, nur für den ausreichend ernährten Organismus und mässige Überschüsse zu. Bei starker, länger dauernder Überernährung mit Kohlenhydraten gestalten die Dinge sich anders.

Bei der Anlagerung der Reservestoffe wird im allgemeinen angenommen, dass Kohlenhydrate mit der 4fachen Menge Wasser, Fett mehr oder weniger trocken angesetzt werden. Das gilt aber anscheinend nur für kürzere Versuchsperioden, geringe Nahrungsüberschüsse und positive N-Bilanzen. Wäre der Satz allgemein richtig, so müsste es bei längerdauernder erheblicher Überernährung vor allem mit Kohlenhydraten allein im Anschluss an vorausgehenden Hunger zu deutlichen, ständigen Gewichtszunahmen kommen. Das ist aber nach Grafes (77, 2. Arb.) Untersuchungen in der Regel nicht der Fall. Kleine Gewichtszunahmen, besonders im Anfang, kommen vorübergehend wohl vor, meist aber bleibt das Gewicht annähernd konstant oder nimmt sogar ab, so dass nicht nur kein Wasser retiniert, sondern solches sogar im Überschuss ausgeschieden wird. Das wird sofort anders, sobald so viel Eiweiss gegeben wird, dass N-Ansätze zustande kommen [Grafe (77), v. Hoesslin (61)].

So wird also auch die Art der Ablagerung von Reservestoffen, sofern es sich um längere Versuche handelt, vom lebendigen Protoplasma geregelt. Ohne Protoplasmaneubildung, selbst bei Überernährung, in der Regel keine ausgesprochene, dauernde Gewichtszunahme.

3. Die akzessorischen Nährstoffe.

Ausser den skizzierten Hauptnahrungsstoffen Eiweiss, Kohlenhydraten und Fett sind noch andere, chemisch nicht näher analysierte Stoffe zum Leben nötig [akzessorische Nahrungsstoffe (Hopkins), oder Vitamine (Funk)]. Über ihr Wesen lässt sich zur Zeit nur wenig Sicheres sagen. Sie sind in

---

[1] Allen, F. M., Journ. of metabol. research. 2. 219. 1922.

der Natur sehr verbreitet. Da sie nur in sehr kleinen Mengen vorhanden sind, ist ihre Erforschung äusserst mühsam. Es sind wohl sicher keine einheitliche Körper, sondern sie umfassen sehr verschiedene Substanzen die wahrscheinlich Eiweissabbauprodukten nahestehen. Bisher werden drei verschiedene Stoffe unterschieden:

1. Ein fettlösliches Wachstumsvitamin A, das antirachitisch wirkt und die Gewebswiderstandskraft hebt,

2. ein wasserlöslicher Faktor B, bei dessen Fehlen die Sekretion der Drüsen und die Funktionen des Nervensystems schwer daniederliegen,

3. ein wasserlöslicher, thermolabiler Stoff C (antiskorbutisches Prinzip).

Die Ausfallserscheinungen sind von zahlreichen Autoren besonders in England und Amerika, eingehend studiert. [Lit.-Zusammenstellungen bei Hopkins (96), Funk (97), Röhmann (98), Stepp (92), Hofmeister (99), Mc Callum (100), in der Denkschrift von Hopkins (101), Gärtner (102), Eddy (103) und Sjollema[1])].

Es unterliegt keinem Zweifel, dass tatsächlich eine Reihe von Krankheiten durch Fehlen derartiger Stoffe hervorgerufen wird.

Wie vor allem deutsche Arbeiten der letzten zwei Jahre gezeigt haben, kommt den Vitaminen aber darüber hinaus eine ganz allgemeine grosse Bedeutung für die Aufrechterhaltung des Gesamtkraft- und Stoffwechsels zu, da anscheinend die für den Ablauf der Lebensvorgänge optimale Intensität des Stoffwechsels ganz wesentlich von dem Vorhandensein dieser Stoffe abhängt [vgl. vor allem Freudenberg und György (104), Abderhalden (105), Hess (106) u. a.]. Auch der Eiweissumsatz wird durch sie erheblich beeinflusst [vgl. z. B. Desgrez und Bierry (107). Im Kapitel Unterernährung soll diese Frage näher behandelt werden.

Auf die Physiologie des Wasser- und Mineralstoffwechsels einzugehen, liegt nicht im Rahmen dieser Einleitung. Da, wo unter pathologischen Verhältnissen Beziehungen zum Gesamtstoff- und Kraftwechsel vorliegen, soll das Nötige später gesagt werden.

Literatur.

1. Lefèvre, Chaleur animale et bioénergétique. Masson. Paris. 1911.
2. Rubner, M., Zeitschr. f. Biol. 30. 73. 1894.
3. Atwater und Rosa, U. S. Dep. of agriculture offic. of exp. Stations Bull. Nr. 63 Atwater und Benedict, ebenda, Bull. 69 (1899) 109, 176 (1903) zufammenfassende Darstellung Erg. der Phys. 3. 497. 1904.
4. v. Hoesslin, H., Virchows Arch. 89. 333. 1882.
5. v. Mering und Zuntz, Pflügers Arch. 15. 634. 1877; ebenda, 32. 173. 1883.
6. Rubner, M., Zeitschr. f. Biol. 19. 312. 1883.
7. Derselbe in v. Leydens Handbuch der Ernährungstherapie. 1. 26. 1903.
8. Kassowitz, Jahrb. f. Kinderh. 67. 555. 1908.

---

[1]) Erg. d. Phys. 20. 207. 1922.

9. Chauveau, Compt. rend. Acad. des scienc. t. 105, 1897 und 106, 1898. Angriffe auf das Isodynamiegesetz in neuerer Zeit, ebenda t. 144, 173 und 237. 1907.

10. Zuntz, N., Arch. f. Anat. u. Phys. Phys. Abt. 1898. 267.

11. Fridericia, L. S., Bioch. Zeitschr. 42. 5. 1912.

12. Krogh, A. und J. Lindhard, Bioch. Journ. 14. 290. 1920.

13. Cathcart, E. P., Journ. of phys. 39. 311. 1909.

14. Gigon, G., Pflügers Arch. 140. 509. 1911.

15. Johansson und Hellgren, Festschr. f. Hammarsten. 1906. Nr. 7.

16. Rubner, M., Arch. f. Hygiene. 66, 38, 1908.

17. Berg, Bioch. Zeitschr. 61. 428. 1914.

18. Stübel, Pflügers Arch. 185. 74. 1921.

19. Junkersdorf, ebenda, 186. 238. 254. 187. 269. 1921.

20. Fraenkel, A., Virchows Arch. 67, 273, 1876.

21. Warburg, O., Ergeb. d. Physiol. 14. 253. 1914.

22. Pflüger, E., Pflügers Arch. 50. 98. 1891.

23. Verworn, M., General Physiol. London. S. 556. 1899.

24. Landergren, Skand. Arch. f. Phys. 14. 112. 1903.

25. Folin, O., Amer. Journ. of Phys. 13. 117. 1905.

26. Thomas, K., Arch. f. Anat. u. Phys. Phys. Abt. 219. 1909.

27. Mendel, L. B., Erg. d. Phys. 11. Jahrg. 418. 1911.

28. Rubner, M., Die physiologische Bedeutung des Stickstoffs. Verh. d. Gesellsch. deutscher Naturforscher und Ärzte. Nauheim. S. 81. 1920.

29. Grafe, E., Zeitschr. f. phys. Chem. 65. 21. 1910.

30. Edelstein, F. und L. Langstein, Zeitschr. f. Kinderheilk. 20. 112. 1919.

31. Murlin, Amer. Journ. of Phys. 21. 254. 1907.

32. Zeller, H., Arch. f. Anat. u. Phys. Phys. Abt. S. 213. 1914.

33. Caspari, W., Oppenheimers Handbuch d. Biochem. 4. 1. 806. 1911.

34. Thomas, K., Arch. f. Anat. u. Phys. Phys. Abt. Suppl. 1910. S. 260.

35. Kocher, Deutsch. Arch. f. klin. Med. 115. 82. 1914.

36. Thomas, K. und H. Straczewski, Arch. f. Anat. u. Phys. Phys. Abt. 1919/20. S. 249.

37. Grafe und Schläpfer, Zeitschr. f. phys. Chem. 77. 291. 1912. Weitere Arbeiten in den Bänden 78—84. Nachweis beim Menschen. Deutsch. Arch. f. klin. Med. 117. 448. 1915.

38. Abderhalden, Zeitschr. f. phys. Chemie. 78. 1. 1912. Weitere Arbeiten, ebenda, 79—96.

39. Völtz, W., Biochem. Zeitschr. 102. 151. 1920.

40. Gessler, Zeitschr. f. phys. Chem. 109. 280. 1920.

41. Röse, C. und Ragnar Berg, Zeitschr. f. klin. Med. 77. 471. 1913 u. 88. 175. 1919. Münch. med. Wochenschr. Nr. 37. 1918. Deutsch. Arch. f. klin. Med. 1920.

42. Grumme, Berl. klin. Wochenschr. 66. 38. 1919.

43. Jansen, W. H., Münch. med. Wochenschr. 1112. 1918 und Zeitschr. f. klin. Med. 88. 221. 1919.

44. Chittenden, R., Physiol Economy in Nutrition, with special Reference to the minimal Proteid Requirement of the healty man. New York, A. Frederic. Stockes Company 1904.

45. Hindhede, M., Eine Reform unserer Ernährung, deutsch von Gustav Bargum, Leipzig 1908; ferner Skan. Arch. f. Phys. 31, 259, 1914.

46. Rubner, M., Wandlungen in der Volksernährung. 71. 1913; zuletzt Arch. f. Anat. u. Phys. Phys. Abt. 1919. S. 124.

47. Sherman, H. C., Journ. of biol. Chem. 41. 97. 1920.

48. Rubner, M., Arch. f. Anat. u. Phys. Phys. Abt. 1919. S. 24.

49. Sherman, H. C. und seine Mitarbeiter. Journ. of biol. Chem. 34. 373, 383. 1918. 35. 307. 1918. 39. 53. 1919.

50. Michaud, L., Zeitschr. f. phys. Chem. 59. 405. 1919.

51. Zisterer, Zeitschr. f. Biol. 53. 157. 1910.

52. Frank, F. und A. Schittenhelm, Zeitschr. f. phys. Chem. 70. 99. 1910 und 73. 157. 1911.

53. Rubner, M., Zeitschr. f. Biol. 17. 225. 1881.

54. **Neumann**, R. O., Arch. f. Hyg. **36**. 1. 1899; ebenda, **41**. 585. 1901.

55. **Rosemann**, Pflügers Arch. **72**. 467. 1898.

56. **Clopatt**, Skand. Arch. f. Phys. **11**. 354. 1901.

57. **Atwater** und **Benedict**, Amer. acad. of Science. **8**. 235. Washington 1902.

58. **Voit**, C., Physiologie des allgemeinen Stoffwechsels und der Ernährung in **Hermanns** Handb. d. Phys. **6**. 1. 1881.

59. **Pflüger**, E., Pflügers Arch. **52**. 1. 1892.

60. **Bischoff**, Der Harnstoff als Mass des Stoffwechsels. S. 74. 1853.

61. v. **Hoesslin**, H., Arch. f. Hyg. **88**. 147. 1919.

62. **Zuntz**, N., Bioch. Zeitschr. **55**. 341. 1913.

63. **Kestner**, O., Deutsch. med. Wochenschr. 1919. Nr. 9.

64. **König**, J., Chemie der Nahrungs- und Genussmittel usw. 5. Aufl. **2**. 810. 1920.

65. **Ruotsalainen**, A., Skand. Arch. f. Phys. **41**. 33. 1921.

66. **Turban**, Zeitschr. f. phys. Chem. **119**. 4. 1922.

67. **Burghold**, Fr. (unter **Fischler**), ebenda, **90**. 60. 1914.

68. **Wagner** und **Parnass**, Zeitschr. f. d. ges. exper. Med. **25**. 361. 1921.

69. **Magnus-Levy**, A., Die Kohlenhydrate im Stoffwechsel in **Oppenheimers** Handb. d. Biochem. **4**. 1. Teil. 307. 1911.

70. **Friedländer**, A., Beiträge zur Azetonurie. Inaug.-Diss. Breslau 1886.

71. **Hirschfeld**, F., Zeitschr. f. klin. Med. **28**. 176. 1895 und **31**. 22. 1897. G. **Rosenfeld**, Berl. klin. Wochenschr. Nr. 29. 1906.

72. **Schöndorff**, B., Pflügers Arch. **99**. 191. 1903.

73. **Tigerstedt**, R., **Nagels** Handb. d. Phys. **1**. 1. Hälfte. 331. 1905.

74. **Magnus-Levy**, A. und L. F. **Meyer**, Die Fette im Stoffwechsel in **Oppenheimers** Handb. d. Biochem. **4**. 1. 445. 1911.

75. **Svenson**, Zeitschr. f. klin. Med. **43**. 86. 1901.

76. **Rolly** und **Meltzer**, Arch. f. klin. Med. **95**. 544. 1909.

77. **Grafe**, E., ebenda, **101**. 209. 1910 und **113**. 1. 1913.

78. **Osborne** und **Mendel**, Feeding Experiments with isolated foodsubstances, Carneg. Institution Publ. Nr. 156. 1911; weitere Arbeiten im Journal of biologic. Chem. **15 - 50**.

79. **Aron**, H., Biochem. Zeitschr. **92**. 911, 1918 und **103**. 172. 1920.

80. **Osborne**, B. Th. und L. B. **Mendel**, Journ. of biol. Chem. **45**. 145. 1920.

81. **Drummond**, J. O., Journ. of phys. **54**. XXX. 1920.

82. **Maignon**, F., Compt. rend. **168**. 474. 1919. Soc. de biol. **82**. 398. 1919; ausführl. Annal. de med. **7**. 280. 1920.

83. **Terroine**, R., Compt. rend. de Soc. de biol. **82**. 574. 1919.

84. v. **Groer**, F.. Biochem. Zeitschr. **97**, 311; vgl. auch **Salkowski**, ebenda **94**, 205.

85. **Schick**, Ergebn. d. inn. Med. u. Kinderheilk. **16**. 384. 1919.

86. **Derselbe**, Zeitschr. f. Kinderheilk. **22**. 224. 1919.

87. **Bloch**, C. E., Jahrb. f. Kinderheilk. **89**, 405. 1919.

88. **Hindhede**, M., Skand. Arch. f. Phys. **39**. 78. 1919.

89. **Knack** und **Neumann**, Deutsch. med. Wochenschr. 901. 1917.

90. **Maase** und **Zondeck**, ebenda S. 9 und Das Hungerödem. Thieme, Leipzig S. 97. 1920.

91. **Bang**, J., Chemie und Biochemie der Lipoide. Wiesbaden 1911.

92. **Stepp**, Einseitige Ernährung und ihre Bedeutung für die Pathologie. Ergebn. d. inn. Med. u. Kinderheilk. **15**. 257. 1917.

93. **Röhmann**, Biochemie. S. 109. Berlin 1908.

94. **Fingerling**, Biochem. Zeitschr. **38**. 448 und **39**. 239. 1912.

95. **Abderhalden**, E., Lehrb. d. phys. Chem. 3. Aufl. **1**. 218. 1915.

96. **Hopkins**, Journ. of Phys. **44**. 425. 1912.

97. **Funk**, C., Über die physiologische Bedeutung der Vitamine. Ergebn. d. Phys. **13**. 125. 1913 und II. Aufl. Bergmann, München 1922.

98. **Röhmann**, Künstliche Ernährung und Vitamine. Berlin 1916.

99. **Hofmeister**, F., Ergebn. d. Phys. **16**. 1 und 150. 1918.

100. Mc Callum, E. V., The newer knowledge of nutrition. New York 1918.
101. Hopkins, F. G., Report of the Committee on accessory food factors. Cambridge 1919. Kurzer Auszug mit Tabelle. Münch. med. Wochenschr. 67. 727. 1920.
102. Gärtner, G., Ther. Halbm. 34. 321. 1920.
103. Eddy, W., The vitamine manual. Williams und Wilkens, Baltimore 1921.
104. Freudenberg, E. und P. György, Münch. med. Wochenschr. 67. 1061. 1920.
105. Abderhalden, E. und seine Mitarbeiter. Pflügers Arch. 185—192. 1920–1921.
106. Hess, W. R., Zeitschr. f. phys. Chem. 117. 284. 1921.
107. Desgrez, A. und H. Bierry, Compt. rend. hebd. des s. de l'acad. de sc. 170. 1209. 1920.

VI. Die wichtigsten physiologischen Stoffwechselreize.

Wie auf Seite 38 auseinandergesetzt wurde, ist der Stoffwechsel des nüchternen und vollkommen ruhenden Menschen unter normalen Ernährungsbedingungen im allgemeinen von einer ausserordentlichen Gleichmässigkeit. Kleine Schwankungen, soweit sie nicht in den Bereich der biologischen Fehlerquellen gehören, sind vielleicht gewissen Ungleichmässigkeiten im Ablauf sekretorischer Vorgänge oder nervöser Erregungen zuzuschreiben. Es ist eben der lebendige Organismus kein unter gleichen äusseren Bedingungen immer absolut gleichmässig arbeitender Präzisionsapparat. Wenn überhaupt durch die genannten Prozesse Okzillationen des Stoffwechsels um den Mittelwert zustande kommen, so halten sie sich jedenfalls in engsten Grenzen. Wir kennen unter gleichen äusseren Bedingungen nur zwei Prozesse, die die Zersetzungsgrösse deutlich beeinflussen: Nahrungsaufnahme und Muskelarbeit. Beide wirken im Sinne einer Steigerung des Stoffwechsels, und wir haben hier die Möglichkeit, die Reaktion des gesunden und kranken Organismus gegenüber diesen Reizen zu prüfen und dadurch wertvolle Anhaltspunkte für seine Leistungsfähigkeit zu bekommen. Insbesondere gilt das für die Muskelarbeit, deren Bewältigung die grössten Anforderungen an den Stoffwechsel stellt.

1. Die Nahrungszufuhr.

Für die Nahrungsaufnahme, soweit sie sich in mässigen Grenzen bewegt und nicht ganz vorwiegend aus Eiweiss besteht, tritt der Einfluss auf den respiratorischen Gaswechsel in langfristigen (24 stündigen) Versuchen manchmal nur undeutlich in die Erscheinung. Dies ist einmal dadurch bedingt, dass die Wirkung der Nahrung gewöhnlich nur mehrere Stunden andauert und gegenüber den zahlreichen Stunden unveränderter Zersetzungsgrösse nicht deutlich im Gesamtresultat in Erscheinung tritt, vor allem aber kommt es häufig im Anschluss an die Steigerung durch Nahrungsaufnahme zu Senkungen unter den Nüchternwert [Magnus-Levy (1), Johannsson, Billström und Heigl (2), Laulanié (3) u. a.], die erst recht ausgleichend wirken müssen. Ähnlich liegen nach Jaquet (4) u. a. die Dinge auch bei der späteren Nachwirkung einer angestrengten Muskelarbeit. Eine befriedigende Erklärung für diese Erscheinung fehlt vorläufig noch. Wenn man diese kompensatorische Einsparung als Ermüdungs- bzw. Reparationsvorgang auffasst, so könnte das für die Muskelarbeit vielleicht zutreffen, aber für das Verhalten nach Nahrungsaufnahme ist die Berechtigung schon fraglich. Vor allem aber ist das keine Erklärung.

Jedenfalls geht aus allen derartigen Beobachtungen hervor, dass für das Studium der Einwirkung der Nahrung auf den Stoffwechsel kürzer dauernde Versuche sich besser eignen. Zweckmässig wird ein solcher Versuch in einzelne kleine Unterabteilungen zerlegt, so dass es möglich ist, den Einfluss der Nahrung stundenweise kurvenmässig zu verfolgen. In dieser Weise ist zuerst vor allem die Zuntzsche Schule, insbesondere Magnus-Levy (1), vorgegangen. Da hier gleichzeitig Kohlensäure und Sauerstoff bestimmt wurden, bestand die Möglichkeit, aus der jeweiligen Höhe des respiratorischen Quotienten auch die Art und Menge des gleichzeitig umgesetzten Materials annähernd zu errechnen. Die Wirkung der einzelnen Nährstoffe auf den respiratorischen Gaswechsel ist je nach der Art der Stoffe eine verschiedene. Bei der im gewöhnlichen Leben üblichen Zusammensetzung der Nahrung (ca. 15 % Eiweiss) beträgt die Steigerung durch ausreichende Nahrung etwa 10—15 % (Zuntz und seine Schüler, Lit. bei Loewy Z, S. 270.) Um das manchmal abweichende Verhalten bei pathologischen Prozessen richtig beurteilen zu können, sollen die wichtigsten Tatsachen sowie deren Deutung kurz skizziert werden. Auch hier gelten die Ausführungen nur für den normal ernährten Menschen bei mittlerer Nahrungszufuhr.

a) Der Einfluss des Eiweisses.

Den grössten Einfluss auf den Gesamtstoffwechsel üben die Eiweisskörper aus.

Nach Rubners klassischen Untersuchungen beim Hunde (5) beträgt die Steigerung 19,0 %. Für den Menschen fand Magnus-Levy (1) 17 % des Kaloriengehaltes des zugeführten Eiweisses als Mehrung der Wärmebildung, die von Atwater und Benedict (6), Gephart und Du Bois (7) u. a. erhaltenen Zahlen stimmen damit überein. Benedict und Carpenter (Z) geben, gestützt auf ein neues grosses Material, als Mittelwert 12 % an. So sehr die Durchschnittszahlen der Autoren übereinstimmen, so gross sind oft die Differenzen in den Einzelversuchen. So finden sich bei Benedict und Carpenter (Z) Differenzen zwischen 3 und 33 %, zum grössten Teil hängt das mit der verschiedenen Dauer der Versuche zusammen, zum Teil aber wohl auch mit Besonderheiten des Ernährungszustandes und der Reaktion auf den Nahrungsreiz. Für die Beurteilung pathologischer Verhältnisse bedeutet diese grosse Streuung der Normalwerte eine grosse Schwierigkeit. Wie neuere sehr sorgfältige Selbstversuche Gigons (8) ergaben, steigt bei reinem Eiweiss (Kasein) die Wärmebildung nicht etwa pro portional der zugeführten Menge, sondern viel stärker. Bei einer Kaseinzufuhr im Verhältnis 1:2:3:4 waren die Proportionen für die Steigerung der Kohlensäureausscheidung über den Nüchternwert ungefähr 1:4:8:12, für den Sauerstoff etwa 1:3:6:9. Auch war es nicht gleichgültig, ob die Mengen auf einmal oder in mehreren gleichgrossen Dosen in Zwischenräumen genossen wurden, in letzterem Falle fiel die Steigerung grösser aus. Gigon erklärt dies zunächst merkwürdige Verhalten durch die Annahme von zwei durch die Eiweisszufuhr ausgelösten Prozessen, von denen der eine eine grössere und rascher wachsende Wirkung ausübt, wie der andere, er denkt hier vor allem an Kohlenhydrat- und Fettbildung aus Eiweiss. Meines Erachtens spielt der letztere Vorgang eine zu geringe Rolle, um eine befriedigende Erklärung zu ermöglichen, doch soll auf die Deutung dieser Versuche erst später eingegangen werden. Die Steigerung des respiratorischen Gaswechsels erreicht im allgemeinen in der 3.—5. Stunde ihr Maximum [Magnus-Levy (1), Gigon (8) u. a.], bei sehr grossen Gaben erst etwas später, die Nüchternwerte wurden um so rascher erreicht, je kleiner die Mengen waren: bei mittleren Dosen nach 8—10, nach sehr grossen nach ca. 12 Stunden (instruktive Kurven bei Gigon). Ein Unterschied zwischen animalischem und vegetabilischem Eiweiss hinsichtlich der Beeinflussung des Umsatzes besteht nicht [Benedict und Carpenter (Z)]. Diese Feststellung ist zur Beurteilung pathologischer Verhältnisse z. B. beim Diabetes von Wichtigkeit.

Über die Genese der starken Stoffwechselsteigerung nach Eiweisszufuhr ist früher viel diskutiert worden.

Zuntz und seine Schule (9) sowie Speck (10) führten sie auf Verdauungs- und Drüsenarbeit zurück, während Rubner [(5), Kap. 18—19], eine spezifisch dynamische Wirkung auf das gesamte lebende Protoplasma annimmt, bei der nach Desamidierung der N-freie Anteil in zuckerartiger Form verbrennt unter Entwicklung von für den Organismus im allgemeinen nicht weiter nutzbaren Wärmemengen. Eine Reizwirkung auf die Zellen liegt auch nach Fr. von Müllers (11) Auffassung vor. Ebenso kommen auch die Theorien von Kaufmann (12), Chauveau (13) und Tangl (14) im Prinzip auf Rubners Deutung heraus. Der früher ziemlich heftige Streit der Meinungen hat heute fast nur noch historisches Interesse, da einerseits Rubner den Einfluss vermehrter Darmtätigkeit nie geleugnet hat, und andererseits Zuntz (15) neuerdings durch die Annahme „einer Beeinflussung sonstiger Organleistungen" seine Auffassung derjenigen von Rubner so genähert hatte, dass prinzipielle Unterschiede überhaupt nicht mehr vorliegen; nur in der quantitativen Beurteilung der einzelnen Komponenten, aus denen sich die Stoffwechselsteigerung zusammensetzt, bestehen noch gewisse Differenzen. [Literatur und Diskussion über diese Fragen bei Gigon (8), Caspari (Z, S. 774), Grafe (16), Lusk (17, Z), Benedict und Carpenter (Z)]. Unter diesen Umständen kann von einer Aufzählung der zahlreichen Beweise für die nun nicht mehr ernstlich bestrittene Richtigkeit von Rubners Anschauung hier abgesehen werden (vgl. die zusammenfass. Darstellungen S. 86).

Besonderes Interesse hat die Frage, auf welche Weise der Reiz der Eiweisskörper zustande kommt. Ursprünglich stellte sich Lusk (18) vor, dass die Desamidierung als solche zu einer erheblichen Wärmeentwicklung führt, hat aber später diese Theorie z. T. auf Zuntzs (19) Einwände hin wieder fallen lassen. Weiter führten Untersuchungen mit einzelnen Aminosäuren [Lusk (20) und Grafe (16)]. Es zeigte sich, dass die verschiedenen Aminosäuren sich ganz verschieden verhalten, am meisten steigerten Glykokoll (um 39,8%) und Alanin (um 18—20% des Brennwertes), sehr wenig Leucin und Tyrosin, bei kleinen Mengen von Glutaminsäuren fand Lusk (20) gar keine, Grafe (16) bei grösseren eine mässige Steigerung. Da Lusk mit Atkinson (21) auch bei Asparaginsäure und Asparagin keine Erhöhung der Wärmebildung fanden, nehmen sie an, dass die Desamidierung und Harnstoffbildung als solche nicht Ursache der spezifisch-dynamischen Wärmebildung sein können. Diese soll vielmehr bedingt sein durch den Charakter der Säure, die nach Desamidierung entsteht, denn Essigsäure, Glykolsäure (aus Glykokoll), Milchsäure (aus Alanin), steigern den Stoffwechsel, während die Bernsteinsäure (Desamidierung von Glutaminsäure) das nicht tut [Atkinson und Lusk (21), Lusk (22)]. Auch Benedict (23) vertritt schon seit Jahren die Anschauung, dass die Reizwirkung auf den Säurecharakter der Aminosäuren zurückzuführen ist. Grafe (16) fand, dass bei allen Aminosäuren, die zu einer Stoffwechselerhöhung führen, trotz grosser Schwankungen im Brennwert und im N-Gehalt die Kaloriensteigerung pro 1 g N annähernd konstant ist und den gleichen Wert hat, wie beim Fleisch. Er vermutet daher, gestützt auf seine Beobachtungen von Stoffwechselsteigerung nach Zufuhr von Ammoniaksalzen, dass die bei der Desamidierung bei diesen Säuren freiwerdende NH_2-Gruppe einen Stoffwechselreiz entfaltet. Nach Lusks Untersuchungen scheint diese Gesetzmässigkeit aber nicht für Diaminosäuren zu gelten, so dass es den Anschein hat, als ob für die Reizwirkung der Aminosäuren ausser der NH_2-Gruppe doch noch andere Faktoren wie der Charakter der entstehenden Säure in Betracht kommen.

Es drängt sich nun die Frage auf, an welchen Stellen im Körper diese vermehrten Verbrennungen nach Eiweisszufuhr stattfinden. Man könnte dabei in erster Linie an die Masse der quergestreiften Muskulatur denken, doch spricht dagegen, dass bei einem Manne ohne Beine, sowie bei einem achondroplastischen Zwerg mit äusserst spärlicher Muskulatur, aber normaler Thyreoidea nach Aub und Du Bois (24), die spez. dynamische Wirkung eher grösser ausfiel als bei den Vergleichspersonen. Dass sie beim Zwerg auch im allgemeinen von gleicher Grössenordnung ist, wie in der Norm, hatten vorher schon Rubner (25), Mac Crudden und Lusk (26) gezeigt. Die geschilderten Versuche sprechen auch dagegen, dass die Oberfläche von entscheidender Bedeutung für diesen Vorgang ist. Nach alledem muss man annehmen, dass der grösste Teil der Stoffwechselsteigerung wohl doch in den inneren Organen, speziell wohl der Leber erzeugt wird. Dagegen könnte man allerdings neuere Versuche von Aub und Means (27) anführen, die bei Leberkranken die gleiche spezifisch-dynamische Wirkung wie in der Norm feststellen konnten. Beweisend für diese Frage sind sie aber nicht, da die Leberschädigungen meist nur geringfügiger Natur waren.

Zu der geschilderten sogenannten primären spezifisch-dynamischen Wärmebildung tritt nach Rubner (G. d. E. S. 242) bei länger dauernder Überernährung mit Eiweiss noch eine weitere, von Tag zu Tag zunehmende Steigerung des Stoffwechsels, die Rubner als sekundäre spezifisch-dynamisch bezeichnet hat. (G. d. E. S. 246). Sie dauert so lange, bis der Eiweissansatz zum Stillstand kommt, sie ist auch viel grösser als dem Gewebsgewinn entspricht. Auf der anderen Seite tritt eine derartige Steigerung durchaus nicht bei jedem Eiweissansatz ein, sondern nur dann, wenn Überernährung vorliegt. In allen Fällen handelt es sich um Überernährung mit Eiweiss allein, Verhältnisse, die beim Menschen kaum je vorkommen. Immerhin können auch hier bei Mastkuren Steigerungen so erheblichen Grades eintreten, dass die Analogie zu diesen Versuchen beim Hunde sehr nahe liegt (vgl. darüber S. 170).

b) Der Einfluss der Kohlenhydrate.

Auch die Kohlenhydrate können einen ausgesprochenen Stoffwechselreiz entfalten, doch ist das nicht immer der Fall [Johansson (2) und Gigon (8)]. Entscheidend ist auch hier wieder der Ernährungszustand; erst beim normal und ausreichend ernährten Menschen tritt die Steigerung in die Erscheinung. Besteht ein Glykogenmangel infolge Hungers oder starker Muskelarbeit, so bleibt sie aus. Johansson, der dies zuerst beobachtete, gab dafür die sehr plausible Erklärung, dass der zugeführte Traubenzucker von der glykogenarmen Leber mit grosser Geschwindigkeit in Glykogen umgewandelt würde und dadurch seine Stoffwechsel steigernde und fettsparende Wirkung verliere. Dieser Deutung ist jüngst von Lesser (28) unter Berufung auf Versuche von Hofmeister, Bang und Barrencheen [Lit. bei Lesser (28)], die eine Verlangsamung und Herabsetzung der Zuckersynthese bei der glykogenarmen oder -freien Tierleber beobachtet hatten, widersprochen worden, m. E. nicht ganz mit Recht, weil die Tierversuche nicht ohne weiteres auf die Menschen, die unter Johanssons Versuchsbedingungen keinen so abnorm niedrigen Glykogengehalt gehabt haben, übertragen werden dürfen und weil in derartigen Fällen die geringe Steigerung des respiratorischen Quotienten nicht anders zu erklären ist, als durch die Annahme, dass der Zucker irgendwo im Körper in irgend einer Form abgelagert ist. Nur insofern möchte ich zustimmen, als durchaus die Möglichkeit, wenn nicht sogar eine gewisse Wahrscheinlichkeit vorliegt, dass die Glykogensynthese nicht nur in der Leber, sondern auch im Muskel stattfindet. Das Ausbleiben der Stoffwechselsteigerung wird von Johansson mit Recht gegen eine Überschätzung des Faktors der Verdauungsarbeit ins Feld geführt.

Bei normal ernährten Menschen beträgt die Steigerung des Stoffwechsels nach 50 g Dextrose 10,1 g CO_2 und steigt genau parallel mit der Dose bis zu einer Gabe von 150 g. Bei höherer Zufuhr wachsen die Oxydationen nicht weiter an [Johansson (2), Gigon (8)]. Es hängt das anscheinend z. T. damit zusammen, dass schon bei 150 g die höchste Konzentration des Zuckers im Säftestrom erreicht ist, da das maximale Aufsaugevermögen des Darms ca. 80 g pro Stunde nicht überschreitet. Ähnlich wie Dextrose verhält sich Milchzucker, während Lävulose- und Saccharosezufuhr zu einer erheblich stärkeren Steigerung der Verbrennungen führen als Traubenzucker. Zu wesentlich dem gleichen Resultate führten auch die Beobachtungen von Lusk (29), Benedict und Carpenter (Z, S. 222), wenn auch die Zahlen im einzelnen etwas differieren, vor allem hinsichtlich der Laktose, die nach Lusk eine weit geringere Steigerung macht (nur 4 %) als selbst Traubenzucker (15 %). Der hohe Wert bei Sukrose oder Saccharose ist wohl durch die daraus hydrolytisch entstehende Lävulose bedingt, die einen besonderen, zunächst nicht näher analysierbaren Zellreiz ausübt. Er tritt auch bei glykogenarmen Menschen sehr stark in die Erscheinung. Die Sonderstellung des linksdrehenden Zuckers prägt sich auch im respiratorischen Quotienten aus, der Anstieg ist viel höher wie bei den anderen Zuckerarten (Benedict und Carpenter Z, S. 246). Da die Werte oft erheblich die Einheit überschreiten, hat es fast den Anschein, als ob die Umwandlung in Fett hier noch leichter vor sich geht als bei den anderen Zuckerarten.

Im Gegensatz zum Eiweiss dauert die Steigerung der Verbrennungen nie mehr als 6 Stunden, das Maximum ist gewöhnlich schon in der ersten oder zweiten Stunde erreicht, entsprechend der raschen Resorption vom Darme aus.

Bei Stärkezufuhr sind die Zahlen etwas höher wie bei Mono- oder Disacchariden, die Steigerung der Verbrennungen beträgt hier 9 % des totalen Brennwertes.

Rubner gibt für 24 Stunden Versuche bei einem Kohlenhydratüberschuss von 50 % 3,5—3,9 % Wärmezuwachs an. (G. E. V. S. 348.)

Sind die Überschüsse sehr beträchtlich, so steigen die respiratorischen Quotienten über die Einheit, d. h. es kommt zur Fettbildung aus Zucker. Das Eintreten dieser Umwandlung hängt nicht nur von der zugeführten Menge, sondern vor allem von dem Nahrungsbedarf des betreffenden Organismus ab, d. h. von der Füllung seiner Glykogendepots und seinen jeweiligen Aufgaben (Ruhe oder körperliche Arbeit). (Näheres darüber S. 168.) Bei der Umwandlung werden grosse Mengen von Kohlensäure frei; die Reaktion verläuft exotherm, und die frei werdende Wärme kann biologisch nicht weiter verwertet werden, vermutlich auch nicht für die Zwecke der chemischen Wärmeregulation, wie etwa beim Eiweiss, doch ist, so viel ich sehe, diese Frage bisher noch nicht genau untersucht worden.

c) Der Einfluss der Fette.

Die geringste Steigerung der Wärmeproduktion rufen die Fette hervor. Sie beträgt nach Zuntz (30), sowie Benedict und Carpenter (Z) nur $2^1/_2\,^0/_0$ des Brennwertes dieses Nahrungsmittels und tritt daher in 24stündigen Versuchen manchmal gar nicht in die Erscheinung. Ja, selbst in kürzer dauernden Versuchen kann sie sogar ganz fehlen oder sogar negativ werden [Koraën (31), Gigon (8)]. In einer eigenen Beobachtung (16) fand sich sogar nach 400 g Butter in einem 10stündigen Versuch ein Absinken der CO_2 um $10^0/_0$, des Sauerstoffs um $6^0/_0$, die Fettzufuhr überschritt hier die Resorptionskraft des Darms beträchtlich, so dass es zu Fettdiarrhöen kam. Solche Versuche zeigen wieder deutlich, wie niedrig die Verdauungsarbeit im engeren Sinn zu veranschlagen ist. Nach dem grossen Beobachtungsmaterial von Benedict und Carpenter, in denen allerdings dem Fett kleine Mengen von Eiweiss und Kohlenhydraten beigemischt waren, scheint diese depressorische Wirkung des Fettes auf den Stoffwechsel aber eine seltene Ausnahme zu sein, die sich in seinen Reihen nur einmal findet und auch hier merkwürdigerweise nur für die Wärmeproduktion, während beurteilt nach den Atmungsgasen eine geringe Steigerung vorlag. Benedict und Carpenter (Z, S. 264) sind geneigt, das Absinken in Gigons Versuchen nur für ein scheinbares zu halten, da die Grundumsatzversuche zu weit zurückliegen. Für Koraën (31) und meine eigenen Beobachtungen gilt dieser Einwand allerdings nicht, so dass man meines Erachtens nach wie vor daran festhalten muss, dass ein Absinken vorkommen kann, zumal sich gegen die Versuche von Benedict und Carpenter der Einwand erheben lässt, dass es sich hier nicht um reine Fettversuche handelte. Diese von den verschiedenen Autoren mit den verschiedensten Apparaten hin und wieder gefundene Herabsetzung der Wärmeproduktion ist ausserordentlich merkwürdig; sie ist so gross, dass sie ausserhalb der biologischen Fehlerquellen fällt. Eine befriedigende Erklärung ist dafür zunächst nicht zu geben, denn die Annahme Gigons, dass die Darmmotilität herabgesetzt sei und dass die Einsparung nur den Magendarmtraktus und die von ihm abhängigen Drüsen betrifft, gilt für meine Beobachtungen sicher nicht. Ausserdem ist nicht einzusehen, warum diese Organe bei Fettzufuhr eine geringere Tätigkeit haben sollten wie im Hunger. Auffallend gering ist trotz der grossen Fettgaben das Absinken des respiratorischen Quotienten; es ist eben nur ein kleiner Teil der Kohlenhydrate und evtl. des Eiweisses aus der Zersetzung verdrängt, die Hauptmenge ist in die Depots gewandert. Gibt man mehrere Nahrungsmittel (z. B. reines Kasein und Dextrose) zusammen, so findet sich in der Regel eine deutliche, additive

Wirkung, d. h. die Gesamtsteigerung der Verbrennungen entspricht annähernd der Summe der durch jedes Nahrungsmittel allein bedingten Erhöhungen [Gigon (8)]. Auffallenderweise sanken in Gigons Versuchen die respiratorischen Quotienten unter den Nüchternwert ab, was auf intermediäre Umwandlungen hindeuten könnte.

d) Der Einfluss von Extraktivstoffen, Gewürzen, Kaffee, Salzen und Wasser.

Der Einfluss der anderen Komponenten unserer Nahrung ist von sehr untergeordneter Bedeutung und soll daher hier nur ganz kurz gestreift werden. Nach Rubner (32) lassen die Extraktivstoffe den Gaswechsel unbeeinflusst, während Benedict und Carpenter (Z) hin und wieder nach Bouillon kleine Steigerungen sahen.

Gewürze scheinen nach neueren Untersuchungen von Gigon (33) die Höhe und den Ablauf der Verbrennungen zu verändern. Hier ist allerdings die Wirkung nicht isoliert geprüft, sondern nur die Zulage einer sehr grossen (1 g) Pfeffermenge zu Kasein in ihrem Einfluss auf den Umsatz mit Kasein allein verglichen worden. Dabei fanden sich charakteristische Wirkungen auf den Ablauf der Kurve. Das Maximum der Steigerung nach Zulage von Pfeffer war im ganzen viel geringer, trat später auf, und der Nüchternwert wurde erst einige Stunden später erreicht als bei Kasein allein; die Kohlensäureproduktion war viel stärker beeinflusst als die Sauerstoffaufnahme. Da gleichzeitig auch Kochsalz in grösserer Menge gegeben wurde, sind die Versuche nicht ganz durchsichtig und eine Deutung vorderhand unmöglich. Ob sie Schlussfolgerungen für die normale Durchschnittsernährung gestatten, steht ebenfalls dahin, da die Pfefferdosen (1 g) weit über die gewöhnlich verwandte Menge hinausgingen.

Kaffee und Coffein machen nach neueren amerikanischen Untersuchungen kleine Steigerungen (im Durchschnitt etwa 8%), die länger andauern [Edsall und Means (34), Higgins und Means (35), Benedict und Carpenter (Z, S. 158)].

Auch der Einfluss der Salze auf den Stoffwechsel ist von verschiedenen Seiten studiert [Lit. bei Morawitz (36)]. Meist beziehen sie sich auf das Kochsalz. Ziemlich klar liegen die Dinge für die Beeinflussung des N-Umsatzes, der nach Dubelir, Gabriel, Gruber, Straub, v. Hoesslin u. a. bei mässigen Mengen etwas herabgesetzt wird. Ob beim Menschen die kleine Salzmenge, welche die gewöhnliche Nahrung enthält, schon zu einer Steigerung der Verbrennung führt, ist noch nicht sicher entschieden. Dass es bei grösseren Gaben dazu kommt, ist nach den Untersuchungen von Tangl (14) und Zuntz (37) u. a. beim Hunde, von Steck (38) und Waldbott (39) beim Menschen nicht zu bezweifeln. Auf diese Frage wird später in anderem Zusammenhang noch näher einzugehen sein (vgl. S. 231, dort auch die Literatur). Auch die Frage des sog. Kochsalzfiebers wird zweckmässig erst später erörtert (S. 365) werden.

Schliesslich ist die Wirkung des Wassergehaltes der Nahrung auf den Gesamtstoffwechsel noch kurz zu erwähnen.

Der Eiweissstoffwechsel scheint durch grosse Flüssigkeitsmengen nicht verändert zu werden [Lit. bei Morawitz (36)]. Da wo vermehrte N-Ausscheidung gefunden wurde, ist sie wohl sicher auf vermehrte Ausschwemmung retinierter Stoffwechselschlacken zurückzuführen. Auch der Gesamtstoffwechsel wird nicht alteriert, sofern die Mengen $^{1}/_{2}$ l nicht wesentlich überschreiten und ihre Temperatur zwischen 22—50° liegt [Loewy (40), Laschtenko (41), Benedict und Carpenter (Z)].

Zu kleineren Steigerungen kommt es nach Genuss von sehr kaltem Wasser, besonders in grösseren Mengen [Speck (10), Lusk (29) u. a.). Ursache ist wohl der Energieaufwand zur Erwärmung der Flüssigkeit auf Körpertemperatur.

Dieser kurze Überblick zeigt, dass beim gesunden Menschen der Einfluss der Nahrungsstoffe auf den Stoff- und Kraftwechsel, soweit der Bedarf nicht erheblich überstiegen wird, im ganzen recht geringfügig und nur in den ersten Stunden nach der Mahlzeit ausgesprochen ist, nur beim Eiweiss handelt es sich um höhere Werte. Unter pathologischen Verhältnissen, sei es beim kranken Organismus oder bei einer pathologisch grossen Nahrungsaufnahme, können Abweichungen von der hinreichend genau sich markierenden Norm in doppelter Weise in die Erscheinung treten: einmal kann die Steigerung deutlich geringer oder stärker ausfallen, ferner kann die Steigerungskurve einen veränderten Verlauf zeigen, indem das Maximum und der Nüchternwert zu einer anderen Zeit erreicht werden als unter normalen Verhältnissen. Wir werden später sehen, dass alle theoretisch denkbaren Abweichungen unter pathologischen (inneren oder äusseren) Bedingungen tatsächlich vorkommen.

Literatur.

Neuere zusammenfassende Darstellungen mit reichen Literaturangaben: Rubner, Gesetze des Energieverbrauchs bei der Ernährung, Wien 1902, R. Tigerstedt in Nagels Handbuch der Physiologie des Menschen. Bd. I. 1. Hälfte. S. 391 ff. 1905. Magnus-Levy in v. Noordens Handbuch der Pathologie des Stoffwechsels. II. Aufl. Bd. I. S. 226 ff. 1906. Loewy in Oppenheimers Handbuch der Biochemie des Menschen und der Tiere. Bd. IV. 1. Hälfte. S. 266 ff. Caspari, ebenda, S. 774, Zuntz, ebenda, S. 873. 1911.

F. G. Benedict und Th. M. Carpenter, Food Ingestion and Energy Transformations with special Reference to the Stimulating Effect of Nutrients. Publ. of the Carneg. Inst. Nr. 261. 1918.

G. Lusk, The specif. dynam. action of various food factors. Medicine 1. 311. 1922.

1. Magnus-Levy, Pflügers Arch. 55. 1. 1894.
2. Johansson, Billström u. Heigl, Skand. Arch. f. Phys. 16. 263. 1904. Johansson, ebenda, 21. 1. 1908.
3. Laulanié, Compt. rend. de la soc. de Biol. t. 57. 548, 579, 581 und t. 58. 115. 1905.

4. Jaquet, Arch. f. exper. Path. u. Pharm. **62**. 341. 1910.

5. Rubner, M., Gesetze des Energieverbrauchs. 348. 1902.

6. Atwater und Benedict, U. S. Dept. Agr. Off. Exp. Stat. Bull. Nr. 136. 1903.

7. Gephart und Du Bois, Arch. f. int. Med. **15**. 835. 1915.

8. Gigon, A., Pflügers Arch. **140**. 509. 1911.

9. v. Mering und Zuntz, ebenda, **32**. 173. 1883.

10. Speck, Physiologie des menschlichen Atmens. Kap. IV. 1892.

11. v. Müller, Fr., Einige Fragen des Stoffwechsels und der Ernährung. Volkmanns Samml. klin. Vortr. Nr. 272. 1900.

12. Kaufmann, Arch. de phys. Ser. V. t. **28**. 329. 1896.

13. Chauveau, Compt. rend. Acad. des scienc. t. **144**. 237. 1896.

14. Tangl, Biochem. Zeitschr. **34**. 1. 1911.

15. Zuntz, N., Med. Klin. 1910. Nr. 8–9.

16. Grafe, E., Deutsch. Arch. f. klin. Med. **118**. 1. 1915.

17. Lusk, Gr., The Elements of Science of nutrition. III. Aufl. 223. 1917.

18. Derselbe, Zentralbl. f. Phys. **21**. 861. 1908.

19. Zuntz, N., ebenda, **22**. 61. 1908.

20. Lusk, Cornell University Medical Bull. **3—12**. 1913—1922. Die meisten dort zusammengestellten Arbeiten erschienen im Journ. of biol. Chem. **12—54**. Zusammenf. siehe oben.

21. Atkinson und Lusk, Journ. of biol. Chem. **36**. 415. 1918.

22. Lusk, Gr., Journ. of biol. Chem. **49**. 453. 1921.

23. Benedict, G., Deutsch. Arch. f. klin. Med. **110**. 154. 1913.

24. Aub, J. C. und E. F. Du Bois, Arch. of int. Med. **19**. 840. 1917.

25. Rubner, M., Beiträge zur Ernährung im Knabenalter. 45. 1902.

26. Mc Crudden und Lusk, Journ. of biol. Chem. **13**. 450. 1913.

27. Aub und Means, Arch. of int. Med. **28**. 173. 1921.

28. Lesser, Biochem. Zeitschr. **103**. 16. 192).

29. Lusk, Gr., Journ. of biol. Chem. **20**. 555. 1915.

30. Zuntz in seinem mit Loewy verfassten Lehrbuche. III. verb. Aufl. 702. 1920.

31. Koraën, Skand. Arch. f. Phys. **11**. 176. 1901. Johansson und Koraën, ebenda. **13**. 251. 1902.

32. Rubner, M., Zeitschr. f. Biol. **20**. 276. 1884.

33. Gigon, A., Congr. f. inn. Med. 1912. Verhandl. 603.

34. Edsall und Means, Arch. f. int. Med. **14**. 897. 1914.

35. Higgins und Means, Journ. Pharm. and Exp. Ther. **7**. 1. 1915.

36. P. Morawitz, Oppenheimers Handb. d. Biochem. **4**. 2. T. 238. 1910.

37. Zuntz, N., Veröffentl. d. Zentralst. f. Baln. **2**. 39. 1914.

38. Steck, zitiert bei Zuntz, Med. Klin. Nr. 8 u. 9. 1910.

39. Waldbott, Unveröffentlichte Untersuchungen.

40. Loewy, A., Pflügers Arch. **43**. 525. 1892.

41. Laschtenko, Arch. f. Hyg. **33**. 145. 1898.

2. Die Muskelarbeit.

Im Vergleich zur Nahrungsaufnahme bedeutet die Muskelarbeit einen ungleich viel stärkeren Stoffwechselantrieb. Da sie erheblich höhere Anforderungen an die Leistungsfähigkeit des Organismus stellt, eignet sie sich zur Funktionsprüfung des gesunden und kranken Organismus besonders gut. F. Kraus (1) hat in seiner bekannten Monographie „Die Ermüdung als ein Mass der Konstitution" die hier liegenden Probleme zuerst systematisch aufgerollt und zu bearbeiten begonnen, indem er den mechanischen Nutzeffekt und die Ökonomie einer möglichst grossen Muskelarbeit bei gesunden und kranken Menschen miteinander verglich. Seine Beobachtungen erstrecken sich im wesentlichen auf Anämische und Herzkranke, bei denen die grössten Abweichungen von der Norm zu erwarten waren. Leider hat Kraus für diese Frage nur wenige Nachfolger gefunden, so dass das Beobachtungsmaterial über den Einfluss der Muskelarbeit auf den Stoffwechsel bei Kranken und bei Normalen unter pathologischen Verhältnissen auch heute noch relativ sehr gering ist.

Das hängt wohl zum Teil damit zusammen, dass ein grosser Teil der Kranken, z. B. Fiebernde und Bettlägerige, zur Leistung einer nennenswerten Muskelarbeit gar nicht imstande sind bzw. derartigen Untersuchungen einen erheblichen Widerstand entgegensetzen, oder dass solche Versuche mit Gefahren für die Kranken verknüpft sind und deshalb unterbleiben müssen. Schliesslich ist von manchen derartigen Untersuchungen nicht viel prinzipiell Neues zu erwarten, da sie in der Regel nur genauere quantitative Angaben für die von vornherein ziemlich feststehende Tatsache einer mangelnden Ökonomie und Leistungshöhe bei körperlicher Arbeit solcher Menschen zu geben vermögen. Der Nutzeffekt einer Arbeit wird um so geringer sein, je eher und je stärker die Ermüdung (vgl. z. B. Durig Z.) sich geltend macht.

Auf der anderen Seite kennen wir Krankheitszustände mit zwangsmässig gesteigerter Motilität (Chorea, Tremoren verschiedener Genese usw.) ohne Ermüdungserscheinungen, bei denen die Möglichkeit besteht, dass die gesteigerte Muskeltätigkeit zu einer unverhältnismässig geringen Erhöhung der Gesamtverbrennungen führt.

Aus dem grossen Kapitel über den Einfluss der Muskelarbeit auf den Gesamtstoff- und Kraftwechsel beim Gesunden soll hier nur das kurz behandelt werden, was als Vergleichsbasis für die Studien an Kranken in Betracht kommt. Die wichtigsten hier entstehenden Fragen sind folgende. Wie gross ist der Einfluss mässiger Muskelbewegungen auf den Umsatz? Wie gross ist der Nutzeffekt einer quantitativ möglichst genau gemessenen Arbeitsleistung und von welchen Faktoren hängt er ab? Mit welchem Nährmaterial wird die Muskelarbeit bestritten, insbesondere wie beeinflusst diese den Eiweissumsatz?

a) Der Einfluss mässiger Muskeltätigkeit.

Was die erste Frage betrifft, so ist es erstaunlich, welch starken Einfluss schon relativ geringe Bewegungen sehr kleiner Muskelgruppen auf den respiratorischen Gaswechsel haben. Nach Speck (2) steigert schon 2—3 maliges Heben des Armes über den Kopf in der Minute den Gaswechsel um $10\,\%$; aktive Kontraktionen der Fingerbeuger und -Strecker bedingen Erhöhungen um $16{,}8\,\%$ [Leber und Stüve (3)], Fingerübungen wie beim Klavierspiel bei ruhigem Arm- und Handgelenk (im wesentlichen also Tätigkeit der M.

lumbricales) solche um 12,5 % [Winternitz (4)]. Solche Beobachtungen waren es auch, welche den Gedanken nahelegten, die von manchen Autoren gefundene Herabsetzung des Stoffwechsels im Schlaf auf den fast völligen Ausfall selbst geringer Muskelbewegungen zurückzuführen. Schon das bequeme Sitzen bedeutet gegenüber dem schlaffen Liegen, bei dem wir das Minimum von Muskelspannung vor uns haben, einen Mehrverbrauch von 7,5 % [Johansson (5)]. Das Stehen in schlaffer Haltung zeigt kaum eine Erhöhung gegenüber dem Sitzen oder Liegen [Katzenstein (6), Widburg (7), Zuntz und Schumburg (8), Liljestrand und Stenström (9), J. Amar (10)], ebensowenig wie Stehen mit Stütze gegenüber dem Sitzen [Benedict und Murschhauser (11)], während das Stehen in strammer, militärischer Haltung meist von einer deutlichen Erhöhung des Gaswechsels begleitet ist. Die Zahlen schwanken dabei in den älteren Versuchen in den weiten Grenzen von 12 bis 26 % [neuere Versuche bei Benedict und Murschhauser (11), dort auch die ältere Lit.)], während in den letzten Beobachtungen bei längerer Übung ein sicherer Unterschied zwischen Stehen in schlaffer und strammer Haltung überhaupt nicht mehr erkennbar ist [Liljestrand und Stenström (9)]. Amar (10) fand 3 % Steigerung gegenüber dem Sitzen beim Stehen in lässiger Haltung, 6 % beim Stehen in bequemer Haltung, 25 % beim Stehen in strammer Normalstellung. Im Anfang waren auch bei Liljestrand und Stenström deutliche Steigerungen da, sie schrumpften aber um so mehr zusammen, als es der Versuchsperson gelang, auch kleine Körperbewegungen zu vermeiden. Damit ist zugleich auch die Erklärung für den wechselnden Ausfall in den älteren Versuchen gegeben, auch bei Katzenstein (6) wurden im 2. Versuch nur 12 % Steigerung gegenüber 22 % im 1. gefunden. Somit darf man sagen, dass selbst das Stehen in strammer Haltung an sich gegenüber dem Liegen mit möglichst erschlaffter Muskulatur bei ausreichender Übung keine nennenswerte Umsatzerhöhung zur Folge hat. Dies spricht sehr dafür, dass der Muskeltonus den Stoffumsatz nicht beeinflusst. Gleichzeitig ergibt sich aber auch, welch grosse Rolle bei allen derartigen Versuchen der individuelle Faktor spielt, in diesem Falle die Fähigkeit der Versuchsperson, ihre Muskulatur zu beherrschen. Dieser grosse Einfluss von Charakter und Individualität macht sich bei jeder Körperarbeit geltend, wie in letzter Zeit vor allem Dirken[1] eindrucksvoll gezeigt hat. Und wenn dies schon beim Gesunden so ins Gewicht fällt, so springt die Schwierigkeit bei der Beurteilung in pathologischen Fällen erst recht ins Auge.

Ausserordentlich eingehend ist der Einfluss von Gehen auf horizontaler und geneigter Bahn studiert [vgl. darüber die Darstellung von Loewy (Z.), sowie die grossen Monographien von Durig (12) und Benedict und Murschhauser (11), ferner Liljestrand und N. Stenström (9) aus den letzten Jahren]. Die Steigerungen des Stoffwechsels fallen hier sehr gross aus, bei

---

[1] Arch. néerl. de Phys. de l'h. et des an. 5. 467. 1921.

mittlerer Geschwindigkeit (etwa 50 m auf ebener Bahn pro Minute) finden sich Anstiege bis zum Dreifachen, bei grosser Geschwindigkeit (etwa 80 m) bis zum Fünffachen, bei steilem Steigen sogar bis zum Neunfachen. Schliesslich kommen sogar Steigerungen bis zum Zwanzigfachen und darüber vorübergehend vor.

Aus dem reichen Zahlenmaterial der vielfach variierten Versuche seien nur ein paar übereinstimmend angegebene Mittelzahlen hierher gesetzt: für niedrige Geschwindigkeiten (50—80 m pro Minute) beträgt der Kalorienverbrauch etwa 0,5 Kal. oder 0,134 ccm O_2 pro kg und m, bei 80—100 etwa 0,6, bei über 100 m 0,7—1,0, auch beim Laufen bis 300 m pro Minute werden diese Zahlen nicht überschritten, bewegen sich selbst bei grossen Geschwindigkeiten nur um 0,8 Kal. herum.

Die kleine Tabelle Nr. 7 aus der Monographie von Benedict und Murschhauser (11) gibt ein paar charakteristische Zahlen.

Tabelle 7.

Method of progession	No. of periods	(a) Average distance per minute	(b) Average raising of body per minute	(c) Average number of steps per minute	(d) Length of step $\frac{100\,a}{c}$	(e) Heat (computed) per horizontal kgm
Without food .		meters	meters		cms	gm-cals.
Walking Slow	57	71,5	2,94	111	64,4	0,493
Medium	6	106,3	5,87	131	81,1	0,585
Fast	7	144,1	7,75	152	94,8	0,932
Running	15	147,6	13,75	182	81,0	0,806

Trainierte Menschen haben oft, wenn auch nicht immer, einen niedrigeren Verbrauch. Die Streuung ist manchmal eine recht erhebliche, so finden sich z. B. in Katzensteins (6) Versuchen Schwankungen zwischen 0,086 bis 0,168 ccm O_2 pro kg und m.

Diese relativ grosse Breite der Norm, die wohl im wesentlichen davon abhängt, mit welcher Intensität und in welchem Umfange die einzelnen Muskelgruppen, auch solche, die nicht notwendig zum Gehakt gehören, innerviert werden, erschwert die Erkennung geringfügiger Abweichung von der Norm in pathologischen Fällen.

Bei allen diesen Beobachtungen ist die Kalorienproduktion, bzw. die Sauerstoffaufnahme nur während der Muskeltätigkeit in Rechnung gestellt. Das ist streng genommen nicht richtig, denn die Steigerung des Stoffwechsels kann das Ende der Arbeit noch erheblich überdauern. Dies ist vor allem dann der Fall, wenn es sich um eine schwere, zu starker Ermüdung führende Arbeit handelt. Nach den Untersuchungen von Zuntz und seinen Schülern [Lit. bei Loewy (Z.) und Zuntz und Durig (13)] soll sich diese Nachwirkung nur bis zu 20 Minuten erstrecken, entsprechend einer Stoffwechselerhöhung von 2—3 Arbeitsminuten. Bei mittlerer Arbeit ist der Nüchternwert gewöhnlich nach 6, nach schwerer nach etwa 10 Minuten erreicht, sofern keine Ermüdung eintritt.

Im Gegensatz zu diesen Beobachtungen fanden Jaquet (14), Benedict und Cathcart (15) u. a. als Nachwirkung stärkerer Arbeit Stoffwechselsteigerungen, die sich über viele Stunden erstreckten und unter Umständen noch in einer Schlafperiode 7 Stunden nach Beendigung der Arbeit deutlich zur Geltung kamen [Benedict und Carpenter (16)]. Auch bei relativ kurzer Arbeitsdauer von 60—80 Minuten war die Wärmeproduktion in den Versuchen von Benedict und Cathcart (15) oft noch eine Stunde nach der Arbeit ausgesprochen erhöht. Ein besonders eindrucksvolles Beispiel gibt J. Lindhard (17). In einem seiner Versuche betrug bei einer Arbeit von 0,9 Minute die gesamte Stoffwechselsteigerung mindestens 1123 ccm O_2, davon entfielen nur 168 ccm auf die Arbeitsperiode selbst, der fast sechsfach grössere Rest von 955 ccm aber auf die 6 Minuten nach Ende der Arbeit. Ähnliches fanden auch Waller und de Decker (18, 19) für die Kohlensäureausscheidung nach kurz dauernder, schwerer Arbeit.

Diese wichtige, zunächst überraschende Sekundärwirkung der Arbeit auf den Umsatz hat verschiedene Ursachen. Von Durig und Zuntz (13) wurden noch nachwirkende Temperaturerhöhung, vermehrte Herz- und Atemarbeit, Anreicherung des Blutes mit Sauerstoff, Verbrennung intermediärer Stoffwechselprodukte, zum Teil unter Karbonatbildung in Muskel und Lungen, evtl. Reservekohlenhydratbildung aus Fett oder Eiweiss angeführt. Es liegt auf der Hand, dass dadurch nur relativ kleine Nachwirkungen ausreichend erklärt sind. Ältere Beobachtungen von v. Frey (20) sowie die wichtigen neueren Untersuchungen am isolierten Muskel geben die Möglichkeit, auch hier klarer zu sehen. Zuerst v. Frey, in den letzten Jahren vor allem Thunberg, Hill und seine Mitarbeiter, Weizsäcker, Verzár, Meyerhof u. a. [Lit. bei Verzár (21), Hill (22), Meyerhof (23)] fanden, dass Wärmebildung und Sauerstoffmehrverbrauch nicht gleichzeitig mit der Muskelkontraktion auftreten und verschwinden, sondern zu annähernd gleichen Teilen in zwei Phasen von statten gehen, von denen die zweite in die Ruheperiode fällt, in der gleichzeitig die Milchsäure verschwindet [Fletcher und Hopkins (24)], sofern Sauerstoff vorhanden ist. Hill und Hartree (25) ist es neuerdings gelungen, die einzelnen Phasen der Wärmeproduktion noch feiner zu analysieren, doch ist hier nicht der Ort, auf diese höchst interessanten Fragen einzugehen. Sicher ist, dass während der Erholungsphase unter Sauerstoffverbrauch und Wärmeproduktion die Milchsäure zum Teil verbrannt, zum grössten Teil aber über das Lactacidogen (Embden) in Glykogen zurückverwandelt wird. Unter diesen Umständen wird es verständlich, dass auch intra vitam ein grosser Teil des Sauerstoffverbrauchs und der Wärmeproduktion in den Beginn der Ruheperiode fällt, ja es nimmt fast wunder, dass die Nachwirkung der Arbeit in der Regel nicht noch grösser ist, als sie tatsächlich gefunden wird. Doch hängt das damit zusammen, dass es sich bei der Arbeit des Menschen meist um einen dauernden Wechsel von Kontraktion und Erschlaffung der Muskulatur handelt, so dass ein wechselnder, meist wohl recht grosser Teil der Raparationssauerstoffaufnahme schon in die Arbeitsperiode hineinfällt. Nur bei ganz kurz dauernder schwerer Arbeit liegen die Verhältnisse anders, und gerade hier haben wir die hohen Werte in der Nachperiode.

b) Der Nutzeffekt der Arbeit.

Die günstigsten Verhältnisse zur Beurteilung der Reaktion des Organismus auf starke Muskeltätigkeit bietet zweifellos die Untersuchung des Gesamtstoffwechsels bei Leistung einer quantitativ genau bekannten Arbeit, z. B. Drehen eines Rades, wie beim Gärtnerschen Ergostaten, Zuntzschen Bremsergometer oder Benedicts oder Kroghs Fahrrad-Ergometer, von denen das Kroghsche Fahrradergometer anscheinend am vollkommendsten ist [Literatur bei Benedict und Emmes (26)]. Da die Umdrehungszahl sich registrieren lässt und das Rad entweder durch Anhängen von Gewichten oder durch Einschalten bekannter elektrischer Widerstände in quantitativ genauer Weise gebremst werden kann, ist die geleistete Arbeit in m/kg jeweils genau bekannt. Wird gleichzeitig auch die Kalorienproduktion oder der Sauerstoffverbrauch beim arbeitenden Menschen bestimmt, so lässt sich der Nutzeffekt der Arbeit leicht berechnen. Eine derartige Bestimmung ist natürlich immer etwas ungenau, da eine grosse Menge Muskelarbeit geleistet wird, ohne dass sie in der Leistung des Apparates zum Ausdruck kommt, man denke z. B. an die Bewegungen der Beine bei Armarbeit am Bremsergometer. Deshalb ist es theoretisch richtiger, als Nutzwirkung die gesamte Menge der vom Organismus bei der Arbeit in Freiheit gesetzten Energie, welche sich in kinetische Energie umsetzt, zu bezeichnen. Klarer noch lässt sie sich am isolierten Muskel definieren. Hier versteht Hill (27) darunter das Verhältnis zwischen potentieller Energie, die infolge des Reizes im Muskel gebildet wird, und der totalen Wärmeentwicklung. Leider verfügen wir aber bisher nicht über einen idealen Apparat, der sämtliche bei der Arbeit freiwerdende potentielle Energie des Körpers aufzunehmen und anzuzeigen vermag. Deshalb müssen wir uns vorläufig mit den nur approximativen Angaben der geschilderten Apparate begnügen. Bei dem Nutzeffekt muss zwischen dem technischen oder Bruttonutzwert und dem Nettonutzwert unterschieden werden. Der letztere ist allein von Interesse und unterscheidet sich von dem Bruttonutzeffekt dadurch, dass von diesem die Kalorienproduktion in der Ruhe, d. h. ohne die geleistete Arbeit in Abzug gebracht wird. Etwas schwieriger ist die Frage, was man hier als Ruhe oder Basiswert nehmen soll, die Rückenlage mit ganz erschlaffter Muskulatur, die Stellung am Apparate oder den Stoffverbrauch bei selbsttätig in Bewegung gesetztem Rade, bei dem die Arme oder Beine passiv mitgenommen werden. Mir scheint das zweite Vorgehen das richtigste zu sein. Es ist klar, dass im ersteren Falle der Nettonutzeffekt etwas geringer ausfällt, als wenn man den letzteren als Basis nimmt.

Je grösser die Arbeitsleistung ist, desto geringer fallen die Unterschiede zwischen den Beziehungen auf die verschiedenen Basalwerte aus. Nachdem schon früher zahlreiche Forscher in Deutschland, vor allem Zuntz und seine Schule, den Nutzeffekt mechanisch-dynamischer Arbeit untersuchten, haben Benedict und Cathcart (15) diesen Fragen unter erschöpfender Berücksichtigung der bis dahin vorliegenden Literatur eine umfassende Studie gewidmet.

Zusammenfassend lässt sich wohl sagen, dass nach dem methodisch besten Untersuchungen der mechanische Nutzeffekt der Arbeit beim gesunden, geübten, nicht ermüdeten Menschen im Durchschnitt 20—30% beträgt, aber auch hier variiert die Breite der Norm sehr erheblich, wenn man die äussersten nur ganz selten beobachteten Extreme fortlässt, zwischen 10—40%. Unter besonderen Verhältnissen, z. B. beim Übergang vom horizontalen Gang zur Steigarbeit können nach Zuntz auch Zahlen bis 50% resultieren. Diese Steigerung des Stoffwechsels ist natürlich nicht nur auf vermehrte Muskeltätigkeit zu beziehen, sondern auch in einem gewissen Grade durch stark gesteigerte Atem- und Herzarbeit bedingt. Bringt man diese nach approximativer Schätzung in Abzug [Magnus-Levy (Z.)], so erhält man einen Nutzwert von 40% und kommt damit schon den Zahlen beim isolierten Muskel nahe. Hier ist nach den Untersuchungen von Hill u. a. (27, 28) der Wert etwa 50%. Vergleicht man die isometrische Arbeit mit der initialen Wärme, so ist der Wirkungsgrad sogar 80—100%, d. h. die ganze Kontraktionsarbeit wird in Spannung übergeführt. Derartig hohe Zahlen sind der beste Beweis dafür, dass wir im Muskel keine kalorische, sondern eine chemo-dynamische Maschine vor uns haben [Diskussion über die ganzen Fragen, vor allem Auseinandersetzung mit Schreiber, bei Oppenheimer (29)].

Bei fast allen am Menschen gewonnenen Zahlen ist aber zu bedenken, dass sie Maximalwerte darstellen, weil die Nachwirkung der Arbeit auf die Wärmeproduktion nicht mit in Rechnung gesetzt worden ist. Bei zahlreichen Zahlen von Zuntz und seinen Schülern, vor allem aber von Benedict und seinen Mitarbeitern lassen sich diese nachträglichen Korrekturen noch anbringen und man erhält so zum Teil ganz wesentlich niedrigere Werte.

Besonders für das Studium der Wirkung der Muskelarbeit auf den Stoffwechsel Kranker scheint es unerlässlich, diese Nachperiode mit zu untersuchen, da sie vermutlich hier noch viel länger andauert wie beim Gesunden, selbst dann, wenn keine erhebliche Ermüdung eingetreten ist. Untersuchungen über diese Frage liegen jedoch, abgesehen bei Hunger und Unterernährung, kaum vor.

Die weite Streuung der Zahlen für den Nutzeffekt zeigt, dass eine grosse Reihe individueller Faktoren hier mit im Spiele sein können. An erster Stelle steht zweifellos wie erwähnt die Ermüdung, bei der behufs Entlastung der zur Arbeit notwendigen Muskeln andere ihrer Lage nach weit weniger geeignete sekundäre Hilfsmuskeln mit herangezogen werden. Dies kann auch ohne das Auftreten eines ausgesprochenen Ermüdungsgefühles der Fall sein. L. Zuntz (30) gibt dafür ein gutes Beispiel [bei gleicher Arbeitsleistung (Radfahren) im Anfang Sauerstoffverbrauch von 4,165 ccm O_2, am Ende 6,407 pro m]. Bei schwerer Arbeit fallen die Differenzen noch grösser aus, so fand Waller (31) bei Kohlenträgern um 8 Uhr 6 ccm CO_2 pro Sekunde, um 12 Uhr jedoch 36 cm CO_2 pro Sekunde. Die Ursache der Ermüdung ist wohl im wesentlichen die Anhäufung von Milchsäure und Phosphorsäure (Embden) im arbeitenden Muskel sowie das Fehlen von Sauerstoff zu Restitutionszwecken. Es ist schon lange bekannt, dass Gegenwart von reichlichem Sauerstoff das Entstehen der Ermüdung hindert und ihr Auftreten wieder beseitigt, aber erst durch die eingehenden Untersuchungen von Weber (32) kennen wir die Gründe der ungenügenden Sauerstoffversorgung schwerarbeitender Muskeln bei erschöpfender Arbeit. Er konnte zeigen, dass die initiale reichliche Durchblutung des Muskels bei der Arbeit mit Eintritt der Ermüdung in das Gegenteil sich umkehrt, so dass eine allgemeine Gefässverengung resultiert. Interessanterweise lässt sich diese sofort beseitigen, wenn eine andere bisher in Ruhe befindliche Muskelgruppe eine nicht zur Ermüdung führende Arbeit leistet. (Weiteres über Ermüdung bei Durig.)

Von diesem Mittel macht der Ermüdende instinktiv und unbewusst Gebrauch, indem er andere entferntere Muskelgruppen mit in Tätigkeit setzt. Hierdurch muss natürlich der Sauerstoffverbrauch des Körpers in die Höhe getrieben werden. In gleicher Richtung wie Ermüdung wirkt auch körperliches Unbehagen anderer Art (z. B. Schmerzen, vor allem in den Bewegungsapparaten), ferner psychische Faktoren (Dirken[1]). Alle diese Effekte verschlechtern den Nutzeffekt [Beispiele bei Loewy (Z. S. 259)]. Verbessert wird er, wie schon oben erwähnt, durch Übung und Muskeldisziplin, d. h. den Willen und die Fähigkeit, die Arbeit mit einem Minimum von Muskeltätigkeit zu bewältigen; es ist das die Summe von Faktoren, die wir als Training bezeichnen. Mit zunehmendem Trainieren vermindert sich der Kraftaufwand zur Bewältigung der gleichen Arbeit [Literatur und instruktive Beispiele bei Loewy (Z. 261), ferner bei Hellsten (33) und Benedict und Cathcart (15) und Dirken]. Der Zeitpunkt, an dem der optimale Nutzeffekt durch Trainieren erreicht wird, wechselt sehr nach Art der Arbeit und Individualität der Arbeitenden. Es können Monate darüber vergehen, zumal wenn es sich um ungewohnte Bewegungen handelt.

---

[1] l. c. auf S. 89.

Wenn man alle diese Faktoren, welche schon beim Gesunden den Effekt der Muskelarbeit beeinflussen, überblickt, so erscheint es ausserordentlich schwierig, exakte brauchbare Resultate bei Kranken zu erhalten.

Am zweckmässigsten wäre hier zweifellos die Untersuchung bei Gehen und leichtem Steigen, wo der Effekt des Trainierens sehr gering ist, aber gerade hier ist eine besondere Apparatur notwendig, die der Kranke selbst tragen muss, was viele Schwierigkeiten bedingt. Daher ist bei Kranken doch meist die weniger zweckmässige Bremsergometermethode angewandt worden.

c) Art und Menge der bei der Arbeit zersetzten Nährstoffe.

Von besonderer Wichtigkeit vor allen auch im Hinblick auf gewisse pathologische Zustände (z. B. Hunger, Diabetes usw.) ist die Frage, mit welchem Material der Körper die oft gewaltig vermehrte Energieproduktion zur Leistung äusserer Arbeit bestreitet.

Die ältere Liebigsche Theorie (34), dass das Eiweiss die Quelle der Muskelkraft sei, hat trotz aller scharfsinnigen Versuche, mit der vor allem Pflüger (35) sie zu stützen suchte, heute im wesentlichen nur noch historischen Wert [Literatur vor allem bei Zuntz (Z), Benedict und Cathcart (16)]. Alle jene Beobachtungen haben nur das eine bewiesen, dass auch die Eiweissverbrennung kinetische Energie zu leisten vermag.

Die Vorgänge sind dadurch so kompliziert und unübersichtlich geworden, dass wir heute mit voller Sicherheit wissen, dass nicht nur oxydative Vorgänge, sondern auch in erheblichem Masse anoxybiotische Spaltungen als energieliefernde Reaktionen bei der Muskeltätigkeit in Betracht kommen. Zur Deutung ist ausser Verworns (36) Biogentheorie, die wenig Anhänger gefunden hat [vgl. z. B. die Kritik bei Zuntz (Z. S. 835)], vor allem die Gärungshypothese aufgestellt worden. Tatsächlich lässt sich heute nach den wichtigen, neueren Arbeiten vor allem von Fletcher und Hopkins (24), sowie Embden und seinen Mitarbeitern (37, 38), Meyerhof (23) u. a. wohl mit Sicherheit behaupten, dass anscheinend durch hydrolytische Spaltung im Muskel Milchsäure und Phosphorsäure entsteht, die nach der Arbeit wieder verschwinden. Die Milchsäurevorstufe, die anscheinend nicht notwendig ein bekanntes Kohlenhydrat zu sein braucht, hat Embden als Lactacidogen bezeichnet. Unter der Annahme einer Umwandlung von Glukose in Milchsäure lässt sich eine Wärmeproduktion von 3,8% des Brennwertes des Traubenzuckers berechnen.

Bis vor kurzem [vgl. z. B. Zuntz (Z. 387)] wurde meist angenommen, dass eine derartige anoxybiotische Wärmeproduktion im lebenden, vollständig in der Kontinuität des Körpers befindlichen Muskel nur unter besonderen Bedingungen, vor allem bei ungenügender Sauerstoffzufuhr, wie sie sehr plötzliche oder länger dauernde sehr starke Arbeit bedingt, in die Erscheinung tritt. Nach den neueren wichtigen Untersuchungen von Hill (22) und Weizsäcker (39), die in Fick und Hermann schon in gewissem Sinne Vorgänger hatten, muss man aber durchaus damit rechnen, dass normalerweise bei jeder Muskelkontraktion eine anoxybiotische Wärmebildung zustande kommt, denn beim isolierten Muskel kann der eigentliche Kontraktionsvorgang ohne Sauerstoffverbrauch vor sich gehen und wird auch nicht im sauerstofffreien Raum oder bei Vergiftung mit Blausäure wesentlich beeinträchtigt. Der Sauerstoffverbrauch ist nur zur Restitution im Anschluss an die abgelaufene Kontraktion notwendig. Ruhe allein befähigt den Muskel nicht zu erneuerter Arbeitsleistung. Allerdings ist zu bedenken, dass es sich in den meisten Versuchen um Kaltblütermuskeln handelte, und dass der herausgeschnittene Muskel des Warmblüters nicht mehr so intakt und so günstig mit Sauerstoff versorgt ist wie im Verbande des lebenden Organismus, zumal wenn die Zufuhr nicht vom Gefässsystem aus erfolgt. Der Skeptiker könnte daher einwenden, dass es zwar sehr wahrscheinlich gemacht, aber noch nicht streng bewiesen ist, dass tatsächlich auch im Körper des Warmblüters die eigentliche Muskelkontraktion stets ohne Sauerstoffverbrauch einhergeht. Ich glaube aber, dass die neueren Versuche von Krogh und Lindhard (40), welche in kleinsten Intervallen die Sauerstoffaufnahme bei der Arbeit untersuchten und auch die Sauerstoffmenge im Blute massen, jedem Zweifel den Boden entzogen haben.

Der chemische Vorgang bei der anoxybiotischen Wärmebildung ist trotz mancher wertvoller Aufschlüsse, die in letzter Zeit vor allem die Arbeiten von Embden und seinen Mitarbeitern, Meyerhof u. a. gebracht haben, noch keineswegs restlos geklärt. Sicher ist, dass nach vielen älteren und allen neueren Beobachtungen eine Kohlenhydratsubstanz als Hauptreaktionskörper bei der Muskelkontraktion angenommen werden muss. Auf Einzelheiten kann hier nicht näher eingegangen werden [vgl. darüber vor allem Embden und seine Mitarbeiter (37), Zusammenfassung bei Schmitz (38)]. Der relativ beste Weg, um über die Natur der bei der Muskelarbeit verbrennenden Substanzen im Organismus des lebenden Menschen Aufschluss zu gewinnen, ist vorläufig noch die Untersuchung des respiratorischen Gaswechsels, insbesondere die Verfolgung des respiratorischen Quotienten. Leider sind aber die Schlüsse, die er gestattet, im vorliegenden Falle recht unsicher, und daraus resultiert in letzter Linie die Divergenz der Ansichten über die Art des Körpermaterials, das bei der Muskelarbeit die vermehrte Kalorienproduktion bestreitet.

Die Schwierigkeit beruht darin, dass die Kohlensäureausscheidung durch die Lungen in hohem Masse von der Lungenventilation [zuerst Finkler und Ortmann (41)], sowie von dem Auftreten saurer Substanzen mit konsekutiver Herabsetzung der CO_2-Spannung im Blute abhängig ist, während, wie Pflüger (42) zuerst nachwies, das beim Sauerstoff nicht der Fall ist. Da bei der Muskelarbeit aber die Atemgrösse sehr erheblich ansteigt und saure Produkte (Milchsäure usw.) gebildet werden, muss es zu einer gegenüber dem Sauerstoff mehr oder minder vermehrten Kohlensäureausscheidung kommen, d. h. der respiratorische Quotient muss steigen. Das letztere ist aber auch der Fall, wenn Kohlenhydrate vermehrt im Körper verbrennen.

Tatsächlich findet man bei der Muskelarbeit oft gesteigerte Quotienten, und je nach der Deutung trennen sich die Meinungen. Chauveau (43) und mit ihm die meisten Franzosen [vgl. Lefèvre (44)] führen die erhöhten Werte auf vermehrte Kohlenhydratverbrennung zurück. Am weitesten geht in der Richtung Porges (45), der behauptet, der Muskel könne nur Kohlenhydrate verbrennen. Seine Versuche mit totaler Abklemmung der Cava und Aorta unterhalb des Zwerchfells zwecks Leberausschaltung waren aber so gewaltsam und so vieldeutig, dass die Schlussfolgerungen allgemein [vgl. Verzár, Rolly, Grafe und Fischler, Murlin, L. Edelmann und B. Kramer, Grafe und Denecke (46, Lit.)] abgelehnt wurden. Im Gegensatz zu Chauveau behaupteten Zuntz und seine Schule, dass bei der Muskelarbeit keine anderen Stoffe verbrennen, wie im Nüchternzustand [zusammenfassende Darstellung bei Zuntz (Z)].

In neuerer Zeit sind dann Benedict und Cathcart (15) wieder für Chauveaus Theorie eingetreten. Sie fanden in sehr zahlreichen Versuchen fast regelmässig einen Anstieg des respiratorischen Quotienten um 0,1, nachdem sie die Fehlerquelle einer vermehrten Ausschwemmung von Kohlensäure dadurch beseitigt zu haben glaubten, dass sie mit den Respirationsversuchen erst mindestens 17 Minuten nach Beginn der Arbeit anfingen. Allerdings überzeugten sie sich nicht, ob diese Spanne tatsächlich ausreichte, um die Überventilation der Kohlensäure aus dem Blute zu vollenden. Tatsächlich zeigt sich, dass in den Versuchen, in denen die Respirationsuntersuchung erst 22 Minuten nach begonnener Arbeit einsetzte, im Durchschnitt eine Steigerung des respiratorischen Quotienten um nur 0,01 resultierte. Darauf hat mit Recht vor kurzem auch Weiss (47), der sich zuletzt mit der Frage der Genese des hohen respiratorischen Quotienten beschäftigt hat, hingewiesen, wenn er seine Kritik später auch nicht mehr in allen Punkten aufrecht halten konnte (48). Um mit Sicherheit etwas über die Natur der während der Muskelarbeit verbrannten Stoffe im Respirationsversuche aussagen zu können, darf dieser erst dann beginnen, wenn die im Gewebe oder Blut rein physikalisch oder physikalisch-chemisch gebundene Kohlensäure ganz daraus verschwunden ist [vgl. darüber zuletzt Orr und Kinloch (49)]. In der Bestimmung der Kohlensäurespannung im Blute haben wir die Möglichkeit, diesen Faktor zu kontrollieren. Erst wenn diese sich auf einen konstanten niedrigen Wert eingestellt hat, kann man annehmen, dass der Teil der Kohlensäure, der nicht durch während der Arbeit verbrauchtes Nährmaterial gebildet ist, den Körper verlassen hat.

Ferner muss darauf geachtet werden, dass in der Zeiteinheit stets die gleiche Arbeit geleistet wird, so dass keine Schwankungen in der CO_2-Tension

7

stattfinden. Auch das psychische Verhalten darf sich nicht ändern, da nach Lindhards Beobachtungen (50) auch psychische Alterationen die Erregbarkeit des Atemzentrums und dadurch indirekt die Kohlensäureausscheidung beeinflussen. Diese Bedingungen sind im allgemeinen nur bei Leistung einer länger dauernden, nicht zur Ermüdung führenden, mässigen Arbeit zu erfüllen.

Erst wenn unter diesen Voraussetzungen respiratorische Quotienten gefunden werden, die höher sind als in der voraufgehenden Ruheperiode, ist die vorzugsweise Verbrennung von Kohlenhydraten bei der Muskelarbeit bewiesen. Tatsächlich haben aber die Versuche von Zuntz und seinen Mitarbeitern [Lit. bei Zuntz (Z. S. 848)] gezeigt, dass dann entweder keine Veränderungen im respiratorischen Quotienten eintraten, oder dass es gegenüber der Vorperiode zur Erniedrigung kam. Demnach besteht meines Erachtens Zuntz' Anschauung, dass bei der Muskelarbeit im wesentlichen das gleiche Nährmaterial verbrannt wird wie in der Ruhe, auch heute noch durchaus zu Recht, selbst dann, wenn eine Umwandlung in Kohlenhydrate erforderlich sein sollte.

Auf den ersten Blick scheint das mit den Anschauungen über die chemischen Vorgänge im isolierten Muskel schwer vereinbar. Dieser Widerspruch ist aber nur ein scheinbarer, denn einmal können die Vorstufen des Lactacidogens bzw. der Milchsäure gerade so gut Abbauprodukte der Fette wie der Kohlenhydrate sein, vor allem aber besteht die Möglichkeit, dass im Muskel die Fette auf dem Umweg über die Kohlenhydrate verbrannt werden. Im respiratorischen Quotienten braucht das nicht zum Ausdruck zu kommen, sofern das aus Fett gebildete Kohlenhydrat sofort verbrannt wird. Allerdings ist eine derartige Umwandlung bisher noch nicht sicher bewiesen, wie schon oben ausgeführt wurde [vgl. dazu auch Zuntz (Z. S. 855)]. Sie würde ausserdem ähnlich und in noch höherem Grade wie bei der Zuckerbildung aus Eiweiss zu einem erheblichen Wärmeverlust führen, der sich wahrscheinlich nicht in mechanische Arbeit umwandeln lässt. Auf das Freiwerden grösserer Wärmemengen bei solcher Umwandlung hat zuerst Chauveau (51) hingewiesen, und daraus gefolgert, dass mit Kohlenhydraten eine ökonomischere Arbeit möglich ist als mit Fetten. Die Tatsache, dass Muskelarbeit bei Kohlenhydratfütterung das Körpergewicht nicht beeinflusst, Fetternährung aber unter gleichen Umständen zu Abnahmen führt, schien ihm ein Beweis dafür. Dieser Schluss ist aber, wie Zuntz u. a. (Lit. (Z.), bes. Zuntz (Z.) zeigten, nicht zwingend. Zuntz und seine Schüler [Zuntz und Loeb (52), Heinemann (53), Frentzel und Reach (54)] fanden in ihren eigenen Versuchen bei gleicher Arbeitsleistung keinen sicheren Unterschied im Sauerstoffverbrauch zwischen Kohlenhydrat- und Fettversuchen. Zwar lagen die Werte manchmal im ersteren Falle ein klein wenig niedriger, aber das konnte durch die zunehmende Übung bedingt sein, da die Kohlenhydratversuche den Fettversuchen meist folgten. Die Zahlen von At wa ter, B e n e d i c t und ihren Mitarbeitern (Lit. und eigene Versuche 11, 15) waren zu unregelmässig, um sichere Schlüsse zu gestatten. In den Versuchen von A n d e r s o n und L u s k (55) beim Hunde, der in der Tretmühle ging, bestand zwar eine geringe Differenz von etwa $3\,^0/_0$ zugunsten der Kohlenhydratfütterung gegenüber dem Nüchternzustand (0,550 kgm Arbeitsleistung pro kg Hund und 1 m Weglänge bei Kohlenhydratfütterung gegenüber 0,580 kgm ohne Nahrung), aber der Unterschied war zu klein, und das Verhalten nach reichlicher Fettfütterung wurde nicht besonders untersucht, so dass auch hier eine klare Entscheidung nicht möglich war. Kürzlich haben dann K r o g h und L i n d h a r d (56) dieser wichtigen Frage mit einer besonders verfeinerten Methode eine eingehende Studie gewidmet, in der meines Erachtens die ökonomische Überlegenheit der Kohlenhydrate gegenüber den Fetten ganz sicher bewiesen ist. Sie fanden in den am besten gelungenen Untersuchungsreihen bei ausschliesslicher Fettverbrennung (R.-Q. $= 0,71$) pro 1 Kal. geleistete Arbeit einen Nettoaufwand von 4,6 Kal. gegenüber 4,1 Kal., wenn Kohlenhydrate (R.-Q. $= 1,0$) allein verbrannt wurden. Der Nutzeffekt der Arbeit wuchs dabei proportional dem respiratorischen Quotienten. Die Überlegenheit der Kohlenhydrate geht auch aus den letzten Untersuchungen über diesen Gegenstand von O r r und K i n l o c h hervor (57). Die plausibelste Erklärung für diese Tatsache ist wohl die Annahme, dass die Fette nicht direkt, sondern nur indirekt auf dem Umwege über die Kohlenhydrate verbrennen können und dass bei der Umwandlung in letztere Energie verloren geht. Nach der Berechnung von Z u n t z muss allerdings die Differenz erheblich grösser als $11\,^0/_0$ sein, aber der Unterschied zwischen gefundenem und berechnetem Wert beweist nicht viel, so lange wir die Formeln, nach denen dieser Umbauprozess sich vollzieht, noch nicht genau kennen.

Die gleichen Erwägungen, wie sie für die in manchen Versuchen der Literatur erhöhten respiratorischen Quotienten bei Muskelarbeit angestellt wurden, gelten auch für die in der anschliessenden Ruheperiode manchmal gefundenen, auffallend niedrigen Zahlen. Es ist durchaus nicht notwendig, diese auf eine Kohlenhydratbildung aus Fett zu beziehen. Die nächstliegende Annahme ist vielmehr die, dass nach Rückkehr der abnorm gesteigerten Atemfrequenz auf die Ruhezahlen und dem Aufhören der Produktion saurer Produckte im Muskel eine Anhäufung von Kohlensäure im Körper zustande kommt, die sich in einer Steigerung der CO_2-Tension im Blute zu erkennen gibt. Wie kürzlich W e i s s (47) gezeigt hat, können in der Ruhe nach forcierter Atmung Werte der R.-Q. bis 0,455 herab vorkommen, die auch durch eine Umwandlung grössten Umfanges von Fett in Kohlenhydrate nicht zu erklären sind. Trotzdem kann natürlich nicht geleugnet werden, dass ein derartiger Prozess in geringem Umfange stattfindet, aber ein sicherer Beweis fehlt vorläufig noch. Es ist selbstverständlich, dass die oben aufgestellten Bedingungen für eine exakte Beurteilung des bei der Muskelarbeit zersetzten Materials erst

7*

recht bei pathologischen Prozessen inne zu halten sind, nur sind sie hier oft noch schwerer zu erfüllen.

Auf die Theorien über die Genese der Muskelkontraktion hier einzugehen, ist keine Veranlassung [vgl. darüber die ausgezeichnete Zusammenfassung von O. v. Fürth (58)].

Von grossem Interesse ist das Verhalten des Eiweissumsatzes bei der Muskelarbeit. Dass Liebig und später vor allem auch Pflüger in diesem Stoff mit Unrecht die Quelle der Muskelkraft sahen, wurde schon erwähnt (vgl. S. 95). Heute kann es wohl als sicher gelten, dass eine mässige Muskelarbeit unter normalen inneren und äusseren Verhältnissen zu keiner Steigerung des Eiweissumsatzes führt [Fick und Wislicenus (59), Pettenkofer und Voit (60) u. a. Lit. bei Caspari (61). Die genannten Einschränkungen müssen allerdings gemacht werden, da sich auch hier das Verhalten sofort ändert, sobald wir uns von dem breiten Durchschnitt der Norm entfernen. Ist nämlich die Arbeit so anstrengend, dass es zu einer ausgesprochenen Dyspnoe kommt oder wird dabei die Körpertemperatur erheblich erhöht, wie es vor allem bei hoher Aussentemperatur leicht geschehen kann, so wird doch in vermehrtem Masse Eiweiss eingeschmolzen. Das gleiche ist der Fall, wenn bei unzureichender Nahrung gearbeitet wird [Argutinski (62), Krumacher (63), Hirschfeld (64), Atwater und Sherman (65), Eckert (66)], vor allem von fettarmen Versuchspersonen; und zwar genügt nach den Beobachtungen von Atwater und Benedict (67) unter Umständen dazu schon ein Defizit von 10%. In diesen Fällen reichen Glykogen und Fett zur Energieproduktion nicht mehr aus.

Allerdings liegen in der Literatur eine Reihe Beobachtungen an Menschen und Tieren vor [Argutinski (62) u. a. Lit. bei Caspari (61)], bei denen entweder am Arbeitstage selbst oder vor allem an den nachfolgenden Ruhetagen doch mehr oder weniger grosse Überschüsse an N im Harn erschienen. In den meisten Fällen war einer der oben genannten Faktoren, die auch bei Muskelarbeit Einschmelzungen bedingen, im Spiel, vor allem relative Unterernährung, für andere ist das wahrscheinlich, für den Rest nicht feststellbar. Demgemäss ist es nicht ausgeschlossen, wenn auch noch keineswegs bewiesen, dass die obige Gesetzmässigkeit durch besondere individuelle Verhältnisse einmal durchbrochen werden kann. Anders liegen die Dinge, wenn die Versuche auf dem N-Minimum durchgeführt werden, wie Thomas (68) das kürzlich tat. Hier fand sich eine geringe, aber deutliche Steigerung der Abnutzungsquote von 2,27 an den Ruhetagen auf 2,94 an den Arbeitstagen. Prinzipiell das gleiche lässt sich aus Kochers (69) Versuchen entnehmen. Somit hat es den Anschein, als ob hier tatsächlich der N-Umsatz unter dem Einfluss einer mässigen, nicht erschöpfenden Muskelarbeit trotz ausreichender Nahrung bei bestimmter Versuchsanordnung ansteigt, während bei gewöhnlicher Ernährung diese Wirkung nicht in die Erscheinung tritt. Stets ist aber die

Steigerung prozentual geringer, als der Erhöhung der Gesamtwärmeproduktion entspricht.

Literatur.

Neuere zusammenfassende Darstellungen mit reichen Literaturangaben auch der älteren Zeit bei Magnus-Levy in v. Noordens Handbuch der Pathologie des Stoffwechsels II. Aufl. Bd. I. S. 231 ff. und 379 ff. 1906. R. Tigerstedt in Nagels Handbuch der Physiol. d. Menschen Bd. I. 1. Hälfte S. 441 ff. 1905. Loewy in Oppenheimers Handbuch der Biochemie Bd. 4. 1. Hälfte, S. 244 ff. und 273 ff., Zuntz, ebenda, S. 826 ff. 1911. Pembrey, Physiologie of muscular work in further advances in physiol. herausgegeb. von Hill, London, 1909. Benedict und Edw. Cathcart, Muscular work. Carnegie Institution Publ. Nr. 187. 1913. Benedict und Murschhauser, Energy transformations during horizontal walking, ebenda Publ. 231. 1915. A. Durig, Die Ermüdung, Wien. 1916.

1. Kraus, F., Die Ermüdung als ein Mass der Konstitution. Bibliot. medica Abt. D. I· H. 3. Th. G. Fisher, Cassel 1897.
2. Speck, Physiol. des menschl. Atmens. Leipzig. 1892. S. 153.
3. Leber und Stüve, Berl. klin. Wochenschr. 1896. Nr. 16.
4. Winternitz, H., Über die Wirkung verschiedener Bäder, insbesondere auf den Gaswechsel. Habilitationsschrift. Naumburg a. S.
5. Johansson, Skand. Archiv 8. 85. 1898.
6. Katzenstein, Pflüg. Arch. 49. 330. 1891.
7. Widburg, Skand. Arch. 17. 290. 1905.
8. Zuntz und Schumburg, Physiologie des Marsches. Berlin. Hirschwald 1901.
9. Liljestrand G. und N. Stenström, Skand. Arch. f. Phys. 39. 167. 1920.
10. Amar, I., Cpt. rend. hebd. d. séanc. de l'acad. d. scienc. 170. 1607. 1920.
11. Benedict und Murschhauser, Carneg. Inst. of Washingt. Publ. Nr. 231. 1915.
12. Durig, Denkschrift der K. K. Akademie der Wissenschaften zu Wien. 68. 242. 1911.
13. Durig A. und N. Zuntz, Skand. Arch. f. Physiol. 29. 133. 1913.
14. Jaquet, Arch. f. exp. Path. u. Pharm. 62. 341. 1910.
15. Benedict und Cathcart, Carn. Inst. of Washington Publ. Nr. 187. 163. 1914.
16. Benedict und Carpenter, Carn. Inst. of Wash. Publ. Nr. 126. 193. 1910.
17. Lindhard, Skand. Arch. f. Phys. 40. 145. 196. 1920.
18. Waller, A. D. und G. de Decker, Brit. med. journ. Nr. 3149. 669. 1921.
19. Waller, A. D., Proc. Phys. Soc. Journ. of Phys. 52. 69, 1919.
20. von Frey, M., Arch. f. Anat. und Physiol. Phys. Abt. 533. 1885.
21. Verzár, F., Der Gaswechsel des Muskels. Erg. der Phys. 15. 1. 1916.
22. Hill, A. V., Die Beziehungen zwischen der Wärmebildung und den im Muskel stattfindenden chemischen Prozessen, ebenda 340.
23. Meyerhof, Zus. Med. Klin. 451. 1920. Naturwiss. 8. 696. 1920; 9. 193. 1921.
24. Fletcher, W. M. und G. Hopkins. Journ. of phys. 35. 247. 1906.
25. Hill und Hartree, ebenda 54. 84. 1920. 55. 133. 1921.
26. Benedict und Emmes, Americ. Journ. of physiol. 38. 52. 1915.
27. Hill, A. V., Journ. of physiol. 42. 1. 1911.
28. Derselbe, Ebenda 46. 4351. 1914.
29. Oppenheimer, C., Der Mensch als Kraftmaschine. Thieme. Leipzig 1921.
30. Zuntz, L., Gaswechsel und Energieumsatz des Radfahrers. Berlin. 1899.
31. Waller, A. D., Proc. of the roy. soc. Ser. B. 91. 166 und 229. 1920.
32. Weber, E., Arch. f. Anat. und Phys. Phys. Abt. 290. 1914.
33. Hellsten, A. F., Skand. Arch. 22. 694. 1909.
34. Liebig, J., Über Gärung, Quelle der Muskelkraft und Ernährung. München 1869.
35. Pflüger, E, Sein Arch. 50. 98. 1891 und 51. 229. 1892.
36. Verworn, M., Die Biogenhypothese. Jena 1903.

37. **Embden, G.** mit **Kalberlah, Engel** und **Kondo**. Bioch. Ztschr. **45**. 45. u. 63. 1912. Weitere Arbeiten Ztschr. f. phys. Chem. **93**. 1915, **98**. 1916 und **113**. 1921.
38. **Schmitz, E.,** Berl. klin. W. **58**. 341. 1921.
39. **Weizsäcker, V.,** Pflüg. Arch. **141**. 457. 1911. **147**. 135. **148**. 535. 1912. Münch. med. Woch. Nr. 9. 1914.
40. **Krogh, A.** und **J. Lindhard,** Journ. of phys. **53**. 431. 1920.
41. **Finkler** und **Ortmann,** Pflüg. Arch. **14**. 72. 1877.
42. **Pflüger, E.,** ebenda 9.
43. **Chauveau,** Compt. rend. Academ. d. Scienc. **122**. 58. 1896.
44. **Lefèvre, J.,** Chaleur animale et bioénergétique. Paris. Masson 1911.
45. **Porges, O.,** Bioch. Ztschr. **27**. 131. 1910.
46. **Grafe** und **Denecke,** D. Arch. f. klin. Med. **118**. 249. 1915.
47. **Weiss, S.,** Bioch. Ztschr. **101**. 7. 1919.
48. **Derselbe,** Bioch. Ztschr. **121**. 40. 1921.
49. **Orr, J. B.** und **J. P. Kinloch,** Brit. med. journ. Nr. 3158. 39. 1921.
50. **Lindhard, J.,** Pflüg. Arch. **161**. 233. 1915.
51. **Chauveau,** Compt. rend. **125**. 1070; **126**. 795. 1072. 1118. 1898.
52. **Zuntz** und **Loeb,** Arch. f. Anat. und Phys. Phys. Abt. 571. 1894.
53. **Heinemann,** Pflüg. Arch. **83**. 441. 1901.
54. **Frentzel** und **Reach,** ebenda 477.
55. **Anderson** und **Lusk,** Journ. of biol. Chem. **32**. 421. 1917.
56. **Krogh, A.** und **J. Lindhard,** Biochem. Journ. **14**. 290. 1920.
57. **Orr, J. B.** und **J. P. Kinloch,** Journ. of the roy. army and nav. corps **36**. 81. 1921.
58. **von Fürth, O.,** Erg. d. Phys. **17**. 363. 1919.
59. **Fick** und **Wislicenus,** Vierteljahrschr. d. Zürich. naturf. Gesellschaft. X. 317. 1865.
60. **Pettenkofer** und **Voit,** Ztschr. f. Biol. **2**. 451. 1866.
61. **Caspari, W., Oppenheimers** Handbuch der Biochem. des Menschen und der Tiere. IV. 1. Hälfte. 806. 1911.
62. **Argutinski,** Pflüg. Arch. **46**. 552. 1890.
63. **Krumacher,** ebenda **47**. 454, 1890 und Ztschr. f. Biol. **33**. 108. 1896.
64. **Hirschfeld,** Virch. Arch. **114**. 301. 1889.
65. **Atwater, W. O.** und **H. C. Sherman,** The effect of severe and prolonged muscul work on food consumption, digestion and metabolism. U. S. Dep. of agric. Bull. 98. Washington 1901.
66. **Eckert, A.,** Ztschr. f. Biol. **71**. 137. 1920.
67. **Atwater** und **Benedict,** Exper. on metatolism of matter and energy in the human body U.S. Dep. of agric. Bull. **136**. 176. 1905.
68. **Thomas,** Arch. f. Anat. und Phys. Phys. Abt. 260. 1910.
69. **Kocher, R. A.,** D. Arch. f. klin. Med. **115**. 82. 1914.

B. Die pathologische Physiologie des Gesamtstoff- und Kraftwechsels bei der Ernährung des Menschen.

Einleitendes.

In den physiologischen Vorbemerkungen sind die Vorgänge und Gesetze kurz skizziert, die den normalen Stoffwechsel beherrschen und in der Regel auch vom pathologischen Geschehen nicht durchbrochen werden. Die Grenzen des Normalen sind dabei enger gezogen, als es für gewöhnlich geschieht. Wenn wirklich Kranksein das Leben unter veränderten Bedingungen ist, wie jetzt die geläufigste Definition lautet [vgl. z. B. **Martius** (1), **Krehl** (2),

Kraus (3) u. a.], so hängt alles davon ab, festzustellen, wie weit die mittlere Breite der Norm reicht, und wo die inneren und äusseren Lebensfaktoren anfangen, anders zu wirken. Für solche Studien ist es zweckmässig, als Indikator die Änderung der Reaktionsart des Organismus zu nehmen. Pathologische Bedingungen sind solche, die zu deutlich erkennbaren Abweichungen der Funktion oder der Struktur führen, wobei es zunächst gleichgültig ist, ob dadurch die Leistungs- und Lebensfähigkeit beeinträchtigt (Krehl) wird oder direkte Gefährdung des Lebens (Virchow) eintritt oder keines von beiden.

Die weitgehende Konstanz des Stoff- und Kraftwechsels, die wir feststellen konnten, ist bedingt durch das Pflügersche Grundgesetz des lebendigen Lebens, dass die Zelle ihren Bedarf in weitgehender Unabhängigkeit von äusseren Faktoren selbst bestimmt (vgl. S. 12). Es ist klar, dass überall da pathologische Verhältnisse vorliegen, wo diese Selbststeuerung der Zelle beeinträchtigt ist, d. h. entweder eine erkennbare Einwirkung des äusseren Milieus infolge starker Abweichung desselben vom Durchschnitt der Norm vorliegt, oder der Regulationsmechanismus in der Zelle selbst gegenüber ganz normalen Aussenbedingungen geschädigt ist. So vermag die physiologische Pathologie die Grenzen der Gültigkeit des Pflügerschen Grundgesetzes aufzudecken, und es wird sich dabei zeigen, dass sie nicht so weit reichen, wie früher meist angenommen wurde.

Bei der ziemlich scharfen, zahlenmässig meist gut feststellbaren Umgrenzung der normalen Grösse des Stoff- und Kraftwechsels gelingt es hier meist leichter, zahlenmässig Abweichungen festzustellen als auf manchen anderen Gebieten des krankhaften Lebens.

Die Anomalien, die hier denkbar sind, liegen im wesentlichen in vierfacher Richtung. Erstens können die äusseren Faktoren so wesentlich von der mittleren Breite der Norm abweichen, dass die Zelle aus ihrer gewohnten Funktionsbahn abgelenkt wird. Als Beispiel sei der Einfluss einer extrem abweichenden Ernährungsform (langdauernder Hunger einerseits, hochgradige Überernährung andererseits) genannt.

Zweitens kann einer der zahlreichen Faktoren, auf deren fein abgestimmtem Zusammenwirken die weitgehende Konstanz des normalen Stoff- und Kraftumsatzes beruht, eine Änderung erfahren, sei es, dass seine Wirksamkeit grösser oder kleiner wird wie in der Norm. Dies ist natürlich nur dann zu erkennen, wenn nicht kompensatorisch andere Faktoren regulierend eintreten. Hierher gehören viele Störungen auf dem Gebiete der inneren Sekretion und des Zentralnervensystems.

Drittens kann auch bei normalen Regulationsapparaten die Funktion eines Organs oder eines Organsystems so gesteigert sein, dass sich das auch im Gesamtstoffwechsel des ganzen Körpers ausprägt (vgl. z. B. gewisse Blutkrankheiten). Schliesslich können, meist wohl von aussen, ganz neuartige Momente, sei es im Sinne der Reizwirkung oder der Hemmung im Betriebe

des Organismus auftreten und ihn beeinflussen, wie es z. B. bei Infektionskrankheiten, Karzinom usw. der Fall ist.

Selbstverständlich lassen sich diese vier Hauptursachen für die Anomalien
des Stoff- und Kraftwechsels in quantitativen Beziehungen sehr häufig nicht
trennen, manche wirken vereint, oder die eine hat die andere zur Folge, aber
ein Faktor dominiert doch meist deutlich. Das, was wir nach aussen als
Reaktion erkennen, ist eine Abweichung vom Normalwert im Sinne einer
Steigerung oder einer Erniedrigung. Diese Wirkung kann eine direkte oder
eine indirekte sein, oder beides kann sich miteinander kombinieren. Das
schädigende Agens kann als solches die Anomalie herbeiführen (bei passiv
sich verhaltendem Organismus), oder die Abweichung von der Norm stellt
eine aktive (Abwehr-) Reaktion des Körpers dar. Letzteres ist sicher sehr
häufig der Fall, denn die teleologische Mechanik der lebendigen Natur (4)
spielt in der pathologischen Physiologie mindestens eine so grosse Rolle wie
in der normalen. Das lässt sich mit zahlreichen Beispielen auf allen Gebieten
des pathologischen Geschehens belegen. Auf keinem Gebiete ist aber der
Mechanismus so undurchsichtig und die Entscheidung, ob das pathologische
Verhalten direkte Wirkung oder Selbststeuerungsvorgang ist, so schwer zu
treffen, wie im Bereiche der Pathologie des Gesamtstoff- und Kraftwechsels.
Nicht einmal für einen so weit verbreiteten Vorgang wie das Fieber können
wir diese Frage befriedigend beantworten.

Wenn ich bei der Gliederung des Stoffes von der gewöhnlich geübten
Methode, nach Krankheiten zu ordnen, abweiche und versuche, die pathologischen Vorgänge, statt sie einfach aufzuzählen, mehr nach den oben genannten genetischen Gesichtspunkten zu behandeln, so bin ich mir dabei
wohl bewusst, dass eine einheitliche Erklärung nicht überall möglich ist und
dass wir heute noch weit davon entfernt sind, alles kausal erklären zu können.
So muss die Darstellung, die natürlich nur auf dem gegenwärtigen Stande
unserer Erkenntnis basieren kann, in vielen Punkten den Charakter nur vor-
läufiger Feststellungen haben und viele Entscheidungen der Zukunft überlassen.
Es bleibt vor allem eine Gruppe von Krankheitsprozessen übrig, deren Wirkung
wir vorläufig nur mit dem Verlegenheitswort „toxisch" bezeichnen können.

Manchmal lässt sich nicht vermeiden, dass die gleiche Krankheit, sofern
sie verschiedene Ursachen hat und daher in verschiedener Form auftritt (wie
z. B. die Fettsucht) an mehreren Stellen zur Besprechung kommt. Solche,
bei denen anscheinend überhaupt keine Anomalien des Gesamtstoff- und Kraftwechsels vorkommen, wie z. B. bei der Gicht ohne Fieber [Magnus-Levy (5)],
sind überhaupt nicht erwähnt.

Literatur.

1. Martius, Konstitution und Vererbung. Springer. 1914.
2. Krehl, L., Pathologische Physiologie. Leipzig, Vogel. 1916.

3. Kraus, F., Allgemeine und spezielle Pathologie der Person. Klinische Syszygiologie. Leipzig, Thieme. 1919.
4. Pflüger, E., Die teleologische Mechanik der lebendigen Natur. Bonn, Cohen. 1877.
5. Magnus-Levy, A., Zeitschr. f. klin. Med. **60**. 192. 1906.

I. Das Verhalten des Stoff- und Kraftwechsels bei starker Abweichung der Nahrungszufuhr von dem Durchschnitte der Norm.

Die Ernährung ist normal, wenn der chemische und kalorische Gehalt der Nahrung gerade ausreicht, um beim erwachsenen Menschen mit normalem Ernährungszustand ein Gleichgewicht zu erzielen, um beim wachsenden Organismus noch ausserdem dem Ansatzbedürfnis zu genügen, und um beim unterernährten Körper gleichzeitig auch verlorenes Gewebe wieder zu ersetzen.

Das erstaunlich fein funktionierende Regulativ, welches die Grösse der Nahrungszufuhr dem jeweiligen Bedarf anpasst, ist der Appetit. Das Hungergefühl hat anscheinend eine doppelte Wurzel, eine periphere (Füllungszustand des Magens usw.) [vgl. darüber vor allem die interessanten Ausführungen von Cannon (1)], sowie eine zentrale [Einwirkung des Nährstoffgehaltes des Blutes auf das Grosshirn, Müller (2)]. Pawlow (3) postuliert geradezu ein Hungerzentrum, das er in Parallele zum Atemzentrum setzt. Es ist nicht scharf umgrenzt, sondern soll sich über einen grossen Teil des Zentralnervensystems erstrecken auch ausserhalb der Grosshirnhemisphären.

Wir kennen eine Reihe von Zuständen, bei denen aus äusseren Gründen oder inneren Ursachen (Appetitanomalien) die Nahrungsaufnahme von der oben bestimmten, ziemlich scharf begrenzten, relativ schmalen Breite der Norm abweicht, sei es nach unten (Hunger und Unterernährung) oder nach oben (Überernährung), und es erhebt sich die Frage, wie der Organismus auf starke Veränderungen dieser wichtigen physiologischen Reizgrösse reagiert, ob auch hier noch das Pflügersche Grundgesetz seine volle Gültigkeit behält.

Literatur.

1. Cannon, W. B., Bodily Changes in pain, hunger, fear and rage. An account of recent researches in the function of emotional excitement. Appleton u. Cie. New York. 1915.
2. Müller, L. R., Das vegetative Nervensystem. S. 285. Berlin, Springer. 1920.
3. Pawlow, J. P., Journ. de psych. 18. 273. 1921.

a) Der Einfluss des Hungers.

Der Hungerzustand bietet den Vorteil besonders übersichtlicher Versuchsverhältnisse, da so komplizierte Vorgänge wie Resorption und intermediäre Umwandlung der Nahrung vollkommen ausgeschalten sind, und ist daher schon lange zum Gegenstand eingehender Untersuchungen auch beim Menschen gemacht worden [ältere Lit. bis 1881 bei Voit (Z.), 1881—1902 bei Weber (Z.), 1902—1915 bei Benedict (Z.)].

Die Ursachen für das Fehlen jeder Nahrungsaufnahme beim Menschen können sehr verschiedenartig sein: Krankheiten, vor allem psychischer Art (insbesondere Stuporen und Melancholien), hypnotische Zustände (Fakirismus usw.), Unglücksfälle, religiöse Riten, verschrobene Ansichten auf dem Gebiete der Diätetik, wissenschaftliches Studium usw. Für letzteres eignen sich vor allem die berufsmässigen Hungerkünstler, von denen einige wie Succi, Cetti, Breithaupt, Jaques und Levanzin eine besondere Berühmtheit erlangt haben. Die meisten Untersuchungen beziehen sich nur auf die ersten Hungertage und das Verhalten des Gewichts und der Harnbestandteile. Respiratorische Untersuchungen, die über die erste Hungerwoche hinausreichen, liegen nur wenige vor [Beobachtungen von Lehmann, Müller, Munk, Senator und Zuntz (1) bei Cetti (10 Tage), von Grafe (2) bei einer Stuporösen (20 Tage), von Benedict (3) bei Levanzin (31 Tage) und Tigerstedt (4) (24 Tage)].

Besonders die eingehenden Untersuchungen von Benedict haben ein gewaltiges Beobachtungsmaterial zusammengetragen, so dass heute in den wichtigsten Punkten ein klares Bild über die respiratorischen und energetischen Verhältnisse im Hungerzustand zu gewinnen ist.

1. Das Verhalten des Gewichts.

Zweifellos ist von allen Folgen des Hungers am auffallendsten und am leichtesten feststellbar die Abnahme des Körpergewichts. Hier steht ein ausserordentlich grosses Beobachtungsmaterial zur Verfügung, besonders für die ersten Hungertage des Menschen [Nicolson (5), Sadovyen (6), N. Paton und Stockmann (7), Luciani (8), Praussnitz (9), Ajello und Solaro (10), Daiber (11), Lehmann-Müller-Munk-Senator-Zuntz (1), Hoover und Sollmann (12), Johansson-Landergren-Sondén-Tigerstedt 13), E. und O. Freund (14), van Hoogenhuyze und Verploegh (15), Brugsch (16), Cathcart (17), Benedict (18), Grafe (2), Benedict (3), Watanabe und Sassa (19), Tigerstedt (4)]. Allerdings sind die Beobachtungen nicht alle von gleicher Wertigkeit, da nicht immer die Wägungen unter ganz exakten Verhältnissen (nackt, nüchtern, nach Harn- und Stuhlentleerung usw.) vorgenommen sind.

Die Gewichtsabnahme pflegt an den beiden ersten Hungertagen in der Regel am grössten zu sein, was ja ohne weiteres verständlich ist, denn hier macht sich der Einfluss der voraufgehenden Nahrung in ausgesprochenem Masse geltend (Abnahme durch Entleerung des Darmes usw.). An dem grossen Materiale von Benedict (18) betrug am ersten Hungertag die Gewichtsabnahme im Durchschnitt 1,05 kg, am zweiten 1,004 kg, am dritten etwa 800 g. Solche Mittelzahlen haben allerdings wenig Wert, da je nach Ernährungszustand, voraufgegangener Nahrungsaufnahme, Wassergehalt des Körpers im Einzelfalle die Zahlen nach beiden Seiten sehr weit vom Mittelwert sich entfernen können. Klare Gesetzmässigkeiten treten erst in Hungeruntersuchungen hervor, die über die erste Woche hinaus sich erstrecken. Die Kurve der Gewichtsabnahme zeigt dann, von kleineren Schwankungen abgesehen, meist einen sehr charakteristischen Verlauf. Sie fällt in den ersten 5—7 Tagen ziemlich steil ab und nähert sich dann allmählich einer geraden Linie, die einen spitzeren Winkel zur Abszisse bildet. Der Verlauf ist so regelmässig, dass man in einzelnen Fällen die Formel für die Kurve annähernd berechnen konnte. So gibt B e n e d i c t für Levanzin (3) folgende Beziehung zwischen Gewicht (W) und Zeit (F) des Hungerns in Tagen an $W = 3,20 \ (10)^{-0,143\,F}$ $- 0,324\,T + 57,43$. Im Durchschnitt beträgt nach B e n e d i c t der Körpergewichtsverlust für die Versuche bis zum Jahre 1914 nach 14 Hungertagen 12,6%, nach 20: 15,6%, nach 30: 20,6%, nach 40: 25,3% (Succi in London). Ob ohne schwere Lebensbedrohung der Hunger noch länger ausgedehnt werden kann, steht noch dahin. Die längste beglaubigte Hungerzeit ist die von Mac Swiney, dem Bürgermeister von Cork, der nach 75 tägigem, freiwilligem Fasten am 25. X. 1920 im Gefängnis starb. Es scheint, dass nur einmal am 71. Hungertage eine zwangsweise Ernährung stattgefunden hat, die wohl kaum lebensverlängernd gewirkt haben wird. Nach Zeitungsnachrichten sollen noch andere Iren ähnlich lang gehungert haben. P ü t t e r (20) berechnet auf Grund der Gleichung $y = 100^{e-kt}$, in der y den Stoffbestand zur Zeit t, k den Intensitätsfaktor des Stoffwechsels, beim Menschen $= 0,012$—$0,013$, bedeuten, dass der Mensch die Hälfte seiner organischen Körperstoffe bis zum 54—58., 60% bis zum 71.—77. Hungertage aufgezehrt hat. So würde beim Menschen ähnlich wie beim Hunde das Leben noch mit so geringen Beständen einige Tage zu fristen sein.

Nach G. O e d e r (21) soll schon der Verlust von 45,4—48,2% des Sollgewichtes an die Grenze des Todes führen.

Etwas Allgemeingültiges lässt sich über diese Frage gewiss nicht ausmachen.

Merkwürdig ist, dass der viel kleinere Hund anscheinend viel länger zu hungern vermag; so gelang es z. B. H o w e und H a w k (22) in zwei Experimenten, Hunde noch 117 und 104 Tage am Leben zu erhalten, wobei Gewichtsabnahmen bis zu 60% eintraten.

In den Gewichtskurven bei längerer Dauer des Hungers finden sich häufig kleine Unregelmässigkeiten, vor allem an einzelnen Tagen Zunahmen, die natürlich lediglich durch Wasserretentionen bedingt sind. Ein länger dauernder Hunger ist im allgemeinen nur bei gleichzeitiger Wasseraufnahme erträglich, davon wird meist ein wechselnder Teil retiniert. Besonders gross können die Retentionen sein, wenn physiologische Kochsalzlösung gegeben wird [G r a f e (2)]. In diesem Versuche blieb bei rektaler Darreichung von täglich $^1\!/_2$—1 l dieser Flüssigkeit das Körpergewicht 7 Tage hindurch annähernd konstant.

2. Die Grösse des Umsatzes.

Die beiden wichtigsten Probleme, die das Studium des Gesamtstoff- und Kraftwechsels im Hunger aufgibt, betreffen die Höhe des Umsatzes im Verlauf der Hungerperiode, sowie die Art des im Körper zersetzten Materials. Für diese Fragen kommen natürlich nur Versuchsreihen in Betracht, die mindestens zwei Hungertage umfassen, der erste Hungertag ist ja vollständig von der voraufgegangenen Ernährung beeinflusst, so dass eine Wirkung der Nahrungsentziehung hier gar nicht klar in die Erscheinung tritt. Deutlich ist das wohl überhaupt erst nach dem 4.—5. Tage der Fall. Um für die Frage nach dem Verhalten der Wärmeproduktion im Verlaufe des Hungers einen klaren Überblick zu erhalten, habe ich in Tabelle 8 auf Seite 110/11 aus den bisher beim Menschen vorliegenden, mir im Original zugänglichen Hunger-Beobachtungen die Werte für die Wärmeproduktion, bezogen auf die Einheit des Körpergewichts und der Oberfläche, übersichtlich zusammengestellt. Die Zahlen von Luciani bei Succi wurden nicht mit aufgenommen, da von verschiedenen Seiten [vgl. z. B. Lehmann und Zuntz (1), Benedict (3, 18)] mit Recht Bedenken gegen die verwandte Methodik geltend gemacht worden sind. Es fehlt weiter das Beobachtungsmaterial von J. A. Pashutin (23) und V. V. Pashutin (24), da diese russisch erschienenen Arbeiten mir nicht zugänglich waren [Referat bei Benedict (25, S. 15′ u. ff.)]. Das gleiche gilt leider auch für die Untersuchung in finnischer Sprache von Tigerstedt (4), bei der ich auf das kurze Referat von Ylppö angewiesen bin. Verzeichnet sind nur Versuche, die mindestens zwei Tage dauerten. Der Berechnung der Oberfläche ist überall die Meehsche Formel zugrunde gelegt[1]), die innerhalb der Breite der in Betracht kommenden Gewichte wohl keine erheblichen Fehler bedingt. Die Versuchsreihen sind untereinander darum nicht ohne weiteres vergleichbar, da die Methodik sehr verschieden war (bei Cetti, Breithaupt und z. T. bei Levanzin kurzfristige, bei den anderen Versuchspersonen stets langdauernde Versuche). Über ein grösseres homogenes Material verfügt nur Benedict (18). In den beiden Schlussreihen sind die Durchschnittswerte sämtlicher Versuche für die Kalorienproduktion, bezogen auf Körpergewicht und Oberfläche, an den einzelnen Hungertagen berechnet. Hierbei ergibt sich nun die wichtige Tatsache, **dass im Durchschnitt von 19 Versuchsreihen die Intensität der Verbrennungen weder bei Zugrundelegung des Körpergewichts, noch der Oberfläche als Einheit während des Hungers konstant bleibt, sondern nach einer geringen Steigerung am zweiten Hungertag sukzessive absinkt,** um erst in der vierten Hungerwoche wieder eine geringfügige Steigerung aufzuweisen. Dabei ist allerdings zu bedenken, dass für die letzten Hungertage nur eine Beobachtungsreihe zur Verfügung steht (bei Levanzin). Beim

---

[1]) Wo die Berechnung vom Autor selbst nicht angestellt wurde, habe ich sie durchgeführt.

Vergleich des ersten und letzten Hungertages ergibt sich eine Abnahme von 23 % pro 1 kg Gewicht bzw. 30 % pro 1 m² Oberfläche. Benedict (26) führt diese Abnahme auf „a variation in intensity of a true stimulus to cellular activity" zurück. Nach Ylppös Referat scheinen auch die neuen Beobachtungen Tigerstedts (4) sich prinzipiell gleich zu verhalten, da sich hier die Wärmeproduktion während des Hungerns von 28,8 auf 22,6 Kal. pro kg sich verminderte[1]).

Der von Rubner (27) für das Tier aufgestellte Satz, dass die Wärmeproduktion im Hunger pro Kilogramm Gewicht gleich bleibt, ist anscheinend in dieser Verallgemeinerung auf den Menschen nicht anwendbar. Sicher gilt das Oberflächengesetz nicht für derartige abnorme Ernährungszustände. Darauf hat Rubner (27) schon früher selbst aufmerksam gemacht, und Benedict (28) an der Hand direkter Oberflächenmessungen kürzlich von neuem hingewiesen.

In dem Verhalten der Einzelversuche finden sich beträchtliche Unterschiede. Das Ansteigen am 2. Hungertage fehlt nur selten. Ein deutliches Absinken gegenüber dem 1. Hungertage setzt erst am 4. bzw. 5. Tage ein, am ausgesprochensten ist es in der 2., 7., 9. und 19. Reihe, ganz fehlt es in der 1. 3., 6. und 10. Reihe, von denen allerdings nur die 1. über den 6. Hungertag hinausführt, und es muss dahingestellt bleiben, ob nicht bei längerer Fortsetzung des Hungerns auch hier Erniedrigungen sich eingestellt hätten. Das individuell verschiedene Verhalten verschiedener Menschen, das so oft auf dem Gebiete des Stoffwechsels vorkommt und das Auffinden allgemeiner Gesetze so sehr erschwert, wenn nicht unmöglich macht, tritt auch hier deutlich in die Erscheinung. Leider sind wir noch weit davon entfernt, die Ursachen des Abweichens vom Durchschnitt aufzudecken, bzw. den Begriff der Individualität in seine Komponenten aufzulösen. Komplizierend kommt hinzu, dass häufig bei Hungernden Darmkoliken auftreten, die z. B. bei Cetti das merkwürdige Steigen der Werte am 7. und 8. Hungertage erklären könnten. Bei Breithaupt störte am 3. Tage noch ausserdem ein Schnupfen (1, S. 211). Ehe wir den Ursachen für das relative Absinken des Stoffwechsels im Hunger des Menschen nachgehen, erhebt sich die Frage, ob nicht auch bei Tieren Analogien vorliegen.

Schon v. Hoesslin (29) und E. Voit (30) haben gegenüber Rubner auf mehrere Versuche hingewiesen, in denen die Wärmeproduktion rascher sank als dem Körpergewicht und der Körperoberflächeneinheit entsprach; auch in einer eigenen Versuchsreihe Rubners (27) lagen die Verhältnisse ausgesprochen so. Weitere Beispiele finden sich bei Grafe und Graham (31), Hári (32), sowie Grafe und Eckstein (33); während z. B. in den langen Versuchsreihen Awrorows (34) die Werte annähernd konstant blieben. Ein

---

[1]) Leider geht aus dem Referat nicht hervor, an welchem Hungertage der niedrigste Wert erreicht wurde.

Tabelle 8. Das Verhalten der Wärme-

Personalien	Alter, Geschlecht	Anfangs-gewicht	Wärme-produktion pro kg u. (m²)	1.	2.	3.	4.
						Tag	
1. Cetti	26 Jahre, männl.	57,0 kg	Kal. p. kg	29,0 Kal.			
			(„ „ m²)	(902 „ pro m²)			
2. Breithaupt . .	21 Jahre, männl.	60,7 kg	Kal. p. kg	28,7 Kal.			
			(„ „ m²)	(904,8 „ pro m²)			
3. Cand. med. J. A.	26 Jahre, männl.	67,8 kg	Kal. p. kg	33,2	32,0	31,2	31,2
			(„ „ m²)	(1070)	(1039)	(1017)	(1008)
4. B. F. D. . .	21 Jahre, männl.	67,3 kg	Kal. p. kg	31,0	31,9	32,1	—
			(„ „ m²)	(1023)	(1046)	(1050)	
5. A. L. L. . .	22 Jahre, männl.	72,9 kg	Kal. p. kg	30,1	31,3	—	—
			(„ „ m²)	(1017)	(1052)		
6. A. L. L. . .	22 Jahre, männl.	73,8 kg	Kal. p. kg	26,6	29,8	28,3	27,5
			(„ „ m²)	(903)	(1009)	(956)	(924)
7. S. A. B. . .	23 Jahre, männl.	58,2 kg	Kal. p. kg	34,2	32,4	31,0	28,9
			(„ „ m²)	(1072)	(964)	(964)	(895)
8. S. A. B. . .	23 Jahre, männl.	59,1 kg	Kal. p. kg	31,9	31,1	30,6	29,7
			(„ „ m²)	(1005)	(975)	(955)	(922)
9. S. A. B. . .	23 Jahre, männl.	59,1 kg	Kal. p. kg	29,7	29,9	30,8	30,8
			(„ „ m²)	(941)	(946)	(969)	(966)
10. S. A. B. . .	23 Jahre, männl.	61,6 kg	Kal. p. kg	30,6	31,2	31,2	31,3
			(„ „ m²)	(980)	(993)	(987)	(982)
11. H. E. S. . .	19 Jahre, männl.	57,1 kg	Kal. p. kg	34,5	36,9	—	—
			(„ „ m²)	(1075)	(1143)		
12. C. R. Y. . .	18³/₄ J., männl.	69,3 kg	Kal. p. kg	28,5	31,5	—	—
			(„ „ m²)	(948)	(1037)		
13. A. H. M. . .	24 Jahre, männl.	62,0 kg	Kal. p. kg	28,1	29,5	—	—
			(„ „ m²)	(901)	(939)		
14. H. C. K. . .	21 Jahre, männl.	71,5 kg	Kal. p. kg	31,2	35,3	—	—
			(„ „ m²)	(1050)	(1183)		
15. H. R. D. . .	17 Jahre, männl.	55,6 kg	Kal. p. kg	34,6	34,9	—	—
			(„ „ m²)	(1070)	(1075)		
16. N. M. P. . .	18¹/₂ J., männl.	67,6 kg	Kal. p. kg	31,5	35,1	—	—
			(„ „ m²)	(1039)	(1149)		
17. D. W. . . .	20 Jahre, männl.	79,0 kg	Kal. p. kg	27,5	29,3	—	—
			(„ „ m²)	(945)	(1011)		
18. M. K. . . .	27 Jahre, weibl.	58,0 kg	Kal. p. kg)	—	—	—	—
			(„ „ m²)				
19. Levanzin . .	40 Jahre, männl.	59,6 kg	Kal. p. kg	27,1	26,6	26,4	25,2
			(„ „ m²)	(859)	(838)	(828)	(787)
Durchschnittszahlen:			Kal. p. kg	30,4	31,5	29,9	29,1
			(„ „ m²)	(948)	(1015)	(953)	(921)

prinzipieller Unterschied besteht also nicht zwischen Mensch und Tier (Hund und Kaninchen).

Die Möglichkeit, dass bei protrahiertem Hungern doch hin und wieder Ausnahmen von dem von ihm aufgestellten Gesetz von der relativen Konstanz des Umsatzes im Hunger vorkommen können, wird neuerdings auch von Rubner (35) anerkannt.

produktion an den einzelnen Hungertagen.

5.	6.	7. u. 8.	9. u. 10.	15. u. 16.	18. u. 19.	22. u. 23.	25.	30. u. 31.	Autor (Methodik)
				Tag					
28,4 Kal. (866 „ p.m²)		31,7 (969)	29,3 (889)	—	—	—	—	—	Lehmann und Zuntz (Zuntz-Geppert)
22,8 Kal. (712 „ p.m²)	—	—	—	—	—	—	—	—	„ „
31,2 (1011)	—	—	—	—	—	—	—	—	Tigerstedt-Johansson (Tigerst.-App.)
—	—	—	—	—	—	—	—	—	Benedict (Respirations-Kalorimeter)
—	—	—	—	—	—	—	—	—	„ „
—	—	—	—	—	—	—	—	—	„ „
—	—	—	—	—	—	—	—	—	„ „
28,0 (866)	—	—	—	—	—	—	—	—	„ „
29,0 (985)	27,5 (857)	28,0 (869)	—	—	—	—	—	—	„ „
—	—	—	—	—	—	—	—	—	„ „
—	—	—	—	—	—	—	—	—	„ „
—	—	—	—	—	—	—	—	—	„ „
—	—	—	—	—	—	—	—	—	„ „
—	—	—	—	—	—	—	—	—	„ „
—	—	—	—	—	—	—	—	—	„ „
—	—	—	—	—	—	—	—	—	„ „
—	—	22,9 (691,1)	—	24,7 (752)	26,6 (803)	—	—	—	Grafe (Jaquet-App.)
24,7 (770)	24,2 (749)	25,0 (772,5)	23,5 (727)	23,1 (704)	22,9 (688)	22,5 (673)	22,8 (680)	23,4 (690)	Benedict (Benedict-Respirations-App.)
27,25 (871)	25,7 (796)	26,9 (825)	26,4 (808)	23,9 (728)	24,7 (746)	22,5 (673)	22,8 (680)	23,4 (690)	

Ein ausgesprochenes Absinken des Stoffwechsels findet sich nach neueren Untersuchungen von A. Schlossmann und H. Murschhauser [(36) hier auch ältere Literatur] auch im Hunger des Säuglings. Die Versuche wurden in dem nach Regnault-Reisets Prinzip konstruierten Apparate der Düsseldorfer Kinderklinik angestellt. Der Kraftumsatz eines Kindes betrug nach 48 stündigen Hunger 60,8—62,2 Kal. pro kg bzw. 887—903,5 Kal. pro m², nach 72 stündigem Hunger 54,3 Kal. pro kg oder 792 Kal. pro m². In einer weiteren Versuchsreihe waren es nach 24 stündigem Hunger 59,5 Kal. pro kg, 891,0 Kal. pro m², nach 72 Stunden 52,1 Kal. bzw. 782 Kal., während nach reichlicher Ernährung die Zahlen bis 86,1 Kal. pro kg bzw. 1255 pro m² anstiegen. Parallel mit dem Gesamtstoffwechsel bewegten sich die Blut-zuckerwerte (nach 3 Stunden Hunger 0,090, nach 76 St. 0,047%). Versuche beim Säugling sind immer schwierig zu beurteilen, da eine vollkommene Ruhe so schwer zu erzielen ist. Die sehr exakt aufgenommenen Bewegungs-kurven zeigen aber, dass die Kinder während des grössten Teils der Ver-suche geschlafen haben, so dass die wenigen Minuten, in denen die Kinder in den früheren Hungerstunden vielleicht etwas weniger ruhig waren wie in den späteren, keine ausreichende Erklärung für das starke Absinken geben. Mit grösserem Rechte könnte auf das manchmal ausgesprochene Absinken der Analtemperatur (einmal bis 35,4°) als Ursache hingewiesen werden. Aber auch das ist wohl nur z. T. richtig, weil ein abnormes Absinken der Rektal-temperatur durchaus nicht immer vorhanden war, und weil vor allem die elektrisch gemessenen Hauttemperaturen stets in normaler Breite sich bewegten. Immerhin muss man zugeben, dass solche komplizierende Faktoren eine sichere Deutung erschweren.

Beim erwachsenen Menschen liegen die Verhältnisse aber in mancher Beziehung eindeutiger wie beim Tier und beim Säugling. Rubner (27, S. 275) hat zur Erklärung des relativ starken Absinkens der Verbrennungen bei einzelnen hungernden Tieren auf das häufige Absinken der Körpertemperatur bei längerem Hunger, sowie die Einschränkung der Bewegungen mit zunehmender Hin-fälligkeit der Tiere hingewiesen. Derartige Faktoren können zweifellos beim Tier eine Rolle spielen, und in vielen Versuchen fehlen entsprechende An-gaben darüber, so dass hier Rubners Einwände nicht zu widerlegen sind. Anders beim erwachsenen Menschen. Hier bleiben selbst in späten Hunger-tagen die Körpertemperaturen ganz normal und sinken nur um wenige Zehntel-grade gegenüber dem ersten Tage ab. Die Motilität ist vor allem in kurz-fristigen Versuchen von vornherein ausgeschaltet. Besonders beweisend aber sind die Verhältnisse während des Schlafes, die Benedict bei Levanzin fortlaufend untersucht hat. Hier finden wir bei Nacht im Bett-Kalorimeter im Durchschnitt der 3 ersten Hungertage 828 Kal. pro m² (1,09 Kal. pro kg und St.) gegenüber 637 Kal. (bzw. 0,89 Kal.) am 25. Tage und 697 Kal. (bzw. 0,98 Kal.) im Durchschnitt der 3 letzten Hungertage; auch die An-nahme eines herabgesetzten Muskeltonus gibt für das Absinken keine Er-klärung, denn wie später (S. 402) noch gezeigt wird, ist der Muskeltonus, insofern keine äussere Arbeit geleistet wird, ohne Einfluss auf die Umsatz-grösse.

Wir müssen daher nach anderen Gründen suchen. Wenn die Beziehung auf Körpergewicht und Oberfläche im langdauernden Hunger keine konstanten

Werte mehr ergibt, liegt der Gedanke nahe, dass hier vielleicht die Menge des lebendigen Protoplasmas die entscheidende Rolle spielt. Man müsste also annehmen, dass das wertvollste Körpermaterial in den Versuchen mit unverhältnismässig grossem Absinken der Oxydationen in stärkerem Masse eingeschmolzen wird wie die übrige Körpermasse. Soweit Analysen und Berechnungen bei Tieren und Menschen vorliegen [vgl. vor allem Rubner (27) und Voit (30)], hat sich aber stets gezeigt, dass N-Gehalt und Körpergewicht in ungefähr gleichem Masse im Hunger absinken. Nach Voits Berechnungen kamen bei Cetti am 1. und 2. Hungertage 128, an den beiden letzten Hungertagen 116 Kal. auf 100 g Organstickstoff, die entsprechenden Zahlen für Breithaupt sind 127 bzw. 91 Kal., bei Levanzin entfallen nach meiner eigenen Berechnung am 1. Hungertag 107, am 16. 92, am 31. 93 Kal. auf 100 g Körperstickstoff.

Aus diesen Analysen und Berechnungen geht nun unzweideutig hervor, dass gleichgültig, auf welche Einheit man die Intensität der Verbrennungen bezieht, in vielen Fällen die Werte nicht konstant bleiben, sondern mehr oder weniger erheblich absinken. Das bedeutet aber nichts anderes, als dass das lebendige Protoplasma unter dem Einflusse einer länger dauernden Nahrungsentziehung seine Zersetzungsgrösse herabsetzt, teleologisch gesprochen, sich den ungünstigen Ernährungsverhältnissen anzupassen vermag. Wir haben also einen ausgesprochenen Einfluss der Nahrungsentziehung auf den Umsatz von Nährstoffen in der Zelle und damit eine Abweichung von Pflügers Grundgesetz, welches die weitgehende Unabhängigkeit des Zellstoffwechsels postuliert. Pflüger (37) selbst ist diese Ausnahme nicht entgangen. Er spricht selbst von einer „Anpassung des Stoffwechsels an die Not" (37, S. 474). Wie das zustande kommt, und warum hier so grosse individuelle Verschiedenheiten bestehen, lässt sich vorläufig nicht sagen. Es ist nicht ausgeschlossen, dass primäre Ernährungsstörungen der Drüsen mit innerer Sekretion, speziell der Schilddrüse, die auslösende Ursache sind. Meines Erachtens ist dieses Rätsel aber nicht grösser wie das andere, das in Pflügers Grundgesetz steckt. Klar ist hier nur der Sinn für den Organismus. Dieser kann vermöge dieser Anpassung den Hunger länger und besser ertragen. Wir haben hier also ein besonders deutliches Beispiel für die Selbststeuerung des Organismus in der lebendigen Natur (Pflüger). Die Einschränkung der Zelltätigkeit verrät sich in deutlichem Masse auch bei den einzelnen Organfunktionen. Während des Hungerns sinken auch die Werte für Puls- und Atemfrequenz, sowie Blutdruck deutlich ab [Cathcart (17), Benedict (3, S. 103)], um erst gegen Ende einer langen Hungerzeit wieder etwas anzusteigen.

3. Art und Menge der zersetzten Körpersubstanzen.

α) Die Kohlenhydrat- und Fettverbrennung.

Welcher Art ist das Nährmaterial, mit dem der Stoffwechsel im Hunger bestritten wird? Der Körper lebt von seinen eigenen Gewebsbeständen, die nach ganz bestimmten Gesetzen in den Verbrennungsprozess eintreten. Zuerst kommen als leichtest oxydables Material die Glykogendepots an die Reihe. In 2—3 Tagen sind sie in der Regel bis auf kleine Reste aufgebraucht, so dass dann die Kohlehydratverbrennung im Körper nahezu 0 ist; nur beim Säugling ist noch am 3. Hungertag die Glykogenzersetzung ausserordentlich hoch [Schlossmann und Murschhauser (36)], während sie sich z. B. in Benedicts grossem Versuch an Levanzin am 1. Hungertag mit 16,5%, am 2. mit 10,1%, am 3. mit 9,6% am Gesamtumsatz beteiligt. Immerhin zeigt der respiratorische Quotient an, dass auch in späteren Hungertagen (11.—13.) manchmal noch geringfügige Mengen Körperglykogen der Zersetzung anheimfallen [Grafe (2), Benedict (3)]. Das Hauptnährmaterial ist von Anfang an das Fett, das in steigendem Masse mit etwa 72—90% die Wärmeproduktion bestreitet. Erst wenn die Fettmengen im Körper zur Neige gehen, kann die Quote wieder absinken. Je kleiner die Organismen sind, um so eher rückt dieser Zeitpunkt heran. Beim experimentellen menschlichen Hunger hat man es bisher nie so weit kommen lassen. Tigerstedt (4) berechnete für seine Versuchsperson den Gesamtkalorienverbrauch in 24 Hungertagen auf 40092 Kal. Davon entfielen 1230 (= 3,1%) auf Kohlenhydrate, 5248 (13,1%) auf Eiweiss, 33614 (= 83,8%) auf Fettverbrennung.

β) Der Eiweissumsatz.

Am besten ist man aus naheliegenden Gründen über das Verhalten des Eiweissstoffwechsels im Hunger unterrichtet. Hier liegt ein ausserordentlich grosses Beobachtungsmaterial vor, das an dieser Stelle im einzelnen nicht berücksichtigt werden kann [vgl. die zusammenfassenden Darstellungen, zuletzt von Benedict (3), später noch den Hungerversuch von Watanabe und Sassa (19) und von Tigerstedt (4)]. Die für die Grösse des Eiweissumsatzes entscheidenden Faktoren sind Ernährungszustand (vor allem Glykogen- und Eiweissgehalt des Körpers), Grösse der vorhergegangenen Eiweisszufuhr, sowie Körpergewicht und Geschlecht. Besonders die ersten 4 Tage stehen noch stark unter dem Einfluss der Zusammensetzung der voraufgegangenen Ernährung, vor allem deren Gehalt an Kohlenhydraten und Eiweiss. War letzterer nicht allzu gross, so finden wir meist das Maximum der N-Ausscheidung am 3. bis 5. Hungertage. Das trifft zeitlich zusammen mit der zunehmenden Erschöpfung der Zuckervorräte, so dass zuerst Praussnitz (38), später vor allem Landergren (39) wohl mit Recht hier einen ursächlichen Zusammenhang angenommen haben. Die absoluten Werte für die Ausscheidung am

5.—7. Hungertage bewegen sich bei Männern meist zwischen 10—12 g, bei Frauen zwischen 7—8 g, dann sinken die Werte gewöhnlich ab, können aber, wie z. B. bei Levanzin noch bis zum 14. Hungertage über 10 g pro die betragen. Vom etwa 8.—10. Tage an bildet sich eine gewisse Konstanz mit nur ganz allmählichem Absinken der Zahlen heraus; je nach der Diurese treten auch Schwankungen häufiger zutage. Eine besonders gleichmässige Kurve findet sich bei Levanzin, der ebenso wie Succi am 30. Hungertage noch etwa 7—8 g N ausscheidet, während es bei Tigerstedts Versuchsperson am 20. Hungertage nur noch 5,43 g waren. Bezogen auf die Einheit des Körpergewichts zeigt sich auch mit zunehmender Dauer des Hungerns eine gewisse Abnahme (so z. B. bei Levanzin am 4. Hungertage 0,207 g, am letzten 0,146 g N pro kg Gewicht). Man könnte versucht sein, dies relativ starke Absinken mit der Annahme einer unverhältnismässig grossen Eiweisseinschmelzung während der ersten Hungerzeit zu erklären. Dagegen spricht aber, dass, wie sich leicht berechnen lässt, ebenso wie bei den meisten Hungerversuchen [vgl. z. B. Voit (30)] auch bei Levanzin in den ersten Hungertagen die Eiweisseinschmelzung annähernd parallel der Abnahme der übrigen Körpermasse geht. Deshalb ist die Annahme am richtigsten, dass, ähnlich wie beim Gesamtstoffwechsel auch beim Eiweissumsatz der menschliche Organismus die Fähigkeit hat, seine Zersetzungsgrösse dem immer mehr sich vermindernden Nahrungsvorrat anzupassen.

Von Interesse ist weiter die Beteiligung des Eiweisses am Kraftwechsel. Hierfür sind dieselben Faktoren massgebend wie für die Höhe des Eiweissumsatzes allein. Im allgemeinen bewegen sich die Zahlen für die ersten zwei Hungerwochen zwischen 15—20%, dann sank in Grafes Beobachtung (2) die Relation langsam auf 10%, während z. B. bei Levanzin die Werte nie unter 14,4% herabgingen.

Vergleicht man die Beziehungen zwischen Eiweissumsatz und Gesamtstoffwechsel beim Hunger des Menschen mit den entsprechenden Verhältnissen bei den gewöhnlichen Versuchstieren, so liegen hier die Dinge viel komplizierter. Der ausschlaggebende Faktor scheint dabei die Körpergrösse zu sein. Wenn der Voitsche Satz (62), dass die Eiweissverbrennung gegenüber der Fettverbrennung relativ um so grösser ist, je kleiner das Tier und umgekehrt, in der allgemeinen Form, wie Rubner (41) gezeigt, auch nicht richtig ist, so gilt er doch sicher für den protrahierten Hungerzustand nach Ablauf der ersten Tage.

Besonders deutlich zeigt das der folgende Versuch (Tab. 9) von Rubner bei einem Kaninchen (27, S. 273).

Während das Körpergewicht um 25% absinkt, steigt bei einem auf die Gewichtseinheit bezogenen, gleichbleibenden Stoffwechsel die Eiweissverbrennung um fast das Sechsfache an. In einem anderen Versuche wurde am Tage vor dem Tode sogar $^3/_4$ des Umsatzes vom Eiweiss bestritten.

Tabelle 9.

Hungertag	Mittleres Gewicht	Kalorien aus Eiweiss	Kalorien aus Fett	Summe	Kalorien pro kg
1.	2028	5,5	124,2	129,7	63,8
3.	1930	16,5	103,2	119,8	62,0
4.	1841	16,5	98,4	114,9	62,4
7.	1517	32,0	62,4	94,4	62,2

Später hat vor allem E. Voit (30) der Frage des Zusammenhangs zwischen Eiweissbestand, Fettbestand und Energieverbrauch eingehende Studien gewidmet. Zuletzt hat sich P. Hári (32) ausführlich mit diesen Beziehungen beschäftigt und kam zu dem Resultate, dass die Grösse des minimalen, auf 1 qm bezogenen Energieumsatzes von der Körpergrösse unabhängig, dagegen direkt von der Menge des zerfallenen Körpereiweisses abhängig sei. Diese Steigerung des Energieumsatzes soll nicht nur durch die Mehrverbrennung von Eiweiss, sondern auch von Fett im Sinne einer spezifisch dynamischen Wirkung bedingt sein. Eine derartige Gesetzmässigkeit vermag ich aber nicht einmal in Háris eigenen Versuchen, geschweige denn in den übrigen Beobachtungen der Literatur zu finden, wenn auch nicht geleugnet werden kann, dass hin und wieder derartiges vorkommt. Es ist eben ausserordentlich schwer, die Verhältnisse beim Hungertier unter einheitliche Gesichtspunkte zu bringen.

Sicher scheint nur das eine, dass die Eiweisszersetzung im späteren Hungerstadium um so eher ansteigt, je kleiner das Tier ist. Dieser Neuanstieg der Eiweissverbrennung ist aber bisher bei keinem der mitgeteilten Hungerversuche des Menschen erreicht worden, und zwar aus sehr naheliegenden Gründen; er tritt bei der Grösse des Menschen wahrscheinlich erst sehr spät in die Erscheinung und bedeutet zugleich drohende Lebensgefahr, die natürlich in allen Experimentaluntersuchungen unbedingt vermieden werden sollte. Es ist aber sehr wahrscheinlich, dass kurz vor dem erzwungenen Hungertode auch beim Menschen die Dinge prinzipiell gleich wie beim kleinen Tiere liegen können, wenn auch gewiss nicht in allen Fällen.

Deshalb hat auch für die menschliche Pathologie die Frage des sog. prämortalen Eiweisszerfalls eine Bedeutung.

Frerichs (42) scheint als erster die auffallende Steigerung der Eiweisszersetzung eines verhungernden Tieres beschrieben zu haben. Genauer wurde sie erst von C. Voit (43) und Rubner (44) studiert. Den Ausdruck „prämortale Steigerung" hat erst May (45) eingeführt.

Dies Verhalten des Eiweissstoffwechsels kommt bei allen bisher untersuchten Tierarten (Kaninchen, Hund, Meerschweinchen, Katze und Huhn) vor [Lit. bei P. Hári (46)], aber durchaus nicht bei jedem Tier dieser Arten. Auch die Weise, wie er sich äussert, ist sehr verschieden [vgl. z. B. Hey-

mans (47), Schulz (48), Kaufmann (49), Tigerstedt (50)]. Die Zunahme des Eiweissumsatzes kann früher oder später einsetzen, langsam oder
rasch höhere Werte erreichen, die höchsten meist unmittelbar vor dem Tode.
Streng genommen würde nur für diese letzten Tage der Ausdruck prämortal
zutreffen, und es fragt sich, ob es richtig ist, zwischen diesen letzten Tagen
mit den höchsten Zahlen und den ersten Tagen einer eben ansteigenden
Kurve einen prinzipiellen Unterschied zu machen.

Akzeptiert man die herrschende, von Voit (43) zuerst ausgesprochene
Deutung, dass mit zunehmendem Fettschwund in steigendem Masse das
Körpereiweiss für die Energieproduktion herangezogen wird, so besteht zur
Annahme zweier verschiedener Ursachen der vermehrten Eiweisseinschmelzung
kein Grund. Anders steht es mit der Theorie von Schulz (48), der sich in
letzter Zeit auch Pütter (20) angeschlossen hat. Dieser erblickt die Ursache
in einem allgemeinen, progredienten Zelluntergang infolge Selbstvergiftung
des Organismus. Schulz stützt seine Auffassung einmal auf Beobachtungen
Swirskys (51), der in den letzten Hungertagen grosse Eiweissmengen im
Urin fand, ferner auf die Befunde von Koll (52), dem es nicht gelang, durch
subkutane Fettzufuhr das Ansteigen der N-Ausscheidung zu verhindern, weiter
auf die Angaben von Schwartz (53), dass bei rektaler Einverleibung von Rohrzucker beim Kaninchen die respiratorischen Quotienten nicht über 0,8 heraus-
gehen, vor allem schliesslich auf eigene Versuche, in denen auch bei reichlicher Zuckerzufuhr und Erhaltung des N-Bestandes im Organismus schliesslich die prämortale Eiweisseinschmelzung in die Erscheinung trat. Auf eine
Kritik der Schulzschen Theorie kann hier nicht näher eingegangen werden
[vgl. dazu Weber (Z.)], erwähnt sei nur, dass M. Kaufmann (49) bei seinen
Kaninchenversuchen mit Zuckerfütterung das entgegengesetzte Resultat erhielt
wie Schulz. Die grosse Schwierigkeit in der Beurteilung des Einflusses
aller solcher Massnahmen liegt darin, dass besonders beim hungernden
Kaninchen der Tod häufig viel früher eintritt, ehe die charakteristische
N-Kurve sich herausgebildet hat; besonders gilt das für kleine, schlecht ernährte Tiere. Darmstörungen, allgemeine Schwäche sind hier oft der Grund.
Eine Beweiskraft kommt daher nur länger dauernden Versuchen an kräftigen
Tieren zu, gerade bei solchen Tieren gelang es aber Kaufmann, den N-Umsatz
bis zum Tode immer mehr herabzudrücken.

In neuester Zeit sind dann Mansfeld und Hamburger (54) mit einer
neuen Erklärung des sog. prämortalen Eiweisszerfalls hervorgetreten. Ihrer
Ansicht nach soll dies Verhalten des Eiweissstoffwechsels von der Schilddrüse
ausgelöst werden, da bei schilddrüsenlosen Tieren (untersucht wurden drei
Kaninchen und ein Hund) ein ausgesprochener prämortaler Anstieg fehlte.
Wenn auch nicht geleugnet werden kann, dass in quantitativer Beziehung
grosse Unterschiede gegenüber den Kontrolltieren mit Schilddrüse bestehen,
so ist doch, worauf schon Hári (32) hingewiesen hat, in allen Versuchen

auch an thyreoektomierten Tieren ein Anstieg der Werte in den letzten Tagen unverkennbar. Somit bestehen keine prinzipiellen Unterschiede.

Nach alledem hat auch heute noch die Voitsche Theorie die meiste Wahrscheinlichkeit für sich. Ob sie restlos alle Erscheinungen erklärt, mag allerdings dahingestellt bleiben. So ist meines Erachtens auch eine oxydative Schwäche in bezug auf die Zersetzung des besonders schwer angreifbaren Fetts in den Tagen mit prämortalem Eiweisszerfall in Erwägung zu ziehen.

γ) Die Frage qualitativer Störungen im Hungerstoffwechsel.

Aus dem Bisherigen geht hervor, dass, wie es ja von vornherein zu erwarten war, im Hunger im wesentlichen die gleichen Substanzen zersetzt werden wie bei normaler Ernährung. Es fragt sich aber, ob der Hungerstoffwechsel nicht daneben noch besondere Eigentümlichkeiten aufweist.

Kriterien dafür bietet uns die Untersuchung des Harns, des respiratorischen Gaswechsels und der Vergleich der direkten und indirekten Kalori-metrie. Als pathologische Substanzen im Harn erscheinen oft in grosser Menge die Acetonkörper [neueste Lit. darüber bei Benedict (3)], ein Beweis, dass Fette und Aminosäuren wie überall da, wo Kohlenhydrate nicht in nennenswerter Menge zersetzt werden, auch im Hunger nicht zu den Endprodukten oxydiert werden. Die Mengen können so gross sein, dass auch der respiratorische Quotient dadurch beeinflusst wird. Dieser Faktor lässt sich berechnen [Grafe (2)], wenn man bestimmt, wie gross Sauerstoffaufnahme und Kohlensäureabgabe wären, wenn die im Harn gefundenen Acetonkörper vollständig verbrannt worden wären. Es resultieren dann Werte des respiratorischen Quotienten, die bis maximal 0,01 höher sind, also immerhin sehr geringfügige Änderungen. So kann auch diese qualitative Störung des Hungerstoffwechsels im respiratorischen Gaswechsel eben zum Ausdruck kommen.

In den älteren Respirationsversuchen von Luciani (8), Zuntz und Lehmann (1) finden sich Werte des respiratorischen Quotienten bis 0,63, bei Luciani sogar einmal bis 0,5 herab. Das sind Zahlen, wie sie unter gleichen Versuchsbedingungen niemals beim gesunden, normal ernährten Menschen beobachtet werden, dessen Werte stets etwas über dem Quotient für reine Fettverbrennung 0,71 liegen. So schien es zunächst, als ob, abgesehen von der Azidose, noch andere qualitative Anomalien des Hungerstoffwechsels den respiratorischen Gaswechsel beeinflussen. Zuntz und Lehmann entwickelten die Vorstellung, dass Fett und Eiweiss nicht in normaler Weise beim Hungernden verbrennen, dass „vielmehr ein kohlenstoff- und sauerstoffreicher Rest im Körper abgelagert bleibt, oder in den festen Exkrementen entleert wird" (1, S. 182). Da abgesehen von der Azidose der Harn normale Verhältnisse aufweist, auch die Werte für den Quotienten $\frac{C}{N}$ (nach

Abzug der Azidosekörper) keine Abweichungen zeigen, ist die Ausscheidung eines derartigen hypothetischen Körpers äusserst unwahrscheinlich, und Zuntz gelangte zu der Vorstellung, dass „der Sauerstoff, welcher sich in der ausgeatmeten Kohlensäure nicht wiederfindet, im Körper des Hungernden abgelagert wird" (1, S. 182). Natürlich könnte eine derartige Ablagerung nur temporärer Natur sein, da sonst die Körpersubstanz des Hungernden schliesslich eine andere Zusammensetzung bekommen würde. Während der Muskelarbeit sollte dann dieser sauerstoffreiche Körper wieder zu CO_2 oxydiert werden, da bei Leistung von Arbeit der respiratorische Quotient bei Succi und Cetti Steigerungen bis 0,79 erfuhr. Bezüglich der Natur dieses hypothetischen Körpers lag der Gedanke einer starken Zuckerbildung aus Eiweiss nahe, und zwar um so mehr, als rechnerisch bei einer derartigen maximaler Zuckerbildung und Ablagerung als Glykogen tatsächlich ein Absinken des respiratorischen Quotienten bis 0,66 möglich wäre.

Die Zuntzsche Hypothese fand zunächst allgemeinen Anklang und ging auch in die meisten Darstellungen des Hungerstoffwechsels über [vgl. z. B. v. Noorden (55)].

Heute hat diese Theorie nur noch historisches Interesse, da es nach den übereinstimmenden Untersuchungen von Benedict (18, 3) und Grafe (2) u. a. sicher ist, dass die abnorm niedrigen Quotienten mit Stoffwechselanomalien gar nichts zu tun haben. In langdauernden Respirationsversuchen (Benedict und Grafe) oder kurzen Untersuchungen mit dem Benedictschen kleinen Respirationsapparate erwiesen sich die resp. Quotienten unter Berücksichtigung der Acetonkörperbildung als ganz normal, sie lagen stets über 0,7, meist schwankten sie zwischen 0,71—0,72 in den späteren Hungertagen, nur die ersten 4 Hungertage zeigen etwas höhere Zahlen; das gleiche gilt für den Säugling (36).

Demgemäss findet eine Zuckerbildung aus Eiweiss in nennenswertem Umfange beim Hungernden sicher nicht statt; das schliesst nicht aus, dass sie in kleinem, respiratorisch nicht deutlich fassbaren Massstabe vorkommt.

Ein Vergleich der indirekten aus O_2, CO_2, N- und Wasserdampf-Bestimmungen berechneten und der direkten Kalorimetrie gibt weiter die Möglichkeit zu entscheiden, ob tatsächlich abnorme Umsetzungen bzw. Synthesen im hungernden Organismus in irgendwie quantitativ in Betracht kommender Menge stattfinden. In diesem Falle würden die Ergebnisse beider Methoden sich nicht decken. Soweit brauchbare Versuchsreihen dafür vorliegen, wie in der ersten grossen Arbeit von Benedict (18), stimmen aber die Werte so weitgehend überein, dass für besondere Anomalien kein Raum bleibt. Etwas grösser waren manchmal die Differenzen in den Versuchen bei Levanzin, aber direkte und indirekte Kalorimetrie sind hier nicht streng vergleichbar, da die Untersuchungen im Bettkalorimeter viele Stunden dauerten, während die indirekte Kalorimetrie ganz kurzfristige Versuche zur Grundlage hatte.

Wie ist nun der Widerspruch zwischen den übereinstimmenden älteren und den übereinstimmenden neueren Untersuchungen in der Frage der respiratorischen Quotienten zu erklären? Da wir dem gleichen Gegensatz noch häufiger, besonders beim Fieber begegnen, ist es notwendig, schon jetzt näher auf ihn einzugehen. Zunächst drängt sich der Gedanke auf, dass die verschiedenartige Methodik daran schuld ist. Dass Lucianis Technik zu verschiedenen Bedenken und Einwänden Anlass gibt, wurde schon hervorgehoben. Hier liegen die Mängel zutage. Demgegenüber haben wir aber in der Zuntz-Geppertschen Methodik ein ausgezeichnetes Verfahren, mit dem in den in Frage stehenden Versuchen der Erfinder selbst gearbeitet hat, so dass jeder Einwand einer nicht vollständigen Beherrschung der Technik von vornherein ausgeschlossen ist.

Carpenter (56) hat kürzlich die verschiedenen Methoden der Bestimmung des respiratorischen Gaswechsels vergleichend genau geprüft. Dabei zeigte sich, dass bei exaktem Arbeiten die respiratorischen Quotienten mit dem Benedictschen Apparate im Durchschnitt 0,030 höher lagen wie mit der Zuntz-Geppertschen Methodik, im Einzelfall konnten die Differenzen allerdings bis zu 0,08 betragen. Die Ursache der Abweichungen sind die etwas niedrigeren Werte für Kohlensäureausscheidung (im Durchschnitt zahlreicher Versuche 176 ccm pro Minute mit der deutschen Methode gegenüber 182 mit Benedicts Verfahren), während die Sauerstoffzahlen fast die gleichen sind (219 zu 220). Demnach hat es den Anschein, als ob die Zuntz-Geppertsche Methode etwa zu niedrige Kohlensäurewerte liefert, vorausgesetzt natürlich, dass das Benedictsche Verfahren wirklich die ideale Standardvergleichsmethode ist, wofür Carpenter sie hält. Erwähnt sei, dass sämtliche Vergleichsversuche Carpenters an Gesunden angestellt wurden. So lässt sich ein grosser Teil der Differenzen in den respiratorischen Quotienten beim Hungernden auf methodische Unterschiede zurückführen, aber diese Erklärung genügt doch nicht völlig, da die Abweichungen manchmal bis 0,07 und manchmal sogar bis 0,09 betragen. Hier hilft wohl nur die Annahme einer Kohlensäureretention, zumal wenn man bedenkt, dass in den Versuchen bei Breithaupt und Cetti die Gasuhr nicht durch einen Motor, sondern durch die Exspirationsluft in Bewegung gesetzt wurde, ein Moment, das vielleicht an und für sich schon die Zurückhaltung von Kohlensäure begünstigt. Schon Bornstein und v. Gartzen (57) zeigten beim normalen Tiere, wie sehr die respiratorischen Quotienten durch Zurückhaltung und Ausschwemmung von Kohlensäure geändert werden können.

Der Stoffwechsel im Winterschlafe.

Die Frage der abnorm niedrigen respiratorischen Quotienten hat eine besondere Bedeutung erhalten bei einer besonderen Form langdauernden Hungerns, nämlich beim Winterschlaf, wie er sich hauptsächlich bei einigen Säugetieren (Igel, Ziesel, Hamster, Dachs, Siebenschläfer, Haselmaus, Eichhörnchen), aber auch bei Ornithorynchus und Echidna, sowie Reptilien, Amphibien und Avertebraten findet. Auch bei den meisten Laboratoriumstieren, bei Hunden, Katzen, Kaninchen, Meerschweinchen und Mäusen, lassen sich durch starke Erniedrigung der Umgebungstemperatur Winterschlaf ähnliche Zustände erzeugen [Literatur und eigene Beobachtungen bei Aszodi (58)]. Auf das Wesen und die Genese dieses merkwürdigen Zustandes näher einzugehen, ist hier nicht der Ort [vgl. darüber die zusammenfassende Darstellung von Merzbacher (59)], nur das Verhalten des respiratorischen Quotienten muss besprochen werden. Hier sind seit Regnault-Reiset (60) sehr tiefe Werte, herabgehend bis 0,25, von zahlreichen Autoren [Valentin (61), Voit 62), Marès (63), Pembrey (64), Weinland und Riehl (65)] gefunden, nur Hári (66) und Aszodi (58) fanden Werte (0,652—0,692), die meist nicht wesentlich unter die Hungerzahlen bei anderen Tieren herabsanken, immerhin gingen auch in diesem Material bei einem Tier die Zahlen bis 0,46 herab. Wie Magnus-Levy (67) früher schon mit Recht hervorgehoben hat, sind manche der älteren Untersuchungen nicht zuverlässig, aber die Tatsache, dass auch neuere Beobachter mit ganz einwandfreier Technik hin und wieder ganz abnorm tiefe Zahlen erhalten haben, beweist, dass hier besondere Verhältnisse vorliegen oder wenigstens vorliegen können. Wenn irgendwo, so könnte man hier an eine Zuckerbildung aus Eiweiss oder, da das nicht genügen würde, aus Fett denken. Dagegen spricht aber, wie mir scheint, entscheidend die Tatsache, dass weder Weinland und Riehl (65) noch Hári (66) eine Zunahme des Glykogens im Winterschläfer feststellen konnten. Wohl aber steigt der Kohlensäuregehalt des Blutes nach neueren Arbeiten von Rasmussen (68) erheblich an, so dass ein grosser Unterschied zwischen arteriellem und venösem Blut besteht und letzteres nur noch wenig Kohlensäure mehr aufzunehmen vermag. Ferner zeigte Lindstedt (69), dass der niedrige respiratorische Quotient der Fische bei 3—4° dadurch bedingt ist, dass das Gewebe nach Massgabe der Abkühlung höhere Mengen von Gasen zu absorbieren vermag, und zwar relativ weit mehr Kohlensäure wie Sauerstoff. Das alles spricht meines Erachtens entscheidend dafür, dass auch im Hungerzustande des Winterschläfers keine Anomalien des intermediären Stoffwechsels in irgendwie beträchtlichem Umfange vorkommen, sondern dass die niedrigen Quotienten ganz vorwiegend, wenn nicht ausschliesslich durch Anhäufung von Kohlensäure bedingt sind. Hierbei ist es natürlich gleichgültig, ob die Kohlensäure physikalisch oder chemisch gebunden wird. Im Anschluss an die Untersuchungen von Siegfried (70) könnte man in erster Linie Bindungen an Eiweiss und Aminosäuren (Carbaminsäuren) in Betracht ziehen. Eine Klärung ist vielleicht durch Bestimmung der Kohlensäurespannung im Blut zu erreichen.

Der Einwand, dass bei der langen Dauer des Winterschlafes unter Zugrundelegung der Retentionstheorie die Anhäufung von Kohlensäure im Körper unwahrscheinlich grosse Werte annehmen müsste, ist darum nicht stichhaltig, weil, wie Hári (66) zeigte, z. B. bei der Fledermaus die Intensität des Stoffwechsels im Winterschlaf nur etwa 1% der Höhe des Umsatzes im wachen Zustande beträgt.

Einer besonderen Besprechung bedürfen noch ganz kürzlich erschienene Untersuchungen von Aszodi bei künstlich erzeugtem Winterschlaf der Mäuse, weil Hári (71) aus ihnen folgert, dass hier doch Glykogen in erhöhter Menge gebildet wird. Bei weissen Mäusen wird die chemische Wärmeregulation unterhalb von Temperaturen von 13—19° insuffizient; die Tiere unterkühlen sich, und der Stoffverbrauch fällt schliesslich in einem dem Winterschlaf ähnlichen Zustande bis auf $1/_7$ des Umsatzes bei voller chemischer Wärmeregulation ab. Gleichzeitig sinken die respiratorischen Quotienten weit unter 0,7 herunter. Beim Erwachen steigt zwar die Kohlensäureabgabe gegenüber dem schlafähnlichen Zustand, nicht aber der Sauerstoffverbrauch, der sogar meist eine erhebliche Abnahme (bis 30%) zeigen kann. Hári vermag das nicht anders zu deuten, als durch die Annahme, dass während der Schlafperiode infolge ausgiebiger Glykogenbildung eine Vermehrung des Sauerstoffverbrauchs vorgelegen hat. Dagegen lässt sich aber einwenden, dass keinerlei Parallelismus zwischen Absinken des respiratorischen Quotienten und Steigerung der Sauerstoffaufnahme im Schlaf besteht, wie es nach Háris Deutung unbedingt der Fall sein müsste, im Gegenteil bei dem besonders tiefen respiratorischen Quotienten von 0,572 ist der O_2-Verbrauch im Schlafe sogar um 5% niedriger wie beim Erwachen. Vor allem aber ist zu bedenken, dass der Sauerstoffverbrauch nicht direkt, sondern indirekt durch Wägung der Tiere bestimmt wurde, so dass alle Analysenfehler, vor allem aber alle Schwankungen im Wasserhaushalt, der bei alleiniger Bestimmung der Wasserdampfabgabe nie wirklich genau berechnet werden kann, diese Differenzbestimmungen in unkontrollierbarer Weise beeinflussen können. Weittragende Schlüsse sind, meines Erachtens, hier unmöglich, da zudem der allein zwingende Beweis, dass hier im Gegensatz zu Weinlands und Riehls sowie Háris früheren eigenen Untersuchungen der analytisch bestimmte Glykogengehalt der Tiere tatsächlich zugenommen hat, nicht erbracht worden ist. Unter diesen Umständen scheinen mir die Beobachtungen von Aszodi und ihre Deutung durch Hári nicht geeignet, der gutgestützten physikalischen Erklärung den Boden zu entziehen.

Die Annahme ist also durchaus berechtigt, dass der Stoffwechsel im

Winterschlaf nach der qualitativen Seite ebensowenig sichere Anomalien bietet, wie der gewöhnliche Hungerstoffwechsel, abgesehen natürlich von der Acidose.

4. Der Einfluss von Muskelarbeit und erster Nahrungsaufnahme beim Hungernden.

α) Die Wirkung der Arbeit.

Da im protrahierten Hunger der Stoffwechsel auf ein Minimum eingestellt ist, hat die Frage nach der Reaktion auf die beiden stärksten Stoffwechselreize Arbeit und Nahrungsaufnahme, hier ein besonderes Interesse.

Leider liegen für beide Fragen nur wenige Untersuchungen vor. Insbesondere gilt das für den Einfluss von Muskelanstrengungen.

Wohl hatten schon ältere Autoren, Chossat, Luciani (8, hier auch die ältere Lit.), ferner Mosso und Maggiora (72) die Leistungsfähigkeit für körperliche Arbeit allgemein geprüft und waren dabei zu widersprechenden Ergebnissen gekommen. Die erste einwandfreie Untersuchung des respiratorischen Gaswechels bei dosierter Arbeit stammt aber erst von Zuntz und Lehmann (1) bei Cetti und Breithaupt. Die Versuche wurden an einem Bremsergometer vorgenommen, das eine Berechnung der Arbeit in kgm gestattete. Es zeigten sich dabei folgende Abweichungen von der Norm: mit zunehmendem Hunger wurde der zur Bewältigung der gleichen, gleichmässig verrichteten Arbeit notwendige Sauerstoffverbrauch grösser, d. h. es trat rascher eine Ermüdung ein, und dementsprechend sank der Nutzeffekt der Arbeit. Die Steigerung kann bei ermattenden Gesunden viel stärker ausfallen, aber es scheint, dass beim Hungernden durch raschere Ermüdbarkeit des Herzens die Erschöpfung so rasch einsetzt, dass es gar nicht zu einer stärkeren, ausgedehnteren Inanspruchnahme der auxiliären Hilfsmuskeln wie beim Gesunden kommt. Ferner zeigte sich eine viel längere Nachwirkung der Arbeit auf den Stoffwechsel wie bei normaler Ernährung. War bei letzterer schon nach 7 Minuten der Sauerstoffverbrauch wieder zum Ruhewert abgesunken, so fand sich z. B. am 6. Hungertage bei Cetti noch in der 13.—25. Minute nach beendeter Arbeit eine Zunahme von 31 %. Rechnet man diesen Zuwachs der Nachperiode, wie es am richtigsten ist, der Steigerung während der Arbeit selbst hinzu, so resultiert allerdings eine sehr erhebliche Verschlechterung des Nutzeffektes gegenüber dem Verhalten beim normalen Ernährungszustand.

Zuntz und Lehmann (1) glaubten auch qualitative Veränderungen im Stoffwechsel durch Arbeit feststellen zu können. Sie folgerten das aus dem starken Anstieg des respiratorischen Quotienten im Hunger, der durchschnittlich 0,09, maximal sogar 0,15 betrug gegenüber 0,01 bei normalem Ernährungszustand, und nahmen an, dass bei der Arbeit das in der Ruhe aus Eiweiss oder sogar Fett dauernd entstehende Kohlenhydrat zur Verbrennung kommt. Dies Verhalten des respiratorischen Quotienten ist ihnen geradezu eine entscheidende

Stütze für die Richtigkeit ihrer Deutung der abnorm niedrigen Werte beim ruhenden, hungernden Organismus.

Die geschilderte Deutung ist, wie vorher gezeigt wurde, heute nicht mehr aufrecht zu erhalten und dürfte wohl auch von ihren Urhebern längst aufgegeben sein. Ebensowenig wie die niedrigen respiratorischen Quotienten in der Ruhe, haben die hohen bei der Arbeit des hungernden Organismus mit eigentlichen Stoffwechselvorgängen etwas zu tun, auch im letzteren Falle handelt es sich meines Erachtens lediglich um Änderungen in den Ausscheidungsverhältnissen der Kohlensäure. Während der ruhende Organismus die Tendenz zur Kohlensäureretention zumal beim Anatmen gegen die Gasuhr zeigt, sind bei der Arbeit durch starke Steigerung des Atemvolumens die Bedingungen für eine Ausschwemmung besonders günstig. Dazu kommt, dass infolge vermehrter Bildung von sauren Substanzen (Milchsäure usw.) bei der Muskelarbeit und infolge des Bestrebens des Organismus, seine H-Ionenkonzentration möglichst konstant zu halten [Zusammenfassendes bei L. Michaelis (73), vgl. auch S. 221], Kohlensäure aus Blut und Gewebe in vermehrtem Masse ausgetrieben wird. Es kommen also alle die Faktoren in Betracht, deren ungenügende Würdigung früher schon beim normalen Menschen manche Irrtümer hinsichtlich der Entscheidung der Frage nach der Art der bei der Arbeit umgesetzten Nahrungsstoffe angerichtet hat (vgl. darüber S. 95). Auch beim Hungernden können wir nur dann etwas über die Art des energieliefernden Materials aus dem respiratorischen Gaswechsel folgern, wenn sicher alle im Körper vor der Arbeit angehäufte Kohlensäure ausgeschieden ist. Diese Bedingung ist, wie S. 97 ausgeführt, erst erfüllt, wenn schon vor Anstellung des Respirationsversuchs die gleiche Arbeit bereits eine halbe Stunde geleistet worden ist. Solche Versuche liegen aber meines Wissens im protrahierten Hungerzustande des Menschen bisher nicht vor, so dass eine exakte Beantwortung der Frage, ob das zersetzte Körpermaterial bei der Arbeit des Hungernden anderer Art ist wie in der Ruhe, noch nicht möglich ist, aber alles spricht dafür, dass hier keine Unterschiede bestehen, da andere Stoffe wie Fett und Eiweiss dem Organismus auch bei der Arbeit gar nicht zur Verfügung stehen; bei Glykogen könnte es sich doch nur um minimale Mengen handeln.

Bei Levanzin hat Benedict (3, S. 338) an einzelnen Hungertagen lediglich den Unterschied zwischen Liegen und Sitzen, sowie den Einfluss von Schreiben auf den Stoffumsatz geprüft. Beim Sitzen kam es gegenüber dem Liegen stets zu einer deutlichen Steigerung des Atemvolumens, während die Werte für die Kohlensäure meist eine Abnahme, für den Sauerstoff meist eine kleine Zunahme (im Durchschnitt 2—2,5%) aufweisen. Im ganzen sind die Werte eher niedriger wie beim ausreichend ernährten Menschen. Das würde also auf eine grössere Ökonomie hindeuten. Demgegenüber führte das Schreiben, verglichen mit dem Liegen, stets zu einer deutlichen Steigerung bis zu maximal 34 %. Die Steigerungen waren grösser, wenn die Schreibarbeit nachmittags vorgenommen wurde.

Wesentliche Änderungen der respiratorischen Quotienten traten nie auf, in der Regel lagen sie beim Schreiben etwas tiefer wie bei vollkommener Ruhelage.

Als eigentliche Arbeitsversuche können diese Beobachtungen natürlich nicht angesprochen werden.

Die Lücken unserer Kenntnisse beim hungernden Menschen werden durch neuere Untersuchungen von R. J. Anderson und G. Lusk (74) beim Hunde sehr wertvoll ergänzt. Diese Forscher zeigten, dass der Energieaufwand zur Leistung einer bestimmten Arbeit genau der gleiche ist, ob das Tier sich in bestem Ernährungszustand befand oder 13 Tage gehungert hatte, wobei es 20 % an Gewicht einbüsste. Übereinstimmend wurde ein Energieaufwand von 0,584 Kilogrammeter zur Fortbewegung von 1 kg Körpersubstanz für eine Wegstrecke von 1 m festgestellt. Die respiratorischen Quotienten nach Abzug des auf Eiweissverbrennung entfallenden Anteils bewegten sich zwischen 0,71—0,72, deuten also auf fast ausschliessliche Fettverbrennung hin.

Entsprechend dem Verhalten beim normal Ernährten, wie Pettenkofer und Voit (75) es zuerst feststellten, wird bei Arbeitsleistung der Mehrverbrauch des Hungernden auf Kosten des N-freien Körpermaterials, also des Fettes bestritten, während der Eiweissumsatz ganz wenig oder gar nicht ansteigt [vgl. z. B. Frentzel (76), ferner die Beobachtungen an Succi, zitiert bei Lusk (77)].

Sehr merkwürdige Angaben machte kürzlich Eckert (78) über den respiratorischen Quotienten nach erschöpfender Muskelarbeit (anstrengendes Radfahren bis 15 $\frac{1}{2}$ Stunden ohne wesentliche Unterbrechungen über ein hügeliges Gelände, Weglänge maximal 215 km) im Anschluss an eine 24 stündige Hungerperiode. Die Werte von R. Q. sanken unter diesen Umständen bis 0,54 herab, gleichzeitig bestand eine starke Acidose mit subnormalen Blutzuckerwerten. Eckert deutet das als Glykogensynthese und glaubt, da er für den Sauerstoffverbrauch gegenüber der Vorperiode (272 ccm pro 1') zwar eine Steigerung (353 ccm), für die CO_2-Produktion aber ein Absinken (von 242 auf 192 ccm) fand, dass in seinen Versuchen der Organismus nicht mehr imstande war, „eine vermehrte Verbrennung als Nachwirkung der Arbeit aufzubringen". Beide Deutungen scheinen mir sehr anfechtbar. Zunächst ist bei abnormen respiratorischen Quotienten für die Intensität der Verbrennung entscheidend das Verhalten der Sauerstoffaufnahme, die sehr stark zugenommen hatte, so dass im Gegensatz zu Eckerts Annahme eine sehr starke Nachwirkung der Arbeit vorlag. Dass dies bei der Kohlensäure nicht in die Erscheinung trat, ist meines Erachtens in allererster Linie, wenn nicht ausschliesslich auf eine hochgradige Retention von Kohlensäure zurückzuführen. Dazu muss es beim Übergang zur Ruhe kommen, nachdem vorher die schwere Arbeit zu einer langdauernden, enormen Überventilation der Lungen und konsekutiven abnorm niedrigen CO_2-Spannung im Blute geführt hat. Durch gleichzeitige Bestimmung dieses Faktors ist hier eine sichere Entscheidung möglich. Ob noch ausserdem eine Glykogenbildung aus Eiweiss oder Fett stattgefunden hat, lässt sich unter diesen Umständen schwer entscheiden. Für die niedrigen respiratorischen Quotienten (bis 0,48) nach Eiweissmahlzeit am Tage nach der Arbeit habe ich, ohne neue, technisch ganz einwandsfreie Untersuchungen, keine Erklärung; die Annahme einer maximalen Zuckerbildung aus Eiweiss würde nur Werte bis 0,65 erklären.

β) Die Wirkung der ersten Nahrungszufuhr.

Das Studium des Einflusses der ersten Nahrungsaufnahme auf den Stoffwechsel eines länger hungernden Organismus bietet darum ein besonderes Interesse, weil mit der Möglichkeit gerechnet werden muss, dass in einem derartigen Zustande die von aussen zugeführte Nahrung ganz andere Wirkungen auslöst als im ausreichend ernährten Organismus. Es wäre von vornherein ebenso wohl denkbar, dass hier infolge des gewaltigen Ansatzbedürfnisses überhaupt eine Steigerung ausbliebe, wie das Gegenteil, indem der ungewohnte Reiz der von aussen zugeführten Nahrung die Verbrennungen erst recht anfachen würde.

Um deutliche Ausschläge zu bekommen, wäre es wünschenswert, nach Abschluss des Hungers gleich eine möglichst grosse Nahrungsmenge darzureichen. Bei dem vollkommenen Daniederliegen der gastro-intestinalen Funktionen ist diese Bedingung aber praktisch meist nicht erfüllbar.

Die ersten Beobachtungen stammen auch hier von Zuntz und Lehmann (1).

Bei Cetti betrug die Nahrungsaufnahme am 1. Esstag nur ²/₃ des Nettobedarfes. 1 Stunde nach der ersten Nahrungsaufnahme (140 ccm Bouillon, 16,1 g Eigelb, 17,5 g Weissbrot und 13,5 g Sherry) stieg der Sauerstoffverbrauch von 4,67 ccm auf 5,05 ccm pro kg und Minute, die CO_2-Produktion von 3,16 auf 3,46 ccm, mithin um etwa 10%.

Am 2. Esstag waren es nach Aufnahme von ½ l Bier, 2 Eiern, 2 Brötchen und 1 Wiener Wurst etwa 25 %.

Diese Zahlen fallen durchaus in die Breite der Norm. Bei Breithaupt liegen an den Esstagen leider nur Nüchternversuche vor, die lediglich ein geringes Ansteigen der Wärmeproduktion gegenüber dem Hunger erkennen lassen.

Bei der Versuchsperson von Johansson, Landergren, Sonden und Tigerstedt (13) gelang es schon an den beiden ersten Esstagen, grosse Nahrungsmengen einzuverleiben, allerdings dauerte der Hunger nur 5 Tage.

Die einschlägigen Verhältnisse sind am besten aus folgender aus den Angaben der schwedischen Autoren zusammengestellten Tabelle 10 zu ersehen.

Tabelle 10.

Versuchstag	Art der Ernährung	Körpergewicht	Kalorien aus resorbierter Nahrung				Gesamtstoffwechsel	Kalorien pro kg	Relationszahlen. Letzter Hungertag = 100
			Eiweiss	Fett	Kohlehydrat	Gesamtkalorien			
1.	VorletzterEsstag v.Hungerperiode	?	743,2	2153,9	1055,3	4141,4	—	—	—
2.	Letzter Esstag v.Hungerperiode	67,80	716,0	2273,9	1095,5	4277,9	2705,3	40,09	128,4
3.	1. Hungertag	66,99	0	0	0,6	0	2220,4	33,15	106,2
7.	5.(letzt.)Hungert.	63,13	0	0	0	0	1970,8	31,23	100
. 8.	1. Esstag nach Hungertag	65,17	864,0	2314,8	1026,6	4355,9	2436,9	38,09	122,0
9.	2. Esstag nach Hungertag	65,95	553,1	2117,6	1016,0	3946,4	2410,1	36,76	117,8

Da hier der Stoffwechsel mit annähernd gleicher Nahrungszufuhr sowohl an den beiden letzten Esstagen vor dem Hunger wie an den beiden ersten nach Abschluss der Inanitionsperiode untersucht wurde, ist ein exakter Vergleich für die Frage der Beeinflussung der Nahrungsaufnahme durch voraufgegangenen Hunger ermöglicht. Wenn der Umsatz des letzten Hungertages = 100 gesetzt wird, so beträgt die Steigerung des letzten Esstages gegenüber dem 1. Hungertage 22,2%, um genau den gleichen Wert (22%) liegt der Umsatz am 1. Esstag höher wie am letzten Hungertag. Die gleiche Nahrung hat also in diesem Versuche nach dem Hunger den gleichen spezifisch-dynamischen Reiz ausgeübt wie vorher, nur am 2. Esstage fiel er etwas geringer aus. Von Interesse ist, dass an den 2 Esstagen im Mittel bereits die Hälfte des an einem Hungertage verlorenen Eiweisses und sogar 90,5% des verlorenen Fettes wieder ersetzt wurden. Dabei war der Ansatz am 1. Esstage sowohl absolut wie relativ im Vergleich zur aufgenommenen Nahrung deutlich grösser. Entscheidend ist hier eben nicht die aufgenommene Nahrung, sondern das Ansatzbedürfnis des Körpers, das mit jedem weiteren Esstage abnimmt.

Diese Tatsache geht auch besonders deutlich aus den Tierversuchen von Grafe und Graham (31) sowie von Grafe und Eckstein (33) hervor.

Die Untersuchungen von Benedict (18) an hungernden Studenten litten ebenso wie diejenigen bei Cetti und Breithaupt unter der geringen Nahrungsaufnahme an den ersten Esstagen. Sichere Abweichungen vom Verhalten beim normal Ernährten scheinen auch hier nicht vorzuliegen, dagegen fiel bei Grafes Katatonikerin (2) die Steigerung durch die erste Eiweissgabe nach vier Wochen langer Eiweisskarenz ungewöhnlich stark aus, 30% während elf Stunden nach Aufnahme von höchstens 100 g Kasein. Allerdings gestaltete sich die Auffütterung, die hier nur durch die Schlundsonde zu bewerkstelligen war, so schwierig und merkwürdig, dass dieser Befund nicht ohne weiteres verallgemeinert werden darf.

An den drei ersten Esstagen, die sich an die 31 tägige Hungerperiode bei Levanzin (3) anschlossen, war die Nahrungsaufnahme so gering, und die Versuche so durch Koliken, Erbrechen, Fieber, sowie sonstiges körperliches und seelisches Unbehagen beeinträchtigt, dass Schlussfolgerungen nicht gezogen werden können. Von Interesse ist immerhin die Feststellung, dass die auf die Einheit der Körperoberfläche bezogene, im Bettkalorimeter direkt festgestellte Wärmeproduktion am 3. Esstage nach dem Hunger bereits wieder die Höhe der letzten Esstage vor Beginn des Hungerns erreichte (916 Kal. gegenüber 701 am letzten Hungertag). Sehr viel langsamer war der Anstieg in Tigerstedts Versuchsreihe (am 9. Esstage 33,9 Kal. pro kg, am 11. 34,4 Kal. gegenüber 36,7 Kal. am Tage vor Beginn des Hungerns).

Zusammenfassend lässt sich wohl sagen, dass die bisherigen, wenigen Beobachtungen nicht dafür sprechen, dass die Einwirkung der ersten Nahrungsaufnahmen auf den Gesamtumsatz des Hungernden eine wesentlich andere ist wie beim normal Ernährten.

Literatur.

Monographische Darstellungen mit ausführlichen Literaturangaben, abgesehen von den einschlägigen Kapiteln der Handbücher:

Voit, C., Hermanns Handb. d. Phys. VI. 1.   Vogel. Leipzig. 1881.
Luciani, Fisiologia del digiuno. Firenze 1889. Deutsche Übersetzung von M. O. Fraenkel. Leipzig 1890.
Weber, S., Über Hungerstoffwechsel. Erg. d. Phys. 1. Jahrg. 1. Abt. S. 702. 1902.
Benedict, F. G., The influence of inanition on metabolism. Carneg. Instit. Public. 77. Washington 1907.
Rosenstern, J., Über Inanition im Säuglingsalter. Erg. d. inn. Med. u. Kinderh. 7. 332. 1911.
Benedict, F. G., A study of prolonged fasting. Public. 203. Washington 1915.

1. Lehmann, Müller, Munk, Senator, Zuntz, Virchows Arch. 131. Suppl. 1. 1893.
2. Grafe, E., Zeitschr. f. phys. Chemie 65. 21. 1910.
3. Benedict, F. G., Carneg. Public. 203. Washington 1915.
4. Tigerstedt, C., Das Fasten vom physiologischen Standpunkt betrachtet. Finska läkaresells kapets handlingar 63. 33. 1921 (finnisch). Ref. von Ylppö, Kongresszentralbl. 18. 161. 1921.
5. Nicolson, Zit. bei Luciani, Fisiologia del digiuno, Firenze 1889.
6. Sadovyen, Trudi Russkavo obshtshestva okhraneniy a Narodnavo Zdravia 12. 13. St. Petersburg 1888. Zitiert nach Nr. 25.
7. Paton und Stockmann, Proc. Royal Soc. of Edinburgh 1888—89. 16. 121.
8. Luciani, Das Hungern, Deutsche Übersetzung. Leipzig 1890.
9. Praussnitz, Zeitschr. f. Biol. 29. 151. 1892.
10. Ajello und Solaro, La riforma medica IX. 2. 542. 1893.
11. Daiber, Schweiz. Wochenschr. f. Chem. u. Pharmaz. 34. 395. 1896.
12. Hoover und Sollman, Journ. of. exper. Med. 2. 403. 1897.
13. Johansson, Sondén, Landergren, Tigerstedt, Skand. Arch. f. Phys. 7. 29. 1897.

14. Freund, E. u. O., Wien. klin. Rundsch. **15.** 69 u. 91. 1901.

15. van Hoogenhuyze u. Verploegh, Zeitschr. f. phys. Chem. **46.** 415. 1915.

16. Brugsch, Zeitschr. f. exp. Path. u. Ther. **1.** 419. 1905, ferner gemeinsam mit Mohr, Bönninger, Baumstark u. Hirsch, ebenda. **3.** 638. 1906.

17. Cathcart, Biochem. Zeitschr. **6.** 109. 1907; Journ. of Phys. **35.** 500. 1907.

18. Benedict, F. G., Carneg. Instit. Public. 77. 1907.

19. Watanabe, R. u. R. Sassa, Zeitschr. f. Biol. **64.** 373. 1914.

20. Pütter, A., Naturwiss. **9.** 31. 1921.

21. Oeder, G., Zeit. f. phys. u. diät. Ther. **24.** 44. 1920.

22. Howe, M. u. Hawk, Journ. of biol. Chem. **11.** 103. 1912.

23. Pashutin, J. A., The Metabolism of animals during insufficient feeding and subsequent realimentation. Dissert. St. Petersburg 1895.

24. Pashutin, V. V., Allgemeine und experimentelle Pathologie (Pathol. Physiologie). St. Petersburg **2.** 177. 1902 (russisch).

25. Benedict, F. G., W. Miles, P. Roth, H. M. Smith, Human vitality and efficiency under prolonged restricted diet. Carneg. Instit. Publ. Nr. 280. Washington 1919.

26. Benedict, F., Journ. of biol. Chem. **20.** 296. 1915.

27. Rubner, M., Die Gesetze des Energieverbrauchs bei der Ernährung (S. 269). F. Deuticke, Leipzig u. Wien 1902.

28. Benedict, F. G., Americ. Journ. of Physiol. **41.** 275. 1916.

29. v. Hoesslin, H., Arch. f. Anat. u. Phys. Phys. Abt. 1888. S. 339.

30. Voit, E., Zeitschr. f. Biol. **51.** 147. 1901.

31. Grafe, E. u. D. Graham, Zeitschr. f. phys. Chem. **73.** 1. 1911.

32. Hári, P., Biochem. Zeitschr. **66.** 1. 1914.

33. Grafe, E. u. E. Eckstein, Zeitschr. f. phys. Chem. **107.** 73. 1919.

34. Awrorow, Zitiert bei Benedict, Carn. Instit. Public. Nr. 203. 78 u. 355. 1915.

35. Rubner, M., Die physiologische Bedeutung des Stickstoffs. Verh. d. Ges. d. Naturf. u. Ärzte. Nauheim 1920. S. 108.

36. Schlossmann, A. u. H. Murschhauser, Biochem. Zeitschr. **56.** 355. 1913. **58.** 483. 1914.

37. Pflüger, E., Pflügers Arch. **77.** 473. 1899.

38. Praussnitz, Zeitschr. f. Biol. **24.** 151. 1892.

39. Landergren, Skand. Arch. f. Phys. **14.** 167. 1903.

40. Voit, C., Hermanns Handbuch der Physiol. **6.** 86. 1881.

41. Rubner, M., Zeitschr. f. Biol. **19.** 541. 1883.

42. Frerichs, F. T., Virchows Arch. Jahrg. 1848. S. 479.

43. Voit, C., Zeitschr. f. Biol. **2.** 326. 1866.

44. Rubner, M., ebenda **17.** 214. 1881.

45. May, R., ebenda **30.** 31. 1894.

46. Hári, P., Pflügers Arch. **176.** 123. 1919.

47. Heymans, J. F., Arch. de pharmaco-dynam. **2.** 348. 1896.

48. Schulz, Fr. N., Münch. med. Wochenschr. 1899. 509. Pflügers Arch. **76.** 379. 1899.

49. Kaufmann, M., Zeitschr. f. Biol. **41.** 78. 1901.

50. Tigerstedt, E., In Nagels Handb. d. Phys. I. 386. 1905.

51. Swirsky, Arch. f. exp. Path. u. Pharm. **41.** 143. 1898.

52. Koll, Die subkutane Ernährung vom physiologischen Standpunkt. Habilitationsschr. Würzburg 1897.

53. Schwartz, Über den Einfluss der Nahrungszufuhr auf den stationären Stoffwechsel. Inaug.-Dissert. Würzburg 1896.

54. Mansfeld, G. u. E. Hamburger, Pflügers Arch. **152.** 50. 1913.

55. v. Noorden, Handbuch der Pathologie des Stoffwechsels. II. Aufl. 483. 1906.

56. Carpenter, A Comparison of methods for determining the respiratory exchange of man. Carneg. Inst. Publ. **216.** 138. 1915.

57. Bornstein u. v. Gartzen, Pflügers Arch. **109.** 628. 1905.

58. Aszodi, Z., Biochem. Zeitschr. **113**. 70. 1921.

59. Merzbacher, L., Allgemeine Physiologie des Winterschlafs in Erg. d. Phys. III. Jahrg. 2. Abt. 214. 1904.

60. Regnault et Reiset, Recherches chimiques sur la respiration des animaux. Paris 1849.

61. Valentin, Moleschotts Untersuchungen zur Naturlehre des Menschen und der Tiere. **2**. 285. 1857; **10**. 1870.

62. Voit, C., Zeitschr. f. Biol. **14**. 57. 1878.

63. Marès, N. F., Compt. rend. de la Société de Biol. Mémoires 1892. 313.

64. Pembrey, Journ. of Phys. **27**. 81. 1901—1902.

65. Weinland u. Riehl, Zeitschr. f. Biol. **50**. 69. 1907.

66. Hári, P., Pflügers Arch. **130**. 112. 1909.

67. Magnus-Levy, A., In v. Noordens Handbuch der Pathologie des Stoffwechsels. 2. Aufl. Bd. I. 220. 1906.

68. Rasmussen, A., Amer. Journ. of Phys. **39**. 20. 1915; **41**. 162. 1916.

69. Lindstedt, Ph., Zeitschr. f. Fischerei **14**. 207. 1914.

70. Siegfried, Zeitschr. f. physiol. Chem. **44**. 85 u. **46**. 491. 1905.

71. Hári, P., Biochem. Zeitschr. **113**. 89. 1921.

72. Mosso u. Maggiora, Du Bois' Arch. 1890. S. 191.

73. Michaelis, L., Die Wasserstoffionenkonzentration. Berlin, Springer 1914.

74. Anderson, R. L. u. G. Lusk, Journ. of biol. Chem. **32**. 421. 1918.

75. Pettenkofer u. Voit, Zeitschr. f. Biol. **2**. 459. 1866.

76. Frentzel, Pflügers Arch. **68**. 212. 1897.

77. Lusk, Grah., The elements of the Science of nutrition. 3. Aufl. S. 108. Philadelphia, Saunders & Co. 1919.

78. Eckert, A., Zeitschr. f. Biol. **71**. 137. 1920.

b) Der Einfluss der Unterernährung.

Da zwischen Unterernährung und Hunger nur quantitative, keine qualitativen Unterschiede bestehen, ist es verständlich, dass alle wichtigen Probleme, die der Hungerstoffwechsel aufgibt, bei der Betrachtung der Unterernährung von neuem wiederkehren. Im ersteren Falle lebt der Organismus ganz auf Kosten seiner Reservedepots und seiner Gewebe, im zweiten Falle muss er das je nach der Stärke der Unterernährung wechselnde Defizit aus eigenen Beständen decken. Da Unterernährung im allgemeinen länger ertragen wird wie reiner Hunger, besteht dort die Möglichkeit, den Einfluss einer ungenügenden Nahrungszufuhr auf den Gesamtstoffwechsel während viel längerer Zeiträume zu verfolgen. Das ist vor allem für die Frage der Anpassungsfähigkeit des Organismus an die veränderten Ernährungsbedingungen von Wichtigkeit.

Wenn auch gewiss für manche Fragestellungen die Verhältnisse beim Hunger klarer und einfacher liegen, so tritt doch dieser meist nur experimentell erzwungene Zustand an praktischer Bedeutung vor allem für den Arzt weit hinter den Einfluss der Unterernährung zurück, und es ist verständlich, dass die Untersuchungen auf diesem Gebiete früher ganz vorwiegend von Klinikern stammen und auf Kranke sich beziehen. Erst als in den letzten Jahren ganze Völker unter ungenügender Nahrungszufuhr litten, liegt auch beim Gesunden ein grösseres Beobachtungsmaterial vor [eingehende Literaturangaben bis 1918 und umfassende eigene Untersuchungen vor allem bei

Benedict und seinen Mitarbeitern (Z. IV), für die letzten Jahre bei Loewy (Z. VII, VIII) und Lusk (Z X.)].

Die Unterernährung kann sehr verschiedenartig sein. Gewöhnlich ist sie quantitativer Art, d. h. der Kaloriengehalt der Nahrung ist zu gering. Daneben gibt es aber auch Formen der Unterernährung, bei denen zwar der Gesamtbrennwert der Nahrung ausreicht, aber der eine oder andere Nährstoff nicht in genügender Menge vorhanden ist (qualitative oder partielle Unterernährung). Letztere hat mehr theoretisches als praktisches Interesse.

1. Kalorische (quantitative) Unterernährung.

α) Die Grösse der Wärmeproduktion.

Eine kalorische Unterernährung liegt dann vor, wenn der Brennwert der Nahrung nicht so gross ist, dass er den Stoffverbrauch, wie er sich aus Grundumsatz und Zuwachs durch die zum Leben notwendige Bewegungsenergie und die durch Nahrungsaufnahme, sowie die Anforderungen des Berufes bedingte Steigerung zusammensetzt, ausreichend deckt.

Der Bedarf ist individuell recht verschieden und lässt sich exakt nur für den einzelnen Menschen durch mühsame Untersuchungen feststellen. Die auf S. 34 aufgeführten Mittelwerte geben aber einen genügenden Anhaltspunkt für die Beurteilung vom praktischen Gesichtspunkte aus. Am leichtesten lässt sich noch die untere Grenze feststellen; sie liegt nach Loewy (Z. VIII, S. 44) bei 2100—2000 Kal. für Männer (von etwa 60—70 kg Gewicht), bei 1700—1900 für Frauen (etwa 50—60 kg Gewicht).

Wie tief die Nahrungszufuhr unter diese Minimalwerte im Kriege in Deutschland absank, ist bekannt [genauere Angaben bei Bach (1), Rubner und von Müller (2), Loewy (Z. VIII) u. a.)].

Die Hauptfrage ist hier wie beim Hunger: Hat die verminderte Nahrungszufuhr einen Einfluss auf den Umsatz der Gewebe? Gilt hier noch Pflügers Grundgesetz?

Ist das der Fall, so muss der Umsatz zwar absolut, entsprechend der Abnahme der Körpermasse, nicht aber relativ, bezogen auf die Einheit von Körpergewicht, Oberfläche oder lebendigem Protoplasma sinken.

Die ersten, von ihren Autoren nicht weiter ausgewerteten Beobachtungen stammen von physiologischer Seite. So untersuchte C. Voit (3) einen stark unterernährten Magenkranken, der bei 43 kg 1266 Kal. (= 29,4 Kal. pro kg) produzierte, bei Erhöhung seines Körpergewichts auf 57 kg 2059 (= 36,1 Kal. pro kg). Während das Körpergewicht um etwa 30 % zunahm, stieg also der Umsatz um etwa 65 %. Auch die bei einem schlecht genährten Schneider von 52,5 kg Gewicht von Voit und Pettenkofer (4) gefundenen Zahlen von 1568 Kal. = 29,8 Kal. pro kg sind recht niedrig, zumal wenn man bedenkt, dass die Versuche nicht bei Muskelruhe ausgeführt wurden. Von etwa gleicher Grösse war der Tagesumsatz, den v. Rechenberg (5) für seine schlecht ernährten sächsischen Weber während der Arbeit berechnete.

Die häufig zitierte Angabe von Buys (6), dass ein 62 jähriger Fabrikarbeiter von 72 kg bei 8—10 stündiger körperlicher Arbeit und Gymnastik täglich mit 1600 Kal. (= 22 Kal. pro kg) und 6—7 g N sich im Gleichgewicht befunden habe, ist, wie schon Magnus-Levy (7) und v. Noorden (8) mit Recht bemerkt haben, zu unsicher, um als Beweis für das Vorkommen eines abnorm niedrigen Umsatzes zu dienen.

Viel wichtiger sind die ersten Beobachtungen von klinischer Seite [Fr. Müller (9), G. Klemperer (10), Nebelthau (11)]. Fr. Müller (9, S. 506) konnte bei einer Kranken, welche durch erschwerte Nahrungsaufnahme bei Ösophagusstenose infolge Laugenverätzung in ihrem Gewicht bis auf 31 kg herabgekommen war, schon mit einer Nahrungszufuhr von 25 Kal. pro kg eine starke Zunahme des Körpergewichts mit Eiweissansatz erzielen. G. Klemperer (10, S. 594) brachte eine 21 jährige Schneiderin mit 18 Kalorien und 0,21 g N pro kg und Tag ins N-Gleichgewicht; bei einem 24 jährigen Kranken mit Ösophagusstriktur waren dazu nur 13,5 Kal. und 0,17 g N pro kg nötig. Er schliesst daraus auf einen abnorm niedrigen Nahrungsbedarf. Gegen diese Folgerung hat v. Noorden (8, S. 485) mit Recht den Einwand erhoben, dass Eiweissumsatz und Gesamtstoffwechsel bei so starker Unterernährung nicht notwendig Hand in Hand zu gehen brauchen. Zudem bestand in der ersten Reihe nicht einmal Gewichtskonstanz.

Der N-Umsatz bei der Kranken Nebelthaus (11), die seit 3 Jahren an schwerer hysterischer Dyspepsie mit habituellem Erbrechen litt, ist so niedrig (1,5—2,3 g pro die an den ersten Beobachtungstagen), dass auch hier der Gedanke eines abnorm niedrigen Gesamtumsatzes nahe liegt.

Wenn die angeführten Versuche auch mit grosser Wahrscheinlichkeit auf eine abnorm niedrige Wärmeproduktion chronisch Unterernährter hindeuten, so fehlte ihnen doch zunächst noch die zwingende Beweiskraft, da sowohl das Körpergewicht wie die N-Bilanz bei solchen Menschen keine sicheren Anhaltspunkte zur Beurteilung des Gesamtumsatzes gestatten. Dafür ist bei voraufgegangener wasser- und eiweissarmer Ernährung die Tendenz zum Ansatz dieser Stoffe zu gross.

Eine sichere Entscheidung konnten hier nur Respirationsversuche bringen. Die ersten hierher gehörigen Beobachtungen stammen von Svenson (12). Sie betreffen den Anfang der Rekonvaleszenz nach einer schweren, zu starker Mazies führenden Infektionskrankheit. Für die hier interessierende Frage ist es natürlich gleichgültig, auf welche Ursache die Unterernährung zurückzuführen war. Svenson fand nach einem schweren Typhus mit 3 Monate lang bestehenden hohen Temperaturen, bei einem Körpergewicht von nur 35—36 kg, ein Herabgehen der Sauerstoffwerte in den ersten Tagen der Rekonvaleszenz bis auf 1,77 bzw. 1,40 ccm pro kg und Minute. Es sind das die niedrigsten

Zahlen, die für den menschlichen Stoffwechsel m. W. in der Literatur überhaupt vorliegen. Sie wurden nur an zwei aufeinander folgenden Tagen beobachtet, während die Werte an den Vor- und Nachtagen zwischen 3,2 und 3,6 schwankten. Svenson fasst sie als „Erschöpfungserscheinung" auf, doch scheint ein eigentlicher Kollaps nicht bestanden zu haben.

Auch Rolly und Hörnig (13), Rolly und Meltzer (14), Grafe (15), sowie Rolly (16) fanden zu Beginn der Rekonvaleszenz besonders niedrige Zahlen im Vergleich zum Fieber und zu den späteren Zeiten der Erholung. Allerdings lagen die Werte nicht so tief wie bei Svenson.

Ausserordentlich niedrige Zahlen teilte auch Magnus-Levy (17) bei einem 19jährigen Friseur mit chronischer, meist afebriler Lungentuberkulose mit. Bei einem Körpergewicht von 36,2 kg betrug die Sauerstoffaufnahme im Mittel von 4 gut übereinstimmenden Versuchen 3,33 ccm pro kg und 1', während der Kranke später bei normaler Ernährung und einem Körpergewicht von 52,2 kg 4,11 ccm O_2 verbrauchte. Auch Allen und Du Bois (18) sahen bei Diabetikern unter dem Einfluss der Allenschen Hungerkur sehr häufig Werte, die 20 % unter der Norm lagen. Am stärksten war das Absinken bei einem Kranken C. K., der in gesunden Tagen 74,1 kg wog und dabei einen Grundumsatz von etwa 1920 Kal. pro m² hatte. Unter dem Einfluss eines schweren Diabetes und fortgesetzter Unterernährung sank das Körpergewicht um 43 %, die Wärmeproduktion, bezogen auf die Einheit der Oberfläche von etwa 40 auf 25,4 Kal. pro Stunde. Einen ähnlich niedrigen Wert (26,6 Kal.) beobachteten auch Joffe, Poulton und Ryffel (19) an einem unterernährten Mann.

So niedrige Zahlen sind unter ähnlichen äusseren Verhältnissen nicht immer zu finden, denn sowohl Magnus-Levy (17), wie Kraus (20) und Richter (21) beobachteten bei zahlreichen anderen Unterernährten Werte, die noch in die Breite der Norm fallen. Das gleiche gilt für die von Jansen (22) untersuchten unterernährten Studenten, die allerdings nicht entfernt jenen Zustand von Unterernährung darboten wie Rekonvaleszenten von schweren Infektionskrankheiten.

Ich selbst verfüge über bisher nicht veröffentlichte Beobachtungen bei drei extrem abgemagerten Frauen mit Gewichten von 23,7—31 kg. In allen drei Fällen handelte es sich um Störungen der Nahrungsaufnahme aus psychogenen Gründen (Hysterie, Depressionen). Die Resultate mit den zur Beurteilung wichtigsten Daten sind in der Tabelle 11, S. 134 enthalten.

Es ist natürlich schwer bei derartig extrem nach unten von der Norm abweichenden Gewichten, den tiefsten, die meines Wissens bei ausgewachsenen Menschen bisher beschrieben sind, sicher zu entscheiden, ob die Werte normal sind. Zum Vergleich kommen die bei nicht kretinösen Zwergen gefundenen Werte in Betracht. Hier sind nach den Beobachtungen von Crudden und Lusk (23), sowie Aub und Du Bois (24) die Werte bezogen auf die Ein-

Tab. 11. Unveröffentlichte eigene Beobachtungen bei extremster Unterernährung.

Datum	Name	Geschlecht, Alter, Länge, Pulsfrequenz, Atmung	Ge- wicht kg	Ursache der Unter- ernähr.	Ver- suchs- dauer	ccm CO_2 pro kg u. 1′	ccm O_2 pro kg u. 1′	Kalor. Prod. in 24 St.	Kal. pro kg	Kal. pro m²
3. 2. 1912	B. Ho.	w., 45 J. alt, 146 cm lang, P.=76, R.=20, T. = 36,6⁰	31,3	De- pression	7 St.	4,38 ccm	5,26 ccm	1014	36,6	1014 (=42,2Kal. pro kg)
6. 3. 1912 nach Auf- fütter.	B. Ho.	w., 45 J. alt, 146 cm lang, P. = 100	35,4	„	6¼ St.	4,88 ccm	5,86 ccm	1443	40,8	1160 (=48,3Kal. pro kg)
27.11.1912	F. Mü.	w., 38 J. alt, 148 cm lang, P.=64, R.=18, T. = 36,8⁰	23,7	Schwere Hysterie mit dauernd. Erbrech.	3½ St.	5,39 ccm	7,25 ccm	1163	49,1	1174 (=49,6Kal. pro kg)
6. 11. 1920	Cl. Le.	w., 30 J. alt, 151 cm lang, P.=52, R.=20, T. = 36,3⁰	30,0	Schwere Hysterie mit Ver- weiger. genügend. Nahrungs- aufnahme	3¼ St.	4,06 ccm	4,60 ccm	906,7	32,4	834 (=35,8Kal. pro St.)

heit der Oberfläche ganz normal. Zu bedenken ist aber, dass hier zwar Gewichte und Alter übereinstimmen, nicht aber die Körperlängen.

Trotzdem lässt sich wohl sagen, dass die Zahlen für die beiden ersten Frauen eher erhöht wie erniedrigt sind und an die gleich zu besprechenden Verhältnisse bei Kindern erinnern, während bei der dritten der Wert normal zu sein scheint. Sicher liegt in keinem Falle eine ausgesprochene Herabsetzung vor.

Betrachtet man die vereinzelten Beobachtungen, so ergibt sich, dass bei unterernährten Erwachsenen abnorm niedrige Werte des respiratorischen Stoffwechsels vorkommen können, dass sie aber nicht notwendig vorhanden sein müssen. Eine Erklärung für diese individuell verschiedene prinzipiell andere Reaktionsweise zu geben, sind wir vorläufig noch ganz ausserstande.

Merkwürdigerweise verhalten sich unterernährte Kinder in der Regel entgegengesetzt wie die Erwachsenen. Sie zeigen meist eine ausgesprochene Erhöhung des Gesamtumsatzes. Sehr deutlich geht das vor allem aus den Untersuchungen bei atrophischen Säuglingen hervor [Rubner und Heubner (25), Schlossmann (26), Niemann (27), Bahrdt und Edelstein (28), Murlin und Hoobler (29)]. Hier liegen aber, wie später noch gezeigt wird (vgl. S. 174), besondere Verhältnisse vor, da diese Atrophie auch durch starke Überernährung nicht beeinflusst wird. Ein abweichendes Verhalten hinsichtlich der Wärmebildung zeigte ein, sehr unterernährtes

Kind von Howland[1]). Für die Zeit jenseits des Säuglingsalters bewiesen Benedict und Talbot (30) die Steigerung der Verbrennung, sowie für Kinder im Alter von 8—12 Jahren Blunt, Nelson und Oleson (31). Unter den 28 Kindern dieser Autorinnen ging die Erhöhung bis 40 % hinauf und bewegte sich ziemlich unabhängig davon, welche Einheit der Beziehung zugrunde gelegt wird, im Mittel um 22—25 %. Dabei bestand in dieser Arbeit kein sicherer Parallelismus zwischen Stärke der Unterernährung und der Umsatzerhöhung. Obgleich Vermehrung der Wärmebildung auch für das genannte Alter anscheinend die Regel bildet, so gibt es doch auch hier Ausnahmen. So fand sich bei einem ungewöhnlich atrophischen Kind von Howland[1]), das mit 8 Jahren nur 6,6 kg wog, eine deutliche Verminderung der Wärmeproduktion. Ähnliches beobachtete Fleming (32), der meines Erachtens mit Recht darauf hinweist, dass für die Beeinflussung des Kraftwechsels der Grad der Unterernährung im allgemeinen von entscheidender Bedeutung ist. Zum Absinken der Verbrennungen kommt es anscheinend, wenigstens bei Kindern, in der Regel erst, wenn der Gewichtsverlust mindestens 30 % beträgt. Vielleicht erklären sich auf diese Weise die Widersprüche der Literatur am besten.

Benedict und Talbot (30) sind geneigt, die Steigerung bei Kindern auf den infolge des Fettschwundes stärkeren Anteil des lebendigen Protoplasmas am Körpergewicht zurückzuführen. Beim abgemagerten Erwachsenen liegen aber die Verhältnisse genau so, und trotzdem ist der Effekt auf den Stoffwechsel oft umgekehrt. Es scheint, als ob der wachsende Organismus über die Fähigkeit zur Umsatzeinschränkung meist noch nicht genügend verfügt, oder sie tritt erst bei hohen Graden von Unterernährung in Aktion.

Da die Breite der Norm recht gross ist, selbst wenn man sie nur bis 10 % nach oben und unten vom Durchschnittswert rechnet, so können beim einzelnen Menschen schon für dessen individuelle Verhältnisse sehr erhebliche Veränderungen infolge der Nahrungsreduktion vorliegen (Schwankungen bis 20 %), ohne dass die Zahlen deshalb ganz aus dem Rahmen der Norm zu fallen brauchen.

Deshalb sind langdauernde Beobachtungen bei einzelnen Menschen sowohl während normaler, ausreichender, wie bei Unterernährung zu Entscheidung der Frage, wie die Unterernährung die Wärmeproduktion beeinflusst, weit geeigneter als gelegentliche Untersuchungen an Unterernährten, für deren Beurteilung die Durchschnittswerte der Norm herangezogen werden müssen.

Solche Beobachtungen haben uns beim gesunden Menschen erst die letzten Jahre gebracht.

Zuntz und Loewy (33, 34) haben Jahrzehnte hindurch die Grösse ihres Gaswechsels bei Muskelruhe und Nüchternheit kontrolliert und erstaunlich

---

[1]) Zeitschr. phys. Chem. 74. 1. 1911.

konstante Zahlen erhalten, die z. B. in den Jahren 1889—1910 bei Zuntz für den Sauerstoffverbrauch pro kg und 1' in den engen Grenzen von 3,37 bis 3,44 ccm schwankten.

Unter dem Einflusse der Kriegsunterernährung nahm bei Zuntz das Gewicht um etwa 8 kg ab. Die Wärmeproduktion, bezogen auf die Einheit der Oberfläche, blieb dabei aber nicht gleich, sondern nahm um 7,5 % ab, verglichen mit dem niedrigsten, früher beobachteten Werte. Nimmt man den Durchschnittswert der Zahlen aus den Jahren normaler Ernährung, so sind es rund 10 %.

Noch deutlicher tritt dieses Verhalten in den Versuchen bei Loewy (33) bis zum Jahre 1916 hervor. Während das Körpergewicht um 8,5 % sank, nahm der Sauerstoffverbrauch pro 1 m² um 19,4 %, pro 1 kg um 12,2 % ab. Die Wärmeproduktion ging, berechnet auf die Einheit der Oberfläche von 736,5 Kal. im Jahre 1914 auf 610 Kal. im Jahre 1916 zurück (= 17,2 %).

Während im Laufe der weiteren Unterernährung (1917) die Wärmeproduktion bei Zuntz entsprechend einem annähernd gleichen Gewicht ungefähr konstant blieb, findet sich bei Loewy bei weiter fallendem Gewicht (etwa 6 kg) zugleich mit einem deutlich gesteigerten Eiweissumsatz ein Anstieg, dessen Grösse an den einzelnen Tagen merkwürdig stark wechselt (3,19—3,77 ccm O₂ pro kg und 1'). Im Durchschnitt sind es 718 Kal. pro m² gegenüber 610 im Jahre 1916, so dass fast die Werte von 1914 wieder erreicht werden.

Es lassen sich also bei Loewy zwei Perioden ganz verschiedener Einwirkung der Unterernährung auf den Stoffwechsel unterscheiden, die erste mit niedrigem Eiweissumsatz und abnorm niedriger Wärmeproduktion und eine zweite mit erhöhtem Eiweissumsatz und einer wieder annähernd normalen Wärmeproduktion.

Ein besonders grosses und umfassendes Material für das Studium des Einflusses der Unterernährung auf den Gesamtstoffwechsel liefert die grosse Monographie von Benedict und seinen Mitarbeitern (35). Hier werden Beobachtungen an 12 gesunden, amerikanischen Studenten mitgeteilt, die sich freiwillig vom 30. September 1917 bis 3. Februar 1918 einer zum Teil sehr erheblichen Einschränkung der Ernährung (zeitweise 1400 Kal. bei einem Bedarf von 32—3600 Netto-Kalorien) unterwarfen. Ganz lückenlos sind die Beobachtungen allerdings nicht, da Sonntags die jungen Leute essen konnten, was sie wollten, und zweimal (Ende November und in den Weihnachtsferien) mehrtägige Unterbrechungen mit freigewählter Kost eintraten. Der Einfluss der Unterernährung auf Gewicht, Kalorienproduktion und Eiweissumsatz ist in der Übersichtstabelle 12, S. 137, zur Darstellung gebracht.

Diese Untersuchungen geben auf die uns vor allem interessierende Frage, ob die Unterernährung zu einer relativen Einschränkung der Verbrennungen führt, eine ganz klare, eindeutige Antwort, und zwar im bejahenden Sinne.

Tabelle 12. Unterernährungsversuche von Benedict und seinen Mitarbeitern (35).

1	2	3	4	5	6	7	8	9	10	11	12	13	
Versuchsperson	Anfangsgewicht (30. 9. 1917)	Gewicht am Ende der Unterernährung (3. 2. 1918)	Gesamtgewichtsverlust in	Kalorienproduktion (Grundumsatz) bei normaler Diät	Kalorienproduktion (Grundumsatz) am Ende der Unterernährung (Mittel der drei letzten Tage)	Kalorien pro kg bei normaler Diät	Kalorien pro kg am Ende der Unterernährung	Kalorien pro m² bei normaler Diät	Kalorien pro m² am Ende der Unterernährung	Gesamt-N-Verlust des Körpers	Anzahl der Unterernährungstage	Durchschnittl. N-Verlust pro die	Bemerkungen
	kg	kg	°/₀	Kal.	Kal.	Kal.	Kal.	Kal.	Kal.	g		g	
Bro.	61,8	54,4	12,0	1,481	1,271	24,0	21,6	871	737	153,48	83	1,85	—
Can.	79,8	69,3	13,2	1,758	1,590	22,0	22,0	893	834	155,77	84	1,85	—
Kon.	69,0 (28. 10. 17)	61,5	10,9	1,818	1,429	(26,4)	23,1	(1,021)	846	233,08	57	4,09	Da Kon. erst später in Versuchkam, sind die Anfangswerte bei der Errechnung des Durchschnitts nicht mitgerechnet.
Gar.	71,3	63,0	11,6	1,815	1,450	25,5	22,2	992	808	168,95	86	1,96	
Gul.	66,8	61,0	8,7	1,698	1,427	25,4	21,7	974	783	162,45	86	1,89	—
Mon.	68,8	60,6	11,9	1,858	1,544	27,0	25,3	1,027	897	134,07	86	1,56	—
Moy.	63,5	57,8	9,0	1,638	1,331	25,8	23,3	926	796	230,31	83	2,77	—
Pea.	69,3	61,3	11,5	1,766	1,295	25,5	21,4	887	769	206,14	86	2,40	—
Pec.	64,3	59,1	8,1	1,589	1,217	24,7	20,5	908	716	252,85	87	2,91	—
Spe.	63,5	55,7 (13. 12. 17)	12,9	(1,734)	1,279 (8. 12. 17)	27,3	(22,4)	990	(766) (8. 12. 17)	130,15	61	2,13	Da Spe. wegen Krankheit am 13. 12. den Versuch abbrechen musste, sind bei Feststellung des Durchschnitts die Zahlen nicht inBetracht gezogen. 8. 12. letzter Tag sicheren Wohlbefindens.
Tom.	59,5	55,1	7,4	1,526	1,217	25,6	22,5	882	740	48,66	78	0,62	
Vea.	65,8	58,5	11,1	1,604	1,264	24,4	21,6	891	740	159,70	76	1,86	
Im Durchschnitt	67,0	59,8 (58,8 niedrigst. Gewicht)	10,5% (12,1% unter Zugrundelegung d. niedrigst. Gewichts)	1,686 Kal.	1,367 Kal.	25,2 Kal. (in Grupp. resp. Apparat.)	21,6 Kal. (in Grupp. resp. Apparat.)	979 Kal. (in Grupp. resp. Apparat.)	764 Kal. (in Grupp. resp. Apparat.)	ca. 150 g			

Während das Körpergewicht um 10,5% (max. 12,1%) fällt, sinkt die Wärmeproduktion im Durchschnitt von 26,4 auf 21,6 Kal. pro kg (= 18%) oder von 979 Kal. pro m² auf 763 Kal. pro m², d. h. um 22%. Diese Durchschnittswerte sind im Gruppenrespirationsapparat gewonnen, der sämtliche Versuchspersonen gleichzeitig aufnahm. Die Oberfläche wurde nach Du Bois und nach einer eigenen photographischen Methode genau bestimmt, so dass auch hier keine nennenswerten Fehler entstehen konnten. Von Interesse ist, dass die Abnahme der Kalorienproduktion, bezogen auf die Einheit der Oberfläche in keinem Falle fehlte, unter Zugrundelegung des Körpergewichts wurde sie nur einmal (bei Can.) vermisst. Gleichzeitig mit der Abnahme der Gesamtoxydationen liess sich eine Verminderung aller Zellfunktionen nachweisen, vor allem sanken die Pulsfrequenzen (bis 33) und die Werte für den systolischen und diastolischen Blutdruck sehr erheblich ab.

Vor Eintritt in die Diskussion über die Deutung dieser Umsatzeinschränkung bei der Unterernährung des Menschen müssen noch die Ergebnisse der spärlichen Tierversuche zu dieser Frage kurz besprochen werden.

Aus der älteren Literatur gehört eine Beobachtungsreihe von Pettenkofer und Voit (36) hierher, die bei einem grossen Hunde 6 Wochen lang den Einfluss der gleichen kalorisch ungenügenden Eiweissnahrung auf die CO₂-Produktion untersuchten. Dabei fiel das Gewicht des Tieres von 34,4 kg auf 30,0, die Wärmeproduktion von 1100 auf 997 Kalorien, pro Kilogramm berechnet, blieben die Zahlen fast gleich (32,2 zu Anfang gegenüber 3,29 am Ende).

Benedict und seine Mitarbeiter (35 S. 14) haben diese Versuche für die Beurteilung der Einwirkung der Unterernährung aus mehrfachen Gründen beanstandet. Weit wertvoller sind Rubners (37) Beobachtungen. Hier fand sich bei einem Hunde mit zunehmender Verschlechterung seines Ernährungszustandes eine Abnahme der Wärmeproduktion von 62,3 Kal. auf 54,7 Kal. Rubner betrachtet das allerdings als eine Ausnahme, die er aus ungleicher Lebhaftigkeit, Veränderungen der Haut- und Fellbeschaffenheit usw. herleitet.

Umfassendere Untersuchungen stellten später die russischen Forscher J. A. Pashutin, Albitsky und V. V. Pashutin [(38, 39), ref. bei Benedict (35, S. 15)], bei unterernährten Hunden und Kaninchen an. Die Versuche von Albitsky bei letzteren Tieren zeigten eine sehr erhebliche Abnahme des Sauerstoffverbrauchs pro kg bei der Unterernährung, während V. V. Pashutin keinen sicheren Einfluss feststellen konnte. In Hundeversuchen bestand bei chronischer Unterernährung stets ein Absinken des Umsatzes pro kg Körpergewicht. Ebenso fanden Falta, Grote und Staehelin (40) schon nach kurzdauernder Unterernährung eine Abnahme des Stoffwechsels von 918,3 Kal. auf 844,5 Kal. pro m².

In neuerer Zeit haben vor allem Morgulis und Diakow unter Zuntz

(41) den Einfluss möglichst protrahierter Unterernährung auf den Stoffwechsel des Hundes studiert.

Der Versuch dauerte über ein Jahr; das Gewicht des Tieres sank von 10,0 auf 4,19 kg beim Tode (also um 58,1 %) ab. Im Verhalten des respiratorischen Gaswechsels liessen sich zwei Perioden scharf trennen, eine lange Periode mit relativ starker Abnahme der Wärmeproduktion und eine finale mit einem Anstieg der Verbrennungen.

Bei 10 kg Anfangsgewicht betrug der Energieverbrauch 931 Kal. pro m², bei Abnahme des Körpergewichts auf die Hälfte (nach etwa 10 Monaten) sank er auf 631 Kal. minimal (also um etwa 33 %), um dann in den letzten Lebenswochen bei noch etwas (0,8 kg) weiter sinkendem Gewicht fast wieder die ursprüngliche Höhe (921 Kal. pro m²), zu erreichen. Hier liegt also ein ausgesprochenes Analogon zum prämortalen Eiweisszerfall vor. Leider wurde die N-Bilanz nicht gleichzeitig mitbestimmt, so dass sich nicht entscheiden lässt, ob mit dem Gesamtstoffwechsel auch der Eiweissumsatz einen Anstieg erfahren hat. Diese zweite Phase des Unterernährungsstoffwechsels, die Loewy (34) zuerst bei sich selbst feststellte, kehrt also auch beim Hunde wieder.

Hári (42) versuchte die Ursachen der verschiedenen Wirkung der Unterernährung auf den Gesamtstoffwechsel von Hunden zu ergründen. Zu diesem Zwecke liess er 6 Hunde erst hungern und deckte dann einen Teil ihres Nahrungsbedarfs mit Milch. Bei dieser Unterernährung war der Tagesumsatz bestimmt in einem Rubnerschen Respirationskalorimeter, entweder etwas gesteigert (Reihe 6) oder zeigte in der weit überwiegenden Mehrzahl der Versuche (5 von 6), bezogen auf die Einheit der Oberfläche, eine erhebliche Abnahme. Der Unterschied schien in der verschiedenen Stärke des Eiweissverlustes im Hunger begründet zu sein. Eine Zunahme fand sich da, wo der Eiweissverlust vorher relativ gering war, während bei starken Eiweisseinschmelzungen der Erhaltungsumsatz ansehnlich absank. Die Beweiskraft der Versuche ist durch die kurze Dauer der Perioden (nur 4—9 Tage) etwas beeinträchtigt, eine volle Auswirkung der Unterernährung lag nicht vor. Trotzdem war ein deutlicher Einfluss schon erkennbar.

Die angeführten Versuche zeigen, dass das auf die Gewichts- und Oberflächeneinheit bezogene Absinken der Gesamtverbrennungen bei chronischer Unterernährung vieler Menschen beim Hunde sehr oft noch viel markanter und anscheinend häufiger in die Erscheinung tritt, so dass hier keine prinzipiellen Unterschiede zwischen Mensch und Tier zu bestehen scheinen.

Wie ist nun dieser oft so stark ausgesprochene Einfluss chronisch unzureichender Ernährung auf den Gesamtumsatz zu erklären? Arbeitet der Organismus unter diesen Verhältnissen sparsamer, indem er seine Zersetzungsenergie einzuschränken vermag?

Dieser Gedanke liegt zweifellos am nächsten; und schon die ersten klinischen Beobachter eines abnorm geringen Stoffwechsels bei hochgradig Unterernährten haben ihm Ausdruck verliehen [Müller (9), Klemperer (10), Nebelthau (11) usw.]. Am klarsten hat diese Anschauung Fr. Müller in seiner Allgemeinen Pathologie der Ernährung in v. Leydens Handbuch [(43), S. 195] formuliert. Auch Magnus-Levy (17) glaubt, dass man bei so niedrigen Werten, wie denen bei seinen Kranken wohl von einer „Anpassung an äussere Verhältnisse" sprechen darf; in ähnlichem Sinne äusserte sich Staehelin (44). Skeptischer urteilt allerdings Magnus-Levy in seiner bekannten Darstellung in v. Noordens Handbuch der Stoffwechselpathologie [(7), S. 297]. Auch v. Noorden [(8), S. 485] hält die Frage noch keineswegs für spruchreif. Vollends ablehnend haben sich die Physiologen, soweit sie sich zu dieser Frage geäussert haben, bis in die letzte Zeit herein gegenüber dem Gedanken einer Anpassung an Unterernährung verhalten. Meines Wissens macht nur Lusk (Z. X) hier eine Ausnahme. Das Dogma vom Pflügerschen Grundgesetz, zum Teil wohl auch eine gewisse Scheu vor teleologischer Betrachtungsweise, mögen hier mitgewirkt haben. Rubner (37) führt die Einschränkung auf die oben erwähnten individuellen Faktoren, insbesondere auf Abnahme der Temperatur, zum Teil auch der Motilität zurück. Auch der Abnahme des Eiweissbestandes wird eine grosse Bedeutung beigelegt. E. Voit (45) stellte diese ganz in den Vordergrund. Zuntz und Loewy [(33), S. 10] dachten an zwei Möglichkeiten: „einerseits an die starke Erniedrigung der Eiweisszufuhr, andererseits daran, dass mit dem Absinken des Körpergewichts ein noch stärkeres der aktiven Zellsubstanz einherginge". Da nach den Verhältnissen bei Loewy die erste Möglichkeit sich ausschliessen lässt, folgern sie: „es kann sich nur um eine erhebliche Abnahme der aktiven Zellsubstanz handeln". Ein Beweis für diese Behauptung wird nicht beigebracht, dürfte wohl auch kaum gelingen. Tatsächlich trifft sie als alleinige Erklärung nicht zu, wie an der Hand des reichen Benedictschen Materials (35) sich zeigen lässt, auch die auf Zuntzs Anregung unternommenen Versuche von Morgulis und Diakow (41) sprechen meines Erachtens entscheidend dagegen.

Wenn es richtig wäre, dass lediglich die Abnahme der lebendigen Substanz die Ursache der relativ starken Verminderung des Umsatzes bei Unterernährung ist, so müssten ganz bestimmte konstante Beziehungen zwischen Körpergewichtsabnahme, N-Verlust des Körpers und Absinken der Verbrennungen bestehen. Die Generaltabelle aus Benedicts Werk (Z IV) (Tab. 12) enthält das ganze, zur Beurteilung dieser Frage nötige Zahlenmaterial.

Die stärkste Abnahme der Wärmeproduktion von 27,3 auf 22,4 Kal. pro kg findet sich bei Spe. Der N-Verlust ist mit 130,15 g am zweitniedrigsten von der ganzen Reihe, dann kommt mit einem Absinken von 24,7 auf 20,5 Pec. Hier ist allerdings auch die Eiweisseinschmelzung mit 252,85 g N und einer

Beteiligung von 3,12% am Gewichtsverlust am grössten. Das würde zur Ansicht von Loewy und Zuntz gut passen. Aber schon bei Pea., der den drittgrössten Abfall der Wärmeproduktion aufweist, liegen die Verhältnisse wieder anders; hier beträgt der N-Verlust nur 206,14 g, entsprechend 1,8% der Gewichtsabnahme. Völlig regellos werden aber die Verhältnisse, wenn man vom Eiweissverlust ausgeht. Dieser ist bei Tom. mit nur 48,66 g N, entsprechend nur 0,66% des Gewichtsverlustes, ganz besonders niedrig, so dass hier nach der Theorie von Zuntz und Loewy eine Einschränkung der Verbrennung nicht zu erwarten ist. Trotzdem ist sie fast genau so gross (von 25,6 auf 22,5 Kal. pro kg) als bei Kon., der fast die vierfache Menge Eiweiss verloren hatte. Bei dieser Versuchsperson hat die Unterernährung, beurteilt nach dem täglichen N-Verlust (4,09 g), weitaus am deletärsten gewirkt, und trotzdem ist das Absinken des Stoffwechsels nur mittelstark. Erwähnt sei schliesslich noch, dass bei Can. der Umsatz pro kg ganz konstant blieb, während die erheblich geringere Eiweisseinschmelzung bei Spe. mit einer Abnahme von fast 18% einherging.

Prinzipiell das gleiche findet man, wenn man statt von der Wärmeproduktion pro kg vom Umsatz, bezogen auf die Einheit der Oberfläche, ausgeht. Man kann die Zahlen kombinieren und wenden, wie man will, eine gesetzmässige Beziehung zwischen Umsatzminderung und Eiweisseinschmelzung besteht nicht.

Noch deutlicher geht dies aus den Beobachtungen von Benedict und seinen Mitarbeitern an der 2. Gruppe von Studenten (Squad B.) hervor, die 3 Wochen lang einer besonders starken Unterernährung sich unterwarfen (1375 Netto-Kalorienzufuhr bei einem Bedarf von etwa 4000 Kal.). Die kleine Tabelle 13 gibt am übersichtlichsten den Effekt dieser Nahrungsentziehung auf Gewicht, Wärmeproduktion und Eiweissbestand wieder.

Tabelle 13.

	Bei normaler Diät	Am Ende d. Periode mit 1375 Kalorien in der Nahrung	Abnahme in %
Grundumsatz in Kalorien . . .	1745,0	1293,0	32,0
Kalorien pro kg	25,7	20,4	20,0
Kalorien pro m² Körperoberfläche	872,0	647,0	27,0
Körpergewicht in kg	67,9	63,4	6,5
Körper-N in g	2037,0	1972,0	3,2

Das Erstaunlichste ist, dass hier der N-Verlust im Durchschnitt nur 65 g betrug (= 3,2% des Körper-N), während gleichzeitig die Wärmeproduktion bezogen aufs Gewicht um 20%, auf die Oberfläche um 27% sank, also 7—9 mal stärker.

In ganz dem gleichen Sinne spricht der lange Versuch von Morgulis (41), bei dem die Wärmeproduktion pro m² weiter sank, obwohl die N-Verluste minimal wurden, zeitweise sogar N-Ansätze auftraten.

Alles das fällt meines Erachtens so entscheidend gegen die Zuntz-Loewysche Annahme von der Bedeutung der N-Verluste für die Minderung des Umsatzes ins Gewicht, dass sie heute nicht mehr aufrecht erhalten werden kann.

Benedict und seine Mitarbeiter [(35) S. 687] gehen nur ganz kurz auf die Ursache der starken Einschränkung der Wärmeproduktion in ihren Versuchen ein. Sie nehmen an, dass der Fortfall von 175 g oder noch mehr Gewebs-N eine so starke Abnahme der Stoffwechselreize in der die Zellen umspülenden Gewebsflüssigkeit zur Folge hat, dass dadurch ihr Oxydationsniveau sinken muss.

Ich weiss nicht, ob es richtig ist, hier nur das Eiweiss ins Auge zu fassen, zumal da die Durchsicht der Benedictschen Tabellen ergibt, dass der Eiweissumsatz während der Unterernährung seiner Verbrauchspersonen meist nur in sehr geringem Grade abgesunken ist, vor allem gilt dies, wie schon oben erwähnt, für die Gruppe B. Wie Jansens Untersuchungen [(46) dort auch ältere Literatur] bei Ödemkranken zeigen, fand sich bei diesen Unterernährten neben einer Hypalbuminose auch immer ausgesprochene Hypoglykämie (herabgehend bis 0,03), sowie eine Hypocalcämie. Allerdings leidet die Beweiskraft dieser Beobachtungen etwas durch die gleichzeitig bestehende hydrämische Plethora. Benedict hat leider keine derartigen Blutuntersuchungen bei seinen Studenten vorgenommen.

Gleichwohl muss man annehmen, dass während der Unterernährung die Konzentration der gesamten Nährstoffe in der Gewebsflüssigkeit so gering geworden ist, dass ihre Wirkung auf die Zelle auf ein Minimum reduziert ist, so dass bei den meisten Menschen und Tieren schliesslich eine mehr oder weniger starke Einschränkung der Gewebsfunktionen und damit des Sauerstoffverbrauchs der Organe resultiert. Es besteht mithin entgegen dem Pflügerschen Grundgesetz bei chronischer Unterernährung eine ausgesprochene Einwirkung des Ernährungszustandes auf den Umsatz in der Zelle, und es ist durchaus berechtigt, hier von einer Anpassung an die veränderten Ernährungsbedingungen zu sprechen, wie es zuerst die Kliniker, vor allem Fr. Müller und seine Schüler, getan haben. Auch Lusk (Z. X, S. 537) spricht in seiner eben erschienenen Studie über die Unterernährung von „a biological adaption to a lowered energy intake". Die Verhältnisse liegen hier bei der Unterernährung also genau wie beim Hunger.

Für die Richtigkeit dieser bisher meist bekämpften Auffassung haben die umfassenden Untersuchungen bei gesunden Menschen von Benedict und seinen Mitarbeitern meines Erachtens den endgültigen und zwingenden Beweis erbracht.

Zusammenfassend lässt sich sagen, dass die chronische Unterernährung sowohl beim Menschen wie beim Tier im ersten Stadium in der Regel, wenn auch keineswegs immer, ein Absinken der Verbrennungen, bezogen auf die Einheit des Körpergewichtes und der Oberfläche, gegenüber dem normalen Ernährungszustand zur Folge hat. Diese Verminderung des Umsatzes kann nur zum kleinen Teil auf einer verhältnismässig starken Gewebseinschmelzung beruhen. Der Hauptsache nach aber ist sie der Ausdruck einer als Anpassung zu deutenden Einschränkung der Oxydationen in der Zelle infolge erheblich verminderten Zustroms an Nährmaterial.

Bei sehr langer Dauer und grosser Stärke der Unterernährung kann es in einem 2. Stadium zu einem erneuten Anstieg der Verbrennungen kommen, der meist mit einer erheblichen Steigerung des Eiweissumsatzes verknüpft ist. Ähnliches war in dem Hungerversuche bei Levanzin [Benedict (47)] angedeutet, so dass auch ein prinzipieller Unterschied zwischen Hunger und Unterernährung in ihrer Einwirkung auf den Gesamtstoffwechsel nicht besteht. Es ist schwer, die Ursache dieser späten Stoffwechselsteigerung zu ergründen. Der Parallelismus mit der starken Erhöhung des Eiweissumsatzes lässt an ursächliche Beziehungen denken. Aber so einfach liegen die Dinge wohl nicht, da der Zuwachs an Wärmeproduktion weit grösser ist als dem Brennwert des mehr zersetzten Eiweisses entspricht. Das gleiche Verhalten zeigt der mit Phloridzin vergiftete Hund. Nach Hári und Aszodi (48) steigt bei einem Kaloriengehalt des mehr verbrannten Eiweisses von ca. 0,8 bis 2,0 g N die Gesamtwärmeproduktion um 93—240 Kal., während z. B. bei der Ratte das gleiche Verhalten des Eiweissstoffwechsels von einem Absinken der Verbrennungen begleitet ist. Letzteres kann durch die schon nach kurzer Unterernährung der kleinen Tiere rasch eintretende Erschöpfung bedingt sein, während bei der Genese der Stoffwechselsteigerung bei Hund und Mensch sicher wohl die Tatsache, dass beim unterernährten Organismus die erste Steigerung der Nahrungszufuhr einen ganz ungewöhnlichen dynamischen Effekt hat (vgl. S. 157), eine Rolle spielt. Aber restlos erklärt sie das Ausmass der Steigerung auch nicht.

Respirationsversuche bei der Ödemkrankheit, die eine chronische Unterernährung zur notwendigen Voraussetzung hat, liegen bisher leider nicht vor, doch ist nicht anzunehmen, dass dabei ein prinzipiell anderes Verhalten wie bei der Unterernährung besteht.

β) Das Verhalten der einzelnen Nährstoffe, insbesondere der Eiweissumsatz.

Die Beteiligung der einzelnen Nahrungsstoffe am Gesamtumsatz bei der kalorischen Unterernährung richtet sich nach dem Ernährungszustand des Organismus, sowie nach der Grösse und Zusammensetzung der Nahrungszufuhr. Das Defizit der Nahrung entnimmt der Körper den eigenen Beständen, im Prinzip nach den gleichen Gesetzen wie beim reinen Hunger, d. h. der Hauptsache nach wird Fett zersetzt, daneben natürlich je nach der Dauer und der Schwere der Unterernährung, sowie dem dadurch bedingten Ernährungszustand, insbesondere dem Gehalt der Fettdepots, in kleinen Mengen Eiweiss und Glykogen. Letzteres wird aber anscheinend nicht in so starkem Masse angegriffen wie beim Hunger.

Einer besonderen Besprechung bedarf der Eiweissstoffwechsel, da hier prinzipielle Abweichungen vom Verhalten des normalen, ausreichend ernährten Organismus vorkommen können.

Überblickt man die recht umfangreiche Literatur über den Einfluss der Unterernährung auf den Eiweissumsatz (vor allem Z IV), so finden sich ausserordentlich grosse individuelle Unterschiede. Es ist das ohne weiteres verständlich, da die Menge Eiweiss, mit der sich ein Gleichgewicht oder ein Minimalumsatz erzielen lässt, weder beim einzelnen Organismus noch erst recht für ein Spezies einen konstanten Wert hat (vgl. S. 60). Die entscheidenden Faktoren ausser der Grösse der jeweiligen Eiweisszufuhr sind vor allem der Ernährungszustand des Organismus, sein Eiweissbestand, Art und Zusammensetzung der vorangehenden Kost und vor allem die Grösse des Kaloriengehaltes der jeweils gegebenen unzureichenden Nahrung. Immerhin lassen sich gewisse grosse Linien erkennen, die es gestatten, die Unterernährung hinsichtlich der Wirkung auf den Eiweissumsatz in drei prinzipiell voneinander unterschiedene Stadien einzuteilen.

Das erste Stadium ist dadurch charakterisiert, dass der Eiweissumsatz hier beherrscht wird von dem Verhalten des Gesamtstoffwechsel, d. h. von der Grösse der Gesamtkalorienzufuhr. Bleibt letztere unter dem Bedarf, so treten ganz unabhängig von der Höhe der Eiweisszufuhr gewöhnlich N-Verluste auf. Der Eiweissumsatz ist hier in der Regel der feinste Indikator dafür, ob eine Nahrung kalorisch ausreichend ist oder nicht. Ausnahmen kommen wohl hin und wieder vor, vor allem in seltenen Fällen von Fettsucht.

Haben die Eiweisseinbussen eine gewisse, meist sehr beträchtliche Höhe erreicht, so beginnt das zweite Stadium. Hier löst sich der Eiweissstoffwechsel aus dem Zusammenhang mit dem Gesamtstoffwechsel, folgt eigenen Gesetzen, welche die starke Verarmung des Körpers an lebendigem Protoplasma ihm diktiert. Charakteristisch ist, dass hier der Eiweissumsatz ganz abnorm niedrig ist, und N-Gleichgewicht, ja N-Ansätze bei einer kalorisch unzureichenden Kost eintreten.

Im dritten Stadium wächst der Eiweissumsatz wieder von neuem zu manchmal sehr hohen Zahlen. Zu Anfang lassen sich die Eiweissverluste noch durch Steigerung der Gesamtkalorienzufuhr über den Bedarf wettmachen. Später geht das anscheinend nicht mehr. Wir haben hier wohl das Analogon zu dem prämortalen Eiweisszerfall beim reinen Hunger.

Das erste Stadium ist das bei weitem wichtigste, es kommt am häufigsten vor, während der Eintritt ins zweite und dritte sehr viel seltener ist.

Gerade über dies erste Stadium liegt daher auch ein besonders grosses Beobachtungsmaterial vor, vor allem aus den Jahren der Kriegsernährung.

F. Hirschfeld (49, 50, 51) scheint der erste gewesen zu sein, der klar geäussert hat, dass kalorische Unterernährung zu einer Eiweisseinschmelzung führt, allerdings beging er den Fehler, die nur für das erste Stadium der Unterernährung richtige Behauptung zu sehr zu generalisieren.

Nimmt man aus einer kalorisch ausreichenden Kost einige hundert Kalorien in Form von Kohlenhydrat fort, so entsteht bei unveränderter Eiweisszufuhr sehr rasch eine steigend negative N-Bilanz.

Ausser Hirschfeld haben früher Kumagawa (52), Sivén (53), Clopatt (54), Rosemann (55), R. O. Neumann (56), G. Renvall (57) und Chittenden (58) das Verhalten der N-Bilanz bei knapper Kost beim Gesunden, meist in Selbstversuchen genau studiert, doch braucht auf diese Beobachtungen hier nicht näher eingegangen zu werden, da keine ausgesprochene Unterernährung vorliegt [vgl. darüber Magnus-Levy (7), S. 367, dort auch tabellarische Zusammenstellung].

Aus jüngster Zeit liegen beim Gesunden einige Beobachtungen über die Wirkung ausgesprochener Unterernährung auf die N-Bilanz von Jansen (22), sowie die umfassenden Versuche von Benedict (35) und seinen Mitarbeitern vor.

Bei den zahlreichen Versuchspersonen von Jansen mit einem Durchschnittsgewicht von 62,5 kg genügten 1600 Bruttokalorien und 60,5 g Eiweiss pro die nicht, um Körpergewicht und Eiweissbestand aufrecht zu erhalten. Es resultierte vielmehr eine Gewichtsabnahme von 0,28 kg und eine Eiweisseinschmelzung von 11,77 g pro die. Wie Respirationsversuche zeigten, war der Ruhe-Nüchternumsatz 1400 Kal. Erst als 500 Kal. in Form von Kohlenhydraten der Kost zugelegt wurden, war ein Gleichgewicht erreicht. Bei diesen Versuchspersonen ist zu bedenken, dass im Gegensatz zu den S. 135 mitgeteilten Selbstbeobachtungen hier zweifellos entsprechend den Zeit- und Gewichtsverhältnissen schon vorher eine Unterernährung bestanden hat. Daraus erklärt sich auch, dass bei 1600 Kal. Zufuhr die N-Verluste relativ gering waren (— 1,88 g im Durchschnitt), und dass schon mit 2100 Kalorien und 9,7 g N ein Gleichgewicht gewonnen war. Das sind etwa $^2/_3$

des für einen 70 kg schweren Mann angegebenen Voitschen Kostmasses. Je niedriger der Eiweissbestand ist, um so kleiner sind die Eiweissmengen, mit denen er aufrecht erhalten werden kann. Mit dieser Erklärung mag man für die Jansenschen Beobachtungen vielleicht auskommen, wenn auch der Gedanke, dass hier schon die Tendenz des Körpers mit seinem wertvollsten Nährmaterial, dem eigenen lebendigen Gewebe, zu sparen, zur Geltung kommt, sich nicht ganz abweisen lässt.

Bei den 12 Studenten Benedicts (35) betrug die Nahrungszufuhr während der meist 78—87 Versuchstage in der Regel etwa $^1/_2$—$^2/_3$ des Anfangsbedarfes von etwa 3200—3600 Kalorien; in einigen Versuchen (Abteilung B) für einige Wochen allerdings noch erheblich weniger (etwa 1400 Kal.). Die N-Verluste im ganzen (Stab 11) und berechnet pro die (Stab 13), sind aus der Übersichtstabelle S. 137 ersichtlich.

Die Differenzen sind hier ganz erstaunlich gross, die Gesamt-N-Verluste in der Versuchszeit schwanken zwischen 48,66 g und 252,85, die Durchschnittswerte für den einzelnen Tag zwischen — 0,62 und — 4,09 g.

Die weitaus niedrigsten Zahlen finden sich bei Tom., der mit 59,5 kg bei einer Körperlänge von 176 cm zweifellos schon unterernährt in den Versuch hineinging. Dazu passt auch, dass er am wenigsten an Gewicht verlor (nur 7,4 %). In diesem Falle kommt man um die Annahme einer erheblichen Einschränkung des Eiweissumsatzes wohl kaum herum. Hier bestanden in Einzelperioden sogar deutlich positive Bilanzen, so dass die Unterernährung zum Teil schon das 2. Stadium erreichte.

Bei Betrachtung der täglichen Bilanzen fällt eine ausserordentliche Unregelmässigkeit der N-Ausscheidung auf, Tagen mit stark positiver Bilanz folgen solche mit stark negativer, zum Teil ist das bedingt durch die ungleichmässige, sowohl an N- wie an Kaloriengehalt wechselnde, tägliche Nahrung. Eine deutliche Verbesserung der N-Bilanzen im Laufe der langdauernden Unterernährung fehlt in der Regel, doch ist ein Urteil bei dem Wechsel des N- und Kaloriengehalts der Nahrung in den Einzelperioden recht schwierig.

Bei stark heruntergekommenen Kranken ist es schon seit Fr. Müller (9) beobachtet, dass sie bei starker Unterernährung nur relativ wenig Körpereiweiss einschmelzen oder sogar N anzusetzen vermögen. Meistens ist aber der Nahrungsbedarf nicht bekannt gewesen, so dass ein sicheres Urteil, ob diese Kranken noch im 1. Stadium der Unterernährung stehen, nicht abzugeben ist. Die meisten gehören wohl sicher bereits dem 2. Stadium an und sollen daher dort besprochen werden.

Eine eingehende Untersuchung hat der Eiweissstoffwechsel bei der im wesentlichen durch Unterernährung hervorgerufenen Ödemkrankheit gefunden [vgl. darüber die zusammenfassenden Darstellungen (Z) von Jansen (46), Schittenhelm und Schlecht, C. Maase und Zondeck, sowie Pollag und Bürger u. a.].

Von Interesse ist hier die Feststellung, dass die meisten dieser Kranken, so sämtliche von Jansen und Maase und Zondeck im 1. Stadium der Unterernährung standen, indem N-Gleichgewicht und N-Ansätze erst mit einer Kost erzielt wurden, deren Kaloriengehalt ausreichte, nur Harry v. Hoesslins Kranke [(92) Lit. S. 256] gehörten nicht alle in diese Gruppe.

Die Tatsache, dass zur Entstehung der Ödemkrankheit gar keine Unterernährung schwersten Grades notwendig ist, scheint mir ein Beweis dafür, dass die chronische Unterernährung wohl eine notwendige Voraussetzung, nicht aber die einzige Ursache für diese Krankheit ist, zumal gerade die schwersten Formen der Unterernährung meist keine Ödeme aufweisen. Der Wasser- und Salzgehalt der Nahrung, sowie eine gewisse Prädisposition zu Ödemen spielen wohl sicherlich auch eine Rolle. Im übrigen kann auf die Pathogenese dieser merkwürdigen, wohl immer noch nicht restlos aufgeklärten Krankheit hier nicht näher eingegangen werden.

Die Ursache für die Eiweissverluste im 1. Stadium der Unterernährung liegt offen zutage. Sobald der Körper zur Deckung seiner Wärmeproduktion das eigene Körpermaterial angreifen muss, kommen hauptsächlich die am leichtesten oxydablen Stoffe zur Verbrennung, zunächst das Glykogen, das aber nur für wenige Tage ausreicht und unter einen gewissen Minimalgehalt im Körper nicht herabsinkt, gleichzeitig aber, zuerst meist in grösseren Mengen das Eiweiss, anscheinend in den ersten Tagen das zirkulierende Eiweiss, dann das Reserve- oder Ameliorationseiweiss und wahrscheinlich erst zuletzt in steigendem Masse das lebende Eiweiss.

Von dem skizzierten Verhalten des Eiweissstoffwechsels in diesem Stadium der Unterernährung gibt es anscheinend nur eine Ausnahme in seltenen Fällen von Fettsucht. Hier kann nach den übereinstimmenden Angaben von C. Dapper (59), Magnus-Levy (60), Hellesen (61) und Bornstein (62) bei einer Unterernährung bis etwa zu $^2/_3$ des Bedarfs noch ein N-Gleichgewicht aufrecht erhalten werden. Es liegt nahe, in den gewaltigen Fettdepots hier einen Schutz für das Eiweiss zu erblicken. Tatsächlich ist ja, wie Rubner (G. d. E.) gezeigt hat, die Grösse des Fettvorrats in hohem Masse bestimmend für den N-Umsatz. So wären erheblich niedrige Eiweisseinschmelzungen bei unterernährten Fetten schon verständlich, aber die Tatsache, dass der Eiweissbestand manchmal überhaupt nicht angegriffen wird, bleibt rätselhaft, es sei denn, das Fett des Fettsüchtigen sei leichter oxydierbar wie das des Nichtfettsüchtigen, doch fehlen für eine derartige Annahme vorläufig alle Unterlagen, mancherlei spricht sogar direkt dagegen.

Der Übergang vom ersten ins zweite Stadium der Unterernährung vollzieht sich natürlich nicht sprunghaft, sondern nur allmählich, indem die N-Verluste bei mässigem N-Gehalt der unzureichenden Ernährung langsam immer geringer werden, bis es zu einem Gleichgewicht kommt, einem sehr scharf markierten Punkt, der den Beginn des zweiten Stadiums kennzeichnet. Der Zeitpunkt, an dem er erreicht wird, ist individuell sehr verschieden. Alle obengenannten Faktoren, vor allem natürlich der N- und Fettbestand des Körpers spielen hier mit. Langdauernde Tierversuche zeigen diesen Übergang ins zweite Stadium sehr deutlich. Aus der älteren Literatur seien die Beobachtungen von E. Voit und Korkunoff (63), sowie von Fr. N. Schulz (64) als Beispiele angeführt. Besonders deutlich zeigt es aus neuerer Zeit die über ein Jahr sich erstreckende Versuchsreihe von Zuntz und Morgulis (41). Hier trat nach etwa 4 Monaten, nachdem das Körpergewicht von 9,85 auf 7,18 kg abgesunken war, mit einer Nahrung (bestehend aus 60 g Fleisch $+$ 35 g Reis), deren Kaloriengehalt (197 Kal.) noch nicht $^2/_3$ des respiratorisch genau bestimmten Bedarfs (etwa 310 Kal.) deckte, annähernd ein N-Gleichgewicht ein.

Bei Menschen liegen aus naheliegenden Gründen keine ähnlichen Untersuchungen vor, sondern nur hin und wieder Ausschnitte, meist ohne genaue Kenntnis des Nahrungsbedarfs. Auch die langen Versuchsreihen von Benedict (35) und seinen Mitarbeitern dauerten zur Erreichung dieses Stadiums noch nicht lang genug, lediglich der Student Tom. [(35), S. 340], dessen Gesamt-N-Verlust nur 48 g betrug, ist anscheinend in den letzten Versuchsabschnitten in dies zweite Stadium der Unterernährung eingetreten (bei nur 1662 Netto-Kalorienzufuhr und einer N-Einnahme von durchschnittlich 8,82 pro die betrug die N-Ausscheidung in Kot und Urin 8,58 g). Sehr deutlich waren auch die N-Ansätze, die H. v. Hoesslin (92) bei einigen seiner hochgradig unterernährten Kriegsgefangenen schon durch eine Kost mit kleinen Eiweisszulagen erhielt, deren Kaloriengehalt nach dem Verhalten des Gewichts zu urteilen nicht ganz ausreichend war. Immerhin waren das Ausnahmen. Ausserordentlich instruktiv sind die Zahlen Kestners (65) für die Unterernährung in Hamburg. Er konnte bei Leichtkranken des Eppendorfer Krankenhauses mit der üblichen Klinikkost von 9,49 g Gesamt-N und 1400 Kalorien in fast allen Fällen sehr erhebliche Ansätze beobachten. Von einer resorbierten N-Menge von 6,8 g wurden bei 5 Kranken 1,7 g im Tag zurückgehalten.

Das erste grössere, ganz sichere Beobachtungsmaterial ist schon lange bei Kranken gesammelt [Fr. Müller (9), Klemperer (10), Nebelthau (11), Svenson (12), v. Noorden (8) u. a.]. So setzte z. B. ein Kranker von F. Müller von 32,0 kg Gewicht von einer Nahrungszufuhr von 765 Kal. und 7,602 g N im Durchschnitt von 5 Tagen etwa 1,7 g N pro die an. Bei Klemperers Kranken wurde von 48 g Eiweiss bei 614 Kalorienzufuhr noch ein Teil retiniert, bei einem Kranken von Nebelthau lagen die Verhältnisse ganz ähnlich.

In diese Gruppe gehören auch die N-Ansätze, die man manchmal in der Rekonvaleszenz nach schwerer, fieberhafter Infektion mit sehr niedrigem N- und Kaloriengehalt der Nahrung bei Kranken beobachten kann, deren Eiweissbestand durch unzweckmässige Diät stark geschädigt ist. Dieser Rekonvaleszentenstoffwechsel unterscheidet sich von dem gewöhnlicher Unterernährung ja nur durch den Fortfall der Ursachen für die durch Stoffwechselsteigerung bedingte Unterernährung und ein vielleicht, aber durchaus nicht sicher nachgewiesenes grösseres Ansatzbedürfnis für Eiweiss, dessen Grösse durchaus von dem Ausmass des vorangehenden Verlustes abhängt. Als Beispiel sei die erste derartige Beobachtung von F. Müller angeführt [(9), S. 542], der nach einem schweren Typhus in den ersten 7 Tagen der Rekonvaleszenz bei einer Nahrung, welche nur 1165 Kal. und 9,93 g N pro die enthält, im Durchschnitt tägliche Ansätze von 1,33 g erzielte. Im ganzen sind derartige Beobachtungen aber viel seltener, als man von vornherein erwarten sollte. So enthält z. B. die grosse Arbeit von Svenson (12) keine entsprechende Angabe. Das kommt einmal, worauf Svenson schon aufmerksam machte, daher, dass oft in den ersten Tagen der Rekonvaleszenz noch vorher retinierter Stickstoff im Harn erscheint und dadurch den wahren Umsatz verdeckt, dann aber wird im allgemeinen die Nahrungszufuhr mit Recht so rasch gesteigert, dass eine Unterernährung nicht mehr vorliegt. Heute, wo wir gelernt haben, Kranke mit fieberhaften Infekten viel zweckmässiger zu ernähren, ist ein solches Verhalten des Eiweissstoffwechsels erst recht selten geworden. Dass von den näher untersuchten Ödemkranken anscheinend keiner ein Verhalten des Eiweissstoffwechsels zeigt, wie er für das zweite Stadium charakteristisch ist, wurde schon oben erwähnt. Vielleicht war es bei dem einen oder anderen der v. Hoesslinschen Gefangenen der Fall, aber den sehr summarisch wiedergegebenen Tabellen lässt sich das nicht mit Sicherheit entnehmen.

Wie soll man diese Emanzipation des Eiweissstoffwechsels vom Gesamtstoffwechsel deuten? Warum wird das Kaloriendefizit im Gegensatz zum ersten Stadium der Unterernährung jetzt nicht mehr mit dem leicht oxydablen Eiweiss, sondern fast nur noch mit dem schwer verbrennlichen Fett gedeckt? Es ist dasselbe Problem wie beim Hunger. Die Verbrennung wird von dem Material bestritten, das am besten disponibel ist. Man könnte sich vorstellen, dass mit fortschreitender Unterernährung darum immer weniger Eiweiss zersetzt wird, weil der Eiweissbestand viel stärker dezimiert wird als die Fettdepots. Das ist aber nicht richtig, wie ein Hinweis auf den Hund von Morgulis und die Studenten von Benedict, besonders Tom., ohne weiteres zeigt. Nach diesen Untersuchungen hat es sogar durchaus den Anschein, als ob der Organismus am Ende hochgradiger Unterernährung relativ reicher an Eiweiss als an Fett ist. Genaue Analysen des gesamten Tieres liegen allerdings meines Wissens bisher nicht vor.

Gewiss ist die Grösse des Eiweissumsatzes auch abhängig vom Eiweissbestande des Organismus, und je mehr letzterer abnimmt, mit desto weniger Eiweiss in der Nahrung wird man auskommen. Aber auch hier besteht kein Parallelismus, denn zahlreiche Versuche, vor allem von Chittenden (58) zeigen, dass bei einer kalorisch ausreichenden Nahrung mit einer Eiweisszufuhr von $^1/_2$, ja sogar $^1/_3$

der ursprünglichen Menge ein N-Gleichgewicht, ja sogar Ansätze erzielt werden können, ehe der Eiweissbestand des Körpers auch nur entfernt entsprechend abgenommen hat. Also auch von dieser Seite her ist eine befriedigende Erklärung unmöglich. So kommt man ähnlich wie beim Hunger und entsprechend dem Verhalten des Gesamtstoffwechsels auch in diesem Stadium der Unterernährung zu der Annahme, dass infolge hochgradiger Eiweisseinbussen eine weitgehende Anpassung des Organismus eingetreten ist. Von klinischer Seite, zuerst von Müller und Klemperer, ist diese Deutung als die naheliegenste fast überall in den Vordergrund geschoben. Die Tendenz des Körpers, sein wertvollstes Nährmaterial, das lebendige Protoplasma, zu sparen, ist so gross, dass das Gesetz von den innigen Beziehungen zwischen Gesamtstoffwechsel und Eiweissumsatz durchbrochen wird. Der Zwang der Ernährungsweise auf die Zelle hebt auch hier wieder die Gültigkeit des Pflügerschen Grundgesetzes auf.

Ist es im ganzen selten, dass Menschen und Tiere in das 2. Stadium der Unterernährung hineinkommen, so gilt dies erst recht für die dritte Periode, charakterisiert durch einen Anstieg des Gesamtstoffwechsels und des Eiweissumsatzes.

Hier gibt es bisher nur zwei sichere Beobachtungen, beide aus dem Zuntzschen Laboratorium.

Die eine betrifft die schon erwähnte Selbstuntersuchung bei Loewy (34). Während Loewy sowohl hinsichtlich des Gesamtstoffwechsels als des Eiweissumsatzes 1916 unter der sparenden Wirkung der Unterernährung gestanden hatte, sank sein Körpergewicht bis Juli 1917 um weitere 6 kg. Mit einer Erhöhung der Wärmeproduktion war der Eiweissumsatz gewaltig angestiegen. Bei 1500—1800 Kal. und 7—8 g resorbierten Stickstoffs der Nahrung wurden 12,5—16,5 g N im Harn täglich ausgeschieden. Eine Butterzulage von 200 g pro die genügte, um die Werte wieder auf 9,34 g herabzudrücken. Gleichzeitig wurde auch der respiratorische Gaswechsel wieder niedriger.

Es lagen also keineswegs irreparable Schädigungen vor.

Prinzipiell ähnlich verhielt sich wohl der Hund von Morgulis und Diakow (41), nachdem er nach etwa 10 Monate langer Unterernährung etwa die Hälfte des Körpergewichtes verloren hatte. Leider wurden aber zur Zeit des starken Anstieges des respiratorischen Gaswechsels, zu dem es trotz abnorm niedriger Körpertemperatur und grösster Ruhe des Tieres kam, keine Bestimmungen der N-Bilanz vorgenommen; vorher war sie deutlich positiv gewesen. Zweifellos bildet das Verhalten des Eiweissstoffwechsels in dieser letzten Periode das Analogon zum prämortalen Stickstoffzerfall im Hunger, so dass auf die dortigen Ausführungen verwiesen werden kann (vgl. S. 116).

Einer kurzen Besprechung bedarf noch die Frage, ob bei der Unterernährung Anhaltspunkte für die Existenz eines qualitativ veränderten

Stoffwechsels vorliegen. Dass bei sehr starker Herabsetzung der Nahrungszufuhr, besonders an Kohlenhydraten, im Harn Azidose auftreten kann
ebenso wie im Hunger, ist selbstverständlich.

Die respiratorischen Quotienten, die ein Ausdruck der Art des Umsatzes
sind, wurden in fast allen, mit einwandfreier Methodik untersuchten Fällen
als ganz oder nahezu normal befunden. Benedict und seine Mitarbeiter
sahen bei ihren umfassenden Untersuchungen nur einmal einen Wert unter
0,7 (0,68). Dagegen gibt Zuntz (41) beim Hunde vereinzelt Zahlen an, die
bis 0,62 herabgehen. Das Tier befand sich in einem unter Wasser versenkten
Respirationsapparat von Regnault-Reisetschem Typus. Eine Undichtigkeit des Apparates lag nach der N-Bilanz im Kasten gerade bei den Versuchen mit den niedrigsten Werten sicher nicht vor. Wie lange die Versuche dauerten, ist aus Zuntzs sehr summarischer Mitteilung leider nicht
ersichtlich, so dass sich nicht sagen lässt, ob die oben besprochene Deutung
für die niedrigen Quotienten in kurzen Hungerversuchen auch hier am Platze
sind; sicher gilt das wohl für einzelne sehr niedrige Werte von Kraus (20)
und Svenson (12). Solange nicht neue Versuche mit dem gleichen Resultate
vorliegen, darf man im Hinblick auf alle anderen Beobachtungen wohl daran
festhalten, dass, abgesehen von einer eventuellen Azidose, auch bei der Unterernährung der Abbau der Nahrungsstoffe in qualitativ gleicher Weise erfolgt
wie beim normal ernährten Organismus.

2. Partielle (qualitative) Unterernährung.

In den bisherigen Betrachtungen handelte es sich stets um eine Kost
mit zu geringem Kaloriengehalt. Da, wie auf S. 78 ausgeführt, die einzelnen
Nahrungsstoffe aber nicht nur eine kalorische, sondern auch eine spezifisch-
chemisch-biologische Aufgabe haben, so sind Ernährungsregime denkbar, bei
denen zwar der Gesamtbrennwert der Kost ausreicht, vielleicht sogar zu gross
ist, aber ein einzelner Nährstoff fehlt oder in zu geringer Menge zur Verfügung steht. Dementsprechend kann eine Eiweiss-, Kohlenhydrat-, Fett-,
Wasser-, Salz-, Vitaminunterernährung eintreten. Dergleichen spielt in der
praktischen Ernährung Erwachsener meist nur eine untergeordnete Rolle,
grösser schon ist die Bedeutung in der Pädiatrie [vgl. darüber zusammenfassend Rosenstern (Z I) und Utheim (Z XI)]. Um hier Klarheit zu gewinnen,
müssen schon besonders angelegte Versuche mit einseitiger Ernährung angestellt werden und an solchen, die auch die Untersuchung des Gesamtumsatzes umfassen, fehlt es meist.

Für die partielle Eiweissunterernährung gelten zunächst die
gleichen Erwägungen wie für das Problem des Eiweissminimums (vgl. S. 60).
Sie liegt dann vor, wenn bei einer kalorisch ausreichenden Kost infolge zu
niedrigen Eiweissgehaltes negative N-Bilanzen eintreten. Bestimmte Zahlen
lassen sich dafür nicht angeben, weder allgemein noch für den einzelnen

Menschen, da alle die vielen variablen Faktoren, die den Eiweissstoffwechsel beherrschen, ins Gewicht fallen, voran der Eiweissbestand des Körpers. Immerhin kann man sagen, dass wohl immer eine Eiweissunterernährung vorliegt, wenn der N-Gehalt der Nahrung unter 3,0—4,0 g herabsinkt, nur mit sehr grossen Mengen Kohlenhydraten lässt sich vielleicht bei einem an Gewebseiweiss hochgradig verarmten Organismus bei einer derartig niedrigen Eiweisszufuhr hin und wieder ein Gleichgewicht oder gar ein geringer Ansatz erzielen (vgl. z. B. Nebelthau [11]).

Welchen Einfluss hat nun partielle Eiweissunterernährung auf den Gesamtumsatz?

So weit die spärlichen Untersuchungen an einzelnen Vegetarianern, vor allem an Fletcher schon Schlüsse erlauben, erniedrigt sich der Stoffwechsel bei einer derartigen Ernährung etwas, sodass die Werte für die Kalorienproduktion an die unterste Grenze der Norm rücken, bzw. diese unterschreiten. Im allgemeinen liegen nach den eingehenden neueren Beobachtungen von Benedict und Roth [(66), dort auch die ältere Literatur] beim Vegetarianer die Zahlen kaum niedriger als bei normal Ernährten von gleicher Körperbeschaffenheit (im Durchschnitt 798 Kal. pro m² gegenüber 828 bei Männern, 753 Kal. zu 766 bei Frauen). Für die hier vorliegende Frage kommen nur solche Versuche an Vegetarianern in Betracht, in denen eine negative N-Bilanz bei normalem Kaloriengehalt der Kost eintrat. Diese Bedingungen waren erfüllt z. B. in den Versuchen von Zuntz und Schirokich an Horace Fletcher (67). Bei einer Nahrungsaufnahme von durchschnittlich täglich 2750 Kal. mit 5,346 g N trat ein N-Verlust von 0,50 g pro die ein, in einer 2. Periode mit 2116 Kal. und 4,415 g N pro die waren es sogar 0,962 g.

Der Grundumsatz in der 1. Periode war 19,2 Kal. pro kg und 24 Stunden, in der 2. 19,3 Kal. Fast genau die gleichen Zahlen (19,7 Kal.) erhielten Benedict, Emmes, Roth und Smith (68) bei Fletcher. Es waren die niedrigsten Werte, die von den amerikanischen Autoren unter 89 gesunden Männern festgestellt wurden. Diese Zahlen sind sicher abnorm niedrig, und die Erklärung, dass die andauernd knappe und eiweissarme Kost die Ursache ist, leuchtet ein. Immerhin ist bemerkenswert, dass einerseits Cohnheim, der durchaus kein Fleischverächter ist, einen ähnlich niedrigen Umsatz hatte [bei 83 kg Gewicht 19,9 Kal. pro kg und Tag (35), S. 7], andererseits Hindhede, ein fanatischer Hauptvorkämpfer des Vegetarianismus in strengster Form, ganz normale Werte bot [Benedict und Carpenter (69)].

Bernstein und Falta (70) zeigten kürzlich, dass mit der Reduktion des Eiweisses in der Nahrung auch die Nüchternwerte sehr bald etwas absinken. Ein deutlicher Einfluss tritt aber auch hier nur ein, wenn vorher besonders grosse Eiweissmengen verzehrt wurden. Es ist das verständlich, da neben der Muskelarbeit das Eiweiss das Hauptstimulanz für die Zelltätigkeit ist.

Untersuchungen bei vollkommen eiweissfreier Kost stellte
Grafe (71) an, aber sie waren kompliziert durch gleichzeitige Kohlenhydratüberernährung, so dass die oxydationsmindernde Wirkung des Fortfalls von
Nahrungseiweiss durch die starke Steigerung infolge grosser Kohlenhydratgaben überkompensiert wurde.

Dagegen sank in nicht veröffentlichten Versuchen von Grafe und
Weissmann bei einem Hunde nach 10 Tagen ausschliesslicher, überreicher
Fetternährung die Wärmeproduktion von 306 auf 188 Kal., oder bezogen auf
die Gewichtseinheit von 68 auf 47 Kal. pro kg. Bei einem zweiten Tiere
war das Absinken nach 16 tägiger Fettüberernährung geringer (von 415 auf
343 Kal., entsprechend 93 bzw. 87 Kal. pro kg).

Nach diesen wenigen Beobachtungen ist nicht daran zu zweifeln, dass
partielle Eiweissunterernährung die Oxydationen nicht nur absolut, sondern
auch relativ, bezogen auf die Einheit des Gewichtes in der Regel, wenn auch
durchaus nicht immer, herabsetzt, mithin wirkt wie kalorische Unterernährung.

Respiratorische Beobachtungen über partielle Zuckerunterernährung beim
Gesunden liegen nur von Benedict und seinen Mitarbeitern vor. Zucker
ist ein lebenswichtiger Nährstoff (vgl. S. 69). Sinkt sein Anteil an der Nahrung unter 10 % herab, so kommt es zur Azidose. Diese wirkt, wie Benedict
und Joslin (72), sowie Higgins, Peabody und Fitz (73) an mehreren
Gesunden mit kohlenhydratfreier Kost überzeugend nachgewiesen haben,
stoffwechselsteigernd auch für den Eiweissumsatz, so dass der Effekt
dieser Form der Unterernährung genau der entgegengesetzte ist wie
beim Eiweissmangel. Freilich bleibt noch unentschieden, ob die Stoffwechselsteigerung in diesem Falle Folge der Azidose oder der vermehrten Eiweisseinschmelzung ist.

Der Einfluss einer partiellen Fett- oder Lipoidunterernährung
ist bisher nie Gegenstand respiratorischer Untersuchungen gewesen. Das ist
sehr verständlich, denn das Fehlen dieser Stoffe in der Ernährung pflegt sich
beimMenschen, wenn überhaupt, erst sehr spät geltend zu machen; tatsächlich
ist vorläufig noch nicht endgültig entschieden, ob Neutralfette überhaupt
lebensnotwendig sind (vgl. darüber S. 84). Wassermangel der Kost lässt nach
den übereinstimmenden Untersuchungen von Straub (74) und Salomon (75)
den Gesamtumsatz unbeeinflusst, Spieglers (76) Versuche mit entgegengesetztem Resultat besitzen weit weniger Beweiskraft.

Die Frage, wie Durstkuren auf den Eiweissumsatz wirken, ist in
letzter Zeit wieder kontrovers geworden.

Jürgensen, Landauer, Dennig, Spiegler, Straub u. a. [Literatur
bei Morawitz (77)] fanden übereinstimmend eine Mehrausscheidung von N,
die so lange anhält, als der Körper noch ein Wasserdefizit hat. K. Frankenthal (78) kam in Bickels Abteilung in einer Untersuchung der letzten Zeit
an einem Hunde von 8 kg zu einem entgegengesetzten Resultat, indem sie zu

Beginn der Durstperiode sogar eine deutliche Herabsetzung des N-Umsatzes feststellte, die bei mehrfacher, rasch aufeinander folgender Wiederholung der Durstperioden immer mehr abnahm. In der Nachperiode kam es hin und wieder zu einer vermehrten N-Ausscheidung, die aber auf Auswaschung retinierter Schlacken zurückgeführt wird.

Warum diese Versuche so prinzipiell anders ausfielen wie die der früheren Autoren, lässt sich schwer sagen. Da sie nur an einem einzelnen Hund angestellt wurden, besteht natürlich die Möglichkeit individueller Abweichungen.

Ob und in welchem Masse grosse Salzdefizite der Nahrung auf die Wärmeproduktion einwirken, ist noch völlig unbekannt. Es ist das ein sehr komplexes Problem, da jedes Salz für sich einzeln untersucht werden müsste, und Störungen hier, wenn überhaupt, erst nach längerer Zeit zur Geltung kommen können.

Die Bearbeitung der Frage, ob und in welcher Weise das Fehlen von Vitaminen in einer sonst vollkommen ausreichenden Nahrung den Gesamtstoffwechsel beeinflusst, ist erst in den allerletzten Jahren in Angriff genommen worden.

Bei den ausserordentlich schweren Krankheitsbildern, die hier entstehen können, war es von vornherein zu erwarten, dass auch im respiratorischen Gaswechsel sehr erhebliche Veränderungen sich zeigen würden. Beobachtungen an Menschen und grösseren Versuchstieren fehlen hier ganz. Bei letzteren dauert es meist zu lange, bis typische Erscheinungen der Avitaminose auftreten. So sind wir auf Ratten- und Taubenversuche angewiesen.

P. Novaro (79) stellte zuerst vergleichende kalorimetrische Untersuchungen im Hunger und bei Avitaminosen bei Vögeln an. Es zeigte sich, dass in einer ersten Periode (von 7—13 Tagen) einer Nahrung mit unzureichendem Vitamingehalt Gewicht, Temperatur und Wärmeabgabe sich ganz normal verhielten, dann nahm die Nahrungsaufnahme und entsprechend das Gewicht etwas ab, während die Wärmeabgabe sehr viel stärker sich verringerte, bis 40—50 % gegenüber der Norm, bei zunächst noch normaler Temperatur. Erst sekundär sinkt auch diese, anfangs nur mässig, um 1°, erst in den letzten Tagen bei ausgesprochenen klinischen Symptomen um 4—5°. Verglichen mit dem Hungerstoffumsatz geht der Stoffwechsel bei der Avitaminose mit einer erheblich geringeren Wärmeabgabe, einer viel stärkeren Temperatursenkung und einer viel hochgradigeren Gewichtsabnahme einher, obwohl Nahrung genossen wurde, wenn diese auch in den späteren Zeiten der Versuche kalorisch keineswegs mehr ausreichte. Sobald Vitamin der Kost zugelegt wird, steigt innerhalb der ersten 24 Stunden erst die Wärmeabgabe und dann die Temperatur. Unter Berufung auf Respirationsversuche an Tauben von Ramoino (80) aus dem Jahre 1915 stellt Novaro sich vor, dass bei den Avitaminosen der Brennwert des Sauerstoffs herabgesetzt sei, dass mithin die Avitaminose auf unvollständige Oxydation der Nahrungsstoffe zurückzuführen sei. Es wäre das ein vollkommmenes Novum. Vorläufig aber scheint mir diese Hypothese noch nicht genügend gestützt, denn es ist kaum angängig, respiratorische und kalorimetrische Versuche miteinander zu vergleichen, wenn beide nicht gleichzeitig miteinander kombiniert werden.

Das starke Absinken des respiratorischen Gaswechsels und der Körpertemperatur geht auch aus den neuen Untersuchungen von Abderhalden (81) und seinen Mitarbeitern sowie von Anderson und Kulp[1]) bei Vögeln, von Gröbbels[2]) bei Mäusen sehr deutlich hervor. Zusatz kleiner Mengen von entfetteter Hefe zur Nahrung machte auch die Stoffwechselanomalien (Krämpfe und Temperaturstürze) wieder rückgängig. Die verminderte Nahrungsaufnahme ist nicht die entscheidende Ursache für die Einschränkung der Verbrennungen, denn letztere tritt interessanterweise auch bei zwangsweiser Fütterung auf (Anderson und Kulp[1]).

Von grossem Interesse ist, dass der Einfluss der alimentären Dystrophie infolge Vitaminmangel auch an den isolierten Organen, vor allem Leber und Gehirnzellen, in einem Absinken der Verbrennungen fassbar ist, und dass auch hier Hefepräparate die Zellatmung erheblich steigern. Das haben Abderhalden und seine Mitarbeiter durch Respirationsversuche, Hess (82) mit der wohl weniger geeigneten Lipschitzschen m-Dinitrobenzolmethode sicher nachgewiesen.

Die skizzierten Untersuchungen lassen deutlich erkennen, dass das Absinken der Verbrennungen der primäre Vorgang ist und erst sekundär mit Notwendigkeit den Temperaturabfall bedingt und nicht etwa umgekehrt.

Nimmt man die gleichzeitig mit den ersten Arbeiten Abderhaldens erschienenen interessanten Untersuchungen von Freudenberg und György (83), wie György (84) hinzu, nach denen die Presssäfte und Autolysate vitaminhaltiger Nahrungsstoffe auf überlebende Kaninchenzellen exquisit Stoffwechsel steigernd wirken, so muss man die Vorstellung gewinnen, dass die Vitamine ohne eigenen nennenswerten kalorischen Gehalt notwendig sind, um die Intensität der Verbrennungen auf normaler Höhe zu erhalten.

Hess (82) führt die Störungen bei Avitaminosen zurück auf die „Verarmung der Gewebe an den die Atmung vermittelnden Zellfermenten". Er schliesst das daraus, dass er die Vogelberiberi durch Blausäurevergiftung nachahmen konnte und bei den avitaminotisch erkrankten Tieren eine gesteigerte Empfindlichkeit gegen Cyankali fand[3]).

Eingehende Beobachtungen bei sicheren, schweren Avitaminosen liegen meines Wissens bisher noch nicht vor. Bei Rachitis scheint der Gesamt-

---

[1]) Journ. of Chem. 52. 69. 1922.

[2]) Klin. Wochenschr. 1. 2130. 1922.

[3]) Die Anschauung von Hess hat inzwischen durch vergleichende Blutgasanalysen von Fleisch (Arch. f. exp. Path. u. Pharm. 95. 17. 1922) eine weitere Stütze erhalten, doch wird ihr von Abderhalden und Wertheimer neuerdings (Pflüger, 194. 647. 1922 Lit.) z. T. widersprochen.

umsatz nicht verändert zu sein (vgl. die Lehr- und Handbücher der Kinderheilkunde), dagegen gibt es Beobachtungen von Jones[1]) bei der Pellagra, die, wenn auch nicht sicher, so doch mit grosser Wahrscheinlichkeit eine Avitaminose ist. Hier war auffallenderweise in 7 Fällen der Stoffwechsel um 42—53% gesteigert.

Nach den Untersuchungen von Desgrez und Bierry (85) soll auch der Eiweissstoffwechsel bei der Avitaminose gestört sein, indem angeblich Fett und Kohlenhydrate sich nicht mehr isodynam vertreten können, ohne dass es zu einer schweren Störung des N-Gleichgewichts kommt.

Von grossem Interesse wäre es zu wissen, wie sich der Stoffwechsel bei Beginn der Krankheitserscheinungen durch vitaminarme, aber sonst völlig ausreichende Kost gestaltet. Was wird aus dem Nährmaterial, wenn der Körper es nicht mehr verwenden kann? Allerdings dürfte man für solche Versuche die Tiere nicht ihrem eigenen Nahrungstrieb überlassen, sondern müsste versuchen, durch geeignete Beibringung der Nahrung trotz daniederliegenden Appetits das Gewicht konstant zu erhalten, wie Anderson und Kulp es taten.

Das führt zu der weiteren Frage, ob es Verhältnisse gibt, unter denen der Körper eine in jeder Beziehung ausreichende Kost zwar aufzunehmen, aber nicht intermediär zu verarbeiten vermag. Chossat (86) hat 1843 zuerst eine solche Inanition oder Unterernährung aus inneren Gründen angenommen, nachdem er beobachtet hatte, dass hochgradig unterernährte Tauben sich zwar durch ausreichende Kost wieder anfangs erholen, dann aber trotz weiterer Nahrungsaufnahme erst langsam, später rascher verfallen. Gleichzeitig entwickelten sich allerdings Durchfälle, so dass der Gedanke nahe liegt, dass hierdurch doch wieder eine erneute Unterernährung gesetzt worden ist. In neuerer Zeit hat Czerny (87) den Begriff des „inneren Hungers" wieder von neuem aufgenommen und in den Mittelpunkt seiner Vorstellungen über die Pathogenese der Ernährungsstörungen im Säuglingsalter gerückt. So soll der primäre Verlust an Alkalien durch den Darm nach Czerny und Steinitz Literatur bei Rosenstern Z. I) die Ursache des Mehlnährschadens, nach L. F. Meyer (Lit. bei Z. I) der Bilanzstörung sein.

Den Störungen des Betriebsstoffwechsels (Gicht, Diabetes usw.) werden hier die „Störungen des Baustoffwechsels" gegenübergestellt.

Die erwähnten Untersuchungen von Anderson und Kulp scheinen tatsächlich dafür zu sprechen, dass bei der Vogelberiberi die intermediäre Verarbeitung der Nahrung im Sinne Chossats gestört ist; doch sind über diese wichtige Frage noch weitere Versuche nötig.

---

[1]) Jones, H. P., New Orleans med. a. surg. journ. 73. 262. 1921.

3. Der Einfluss der wichtigsten Stoffwechselreize bei der Unterernährung.

α) Die Wirkung normaler Nahrungszufuhr.

Wie reagiert der auf einen geringen Umsatz eingestellte, unterernährte Organismus, wenn ihm zum ersten Male wieder reichliche Nahrung zugeführt wird? Die analoge Frage beschäftigte uns schon beim Hunger, konnte aber hier aus mehrfachen Gründen nicht befriedigend gelöst werden. Bei der Unterernährung liegen die Verhältnisse viel günstiger, sind auch praktisch hier viel wichtiger, weil sie Winke für eine rationelle Ernährung bei Rekonvaleszenten von Krankheiten mit schweren Schädigungen des Ernährungszustandes geben. Daher stammen die Beobachtungen hier fast ausschliesslich von klinischer Seite. Für die Wirkung der Nahrungszufuhr ist es höchstwahrscheinlich ganz gleichgültig, ob es sich um eine einfache Unterernährung beim Gesunden oder um die Wirkung konsumierender Krankheiten wie fieberhafte Infektionen, Magendarmstörungen, Hysterien usw. handelt. Voraussetzung ist nur, dass weder Fieber noch Stoffwechselsteigerungen mehr vorhanden sind. Nur die erste Zeit normaler Ernährung nach voraufgegangener, langer Unterernährung soll hier in Betracht gezogen werden, die Zeit, in der reichlichere Nahrung wieder einen neuen, dem Organismus lange ungewohnten Reiz darstellt. Die ersten umfassenden Untersuchungen stammen hier von Svenson (12) (unter F. Müller) und haben gleich die wichtigsten Punkte festgestellt. Ähnliche Feststellungen hatten in manchen Punkten schon kurz vorher Benedict und Suranyi (88) gemacht, ohne sie aber zwingend beweisen zu können. Sie betrafen Rekonvaleszenten besonders von schweren Infektionskrankheiten.

Die letzte Periode der Unterernährung nach Absinken des Fiebers ist charakterisiert durch sehr niedrige Werte des Gesamtumsatzes mit niedrigen respiratorischen Quotienten.

Man könnte nun annehmen, dass bei dem enormen Nahrungsbedarf des Organismus die Nahrung nun möglichst ökonomisch verwandt wird, und Überschüsse möglichst weitgehend zum Ansatz benutzt würden.

Tatsächlich ist aber zunächst genau das Gegenteil der Fall. Die vorher niedrige Flamme der Verbrennungen wird zu gewaltiger Stärke angefacht. So sah Svenson bei einem Typhuskranken mit 3 Monate langem, hohem Fieber 2 Stunden nach Aufnahme von $^1/_2$ l Milch, 60,0 g trocknem Griess und 10 g Eucasin eine Steigerung des Sauerstoffverbrauchs um 64%; das ist etwa das Doppelte der Norm; nach 4 Stunden waren es immer noch 51%. Hier ist von einer Selbststeuerung des Organismus nichts zu erkennen. Der gewaltige dynamische Reiz, welchen die Nahrung auf die Zelle ausübt, kommt hier ungehemmt in reinster und stärkster Form zum Ausdruck. Die vom Muskelsystem her bekannte Tatsache, dass mit zunehmender Übung der Nutzeffekt einer Arbeit steigt, mag vielleicht auch für die Stoffwechselsteigerung nach Nahrungsaufnahme gelten, zur Erklärung reicht sie für eine derartige Zunahme keinesfalls auch nur annähernd aus.

In diesen Tagen besonders starker dynamischer Steigerung erhebt sich der vorher besonders niedrige Ruhestoffwechsel auf normale und mit der Dauer und Zunahme der Nahrungszufuhr dann abnorm hohe Werte, bei den erwähnten Kranken Svensons (unter Fortlassung ganz aussergewöhnlich niedriger Werte von 1,4 und 1,77) von 3,24 auf 5,86 ccm O_2 pro kg und 1'. Dann setzt das 2. Stadium der Rekonvaleszenz ein, charakterisiert durch normale Werte des Grundumsatzes und normale, zeitweise sogar besonders geringe dynamische Steigerung der Nahrung, obwohl die Nahrungsaufnahme noch reichlicher wird. Bei anderen Kranken sind diese Besonderheiten des Stoffwechsels in den einzelnen Perioden nicht so deutlich ausgesprochen. Die Stärke und Dauer der voraufgegangenen Unterernährung scheint dabei eine wichtige Rolle zu spielen, auch die Dauer der ersten Periode unterliegt grossen Schwankungen, die in erster Linie wohl von dem Ernährungszustand und der Grösse der Nahrungszufuhr abhängen.

Die respiratorischen Quotienten sind während der ersten Zeit der Rekonvaleszenz dauernd sehr hoch, übersteigen manchmal die Einheit. Die Ursache ist zweifellos eine starke Fettbildung aus Kohlenhydrat. Alle späteren Untersucher [Magnus-Levy (17), Grafe (15), Rolly (16), Grafe u. Koch (89), Coleman und Du Bois (90)] vermochten Svensons Angaben in allen prinzipiellen Punkten zu bestätigen.

So betrug bei der Kranken Magnus-Levys, deren starke Unterernährung durch eine chronische, später wieder inaktiv gewordene Spitzentuberkulose bedingt war, bei einem Körpergewicht von durchschnittlich 36,2 kg der Sauerstoffverbrauch vor der Auffütterung 3,33 ccm pro kg und Minute. In der 1. Periode der Rekonvaleszenz bei mittlerem Gewicht von 38,0 kg 4,10, in der 3. bei starker Überernährung und 48,2 kg Gewicht, 4,63 ccm, um dann in einer 4. Periode auf die normalen Werte von 4,11 ccm pro kg und 1' bei 52,2 kg wieder abzusinken. Die respiratorischen Quotienten schwankten im Durchschnitt der einzelnen Perioden zwischen 0,818—0,828.

Als Beweis dafür, dass hier keine Eigentümlichkeiten des Rekonvaleszentenstoffwechsels nach Infektionskrankheiten vorliegen, sei noch die Versuchsreihe von Grafe und Koch (89) an einem 35 jährigen Kranken wiedergegeben, der durch ein hochgradig stenosierendes Ulcus pylori 20 kg an Gewicht verloren hatte und nach gelungener Operation wieder aufgefüttert wurde. Im Gegensatz zu den bisher angeführten Beobachtungen wurden hier langdauernde Respirationsversuche angestellt. Zu Beginn der Rekonvaleszenz betrug die Wärmeproduktion 708—721 Kal. pro m^2 im Ruhe- und Nüchternzustand und stieg dann bei einer Kost von ca. 100 Kal. pro kg an den Vortagen auf 867 Kal. pro m^2. Sehr verschieden war der Einfluss der gleichen, vorwiegend kohlenhydrathaltigen Kost in den verschiedenen Abschnitten der

Rekonvaleszenz. Die erste auf einmal dargereichte grössere Nahrungsmenge führte während der 10 stündigen Versuchsdauer zu einer Steigerung des Umsatzes von 26,3 %, entsprechend 24 % des Brennwertes der Nahrung. Nachdem die Nahrungszufuhr von 30 auf ca. 50 Kal. pro kg gesteigert worden war, führte eine Nahrungsaufnahme von 2560 Kal. in 10 Stunden zu der gewaltigen Stoffwechselsteigerung von 67 %, entsprechend 30 % des Kaloriengehalts, während 16 Tage später trotz weiterer Steigerung der Nahrung die gleiche Menge nur 16,3 % Mehrverbrauch = 9,8 % des Brennwertes bedingte. Der Organismus reagierte auf den Nahrungsreiz jetzt wieder normal, vielleicht sogar etwas schwächer. Gleichzeitig waren die Gewichtsansätze besonders gross (in 16 Tagen 6,7 kg).

Die Untersuchungen von Coleman und Du Bois (90) sind darum von Interesse, weil hier direkte und indirekte Kalorimetrie miteinander verglichen wurden. Die Ergebnisse beider Methoden stimmten so weitgehend überein, dass qualitative Abweichungen des Rekonvaleszentenstoffwechsels in irgendwie beträchtlichem Umfange vom Verhalten beim Normalen sicher nicht vorliegen.

In den Rahmen der angeführten Untersuchungen fügen sich auch die kürzlich mitgeteilten Beobachtungen von F. Rabe (91) zwanglos ein. Er fand, dass bei Unterernährten, die viel Eiweiss verloren hatten, die spezifisch-dynamische Wärmesteigerung nach Frühstück und Mittagessen mit Fleischzulagen geringer ausfiel wie in der Norm (6—29 % Steigerung des Umsatzes gegenüber 31—60 % bei Gesunden). Die respiratorischen Quotienten lagen überwiegend hoch, um 1,0 herum, merkwürdigerweise hin und wieder auch abnorm niedrig. Genauere Zahlen sind nicht mitgeteilt, so dass eine Nachprüfung der Hypothese, dass hier Verbrennung und Ansatz nicht gleichmässig vor sich gehen können, nicht möglich ist. Es scheint, dass die Versuchspersonen Rabes zur Zeit der Untersuchungen im 2. Stadium der Auffütterung gestanden haben, indem bei normaler oder sogar niedriger dynamischer Wirkung der Nahrung die Ansätze besonders gross ausfielen. Dass beides Hand in Hand geht, ist sehr verständlich, denn man muss wohl annehmen, dass im allgemeinen für die dynamische Steigerung der Nahrung nicht die Menge der Zufuhr, sondern die Grösse des Anteils, der tatsächlich verbrannt wird, massgebend ist, d. h. nicht das g N in der Nahrung, sondern das g N im Harn; je grösser die N-Retentionen, desto geringer die spezifisch-dynamische Wirkung, vorausgesetzt natürlich, dass nicht besondere Verhältnisse vorliegen, wie z. B. in der 1. Periode der Rekonvaleszenz. Allerdings wird es bei der Menge anderer Faktoren, die auf die Intensität der Verbrennungen einwirken, schwer sein, sicher zu entscheiden, ob diese Vorstellung immer richtig ist.

Die Tatsache der ungewöhnlich starken Stoffwechselsteigerung in der ersten Auffütterungsperiode nach starker Unterernährung ist biologisch von besonderem Interesse, denn sie bedeutet ein gegenüber dem normalen ausreichend ernährten Organismus fundamental verschiedenes Verhalten. Hier beherrscht nicht die Zelle den Umsatz der Nährstoffe, sondern umgekehrt die Zelle befindet sich in weitgehender Abhängigkeit von der Nahrungszufuhr. Das Pflügersche Grundgesetz hat also hier seine Gültigkeit verloren. Erst in der 2. Periode kehren normale Verhältnisse und die gewöhnliche Selbststeuerung des Organismus im Sinne ökonomischer Leistung wieder.

Interessanterweise ist beim Eiweissumsatz im 1. Stadium der Auffütterung kein Analogon zum Gesamtstoffwechsel zu entdecken; stärkste Ansätze setzen ein, sobald die Nahrungszufuhr wieder annähernd normal wird, ja manchmal schon, wie oben erwähnt, früher.

Hier soll nur der Ansatz bei einer den Bedarf deckenden Kost zur Besprechung kommen, im übrigen sei auf das nächste Kapitel verwiesen. Es scheint, dass bei jeder stärkeren Unterernährung schon mit einer ausreichenden Kost, selbst wenn sie nur mässige Eiweissmengen enthält, N-Ansätze zu erzielen sind. Das geht aus zahllosen klinischen Beobachtungen hervor (ältere Literatur bei v. Noorden in seinem bekannten Handbuche). Besonders klar zeigen es die neueren Untersuchungen von H. v. Hoesslin bei stark unterernährten Kriegsgefangenen (92).

Aus einer Kost mit nur 1744 Kalorien und 62 g Roheiweiss wurden in einer 7 tägigen Periode noch 12,6 g retiniert, während gleichzeitig das Körpergewicht noch sank; bei 1928 Kal. und 92 g Roheiweiss waren es sogar 42 g.

Die Grösse des N-Ansatzes hängt ab in erster Linie von der Grösse der voraufgegangenen Eiweisseinbussen, in zweiter Linie von der Grösse der Eiweisszufuhr und erst in dritter Linie von dem Gehalt der Nahrung an Fett und Kohlenhydraten. In v. Hoesslins Versuchen fehlte sogar eine Eiweisseinsparung durch Fett und Kohlenhydraten. v. Hoesslin denkt an die Möglichkeit, dass der Organismus schon an und für sich das Maximum an Stickstoff zurückbehält. Man sollte nun erwarten, dass bei derartig Unterernährten jeder Überschuss über den Bedarf zum Ansatz kommt. Das ist aber, wie Rubner (93) aus Hoesslins Zahlen berechnete, durchaus nicht der Fall, nur 60% werden retiniert, 40% steigern den Eiweissumsatz, also auch hier ein verschwenderisches Wirtschaften, das zu keiner Zeit der Auffütterung ökonomischer wird.

β) Der Einfluss der Muskelarbeit.

Von Schnyder (94) und Svenson (12) stammen die ersten Beobachtungen. Ersterer sah bei einem Typhusrekonvaleszenten nach 21 tägiger Einübung noch einen bedeutend grösseren Stoffverbrauch bei Arbeitsversuchen wie 2 1/2 Monate später. Svenson liess 2 Rekonvaleszenten am Jaquetschen Steigapparat arbeiten und fand dabei einen O_2-Verbrauch von 2,72 bis

2,0 ccm pro Kilogrammeter-Arbeit im 1. Falle, von 1,5 ccm im 2. Falle, Zahlen, die erheblich über den Katzensteinschen Werten (95) von 1,18 bis 1,5 ccm O_2 pro 1 kg m Steigarbeit liegen. Bemerkenswert ist die Besserung des Nutzeffektes mit Wiederholung der Arbeit bei Svensons Kranken. Kaufmann. Wenn man bedenkt, dass es sich in beiden Fällen um Versuche 2—3 Wochen nach Entfieberung von einer schweren, zum Teil mit wochenlangem Krankenlager einhergehenden Infektionskrankheit handelte, so ist der Mehrverbrauch gegenüber den Normalzahlen im allgemeinen recht gering. Die Tatsache, dass sich die Kranken 3 Tage lang vorher einübten, vermag das nur zum Teil zu erklären.

Bei gesunden Unterernährten liegen Untersuchungen erst aus den letzten Jahren vor. Loewy (33), der unter der Kriegskost besonders gelitten hatte, machte einen in mehrfacher Richtung sehr interessanten Selbstversuch mit Bergaufmarschieren auf einer Tretbahn mit 22,8% Steigung. Der Kraftaufwand war im Durchschnitt ungefähr der gleiche wie etwa 22 Jahre früher bei normaler Ernährung (7,17 Kal. pro 1 kg m Steigerarbeit gegenüber 7,04 Kal.). Dies Resultat ist, wie Zuntz und Loewy mit Recht hervorheben, sehr überraschend, vor allem auch im Hinblick auf das höhere Lebensalter. Es wird das mit der etwas anderen Versuchsanordnung erklärt. Möglich und mir wahrscheinlicher ist, dass ausserdem die gleichen Gründe wie bei den Studenten Benedicts (35) hier eine Rolle spielen. Ausserordentlich rasch machte sich die Ermüdung geltend in Form eines zunehmend stärkeren Kraftaufwandes zur Bewältigung der gleichen Arbeit. So war in einer Versuchsreihe die Kalorienproduktion pro 1 mkg 9 Minuten nach dem Marschbeginn 6,5, 25 Minuten später 8,6 Kal., das sind 32% mehr, während bei gesunden, kräftigen Männern am Ende einer viel schwereren und länger dauernden Arbeit die Steigerung der Wärmeproduktion weit geringer ausfiel. Die abnorm rasche Ermüdung kommt weiter sehr oft in der Nachwirkung der Arbeit auf den Umsatz in der anschliessenden Ruheperiode zum Ausdruck, wie Versuche von Zuntz und Hagemann (96) am Pferde, von Porges und Přibram (97) am Hunde, von Speck (98), Loewy (99) und Katzenstein (95) beim Menschen schon länger gezeigt hatten. Gegenüber diesen Zahlen ist die Nachwirkung bei Loewy sehr gering; so wurden bei einem Normalwert von 197 ccm O_2 pro Minute 10 Minuten nach Ende der Arbeit 198,7 und 16 Minuten später 188 ccm O_2 pro 1 Minute gefunden.

Von besonderem Interesse sind die Beobachtungen von Jansen (22) und Ilzhöfer (100) an drei jungen unterernährten Medizinern, da hier auch gleichzeitig der Eiweissumsatz berücksichtigt wurde. Die körperliche Arbeit bestand in gemeinsamen Horizontal-Märschen von 18—25 km unter sehr ungünstigen äusseren Verhältnissen (Sturm, Schnee, aufgeweichter Boden usw.) an drei aufeinander folgenden Tagen. Sie führten zu hochgradiger Erschöpfung, besonders bei Ebert.

Die Art der Ernährung sowie die Wirkung auf die N-Bilanz ergibt sich aus der folgenden Tabelle Nr. 14.

Tabelle 14.

Versuchsperson	Periode	Nahrung		N-Ausfuhr	Verhalten des Körper-N
		Kalorien	N		
Ebert	Ruhe	1630	9,61	11,83	— 2,22
	Arbeit	1628	9,54	12,70	— 3,16
	Unterschied	—	—	—	— 0,94
Legène	Ruhe	1630	9,61	11,55	— 1,94
	Arbeit	1628	9,54	10,76	— 1,22
	Unterschied	—	—	—	+ 0,72
Beholz	Ruhe	1630	9,61	10,81	— 1,19
	Arbeit	1628	9,54	11,78	— 2,22
	Unterschied	—	—	—	— 1,03

Der letzte Stab zeigt, dass der Eiweissumsatz verschieden beeinflusst wurde, bei E. und B. kam es zu mässigen Einbussen, bei L. zu einem geringen Ansatz. In allen Fällen weichen die Werte so wenig vom Nullpunkt ab, dass von einer sicheren Beeinflussung nicht gesprochen werden kann. Nur unter Berücksichtigung der nicht bestimmten, aber sicher erhöhten N-Abgabe im Schweiss wäre eine mässige Erhöhung des Eiweissstoffwechsels anzunehmen. Bei L. und E. wurden vor und etwa 12 Stunden nach einem Marschtage Respirationsversuche angestellt (vgl. Tab. 15) mit folgendem Ergebnis. Angegeben sind die Durchschnittszahlen der Einzelversuche.

Tabelle 15.

Versuchsperson	Gewicht (und Länge)	Zeitpunkt der Untersuchung	Reduz. Atemvolumen pro 1′	Atemzüge pro 1′	Atemtiefe vor 1′	Alveol. CO_2-Spannung mm Hg	ccm CO_2 pro kg und 1′	ccm O_2 pro kg und 1′	R. Q.
L.	65,1 kg (174 cm)	vor dem Marsch	5,135	9,8	621,2	36,33	2,88	3,41	0,849
L.	56,4 kg	am Morg. nach dem 1.Marscht.	16,742	13,85	1402	16,10	5,67	5,35	1,075
E.	56,1 kg (174 cm)	vor dem Marsch	8,180	13,2	739,2	23,82	3,27	3,68	0,884
E.	55,4 kg	am Morg. nach dem 2.Marscht.	13,262	16,3	954,8	17,42	4,46	4,50	0,996

Interessant an diesen Versuchen ist vor allem die ausserordentlich starke Nachwirkung der Muskeltätigkeit noch 12 Stunden nach Beendigung der Arbeit. Die Steigerung des Grundumsatzes beträgt bei L. etwa 50%, gleichzeitig kommt es zu einer Erhöhung des Atemvolumens, der Atemtiefe und einer Erniedrigung der alveolären CO_2-Spannung. Unter diesen Umständen muss der respiratorische Quotient erheblich ansteigen, ohne dass das notwendig auf intermediäre Umsätze zu beziehen ist. Merkwürdig bleibt nur, dass immer noch trotz der vorhergehenden Hyperventilation beim Menschen physikalisch oder chemisch gebundene Kohlensäure zur Ausscheidung kommt. Die Überregbarkeit des Atemzentrums, die Loewy (34) und Ilzhöfer (101) mit Recht annehmen, erklärt das auch nicht befriedigend.

In einem gewissen Gegensatz zu den angeführten Untersuchungen von Svenson, Loewy u. a. ergaben die umfassenden Beobachtungen von Benedict und seinen Mitarbeitern, dass bei seinen Studenten die Unterernährung den Nutzeffekt der Arbeit (Gehen in der Tretmühle) im Durchschnitt verbesserte. Folgende zusammenfassende Tabelle 16 zeigt das deutlich [(35), S. 546].

Tabelle 16.

Groups of subjects and condit. compared.	Average weight with clothes etc.	Distanc. walk. per minute	Horizont. kilogram-meters	Heat output per horizont. kilogram-meters	Change from squad B : normal	Total heat required in walking 10 km	Change from squad B : normal
	kg	m	kgm	cals	%	cals	%
Squad B normal	70,5	69,4	4,894	0,597	—	626	—
Squad B (20 days undernutrition)	66,6	69,7	4,641	0,562	6,0	523	—14,8
Squad A (20 days undernutrition)	63,4	69,6	4,410	0,522	12,6	484	—22,7

Jedes Geschwader bestand aus 11—13 Leuten annähernd gleicher Konstitution, so dass die Durchschnittszahlen ein recht grosses homogenes Material umfassen. Von besonderem Interesse ist, dass der Verbrauch für die gleiche Arbeit um so geringer wird, je länger die Unterernährung dauert. Sieht man die Tabellen im einzeln durch, so verhalten sich alle Versuchspersonen keineswegs prinzipiell gleich, so zeigten von der Abteilung B 4 einen vermehrten, 6 einen verminderten Verbrauch, während bei einem der Umsatz sich nicht änderte. Im ganzen sind die Ausnahmen aber nicht sehr zahlreich.

Für die Erklärung dieser zunächst überraschenden Resultate ist zu bedenken, dass die jungen Leute während der Unterernährung genau so in sportlicher Übung blieben wie vorher, dass die zu bewältigende Arbeit so leicht und kurz dauernd war, dass der Ermüdungsfaktor bei den meisten nicht in Betracht kam. Unter diesen Umständen ist der Hauptgrund für den besseren Nutzeffekt der Arbeit wohl, dass durch den Verlust an Körpergewicht die bei der Arbeit in Bewegung gesetzte Masse geringer geworden ist. Vielleicht kommt dazu, dass im unterernährten Zustand durch den Mangel an umgebendem Fett die Muskelbewegungen leichter und widerstandsloser ausgeführt werden können. Dass das Ergebnis nicht bei allen Studenten gleich ausfiel, darf nicht verwundern, da die individuelle, konstitutionelle Reaktion, vor allem die Muskeldisziplin und die Ermüdbarkeit, sicher eine Rolle spielen. Schliesslich ist auch zu bedenken, dass die Unterernährung und Lebensweise doch ganz anderer Art waren als bei Rekonvaleszenten.

Man sieht daraus, wie verschieden der annähernd gleich stark unterernährte Organismus auf ganz ähnliche Anforderungen reagieren kann.

Erwähnt sei schliesslich noch, dass die Versuchspersonen von Joffe, Poulton und Ryffel (19) keinen Unterschied hinsichtlich des Nutzeffektes der Arbeit zwischen Unterernährung und normalem Ernährungszustand bot; zu dem gleichen Resultat waren schon vorher Anderson und Lusk (102) für den Hund gekommen.

Die mitgeteilten Untersuchungen scheinen sich zu widersprechen; bei den Rekonvaleszenten ein schlechterer Nutzeffekt der Arbeit wie in der Norm, bei Loewy, sowie bei Joffe, Poulton und Ryffel der gleiche, bei den amerikanischen Studenten meist eine erhebliche Verbesserung. Sieht man aber genauer zu, so sind die individuellen Verhältnisse der Versuchspersonen sowie die Versuchsbedingungen so verschieden, dass ein exakter Vergleich gar nicht möglich ist.

Strenge, allgemein gültige Gesetze lassen sich eben auch hier nicht aufstellen.

Literaturangaben.
Zusammenfassende Darstellungen der letzten Jahre,
(ausser den einschlägigen Kapiteln in den Lehr- und Handbüchern).

I. Rosenstern, J., Über Inanition im Säuglingsalter. Erg. d. inn. Med. u. Kinderheilk. **7**. 332. 1911.

II. Stepp, W., Einseitige Ernährung und ihre Bedeutung für die Pathologie. Ebenda **15**. 257. 1917.

III. Hofmeister, F., Über qualitativ unzureichende Ernährung Ergebn. d. Phys. **16**. S. 1 u. 510. 1918.

IV. Benedict, F. G., Miles, W. R., Roth, P. und Monmouth Smith, H., Human vitality and efficiency under prolonged restricted diet. Carneg. Inst. of Wash. Public. 280. 1919.

V. Schittenhelm-Schlecht, Die Ödem-Krankheit. Zeitschr. f. d. ges. exper. Med. **9**. 1. 1919.

VI. Maase, C. und Zondeck, H., Das Hungerödem. Eine klinische und ernährungsphysiologische Studie. Leipzig. Thieme 1920.

VII. S. Pollag, Die Ödemkrankheit. Berlin. Hirschwald. 1920.

VIII. Loewy, A., Die Unterernährung in den praktischen Ergebnissen der gesamten Medizin, herausgegeben von Brugsch, Bd. 2. S. 42. 1920.

IX. Bürger, M., Ergebn. d. inn. Med. u. Kinderheilk. **18**. 189. 1920.

X. Lusk, G., The physiological Effect of undernutrition. Physiol. Reviews I. 523. 1921.

XI. Utheim, K., Advanced chronic nutritional disturbances in Infancy. Journ. of metabol. Res. 1. 803. 1922.

1. Bach, F. W., Untersuchungen über die Lebensmittelrationierung im Kriege und ihre physiologisch-hygienische Bedeutung auf Grund der Lebensmittelversorgung in Bonn usw. München, Calwey 1920.

2. Rubner, M. und v. Müller, F., Münch. med. Wochenschr. 67. Beilage zu Nr. 8. 1920.

3. Voit, C., Untersuchungen der Kost usw. S. 18. 1877.

4. Pettenkofer, M. und Voit, C., Zeitschr. f. Biol. 2. 512. 1866.

5. v. Rechenberg, Ernährung der Handweber. 1890.

6. Buys, E., zit. Malys J.-B. 23. 491. 1894.

7. Magnus-Levy, A., Physiologie des Stoffwechsels in v. Noordens Handbuch der Pathologie des Stoffwechsels. 2. Aufl. Bd. 1. S. 301. 1906.

8. v. Noorden, ebenda S. 484.

9. Müller, F., Zeitschr. f. klin. Med. 16. 503. 1889.

10. Klemperer, G., ebenda 594. 1889.

11. Nebelthau, A., Zentralbl. f. inn. Med. 1897. S. 977.

12. Svenson, N., Zeitschr. f. klin. Med. 43. 86. 1901.

13. Rolly und Hörnig, Deutsches Arch. f. klin. Med. 95. 122. 1908.

14. Rolly und Meltzer, ebenda 97. 274. 1909.

15. Grafe, ebenda 101. 209. 1910.

16. Rolly, ebenda 103. 93. 1911.

17. Magnus-Levy, A., Zeitschr. f. klin. Med. 60. 199. 1906.

18. Allen, F. M. und Du Bois, E. F., Arch. Int. Med. 17. 1010. 1916.

19. Joffe, J., Poulton, E. P. und Ryffel, J. H., Quart. Journ. Med. 12. 334. 1919.

20. Kraus, Zeitschr. f. klin. Med. 22. 449. 1893.

21. Richter, Berl. klin. Wochenschr. 1271. 1904.

22. Jansen, Deutsches Arch. f. klin. Med. 124. 1. 1918.

23. Mc Crudden and Lusk, Journ. Biol. Chem. 13. 447. 1912/13.

24. Aub, J. und Du Bois, E., Arch. of int. Med. 19. 840. 1917.

25. Rubner, M. und Heubner, O., Zeitschr. f. Biol. 38. 315. 1899.

26. Schlossmann, Zeitschr. f. Kinderheilk. 5. 241. 1912.

27. Niemann, Jahrb. f. Kinderheilk. 74. 663. 1911.

28. Bahrdt, H. und Edelstein, F., Zeitschr. f. Kinderheilk. 12. 15. 1915.

29. Murlin, J. R. und Hoobler, B. R., Americ. Journ. of dis. of chil. 9. 81. 1915.

30. Benedict, F. G. und Talbot, F. B., Carneg. Instit. Public. 302. 1921.

31. Blunt, K., Nelson, A. und Oleson, H. C., Journ. of biol. Chem. 49. 247. 1921.

32. Fleming, G. B., Quart. Journ. of Med. 14. 171. 1921.

33. Loewy, A. und Zuntz, N., Berl. klin. Wochenschr. 1916. Nr. 30.

34. Dieselben, Biochem. Zeitschr. 90. 244. 1918.

35. Benedict, F. G. usw., Carneg. Instit. of Wash. Public. 280. 1919.

36. Pettenkofer und Voit, Zeitschr. f. Biol. 7. 433. 1871.

37. Rubner, Gesetze des Energieverbrauchs bei der Ernährung. Leipzig und Wien, Deuticke. S. 295. 1902.

38. Pashutin, J. A., The metabolism of animals during insufficient feeding and subsequent realimentation. Diss. Petersburg 1895. Zit. bei Benedict usw. (Z IV).

39. Pashutin, V. V., General and experimental pathology (Pathological Physiol.). St. Petersburg 1902. 2. (1) (russisch). Zit. bei Benedict usw. (Z IV.)

40. Falta, W., Grote, F. und Staehelin, R., Hofm. Beitr. 9. 333. 1907.

41. Zuntz, N., Biochem. Zeitschr. 55. 341. 1913 (zus. mit Morgulis u. Diakow).

42. Hári, Biochem. Zeitschr. 66. 20. 1904.

43. Müller, F., Allgemeine Pathologie der Ernährung in E. v. Leydens Handb. d. Ernährungsther. 2. Aufl. 1. Bd. S. 162. 1903.

44. Staehelin, Deutsche med. Wochenschr. 35. 609. 1909.

45. Voit, E., Zeitschr. f. Biol. 41. 147. 1901.

46. Jansen, Deutsches Arch. f. klin. Med. 131. 144 u. 330. 1920.

47. Benedict, F. G., A Study of prolonged fasting. Carneg. Instit. Public. 203. 1915.

48. Hári, P. und Aszodi, Z., Biochem. Zeitschr. 87. 176. 1918.
49. Hirschfeld, F., Pflügers Arch. 41. 533. 1887.
50. Derselbe, ebenda 54. 428. 1889.
51. Derselbe, Virchows Arch. 114. 301. 1889.
52. Kumagawa, ebenda 116. 370. 1889.
53. Sivén, Skand. Arch. f. Phys. 10. 91. 1900 u. 11. 308. 1901.
54. Clopatt, Skand. Arch. f. Phys. 11. 354. 1901.
55. Rosemann, Pflügers Arch. 86. 307. 1901.
56. Neumann, R. O., Arch. f. Hyg. 45. 1. 1903.
57. Renvall, Skand. Arch. f. Phys. 16. 94. 1904.
58. Chittenden, Physiol. Economy in Nutrition. New York 1904.
59. Dapper, G., Zeitschr. f. klin. Med. 23. 113. 1893.
60. Magnus-Levy, A., ebenda 33. 304. 1897.
61. Hellesen, Jahrb. f. Kinderheilk. 57. 389. 1903.
62. Bornstein, Berl. klin. Wochenschr. 1192. 1903.
63. Voit, E. und Korkunoff, Zeitschr. f. Biol. 32. 58. 1895.
64. Schulz, F. N., Pflügers Arch. 76. 379. 1899.
65. Kestner, O., Deutsche med. Wochenschr. Nr. 9. 1919.
66. Benedict, F. G. und Roth, P., Journ. biol. Chem. 20. 231. 1915.
67. Zuntz, N., Sitzungsbericht der Berliner physiologischen Gesellschaft vom 14. Juni 1912. Protok. Med. Klin. Nr. 32. 1912.
68. Benedict, Emmes, Roth und Smith, Journ. biol. Chem. 18. 139. 1914.
69. Benedict und Carpenter, Carneg. Instit. Public. 261. 191 u. 192. 1918.
70. Bernstein und Falta, Deutsches Arch. f. klin. Med. 121. 95. 1916.
71. Grafe, E., ebenda 113. 1. 1913.
72. Benedict und Joslin, Carneg. Instit. Public. Nr. 176. 1912.
73. Higgins, H. L., Peabody, F. W. and Fitz, R., Journ. of medic. Research. 34. 263. 1916.
74. Straub, W., Zeitschr. f. Biol. 38. 537. 1899.
75. Salomon, H., Über Durstkuren besonders bei Fettleibigkeit. Sammlung klin. Abh. 6. H. Berlin, Hirschwald 1906.
76. Spiegler, Zeitschr. f. Biol. 41. 239. 1901.
77. Morawitz, P., in Oppenheimers Handb. der Biochem. 4. 2. 238. 1910.
78. Frankenthal, K., Zeitschr. f. klin. Med. 92. 208. 1921.
79. Novaro, P., Pathologica 12.-133. 1920, ref. Kongr. Zentralbl. 13. 554. 1920.
80. Ramoino, ebenda 7. 1. März 1915.
81. Abderhalden und Mitarbeiter, Pflügers Arch. 178—194. 1920—1922.
82. Hess, W. R., Zeitschr. f. phys. Chem. 117. 284. 1921.
83. Freudenberg, E. und György, P., Münch. med. Wochenschr. 1061. 1920.
84. György, P., Jahrb. f. Kinderheilk. 94. 55. 1921.
85. Desgrez und Bierry, H., Compt. rend. hebdom. des séanc. de l'acad. des scienc. 170. 1209. 1920 u. 172. 1068. 1921.
86. Chossat, Recherch. experim. sur. l'inanit. Paris 1843.
87. Czerny, Verhandl. der freien Vereinigung für Pädiatrie. Breslau 1908.
88. Benedict u. Suranyi, Münch. klin. Wochenschr. Nr. 6 u. 7. 1899 u. Zeitschr. f. klin. Med. 48. 290. 1903.
89. Grafe und Koch, Deutsches Arch. f. klin. Med. 106. 564. 1912.
90. Coleman und Du Bois, Arch. of int. Med. 15. 887. 1915.
91. Rabe, F., Deutsche med. Wochenschr. Nr. 40. 1098. 1919.
    Rabe, F. und Plaut, Deutsches Arch. f. klin. Med. 137. 187. 1921.
92. von Hoesslin, H., Arch. f. Hyg. 88. 147. 1919.
93. Rubner, M., Arch. f. Anat. u. Physiol. Phys. Abt. 1919. S. 24.
94. Schnyder, L., Zeitschr. f. Biol. 15. 1896.
95. Katzenstein, Pflügers Arch. 49. 330. 1891.

96. Zuntz und Hagemann, Stoffwechsel des Pferdes. Berlin, Parey. S. 288. 1898.
97. Porges und Pŕibram, Biochem. Zeitschr. **3.** 453. 1907.
98. Speck, Deutsches Arch. f. klin. Med. **45.** 461. 1889.
99. Loewy, Pflügers Arch. **49.** 405. 1891.
100. llzhöfer, H., Arch. f. Hyg. **88.** 332. 1919.
101. Derselbe, ebenda 285. 1919.
102. Anderson, R. L. und Lusk, G., Journ. biol. Chem. **32.** 421. 1917.

c) Der Einfluss der Überernährung.

Die Ausführungen der beiden letzten Abschnitte zeigten, dass es für die Höhe des Umsatzes in der Zelle meist nicht gleichgültig ist, ob sie von einer an Nährstoffen armen Gewebsflüssigkeit umspült wird. In vielen Fällen resultiert als eine Art Anpassungserscheinung ein Absinken der Oxydationen, das sich sowohl auf die Grösse des Gesamtstoffwechsels wie des Eiweissumsatzes erstreckt.

Die nächste Frage betrifft die Einwirkung der entgegengesetzten Abweichung von der Norm, eines Überangebotes an Nahrung. Kann hier eine Steigerung der Verbrennungsvorgänge stattfinden? Mit einer gewissen Wahrscheinlichkeit lässt sich das von vornherein vermuten. Nehmen wir das Minimum des Stoffwechsels bei Hunger und Unterernährung als Basis an, so bedeutet dem gegenüber schon das Erreichen des Normalwertes unter dem Einfluss einer Nahrung, die den Ersatz zugrundegegangenen Gewebes und geleerter Reservedepots berücksichtigt, eine Steigerung des Umsatzes. Gerade die Wirkungen der ersten grösseren Nahrungszufuhr zeigen hier, welch gewaltiger Zellreiz von den Nährstoffen ausgehen kann, und es wäre verständlich, dass unter Umständen auch die normal ernährte Zelle auf diesen Anreiz besonders stark reagiert. Auf der anderen Seite verlangt der Sinn des Pflügerschen Grundgesetzes, dass die Zelle auch von einem vermehrten Angebot an Nahrung in seiner Oxydationsgrösse unbeeinflusst bleibt.

Wie bei ungenügender Ernährung empfiehlt es sich auch bei der Überernährung, eine quantitative kalorische und eine qualitative partielle Form getrennt zu betrachten.

1. Kalorische (quantitative) Überernährung.

Sie ist charakterisiert durch einen den Bedarf erheblich übersteigenden Kaloriengehalt der Kost, wobei es ziemlich gleichgültig ist, in welcher Form der Überschuss gereicht wird. Meist geschieht es in Form von Fetten und Kohlenhydraten bei nur mässiger Steigerung der Eiweissmenge. Diese Form der Überernährung ist die beim Menschen praktisch am weitaus wichtigste.

α) Die Grösse der Wärmeproduktion. (Die Frage der Luxuskonsumtion.)

Die klassische Stoffwechselphysiologie [vgl. z. B. Pflüger (1)] lehrt, dass jeder Überschuss der Nahrung über den Bedarf nach Abzug sehr kleiner zur Bestreitung der dynamischen Wirkung nötigen Ausgaben im Körper zum Ansatz kommt. Die „ganze überschüssige Masse wird ohne Abzug — gleichsam kostenfrei — in Fett umgewandelt und als Fett abgelagert". Nur der Eiweissstoffwechsel unterliegt zum Teil besonderen Gesetzen und bedarf daher einer getrennten Betrachtung. Die Steigerung des Umsatzes durch die Nahrung ist bei normaler Ernährung im ganzen recht geringfügig. Die genauen Zahlenangaben schwanken in den Versuchen der einzelnen Autoren [vgl. die Ausführungen in den physiologischen Vorbemerkungen S. 78, eingehende Literaturangaben bis 1918 bei Benedict und Carpenter (2)]. Nach Magnus-Levy-Zuntz (3) beträgt der Kalorienbetrag für die gesamte Steigerung nach Zufuhr von Fett $2^1/_2\,^0/_0$ der totalen Verbrennungswärme dieses Nahrungsstoffes, die entsprechenden Zahlen für Stärke sind $9\,^0/_0$, für Eiweiss $17\,^0/_0$. Vereinzelt wurden auch etwas höhere Werte gefunden, wenn die Nahrungszufuhr besonders gross war [Lit. bei (2)]. Diese Zahlen gelten zunächst nur für annähernd normalen Ernährungszustand und keine erheblichen Überschüsse der Nahrung. Nach 8—10, spätestens 12 Stunden ist beim Gesunden die Steigerung abgeklungen und der Nüchternwert wieder erreicht.

Etwas komplizierter liegen die Verhältnisse, wenn Kohlenhydrate in solchen Überschüssen gegeben werden, dass nach Füllung des Glykogendepots der Rest in Fett umgewandelt wird. Bei diesem Prozess geht ein grosser Teil der Verbrennungswärme der Kohlenhydrate verloren, nach Meissl und Strohmers (4) Untersuchungen beim Schwein, sowie Bleibtreus Beobachtungen an der Gans (5) bis maximal $35\,^0/_0$.

Da vorläufig weder die chemischen noch die energetischen Umwandlungen bei der Fettbildung aus Zucker genau bekannt sind, scheint es zunächst unmöglich, mit Sicherheit aus den Atemgasen die gebildete Menge Fett und die Gesamtwärmeproduktion zu berechnen. Durch die Bestimmungen und Berechnungen von Zuntz und Schumburg (6) ist der kalorische Wert eines Liters CO_2 und O_2 und die jeweils verbrannte Menge von Fett und Kohlenhydraten bei einer Spanne des R. Q. von 0,7—1,0 bekannt, aber bei der Fettentstehung aus Zucker übersteigen die Werte die Einheit oft sehr erheblich. Wie können wir trotzdem approximativ den Umfang der Fettbildung und damit den Gesamtumsatz bestimmen? Am zweckmässigsten geht man dabei mit Lusk (7) und seinen Mitarbeitern von der Bleibtreuschen Formel: 270,06 g Zucker $= 100$ g Fett $+ 54,6$ g $H_2O + 115,45$ g CO_2 aus. Da 270,06 g Zucker einen Kaloriengehalt von 997,2 Kal., 100 g Fett einen solchen von 950,0 Kal. haben, gehen bei dem Umwandlungsprozess 47,2 Kal. verloren, die auf 115,45 g CO_2 entfallen. Daraus berechnet sich der kalorische Wert von 1 l CO_2 oberhalb eines R. Q. von 1,0 zu 0,803 Kal, 1 g CO_2-Überschuss entspricht demnach einer Fettbildung von 0,9 g.

Wie Lusk (8) in einer späteren Arbeit gezeigt hat, sind unter Benutzung anderer Formeln, ausgehend vom kalorischen Werte des Sauerstoffs (pro 1 l

bei Oxydation von Wasserstoff 6,17 Kal. gegenüber 5,05 bei Kohlenhydratverbrennung) die Ergebnisse annähernd die gleichen. Es zeigte sich dabei, dass
man keinen grossen Fehler begeht, wenn man bei respiratorischen Quotienten
über 1,0 den kalorischen Wert von 1 l O_2 mit dem Kohlenhydratwert von 5,05
in Rechnung stellt. Direkte und indirekte Kalorimetrie differieren dabei nur
um wenige Prozente. Das ist der beste Beweis für die Richtigkeit der
Berechnung. Auch Andersen (9) hat kürzlich bewiesen, dass für R. Q. über
1,0 die Zuntzsche Formel für die Wärmeproduktion Kal. = O_2 (4,686 + 1,23
— (R — 0,707) verwandt werden kann.

So sind die Schwierigkeiten für die Berechnungsweise in praxi viel
geringer, als man theoretisch erwarten sollte.

Beim Menschen spielt, wie die nur selten erheblich über 1,0 ansteigenden
respiratorischen Quotienten zeigen, diese intermediäre Umlagerung allerdings
eine sehr viel geringere Rolle; von einiger Bedeutung ist sie nur bei der
Auffütterung aus einem Zustand hochgradiger Unterernährung heraus.

Die Sonderstellung des Eiweisses macht sich auch im Gesamtstoffwechsel
geltend, indem bei längerer überreichlicher Fütterung dieses Stoffes zu der
primären Steigerung noch eine sogenannte sekundäre Vermehrung des Umsatzes eintritt [Pflüger (1), Magnus-Levy (3), Rubner (10), Schreuer (11)],
die darin zum Ausdruck kommt, dass die gleiche Fleischmenge von Tag zu
Tag eine zunehmende Erhöhung der Wärmeproduktion bedingt. So berechnet
Rubner pro 1 g N-Ansatz etwa 2,6% Wärmesteigerung. Auch Pflüger
bringt die Steigerung in direkte Beziehung zu dem angesetzten Körpereiweiss.
So fand sein Schüler Schöndorff (12) pro 1 kg N-haltiger Körpersubstanz
bei der Katze eine Wärmeproduktion von 70,95 Kal.

Diese sekundäre Wirkung hängt vielleicht damit zusammen, dass nach
Magnus-Levy (3) nach sehr grossen Fleischgaben beim Hunde nach
24 Stunden der Nüchternwert noch nicht wieder erreicht ist, so dass auf
erhöhter Basis durch die neue, grosse Eiweisszufuhr der Stoffwechsel von
neuem in die Höhe getrieben wird. Spätestens am 2. Hungertage nach der
Eiweissüberernährung war aber in Rubners Versuchen deren steigernde
Wirkung wieder vorbei.

Beim Menschen haben wir für derartige Versuche zunächst kein Analogon, da es hier nahezu unmöglich ist, eine starke Überernährung mit Fleisch
allein durchzuführen. Nicht nur der Magendarmkanal versagt, sondern es
werden anscheinend auch die Nieren geschädigt [Auftreten von Albuminurie
in einem Selbstversuch von Gigon (13)].

αα) Der Gesamtumsatz im Nüchternzustand.

Wenn wir zunächst die Nüchtern-Ruhewerte ins Auge fassen, so drängt
sich zuerst die Frage auf, ob gesunde Menschen, die besonders viel essen,
einen höheren Grundumsatz haben als sonst gleichartige andere mit geringerer,

aber ausreichender Nahrungsaufnahme. Dass es Menschen gibt, die erstaunlich viel essen und trotz nur geringer körperlicher und seelischer Unruhe und genügenden Schlafs nicht zunehmen, während andere Tischgenossen schon mit einem Bruchteil der gleichen Kost dicker werden, ist eine jedem Arzt und Laien geläufige Beobachtung, die unbedingt nach einer Erklärung verlangt. Dergleichen kann nach meinen Beobachtungen auch familiär vorkommen. Die Tatsache, dass es sich hier zumeist nur um Eindrücke, nicht um eine genaue, quantitative Abschätzung aller der zahlreichen auf die Umsatzgrösse einwirkenden Faktoren handelt, vermag manchen Skeptiker darüber hinwegtäuschen, dass hier vielleicht doch eine besondere Reaktionsweise des Organismus auf erhöhte Nahrungszufuhr vorliegt.

Die ersten Untersuchungen, die zu der vorliegenden Frage wichtiges Material beibrachten, waren die schon früher mehrfach erwähnten langen Selbstversuche von R. O. Neumann (14). Er vermochte sich bei gleicher Lebensweise während längerer Zeiträume mit drei verschiedenen Kostmassen, die zwischen 1999,0 und 2777 Brutto- bzw. 1766 und 2199 Netto-Kalorien schwankten, annähernd ins N- und Körpergleichgewicht zu setzen. Die grösste Nahrungszufuhr entsprach 39,7[1]) Brutto- oder 34,3 Netto-Kalorienzufuhr pro kg. Mit dieser Nahrung wurde ein vollständiges Gleichgewicht allerdings nur hinsichtlich des Stickstoffes erzielt ($+$ 0,22 g), während das Körpergewicht um 1,3 kg zunahm. Magnus-Levy (15) hat gegen die Beweiskraft dieser Versuche für eine Anpassung nicht ganz mit Unrecht geltend gemacht, dass die Nahrungsmengen sich in allen Fällen im Bereiche der Norm hielten. Die grössten Abweichungen vom Mittelwert betrugen nur 16 % nach beiden Seiten, Differenzen, die durch Unterschiede im motorischen Verhalten leicht ausgeglichen sein könnten.

Eine klare und eindeutige Antwort ist nur zu erhalten, wenn die Nahrungszufuhr den Durchschnittswert der Norm sehr erheblich übersteigt und gleichzeitig der respiratorische Gaswechsel während längerer Zeit untersucht wird.

Derartige Versuche stellten Grafe und Graham (16) am Hunde an. Die wichtigsten Ergebnisse lassen sich am besten den Kurven auf S. 171 entnehmen. Eine 20 kg schwere, sehr ruhige und auffallend fresslustige Hündin wurde im Anschluss an eine dreiwöchige Hungerperiode etwa zwei Monate lang mit einer Kost überernährt, die im Durchschnitt 210 % des Minimalbedarfes enthielt. Bei einer Überernährung mit 280 % des Bedarfes war schon in 7 Tagen der gesamte N- und Gewichtsverlust der dreifach längeren Hungerperiode eingeholt, und obwohl dann während 29 Tagen die Nahrung sogar 300 % des Minimalbedarfes betrug, trat nur noch eine Gewichtszunahme von 300 g ein, bei 200 % Zufuhr verlor das Tier sogar 130 g an Gewicht.

---

[1]) In der Originalarbeit steht irrtümlich 59,7.

Dieses auffallende Missverhältnis zwischen Nahrungszufuhr und Verhalten des Körpergewichts war durch verändertes motorisches Verhalten nicht zu erklären, denn das Tier behielt in allen Versuchsabschnitten seine grosse Ruhe bei. Kompensatorische Wasserabgabe spielen zwar, wie die Schätzung der Wasserbilanz zeigte, eine Rolle, reichen aber zur Erklärung bei weitem nicht aus. Unter der von der klassischen Stoffwechselphysiologie geforderten Annahme, dass die Überschüsse über den Bedarf nahezu ganz angesetzt worden sind, hätte der Hund am Schlusse der Überernährung zu 60 % aus Trockensubstanz bestehen müssen. Das ist natürlich ausgeschlossen. Somit

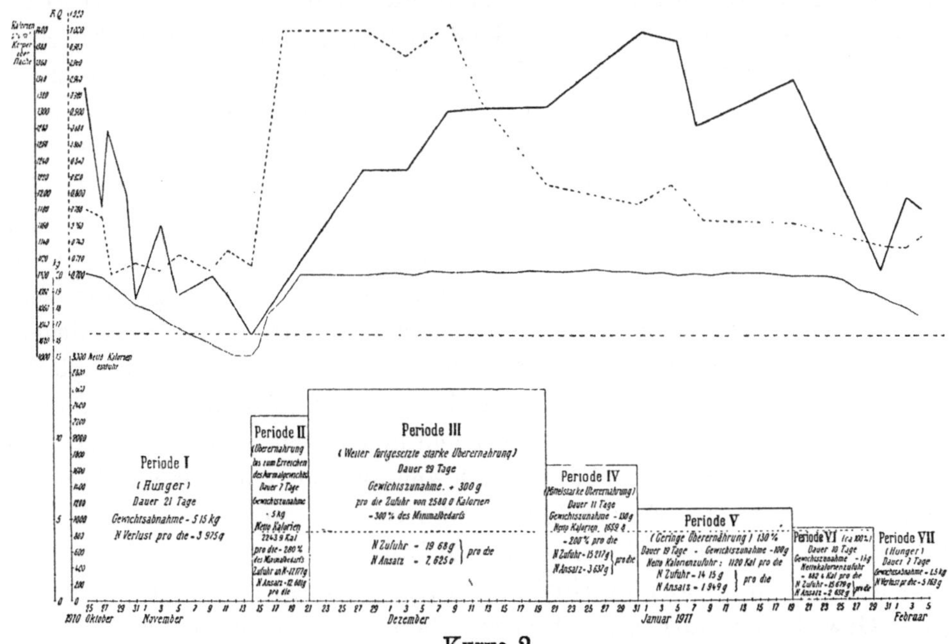

Kurve 2.

Verhalten von Wärmeproduktion und N-Umsatz bei starker Überernährung.

wird man zu der Annahme gezwungen, dass die Oxydationen erheblich angestiegen sind. Den sicheren Beweis dafür erbrachten die in kurzen Zwischenräumen angestellten Respirationsversuche, welche meist die 30.—50. Stunde nach der letzten Nahrungsaufnahme umfassten. Sie ergaben im Laufe der Überernährung bei annähernd gleichbleibendem Körpergewicht eine Steigerung um 40 %. Die ausserordentlich starke Überernährung hatte den Umsatz in der Zelle ganz gewaltig in die Höhe getrieben. Dabei wurde die Eiweisszufuhr absichtlich so niedrig (max. 19,68 g N pro die) gehalten, dass sie allein bei weitem den Bedarf des Tieres nicht deckte. Trotzdem kam es zu einer N-Retention von 298,127 g bei annähernd gleichem Körpergewicht.

Es lag also hier eine ausserordentlich starke, sekundär spezifisch-dynamische Wirkung vor, analog der, welche Rubner bei ausschliesslicher Eiweissüberernährung beschrieben hatte. Dass die gewaltige Steigerung die

Folgen einer entsprechend grossen Zunahme an lebendigem Protoplasma sein sollte, war auszuschliessen, weil eine Zunahme an lebendiger Substanz von solchem Umfange unmöglich ist, und weil andererseits bei annähernd gleichem Eiweissbestand mit der Reduktion der Überernährung die Verbrennungen wieder absanken. So liessen sich die Versuche wohl nur durch die Annahme einer Luxuskonsumtion deuten, wobei der von C. W. Lehmann und Frerichs [Lit. bei Voit (17)] für die Steigerung der Eiweissverbrennung geprägte Ausdruck im erweiterten Sinne auch auf den Gesamtstoffwechsel übertragen wurde.

Durch diese Versuche war die weitgehende Abhängigkeit der Oxydationsgrösse von der Nahrungszufuhr und damit die Ungültigkeit des Pflügerschen Grundgesetzes auch für starke Überernährung mit mässigem Eiweissgehalt jedenfalls im vorliegenden Fall bewiesen. Auch hier darf von einer Anpassung, von einer Selbststeuerung des Organismus gesprochen werden.

Wie weit diese Resultate verallgemeinert werden dürfen, lässt sich natürlich schwer entscheiden. Es ist nicht wahrscheinlich, dass sie für alle normalen Hunde gelten, allerdings dürfte es schwer sein, vielen Tieren lange Zeit so gewaltige Nahrungsmengen zu verfüttern. Es erscheint das nur bei solchen Tieren möglich, welche das geschilderte Anpassungsvermögen besitzen.

Dass hier nicht nur Eigentümlichkeiten des Hundeorganismus vorliegen, sondern dass auch Menschen in prinzipiell der gleichen Weise auf starke Ernährung reagieren können, wird bewiesen durch Versuche von Grafe und Koch (18). Schon früheren Beobachtungen von Hale White und Spriggs (19), sowie von A. Müller (20) konnte man entnehmen, dass mit zunehmender Dauer der Überernährung die Gewichtsansätze immer kleiner ausfallen, so dass schliesslich bei einer den Bedarf noch deutlich übersteigenden Nahrung sogar Gewichtsverluste resultieren können. Bei der Vieldeutigkeit der Gewichtsveränderungen besitzen derartige Beobachtungen natürlich keine Beweiskraft für die vorliegende Frage, sie wurden von den Autoren auch gar nicht in der geschilderten Richtung gedeutet. Auch hier ist nur durch Respirationsversuche eine Entscheidung zu treffen.

Grafe und Koch (18) fütterten einen 35 jährigen Mann von 156,5 cm Grösse, der infolge eines hochgradig stenosierenden Ulcus pylori 20 kg an Gewicht verloren hatte, nach Gastroenterostomie durch starke Überernährung in 6 Wochen wieder auf. Die Nahrungszufuhr betrug während $^2/_3$ der Untersuchungsperiode 98 Brutto-Kalorien pro kg, die zu 94—98 % resorbiert wurden. Dabei nahm das Körpergewicht um ca. 50 % zu (von 42,4 auf 62,1 kg). Gleichzeitig stieg die Wärmeproduktion im Nüchternzustand (10 Std.-Versuche) um 80 %, also ganz erheblich stärker wie das Gewicht, so dass zu Anfang 708, am Schlusse 994, also ca. 40 % mehr Kalorien auf die Einheit der Oberfläche entfielen.

Ähnlich lagen die Verhältnisse bei einem zweiten Kranken, einem 14 jährigen Jungen mit chronischer Bronchitis. Hier fand sich in einer

Periode der Ernährung mit ca. 38 Kal. pro kg eine Wärmeproduktion von 40 Kal. pro kg, d. h. 927,6 Kal. pro m², am Ende einer Überernährung mit ca. 100 Kal. pro kg 48,5 Kal. pro kg bzw. 1131 pro m², mithin eine Steigerung von über 20 %.

Durch die geschilderten Untersuchungen ist wohl mit Sicherheit festgestellt, dass auch beim Menschen Luxuskonsumtion vorkommen kann.

Eine andere Frage ist, wie häufig dergleichen zu finden ist, vor allem bei ganz gesunden Menschen. Zur Entscheidung müssen systematisch alle solche Menschen respiratorisch untersucht werden, welche anamnestisch dieses Missverhältnis zwischen Nahrungsaufnahme und Gewichtsverhalten einwandfrei aufweisen, ohne dass Krankheiten mit Stoffwechselsteigerung vorliegen.

Leider liegen bisher in der Literatur hier keine verwertbaren Angaben vor.

Ich verfüge selbst über 3 bisher noch nicht mitgeteilte Beobachtungen[1] aus den Jahren 1910—1921, deren Ergebnisse in Tabelle 17 zusammengestellt sind.

Tabelle 17. Luxuskonsumtion beim gesunden Menschen.

Datum des Versuchs	Name	Geschl., Alter, Länge, Puls, Atem, Temp.	Gewicht (nackt) kg	Motorischer Verh. bei den Versuchen	Versuchsdauer Std.	ccm CO_2 pro kg u. 1′	ccm O_2 pro kg u. 1′	Kalor.-prod. pro 24 Std.	Kalor. pro kg	Kalor. pro m² (pro Std. u. m²) Steigerung in %
21. 1. 1919	R.	m., 32 J., 181 cm, P. = ? R. = ? T. = 36,8°	79	Seit 10 Std. nüchtern, schlief währ. des ganzen Versuchs bewegungslos ganz fest	6¼	3,29	3,99	2177	27,6	1089 (45,3) = + 16,5 % Steigerung
28. 7. 1919	Arm.	m., 51 J., 167 cm P. = 84, R. = 24, T. = 36,3°	56,2	Seit 14 Std. nüchtern, lag ganz ruhig	5	4,79	6,02	1932	34,4	1190 (49,6) = + 39 % Steigerung
21. 6. 1921	F. Lö.	m., 20 J., 169 cm, P. = 86, R. = 16, T. = 36°	46	Seit 13 Std. nüchtern, vollständig ruhig, Klagen über Kopfschmerzen	5½	4,39	5,14	1646	35,8	1116 (46,5) = + 16 % Steigerung

Die erste Beobachtung betraf einen damals 32 jähr. Kollegen, der durch sein gewaltiges Essen seine Tischgenossen in Erstaunen setzte. Auf Grund eines 6¼ stünd. Respirationsversuchs ergab sich ein Wert für die Kalorienproduktion (2177 Kal.), der, verglichen mit dem Durchschnitt der Normalzahlen von Harris-Benedict und Du Bois (vgl. S. 35), um 16,5 % höher

---

[1] Die ausführliche Besprechung soll an anderer Stelle erfolgen.

lag. Das bedeutet eine geringe Überschreitung der obersten Grenze der Norm, zumal wenn man bedenkt, dass die Versuchsperson schlief.

Noch höhere Werte (1932 Kalorien = $+$ 39% Steigerung) wurden bei einem 51 jähr. Manne Arm. erhalten, der trotz gegenüber früher gesteigerter Nahrungszufuhr im Laufe der letzten Jahre sogar etwas abgenommen hatte.

Da gleichzeitig bei A. leichte neurasthenische und vasomotorische Beschwerden vorhanden waren, lässt sich trotz Fehlen jeder Schilddrüsenvergrösserung und sonstiger thyreotoxischer Symptome in diesem Falle eine Basedowsche Krankheit mit voller Sicherheit nicht ausschliessen. Da die Fähigkeit zur Luxuskonsumtion nach Eckstein und Grafe (37) an die Schilddrüse geknüpft ist, wäre es verständlich, dass hier Übergänge zum M. Basedowi vorkommen können.

Im dritten Falle handelte es sich um einen 20 jährigen Kaufmann, bei dem das Missverhältnis zwischen Nahrung und Gewicht bei zahlreichen Familienmitgliedern vorlag. Hier betrug die Wärmeproduktion 1146 Kal., was einer Steigerung von 16% entsprach.

Auch beim Säugling gibt es Erscheinungen, die als Luxuskonsumtion gedeutet werden können. Bekannt ist, dass der atrophische Säugling trotz einer reichlichen Nahrungszufuhr, die beim normalen Kinde mit Sicherheit zur Gewichtszunahme führen würde, auf seinem Gewicht stehen bleibt oder sogar abnimmt. Änderungen im Wasserhaushalt könnten natürlich die Ursache sein, aber genaue Respirationsversuche von Niemann (21), Schlossmann (22), Variot und Lavialle (23), am ausgesprochensten von Bahrdt und Edelstein (24), zeigten übereinstimmend eine deutliche Steigerung des Stoff- und Kraftwechsel bei einzelnen Atrophikern: [1667—1721 Kal, pro m² gegenüber 1000—1500 beim gesunden ruhigen Säugling gleichen Alters (Lit. bei 24)]. Allerdings gibt es auch Ausnahmen mit normalem Wert (1292) [Rubner und Heubner (25)] oder erniedrigter Zahl (809) [Howland (26)]. Bei diesem letzten Versuche handelte es sich allerdings um eine ganz ungewöhnliche Gewichtsabnahme mit Anpassung an Unterernährung. Das gleiche gilt auch für vereinzelte Versuche Flemings (27). Sie müssen wegen der besonders komplizierten Verhältnisse natürlich hier ausscheiden. Howland (26) und Schlossmann (22) wollen die Zunahme der Verbrennungen auf die relative Oberflächenzunahme zurückführen, aber damit lassen sich nur sehr kleine Steigerungen erklären. Infolgedessen nahmen Bahrdt und Edelstein (24) als Ursache eine besonders grosse Verdauungs- und Drüsenarbeit an, ohne ihre Ansicht weiter zu begründen. Es scheint mir nicht richtig, hier nur an diesen Teilfaktor der Steigerung der Verbrennungen nach Nahrungsaufnahme zu denken, um so mehr, als es schwer verständlich ist, wie hier überhaupt grössere Unterschiede entstehen sollten, es sei denn, man nähme eine erheblich vermehrte Sekretion von Verdauungssäften beim Atrophiker an, wofür aber nichts spricht. Daher scheint es mir näher zu liegen, auch hier eine erhebliche Zunahme der primären und wahrscheinlich auch der sekundären dynamischen Wirkung der Nahrung auf den Gesamtorganismus, mithin eine Luxuskonsumtion, anzunehmen. Von einer solchen spricht auch Samelson (28) beim Brustkind gegenüber dem Flaschenkind. O. Heubner (29) hat allerdings diese Auffassung bekämpft. Eine Entscheidung durch Respirationsversuche steht noch aus.

Während die Existenz einer Luxuskonsumtion früher von physiologischer Seite bestritten, von klinischer für möglich [Müller (30)], aber für unbewiesen gehalten wurde, wird sie jetzt von den meisten Klinikern anerkannt [vgl. z. B. F. Müller (31), Krehl (32), v. Noorden und Salomon (33)].

Von Physiologen, die sie früher ausnahmslos ablehnten [vgl. z. B. C. Voit (17)], hat in neuerer Zeit ausser Lambling (34), der nach dem Referat seiner Arbeit zu urteilen, sich etwas unbestimmt ausdrückt, meines Wissens nur Benedict (35) dazu ausführlich Stellung genommen. Bei der allgemeinen biologischen Bedeutung des in Frage stehenden Problems muss auf diese Kritik, welche die Schlussfolgerungen der Arbeit von Grafe und Graham angreift, etwas näher eingegangen werden. Sie sucht im wesentlichen nachzuweisen, dass der Hund gar nicht erheblich überernährt worden sei. Angesichts der Tatsache, dass das 20 kg schwere Tier während 7 Tagen 2243,9, während 29 Tagen 2580,0, dann nach 11 Tagen 1659,8 Netto-Kalorien täglich bekommen hat, mithin 80—125 Kal. pro kg bei völliger Körperruhe, erscheint gerade dieser Einwand überraschend. Benedict und seine Mitarbeiter begründen ihre Behauptung in folgender Weise. Erstens sei beim Wiedererlangen des Anfangsgewichtes das im Hunger zugrunde gegangene Glykogen und Fett noch nicht ganz wieder aufgebaut. Zweitens sei der Nahrungsbedarf des Tieres auf Grund der Hungerversuche zu niedrig angesetzt, vor allem in Anbetracht der Tatsache, dass das Tier während der Respirationsversuche sich bei einer Umgebungstemperatur von durchschnittlich 22° befand, für gewöhnlich aber im Keller bei 15°. Was den ersten Punkt betrifft, so ist von Grafe und Graham nie behauptet worden, dass der Körper schon nach 7 tägiger Überernährung zugleich mit dem alten Gewicht seinen früheren Körperbestand in jeder Beziehung wiedergewonnen hatte, nur die Eiweissverluste waren wieder ganz ausgeglichen. Es ist durchaus richtig, dass fehlendes Fett noch in der zweiten Periode ergänzt wurde, das Körpergewicht wurde dadurch nicht tangiert, weil das in der ersten Periode im Überschuss retinierte Wasser in der zweiten Periode wieder ausgeschieden wurde. Hinsichtlich des zweiten Punktes ist zu erwähnen, dass für die Berechnung des Nahrungsbedarfs absichtlich die Hungerwerte als Minimalzahlen zugrunde gelegt wurden, weil hier allein eine sichere, feste Basis gegeben war, während später gerade unter der Nachwirkung der überreichlichen Ernährung die gewöhnlichen Nüchternwerte anstiegen. Es wuchs eben der Bedarf mit der Überernährung, und gerade diese Steigerung sollte festgestellt werden. Dabei waren wir uns wohl bewusst, dass Hungerwerte und gewöhnlich Nüchternwerte durchaus nicht identisch zu sein brauchen. Dass entsprechend der chemischen Wärmeregulation das Tier bei 15° im Keller einen etwas höheren Nahrungsbedarf hat wie im Respirationsapparat bei 22°, ist richtig. Die Differenz ist aber durchaus nicht so gross, wie Benedict sie schätzt. Die Grösse und Behaarung des Tieres spielen hier eine sehr grosse Rolle, und damit hängen wohl die grossen Differenzen in den Angaben der einzelnen Autoren zusammen, die Benedict auch selbst bespricht. Während in Rubners klassischen Versuchen pro 1° Abnahme der Aussentemperatur 3—5% Erhöhung des Umsatzes entfielen, fand Zuntz bei seinem Tiere nur etwa 1% Steigerung. Der von Grafe und Koch benutzte Hund war sehr gross und langhaarig. Spätere Untersuchungen für die chemische Wärmeregulation gleichartiger Tiere, wie sie in der Arbeit von Grafe und von Redwitz (36) benutzt waren, zeigten mir, dass hier die chemische Wärmeregulation sehr gering ist und höchstens $1^{1}/_{2}$—2% pro 1° Erniedrigung der Aussentemperatur beträgt. Mithin war der Stoffwechsel im Keller um etwa 14% gegenüber dem im Respirationsapparat erhöht. Aber was will dieser Mehrbedarf gegenüber einer Steigerung der Nahrungszufuhr um 300% des Minimalbedarfs besagen? In der Arbeit von Grafe und Graham wurde die Nahrungszufuhr absichtlich so ausserordentlich hoch angesetzt, dass kleine Fehlerquellen quantitativ gar nicht ernstlich ins Gewicht fallen konnten. Tatsächlich berechnet selbst Benedict, dass nach Abzug der auf die Restitution des Tieres nach dem Hunger entfallenden Mengen 26,374 Kal. über den tatsächlichen Bedarf gegeben wurden, entsprechend etwa 3 kg Fett (oder richtiger 1860 g trocknem Eiweiss und etwa 2 kg Fett). Selbst wenn diese Menge vollständig wasserfrei zu Ansatz gekommen wäre, bliebe es unverständlich, warum das Körpergewicht dadurch keine Erhöhung erfahren hätte. So führen auch Benedicts Berechnungen, wenn sie auch die Überernährung niedriger einschätzen, zu prinzipiell dem gleichen Resultat wie die Erwägungen von Grafe und Graham: Die Körperzusammensetzung des Tieres müsste sich in einer bisher vollständig unbekannten und schwer vorstellbaren Weise geändert haben.

Die letzthin entscheidende Tatsache, dass in den Respirationsversuchen bei gleichbleibendem Körpergewicht die Oxydationen in der 36.—50. Hungerstunde bis 40% gestiegen sind, wird durch Benedicts Einwände und Berechnungen überhaupt nicht berührt. Somit scheint seine Kritik nicht geeignet, die Beweise für die Existenz einer Luxuskonsumtion zu entkräften.

Vollends haben die mit Benedicts Kritik annähernd gleichzeitig erschienenen Untersuchungen von Eckstein und Grafe (37, 38) neues Beweismaterial gebracht und vor allem eine Lücke in der Versuchsreihe von Grafe und Graham ausgefüllt, nämlich den Einfluss der gleichen Überernährung bei verschiedenem Ernährungszustand auf den Gesamtumsatz studiert. Doch soll auf diese Frage erst im nächsten Abschnitt eingegangen werden.

Die erwähnte Arbeit vermochte gleichzeitig einen Einblick in das Zustandekommen der Luxuskonsumtion zu geben. Wurde nämlich die Schilddrüse entfernt, so verloren die Tiere die Fähigkeit, die Steigerung der Nahrungszufuhr mit einer Erhöhung des Umsatzes zu beantworten, während Keimdrüsenentfernung allein keinen sicheren Effekt hatte, in Kombination mit Thyreoidektomie deren Wirkung vielleicht noch verstärkte. Somit hat es den Anschein, als ob die Schilddrüse in der Genese der Luxuskonsumtion eine wichtige, vielleicht die entscheidende Rolle spielt. Das Verhalten der Hypophyse in dieser Richtung wurde bisher noch nicht untersucht.

Wenn demnach meines Erachtens sicher festgestellt ist, dass ebenso wie die Unterernährung zu einem Absinken, Überernährung zu einer Steigerung der Wärmeproduktion führen kann, so fragt sich, in welchem Umfange das vorkommt. Leider fehlen zur Beantwortung die nötigen Untersuchungen an einer grösseren Reihe von Tieren und Menschen. Bekannt sind nur 2 Versuchsreihen von L. Mayer und F. Dengler (39), sowie A. Müller (20), die beide keine Steigerung der Nüchternwerte erkennen lassen. Die beiden ersten Autoren ernährten einen Mann mit Dystrophia muscul. progr. drei Monate lang mit 50—60 Brutto-Kalorien pro kg täglich. Es resultierte eine Gewichtszunahme von 13,5 kg und ein N-Ansatz von 371 g, der Sauerstoffverbrauch sank dabei von 3,987 auf 3,373 ccm pro kg und Minute ab. Um Bornsteins (40) Einwand, dass es sich um einen kranken Menschen gehandelt habe, zu widerlegen, hat A. Müller (20) einen analogen Versuch an einem gesunden Studenten angestellt. Die Nahrungszufuhr betrug 40 bis 50 Kalorien pro kg täglich während 7 Wochen. Dabei hob sich das Gewicht um 4,2 kg, der N-Bestand des Körpers um 210 g, die auf die Einheit von Zeit und Gewicht bezogene Sauerstoffaufnahme im Grundumsatzversuch blieb unverändert.

In beiden Fällen hat also, beurteilt nach den Nüchternwerten, keine Luxuskonsumtion vorgelegen. Versuche nach Nahrungsaufnahme wurden leider nicht angestellt. Es wäre wohl möglich, dass entsprechend später noch zu erwähnenden Beobachtungen hier doch Veränderungen der dynamischen Wirkung vorgelegen haben, die aber entsprechend der nur mässigen Überernährung nicht mehr den Nüchternumsatz beeinflusst haben.

Jedenfalls zeigen diese Beobachtungen, dass ähnlich wie im Gebiete der Unterernährung auch hier grosse individuelle Differenzen vorliegen. Dass nicht alle Menschen die Fähigkeit zur Luxuskonsumtion haben, ist selbstverständlich; das beweist schon die Verbreitung der Fettsucht.

Begünstigt wird anscheinend die Steigerung der Verbrennungen bei Überernährung durch voraufgegangene Unterernährung, jedenfalls unterscheidet dies Moment die Beobachtungen von Grafe und seinen Mitarbeitern von denen der anderen Autoren, und man könnte daran denken, dass der gewaltige dynamische Reiz der ersten reichlichen Nahrung im Körper der Unterernährten hier weiter fortwirkt.

ββ) Der Gesamtumsatz nach Nahrungszufuhr.

Der Haupteinfluss der Überernährung kommt zweifellos während und kurz nach der Nahrungsaufnahme zur Geltung, und es wäre sehr wohl denkbar, dass er sich nur hier äussert, während der Nüchternumsatz nicht mehr affiziert wird.

Die entscheidende Frage ist, ob die Grösse der dynamischen Wirkung der Nahrung gegenüber der Norm mit wechselndem Ernährungszustand sich ändert. Schon Rubners [(10), S. 246 und 348] älteren Versuchen, die allerdings nicht nur den Einfluss der Nahrungsaufnahme allein, sondern den 24 stündigen Umsatz umfassten, lässt sich entnehmen, dass mit zunehmender Überernährung die dynamische Wirkung relativ stärker ansteigt.

So fand er bei 50 % Überschuss der Nahrung, dargereicht als Fleisch, eine Steigerung des Umsatzes um 18,4—19 %, bei Fett 3,0—4,0 %, bei Kohlenhydraten 3,5—3,9 %.

Betrug der Überschuss 128 %, so waren die Zahlen für Fleisch + 46 %, für Fett 13,0 %, für Kohlenhydrate + 16,6 %.

Es bestand dabei die ganze Nahrung jedesmal nur aus dem einen Nahrungsstoff. Wird die gleiche Menge Fleisch mehrere Tage hintereinander gegeben, so ist der Zuwachs an jedem Tage nicht etwa der gleiche, sondern steigt manchmal von Tag zu Tag deutlich weiter an. Einzelne derartige Beobachtungen finden sich schon bei Pettenkofer und Voit (41), ganz besonders deutlich zeigt es aber der folgende Versuch von Rubner[1] (10), S. 246] in Tabelle 18.

Tabelle 18. 7.—23. Februar 1883.

Nr.	Zufuhr	Wärmewert der Zufuhr	Körpergewicht	Temp.	N ausgeschied.	Fett-C ausgeschieden	Wärme aus Eiweiss	Wärme aus Fett (C.-Ums.)	Gesamte Wärmebildung	Wärme pro kg
			kg	° C	g	g	Kal.		Kal.	Kal.
1	—	—	5,94	16,5	1,31	22,58	32,88	277,73	310,61	52,28
2	—	—	5,82	16,8	1,52	19,50	38,15	239,85	278,00	47,76
3	500 g Fleisch 50 g Wasser	481,5	5,86	17,9	13,05	+ 2,97	342,11	(— 30,68)	311,43	53,15
4	„	481,5	6,00	17,3	14,20	+ 3,70	372,04	(— 38,22)	333,82	56,36
5	„	481,5	6,04	17,9	14,70	+ 1,62	385,15	(— 16,73)	368,41	60,99
6	„	481,5	6,15	18,1	14,80	+ 2,53	387,76	(— 26,06)	361,70	58,81
7	„	481,5	6,21	17,6	16,08	+ 4,45	421,30	(— 45,83)	375,47	60,46
8	„	481,5	6,22	16,3	16,80	+ 4,31	440,16	(— 44,39)	395,77	63,63
9	Hunger	—	6,15	18,4	3,70	21,49	92,87	264,33	357,20	57,75
10	„	—	5,98	19,2	2,64	19,84	66,26	244,03	310,29	51,71

[1] Die Tabellen 93 u. 94 auf S. 246 sind hier kombiniert und z. T. abgekürzt.

Die gleiche Nahrung hat also, bezogen auf die Einheit des Gewichts am 6. Tage, eine um ca. 20 % grössere Steigerung hervorgerufen wie zu Anfang. Rubner nennt dies, wie schon oben erwähnt, sekundäre spezifisch-dynamische Steigerung. Er fand sie nur dort, wo gleichzeitig N-Ansatz bestand. Kommt dieser zum Stillstand, so hört sie auf. Bei Überernährung mit Fett blieb sie auch aus. Der Einfluss länger dauernder Kohlenhydratüberernährung wurde von Rubner nicht untersucht.

Da eine reine Überernährung mit Eiweiss beim Menschen höchstens für eine ganz kurze Zeit möglich ist, handelt es sich hier vor allem um die Frage, ob die dynamische Steigerung einer überreichlichen Zufuhr von gemischter Nahrung stets die gleiche ist, oder je nach dem Ernährungszustand und der Dauer der Überernährung wechselt. Als Forderung für eine strenge Gültigkeit des Pflügerschen Grundgesetzes würde sich ergeben, dass das erstere der Fall ist. Dass die dynamische Wirkung einer mässigen Nahrung bei der Auffütterung eines unterernährten Organismus davon abhängig ist, in welcher Periode der Rekonvaleszenz sie dargereicht wird, wurde schon im vorigen Kapitel gezeigt. Der Schluss, dass sich der ausreichend ernährte Körper genau so verhält, wenn es sich um eine Überernährung handelt, ist selbstverständlich nicht ohne weiteres erlaubt.

In den Versuchen von Grafe und Graham (16) konnte diese Frage nicht exakt beantwortet werden, da es in den späteren Versuchsabschnitten nicht mehr gelang, dem Tiere im Respirationsapparate eine überreichliche Ernährung beizubringen. Die Nahrungsaufnahmen wechselten so sehr, dass exakte Vergleiche nicht möglich waren.

Sehr klar waren dagegen die Resultate bei dem Kranken Mül. in der Arbeit von Grafe und Koch (18). Hier wurde die gleiche Nahrung, welche nur mässige Eiweissmengen (15—17 g N), dagegen einen hohen Kaloriengehalt (ca. 2560 Kal.) enthielt, in den verschiedenen Stadien der Überernährung rasch hintereinander verzehrt. Die Wirkung auf die Kalorienproduktion ergibt sich am besten aus Tabelle 19 auf S. 181.

Als die Mahlzeit zu Beginn der Auffütterung zum ersten Male dargereicht wurde, fiel ganz entsprechend Svensons Beobachtung (42) an frischen Rekonvaleszenten von schweren Infektionskrankheiten die Steigerung ausserordentlich gross aus, dann sanken die Werte rasch auf die Norm herab, und nun begann bei weiter ansteigendem Gewicht mit weiterer Fortsetzung der Überernährung ein neuer gewaltiger Anstieg der dynamischen Wirkung (von 9,8 auf 32 % des Kaloriengehalts der Nahrung, vgl. Stab. 12), so dass sich berechnen lässt, dass schliesslich von einer Nahrung, die das Doppelte des Nüchternbedarfs enthalten hätte, 63 % zur Mehrung des Umsatzes beigetragen hätten und nur 37 % zum Ansatz gekommen wären (Stab. 13). Dabei ist noch zu bedenken, dass die Überernährung, bezogen auf die Körpermasse, ständig geringer wurde (Stab. 7). Genau das gleiche Resultat zeigen die Versuche von Eckstein und Grafe (37) bei Hunden. Hier wurde z. B. nach einer 5 tägigen Hungerperiode 5 Tage eine 3 fache, dann 3 Wochen lang eine 2—5 fache Überernährung gegeben. Bei der gleichen Nahrung stieg die Wärmeproduktion von 381,7 Kal. am 1., auf 513 Kal. am 5. Tage an. Ausgedrückt in Prozenten des Brennwertes der Nahrung betrug die Steigerung am 2. Tage der Überernährung 8,8%, am 5. 26,0%, am 21. sogar 37,2%. Nur die erste Zahl bewegt sich in normaler Breite, die übrigen überstiegen die Norm um ein Vielfaches, zumal wenn man in Betracht zieht, dass die Kost vorwiegend aus Kohlenhydraten und nur zu 14% aus Eiweiss bestand.

Diese Beobachtungen beweisen, dass entgegen der früher herrschenden Ansicht bei eiweissarmer, überreichlicher Kost die dynamische Wirkung keine annähernd konstante Grösse von geringem Betrage ist, sondern mit der Besserung des Ernährungszustandes ansteigt zu Werten bis zum Vierfachen der Norm. Die Luxuskonsumtion ist also nach Nahrungsaufnahme am stärksten ausgesprochen.

Wichtig ist die Feststellung, dass bei diesen Hunden im Gegensatz zu dem Tier in den Beobachtungen von Grafe und Graham bis zuletzt eine Gewichtszunahme erzielt wurde. Der Nüchternwert in der 36.—60. Hungerstunde blieb bei einem Hunde in allen Stadien der langen Überernährung annähernd gleich, das ist ein Beweis dafür, dass Luxuskonsumtion auch vorkommen kann ohne Erhöhung der Nüchternwerte. Wir werden sie daher nach Nahrungsaufnahme besser und wahrscheinlich häufiger fassen können wie nüchtern.

Es fragt sich nun, ob das geschilderte Verhalten die Regel oder eine Ausnahme darstellt. In den geschilderten Versuchen wurde die Luxuskonsumtion nie vermisst, allerdings war die Überernährung absichtlich ganz besonders gross, galt es doch zunächst den zwingenden Beweis zu erbringen, dass überhaupt erhebliche Abweichungen vom normal ernährten Organismus vorliegen können. Der Gedanke, dass analoges Verhalten häufig vorkommt, drängt sich auf. Es würde das verständlich machen, warum manche Menschen so viel essen können, ohne dick zu werden. Ob diese Vorstellung richtig ist, kann allerdings erst durch ausgedehnte Untersuchungen an einer grösseren Zahl von Tieren und Menschen entschieden werden[1]). Vorläufig müssen wir uns mit der Feststellung begnügen, dass die spezifisch dynamische Wirkung der Nahrung auch beim gleichen Menschen je nach Ernährungszustand in ausserordentlich weiten Grenzen schwanken kann. Auch diese Form der Luxuskonsumtion ist an das Vorhandensein der Schilddrüse geknüpft und so spricht mancherlei dafür, dass das verschiedene Verhalten dieses Organs,

---

[1]) Anmerkung bei der Korr.: in jüngster Zeit hat Plaut (Deutsch. Arch. f. klin. Med. **139**. 285. 1922) tatsächlich gezeigt, dass bei der sog. konstitutionellen Magerkeit die spezifisch-dynamische Wärmesteigerung gegenüber der Norm erheblich viel grösser ausfällt.

Tabelle 19.

Einfluss der gleichen Nahrungszufuhr in verschiedenen Stadien der Überernährung.

(Versuche an Mül. v. Grafe und Koch.)

Versuchs-Nr.	Nr. des Versuchs-protokolls	Datum 1911	Körper-gewicht in kg	Nahrung	Brutto-Kalorien-gehalt in Kal.	Kalorien pro kg	N-Gehalt der Nahrung in g	Kalorien-produktion in 10 Ver-suchsstund. in Kal.	Zunahme gegenüber der Nüchternwerte in Kal.	Steigerung gegenüber der Nüchternwerte in %	Steigerung der Wärmeproduk-tion in % des Kaloriengehalt. der Nahrung	Berechnung wieviel % je-weils von einer Nahrung ver-brannt wird, die 200 % des Nüchtern-bedarfs enthält
1	2	3	4	5	6	7	8	9	10	11	12	13
1	152	19. 5.	40,0	30 g Reis (trocken), 200 g kond. Milch, 250 g Bouillon, 50 g Fleisch, 1 l Wasser	ca. 1180	29,6	11,591	568,7	284,0	+ 26,3	24	—
2	154	1. 6.	44,2	100 g Reis (trocken), 140 g kond. Milch, 50 g Zwieback, 50 g Himbeersaft, 250 g Bouillon, 100 g Butter, 1 l Wasser	ca. 2560	57,6	17,197	800,2	772,4	+ 67	30	160
3	158	16. 6.	50,5	„ „	ca. 2560	50,6	16,739	743,0	250,4	+ 16,3	9,8	119,6
4	162	26. 6.	56,1	„ „	ca. 2560	45,6	17,367	957,2	518,1	+ 29	20,2	140,5
5	166	8. 7.	60,0	„ „	ca. 2560	42,6	15,172	1152	811,3	+ 42	32	163

das in seiner wechselnden Funktion eine so grosse Bedeutung für die individuellen Unterschiede im somatischen und psychischen Verhalten besitzt, auch für die Anpassung an Überernährung in erster,· wenn auch vielleicht nicht einziger Linie von Bedeutung ist.

Die Zweckmässigkeit eines derartigen Vorgangs für den Organismus leuchtet ohne weiteres ein. Er ist zweifellos ein wirksames Schutzmittel gegen das Entstehen der Fettsucht. Allerdings wirkt es anscheinend bei weitem nicht in der Vollkommenheit, dass jeder Überschuss über den Bedarf der Zersetzung anheimfällt. Wie die angeführten Versuche zeigen, kommt die Hauptmenge wohl meist zur Retention.

Die Art des Ansatzes bei einem ausreichend ernährten, ausgewachsenen Organismus zeigt bemerkenswerte Unterschiede gegenüber dem unterernährten oder wachsenden Organismus. Wird hier Glykogen und Eiweiss etwa mit der vierfachen Menge Wasser angelagert, so spricht das Missverhältnis von Ansatzgrösse und Zunahme des Körpergewichts bei chronischer Überernährung dafür, dass hier viel kleinere Wassermengen zurückgehalten werden, so dass die Nahrungsstoffe geradezu trocken retiniert werden, d. h. dass ihr Quellungswasser nicht der Nahrung, sondern dem Körper entnommen wird. Besonders deutlich zeigt das die Gewichts- und Wasserbilanz des Hundes von Grafe und Graham. Hier wurde die Gewichtszunahme sogar durch Wasserabgabe nach aussen kompensiert (vgl. folgenden Abschnitt).

Die Abnahme des Wassergehaltes der Fettgewebe mit zunehmender Fettsucht gilt in gleicher Weise auch für den Menschen, wie Bozenraad (43) und Schirmers (44) Untersuchungen klar bewiesen haben.

β) Das Verhalten des Eiweissumsatzes.

(Die Art der Eiweissretentionen.)

Ein Eiweissansatz ist im allgemeinen (vgl. die Ausnahmen S. 147) nur dann möglich, wenn Eiweiss im Überschuss gereicht wird, d. h. wenn der Kaloriengehalt den jeweiligen Bedarf überschreitet und die Eiweissmenge über dem minimal notwendigen Betrag liegt. Bezüglich des durchaus physiologischen Eiweissansatzes beim Wachstum, sei es intra- oder extrauterin, beim Wiederersatz zugrunde gegangenen Gewebes und bei der Arbeitshypertrophie des Muskels, verweise ich auf die betreffenden Abschnitte meiner Darstellung (S. 68).

An dieser Stelle handelt es sich um die Frage, ob und in welchem Umfange der Körper über seinen Normalbestand hinaus an Eiweiss zunehmen kann, d. h. ob eine Eiweissmast möglich ist, unter welchen Umständen das geschieht und welche Vorstellungen man sich von der Art dieses Eiweisses machen soll. Aus diesem Komplex von Fragen sollen nur die Punkte etwas näher besprochen werden, in denen Berührungen mit dem Gesamtstoffwechsel vorliegen, im übrigen sei auf die ausführlichen Darstellungen des ganzen

Problems von Rubner (10), Magnus-Levy (15), Kaufmann (45), v. Noorden (46), Caspari (47) und Cathcart (48) bezug genommen.

Die Anschauungen über die Frage der Eiweissmast beim Menschen waren, wie es so oft auf dem Gebiete des Stoffwechsels der Fall war, anfangs zu sehr von den Ergebnissen der wenigen zuerst gemachten Tier-, insbesondere Hundeversuche beeinflusst. Die klassischen Versuche von Frerichs, Bidder und Schmidt, Bischof, Voit u. a. [Literatur bei Voit (17)] hatten gezeigt, dass bei reiner Fleischkost jede Erhöhung der Eiweisskost über den Bedarf beim normalen Tier zu einer Erhöhung des Eiweissumsatzes führt, so dass nach kürzerer oder längerer Zeit ein N-Gleichgewicht eintritt. Diese übereinstimmenden Resultate wurden dann ohne weiteres auf den Menschen übertragen und eine Eiweissmast auch hier für unwahrscheinlich, wenn nicht für unmöglich gehalten.

Gleichwohl liegen schon in der älteren Literatur vereinzelte Beobachtungen vor, aus denen hervorging, dass unter bestimmten Bedingungen auch deutliche Mehrungen des Eiweissbestandes beim normal ernährten Hunde möglich sind, und zwar gerade unter den Bedingungen, die allein beim Menschen in Betracht kommen, nämlich bei gleichzeitiger reichlicher Fütterung eiweissfreier Nahrungsmittel, vor allem von Kohlenhydraten. So berechnet Voit [(17), S. 140] z. B. eine Eiweissersparnis durch Kohlenhydrate von durchschnittlich 9 %. Er beobachtete, dass das Stickstoffgleichgewicht um so rascher eintrat, je mehr Eiweiss im Verhältnis zu den Kohlenhydraten gegeben wurde. „Reicht man dagegen verhältnismässig grosse Quantitäten von Kohlenhydraten, so währt der Ansatz an Eiweiss lange Zeit fort" [(17), S. 140]. Ähnliches beschrieben Pflüger (1) u. a. Da aber andererseits, so z. B. von Bischoff und Voit (49) Versuche vorlagen, in denen bei Fettzulagen gar keine stärkeren N-Retentionen vorkamen, ebenso wenig wie bei reiner Fleischfütterung, so wurde den oben geschilderten Versuchen kein besonderes Gewicht beigelegt, zumal die stillschweigende Annahme gemacht wurde, dass ein N-Gleichgewicht wahrscheinlich nach Beendigung der für solche Fragestellungen meist viel zu kurzen, älteren Versuche eingetreten sein würde. Auch ältere Beobachtungen bei anderen Tieren (Ochsen, Schweinen, Hammeln) von Lawes und Gilbert (50), sowie Henneberg, Kern und Wattenberg (51), vielfach kontrolliert durch Analysen des gemästeten Tieres, sprachen für das Vorkommen einer Eiweissmast. Schon sehr frühzeitig hatten Schulze und Maerker (52) über erhebliche Eiweissretentionen beim ausgewachsenen Hammel berichtet und seit den 90 er Jahren haben sich die Angaben über Eiweissmast bei Schlachttieren in der landwirtschaftlichen Literatur sehr vermehrt [Henneberg und Pfeiffer (53), Pfeiffer und Kalb (54), Kellner (55), Friske (56) und H. Möllgard und A. C. Andersen (57)]. Vor allem die Versuche von Friske, die sich sowohl auf mehrmonatliche Beobachtungen der N-Bilanz als auf die Analyse des getöteten Tieres erstreckten, müssen auch den voreingenommenen

Skeptiker überzeugen. Interessant ist, dass nicht nur die Muskulatur sehr erheblich an Eiweiss zugenommen hatte, sondern auch die inneren Organe (Herz, Leber, Lunge und Nieren). Der N-Gehalt der letzteren Organe war bei den Kontrolltieren 138 g N, bei eiweissreicher Mast 572 g, bei eiweissarmer 837 g im Mittel.

Schliesslich zeigten auch die Untersuchungen von Grafe u. Graham (16), sowie von Eckstein und Grafe (37), welche gewaltige Eiweissmengen bei starker Überernährung, vorwiegend mit Kohlenhydraten, im Tierkörper zurückbleiben können. In einem Falle wurden 298,1 g N über den Normalbestand von einem 20 kg schweren Hunde retiniert, bei einem anderen von ca. 10 kg sogar 272,34 g N. In beiden Fällen ist der Ersatz durch Verlust in einleitenden oder eingeschobenen Hungerperioden in Abzug gebracht.

Durch die angeführten Untersuchungen ist mit Sicherheit bewiesen, dass beim Tier unter geeigneten Ernährungsbedingungen, vor allem bei reichlicherer Überernährung mit Kohlenhydraten, eine Eiweissmast erheblichen Grades möglich ist.

Trotz grosser Länge der Versuchsperioden gelang es mir bisher bei grossen Überschüssen der Nahrung nie, ein Gleichgewicht zu erzielen, so dass es den Anschein hat, als ob beim Tiere die Eiweissmast theoretisch unbegrenzt ist. Wie weit sie sich praktisch treiben lässt, können erst weitere Versuche lehren. Dass diese Fleischmast wohl immer mit einer deutlichen Fettmast einhergeht, ist natürlich selbstverständlich. Dass auch beim Menschen eine Eiweissmast möglich ist, kann heute ernstlich nicht mehr bezweifelt werden.

Man darf ruhig sagen, dass sie bei geeigneter Ernährung bei jedem Menschen zu erreichen ist, wenn auch gewiss in sehr verschiedenem Ausmass. Am besten gelingt sie bei solchen, die eine Periode starker Eiweissverluste hinter sich haben. So finden wir gewaltige N-Retentionen nach Infektionskrankheiten [Engel (58), Puritz (59), v. Moraczewski (60), Lüthje (61), Benedict und Suranyi (62), Richter (63), Lüthje und Berger (64), v. Noorden (46, S. 571), Svenson (42)] oder nach Unterernährung aus anderen Gründen [Bleibtreu (65), v. Noorden (66), Hirschfeld (67), Albu (68), White und Spriggs (19), Grafe und Koch (18), v. Hoesslin (69), Kestner (70) u. a.].

Sicherlich ist hier ein grosser Teil, in manchen Versuchen sogar wohl der grösste Teil, Ersatz des vorhergegangenen Defizits, aber in manchen Fällen sind die Retentionen so gewaltig (z. B. 661,04 g bei der Kranken von White und Spriggs, 535 g N bei einem Kranken von Grafe und Koch), dass der Normaleiweissbestand des Körpers sehr erheblich überschritten worden ist.

Dass auch beim normalen, ausreichend ernährten Menschen eine Eiweissmast herbeizuführen ist, hat vor allem die v. Noordensche Schule gezeigt

[Krug (71), Dapper (72), Kaufmann und Mohr (73), Dengler und
Mayer (39), A. Müller (20)], ferner Lüthje und Berger (64), Bornstein (74) u. a. Auch der Greis vermag bei Steigerung der Eiweisszufuhr N
zu retinieren [Kövösi (75)]. Es ist das auf dreierlei Weise möglich, entweder durch Zulagen N-freier Nahrungsmittel, vor allem von Kohlenhydraten,
die eiweisssparend wirken, oder durch Erhöhung der Eiweissration oder
schliesslich durch Vermehrung sämtlicher Nahrungsstoffe.

Auch bei diesen normalen guternährten Menschen resultierten in langen
Versuchen ausserordentlich hohe Zahlen für die N-Retentionen, z. B. in dem
Versuche von Mayer-Dengler (39) 371 g in 71 Tagen, in einer Beobach-
tung Müllers (20) 210 g in 7 Wochen. Niedrige Werte zeigte nur eine
Versuchsperson von Hirschfeld (67), obwohl sie im ganzen schlecht er-
nährt war.

Viele der angeführten Beobachtungen lassen interessanterweise kein
Nachlassen der N-Retentionen erkennen, die Werte sind meist ohne weitere
Steigerung der Kost am Ende ähnlich gross wie zu Anfang, eine Hinneigung
zum Gleichgewicht fehlt also in Analogie zu einigen Tierversuchen auch hier.

Wie soll man diese enormen N-Ansätze deuten? Dass N-Retentionen
nicht ohne weiteres mit Eiweissansätzen identisch sind, kann heute keinem
Zweifel mehr unterliegen (vgl. S. 63). Ein kleiner Teil mag beim Gesunden
als Stoffwechselschlacken im Körper retiniert bleiben, bei längeren Versuchen
kommt das aber quantitativ nicht in Betracht. Ein weiterer kleiner Teil des
abgelagerten N ist, da der Hauptteil des Eiweisses als Fleisch gegeben wurde,
Kreatin bzw. Kreatinin [Bürgi (76) und Rubner (77)]. Trotzdem kann man
nach den Analysen, vor allem der geschlachteten Tiere, mit Sicherheit annehmen, dass der ganz überwiegende Hauptteil Eiweiss ist. Welcher Art ist
nun dieses Eiweiss?

Dass es höchstens zu einem kleinen Teil lebendiges Protoplasmaeiweiss,
eine Eutrophie der Zellen mit Vermehrung an plasmatischem Inhalt im
Sinne Virchows ist, darüber waren fast alle Beobachter sich klar, nur
Bornstein (74) verfocht mit grosser Energie die These, dass alles Eiweiss,
das in die Zellen eindringe, lebendiges, organisiertes Eiweiss sei. Gegen
diese Ansicht sprechen vor allem zwei Tatsachen. Einmal, dass theoretisch
diese Form des Ansatzes beliebig lang ausgedehnt werden kann und zweitens
die manchmal vorhandenen merkwürdigen Beziehungen zum Wasserhaushalt.
Während echtes Protoplasmaeiweiss mit der vierfachen Menge Wassers angesetzt wird, sind vor allen Dingen in den späteren Stadien der Mast die
Gewichtsansätze manchmal so gering, dass in Anbetracht der meist gleichzeitigen Ablagerung von erheblichen Fettmengen nur ein ganz geringer
Bruchteil des Wassers zurückgeblieben sein kann. Auf dies Missverhältnis
zwischen Eiweiss- und Gewichtsansatz haben zuerst Henneberg und
Pfeiffer (53) beim Tier, später vor allem White und Spriggs (19),

Lüthje (61) und Lüthje und Berger (64) beim Menschen hingewiesen. Weintraud (78) hat allerdings die Lüthjesche Berechnungsart angegriffen und findet eine weit geringere Differenz zwischen erwarteter und tatsächlich gefundener Gewichtszunahme. Auch Caspari [(47) S. 819] genügt diese Inkongruenz noch nicht für die Annahme einer besonderen Eiweissart, da auch beim wachsenden Organismus ähnliches vorkommen kann [Keller (79), Rost (80)]. Trotzdem besteht m. E. Lüthjes Auffassung zu Recht, zum mindesten für den Hund von Grafe und Graham (16), der in 59 Tagen sein Gewicht konstant erhielt, obwohl 298,127 g N retiniert wurden. Etwas Derartiges ist bei Protoplasmaansatz vollständig ausgeschlossen. Wahrscheinlich wird dies Eiweiss nicht trocken abgelagert, sondern entnimmt dem Körper soviel Wasser, wie es zur Quellung nötig hat [Rubner (81)].

So scheint es mir sicher, dass hier eine, jedenfalls in mancher Weise biologisch sich anders verhaltende Eiweissart vorliegt. Ist das aber für einen Fall sicher bewiesen, so spricht viel dafür, dass in anderen Fällen die Dinge ähnlich liegen.

Pflüger (82) sprach von einer „unbekannten Mastsubstanz" mit einem grösseren Reichtum an Aminosäuren, Voit [(17), S. 300] von zirkulierendem Eiweiss, v. Noorden (83) von Reserveeiweiss, Lüthje (61, 64) nannte es Zelleinschlusseiweiss, A. Fraenkel (84) totes Eiweiss, Hofmeister (85) labiles, Rubner (81) Vorrats- oder Ameliorationseiweiss. [Weitere Literatur bei Kaufmann (45)]. Wenn diese Bezeichnungen entsprechend den Theorien und Vorstellungen, welche die einzelnen Autoren damit verbanden, sich auch nicht ganz decken, so ist doch allen gemeinsam die Absicht, eine Eiweissform zu benennen, die kein notwendiger Bestandteil der lebenden Zelle ist und biologisch andere Eigenschaften besitzt. Die meisten halten es für leichter zersetzlich und nehmen an, dass es ausserhalb der Zelle liegt.

Beides trifft wohl nur bis zu einem gewissen Grade zu. Jedenfalls ist es sicher, dass in Hungerperioden, die in lange Zeiträume starker Überernährung und Stickstoffretention eingeschaltet werden, die Eiweisszersetzung oft kaum grösser wie in der Hungerperiode vor der Überernährung ist [Lüthje (61, 64), Grafe und Graham (16), Eckstein und Grafe (37)], und man gewinnt durchaus den Eindruck, dass dies Eiweiss zum mindesten zum grössten Teil gerade so langsam der Zersetzung anheimfällt wie das gleichzeitig abgelagerte Fett.

Was die Frage des Aufenthaltes des Masteiweisses im Körper betrifft, so ist es bei den grossen Mengen, um die es sich in manchen Versuchen handelt, ausgeschlossen, dass sie zirkulieren. Darauf hat schon Pflüger (82)) aufmerksam gemacht. Mit vollem Recht nahmen deshalb Lüthje (61, 62 und Röhmann (86) sowie v. Noorden (83) an, dass dies Eiweiss in den Zellen selbst zur Einlagerung kommt, ohne in deren Organisation einzugehen. In Betracht kommt hier in erster Linie die Leber. Pflüger (87) hat die

Leber schon als Vorratskammer für Eiweiss bezeichnet und Seitz (88) fand tatsächlich bei gemästeten Enten die Gesamtstickstoffmenge der Leber im Verhältnis zur Gesamtstickstoffmenge des übrigen Körpers 2—3 mal so hoch wie bei Hungertieren. Allerdings nahm der Prozentgehalt in der Leber, die sich stark vergrösserte, ab, so dass Hammarsten (89) die Volumzunahme weniger auf Eiweissmast der Leber als auf Organhypertrophie durch vermehrte Arbeit zurückzuführen geneigt war. Beweiskräftiger sind die Beobachtungen von Junkersdorf (90), der bei Hunden infolge reiner Eiweissmast eine erhebliche Zunahme der Leber fand, die weder durch Zunahme von Glykogen noch von Fett oder Wasser bedingt war. Leider ist der Beweis hier indirekt geführt und darum auch noch nicht vollkommen zwingend.

Sehr interessante, neuere, anatomische Untersuchungen von W. Berg (91) scheinen die Ansicht von v. Noorden und Lüthje zu stützen. Berg fand in den Leberzellen gut genährter Tiere in reichlicher Menge Tropfen, welche bei Hungertieren völlig fehlten. Sie traten nur nach Eiweissfütterung, nicht aber nach Kohlenhydrat- oder Fettfütterung auf. Sie sind z. B. mit Methylgrün-Pyronin gut färbbar, bei Zusatz von Millons Reagenz nehmen sie eine rötliche Farbe an mit einem Stich ins Mahagonibraun. Mit autolytischen Vorgängen sollen sie nichts zu tun haben, sie werden weder durch Auswaschen mit fliessendem Wasser, noch durch Alkohol, Äther und Chloroform beeinflusst. Wenn alle derartigen mikrochemischen Identifizierungen auch etwas misslich sind, so lässt sich doch die Wahrscheinlichkeit, dass wir hier tatsächlich das hypothetische Zelleinschlusseiweiss vor uns haben, nicht von der Hand weisen.

Stübel (92) vermochte für die Ratte Bergs Angaben in vollem Umfange zu bestätigen und machte gleichzeitig die Beobachtung, dass die „Eiweissschollen" nach Adrenalininjektion schwanden. Der letzte zwingende Beweis für die Eiweissnatur der Schollen kann nur durch die Feststellung geführt werden, dass unter der Einwirkung des Adrenalins tatsächlich der Eiweissgehalt der Leber deutlich abnimmt. Derartige Versuche stehen vorläufig noch aus.

Es ist auch versucht worden, auf chemischem Wege etwas über die Natur dieser unbekannten Mastsubstanz zu erfahren.

M. Müller (93) untersuchte den Quotienten N:C im Muskel nach Fleisch- und nach Reisfütterung und glaubte hier Abweichungen von der elementaren Zusammensetzung des Muskeleiweisses zu finden. Die Differenzen waren sehr gering (1:3,32 nach Fleischfütterung gegenüber 1:3,43—3,48 bei Reisfütterung). Caspari [(47), S. 822] hat demgegenüber mit Recht darauf hingewiesen, dass diese Differenzen zu klein sind, zumal wenn man bedenkt, dass das Verhältnis C:N im Fleischrest (Sehne und Bindegewebe) 1:2,7—2,8 ist. Auch Stockhausens (94) Untersuchungen gestatten keine sicheren Schlüsse. Andere Untersuchungen verglichen den N-Umsatz mit der gleichzeitigen Bilanz für P_2O_5 und zum Teil CaO [Büchmann, Dapper, Cronheim, Müller,

Kaufmann, Mohr, Grund (95), dort eingehende Literatur, Tichmeneff (96)].

So bestimmte Grund den Quotienten $P_2O_5:N$ unter verschiedenen Ernährungsbedingungen bei Hunde- und Hühnerorganen, insbesondere bei der Leber. Bei der Mast konnte er ein geringes, aber in allen Einzelfällen vorhandenes Absinken feststellen und gibt die Möglichkeit zu, dass diese Verschiebung auf Zelleinschlusseiweiss zu beziehen ist, kann aber einen zwingenden Beweis seinen Untersuchungen ebensowenig entnehmen wie denjenigen früherer Autoren.

Deutlichere Verschiebungen im Verhältnis Stickstoff zu Phosphor zugunsten der ersteren Substanz erhielt Tichmeneff (96) bei Mäusen, die nach 2 tägigem Hunger reichlich mit Eiweiss gefüttert waren.

Eine sichere Entscheidung, ob chemische Unterschiede zwischen dem lebendigen und dem Masteiweiss vorhanden sind, ist wohl vorderhand noch nicht möglich. Die bisherigen Untersuchungen sprechen jedenfalls dafür, dass sie nicht wesentlich sind.

Es erhebt sich nun die wichtige Frage, ob wir imstande sind, biologische Unterschiede aufzuweisen. Und da ergibt sich allerdings ein fundamentaler Unterschied: die aus lebendem, organisiertem Protoplasmaeiweiss bestehende Zelle atmet, totes Masteiweiss vermag das nicht. So vermag, worauf Zuntz (97) wohl zuerst hinwies, der Respirationsversuch vielleicht die Entscheidung zu treffen und damit gleichzeitig die Frage zu beantworten, ob beim normal ernährten, ausgewachsenen Organismus durch Überernährung und N-Ansatz eine Vermehrung des Protoplasmas möglich ist.

Die Vermehrung der Körpermuskulatur unter dem Einfluss von körperlicher Arbeit ist bekannt. Tatsächlich lassen sich hier, wie Untersuchungen von Zuntz und Schumburg (98) vor und nach Märschen zeigten, kleine Zunahmen des Sauerstoffverbrauches, besonders bei Beziehung auf die Einheit des Körpergewichtes feststellen, in einem Falle von 9,6, im anderen von 27 ccm im Durchschnitt.

Schreuer (99) hat zuerst untersucht, ob ähnliche Zunahmen auch bei Eiweissmast vorkommen können. Tatsächlich wurde auch in Hundeversuchen eine vorübergehende Erhöhung beobachtet, die bei Aussetzen der Eiweisszulagen sofort wieder den früheren Werten Platz machte. Schreuer deutete das als vorübergehende Vermehrung der lebendigen Substanz. Diese Auffassung ist von Dengler und Mayer (39) (unter v. Noorden) angegriffen worden mit dem Hinweis darauf, dass die Nüchternwerte während der Respirationsversuche noch nicht immer erreicht waren. Die beiden Autoren selbst fanden in den langen, oben schon erwähnten Versuchen am Menschen bei einer N-Retention von 371 g maximal nur einen Anstieg des O_2-Verbrauches um 13,5 ccm. Das Ergebnis war das gleiche, als Müller (20), um Bornsteins Einwände, dass die Versuchsperson von Dengler und Mayer an Dystrophia musculorum progressiva litt, zu entkräften, den Versuch an einem gesunden Studenten wiederholte.

Man kann daher wohl mit Sicherheit sagen, dass bei diesen beiden Versuchspersonen der abgelagerte Stickstoff höchstens zu einem verschwindend kleinen Teil zu lebendigem Protoplasma geworden ist.

Schwieriger ist die Deutung in den Versuchen, welche so erhebliche Steigerungen der Nüchternwerte zeigten wie die Beobachtungen von Grafe und Graham, sowie von Grafe und Koch (vgl. S. 170). Hier könnte man tatsächlich an eine Neubildung von Protoplasma denken, zumal bei dem Hunde H, bei dem die Wärmeproduktion in der 30.—50. Stunde nach der Nahrungsaufnahme unter dem Einfluss der Überernährung bei gleichem Gewicht um 40% anstieg. Tatsächlich lässt sich die Möglichkeit eines derartigen Vorganges auch nicht ausschliessen. Sicherlich ist aber der ganz überwiegende Teil des Mehrverbrauches auf Kosten einer sekundär-dynamischen Wirkung der Nahrung, bzw. einer Luxuskonsumtion zu setzen. Das geht meines Erachtens zwingend aus der schon oben erwähnten Tatsache hervor, dass mit der Abnahme der Überernährung trotz weiterer Zunahme des N-Bestandes die Verbrennungen schon wieder etwas absanken (von 1112,2 auf 916,3 Kal.). Ferner spricht dafür, dass schon in den ersten Hungertagen, an denen das Tier nur wenige Gramm der Gesamtretention von 298,1 g verloren hatte, die Intensität der Verbrennung sich nur noch wenig von dem Verhalten in der Hungerperiode vor der Überernährung unterschied.

Demgemäss lässt sich zusammenfassend sagen, dass die in zahlreichen Mastversuchen beim ausgewachsenen Organismus mit normalem Ernährungszustand erzielten N-Retentionen ohne gleichzeitige Muskelarbeit zum allergrössten Teil, wenn nicht ausschliesslich auf Anlagerung eines toten Reserveeiweisses analog dem Glykogen und Fett beruhen, so dass anscheinend höchstens nur ein ganz geringer Teil lebendes Protoplasma geworden ist. Ob das letztere überhaupt der Fall ist, scheint vorläufig noch nicht sicher bewiesen. Überhaupt birgt dieser ganze Komplex von Fragen noch eine Fülle von Rätseln.

2. Partielle (qualitative) Überernährung.

α) Mit Eiweiss allein.

Hier handelt es sich um die Frage, wie die einzelnen Nahrungsmittel, allein im Überschuss dargereicht, den Kraft- und Stoffwechsel beeinflussen. Praktisch ist für den Menschen ein derartiges Ernährungsregime nur von untergeordneter Bedeutung. Eine Ernährung mit Eiweiss allein kommt hier überhaupt nicht in Frage, da sie sich beim Menschen für längere Zeit gar nicht durchführen lässt; und schliesslich liegen auch beim Hunde keine Versuche vor, bei denen wirklich nur reines Eiweiss im Überschuss verfüttert wurde. Das fast ausschliesslich gegebene Fleisch enthält doch stets kleine Mengen von Kohlenhydrat, Extraktivstoffen und Fett, die allerdings meist die Beweiskraft aller solcher Versuche für reines Eiweiss nicht zu beeinträchtigen vermögen.

Die bei Eiweissüberernährung auftretende gewaltige Steigerung der Verbrennungen, bei der sich zur primär-dynamischen noch die von Rubner als sekundär spezifisch-dynamische Wärmebildung addiert, wurde schon oben erwähnt.

β) Mit Kohlenhydraten allein.

Wie wirken Fette und Kohlenhydrate, wenn sie allein in einer den Bedarf überschreitenden Menge gegeben werden? Diese Frage hat ein erhebliches theoretisches Interesse. Da normalerweise Fettansatz meist, wenn auch keineswegs notwendig, mit Eiweissansatz Hand in Hand geht, interessiert zu wissen, ob die Reservestoffbildung und -speicherung auch bei ständig abnehmendem Protoplasma unverändert bleibt.

Mit dem Hinweis auf die Fettablagerung bei der fettigen Degeneration, bzw. Infiltration bei konsumierenden Erkrankungen ist diese Frage keineswegs gelöst, denn hier handelt es sich stets um Körperfett.

Das vorliegende Beobachtungsmaterial bei Tier und Mensch ist hier sehr spärlich.

Bei den Kohlenhydraten liegen aus älterer Zeit lediglich einige Versuchsreihen am Hunde von Pettenkofer und Voit (100), sowie von Rubner [(101) vgl. auch (10), S. 70] vor.

Die ersten Forscher schlossen aus drei Versuchsreihen, in denen 700 g Stärke bei einem 33 kg schweren Hund verfüttert wurden, dass der Kohlenstoff des Stärkemehles in der Zeit von 24 Stunden „ohne jeden Zweifel vollständig wieder ausgeschieden" wird, so dass nichts übrig bleibt, um Fett zu erzeugen und zum Ansatz zu bringen. Dem widerspricht allerdings das Ergebnis anderer Versuche, in denen doch erhebliche Mengen bis maximal 93 g C im Körper verblieben. Im ganzen war die Überernährung keine sehr starke, und man hat den Eindruck, dass für die Frage des Ansatzes nicht nur die Menge des Überschusses, sondern vor allem Ernährungszustand und Bedarf des Tieres von grosser Bedeutung waren; je günstiger der Ernährungszustand, um so kleiner der C-Ansatz.

In Rubners Versuchen (101) wechselte die Steigerung der Verbrennungen nach Kohlenhydratüberernährung zwischen 5,1—25,1 %. Beiden Versuchen gingen Hungertage voraus. An den Kohlenhydrat-Tagen war der Kalorien-Überschuss sehr gross (141,5 %), die Wärmeproduktion stieg dabei am 1. Tage um 11,1 % (7,8 % Zersetzung des Überschusses), am 2. Tage dagegen um 25,1 % (= 18,1 % Zersetzung des Überschusses), also auch hier eine Andeutung von sekundär-dynamischer Wärmebildung.

Bei Menschen und Tieren (Hunden und Schweinen) machte Grafe (102) die zunächst überraschende Beobachtung, dass selbst nach einer vorausgehenden längeren Hungerperiode keine oder nur vorübergehende Gewichtszunahmen durch lang dauernde, starke Überernährung mit Kohlenhydraten resultierten. Selbst bei dem zur Mast sich besonders gut eignenden Schweine können sogar erhebliche Gewichtsabnahmen vorkommen, so verlor z. B. ein wachsendes Schwein von 11,3 kg während 44 Tagen einer Kohlenhydratüberernährung vom Doppelten des Bedarfs 1 kg, obwohl es schon in der voraufgehenden Hungerperiode 3600 g eingebüsst hatte. Dabei war durch gleichzeitige Harnstoff-Fütterung der N-Verlust mit — 14,24 g während der ganzen Periode so niedrig gehalten, dass die Anlagerung der Überschüsse nicht etwa durch gleichzeitige starke Eiweisseinschmelzungen maskiert bzw. überkompensiert sein konnten. Ähnliches, wenn auch nicht in so ausgesprochenem Masse, lässt sich einzelnen früheren Untersuchungen von Chittenden, Folin, Österberg u. Wolf, Michaud, Frank, Schittenhelm [Lit. bis 1911 bei L. B. Mendel (103)], Osborne u. Mendel, sowie von Grafe (104) und Abderhalden (105) und ihren Mitarbeitern entnehmen, ohne dass die Autoren dieser Tatsache Gewicht beigelegt hätten.

Beim Menschen liegen die Dinge nach H. v. Hoesslins (106) neuesten interessanten Untersuchungen anscheinend genau so. Er fand bei hochgradig unterernährten Kriegsgefangenen, trotz einer reichlichen Zufuhr an N-freiem Nährmaterial, keine Gewichtszunahme, wenn der Eiweissgehalt nicht dem Bedarf entsprach.

Wie kommt dies merkwürdige Verhalten zustande? Man könnte zunächst an kompensatorische Verluste an anderen Stoffen, vor allem an Wasser und Eiweiss, denken. Beides spielt auch zweifellos eine Rolle, in einzelnen Fällen sogar die wichtigste (Beispiele bei Grafe). Für das Wasser ist das merkwürdig, denn es wurde früher ganz allgemein angenommen, dass Glykogen mit der vierfachen Menge Wasser zur Ablagerung kommt. So war zu erwarten, dass der Körper nach dem Hunger erst recht Wasser zurückbehält. Da das nicht der Fall ist, muss man schliessen, dass analog wie das Zelleinschlusseiweiss auch Glykogen trocken angesetzt wird, d. h. sein Quellungswasser nicht der Nahrung, sondern der Gewebsflüssigkeit entnimmt. Für die Fetteinlagerungen sind Wasseraufnahmen überhaupt nicht nötig; neuere Analysen des Fettgewebes haben, wie schon oben erwähnt, gezeigt, dass mit zunehmender Stärke des Fettansatzes im allgemeinen der Wassergehalt des Fettgewebes abnimmt [Bozenraad (43), Schirmer (44)]. Die Schwankungen bewegen sich in den weiten Grenzen von 71 bis 5 %.

Bei der Sektion von Tieren, die mit Kohlenhydraten allein lange überernährt wurden und schliesslich an Eiweisshunger oder anderen Ursachen starben, ist mir die abnorme Gewebstrockenheit oft aufgefallen, genaue Analysen wurden aber bei diesen Tieren nicht gemacht.

Wenn demnach auch die Wasser- und Eiweissverluste in der Genese der merkwürdigen Gewichtsverhältnisse quantitativ in erster Linie stehen, so treten doch auch Veränderungen im Stoffwechsel auf, die bewirken, dass die Ansätze nicht so gross werden, wie es nach der früher herrschenden Ansicht von dem Schicksal der den Bedarf überschreitenden Mengen von N-freien Nährstoffen der Fall sein müsste. Wie Versuche von Grafe (102) zeigten, gibt es auch bei reiner, starker Kohlenhydratüberernährung eine sehr erhebliche sekundär-dynamische Wirkung, d. h. eine Luxuskonsumtion. Je nach dem Ansatzbedürfnis des Organismus für Glykogen steigen die Werte für die Wärmebildung bis zu einem gewissen Maximum.

Trotzdem das Schwein ein besonders gutes Masttier ist, sind hier die Ausschläge am deutlichsten. So war bei einem Tiere am 1. Tage der stets gleichbleibenden Überernährung mit Kohlenhydraten allein (entsprechend 221 % des Nettobedarfs) die Wärmeproduktion um 14,4 %, am 7. um 47 % gesteigert, das Maximum fand sich mit 60 % am 8. Tage. Die Zersetzungen hielten sich annähernd auf dieser Höhe; noch am 25. Tage betrug trotz der inzwischen eingetretenen erheblichen Protoplasmaverluste (mit 14,66 g N-Gehalt) die Steigerung 56 %, so dass vom grossen Nahrungsüberschuss nur 53,6 % angesetzt wurden. Dies Verhalten ist darum von Interesse, weil hier die Erhöhungen im Gegensatz zur Eiweissüberernährung nicht mit einer Erhöhung, sondern mit einer fortschreitenden Abnahme des Protoplasmabestandes Hand in Hand gehen, so dass hier der dynamische Reiz vollkommen klar zutage liegt.

Auch in Hundeversuchen ist diese steigernde Wirkung der Kohlenhydratüberernährung sehr deutlich ausgesprochen, wenn auch weit geringer wie beim Schweine, sie betrug im Höchstfall 33 %, in einem Versuche Rubners (101) findet sich einmal eine ähnlich hohe Zahl (25 %), in anderen lagen allerdings die Werte erheblich tiefer.

Lusk (8) hat die Beweiskraft meiner Versuche für eine mit der Dauer der Darreichung zunehmende Steigerung der Fähigkeit, Kohlenhydrate zu zersetzen, angegriffen, unter Hinweis darauf, dass er selbst beim Hunde schon nach den ersten Zuckergaben eine Vermehrung der Wärmeproduktion um 30—37 % feststellen konnte. Dieser Einwand ist aber nicht stichhaltig, da in Lusks Versuchen die hohen Werte sich nur auf 2 Stunden beziehen, bei mir aber die Durchschnittszahl von 24 Stunden, also einer 12 mal längeren Versuchsperiode, darstellen. Es ist sehr wahrscheinlich, dass bei meinen Tieren in den beiden ersten Stunden nach der Kohlenhydratfütterung die Umsatzerhöhung ein Vielfaches der Zahlen von Lusk betragen hat, doch habe ich über diese Frage keine Beobachtungen angestellt.

In allen geschilderten Untersuchungen steigen die respiratorischen Quotienten nach Abzug der auf Eiweissverbrennung entfallenden Werte für CO_2 und O_2 gewaltig an, bis max. 1,31 in zweistündigem Versuche (Lusk), bis max. 1,17 während 20 Stunden (Grafe). Am allerstärksten (1,31 während 21 Stunden bei 212 % Überschuss über den Bedarf) waren die Erhöhungen, wenn zu den überreichlichen Kohlenhydratmengen etwas Eiweiss zugelegt wurde. Es ist also zu einer sehr beträchtlichen Fettbildung aus Zucker gekommen.

Beim Menschen lassen sich analoge Versuche wie beim Tier für längere Zeit sehr schwer durchführen. Von Grafe (102) liegt eine Beobachtungsreihe bei einer Hungerkünstlerin im Anschluss an eine Hungerperiode vor. Hier fand sich ganz entsprechend den Angaben Johanssons und seiner Schüler am 1. Tage einer Kohlenhydratnahrung, die allerdings nur einen sehr geringen Überschuss über den Bedarf enthielt, sogar ein geringes Absinken gegenüber dem letzten Hungertage, während 3 Tage später die Wärmeproduktion um ca. 10 % angewachsen war; also, wenn auch nur angedeutet, das gleiche Verhalten wie bei Schwein und Hund. Ähnliche Versuche wie Grafe hatte, von einer anderen Fragestellung ausgehend, schon vorher Niemann (21) beim Säugling angestellt. Er untersuchte den Einfluss einer Kohlenhydratkost ohne Eiweiss und fand bei an Mehlnährschaden kranken Säuglingen sehr starke Wasserverluste, aber keine Steigerung der Verbrennungen; allerdings deckte die zugeführte Kalorienmenge nur knapp den Bedarf.

In den geschilderten Versuchen wurde absichtlich jeder N-Gehalt der Nahrung vermieden. Das ist für das in Frage stehende Problem nicht unbedingt erforderlich. Es scheint nach v. Hoesslins (106) Untersuchungen zu genügen, wenn der Eiweissgehalt unter der Bedarfsmenge liegt. Die Versuchsbedingungen werden dadurch wesentlich erleichtert. Eine Wiederholung der Respirationsversuche in dieser Anordnung würde wohl klarer und sicherer zeigen, ob auch hinsichlich der Verbrennungen die Verhältnisse beim Menschen sich genau so gestalten wie beim Tier.

Von entscheidender Bedeutung für das geschilderte Verhalten des Gewichts und vielleicht auch der Wärmeproduktion bei einer Überernährung mit N-freiem Nährmaterial ist der Gehalt der Nahrung an Eiweiss.

Sobald soviel Eiweiss gegeben wird, dass Retentionen möglich sind, ändert sich die Gewichtskurve. Sehr deutlich geht das aus Beobachtungen von Grafe (102) am Hunde hervor, bei dem in zwei getrennten, abgesehen von den Eiweisszulagen, genau gleich angelegten Versuchen am gleichen Tier die ausschliesslich Kohlenhydratüberernährung in 16 Tagen zu einer Gewichtsabnahme von 100 g, kleine Eiweisszulagen dagegen in 18 Tagen zu einer Zunahme von 1100 g führten.

Ganz analog verhält sich nach Hermann v. Hoesslin (106) der Mensch. Er fand die Grösse der Gewichtsansätze oft in direkter Abhängigkeit von der N-Retention. Dabei waren die Zunahmen grösser, als den Eiweissansätzen allein entsprach.

Ob der Ansatz von Glykogen und Fett unter dem Einfluss positiver Eiweissbilanzen reichlicher ausfällt, lässt sich aus den wenigen Versuchen von Grafe nicht sicher ableiten. In einem Falle schien die Fettbildung erheblich befördert zu sein. Hier müssen noch weitere Beobachtungen Klärung schaffen.

Trotzdem lässt sich heute schon mit Sicherheit sagen, dass die Art und möglicherweise auch der Umfang der Reservestoffbildung im tierischen und menschlichen Organismus von dem Zustande der Gewebe abhängt. Nimmt dieses dauernd ab, so werden die Reservestoffe nach Abzug der Mengen, welche zur Steigerung der Verbrennungen verbraucht werden, ohne Wasseraufnahme von aussen abgelagert, bei mässiger Zunahme des Eiweissbestandes kommt es zu grösseren Wasseraufnahmen, während bei erheblichen N-Ansätzen eine stärkere Luxuskonsumtion resultiert und gleichzeitig die Wasserretentionen sich wieder erheblich verringern, bzw. sogar Wasserverluste resultieren können.

γ) Mit Fett allein.

Was bisher für eine ausschliessliche oder wenigstens vorwiegende Kohlenhydratüberernährung geschildert wurde, gilt anscheinend in gleicher Weise auch für eine Überernährung mit Fett allein.

In Betracht kommen für diese Frage nur wenige Versuche der älteren Literatur.

Bischoff und Voit (49) fütterten zwei Tage einen 40 kg schweren Hund mit einem Fettüberschuss von 40%, das Gewicht fiel nur um 111 g, während nach der N-Bilanz (Fleischeinschmelzung) eine Gewichtsabnahme von 470 g zu erwarten war. Hier wurde also Wasser retiniert.

Des weiteren finden sich in Rubners klassischem Werke [(10), S. 302 u. 348] ein paar hierher gehörige Versuche. Von Interesse ist zunächst die Feststellung, dass auch bei Fett die dynamische Wirkung nicht etwa eine lineare Funktion der aufgenommenen Menge ist, sondern mit zunehmender Grösse des Überschusses viel rascher anwächst. Bei einem Überschuss von 50% beträgt die Steigerung nur 3%, bei 128% aber $13,0\%$. Also auch hier liegt eine sekund. dynamische Steigerung vor, die sich allerdings in viel geringeren Grenzen hält als beim Eiweiss, im Prinzip aber wohl der gleiche Vorgang ist.

Für die Beurteilung der Gewichtsverhältnisse existieren auch hier keine entscheidenden Versuche, da Fett ähnlich wie bei Bischoff und Voit (49) meist nur an ganz wenigen Tagen im Überschuss gegeben wurde, so dass grössere Ausschläge hier nicht zu erwarten waren und auch nicht eintraten.

In bisher noch nicht veröffentlichten Versuchen mit A. Weissmann aus dem Jahre 1914 studierte Grafe den Einfluss einer längeren bis zu 10 Tagen dauernden Überernährung mit Fett beim Hunde. Es zeigte sich in allen Fällen, dass entweder keine Gewichtszunahmen resultierten oder die Ansätze weit geringer ausfielen, als nach den N-Verlusten und dem durch Respirationsversuche festgestellten Umsatze der Tiere zu erwarten war: also im Prinzip das gleiche Verhalten wie bei Kohlenhydratüberernährung. Die Differenz zwischen berechnetem und gefundenem Gewicht, die mehrere 100 g betragen kann, selbst bei sehr kleinen Tieren (4—6 kg), ist auch hier, wie die Berechnung der Wasserbilanz wahrscheinlich machte, durch kompensatorische Wasserverluste des Körpers bedingt. Ein Teil dieses Wassers mag in der vorausgehenden Hungerperiode im Überschuss angesetzt worden sein.

Leider wurde der Einfluss kleiner, den Bedarf gerade deckender bzw. überschreitender Eiweisszulagen nicht untersucht.

Literatur.

1. Pflüger, E., Pflügers Arch. **52.** 66. 1892.
2. Benedict, F. G. und Th. Carpenter, Food ingestion and energy Transformations with special reference to the stimulating effect of nutrients. Carneg. Inst. Public. Nr. 261. 1918.
3. Magnus-Levy, Pflügers Arch. **55.** 1. 1894.
4. Meissl und Strohmer, Zeitschr. f. Biol. **22.** 63. 1886.
5. Bleibtreu, M., Pflügers Arch. **85.** 345. 1901.
6. Zuntz und Schumburg, Studien zu einer Physiologie des Marsches. Berlin 1901.
7. Williams, H. B., J. A. Riche und G. Lusk, Journ. of biol. Chem. **12.** 349. 1912.
8. Lusk, G., ebenda **20.** 581. 1915.
9. Andersen, A. C., Om Udførelsen og beregningen af stofs kifte forsøg med drøvtyggere. Kopenhagen 1920.
10. Rubner, M., Gesetze des Energieverbrauchs. Kap. XV. 242. 1902.
11. Schreuer, M., Pflügers Arch. **110.** 227. 1905.
12. Schöndorff, B., ebenda **67.** 395. 1897.
13. Gigon, ebenda **140.** 509. 1911.
14. Neumann, R. O., Arch. f. Hyg. **45.** 1. 1902.
15. Magnus-Levy, A., in v. Noordens Handbuch der Pathologie des Stoffwechsels. 2. Aufl. Bd. 1. 301. 1906.
16. Grafe, E. und D. Graham, Zeitschr. f. phys. Chem. **73.** 1. 1911.
17. Voit, Hermanns Handb. d. Phys. **6.** 269. 1881.
18. Grafe, E. und R. Koch, Deutsches Arch. f. klin. Med. **106.** 564. 1912.
19. Hall White und Spriggs, Journ. of Physiol. **26.** 1. 1905.
20. Müller, A., Zentralbl. f. ges. Phys. u. Path. d. Stoffwechsels. 1911. Nr. 15.
21. Niemann, A., Jahrb. f. Kinderheilk. **74.** 663. 1911.
22. Schlossmann, Zeitschr. f. Kinderheilk. **5.** 241. 1912.
23. Variot und Lavialle, Clinique infant. **10.** 229. 1912.
24. Bahrdt, H. und F. Edelstein, Zeitschr. f. Kinderheilk. **12.** 15. 1915.
25. Rubner und Heubner, Zeitschr. f. Biol. **38.** 315. 1899.
26. Howland, Zeitschr. f. phys. Chem. **74.** 1. 1911.
27. Fleming, G. B., Quart. Journ. of Med. **14.** 171. 1921.
28. Samelson, Über den Energiebedarf des Säuglings in den ersten Lebensmonaten. Habilit.-Schrift, Strassburg. Berlin, Springer 1913.

29. Heubner, O., Zeitschr. f. Kinderheilk. Orig. 11. 81. 1914.
30. Müller, F., Einige Fragen des Stoffwechsels und der Ernährung. Volkmanns Vortr. 1900. Nr. 272.
31. Derselbe, Verh. d. deutsch. Kongr. f. inn. Med. Wiesbaden 1912, S. 515.
32. Krehl, L., Pathol. Physiol. 9. Aufl. S. 131. Leipzig, Vogel 1918.
33. v. Noorden und H. Salomon, Handb. d. Ernährungslehre. 1. Bd. S. 120. 1920.
34. Lambling, E., Presse médic. 28. Nr. 17. 1920, ref. Kongr.-Zentralbl. 13. 264. 1920.
35. Benedict, F. G., W. Miles, P. Roth und H. M. Smith, Human vitality and efficiency under prolonged restricted diet. Carneg. Inst. Public. 280. 25. 1919.
36. Grafe, E. und E. v. Redwitz, Zeitschr. f. phys. Chem. 119. 125. 1922.
37. Eckstein, E. und E. Grafe, Zeitschr. f. phys. Chem. 107. 73. 1919.
38. Grafe, E., Zentralbl. f. inn. Med. 1919. Nr. 29. S. 1.
39. Mayer, L. und F. Dengler, Zentralbl. f. d. ges. Phys. u. Path. d. Stoffwechsels. 1906. S. 228.
40. Bornstein, ebenda S. 257.
41. Pettenkofer und Voit, Zeitschr. f. Biol. 30. 120 u. 134. 1891.
42. Svenson, N., Zeitschr. f. klin. Med. 43. 86. 1901.
43. Bozenraad, Deutsches Arch. f. klin. Med. 103. 120. 1911.
44. Schirmer, O., Arch. f. exp. Path. u. Pharm. 89. 263. 1921.
45. Kaufmann, M., Zeitschr. f. phys. u. diät. Ther. 7. 355 u. 440. 1904.
46. v. Noorden, In seinem Handb. d. Pathol. d. Stoffw. 2. Aufl. 1. Bd. 556. 1906.
47. Caspari, W., Der Eiweissstoffwechsel in Oppenheimers Handbuch der Biochemie. IV. 1. S. 722. 1911.
48. Cathcart, E. P., The physiol. of Protein metabolism. London, Longmans Green & Cie. 1921.
49. Bischoff und Voit, Die Gesetze der Ernährung des Fleischfressers. S. 97. 1860.
50. Lawes und Gilbert, Philos. transact. of the Royal. soc. II. 439. (1859) u. III. 865. (1860).
51. Henneberg, Kern und Wattenberg, Jahrb. f. Landw. 26. 549. 1878.
52. Schulze und Maerker, ebenda 5. 1870 u. 6. 1871.
53. Henneberg und Pfeiffer, ebenda 38. 215. 1890.
54. Pfeiffer und Kalb, Landw. Jahrb. 21. 175. 1898.
55. Kellner, O., Landw.-Vers. Stat. 53. 1900.
56. Friske, K., ebenda 71. 441. 1909.
57. Möllgard, H. und A. C. Andersen, Nach liebenswürdiger, mündlicher Mitteilung von Herrn Dr. Andersen (noch nicht veröffentl. Versuche).
58. Engel, Mitteil. a. d. Würzburger Klin. II. 1886.
59. Puritz, C., Virchows Arch. 131. 327. 1893.
60. v. Moraczewski, W., Zeitschr. f. klin. Med. 39 44. 1900.
61. Lüthje, Zeitschr. f. klin. Med. 44. 22. 1902.
62. Benedict, H. und N. Suranyi, ebenda 48. 290. 1903.
63. Richter, P. F., Berl. klin. Wochenschr. 41. 1271. 1904.
64. Lüthje und Berger, Deutsches Arch. f. klin. Med. 81. 248. 1904.
65. Bleibtreu, Pflügers Arch. 41. 398. 1887.
66. v. Noorden, C., Zeitschr. f. klin. Med. 17. 137. 452, 514. 1890.
67. Hirschfeld, F., Anwendung der Über- und Unterernährung. Frankfurt a. M. 1897.
68. Albu, A., Zeitschr. f. klin. Med. 38. 250. 1899.
69. v. Hösslin, H., Arch. f. Hyg. 88. 147. 1919.
70. Kestner, O., Deutsche med. Wochenschr. Nr. 9. 1919.
71. Krug, Arch. f. Anat. u. Phys. Phys. Abt. 373. 1893.
72. Dapper, M., Über Fleischmast beim Menschen. Inaug.-Diss. Marburg 1902.
73. Kaufmann, M. und L. Mohr, Berl. klin. Wochenschr. 40. 161. 1903.
74. Bornstein, K., ebenda 41. Nr. 46 u. 47. 1904.
75. Kövösi, G., Zentralbl. f. inn. Med. 22. 121. 1901.

76. **Bürgi**, Arch. f. Hyg. **51.** 1. Heft. 1904.
77. **Rubner, M.**, ebenda S. 19.
78. **Weintraud, W.**, Die Analyse quantitativer Stoffwechselstörungen in der Klinik. Die med. Klinik am Ausgange des 20. Jahrhunderts.
79. **Keller, A.**, Arch. f. Kinderheilk. **29.** 1. 1900.
80. **Rost, E.**, Arbeiten aus dem kaiserl. Gesundheitsamt **18.** 206. 1901.
81. **Rubner, M.**, Arch. f. Anat. u. Phys. Phys. Abt. 1911. S. 67.
82. **Pflüger, E.**, Pflügers Arch. **54.** 333, bes. 414 u. 419. 1893.
83. **v. Noorden, C.**, Handb. d. Path. d. Stoffw. 1. Aufl. S. 120. 1893.
84. **Fraenkel, A.**, Virchows Arch. **67.** 273. 1876.
85. **Hofmeister**, Ungedruckte Vorlesung, zit. nach Magnus-Levy (15, S. 343).
86. **Röhmann**, Berl. klin. Wochenschr. 1898. Nr. 36.
87. **Pflüger**, Sein Arch. **96.** 381. 1903.
88. **Seitz**, Pflügers Arch. **111.** 309. 1906.
89. **Hammarsten, O.**, Lehrbuch der physiol. Chemie. 7. Aufl. S. 363. Wiesbaden, Bergmann 1910.
90. **Junkersdorf, O.**, Pflügers Arch. **186.** 254. 1921.
91. **Berg, W.**, Biochem. Zeitschr. **61.** 428. 1914.
92. **Stübel, H.**, Pflügers Arch. **185.** 74. 1920.
93. **Müller, M.**, Pflügers Arch. **116.** 207. 1907.
94. **Stockhausen, J.**, Untersuchungen über die stoffl. Zusammensetzung des Tierkörpers bei proteinreicher und proteinarmer Ernährung. Inaug.-Diss. Berlin 1909.
95. **Grund, G.**, Organanalytische Untersuchungen über den Stickstoff- und Phosphorstoffwechsel und ihre gegenseitigen Beziehungen. Habilit.-Schr. Halle. Verlag von R. Oldenbourg, München 1910.
96. **Tichmeneff, N.**, Bioch. Zeitschr. **59.** 326. 1914.
97. **Zuntz, N.**, Deutsche med. Wochenschr. Nr. 7. 1903. Vereinsbeil.
98. **Zuntz und Schumburg**, Physiologie des Marsches. Berlin, A. Hirschwald 1901.
99. **Schreuer, M.**, Pflügers Arch. **110.** 227. 1905.
100. **Pettenkofer und Voit**, Zeitschr. f. Biol. **9.** 485. 1873.
101. **Rubner, M.**, ebenda **12.** 272. 1886.
102. **Grafe, E.**, Deutsches Arch. f. klin. Med. **113.** 1. 1913.
103. **Mendel, L. B.**, Die Theorien des Eiweissstoffwechsels nebst einigen praktischen Konsequenzen desselben. Erg. d. Physiol. **11.** 418. 1911.
104. **Grafe und seine Mitarbeiter**, Zeitschr. f. phys. Chem. **77—86.** 1912—1914.
105. **Abderhalden und seine Mitarbeiter**, ebenda 78—84. 1912—1914 und **96.** 1. 1916.
106. **v. Hösslin, H.**, Arch. f. Hyg. **88.** 149. 1919.

3. Allgemeine Bemerkungen über Fettsucht. Die vorwiegend durch Überernährung bedingte Fettsucht.

Wenn die Anlagerung von Reservestoffen, insbesondere von Fett, so hochgradig wird, dass dadurch Beschwerden und Behinderung von Organfunktionen entstehen, sprechen wir von Fettsucht. Dieser Zustand tritt bei den einzelnen Menschen bei sehr verschieden hohen Graden der Fettanhäufung ein, so dass es oft unmöglich ist, allgemein rechnerisch die Grenze zwischen normalem und pathologischem Fettgehalt zu ziehen. Konstitution, Gewöhnung, Lebensgewohnheiten, sowie Leistungsfähigkeit, vor allem der Zirkulationsorgane, spielen hier eine entscheidende Rolle.

Unter diesen Umständen können die ziffermässigen Abweichungen vom

Normalgewicht nur ungefähr orientieren, es sei denn, dass sie sehr erheblich sind. Das normale Körpergewicht hängt von sehr viel Faktoren ab, unter denen Körperlänge, Brustumfang, Alter und Geschlecht in erster Linie stehen. Es lässt sich nach den verschiedensten Methoden und Formeln von Broca, Moritz, Oeder, v. Noorden, Quetelet, Bornhaupt, Oppenheim, Matthes (Z.), Brugsch u. a. [Literatur bei v. Noorden (Z.) und Brugsch (Z.)] und dem Ergebnis zahlloser Einzelbestimmungen ungefähr angeben, wenn auch die Zahlen der einzelnen Autoren, besonders bei stärkeren Abweichungen vom Durchschnittswuchs oft erheblich differieren. Mir persönlich hat sich die sehr einfache Bornhardtsche (1) Formel $G = \dfrac{\text{Länge} \times \text{Brustumfang}}{240}$ sehr bewährt. Sie gibt nach den umfassenden Untersuchungen von Gray und Mayall (2) an Angehörigen der amerikanischen Armee und Marine die geringsten Abweichungen von den gefundenen Werten. Körpergewichte, die diese Normalzahlen um 15—30% überschreiten, können noch als Übergangsformen oder relative Fettsucht bezeichnet werden [v. Noorden (Z.)]; eine ausgesprochene Fettsucht liegt meist erst bei grösseren Werten vor, entscheidend ist im Einzelfalle immer die funktionelle Leistungsfähigkeit des betreffenden Menschen, die unter Umständen schon bei Erhöhungen um 10—15% gestört sein kann.

Die Fettsucht wird im allgemeinen in zwei verschiedene Hauptformen eingeteilt [Lorand, v. Noorden u. a. (Z.)], die exogene, durch Überernährung oder Trägheit bedingt, und die endogene oder konstitutionelle. Didaktisch hat diese Unterscheidung zweifellos ihre Berechtigung, sie tut aber den Tatsachen in vielen Fällen einen gewissen Zwang an, indem sie qualitative Unterschiede da setzt, wo in der Regel nur quantitative Verschiedenheiten vorliegen. Als entscheidendes Charakteristikum der endogenen oder konstitutionellen Fettsucht wird meist eine Herabsetzung der Oxydationsgrösse des Organismus gegenüber der Norm angenommen [vgl. z. B. v. Noorden (Z.), Umber (Z.)]. Dass es solche Fälle gibt, soll an anderer Stelle (S. 289) dieser Monographie näher geschildert werden. Es sind aber grosse Raritäten, deren Existenz noch nicht ganz allgemein anerkannt ist. Ihnen gegenüber ist die Zahl der Fettsüchtigen, bei denen entweder von Haus aus oder unter dem Einfluss erworbener Veränderungen eine starke Tendenz zum Fettansatz vorliegt, sehr gross. Somit ist meines Erachtens, wie schon v. Bergmann (Z.) und Matthes (Z.) angenommen haben, dies Stoffwechselkriterium nicht stichhaltig, zumal es auch andere Erkrankungen mit Stoffwechselerniedrigung gibt (Myxödem, Stuporen). Die Bezeichnung Überernährungsfettsucht als besondere Form kann zu einem Missverständnisse Anlass geben; tatsächlich ist für jede Fettsucht eine über den Bedarf gesteigerte Nahrungszufuhr unbedingte Voraussetzung, auch Kranke mit abnorm niedriger Wärmeproduktion können nur durch Überernährung dick werden. Auf der anderen Seite fragt sich, ob nicht bei vielen Fällen sogenannter Mast- oder Faulheitsfettsucht konstitutionelle Momente eine Rolle spielen.

Der normale, gesunde Mensch hält meist mit einer oft erstaunlichen Zähigkeit unter normalen äusseren Ernährungsbedingungen viele Jahre und Jahrzehnte hindurch sein Körpergewicht konstant. Das ist das erste Problem, auf das wir bei der Betrachtung der Fettsucht stossen. Mit Recht wird als das feine Regulativ, das diese Konstanz ermöglicht, der Appetit angesehen, dessen Grösse auf eine bisher noch nicht befriedigend aufgeklärte Weise (vgl. darüber S. 105) in einer erstaunlich präzisen Art von dem Nahrungsbedarf abhängt. Der normale Mensch, der sich bei der Nahrungsaufnahme lediglich vom Hungergefühl leiten lässt, isst also nur soviel, als er nötig hat. Kleine Defizits an einem Tage werden durch entsprechende Überschreitungen an anderen ausgeglichen. Bei den meisten Fettsüchtigen liegen nun zweifellos Störungen des Appetits vor [Camerer (3)], Hyperappetenz [v. Bergmann (Z.)], Dysorexie [Umber (Z.), S. 81], indem er entweder grösser ist als dem Bedarf entspricht, oder sein Nachlassen, d. h. das Gefühl der Sättigkeit sich so wenig stark geltend macht, dass die Menschen über den Appetit hinaus essen, lediglich, weil es ihnen schmeckt, oder weil ihre Umgebung viel isst. Die Möglichkeit der Freude am Essen bestimmter Speisen liegt ja auch bei Kranken mit stark danniederliegendem Hungergefühl vor, und die Ernährungskunst benutzt sie weitgehend. Sohlern (4) nimmt geradezu eine angeborene Anlage zu abnorm starkem Appetit an und setzt diese in Beziehung zum Bauchumfang. Je geringer dieser, desto eher tritt das Sättigungsgefühl ein, das nach Neisser und Breunig (5) vom intrastomachalen Druck abhängen soll. Leute mit grossen Bäuchen würden nach dieser Vorstellung zur Fettsucht prädestiniert sein, da ihr Sättigungsgefühl später eintritt.

Dabei kann es sich aber nicht um rein mechanische Faktoren handeln, da es sich nach Bruns (6) interessanten Beobachtungen bei der Ausdehnung des Leibes infolge starker Füllung von Magen und Darm nicht um einen passiven Vorgang, sondern um eine reflektorische Erschlaffung der Bauchwand handelt. Doch würden auch diese Ergebnisse sich in den Rahmen der Sohlernschen Annahme einfügen lassen.

In jedem Falle handelt es sich um endogene Störungen, die ohne Dazwischentreten der Vernunft leicht zu Zunahmen des Körpervolumens führen können. Notwendig ist das nicht, denn man kann sich sehr wohl vorstellen, dass solche Überschüsse der Nahrung durch unbewusste Steigerungen der Verbrennungen (wie vermehrte Muskeltätigkeit, Lebhaftigkeit usw.) wieder ausgeglichen werden können. Ob es dergleichen gibt, ist natürlich schwer zu beweisen.

Eine weitere Schutzmassregel gegen Fettsucht liegt in der Fähigkeit mancher Organismen, die Zunahme der Nahrungszufuhr mit einer weit stärkeren Zersetzung des Überschusses auch bei vollständiger Muskelruhe zu beantworten. Luxuskonsumtion (vgl. vorigen Abschnitt) muss das Zustandekommen der Fettsucht erschweren oder gar unmöglich machen. Hier aber liegt ein exquisit konstitutionelles Moment vor, das nach den Untersuchungen von Eckstein und Grafe (7) mit der Funktion der Schilddrüse verknüpft ist. Dass den fettsüchtigen Menschen die Fähigkeit zur Luxuskonsumtion fehlt, ist bisher noch nicht sicher bewiesen. Das ist verständlich, denn der Arzt vermag sich nur ungern dazu zu entschliessen, solche Kranke entgegen jeder rationellen Therapie zu überernähren. Für einzelne Hunde ist es aber wohl sichergestellt und daher auch für den Menschen sehr wahrscheinlich. Ist das aber der Fall, so müsste eine Fettsucht, die durch Fehlen der Luxuskonsumtion bedingt ist, auch als endogene angesprochen werden. Der gleichen Ansicht ist auch Matthes [Z. (94)]. Diese Erwägungen zeigen, dass es sich bei der sogenannten Mastfettsucht durchaus nicht nur um ein einfaches Rechenexempel handelt, sondern um sehr komplizierte, z. T. sicher konstitutionell begründete Vorgänge [Grafe und Koch (7), Matthes (Z.)]. Die rein exogene Fettsucht ist wahrscheinlich eine recht seltene Erkrankung.

Andererseits unterliegt es keinem Zweifel, dass es Fettsüchtige gibt, bei denen das konstitutionelle Moment von vornherein besonders in die Augen springt. Gewöhnlich liegt hier erbliche Belastung oder irgend eine erworbene innersekretorische Störung oder eine Protoplasmaabartung vor. Da wir, wie schon oben erwähnt, bisher noch kein in allen Fällen objektiv entscheidendes Kriterium haben, ist eine Abgrenzung der überwiegend exogenen von der überwiegend endogenen Form unmöglich. Immerhin wird in den meisten Fällen eine sehr sorgfältige Anamnese, die vor allem den Vererbungsfaktor, die Lebens-, insbesondere Essgewohnheiten, sowie frühere Krankheiten, Wochenbetten, innersekretorische Störungen usw. eingehend berücksichtigt, eine umfassende Untersuchung, sowie genaue klinische Beobachtung eine Entscheidung ermöglichen. Besonders wichtig scheint mir hier auch das Verhalten bei Entfettungskuren. Die überwiegend konstitutionellen Fälle verhalten sich ganz unabhängig etwa von der Intensität der Verbrennungen im Nüchternzustand hier weit hartnäckiger und refraktärer wie die anderen Formen. Die Fettsüchtigen, die auch im Kriege nur wenig abgenommen haben, gehören wohl fast alle hierher, es sei denn, dass ihre früheren Ernährungsverhältnisse sich nicht geändert hätten.

Wie vorsichtig die anamnestischen Angaben zu bewerten sind, bedarf keiner weiteren Ausführung. Auch die Erblichkeit kann nur eine scheinbare sein, da gewohnheitsmässiges Vielessen der Eltern auch die Kinder ohne Vererbung veranlassen kann, dem schlechten Beispiele zu folgen.

Fälle mit Erniedrigung des Stoffwechsels gehören, wenn andere Krankheiten, welche dies Merkmal haben, mit Sicherheit auszuschliessen sind, ohne weiteres zur überwiegend konstitutionellen Form. In diesem Abschnitt soll nur die vorwiegend exogene Form besprochen werden (bezüglich der anderen Form vgl. S. 282).

Die Überernährungsfettsucht ist klinisch charakterisiert durch das Fehlen, bzw. die untergeordnete Rolle von konstitutionellen oder innersekretorischen Faktoren. Hier liegen die relativ zu grossen Nahrungsaufnahmen klar zutage. Die energetische Betrachtungsweise vermag hier die Genese der Fettsucht befriedigend aufzuklären. Oft scheint wirklich nur ein Rechenexempel vorzuliegen. Die Grösse des Bedarfs ist dabei in weitem Masse von dem Verhalten der Muskulatur und dem Temperamente abhängig. Stellen diese beiden Faktoren nur sehr geringe Anforderungen an die Energieproduktion, so spricht man mit v. Noorden zweckmässig von einer Faulheitsfettsucht.

Kleine tägliche Überschüsse der Nahrung, als Körperfett abgelagert, können auf die Dauer schon recht erhebliche Gewichtszunahmen hervorrufen, bei 20 g pro die sind es im Jahr mindestens ca. 8 kg, da gewöhnlich auch etwas Wasser gleichzeitig zurückbehalten wird. Sehr oft führt die Zunahme an Fett zu einem die Fettsucht steigernden Circulus vitiosus, indem die körperlichen Bewegungen eingeschränkt werden und das Temperament ruhiger wird. Zur Mastfettsucht gesellt sich die Faulheitsfettsucht, und wenn die Nahrungszufuhr die gleiche bleibt, so wird sie nun erst recht zu gross. „Fett ist Kapital und trägt Zinsen" (Fr. Müller).

Die Beurteilung der Energieproduktion bei Nüchternheit und Ruhe stösst auf grosse Schwierigkeiten vor allem dadurch, dass bei sehr hohen Körpergewichten Vergleichswerte an Normalen gleicher Konstitution fehlen. Die Beziehungen auf die Einheit der Masse vermögen bei den grossen Fettbeimengungen natürlich keine Entscheidung zu bringen. Am ehesten ist noch ein Vergleich bei Zugrundelegung der Oberflächeneinheit möglich.

Rechnet man die Zahlen der Literatur in der Weise um, so bewegen sie sich bei der vorwiegend exogenen Form der Fettsucht unter allen Umständen im Bereich normaler Werte. Es gehört das zum Wesen dieser Art, und alle Respirationsversuche zeigen es übereinstimmend [v. Noorden (8), Thiele und Nehring (9), Stüve (10), Magnus-Levy (11), Jaquet und Svenson (12), Salomon (13), Reach (14), v. Willebrand (15), Staehelin (16), v. Bergmann (17), Benedict und seine Mitarbeiter (18), Hausleiter (19), Du Bois (20), Means (21), Grafe (22), M. Krogh (23), Means und Woodwell (24) u. A.; tabellarische Zusammenstellung der Werte bis zum Jahre 1910 bei v. Noorden (Z. S. 39)].

Allerdings lässt sich aus den mitgeteilten, meist sehr kurzen Krankengeschichten oft nicht ersehen, ob die Kranken dieser oder der mehr endogenen Form der Adipositas universalis zugehörten.

Was für den Grundumsatz gilt, trifft auch für die dynamische Wirkung der Nahrung bei diesen Fettsüchtigen zu. Auch hier bestehen anscheinend

keine sicheren Abweichungen von der Norm. Leider ist das Beobachtungsmaterial hier sehr spärlich, da meist nur Kranke mit vorwiegend konstitutioneller
Fettsucht untersucht wurden. Sicher vorwiegend exogene Fettsucht lag in
den Untersuchungen von E. v. Willebrand (15) in der Tigerstedtschen
Respirationskammer vor. Aber gerade diese Beobachtungen sind, worauf
von Bergmann (Z. S. 219) mit Recht hinwies, methodisch nicht einwandfrei. Immerhin sind sichere Anhaltspunkte für eine abnorm geringe Umsatzsteigerung hier nicht vorhanden. Da, wo solche beschrieben oder wahrscheinlich gemacht worden sind, handelte es sich, soweit die Krankengeschichten
ein Urteil erlauben, wohl stets um vorwiegend auf konstitutioneller Basis
erkrankte Menschen (vgl. darüber S. 282), eine Ausnahme macht hier vielleicht ein Kranker (Kaufmann) von Jaquet und Svenson (12), jedenfalls
spielen exogene Faktoren hier erheblich mit.

Ein sehr merkwürdiges Verhalten zeigt in manchen Fällen der Eiweissstoffwechsel. Während im allgemeinen die N-Bilanz ein sehr feiner Indikator
für den ausreichenden Brennwert der Nahrung ist (vgl. S. 144), so dass kleine
Defizits die N-Bilanz sofort negativ gestalten, können hier prinzipielle Abweichungen vorkommen, indem der Eiweissumsatz innerhalb gewisser Grenzen
von der Höhe der Kalorienzufuhr unabhängig wird. v. Noorden und
Dapper (25) haben zuerst gezeigt, dass Herabsetzungen bis zur Hälfte und
dadurch bedingt erhebliche Gewichtsabnahmen möglich sind, ohne dass der
Körper an Eiweiss verlor. F. Hirschfeld (26) hat das allerdings bestritten,
aber weitere Untersuchungen von Pfeiffer (27), Magnus-Levy (11),
Dapper (28), Salomon (13), Allard (29), Hellesen (30) und Orgler (31)
haben es mit Sicherheit sowohl für den Erwachsenen wie das Kind bewiesen.
Allerdings darf man die Nahrungs- und Eiweisszufuhr nicht zu rasch redu-
zieren; gleichzeitige Muskeltätigkeit verbessert noch die Resultate. Die Grenze,
bis zu der die Kalorienzufuhr erniedrigt werden kann, ohne dass die N-Bilanz
negativ wird, lag sehr verschieden tief. Nach den Literaturangaben hat man
nicht den Eindruck, dass dieses übrigens durchaus nicht immer vorhandene
Verhalten verschieden stark bei den beiden Formen der Fettsucht ausgesprochen ist.

Eher scheinen Zusammenhänge mit der Stärke der Fettsucht vorzuliegen,
bei den hohen Graden kommt es anscheinend besonders häufig vor. Diese
Eigentümlichkeit ist praktisch wie theoretisch von gleich grosser Bedeutung.
Sie ermöglicht in vielen Fällen eine Durchführung der Entfettungskuren
unter weitgehender Schonung des Protoplasmabestandes. Für die Theorie
der Fettsucht ist die Tatsache wichtig, dass das Fett der Adipösen sehr leicht
oxydabel ist, was gegenüber gewissen Hypothesen, welche die Fettsucht auf
eine mangelhafte Zersetzungsfähigkeit des Organismus für dieses Körpermaterial zurückführen wollen, hervorzuheben ist.

Verständlich wird dieses Verhalten des Eiweissstoffwechsels in Analogie mit dem umgekehrten Verhalten im Hunger. Hier zeigte vor allem Rubner (32), dass die Höhe des Eiweissumsatzes abhängt von der Menge des Körperfettes. Je mehr dieses abnimmt, um so höher steigt die Eiweissverbrennung an. Ganz entsprechend wird beim Fettsüchtigen das Eiweiss durch die grossen disponiblen Fettmengen aus der Zersetzung verdrängt.

Auch bezüglich der Verteilung der Wärmeabgabe finden sich bei Fettsüchtigen, auch hier anscheinend ganz unabhängig von der Genese, Abweichungen von der Norm. Während die Wasserdampfabgabe bei niedrigen Temperaturen und trockener Luft bei Mageren und Fetten gleich gross ausfällt, weist sie bei letzteren bei höheren Temperaturen, besonders bei hohem Feuchtigkeitsgehalt der Luft und gesteigerter Muskeltätigkeit sehr viel höhere Werte auf [Schattenfroh (33), Broden und Wolpert (34), Rubner (35), Schwenkenbecher (36)]. Die Wasserabgabe entfällt dabei gewöhnlich zu etwa gleichen Teilen auf Verdunstung und Schweissbildung.

Bei Temperaturen über 28—30° versagt die physikalische Wärmeregulation und die Körpertemperatur steigt durch Überhitzung an (39,3° höchster bisher beobachteter Wert).

Der Einfluss der Muskelarbeit auf den Energieverbrauch ist beim kräftigen, leistungsfähigen Fettleibigen der gleiche wie beim Normalen, nur beim schwächlichen und ungeübten ist der Aufwand grösser, doch ist das keine Eigentümlichkeit der Fettsucht, sondern findet sich in prinzipiell der gleichen Weise beim schwächlichen, untrainierten Gesunden [Jaquet und Svenson (12), Hausleiter (19)]. Ferner ist in Betracht zu ziehen, dass die absoluten Zahlen natürlich grösser ausfallen müssen wie beim Mageren, da eine viel grössere Masse in Bewegung zu setzen und darin zu halten ist. Der Fette ist hier einem Magerem mit reichlichem Gepäck vergleichbar.

Ausgesprochen unökonomisch wird die Arbeitsleistung, wenn Störungen von seiten des Herzens vorliegen, so dass die Arbeit zu einer hochgradigen Anspannnng und Steigerung der Herz- und Atemtätigkeit führt. So fanden Jaquet und Svenson (12) bei ihrem Kranken Kaufmann einen Sauerstoffverbrauch von 4,67 ccm pro 1 kgm, etwa das Vierfache der Norm.

Der Einfluss von Thyreoideapräparaten auf den Stoffumsatz bei der vorwiegend exogenen Fettsucht bietet keine prinzipiellen Unterschiede gegenüber dem Verhalten beim Gesunden oder der konstitutionellen Form und soll daher an anderer Stelle besprochen werden (vgl. S. 258).

Literatur.
Neuere zusammenfassende Darstellungen.

Ebstein, W., Die Fettleibigkeit und ihre Behandlung. 8. Aufl. 4. 1904.
Ewald, Artikel Fettsucht in der Realenzyklopädie der Medizin. 4. Aufl. Bd. 4. 1908.
v. Noorden, C., Die Fettsucht. 2. Aufl. Hölder, Berlin und Wien 1910.
v. Bergmann, G., In Oppenheimers Handb. d. Biochem. IV. 2. Teil. 208. 1910.

Matthes, M., Ergebnisse der inneren Medizin. XIII. 82. 1914.
Umber, F., Ernährung und Stoffwechselkrankheiten. 2. Aufl. S. 78. Urban u. Schwarzenberg, Berlin-Wien 1914.
Brugsch, Th., Spezielle Pathologie und Therapie innerer Krankheiten von Kraus und Brugsch. Bd. 1. 297. 1919.

1. Bornhardt, Zit. bei Oeder, Med. Klin. 1909. Nr. 13.
2. Gray, H. und J. F. Mayall, Arch. of int. med. 26. 133. 1920.
3. Camerer, W., Die Ursachen, Folgen und Behandlung der Fettsucht. Tübingen 1886. S. 54.
4. Sohlern, Med. Klin. 1912. S. 1541.
5. Neisser und Breunig, Münch. med. Wochenschr. 1911. S. 1955.
6. Bruns, Über das Verhalten der Bauchdecken bei den verschiedenen Füllungszuständen der Bauchorgane. Vortrag auf dem 47. Kongr. f. inn. Med. Dresden 1920. Verh. S. 158.
7. Grafe, E. und R. Koch, Deutsches Arch. f. klin. Med. 106. 564. 1912. Grafe und Eckstein, Zeitschr. f. phys. Chem. 107. 73. 1919.
8. v. Noorden, C., Pathologie des Stoffwechsels. 1. Aufl. 448. 1893.
9. Thiele-Nehring, Zeitschr. f. klin. Med. 30. 41. 1896.
10. Stüve, Arbeit aus dem städt. Krankenhaus Frankfurt a. M. Festschr. 1896. S. 44.
11. Magnus-Levy, Zeitschr. f. klin. Med. 33. 258. 1897; ebenda 60. 177. 1906.
12. Jaquet und Svenson, ebenda 41. 375. 1900.
13. Salomon, H., Über Durstkuren, besonders bei Fettleibigkeit. v. Noordens Samml. klin. Abh. H. 6. Berlin 1905.
14. Reach, Salkowski, Festschr. S. 319. Berlin 1905.
15. v. Willebrand, Skand. Arch. f. Phys. 20. 152. 1907.
16. Staehelin, Zeitschr. f. klin. Med. 65. 425. 1908.
17. v. Bergmann, G., Zeitschr. exp. Path. u. Ther. 5. 646. 1909.
18. Benedict, F. G., L. Emmes, P. Roth und H. Smith, Journ. biol. Chem. 18. 139. 1914. Zusammenfassend mit reichlicher Literatur und neuen Beobachtungen: Harris, J. A. und F. G. Benedict, A Biometric. study of basal Metabolism in man. Carneg. Inst. Public. 279. 1919.
19. Hausleiter, Zeitschr. exp. Path. u. Ther. 17. 413. 1915.
20. Du Bois, D. und E. F., Arch. of int. medic. 15. 868. 1915 u. 17. 863. 1916.
21. Means, J. H., Proc. Soc. exp. Biol. and Med. 12. 13. 1914; Journ. M. Research. 32. 121. 1915; Arch. int. Med. 17. 704. 1916.
22. Grafe, E., Deutsches Arch. klin. Med. 133. 4. 1920.
23. Krogh, M., Ugeskr. f. laeger. Jg. 82. Nr. 17. S. 537 u. Nr. 18 S. 577. 1920 (dän.) Ref. Kongresszentralbl. 13. 599. 1920.
24. Means und Woodwell, Arch. int. Medic. 27. 608. 1921.
25. v. Noorden und Dapper, Berl. phys. Ges. 17. II. 1893, Berl. klin. Wochenschr. 1894. Nr. 24; Dapper, Zeit. klin. Med. 23. 113. 1893.
26. Hirschfeld, F., Zeitschr. f. klin. Med. 22. 142. 1893 u. Berl. klin. Wochenschr. 1894. S. 621.
27. Pfeiffer, Behandlung der Fettsucht in Pentzold-Stintzings Handbuch der spez. Therapie. 2. 11. 1897.
28. Dapper, Über Entfettungskuren. Boas Arch. 3. 1. 1898.
29. Allard, Zeitschr. f. klin. Med. 45. 340. 1902.
30. Hellesen, Jahrb. f. Kinderheilk. N. F. 47. 389. 1903.
31. Orgler, A., Münch. med. Wochenschr. 1905. S. 367.
32. Rubner, M, Gesetze des Energieverbrauchs 1902. S. 272.
33. Schattenfroh, Arch. f. Hyg. 38. 93. 1900.
34. Broden und Wolpert, ebenda 39. 298. 1901.
35. Rubner, Beiträge zur Ernährung im Knabenalter mit besonderer Berücksichtigung der Fettsucht. Berlin 1902. S. 70.
36. Schwenkenbecher, A., Deutsches Arch. f. klin. Med. 79. 29. 1904.

II. Das Verhalten des Stoff- und Kraftwechsels bei starker Abweichung der Sauerstoffzufuhr vom Durchschnitte der Norm.

Das Hauptergebnis des letzten Abschnittes bestand in dem Nachweise, dass die Nahrungszufuhr sowohl bei Tieren wie beim Menschen sehr häufig bei starker Abweichung von der Norm einen ausgesprochenen Einfluss auf die Intensität der Verbrennungen ausübt, der am besten als Anpassungserscheinung gedeutet wird.

Die nächste Frage, die sich aufdrängt, gilt der Feststellung, ob auch Schwankungen in der Zufuhr des wichtigsten Lebensstoffes, des Sauerstoffs, in ähnlicher Weise die Oxydationen beeinflussen können. Seit Lavoisier und Séguin ist das Problem viel bearbeitet worden [eingehende Literatur bei Durig (Z.), Zuntz-Loewy-Müller-Caspari (Z.), Loewy (1)]. Das Pflügersche Grundgesetz leugnet die Abhängigkeit des Sauerstoffverbrauchs vom Sauerstoffangebot, weil Pflüger (2) sich vorstellt, dass in jedem Zeitmoment nur eine ganz bestimmte Anzahl von Sauerstoffbindungsaffinitäten gebildet wird, und dass von dieser Anzahl die Sauerstoffverwendung in der Zelle abhängt. Neuerdings hat Pütter (3) auf Grund der Durchrechnung von Versuchen, vor allem an niederen Tieren, dem Pflügerschen Gesetz eine andere Auffassung der Beziehungen zwischen Sauerstoffverbrauch und Sauerstoffdruck entgegengestellt. Nach Pütter soll der O_2-Verbrauch eine Exponentialfunktion des O_2-Druckes sein, mathematisch ausgedrückt in der Formel $y = B(1 - e^{Kp})$, in der y den O_2-Verbrauch, p den entsprechenden O_2-Druck, K eine Konstante, die Kennzahl der Kurve, e die Basis des natürlichen Logarithmensystems darstellt. Der Zahlenwert der Exponentialfunktion kann von O bis B (Endwert), der Druck p von $O - \infty$ steigen.

a) Der Einfluss starker Änderungen des O_2-Partialdruckes auf den respiratorischen Gaswechsel.

Selbstverständlich ist für das Verhalten der Zelle beim Warmblüter nicht massgebend der Sauerstoffgehalt der Aussenluft, sondern des Kapillarblutes, das die Zellen umspült. Hier aber liegen beim Warmblüter nur selten erhebliche Abweichungen von der Norm vor, so dass es sich zunächst empfiehlt, die Frage an Objekten zu prüfen, bei denen deutliche Ausschläge zu erwarten waren. Das sind einzellige Organismen und Tiere ohne oder mit nur ganz rudimentärem Gefässsystem. Bei Bakterien, Seeigeleiern und roten Blutzellen konnte nun Warburg (4) eine weitgehende Unabhängigkeit des O_2-Verbrauchs von der O_2-Konzentration in der umgebenden Flüssigkeit feststellen. So zeigte er, dass z. B. für Gänseblutkörperchen eine Verminderung des O_2-Partialdrucks auf $^1/_{15}$ ohne Einfluss blieb. Ähnlich liegen die Dinge auch bei Pflanzen, wenn der Sauerstoff der Luft auf die Hälfte reduziert oder auf die 5—10fache Dichte gebracht wird [Pfeffer (5); ähnlich Jost (6)]; erst bei sehr hohen Steigerungen findet sich nach Johannsen (7) und Jentys (8) eine geringe

Zunahme, der dann aber sehr rasch eine prämortale Abnahme folgt, ähnlich wie P. Bert (9) sie schon früher bei Tieren gefunden hatte. Auch die Abnahme der Sauerstoffzufuhr muss schon sehr hohe Grade (2% in der Aussenluft) erreichen, um ein deutliches Absinken der Kohlensäureentwicklung zu bedingen [Stich (10)]. Allerdings ist die Versuchsanordnung dieses Autors nicht ganz einwandfrei [vgl. z. B. Thunberg (11)]. Demgegenüber scheint eine deutliche Beeinflussung der Oxydationen durch den O_2-Partialdruck der Umgebung bei niederen Seetieren vorzuliegen. Die ersten systematischen Untersuchungen stellte hier Th. Thunberg (11) bei der Schnecke Limax, bei Tenebrio und Lumbricus in seinem Mikrorespirationsapparate an. Wenn der Wert der Versuche auch, wie schon Warburg [(4) S. 265] bemerkt hat, dadurch etwas beeinträchtigt ist, dass die einzelnen Versuchsabschnitte oft erhebliche Differenzen untereinander zeigen, und die Tendenz des Stoffwechsels zum Absinken oft während der Reihen störend sich geltend machte, so scheint mir doch im Prinzip der Beweis für die Abhängigkeit der Sauerstoffaufnahme vom Sauerstoffdruck bei diesen Tieren erbracht zu sein. Die Kurve der Oxydationsgeschwindigkeiten verlief dabei ganz anders, als sie nach Pflügers Anschauungen zu erwarten war. Sie richtete sich hier tatsächlich annähernd nach der Pütterschen Formel. Thunberg folgerte aus der Gültigkeit des Massenwirkungsgesetzes von Guldberg und Waage, dass die Oxydationsintensität in den Geweben mit dem gegenwärtigen Sauerstoffdruck wechseln muss, wobei er voraussetzte, dass die O_2-Spannung in den Geweben etwas über 0 liegt. Klarer und eindeutiger lagen die Versuchsbedingungen in Hentzes (12) Untersuchungen, die auch bei einzelnen Seetieren (Aktinien, Anemonia sulcata, Sipunculus nudus) eine Steigerung des Sauerstoffkonsums in sauerstoffreicherem Wasser gegenüber dem im normalen Meerwasser ergaben. Aus den hin und wieder gleichzeitig angestellten, nicht sehr exakten Kohlensäurebestimmungen geht allerdings hervor, dass anscheinend nur ein kleiner Teil des O_2 als CO_2 wieder erscheint, so dass es sich wohl nur zum Teil um eine echte Oxydation handelte. Bei Seetieren mit ausgebildetem Gefässsystem (Carcinus, Aplysia und Eledone) bleiben bei gleicher Versuchsanordnung die Oxydationen unverändert. Dasselbe gilt nach Winterstein (13) auch für den Süsswasserfisch (Rotauge). Besonders wichtig für die vorliegende Frage erscheinen mir die unter Krogh angestellten Versuche von Gaarder (Z.), da hier zum ersten Male auch der Sauerstoffdruck im Gewebe einwandfrei mitbestimmt wurde. Gaarder konnte für die Tenebriopuppe zeigen, dass, entsprechend einer von Krogh (14) aufgestellten Hypothese, der Stoffwechsel hier so lange von dem O_2-Druck der umgebenden Atmosphäre unabhängig war, als der O_2-Druck im Körper der Puppe noch positiv blieb. Das Massenwirkungsgesetz gilt also hier nicht. Erst wenn bei weiterem Sinken des O_2-Angebotes (unter 10 mm Hg bei 37°) in einem Teil der Puppe die Konzentration dieses Gases = 0 wird, sinkt auch der Verbrauch ab.

Eine gewisse Abhängigkeit des O$_2$-Verbrauchs vom O$_2$-Gehalt des Wassers fand Gaarder beim Karpfen. Die Steigerung ist hier eine lineare Funktion des nach den Absorptionsgesetzen eines Gases in Flüssigkeiten im Kiemenwasser gelösten Sauerstoffes. Wichtig ist die Feststellung, dass normalerweise in einem Teil des Kiemengewebes der Druck = 0 zu sein scheint.

Dieser kurze Überblick über die Verhältnisse bei Kaltblütern [weitere Lit. bei Krogh (14)] zeigt, dass selbst hier nur ausnahmsweise Abweichungen von Pflügers Grundgesetz vorkommen. Vorläufig sind aber die Untersuchungen noch zu spärlich, um ein sicheres Urteil über die Häufigkeit zu gestatten. Nach den wichtigen Untersuchungen von Gaarder ist, entsprechend Kroghs (14) Vorstellungen, anscheinend entscheidend, ob die O$_2$-Spannung im Gewebe immer einen positiven Betrag hat. Eins aber lässt sich ihnen sicher entnehmen, dass bei Warmblütern mit ihrem hochentwickelten Gefässsystem schwerlich Durchbrechungen der Gesetzmässigkeit zu erwarten sind, vor allem dürfte hier wohl niemals der O$_2$-Druck im Gewebe auf 0 herabsinken.

Beim Warmblüter kommen die Zellen nicht direkt mit dem Sauerstoff der Umgebung in Berührung, sondern erhalten ihn indirekt auf dem Blutwege, so dass die Hauptfrage hier lautet: wie verhält sich die Sauerstoffaufnahme des Blutes beim sinkenden O$_2$-Partialdruck? Hier wirken nun zwei Vorrichtungen prohibitiv gegen ein Minderangebot an Sauerstoff, einmal, dass normalerweise viel mehr Hämoglobin vorhanden ist als der Organismus nötig hat, und dann vor allem die grosse Affinität des Hämoglobins zum Sauerstoff. Erst bei einer Sauerstoffspannung von 50 mm Hg kommt es zu keiner vollständigen Sättigung mit O$_2$ mehr, oberhalb dieses Schwellenwertes ist sie maximal und ganz unabhängig von der weiteren Steigerung des Partialdruckes bis zu beliebig hohen Werten. [Vgl. vor allem die Arbeiten von Bohr und seinen Mitarbeitern (15 u. a., zuletzt C. W. Greene[1]).] Ausserdem treten neue Regulationsmechanismen in Tätigkeit. Zunächst wird die Lungenventilation erhöht, so dass die alveoläre Gasspannung für CO$_2$ fällt, für O$_2$ steigt. Die herrschende Anschauung geht dahin, dass infolge unvollständiger Oxydation der Kohlenhydrate im Gewebe entstehende Säuren (Milchsäure) zu einer Blutacidose führen und dadurch das Atemzentrum gereizt wird [vgl. vor allem die Reaktionstheorie von Winterstein[2]]. Nach neueren Untersuchungen von Haggard und Henderson (16) ist mit der Möglichkeit zu rechnen, dass die Reizstoffe höchstens ganz schwache Säuren sind, so dass gar kein Anstieg der pH im Blute resultiert, vielmehr sogar infolge der Überventilation eher eine Alkalosis eintritt. Ferner kommt es anscheinend durch Knochenmarksreizung zu einer vermehrten Neubildung von Erythrozyten [zuerst Viault (17), später Bürker (18) u. a] und von Hämoglobin

---

[1]) The Journ. of biol. Chem. **52**. 137. 1922, (dort auch die frühere Lit.).

[2]) Pflügers Arch. **187**. 293. 1921, dort auch Hinweise auf die frühere Literatur.

[Lit. bei Zuntz und Mitarbeiter (Z.), Fitzgerald (19) u. a.]. Drittens kann eine Steigerung von Herzfrequenz und Blutdruck eintreten. Die Gesamtheit dieser äusserst zweckmässigen Vorgänge garantiert den Zellen im Warmblüterorganismus die zum Leben notwendige Menge dieses Lebensstoffes, selbst unter sehr abnormen Verhältnissen der Sauerstoffzufuhr von aussen.

Prinzipiell gleich liegen die Dinge, wenn trotz normalen Sauerstoffgehalts der Aussenluft bei Kranken mit schwerer Anämie oder hochgradiger Herzinsuffizienz die Sauerstoffversorgung der Gewebe gefährdet ist. Man sollte meinen, dass solche chronisch Kranke, bei denen sich meist langsam die schweren Zustände der Atemnot des Gewebes herausbilden, und zur Entwicklung eventueller Anpassungsvorgänge der Zelle Zeit genug wäre, sich am besten zum Studium der vorliegenden Frage eignen. Aber leider liegen hier die Verhältnisse besonders kompliziert, so dass es zweckmässiger ist, sie an anderer Stelle (S. 455) zu besprechen. Die Hauptschwierigkeit für die Beurteilung der Frage, ob das Körpergewebe mit einer geringeren Sauerstoffmenge auskommt, besteht darin, dass die Regulationsvorgänge an sich den Stoffwechsel einzelner Organe steigern (Atemmuskulatur, Knochenmark, Herz), und dass vorläufig nur die Resultante dieser verschiedenen, z. T. vielleicht ganz entgegengesetzt wirkenden Kräfte der Untersuchung zugänglich ist. Bei Dyspnoischen stört noch ausserdem das Hinzutreten der Kohlensäureanhäufung.

Seit Lavoisier und Séguin (20), die zuerst die Frage der Abhängigkeit der Oxydationen vom Partialdruck des Sauerstoffs der Umgebung untersuchten, haben fast alle Forscher sich für den Warmblüter im negativen Sinne entschieden [Regnault und Reiset (21), de Saint Martin (22), Fredericq (23), Speck (24), Loewy (25), Loewy und Zuntz (26), Durig (27), Schaternikow (28), Tissot (29), Zuntz-Loewy-Müller und Caspari (Z.), Benedict und Higgins (30), Hasselbalch und Lindhard (31) u. a., weitere Lit. bei Durig (27) und Loewy (1)]. Zu einem entgegengesetzten Resultate kamen nur Lukjanow (32), Tobiesen (33) aus älterer, Rosenthal (34) aus neuerer Zeit. Die älteren Versuche sind technisch nicht einwandfrei, z. T. auch viel zu kurz und in ihren Ergebnissen so wechselnd, dass ihnen keine Beweiskraft zuerkannt werden kann. Bezüglich der Angaben Rosenthals verweise ich auf die eingehende Kritik von Durig (27).

Für die Entscheidung der vorliegenden Frage ist es am zweckmässigsten, die Versuchsbedingungen so zu gestalten, dass gegenüber den Normalbedingungen nur der eine Faktor, nämlich der Sauerstoffgehalt der Luft variiert wird. Es eignen sich also am besten Versuche mit verschieden zusammengesetzten Gasgemischen bzw. in pneumatischen Kammern. Untersuchungen im Hochgebirge sind praktisch viel wichtiger, aber wegen anderer komplizierender Einflüsse viel schwerer deutbar. Am physiologischsten war

zweifellos die Versuchsanlage in den Beobachtungen von Benedict und
Higgins (30). Die Ergebnisse gibt Tabelle Nr. 20 wieder.

Tabelle 20.

Durchschnittlicher Sauerstoffverbrauch in Experimenten mit wechselnder O_2-Spannung				
Versuchsperson	20 % O_2	40 % O_2	60 % O_2	90 % O_2
T. M. C.	184	189	—	183
J. J. C.	228	226	229	220
A. G. E.	219	221	215	214
L. E. E.	244	251	—	241
H. L. H.	234	—	233	238
D. J. M.	234	235	222	256
Durchschnitt	224	224	225	225

Die minimalen, regellosen, vollkommen bedeutungslosen Schwankungen
in den Einzelversuchen verwischen sich im Gesamtresultat vollkommen.
Auch Kohlensäureausscheidung, respiratorischer Quotient, Charakter, Tiefe
und Frequenz der Atmung zeigten keine Veränderung, nur die Pulsfrequenz
sank bei steigender O_2-Spannung der Atemluft etwas ab. Versuche mit einer
höheren O_2-Tension als 90 % anzustellen, ist gefährlich, da hier zu leicht
Schädigungen des Lungenparenchyms evtl. Pneumonien eintreten können.
Das war schon Lavoisier bekannt und ist in der Folgezeit durch zahlreiche Autoren [Lorraine Smith (35), Heller, Mager und v. Schrötter
(36), Hill und Macleod (37), Schmiedehausen (38), David (39), Bornstein und Stroink (40), Schmidt und David (41), Karsner (42)] bestätigt und bei Tieren näher untersucht worden. Von grösserem Interesse
sind zweifellos die Versuche mit einer unter die Norm erniedrigten Sauerstoffspannung, weil hier ein Punkt kommen musste, bei dem entweder das
Leben gefährdet war oder Pflügers Grundgesetz seine Gültigkeit verlor.
Solche Versuche bei normalem Atmosphärendruck liegen beim Menschen von
Kempner (43), Speck (44), Loewy (25), Durig (27) und Tissot (29),
beim Tier von Friedländer und Herter (45), v. Terray (46) und
Durig (27) vor.

Mit Ausnahme von Kempners (43) nicht einwandfreien Beobachtungen
zeigen alle erwähnten Versuche übereinstimmend, dass der kritische Punkt
bei einem Sauerstoffgehalt der Atmungsluft von 12—13 % (= 90 mm Hg)
erreicht ist. Sinkt der Partialdruck weiter, so nimmt die Atemfrequenz zu,
dementsprechend steigt auch der Sauerstoffverbrauch, allerdings in geringerem
Grade als der vermehrten Atemarbeit entspricht, so dass de facto doch eine
Abnahme der Oxydationen resultiert. Ganz deutlich geht das, selbst bei
vermehrter Atmung, aus Tissots Beobachtungen bei einer Luftzufuhr von

unter 9,5% O_2 hervor, gleichzeitig stieg hier die Kohlensäureausscheidung und damit auch der R. Q. Dieser kritische Punkt, mit dem das Geltungs-bereich von Pflügers Gesetz aufhört, fällt interessanterweise annähernd mit dem Sauerstoffdruckwert zusammen, bei dem der O_2-Gehalt des arteriellen Blutes deutlich abzusinken beginnt [Fraenkel und Geppert (47)]. Dies Zu-sammentreffen ist sicher keine Zufälligkeit, sondern scheint mir zu beweisen, dass die Zellen des Warmblüterorganismus schon gegenüber sehr mässiger Herabsetzung des O_2-Gehaltes ihrer Nährflüssigkeit ausserordentlich empfind-lich sind, anscheinend vor allem dann, wenn sie sehr brüsk eintritt. Leider liegen meines Wissens in der Literatur bisher keine Untersuchungen vor, wie sich die Verhältnisse gestalten, wenn bei normalem Atmosphärendruck die Reduktion des Sauerstoffgehaltes langsam vor sich geht und lange Zeit hindurch einwirkt. Erst aus solchen Beobachtungen könnte man erfahren, ob und welche Anpassungsfähigkeiten dem Organismus hier zur Verfügung stehen. Vielleicht gehören Beobachtungen an Phenylhydrazinanämien, die Eberstadt (48) auf meine Veranlassung bei Kaninchen anstellte, hierher. Hier fanden sich mit zunehmender Schwere der Anämie Abnahmen der Oxydationen, bezogen auf die Einheit der Oberfläche bis zu 40%, aber es ist schwer zu sagen, ob und welchen Anteil daran eine toxische Wirkung des Phenylhydrazins und die meist vorhandene Gewichtsabnahme (Unter-ernährung) haben.

b) Der Einfluss des Höhenklimas und der Bergkrankheit.

Einer besonderen Besprechung bedürfen die Untersuchungen im Hoch-gebirge, bei denen Abnahme des Partialdruckes des Sauerstoffs mit einer Erniedrigung des Gesamtatmosphärendruckes sich verbindet.

Die meisten Untersuchungen sind beim Menschen im Höhenklima an-gestellt, also unter auch sonst abnormen Verhältnissen.

Die älteren Versuche können hier übergangen werden [Lit. bei Loewy (1)]. Die erste umfassende, technisch einwandfreie Untersuchung stammt von Mosso (Z.), der bei trainierten Bergsoldaten in der Ruhe keine Differenz der Kohlensäureabgabe zwischen Talsohle und Margharittahütte (4560 m) fand. Demgegenüber sah Bürgi (49) schon bei mässiger Höhe (3136 m) kleine Steigerungen. Auch bei Kuss (50) stieg der Umsatz auf der Vallot-hütte (4350 m) gegenüber der Ebene etwas an, was er auf gesteigerte Atem-arbeit zurückführt.

Besonders umfangreich und gleichartig ist das Beobachtungsmaterial, das Zuntz und seine Schüler auf einer Reihe von Expeditionen, vor allem auf dem Monte Rosa gesammelt haben [Schumburg und Zuntz (51), A. Loewy, J. Loewy und L. Zuntz (26), Zuntz-Loewy-Müller-Caspari (Z.), Durig und Zuntz (52), Durig (53), Durig und Zuntz (54)]. Dazu kommen mit gleicher Methodik Untersuchungen von Jaquet und

Staehelin (55), sowie von Fuchs und Deimler (56), ferner Beobachtungen von Hasselbalch und Lindhard (57), die Ergebnisse von Ballonfahrten von Hallion und Tissot (58), v. Schrötter und Zuntz (59). Die letzten Versuche stammen von der Pikes-Peak-Expedition [Haldane, Douglas, Henderson und Schneider (60)]. Versuche in Montana (Wallis bei 1800 m Höhe) stellten kürzlich Hill und Campell[1]) an.

Loewy [(1), S. 229] hat das prinzipiell wichtigste Ergebnis der meisten deutschen Versuche, nämlich das Anwachsen des O_2-Verbrauchs mit der Höhe, angegeben in Prozenten des Normalverbrauchs, in folgender Tabelle (21) übersichtlich zusammengestellt.

Tabelle 21.

Anwachsen des Sauerstoffverbrauches mit der Höhe in Prozenten des Normalverbrauches.

Personen	Höhe					
	1600 m	2130 m	2900 m	3600 m	4560 m	5360 m (i. Ballon)
N. Zuntz	± 0	± 0	± 0		+11,9 bis +42,8	+ 14
H. v. Schrötter . .						+ 14
A. Loewy		+ 0,2	+ 9,0	+ 6,3	+ 29,1	
Caspari		± 0			+ 43,7	
Müller		± 0	— 6,0		— 12,2	
Waldenberg . . .		— 3,0	+ 6,6			
Kolmer		+ 4,8			+ 17,3	
Durig					+ 19,3	
J. Loewy				+ 20,2		
L. Zuntz			+ 25	+ 16,5	+ 80,0	
Jaquet	+ 8,8					

Bei diesen Zahlen ist bereits die Stoffwechselsteigerung durch verstärkte bzw. vermehrte Atmung, die im allgemeinen nur bei sehr gut trainierten und akklimatisierten Versuchspersonen ausbleibt, in Abrechnung gebracht. Die übrigen Resultate der deutschen Forscher, vor allem auch die Ergebnisse von Zuntz und Durig auf Teneriffa (54), passen gut in den Rahmen dieser Tabelle.

Das Ergebnis ist eindeutig. Bei Höhen oberhalb 3000 m, manchmal schon etwas früher, kommt es zu einer individuell sicher verschiedenen, aber stets deutlichen Steigerung der Verbrennungen, die meist mit der Höhe wächst. Eine Ausnahme machen nur die Werte bei Müller, bei dem die Wärmeproduktion mit zunehmender Höhe absinkt bis maximal 12,2 %. Nur hier könnte man von einer Anpassung reden. Merkwürdigerweise fehlte sie bei ihm in einem Versuch in der pneumatischen Kammer bei 392 m Druck, während ein Parallelversuch bei 384 mm Hg sie wieder deutlich erkennen liess. Im Gegensatz zu den Versuchen in der Tabelle fehlte eine Steigerung

---

[1]) Brit. med. Journ. Nr. 3193. 385. 1922.

bei Mossos (Z.) Bergsoldaten, die auch keine Änderung des Atemvolumens zeigten. Entscheidend für den Unterschied ist hier wohl der Faktor der Akklimatisation. Tatsächlich decken sich auch die nach eingetretener Akklimatisation angestellten wochenlangen Untersuchungen der engl.-amerik. Pikes-Peak-Expedition [Douglas, Haldane, Y. Henderson u. Schneider 60)] mit den Angaben Mossos, und stehen somit trotz der etwa gleichen Höhe ihres Versuchsgebietes (4290 m Berghöhe) im Gegensatz zu den Angaben der deutschen Physiologen. Im Durchschnitt betrug hier der Sauerstoffverbrauch pro Minute auf dem Berggipfel 248 ccm, in Oxford 237 ccm. Auch körperliche Arbeit wirkte nicht anders wie in der Ebene. Die Differenzen sind, abgesehen von dem wohl wichtigsten Akklimatisationsfaktor, wohl noch auf andere Momente zurückzuführen. Während am Monte Rosa der Gipfel nur durch mühevolle Wanderungen zu erreichen ist, konnte die Pikes-Peak-Expedition die Bergbahn benutzen, also körperliche Anstrengungen vermeiden. Dazu kommen die in mancher Beziehung anderen klimatischen Verhältnisse, vor allem ist der Pikes-Peak im Sommer, in dem die Untersuchungen angestellt wurden, schneefrei und hat dementsprechend viel höhere Lufttemperaturen wie das Monte Rosa-Gebiet.

Somit ergänzen sich die Ergebnisse der grossen Expeditionen in besonders glücklicher Weise. Merkwürdig grosse Steigerungen fanden Hill und Campbell[1]) bei Erwachsenen (38—79 %) und Kindern (59—225 %) in der Schweiz bei 1800 m Höhe. Die Erhöhungen werden auf das anregende Bergklima zurückgeführt. In vielen Fällen scheint es sich aber um die Wirkung von Kälteschauern gehandelt zu haben.

Die respiratorischen Quotienten bewegen sich meist in normalen Grenzen, nur ganz selten finden sich in den deutschen Versuchen subnormale Werte (bis 0,57 herab). Gewöhnlich gingen dann grosse körperliche Anstrengungen voraus. Zuntz und seine Mitarbeiter führen das auf „ungeeignete Sauerstoffzufuhr bei grossem Bedarf", also unvollkommene Oxydation im Körper zurück, und verweisen dabei vor allem auch auf den Anstieg des kalorischen Quotienten (Kal. pro 1 g N) im Harn. Wie bei den anologen Befunden im Hunger (vgl. S. 118) und Winterschlaf (vgl. S. 121) scheint mir aber bei kurz dauernden Versuchen die Annahme einer rein physikalisch oder physikalisch-chemisch bedingten Kohlensäureretention bei abnehmender H-Ionenkonzentration, die sich nach der vorangehenden Steigerung und der dadurch bedingten vermehrten Ausschwemmung von CO_2 immer einzustellen pflegt, viel grössere Wahrscheinlichkeit zu haben. Jedenfalls gestatten meines Erachtens solch niedrige Werte keine sicheren Schlüsse auf abnormen Stoffumsatz im Hochgebirge, zumal die Pikes-Peak-Expedition keine Abweichungen konstatieren konnte. Im Anfang des Hochgebirgsaufenthaltes sind wahrscheinlich die respiratorischen Quotienten gesteigert, da Galeotti (61) eine Abnahme

---

[1]) l. c. auf S. 211.

der Blutalkaleszenz auf der Monte Rosaspitze, Mosso und Marro (62) ein
Absinken der Kohlensäurespannung feststellten. Da sich aber sehr bald ein
neues Gleichgewicht im Blute herstellt, handelt es sich natürlich nur um
einen vorübergehenden Zustand. Dabei bleibt pH im Blut anscheinend normal.

Von Interesse ist, dass in manchen Fällen auch eine deutliche Nachwirkung des Höhenklimas sich geltend macht, und zwar kann es sowohl zu
einer kompensatorischen Erniedrigung in tieferen Regionen kommen (wie bei
Kollmer, Müller und Loewy) wie zu einem weiteren Anstieg [wie bei
Jaquet (55)].

Untersuchungen über die spezifisch-dynamische Wirkung der Nahrung
im Hochgebirge liegen meines Wissens nicht vor, haben wohl auch nur ein
geringes Interesse, dagegen ist vor allem von Zuntz und seinen Mitarbeitern
der Einfluss körperlicher Arbeit auf den Gesamtumsatz eingehend studiert.

Zusammenfassend lässt sich sagen [ausführliche Versuche bei Zuntz
und Mitarbeitern usw. (Z.)], dass nach den deutschen Untersuchungen der
Nutzeffekt im Hochgebirge abnimmt. So wuchs der Kalorienverbrauch pro
1 m Weglänge und 1 kg bei 2900 m Höhe um durchschnittlich 11,7% gegenüber dem Flachland (0,668 gegenüber 0,598). Die einzelnen Versuchspersonen
verhielten sich dabei allerdings ausserordentlich verschieden (Schwankungen
von — 2,2 bis + 50%). Sehr viel grösser sind die Unterschiede zwischen
Ebene und Hochalpen für die Steigarbeit. Längeres Training vermag den
Energieaufwand etwas ökonomischer zu gestalten, aber fast überall bleibt der
Verbrauch höher als im Tiefland. Beim Bergabgehen ist für gleiches Gewicht und gleiche Wegstrecke bei 25% Steigerung der Gesamtumsatz im
Durchschnitt um 13,8% niedriger als beim Horizontalmarsch, was zu dem
geringeren Ermüdungsgefühl gut passt. Auch die abnorme Wirkung der
Arbeit auf den Stoffwechsel in den besprochenen Versuchen ist wohl nicht
der Höhenlage an sich, sondern der mangelnden Akklimatisation und den
besonderen klimatischen Verhältnissen zuzuschreiben, denn alle Abweichungen
fehlten bei der englisch-amerikanischen Expedition.

Sehr charakteristisch markiert sich im Gesamtstoffwechsel die sogenannte
Bergkrankheit, die von Zuntz und seinen Mitarbeitern in der wertvollen
Monographie „Höhenklima und Bergwanderungen" (vgl. S. 441) sehr eingehend
behandelt wird. Obwohl nach den klinischen Symptomen (Mattigkeit, Schwindel,
Muskelschwäche mit Ataxie, Energielosigkeit, Denkschwäche, Kopfschmerzen,
Übelkeit, Herz- und Atembeschwerden usw.) eher ein Absinken der Ver-
brennungen zu erwarten wäre, ist tatsächlich das Gegenteil der Fall, die
Wärmeproduktion steigt an. Zum Teil ist das wohl durch die oft gleich-
zeitig vorhandene Temperatursteigerung bedingt, in der Hauptsache aber
wohl durch den Sauerstoffmangel [Jourdanet (63), Bert (Z.), Zuntz und
Mitarbeiter (Z.)]. Dass noch andere, weniger ansprechende Theorien über die
Genese der Bergkrankheit angestellt sind, wie Dufours Ermüdungstheorie

(64), Mossos Akapnie (Z.), sowie Kroneckers Blutstauungstheorie (Z.), sei nur nebenbei erwähnt (vgl. die Kritik bei Zuntz u. M. [Z. S. 454]).

Über den Mechanismus des O_2-Mangels gehen die Ansichten auseinander. Meist wird angenommen, dass es saure Substanzen sind, die das Gehirn reizen. Barcroft (65) denkt an eine direkte zentrale Wirkung des O_2-Mangels wie bei einer Hirnhämorrhagie. Henderson und Haggard (16) führen die Schädigungen auf ihre unbekannte Reizsubstanz zurück (vgl. S. 207).

Zur Deutung der oft gefundenen merkwürdigen Stoffwechselsteigerung im Hochgebirge ist es notwendig, die Versuche in pneumatischen Kammern als Vergleich heranzuziehen, denn es ist vor allem zu entscheiden, ob der Sauerstoffmangel bzw. der niedrige Luftdruck die ausschlaggebende Rolle spielen oder andere Faktoren. Die Untersuchungen der Zuntzschen Schule (Loewy usw., A. J. Loewy, Zuntz, dort auch ältere Literatur) zeigen übereinstimmend, dass erst unterhalb etwa 450 mm Hg (entsprechend etwa 12 % O_2) Veränderungen im respiratorischen Gaswechsel eintreten: Atmungssteigerung, geringe Zunahme des O_2-Verbrauchs, die durch die gesteigerte Atmungstätigkeit hinreichend erklärt ist, stärkere Kohlensäureausscheidung, niemals aber Stoffwechselsteigerungen von dem Ausmass wie im Hochgebirge schon bei viel geringeren Druckerniedrigungen. Besonders wichtig sind die neueren, sehr sorgfältigen Untersuchungen von Hasselbalch und Lindhard (31), weil hier die Versuchspersonen ausserordentlich lange einem erniedrigten Drucke sich aussetzten. So dauerte ein Kabinettversuch 26 Tage, davon betrug während 14 Tagen der Druck nur 455 mm Hg. Alle Versuche ergaben übereinstimmend, dass die reine Luftverdünnung als solche den respiratorischen Gaswechsel garnicht beeinflusste. Erhöhungen traten nur auf, wenn es zu Störungen im Sinne der Bergkrankheit mit der damit verbundenen Schlaflosigkeit und grösseren motorischen Unruhe kam, oder am Vortage anstrengende Muskeltätigkeit stattgefunden hatte. Atmung und Puls waren zu Anfang meist etwas erhöht. Eine Akklimatisation an die verminderte Sauerstoffzufuhr trat erst allmählich ein. Als Massstab für den erreichten Akklimatisationsgrad gilt den Autoren die Erniedrigung der alveolaren CO_2-Spannung. Beim Akklimatisierten beträgt die Abnahme der alveolaren CO_2-Spannung pro 100 m Druckerniedrigung 4 mm [Fitzgerald (19), Barcroft (65)], und so lässt sich in jedem Falle bestimmen, wie gross die Differenz gegenüber dem akklimatisierten Werte ist.

Nach dem Ausfall der Versuche in der pneumatischen Kammer, vor allem denen der dänischen Autoren, ist es meines Erachtens unmöglich, die Stoffwechselsteigerung im Hochgebirge in erster und hauptsächlichster Linie auf den Sauerstoffmangel zurückzuführen. Sonst wäre es auch unverständlich, warum sie auf der Pikes-Peakspitze nur eben angedeutet war. Vielfach mag eine Nachwirkung stärkerer Muskelarbeit vorgelegen haben, vielleicht spielen andere Faktoren mit. Dazu gehört vielleicht in manchen Fällen eine gegenüber dem Verhalten in der Ebene erhöhte Körpertemperatur [Zuntz und seine Mitarbeiter, ausserdem Barcroft und King (66)]. Ob das alles zur Erklärung hinreicht oder ob noch die Kombination besonderer klimatischer Faktoren wie starke Kälte, intensivere Sonnenbestrahlung in geringem Grade mitwirken, lässt sich vorläufig noch nicht entscheiden, ist aber nicht sehr wahrscheinlich, denn intensive Belichtung allein macht häufig Veränderungen des Atemvolumens, aber keine Veränderungen im Gaswechsel [Durig, von Schrötter, Zuntz (67)]. Auch an den Einfluss des ultravioletten Lichtes darf man dabei nicht denken, da Hasselbalch und Lindhard (57, 31) eine Einwirkung der künstlichen Höhensonnenbestrahlung auf den Sauerstoffverbrauch nicht feststellen konnten. Auch Sonnenlicht in der Ebene scheint nicht sicher stoffwechselsteigernd zu wirken [Lit. bei Salomon (68) und Loewy (1)].

Auch der Einfluss komprimierter Luft mit sehr stark erhöhtem Partialdruck auf den O_2-Verbrauch ist oft Gegenstand von Untersuchungen geworden [Lit. bei Loewy (1), ferner in neuerer Zeit Hasselbalch und Lindhard (31)]. Das Resultat aller einwandfreien Versuche ist das gleiche: bei mässigen Kompressionen, sowohl bei Tieren wie beim Menschen keine Veränderungen gegenüber der Norm, bei höherem Druck (3—18 Atm.) bei Tieren ein Absinken der Verbrennungen, bedingt durch den Druck, nicht das Überangebot an Sauerstoff [P. Bert (Z.), Hill und Macleod (69)]. Das Ergebnis aller angeführten Untersuchungen lässt sich dahin zusammenfassen, dass zwar bei Tieren ganz vereinzelt auch in einwandfreien Beobachtungen eine gewisse Abhängigkeit der Intensität der Verbrennungen vom Sauerstoffangebot vorhanden ist, dass aber hier in der Regel und beim Menschen fast ausnahmslos für den Gesamtorganismus oberhalb eines O_2-Gehaltes der Luft von 10% der Norm keine Beeinflussung statthat. Die von mehreren Autoren im Hochgebirge gefundenen Steigerungen sind nicht auf Sauerstoffmangel an sich, sondern auf mangelnde Akklimatisation an den Sauerstoffmangel, Nachwirkung voraufgegangener Muskelarbeit, vielleicht besondere klimatische Einflüsse zurückzuführen. Ob im Hochgebirge ein Minderverbrauch einzelner Organsysteme besteht und durch vermehrte Tätigkeit anderer, regulatorisch angespannter Gewebe kompensiert ist, lässt sich nicht entscheiden.

Der Eiweissumsatz geht im Hochgebirge Hand in Hand mit dem Gesamtstoffwechsel. Wie schon früher Veraguth (70) und Jaquet und Staehelin (55), später vor allem Zuntz und seine Schüler fanden, führt ein Aufenthalt in mittlerer Höhe zu einem deutlichen Eiweissansatz, besonders bei intensiver, aber nicht erschöpfender Muskeltätigkeit; bei ca. 2000 m Höhe geht bei Untrainierten manchmal eine Periode der Eiweisseinschmelzung vorher. Bei Höhen über ca. 3000 m kehrt sich meist die günstige Wirkung auf den Eiweissumsatz in das Gegenteil um, sodass die Mitglieder der Zuntzschen Expedition auf dem Monte Rosagipfel erheblich an Eiweiss verloren, doch braucht das nicht der Fall zu sein. So fand v. Wendt (71) bei sich selbst auf dem Monte Rosa erhebliche N-Ansätze (5—7 g pro die), parallel damit gingen Retentionen von Eisen, Schwefel und Natrium, so dass eine echte Gewebsneubildung teils von Hämaglobin, teils von Muskelsubstanz angenommen wird. Ob es sich bei der Kost um eine Überernährung gehandelt hat, lässt sich der Arbeit leider nicht entnehmen. Nach den Untersuchungen von David, Bache und Auel (72) wirkt auch beim Tiere O_2-Armut in gleich günstiger Richtung auf den Eiweissansatz (N, P_2O_5 und Cl-Retentionen). Manchmal, besonders bei gut ernährten Hunden, entsteht eine Glykosurie, die nach Atmen in normaler Luft rasch verschwindet. Sobald die Erscheinungen der Bergkrankheit sich entwickeln, wird die N-Bilanz unter allen Umständen negativ. Hier geht der Eiweissstoffwechsel Hand in Hand mit dem Gesamtstoffwechsel, auch die Temperatur steigt oft sehr erheblich an. Die Ursachen der vermehrten Eiweisszersetzung sind also nicht einheitlich. Leider fehlen, so viel ich sehe, in der Literatur bei den viel übersichtlicheren Kabinettversuchen zuverlässige Angaben über die täglichen N-Bilanzen der Versuchspersonen, so dass die Grösse der einzelnen Faktoren nicht geschätzt werden kann. Hasselbalch und Lindhard (31) haben zwar in ihren langen Versuchsreihen auch die N-Ausscheidung bestimmt, erklären aber ausdrücklich, dass sie kein Mittel zur Aufstellung der N-Bilanz an die Hand geben. Immerhin lässt sich den sehr gleichmässigen Zahlen entnehmen, dass die Tage mit ausgesprochenen Symptomen der Bergkrankheit sich nicht sicher durch höhere Werte markieren. So scheint es, dass die experimentell erzeugte Bergkrankheit, obwohl sie auch in diesen Versuchen aller Wahrscheinlichkeit nach durch Sauerstoffmangel bedingt ist, nicht zu einem Eiweisszerfall geführt hat. Angesichts dieser teils negativen, teils unübersichtlichen positiven Ergebnisse scheint es mir nicht richtig zu sein, die wichtige Frage, wodurch die mit grosser Regelmässigkeit gefundene Erhöhung des N-Umsatzes bei Dyspnoe bedingt ist, hier schon zu ventilieren (vgl. darüber S. 450).

c) Die Wirkung veränderter Sauerstoffspannungen auf den Sauerstoffverbrauch isoliert untersuchter Warmblüterorgane.

Wie schon oben ausgeführt, leiden alle besprochenen Respirationsversuche beim Warmblüter daran, dass bei der Untersuchung des Gesamtorganismus nicht zu übersehen ist, wie die einzelnen Faktoren und Regulationsmechanismen, welche die Knappheit des wichtigsten Lebensstoffes in Aktion treten lässt, die Intensität der Oxydationen beeinflusst. Viel klarer lässt sich die Frage, ob die Menge des Verbrauchs an Sauerstoff von der Höhe des Angebotes irgendwie abhängig ist, beim Warmblüter für das isoliert untersuchte Einzelorgan durch vergleichende Analysen des arteriellen und venösen Blutes entscheiden. Hier besteht auch die Möglichkeit, die Grösse des Sauerstoffzutritts beliebig zu variieren innerhalb von Grenzen, wie sie beim Organismus kaum vorkommen. Diese Frage interessierte schon Ludwig und Schmidt (73), [vgl. die ältere Lit. bei Verzár (74)], die in Durchströmungsversuchen eine Proportionalität zwischen Durchströmungsstärke und Sauerstoffverbrauch fanden, aber ihre Versuche bestanden nicht vor Pflügers Kritik (2). Später haben vor allem v. Frey (75) und Rubner (76) Durchströmungsstudien angestellt. In neuerer Zeit hatten dann Barcroft und seine Mitarbeiter mit einer sehr verfeinerten Methodik die komplizierten Versuche wieder aufgenommen. Während Barcroft und Müller (77) bei der mit Urethan narkotisierten Katze für die Submaxillardrüse bei einer Variation des Blutzuflusses zwischen 0,3—0,9 ccm pro g und 1' keine Änderungen im Sauerstoffverbrauch der Drüse feststellen konnten, fand Verzár (78) für den Gastrocnemius des gleichen Tieres einen deutlichen Parallelismus.

Das Resultat war das gleiche, wenn Verzár in einer zweiten Arbeit (79) bei sonst analoger Versuchsanordnung durch Änderung der Durchströmungsgeschwindigkeit oder Blutverdünnung das Angebot an Sauerstoff variierte. So betrug in einem Versuche bei einer Durchströmungsgeschwindigkeit von 2,5 ccm pro Minute der O_2-Verbrauch 82,25 cmm, bei 0,55 ccm Blutpassage waren es nur 23,10 cmm.

Er folgert daraus, dass der Sauerstoffverbrauch des ruhenden quergestreiften Muskels regelmässig abnimmt, wenn der Sauerstoffdruck im Kapillarblut geringer wird, und erklärt das mit der Annahme eines grossen Druckgefälles für O_2 zwischen Kapillarblut und Muskelfaser, ausgehend von der Vorstellung, dass in der ruhenden Muskelfaser ein sehr niedriger Sauerstoffdruck herrscht, weil zahlreiche Kapillaren in der Ruhe kein Blut enthalten, wie Krogh (80) feststellte. Diese Versuche schienen sehr dafür zu sprechen, dass wenigstens für das Muskelsystem des Warmblüters Pflügers Grundgesetz nicht zu Recht besteht, aber sie haben einer Nachprüfung durch Nakamura (81) (unter Barcroft) aus Langleys Institut, in dem auch Verzárs erste Beobachtungen angestellt waren, nicht standgehalten. Nakamura fand mit einer den Muskel besonders schonenden Methode der Präparation, dass selbst bei Variationen des Blutdurchflusses zwischen 7,0—0,79 ccm pro Minute der Sauerstoffverbrauch nur zwischen 0,091—0,099 schwankte, erst, wenn die Blutmenge unter 1,0 ccm sank, trat in einzelnen Versuchen ein Absinken zutage. Das letztere ist ohne weiteres verständlich, da die Konstanz bei absinkender O_2-Zufuhr einmal ein Ende haben musste. Der einzige Unterschied zwischen den Versuchen Verzárs und Nakamuras ist ausser der physiologischeren Methodik des letzteren, dass hier meist etwas grössere Blutmengen zur Durchströmung benutzt wurden. Aber auch das erklärt die Gegensätzlichkeit der Resultate nur unvollkommen. Wenn auch die Versuchsanlage bei Nakamura zweifellos zweckmässiger gewesen ist, so scheint es doch wünschenswert, noch weitere Versuche abzuwarten, ehe eine definitive Entscheidung dieser biologisch ausserordentlich wichtigen Frage gefällt wird.

Auch am Herzen ist die gleiche Fragestellung studiert [von Weizsäcker (82) am Froschherzen, von Verzár (83) am Warmblüterherzen]. Die Resultate waren entgegengesetzt. Weizsäcker fand eine Herabsetzung des Sauerstoffverbrauchs mit verminderter O_2-Konzentration nur ganz vereinzelt und auch dann nur in sehr geringem Grade, während Verzár regelmässige und grössere Unterschiede erhielt. Die Niere beantwortet nach Verzár (83) ein O_2-Defizit mit einer Steigerung ihres respiratorischen Gaswechsels, was auf den Reiz intermediärer Stoffwechselprodukte zurückgeführt wird. So zieht sich der alte Streit zwischen Pflüger und Ludwig, noch immer nicht endgültig entschieden, bis heute hin. Je nach Versuchsobjekt und angewandter Methodik wechselten die Resultate. Im ganzen muss man sagen, dass die technisch besten Versuche mehr zugunsten der Pflügerschen Anschauung sprechen.

Von einer Untersuchung des Gesamtstoffwechsels beim Menschen ist hier leider keine entscheidende Lösung des Problems zu erhoffen, da die Dinge aus den mehrfach erwähnten Gründen hier viel zu kompliziert liegen.

Literatur.

Zusammenfassende Darstellungen.

Bert, Paul, La pression barometrique. Paris 1878.

Mosso, A., Der Mensch auf den Hochalpen. Leipzig 1899.

Heller, Mager und v. Schrötter, Luftdruckerkrankungen. Wien 1900.

Kronecker, Die Bergkrankheit. Urban u. Schwarzenberg, Berlin 1903.

Durig, Arch. f. Anat. u. Phys. Phys. Abt. 1903. Suppl. S. 209.

Cohnheim, O., Physiologie des Alpinismus. Ergeb. d. Phys. 1903. 1. Abt. S. 612.

Jaquet, Über die physiologischen Wirkungen des Höhenklimas. Universitätsprogramm Basel 1904.

Zuntz, N., A. Loewy, Fr. Müller und W. Caspari, Höhenklima und Bergwanderungen in ihrer Wirkung auf den Menschen. Deutsches Verlaghaus Bong & Co., Berlin 1906.

Aschoff, Der Luftdruck als Krankheitsursache. Marchand-Krehls Handbuch der allgem. Pathologie I. 196. Leipzig 1908.

Stäubli, E., Ergebn. d. inn. Med. u. Kinderh. 11. 72. 1913.

Gaarder, F., Biochem. Zeitschr. 89. 48 u. 94. 1918 (dort auch eigene Versuche).

Schneider, E. C., Physiol. effects of altitude. Physiol. Reviews (Am. phys. society). 1. 631. 1921.

1. Loewy, A., Oppenheimers Handbuch der Biochemie IV. 1. S. 220 ff. 1911.
2. Pflüger, E., Pflügers Arch. 10. 251. 1875; 14. 7 u. 14. 1877.
3. Pütter, A., ebenda 168. 491. 1917.
4. Warburg, O., Ergeb. der Physiol. 14. 263. 1914.
5. Pfeffer, Pflanzenphysiologie I. 547. 1897.
6. Jost, Pflanzenphysiologie S. 244. 1904.
7. Johannsen, Arbeiten aus dem bot. Institut Tübingen. Bd. 1.
8. Jentys, ebenda Bd. 2.
9. Bert, P., La pression barometrique. Paris 1878.
10. Stich, Flora 1891.

11. Thunberg, T., Skand. Arch. f. Phys. **17**. 133. 1905.

12. Hentze, M., Biochem. Zeitschr. **26**. 255. 1910.

13. Winterstein, H., Pflügers Arch. **125**. 73. 1908.

14. Krogh, A., The respiratory exchange of animals and man. S. 73. Longmans, London 1916.

15. Bohr, Ch., Blutgase und respiratorischer Gaswechsel. Nagels Handbuch I. 1. S. 73. 1905.

16. Haggard, H. W. und Y. Henderson, Journ. of biol. Chem. **39**. 163. 1919. **43**. 3. 1920, sowie Hendersen, ebenda **50**. III. 1922.

17. Viault, Compt. rend. de l'acad. des sc. **111**. 917. 1890.

18. Bürker, Münch. med. Wochenschr. 2142. 1913.

19. Fitzgerald, Transact. of the Roy. Soc. of London. Ser. B. **203**. 351. 1913.

20. Lavoisier und Séguin, Annal. d. chim. **91**. 318. 1814.

21. Regnault et J. Reiset, Annal. d. chim. et de phys. **26**. 1849.

22. de Saint Martin, Compt. rend. **98**. 1884.

23. Fredericq, L., ebenda **99**. 1. 1884.

24. Speck, C., Physiologie des menschlichen Atmens. Leipzig 1892.

25. Loewy, A., Untersuchungen über die Respiration und Zirkulation. Berlin 1895.

26. Loewy, A. u. J. und L. Zuntz, Pflügers Arch. **66**. 477. 1897.

27. Durig, A., Arch. f. Anat. u. Phys. Phys. Abt. Suppl. 209. 1903.

28. Schaternikow, M., ebenda Suppl. 135. 1904.

29. Tissot, Soc. Biol. **56** und C. r. **138**. 1904.

30. Benedict, F. G. und H. L. Higgins, Americ. Journ. of Phys. **28**. 1. 1911.

31. Hasselbalch, K. A. und Lindhard, Biochem. Zeitschr. **68**. 265 und 295. 1915. **74**. 1. 1916.

32. Lukjanow, Zeitschr. f. phys. Chem. **8**. 313. 1883.

33. Tobiesen, Skand. Arch. f. Phys. **6**. 292. 1895.

34. Rosenthal, J., Arch. f. Anat. u. Phys. Phys. Abt. 271. 1898; ebenda S. 167. 1902

35. Smith, L. J., Journ. Phys. **24**. 19. 1899.

36. Heller, R., W. Mager und H. v. Schrötter, Luftdruckerkrankungen. Wien 1900.

37. Hill, L. und J. J. R. Macleod, Journ. of Phys. **29**. 492. 1903.

38. Schmiedehausen, P. G., Die pathol.-anat. Veränderung der Lunge bei verändertem Sauerstoffgehalt der Atemluft. Inaug.-Diss. Halle 1909.

39. David, O., Zeitschr. f. klin. Med. **74**. 404. 1912.

40. Bornstein, A. und Stroink, Deutsche med. Wochenschr. **38**. 1495. 1912.

41. Schmidt, A. und O. David, ebenda 1697. 1912.

42. Karsner, H. T., Journ. of exp. medic. **23**. 149. 1916.

43. Kempner, Zeitschr. f. klin. Med. **4**. 391. 1881.

44. Speck, C., ebenda **12**. 447. 1885.

45. Friedländer und Herter, Zeitschr. f. phys. Chem. **3**. 19. 1879.

46. v. Terray, Pflügers Arch. **65**. 383. 1896.

47. Fraenkel und Geppert, Über die Wirkung der verdünnten Luft. Berlin 1883.

48. Eberstadt, Arch. f. exp. Path. u. Pharm. **71**. 329. 1913.

49. Bürgi, Arch. f. Anat. u. Phys. Phys. Abt. 509. 1900.

50. Kuss, G., Journ. de Phys. et de path. gen. **7**. 1905.

51. Schumburg und Zuntz, Pflügers Arch. **63**. 488. 1896.

52. Durig und Zuntz, Arch. f. Anat. u. Phys. Phys. Abt. Suppl. 417. 1904.

53. Durig, A., Pflügers Arch. **113**. 213. 1906 u. Denkschrift der Wiener Akademie der Wissenschaften **86**.

54. Durig, A. und N. Zuntz, Biochem. Zeitschr. **39**. 435. 1912.

55. Jaquet und Staehelin, Arch. f. exp. Path. u. Pharm. **46**. 274. 1900.

56. Fuchs, L. F. und Th. Deimler, Physiologische Studien im Hochgebirge. 2. Mitt. Sitzungsberichte der physik.-med. Societät in Erlangen **41**. 125. 1909.

57. Hasselbalch, K. A. und J. Lindhard, Skan. Arch. f. Phys. **25**. 361. 1911.

58. Hallion et Tissot, C. r. de l'ac. d. sc. **133**. 1901.
59. v. Schrötter, H. und H. Zuntz, Pflügers Arch. **92**. 479. 1902.
60. Douglas, Haldane, Henderson und Schneider, Transact. of the Roy. soc. Ser. B. **203**. 185. 1912.
61. Galleotti, Travaux de Labor. scient. du Mont Rosa. Turin 1904.
62. Mosso und Marro, Arch. ital. de biol. **39**. 1902.
63. Jourdanet, Influence de la pression de l'air sur la vie de l'homme. Paris 1875.
64. Dufour, Bull. de la soc. med. de la suisse romand. 1874.
65. Barcroft, J., The respiratory Funktion of the blood. Cambridge 1914.
66. Barcroft und King, Journ. of phys. **39**. 374. 1909/10.
67. Durig, A., v. Schrötter und Zuntz, Biochem. Zeitschr. **39**. 469. 1912.
68. Salomon, H. in v. Noordens Handbuch der Pathologie des Stoffwechsels. 2. Aufl. 2. Bd. S. 613. 1907.
69. Hill und Macleod, Journ. of phys. **29**. 382. 1903.
70. Veraguth, Le climat de la Haute-Engadine et son action. physiol. Thèse de Paris 1887.
71. v. Wendt, Skand. Arch. f. Phys. **24**. 247. 1911.
72. David, O., Bache, M. und Auel, Münch. med. Wochenschr. 868. 1914, ferner Bache, M., Stoffwechselversuche bei Herabsetzung des O_2-Partialdruckes in der Respirationsluft. Inaug.-Diss. Halle 1913.
73. Ludwig, C. und A. Schmidt, Arbeiten aus dem physiol. Laboratorium. Leipzig III. 1. 1868.
74. Verzár, F., Ergeb. d. Phys. **15**. S. 1. 1916.
75. v. Frey, M., Arch. f. Phys. 1885. S. 533.
76. Rubner, M., ebenda S. 38.
77. Barcroft, J. und F. Müller, Journ. of phys. **44**. 259. 1911.
78. Verzár, F., ebenda S. 243.
79. Derselbe, Pflügers Arch. **183**. 239. 1920.
80. Krogh, A., Journ. of phys. **52**. 457. 1919.
81. Nakamura, H., ebenda **55**. 100. 1921.
82. Weizsäcker, V., Pflügers Arch. **148**. 539. 1912.
83. Verzár, F., Journ. of phys. **45**. 39. 1912/13.

III. Das Verhalten des Gesamtstoff- und Kraftwechsels bei Änderungen des optimalen physikalisch-chemischen Milieus im Organismus.

Das physikalisch-chemische Milieu des Körpers ist durch zwei wichtige Faktoren gekennzeichnet, die H-Ionenkonzentration und die Isotonie der Gewebe bzw. des Blutes. Dazu kommt die als „Ionengleichgewicht" bezeichnete Abstimmung der Ionenarten, wobei besonders das kolloidchemisch und biologisch wichtige Verhältnis der ein- und zweiwertigen Kationen, namentlich aber der Quotient K:Ca von Bedeutung ist. Die Bedeutung der Anionen tritt gegenüber der Bewertung der Kationen im allgemeinen stark in den Hintergrund, sicher nicht mit vollem Recht, da z. B. das PO_4-Ion sehr intensive biologische Wirkungen entfalten kann.

Zu bemerken ist ganz allgemein, dass die Zufuhr eines Salzes keine dauernde Ionenverschiebung bewirkt und es daher zunächst fraglich ist, ob die vorübergehende Beeinflussung sich irgendwie im Gesamtstoffwechsel äussert.

Die Konstanz der Ionenkonzentration ist durch Pufferungsmechanismen gesichert und hängt durchaus nicht immer von der Menge eines dieses Ion enthaltenden Salzes ab. So steht z. B. die Ca-Ionenkonzentration in Beziehung zur H- und HCO_3-, evtl. auch der HPO_4-Ionenkonzentration.

Es ergibt sich hieraus, dass es überaus schwierig ist, die Konzentration eines einzelnen Ions zu verschieben und die Wirkung einer solchen Veränderung auf den Stoffwechsel zu untersuchen.

Am aussichtsreichsten erscheinen hier noch Beobachtungen an isolierten Zellen der Organe, während beim Gesamtorganismus sehr komplizierte Verhältnisse zu erwarten sind.

Die geschilderten Faktoren werden vom Organismus mit grosser Zähigkeit festgehalten, so dass man annehmen muss, dass hier ganz besonders wichtige Voraussetzungen für den ungestörten Ablauf der Lebensvorgänge vorliegen. Darum ist zu untersuchen, ob etwaige Abweichungen von den Normalwerten die Oxydationen, den wichtigsten Lebensprozess, beeinflussen. Pflüger hat bei der Aufstellung seines Grundgesetzes anscheinend an derartige Faktoren nicht gedacht, sie auch z. T. gar nicht gekannt; aber sinngemäss angewandt müsste es auch hier gelten.

a) Der Einfluss von Änderungen der H-Ionenkonzentration.

Die H-Ionenkonzentration im Blute lässt sich auf die verschiedenste Weise bestimmen, direkt auf elektrometrischem Wege (Höber, Hasselbalch u. a.), zweitens durch die nicht sehr genaue Indikatorenmethode Friedenthals und dann vor allem gasanalytisch aus den Mengen der gebundenen und freien Kohlensäure [Henderson, Hasselbalch, Münzer und Walker, Straub und Meyer, zahlreiche amerikanische und englische Autoren u. a. Literatur bei Henderson (Z.), Michaelis (Z.), Clark (Z.), van Slyke (Z.), Kl. Meier]. Letztere Methode ist wohl am zweckmässigsten. Bei Gesunden ergibt sich, wenn man die etwas breiter streuenden Zahlen von Straub und Meier (1)[1] fortlässt, eine weitgehende Übereinstimmung der mit den verschiedenen Methoden gefundenen Werte. Die Kohlensäurekapazität für venöses Blut beträgt bei 40 mm CO_2-Spannung und $37,5^0$ im Mittel 49 Vol.-$^0/_0$, pH ist hier $= 7,35$ (7,29—7,42), im arteriellen Blut $= 7,45$—7,23.

Für das einzelne Individuum ist der Wert konstant und charakteristisch. Für die hier interessierenden Fragen hat vor allem der Wert für das Gewebe ein Interesse. Seine Feststellung ist natürlich erheblich schwieriger. Für den frischen Extrakt zerkleinerter Organe der verschiedensten Tiere fanden Michaelis und Kramstyk (2) ein pH $= 6,6$, beim gekochten Organ 7,0, so dass der wahre Wert wahrscheinlich mit 6,8 bei 38^0 genau dem Neutral-

---

[1] Wie Straub kürzlich auf dem Kongress f. innere Medizin 1922 mitteilte, sind die Schwankungen seiner Zahlen auf jahreszeitliche Einflüsse zurückzuführen; im Herbst wurden stärker basische, im Frühjahr stärker saure Werte gefunden (Verh. S. 204).

punkt entpricht.   Somit würde das lebende Gewebe wahrscheinlich eine H-Ionenkonzentration von $1{,}5 \times 10^{-7}$ besitzen.   Durch direkte Einführung von Elektroden in das lebende Gewebe haben neuerdings Schade und seine Mitarbeiter[1]) die [H·] des Gewebes gemessen und sind dabei zu ähnlichen Ergebnissen wie Michaelis gekommen.   Auffallend nach der sauren Seite verschobene Werte fanden sich im Bereich entzündlicher Veränderungen. Zwischen den einzelnen Organen bestand dabei keine nennenswerten Differenzen, nur im Muskel sind durch die Bildung von Milchsäure wenigstens postmortal die Werte etwas höher.   Grosse Abweichungen von dem Neutralpunkt von $(\overset{+}{\mathrm{H}}) = 0{,}4 \times 10^{-7}\mathrm{n}$ bzw. $(\overset{-}{\mathrm{OH}}) = 7{,}2 \times 10^{-7}\mathrm{n}$ sind mit dem Leben nicht vereinbar.   Eine Azidität kann sich nicht entwickeln, weil vorher sämtliche Kohlensäure aus dem Blute entwichen sein müsste.   Eine Alkalität kann nicht zustande kommen, weil dafür durch Bikarbonatanhäufung eine so grosse Steigerung des osmotischen Drucks nötig ist, wie die Nieren ihn nicht zulassen.

Auch bei Kranken finden sich hier im allgemeinen keine grossen Veränderungen.   Die deutlichen Abweichungen sollen später besprochen werden.

Die Konstanz seiner H-Ionenkonzentration ist für den Organismus anscheinend von grösster Bedeutung, dafür spricht schon allein die Tatsache, dass sie so zäh festgehalten wird.   Mancherlei deutet darauf hin, dass die angegebenen Werte die optimalen sind für den Ablauf der Lebensprozesse. So zeigte Michaelis [(Z.) S. 87], dass [H·] des Magensaftes beim Erwachsenen mit dem Wirkungsoptimum des Pepsins zusammenfällt, das gleiche gilt für den Magensaft des Säuglings bezüglich des Optimums der Magenlipase, des Darmsaftes und des Speichels für die darin wirksamen Fermente.   Auch im Blute deckt sich die [H·] mit dem Wirkungsoptimum von Blutlipase und glykolytischem Ferment.   Bezüglich der Gewebe, deren Funktion ja vor allem für den Lebensprozess von Bedeutung ist, sind die Verhältnisse noch nicht genügend studiert.   Hier spielen ja vor allem oxydierende Fermente eine Rolle und es ist sehr wohl möglich, dass der Organismus durch kleine Änderung der [H·] (z. B. Retention oder Ausschwemmung von sauren Produkten des intermediären Stoffwechsels) die Fähigkeit hat, die Intensität der Stoffwechselvorgänge in den einzelnen Organen zu regulieren [Michaelis (Z.) S. 87].

Die Mittel zur Aufrechterhaltung der Konstanz sind Puffersubstanzen im Blut (vor allem Eiweisskörper), ferner Atemmechanik und Nierentätigkeit evtl. besondere intermediäre Umsetzungen, wie NH_3-Bildung usw.

Die Wirkungsweise dieser ausserordentlich feinen Regulationsmechanismen ist vor allem im letzten Jahrzehnt durch zahlreiche Arbeiten deutscher, dänischer, englischer und amerikanischer Autoren studiert, doch ist hier nicht

---

[1]) H. Schade, P. Neukirch und A. Halpert, Zeitschr. f. ger. exp. Med. 24.11.1921.

der Ort, auf diese interessanten Fragen näher einzugehen [vgl. vor allem die zusammenfassenden Darstellungen von Henderson (Z.), Michaelis (Z.), Clark (Z.), van Slyke (Z.) und Kl. Meier (Z.).

α) Die Wirkung von Säure- und Alkalizufuhr auf den Gaswechsel bei Tieren.

Die Änderungen, welche durch Abweichungen von der optimalen H-Ionen-konzentraktion bedingt sind, lassen sich am besten an einzelligen Organismen beobachten. Erwähnt seien die wichtigen Beobachtungen über die eingreifende Wirkung von Alkali bzw. Säuren auf das unbefruchtete Seeigelei von C. Herbst (3), J. Loeb (4), auf die Kontraktilität der Ringmuskulatur der Medusen von Bethe (5), auf die rhythmischen Bewegungen von Muscheln und Fischen von Roaf (6), sowie die Lebensfähigkeit der Protozoen von Koltzoff (7).

Gleichzeitig ist auch die Oxydationsgeschwindigkeit weitgehend beein-flussbar. Das zeigte zuerst O. Warburg mit seinen Mitarbeitern (8). Er fand, dass beim befruchteten Strongylocentrotusei die Oxydationsgeschwindig-keit in einer weiten Konzentrationsbreite dauernd langsam mit der OH-Ionen-konzentration anstieg (z. B. bei [OH] von etwa $10^{-8} : 1,4$ Einheiten, bei etwa $10^{-3} : 8,1$ usw.). Zu prinzipiell dem gleichen Resultate führten die Beobach-tungen von Jaques Loeb und Wasteneys (9), sowie Mac Clendon und Mitchell (10). Ed. Grafe (11) (unter Warburg) untersuchte das Verhalten der Oxydationen von Vogelblutzellen gegenüber Ammoniak und Ammoniak-derivaten. Die Oxydationsgrösse geht hier mit zunehmender Basenkonzentration durch ein Maximum. Kleine Mengen beschleunigen bis 50% und mehr, grössere hemmen reversibel, noch grössere irreversibel. In jedem Falle waren die Mengen so klein, dass nicht etwa eine Hämolyse eintrat.

Im Hinblick auf diese Versuche bei Einzelligen erhebt sich die Frage, ob auch beim hochdifferenzierten Warmblüterorganismus, insbesondere beim Menschen, Beeinflussungen der Gesamtverbrennungen durch Säure- bzw. Alkali-zufuhr möglich sind.

Untersuchungen darüber setzten schon ein, längst, ehe die Beobachtungen an isolierten Zellen angestellt waren. Sie knüpften an das schwere Bild der Säurevergiftung an, das Walter (12) unter Schmiedeberg zuerst eingehend studierte und durch Blutanalysen zu deuten suchte. Der Tod durch Zufuhr von Salzsäure bei Kaninchen wurde von ihm auf Alkaliverarmung zurück-geführt. Die ersten Respirationsversuche nach peroraler Säurezufuhr beim Kaninchen stellte Chvostek (13) an, ausgehend von dem Gedanken, dass die Alkalientziehung vielleicht die O_2-Aufnahmefähigkeit der Zellen herab-setzt und so zu einer inneren Erstickung führt. Er fand nach Darreichung von HCl in 0,2—0,3%iger Lösung bis zu 0,9 g pro kg ein Absinken der Oxyda-tionen bis maximal 49,3%; auch die im Rosenthalschen Kalorimeter ge-messene Wärmeproduktion war bis zu 41,6% erniedrigt. Diese Tatsachen wurden im Sinne einer Gewebserstickung gedeutet. Sämtliche Tiere starben allerdings spätestens 6 Stunden nach der Säurezufuhr.

Im Gegensatz zu diesem Absinken der Oxydationen bei Säurezufuhr beobachtete C. Lehmann (14) bei tracheotomierten, künstlich geatmeten Kaninchen nach Sodazufuhr Steigerungen. In gleichem Sinne fielen die Beobachtungen von A. Loewy (15) an einer kastrierten Hündin aus. Hier genügte schon eine 12tägige Einfuhr von täglich 3 g Soda, um den Gas-wechsel um 30 °/o zu erhöhen; gesteigerte Verbrennungen waren noch längere Zeit hinterher nachweisbar. Um den komplizierenden Einfluss der Verdau-ungsorgane auszuschalten und so die Versuchsbedingungen übersichtlicher zu gestalten, injizierte Leimdörfer (16) (unter Porges) beim mit Urethan narkotisierten, gefesselten und tracheotomierten Kaninchen intravenös ver-dünnte saure (NaH_2PO_4) und alkalische Salze (Na_2CO_3, Na_3PO_4, $NaOH$) in wechselnder Konzentration. Der Einfluss auf den Sauerstoffverbrauch (mit einem Zuntz-Geppertschen Apparat bestimmt) war dabei im wesentlichen abhängig von der Konzentration. Entsprechend dem Verhalten bei einzelligen Organismen wurden bei niedrigen Konzentrationen Steigerungen beobachtet, die auf gleichzeitig einsetzende Muskelbewegungen und Zunahme des Atem-volumens zurückgeführt wurden, während höhere Konzentrationen entgegen-gesetzt wirkten und zu ausgesprochenen, aber reversiblen Vergiftungserschei-nungen führten. Die CO_2-Ausscheidung war bei niedriger Säurekonzentration der infundierten Flüssigkeit anfangs entsprechend der gesteigerten Ventilation mehr gesteigert wie die Sauerstoffaufnahme. Auch beim Absinken der Ver-brennungen infolge konzentrierterer Lösungen von Alkalien findet sich diese Differenz. Hier verhält sich aber die CO_2-Ausscheidung umgekehrt gegen-über dem Sauerstoff, anscheinend bedingt durch Bindung der Blutkohlen-säure an die eingeführten Alkalien. Als Mass des Stoffwechsels kann daher in solchen Versuchen nur die Sauerstoffaufnahme gelten. Bei den Alkalien war die Einwirkung auf die Oxydation keine einfache Funktion der [OH]-Ionen-konzentration, insbesondere wirkte Na_3PO_4 viel intensiver als seiner Alkales-zenz entsprach. Leimdörfer glaubt daher, dass es sich bei dem Einfluss auf die Verbrennungen hauptsächlich um Salzwirkung handelt. Wahrschein-lich lag hier eine Verminderung der Ca-Ionenkonzentration durch Bindung an Phosphorsäure vor, denn Ca hemmt nach Warburg (8) die Oxydationen.

Raeder (17) kam mit einer erheblich verbesserten Methodik (Ausgleich der gesteigerten Nieren- und Herzarbeit durch permanente Infusion gleich-mässiger Mengen physiologischer Kochsalzlösung, Arbeiten bei der kritischen Temperatur usw.) zu prinzipiell dem gleichen Resultate wie Leimdörfer. Aus allen angeführten Versuchen lässt sich entnehmen, dass bei äquimolaren Lösungen die sauren Salze weit wirksamer sind als die alkalischen. Ein Ab-sinken der Oxydationen ist mithin nur bei sehr hohen Alkalikonzentrationen zu beobachten. Auch beim Hunde scheinen die Dinge prinzipiell ganz gleich zu liegen, wie sich der neueren Arbeit von Mäder (18) und Bing (19) wenigstens bezüglich Alkalizufuhr entnehmen lässt. Verglichen wurde die Wirkung von Karbonaten, Chloriden und Phosphaten in ihrem Einfluss auf den Gesamtstoffwechsel. Um die Wirkung der Kationen auszuschalten, wurden die Metalle K, Na, Ca, Mg, in ähnlichen Mengenverhältnissen wie sie im Organismus vorkommen sollen, an die betreffenden Säuren gebunden gegeben. Bei Chloriden und Phosphaten ergab sich ein gleichmässiges, langsames Ansteigen und Fallen des Einflusses auf den Gaswechsel, während bei Karbonaten das Maximum der Einwirkung schon sehr rasch in der ersten Stunde erreicht wurde. Auch Atkinson und Lusk (20) fanden nach Salzsäuregaben eine 6%ige Stoffwechselsteigerung. So zeigen die bisherigen Tierversuche übereinstimmend, dass nicht nur die Einzelligen, sondern auch der hochorganisierte Warmblüterorganismus in sehr charakteristischer und ausgesprochener Weise auf intraorale und intravenöse Säure- und Alkalizufuhr reagiert. Was liegt da zugrunde? Bestehen vielleicht kausale Beziehungen zu einer Verschiebung der H-Ionenkonzentration im Gewebe? Auch mit Konzentrationsänderungen anderer als H-Ionen bzw. an Kolloide gebundener Metalle im Gewebe ist bei solchen Salzinfusionen zu rechnen. Ca z. B. verschwindet viel rascher aus dem Blut, als es ausgeschieden wird. Leider ist meines Wissens niemals dieser Faktor gleichzeitig mitbestimmt worden, so dass sich zur Klärung der vorliegenden Verhältnisse die Frage erhebt, wie sich der Gaswechsel bei Änderungen der H-Ionenkonzentration im Blute bei Tieren verhält.

Wie Haggard und Henderson (21) gezeigt haben, gelingt es durch intravenöse Darreichung sehr grosser, eben noch mit dem Leben vereinbarer Alkali- oder Säuredosen eine ganz geringe Verschiebung der H-Ionenkonzentration nach der betreffenden Seite zu erreichen. Im übrigen sind nur wenige experimentelle Bedingungen bekannt, unter denen hier Änderungen vorkommen. Am stärksten sind sie ausgesprochen, wenn nach dem Vorgange von Porges und Salomon (22) durch Abklemmung der Abdominalgefässe die Baucheingeweide und die untere Extremität aus dem Kreislauf ausgeschaltet werden. Hier fanden Rolly (23) und Murlin, Edelmann und Kramer (24) eine deutliche Zunahme der H-Ionenkonzentration bis fast zum Doppelten der Norm.

Unter den gleichen Versuchsbedingungen wurde der respiratorische Gaswechsel untersucht. Es kam zu einer ausserordentlich starken Abnahme der Verbrennungen mit einem die Norm oft weit übersteigenden R.Q. Leider sind alle derartigen Beobachtungen für die Frage, ob Veränderungen der H-Ionenkonzentration des Blutes Veränderungen des respiratorischen Gaswechsels bedingen, unbrauchbar, weil die Eingriffe so deletär waren, dass die Tiere bald starben. Die Zahlen müssen hier erheblich niedriger ausfallen, allein schon weil der halbe Körper aus dem Stoffaustausch ausgeschaltet ist, und die Temperatur immer stark sinkt. Auch wenn man in viel schonenderer

Weise nur die Leber ausschaltet [Fischler und Grafe (25)] oder exstirpiert [Grafe und Denecke (26)], liegen die Verhältnisse für diese Frage prinzipiell kaum anders, trotzdem die Tiere oft viele Stunden noch am Leben bleiben. Diese Untersuchungen, die allerdings auch ganz andere Fragestellungen im im Auge hatten, können hier also nicht weiterführen. Immerhin ist es von Interesse, dass im Zustande der Fleischintoxikation bei Hunden mit Eckscher Fistel auch im Nüchternzustande die Verbrennungen um etwa 20% höher liegen, wie beim gleichen Tier ausserhalb dieses Zustandes [Grafe und Fischler (27)]. Leider sind bei diesen Tieren keine Untersuchungen der H-Ionenkonzentration vorgenommen worden. Fischler (28) hat die Theorie aufgestellt, dass bei diesen Tieren eine Alkalosis vorliegt. Wäre diese Annahme, die allein durch direkte oder indirekte Bestimmung der H-Ionenkonzentration auf ihre Richtigkeit geprüft werden kann, zutreffend, so wären in diesem Falle vielleicht doch Beziehungen zwischen Änderung der H-Ionenkonzentration und des respiratorischen Gaswechsels gegeben. Aber der Boden ist hier vorläufig noch ganz unsicher.

β) Die Wirkung von Säure- und Alkalieinfuhr beim Menschen.

Wie liegen die entsprechenden Verhältnisse beim Menschen? Hier interessiert zunächst die Frage, wie die Darreichung von Alkalien und Säuren auf den Gesamtstoffwechsel wirkt. A. Loewy (15) fand einige Stunden nach Darreichung von 5 g Natriumkarbonat keinen Einfluss auf den Gaswechsel. Schon vorher machte Stadelmann (29) die Beobachtung, dass Zulagen von Alkalien (Natr. bicarb. und citricum) zu einer konstanten, genau analysierten Kost auffallend starke Gewichtsabnahmen gegenüber einer Kontrollperiode mit der gleichen Kost, ohne diesen Zusatz, bedingten. Nach der N-Bilanz kommen Eiweissverluste nicht in Betracht. Die nächstliegende Annahme ist, dass es sich lediglich um Wasserverluste infolge der diuretischen Wirkung gehandelt hat. Gaswechselversuche wurden leider nicht angestellt. Livierato (30) untersuchte die Wirkung von Alkaligaben beim Diabetiker, fand aber so wechselnde Werte, dass zuverlässige Schlüsse unmöglich sind.

Die spärlichen Beobachtungen bei Trinkkuren [vgl. z. B. Salomon (31)] sind wegen der grossen Flüssigkeitsmengen, der Verschiedenartigkeit der Salze usw. zu vieldeutig, um hier herangezogen zu werden. In jüngster Zeit haben sich G. Baumgardt (32) und Waldbott (33) (unter Grafe) mit dem Einfluss von Säuren und Basen auf den Gasstoffwechsel beim Menschen befasst. Baumgardt setzte mehrere Wochen lang drei Knaben auf stark saure, bzw. stark alkalische Nahrung und vermochte dabei in langdauernden Respirationsversuchen in der grossen Respirationskammer des Zuntzschen Instituts keinerlei Unterschiede in der Wirkung auf die Sauerstoffaufnahme festzustellen. Da die Versuche von einer anderen Fragestellung ausgingen, wurden aber nur beide Perioden miteinander verglichen, nicht etwa mit einer

Nahrung, deren Reaktion neutral war. Daher können die Versuchsresultate keinen eindeutigen Beitrag zu der hier interessierenden Frage liefern. Anders war der Ausfall der Selbstversuche von Waldbott (33), der den unmittelbaren Einfluss möglichst grosser einmaliger Gaben von Alkalien und Säuren in 3—4 stündigen Respirationsversuchen studierte. In der einen Versuchsreihe wurde Salzsäure und Phosphor in Mengen bis zu 1,25 g HCl und 4,0 g H_3PO_4 gemischt genommen, in der anderen Natron bicarbonicum und Magn. usta bis zu 24 g. Diese Mengen wurden in 1 Stunde in mässig verdünnter Lösung getrunken, bzw. in Oblaten heruntergeschluckt. Meist waren schon am Vortage grössere Mengen der gleichen Substanzen der Nahrung zugefügt. Es handelte sich stets um Nüchternversuche mit sorgfältigster Einhaltung von Muskelruhe. Hin und wieder traten unangenehme Sensationen von seiten des Magendarmkanals (ohne Durchfälle) sowie leichte Vergiftungserscheinungen ein. Mit einer Ausnahme, wo nach 20 g MgO keine Veränderung zu beobachten war, kam es stets zu deutlichen Steigerungen des Sauerstoffverbrauchs (in den Säureversuchen bis max. 14,7 %, bei Alkalizufuhr bis max. 11,1 %). Die Wirkung auf den intermediären Stoffwechsel wurde durch Titration der Harnazidität und Bestimmung des Ammoniakstickstoffes verfolgt. Diese Versuche beweisen, dass bei geeigneter Versuchsanordnung, insbesondere genügend hohen Dosen der Mensch auf Säure und Alkalizufuhr in prinzipiell der gleichen Weise reagieren kann wie das Tier.

γ) Beziehungen zwischen Abweichungen der H-Ionenkonzentration und Höhe des Gesamtstoffwechsels bei Krankheiten.

Vor dem Versuch einer Deutung der im vorigen Abschnitt besprochenen Resultate ist die Frage zu erörtern, ob und unter welchen pathologischen Verhältnissen Abweichungen von der H-Ionenkonzentration von den oben genannten Werten beim Menschen vorkommen und wie sich der Gesamtstoffwechsel in diesen Fällen verhält.

Zunächst ist festzustellen, dass die Abweichungen vom Neutralpunkt in jedem Falle sehr gering sind. Sie kommen nach beiden Seiten hin vor. Häufiger und wichtiger sind die Verschiebungen nach der sauren Seite (Abnahmen von pH bis ca. 7,0). Sie finden sich vor allem in schweren Fällen von Diabetes. Hier ist Abnahme der CO_2-Spannung schon früher von Wolpe (34), Minkowski (35) und Kraus (36) festgestellt, Erniedrigung von pH beobachteten Benedict (37), Rolly (23), Michaelis (Z.) u. a. Weitere Literatur bei Kl. Meier (Z.). Auch Acidose bei Fieber wirkt in der gleichen Richtung [Michaelis (Z.), Kuhlmann (38), Peabody (39)]. Ferner gehören einzelne Fälle von Niereninsuffizienzen, vor allem Endstadien [Straub und Schlayer (40), Rolly (23), Aub und Dubois (41), Kuhlmann (38), Means, Bock und Woodwell (42), Beckmann und Kl. Meier[1]), sowie J. Rieger und

---

[1]) Klin. Wochenschr. 1. 2140. 1922 und Zeitschr. f. exper. Med. 29. 596. 1922.

H. Freund[1])] hierher, während bei anderen Kranken die Werte annähernd normal lagen [Michaelis (Z.), Rolly (23)]. Vereinzelt wurden leicht erniedrigte Werte auch bei Dyspnoischen (herabgehend bis 7,13) beobachtet, so von Rolly (23), Kuhlmann (38), Peters und Barr (43), Means, Bock und Woodwell (42); ferner bei unreifen Frühgeburten [Pfaundler (44)], ebenso bei neugeborenen, hungernden und alimentär intoxizierten Säuglingen [Howland und Mariott (45), Ylppö (46)].

Seltener findet sich bei Kranken eine Alkalosis (pH bis 7,8). Am stärksten ausgebildet ist sie bei der experimentell erzeugten Tetanie [Wilson, Stearns und Janney (47), Wilson, Stearns und Thurlow (48), Mc Cann (49)], allerdings wird das von Mc Callum (50) bestritten. Bei der menschlichen Tetanie liegen m. W. noch keine genügend zahlreichen Beobachtungen in dieser Richtung vor, doch muss man nach den Tierversuchen mit einer stark erniedrigten H-Ionenkonzentration auch hier rechnen [Greenwald (51)], auch die wichtigen Untersuchungen von Freudenberg und György (52)] bei Säuglingen, sowie von Grant[2]) bei der Tetanie der Erwachsenen sprechen sehr stark dafür. Sicher findet man sie bei starken Säureverlusten des Körpers, z. B. Magenspülungen bei stenosierendem Ulcus pylori [Mac Callum und seine Mitarbeiter (50)] oder bei zu starker Alkalidarreichung aus therapeutischen Gründen [Howland und Mariott (53), Harrop (54), Davis, Haldane und Kennaway (55)]. Auch bei künstlich erzeugter Tetanie durch langdauernde Überventilation der Lungen resultieren hohe Werte für pH [Collip und Bachus (56), Davis, Haldane und Kennaway (55), Grant und Goldman (57)], ebenso bei Atmung auf hohen Bergen [Haggard und Henderson (58), Haldane und seine Mitarbeiter] und Hyperpnoe im heissen Bad [Bazett und Haldane (59)]. Auch bei Nephritikern scheint nach H. Straub (60) hin und wieder eine Alkalosis aufzutreten.

Wie verhält sich nun der Gesamtstoffwechsel bei diesen verschiedenen Zuständen, welche mit einer Abweichung der pH von der Norm einhergehen? Leider ist die Beantwortung dieser Frage vorläufig nur zum allerkleinsten Teil möglich. Zum Teil hängt das damit zusammen, dass bisher in der Regel Gaswechselversuche nicht mit Bestimmungen der H-Ionenkonzentration kombiniert wurden, so dass im Einzelfalle nicht bekannt ist, ob Beziehungen zwischen beiden bestehen. Der Hauptgrund aber ist, dass vielfach die Möglichkeit oder Wahrscheinlichkeit besteht, dass der Gesamtstoffwechsel noch durch andere Faktoren beeinflusst ist.

Wenn wir zunächst den Diabetes ins Auge fassen, so besteht hier in manchen Fällen eine Steigerung des Umsatzes, wie die meisten Autoren annehmen (vgl. darüber S. 328), zweifellos sind dann meist auch Be-

---

[1]) Arch. f. int. Med. **30**. 517. 1922 (dort die gesamte ältere Literatur).
[2]) Ebenda **30**. 355. 1922.

ziehungen zur Azidose erkennbar, wie die Tatsache zeigt, dass anfängliche Vermehrungen der Wärmeproduktion in schweren Fällen mit Azidose nach erfolgreicher Kur wieder verschwinden. Benedict (61) hat, auf solche Beobachtungen fussend, die Azidose als Ursache der Stoffwechselsteigerung bei dieser Krankheit hingestellt. Tatsächlich spricht auch mancherlei für diese Annahme (vgl. darüber S. 333), und mir scheint sie noch immer die plausibelste Erklärung, aber es liegt hier anscheinend keine strenge Gesetzmässigkeit vor, da auch bei schwerer Azidose die Steigerung fehlen kann, während umgekehrt allerdings sichere Steigerungen ohne Azidose nicht vorkommen. Komplizierend spielt hier der Ernährungszustand mit hinein. Vorläufig haben wir hier nur eine noch dazu sehr umstrittene Hypothese vor uns, die noch nicht genügend gesichert ist, um die Stoffwechselsteigerung bei Diabetes schon an dieser Stelle ausführlich abzuhandeln (vgl. darüber S. 328). Die mit grosser Regelmässigkeit im Fieber auftretenden Stoffwechselsteigerungen haben mit der Azidose nichts zu tun, die Azidose ist auch keine notwendige Folge des Fiebers an sich, sondern der häufig bei Fieber bestehenden Unterernährung. Bei nicht mit Inanition kompliziertem Fieber besteht sogar wohl Alkalosis, schon aus rein theoretisch-physikalischen Gründen. Die Dissoziationskonstante des Wassers wächst mit steigender Temperatur rascher als die der Kohlensäure [vgl. Henderson (Z.), S. 299]. Tatsächlich fand auch Krasemann (62) bei Fieber erhöhte Titrationswerte nach Rohonyi. Unter diesen Umständen könnte die Stoffwechselsteigerung bei nicht mit Unterernährung einhergehendem Fieber Ausdruck einer Alkalosis sein.

Bei einzelnen schweren Fällen von Nierenleiden haben Aub und Du Bois (63) kalorimetrische Versuche mit Bestimmungen der Blutazidose kombiniert und keine sicheren Zusammenhänge zwischen beiden Faktoren feststellen können, die Befunde waren zu wechselnd. Auch hier liegen die Verhältnisse wegen der Komplikationen durch Dyspnoe, Ödeme, Blutdrucksteigerungen und Niereninsuffizienzerscheinungen so unübersichtlich, dass sich vorläufig nur sagen lässt, dass in den wenigen Fällen, in denen Steigerungen beobachtet wurden, die Azidose jedenfalls nicht die entscheidende Rolle spielt (Näheres darüber S. 333). Genau das Gleiche gilt für die mit Azidose einhergehenden Dyspnoen auf kardialer Grundlage [Peabody, Meyer und Du Bois (64) u. a.] (vgl. darüber S. 448).

Ausreichende Untersuchungen über den Einfluss der Tetanie mit Alkalosis auf den respiratorischen Gaswechsel (vgl. darüber S. 298) fehlen bisher. Wichtig wären Untersuchungen bei der experimentell erzeugten Form.

Auf jeden Fall sind auch hier die Dinge unklar, da toxische Momente für eine Steigerung in Betracht kommen. Für eine wichtige Rolle der Alkalosis beim Zustandekommen der Tetanie sprechen aber zweifellos die zahlreichen S. 298 angeführten Beobachtungen.

Bei der Säuglingstetanie ist regelmässig der NH_3-Gehalt im Urin, sowie die Menge an primärem Gesamtphosphat vermindert, während im Blute die Konzentration an anorganischen Phosphaten erhöht ist. Mittels Ammonchlorid, das azidotisch wirkt, kann der tetanische Zustand auch hier häufig beseitigt werden [Freudenberg und György (52)]. Eine Alkalosis besteht hier wohl sicher.

Bei der Hyperventilationstetanie liegen die Versuchsbedingungen relativ einfach, aber wahrscheinlich stört die Nachwirkung der gewaltigen Muskelanstrengungen bei der forcierten Atmung die Deutung der Respirationsversuche. Besonders gut würde sich die Alkalosis infolge intravenöser Alkalidarreichung und bei starken Säureverlusten (stenos. Ulc. pylori) zur Gaswechseluntersuchung eignen, aber vorläufig fehlen hier noch alle Beobachtungen.

Dieser kurze Überblick zeigt, dass die Beziehungen zwischen Anomalien der H-Ionenkonzentration und Verhalten des respiratorischen Gaswechsels entweder noch nicht genügend untersucht sind oder da, wo bei einzelnen Krankheiten Beobachtungen vorliegen, wegen der Mitwirkung anderer Faktoren so schwer deutbar sind, dass eine klare Antwort auf die Frage, ob die Intensität der Verbrennungen durch Verschiebung von pH bedingt sein können, von dieser Seite her noch nicht gegeben werden kann. Nur eins lässt sich den besprochenen Versuchen wohl entnehmen, dass ein etwa vorhandener Einfluss wohl kaum sehr gross sein dürfte.

Für die Deutung der Stoffwechselerhöhungen nach peroraler Säure- oder Alkalizufuhr vermögen die klinischen Beobachtungen also keine Entscheidung zu bringen. Eine weitere Frage ist, wie sich die H-Ionenkonzentration bei derartigen Versuchen verhält. Leider ist sie beim Menschen nie mitbestimmt und auch in den Tierversuchen nur selten. Immerhin zeigen die oben erwähnten, wichtigen Versuche von Haggard und J. Henderson (58), dass unter dem Einfluss einer intravenösen HCl-Injektion die Relation

$$C_H = K\,\frac{H_2CO_3}{NaHCO_3}$$

sich vorübergehend nach der sauren, nach Alkalizufuhr nach der alkalischen Seite verschieben kann. Gerade in diesen Versuchen fehlt aber wieder die Bestimmung des Gaswechsels, sodass man nicht weiss, bei welcher H-Ionenkonzentration sich das Maximum der Oxydationssteigerung findet.

Ausser einer, wenn auch vielleicht nur minimalen Veränderung des physikalisch-chemischen Milieus können noch andere Faktoren zur Deutung der Umsatzerhöhung herangezogen werden: zunächst die Steigerung von Herz- und Atemarbeit. Da in den Raederschen Kontrollversuchen permanente Injektionen mit der gleichen Menge physiologischer Kochsalzlösung vorgenommen wurden, d. h. an Herz und Atmung die gleichen Anforderungen gestellt wurden, wie in den Versuchen mit Alkali oder Säuredarreichung, und trotzdem der O_2-Verbrauch deutlich gesteigert war, kommt dieser Faktor wohl nicht in Betracht. Auch Waldbott (33) trank in den Kontrollversuchen die gleiche Menge Wasser ohne Salz. Auch an die vermehrte Nierenarbeit infolge der starken Salzausscheidung könnte man denken (vgl. S. 467), dagegen spricht, dass z. B. bei Harnstoffdarreichung, welche an die Nieren wohl die gleiche Anforderung stellt wie die Salzelimination, keine Stoffwechselsteigerung eintritt [Tangl (65), Grafe (66)]. Unter diesen Umständen muss man doch daran denken, dass entweder die Salzwirkung als solche oder die abnorme Reaktion der Substanz die Ursache der Stoffwechselsteigerung ist, selbst dann, wenn keine nachweisbare Verschiebung in der H-Ionenkonzentration vorliegen würde. Es wäre sehr wohl möglich, dass die Körperzellen so empfindlich gegen feinste Änderungen des pH ihres Milieus sind, dass ihre Oxydationsgrösse schon zu einer Zeit und durch Mengen alteriert wird, die durch die relativ grobe und summarische Gaskettenmethode noch gar nicht erfasst werden können, zumal die Bestimmung meist im venösen und nicht, wie es viel richtiger wäre, im arteriellen Blut vorgenommen werden. Insbesondere wäre es möglich, dass bei oraler Darreichung eine Alteration der Leber eintreten könnte. Vorläufig ist das aber nur eine Hypothese, die durch vergleichende Gaswechselversuche und H-Ionenkonzentrationsbestimmungen, möglichst gleichzeitig in arteriellem und venösem Blut ev. in dem Pfortaderblut auf ihre Richtigkeit weiter zu prüfen wäre.

Vor allem müsste diese Frage auch bei überlebenden Warmblüterorganen in Angriff genommen werden. Derartige Versuche sind in meinem Laboratorium in Angriff genommen.

b) Der Einfluss von Änderungen des osmotischen Druckes.

Der zweite physikalisch-chemische Faktor, dessen weitgehende Konstanz für den ungestörten Ablauf der Lebensfunktionen von grösster Bedeutung ist, besteht im osmotischen Druck. Seine Wichtigkeit bliebe auch dann noch erheblich, wenn tatsächlich die Kolloide für die Zelle eine so grosse Bedeutung besitzen sollten, wie z. B. W. Ostwald (67) es annimmt.

Wir wissen aus Versuchen an Einzelligen, wie empfindlich sie gegen Änderungen des osmotischen Druckes in ihrer Umgebung sind [vgl. vor allem J. Loeb (68) und Warburg (8)]. Auch die Oxydationsgrösse kann hier erheblich beeinflusst werden. Die Deutung der Versuche macht allerdings schon hier grosse Schwierigkeiten, da es sich bei der Neutralsalzwirkung in unphysiologischer Lösung nicht nur um eine Folge des veränderten osmotischen Drucks, sondern auch um spezifische Ionenwirkung bzw. Störungen des Salzgleichgewichts handeln kann. Wenn auch zweifellos an den einzelnen

Stellen im Organismus Differenzen im osmotischen Druck bestehen, ohne die der Stoffaustausch und damit das Leben unmöglich wären, so besitzt doch immerhin die wichtigste, alle Organe um- und durchspülende Flüssigkeit, das Blut, eine grosse Konstanz der Gefrierpunktserniedrigung, die nach Hamburger bei den Säugetieren nur in geringen Grenzen wechselt und für den Menschen $\varDelta = 0{,}526\,^0$ beträgt [nähere Literatur über das ganze Gebiet bei Hamburger (Z.), Korányi und Richter (Z.), Bottazi (Z.), Höber (Z.) und Schade (Z.)]. Zur Aufrechterhaltung dieser anscheinend für den Warmblüterorganismus günstigsten Serumisotonie besitzt der Organismus eine sehr feine Eigenregulation, die einerseits von den Nieren, andererseits von dem Stoffaustausch zwischen Blut und Geweben besorgt wird.

Die Konstanz des osmotischen Drucks ist allerdings keine so grosse, wie bei der $(\overset{+}{H})$-Konzentration. Schon die Ernährung bewirkt geringe Schwankungen, wie Koeppe (69) gezeigt hat. Vollends aber finden wir unter pathologischen Umständen erhebliche Abweichungen, vor allem, wenn der eine Hauptregulationsmechanismus versagt. So hat man bei Nierenkrankheiten erhebliche Steigerungen der Werte im Blute gefunden [Lit. bei v. Korányi und Richter (Z.)] bis maximal $0{,}88\,^0$ [Brasch (70)], allerdings geht die weitaus überwiegende Zahl der Nierenerkrankungen mit normalen Zahlen einher, nur im Zustande der renalen Insuffizienz steigen die Werte an. Seltener sind Abweichungen im Sinne der Hypotonie, wie bei schweren Herzinsuffizienzen. Im übrigen ist ein normaler Gefrierpunkt im Blut kein untrügliches Zeichen für normale osmotische Verhältnisse in den Geweben, denn osmotische Inkompensationen können im Blut durch gleichzeitige Hydrämie ausgeglichen werden.

Zur Entscheidung der Frage, ob auch im Warmblüterorganismus Anomalien der Gewebs- und Blutosmose zu Veränderungen des Gesamtstoffwechsels führen können, wären Untersuchungen im Endstadium der Nephritis von grossem Interesse. Das vorliegende Material ist aber noch zu spärlich und sicher pathologische Werte sind wegen gleichzeitig bestehender, anderer anormaler Faktoren so schwer deutbar, dass ich es vorläufig für richtig halte, das Verhalten des Gesamtstoffwechsels bei Nierenschädigungen getrennt an anderer Stelle zu besprechen (vgl. S. 469).

Auch für die hier interessierende Frage sind wir vorläufig auf Fütterungs- und Injektionsversuche angewiesen.

Experimentelle Studien über den Einfluss der Darreichung von Neutralsalzen auf den Gesamtstoffwechsel reichen weit zurück. Schon v. Mering und Zuntz (71) stellten Versuche mit oraler Kochsalzdarreichung an und fanden mit einer heute nicht mehr genügenden Methodik eine Steigerung der O_2-Aufnahme. A. Loewy (72) liess bei Menschen 5—15 g Glaubersalz

in Wasser nehmen und beobachtete dabei zeitweise Steigerungen des Stoffwechsels bis 35%, manchmal aber auch gar keine Änderungen.

Die erhöhten Werte wurden auf gesteigerte Darmperistaltik zurückgeführt
und als ein starkes Argument zugunsten der Zuntzschen Theorie von
der Verdauungsarbeit betrachtet. Diese Deutung war allerdings nicht richtig,
wie Benedict und Emmes (73) in ihren Versuchen mit Agar-Agar zeigten,
das gerade so abführend wirkt, ohne den Stoffwechsel irgendwie zu alterieren.
Stech (74) fand am Hund ohne Narkose nach oralen Kochsalzgaben eine
deutliche Erhöhung des Umsatzes.

Heilner (75) untersuchte zuerst den Einfluss subkutaner Injektionen
von iso-, hypo- und hypertonischen Kochsalzlösungen in grossen Dosen.
Während im ersten Falle keine Änderung im Gesamtstoffwechsel eintrat,
sank in den beiden anderen Serien der Eiweissumsatz deutlich ab, wobei
die Fettverbrennung eher eine Steigerung erfuhr.

Tangl (65) ging als erster zur intravenösen Injektion über und studierte
die Wirkung an kurarisierten, nach H. Meyer künstlich geatmeten Hunden,
denen vorher die Nieren exstirpiert wurden. Er fand nach Einspritzung von
5%iger NaCl-Lösung Steigerungen des O_2-Verbrauchs bis zu 39%.

Verzár (76), der mit der gleichen Methodik arbeitete, fand schon bei
Injektion physiologischer Kochsalzlösung Erhöhung bis 22,5%, bei Verwendung einer 5%igen Infusionsflüssigkeit stiegen die Werte bis 43%, bei
10%iger NaCl-Lösung sogar um 129%.

Demgegenüber trat in Versuchen von Leimdörfer (16) bei Kaninchen
mit 4%iger NaCl-Lösung eine sofortige, erhebliche Herabsetzung der Oxydationen ein, die als Folge einer Salzwirkung auf die Gewebe bzw. deren Säfte
aufgefasst wird; nur in einem Versuche blieb der Umsatz unverändert.

Mit der oben geschilderten weit feineren Methodik nahm Raeder (17)
die Versuche von neuem auf und konnte in Übereinstimmung mit dem Verhalten beim Hunde eine Abhängigkeit des Effektes von der Konzentration
feststellen.

Bei niedrigen Werten (1,8%—3%igen Lösungen) stieg der O_2-Verbrauch
gleichmässig und in geringem Grade an, um nach physiologischer Kochsalzlösung wieder zum normalen Werte zurückzukehren. Bei 4,5—9%igen
Lösungen war der Anstieg nur sehr kurz und machte dann einem Absinken
Platz, das dann später wieder in normale Werte überging. Gleichzeitig mit der
Stoffwechselsteigerung setzte eine starke Harnsekretion ein, so dass Raeder
(17) die Steigerung auf Nierenarbeit zurückführen will. Dagegen spricht aber,
dass die Stärke der Diurese die gleiche war, auch wenn der Stoffwechsel absank.
Injektionen 1%iger Harnstofflösungen hatten keinen Einfluss. Im ganzen waren
die Ausschläge sowohl nach der positiven wie auch der negativen Seite viel
geringer wie bei Tangl und Verzár.

Auch Henriques (76), der mit der gleichen Methodik wie Raeder beim Kaninchen arbeitete, vermochte im ganzen nur unbedeutende Einwirkungen auf den Sauerstoffverbrauch bei anderen Neutralsalzinjektionen festzustellen. Er injizierte NaBr, NaJ, $Na_2HPO_4 + NaH_2PO_4$, Na_2SO_4, $NaNO_3$, LiCl, ferner Harnstoff, Rohrzucker und Glyzerin. Die Konzentrationen hatten eine Gefrierpunktserniedrigung um $-1,85^0$ (bei Rohrzucker $-3,7^0$) zur Folge. Die Reaktion war nahezu neutral, jedenfalls vom Neutralpunkt so wenig entfernt, dass die Untersuchungen an dieser Stelle erwähnt werden können.

Bei den hypertonischen Injektionen von NaJ, NaBr, LiCl resultierte eine zwischen $7,0-16,2^0/o$ schwankende Abnahme der Sauerstoffaufnahme, die allein auch hier als Mass des Stoffwechsels genommen wurde.

In Anbetracht der Giftwirkung von J, Br und Li sind das sehr niedrige Werte. Noch geringer war das Absinken bei den anderen Salzlösungen (maximal $6,3^0/o$), bei einem Versuch mit $NaNO_3$ fehlte jeder sichere Einfluss, nur einmal (mit Natriumphosphat) wurde eine geringe Steigerung (um $5^0/o$) beobachtet. Die organischen Stoffe führten im Gegensatz zu den Salzlösungen in der Regel zu Mehrungen des Umsatzes, die sich aber auch stets in sehr engen Grenzen (maximal $8,7^0/o$ bei Zucker) hielten; bei $12^0/o$iger Harnstofflösung fehlte jeder Einfluss; in zwei anderen Versuchen mit $6^0/o$iger Lösung war ein solcher allerdings deutlich erkennbar, doch fanden hier lebhafte Muskelbewegungen statt.

Aus der Tatsache, dass die respiratorischen Quotienten sich nicht veränderten, schliesst Henriques (76), dass die injizierten organischen Stoffe nicht verbrannten.

Beim Hunde haben kürzlich Mäder (18) und R. Bing (19) sehr interessante Versuche mitgeteilt. Die Tiere wurden mit einer völlig salzfreien Standardkost (300 g Fleisch, 100 g Reis, 15 g Fett) ernährt, der dann Salzmischungen der verschiedensten Art zugesetzt wurden. Dabei zeigte sich die bemerkenswerte Tatsache, dass der Nüchternstoffwechsel während der Standardkost erheblich höher lag wie bei Salzzulagen (Durchschnittswerte für O_2 bei salzfreier Kost 95,8 ccm, bei Zulagen von 3,2 g Chloridgemisch 88,3, für die Kohlensäure 71,3 bzw. 64,5 ccm, R.Q. im ersten Falle 0,76, bei Chloridzulagen 0,72).

Es lässt sich schwer entscheiden, ob die Ursache dieses eigentümlichen Verhaltens eine verlangsamte Resorption der salzarmen Nahrung oder Salzhunger des Organismus ist. Für die erstere Erklärung sprechen die hohen respiratorischen Quotienten nach kohlenhydratreicher Kost im salzarmen Körper. Orale Gaben von 3,2 g Chloridgemisch führten zu einer deutlichen Steigerung des Umsatzes (O_2-Verbrauch nach 1 Stunde 80,5 ccm, nach der 2. 89,8, nach der 3. 85,3, nach der 4. 87,9 ccm).

Dass auch beim Menschen grössere, rasch hintereinander genommene Kochsalzdosen den Gesamtstoffwechsel zu steigern vermögen (bis maximal

21 %) ergibt sich aus neueren Selbstversuchen von Stech (74) und Wald-bott (33).

Die Resultate sind mithin ziemlich übereinstimmend. Schwierigkeiten macht jedoch die Deutung. Im Anschluss an die Versuche von Stech, der pro 1 g ausgeschiedenen Harnstoffstickstoffs eine Steigerung um 0,76 bis 1,2 Kal. nach 9 g Kochsalzzufuhr eine 19%ige Stoffwechselsteigerung fand, entwickelte Zuntz die Vorstellung, dass die Umsatzerhöhung auf Kosten der vermehrten Nierenarbeit zu setzen ist. Dass die Nieren einen nicht unerheblichen Anteil am Gesamtstoffwechsel haben, unterliegt keinem Zweifel. So sah Tangl (65) nach Nierenausschaltung ein Absinken des O_2-Verbrauchs um 8,7 %, der Kohlensäurebildung um 5,1 %, so dass eine starke Vermehrung der Nierentätigkeit an und für sich wohl zu einer merkbaren Steigerung des Gesamtkörperstoffwechsels führen könnte. Aber diese Deutung ist nicht richtig, da Tangl (65) einwandfrei zeigen konnte, dass Harnstoff und Kochsalzzufuhr auch nach Nierenexstirpation eine erhebliche Steigerung der Wärmeproduktion bedingen.

Unter diesen Umständen ist man berechtigt anzunehmen, dass diese Substanzen an sich einen starken dynamischen Reiz ausüben können und es wäre sehr wohl denkbar, dass hier feine Veränderungen der osmotischen Verhältnisse in einzelnen Organen als Ursache in Betracht kommen.

Überblickt man das ganze vorliegende Material zur Frage der Abhängigkeit der Oxydationen von dem physikalisch-chemischen Milieu, so lässt sich zusammenfassend vorläufig nur sagen, dass in einzelnen Fällen zweifellos Beeinflussungen da sind, in anderen fehlen sie, unter allen Umständen scheinen sie geringfügiger Art zu sein. Im ganzen aber ist die Frage heute noch keineswegs spruchreif.

Auf die Frage der Beeinflussung des Eiweissstoffwechsels durch Änderung der H-Ionenkonzentration und Isotonie des Blutes soll hier nicht eingegangen werden, da eindeutige Versuche zur Beantwortung bisher noch nicht vorliegen. Bezüglich der Frage der Beeinflussung des N-Umsatzes bei Darreichung von Säuren, Alkalien und Salzen sei auf die eingehenden Referate von Loewi (77) verwiesen. Zusammenfassend lässt sich sagen, dass bei kleinen und mittleren nicht giftigen Dosen Einwirkungen entweder ganz fehlen oder nur geringfügig sind.

Literatur.
Zusammenfassende Darstellungen.

I. Zur Frage der H-Ionenkonzentration.

Henderson, L. J., Ergeb. der Physiol. 8. 254. 1909.
Michaelis, L., Die Wasserstoffionenkonzentration. Berlin, Springer 1914. II. Aufl. Bd. I. 1922.

Clark, W. M., The Determination of hydrogen Ions. Williams und Wilkins Co., Baltimore 1920 und 1921.

van Slyke, K. D., Journ. of biol. Chem. 48. 153. 1921.

Meier, Kl., Klin. Wochenschr. Nr. 38 u. 39. 1922.

II. Über osmotischen Druck und Ionenlehre.

Hamburger, H. J., Osmotischer Druck und Ionenlehre in den medizinischen Wissenschaften. 3 Bde. Wiesbaden, Bergmann 1902—04.

v. Korányi, A. und P. F. Richter, Physikalische Chemie und Medizin. Leipzig, Thieme 1907.

Botazzi, Ergeb. d. Phys. 7. 161. 1908.

Höber, Oppenheimers Handbuch der Biochemie. II. (2). 1. 1908.

Derselbe, Physikalische Chemie der Zelle und der Gewebe. 4. Aufl. S. 28. Leipzig, Engelmann 1914.

Schade, H., Die physikalische Chemie in der inneren Medizin. Dresden, Steinkopf 1921.

1. Straub, H. und Kl. Meier, Biochem. Zeitschr. 89. 156. 1918 und Deutsches Arch. f. klin. Med. 129. 54. 1919.
2. Michaelis, L. und A. Kramstyk, Biochem. Zeitschr. 62. 180. 1914.
3. Herbst, C., Arch. f. Entw. 7. 486. 1898.
4. Loeb, J., ebenda S. 631.
5. Bethe, Pflügers Arch. 127. 219. 1909.
6. Roaf, H. E., Journ. of Phys. 43. 449. 1912.
7. Koltzoff, Intern. Zeitschr. f. phys.-chem. Biol. 1. 82. 1914.
8. Warburg, O., Beiträge zur Physiologie der Zelle, insbesondere über die Oxydationsgeschwindigkeit in Zellen. Ergeb. d. Phys. 14. 253. 1914.
9. Loeb, J. und H. Wasteneys, Biochem. Zeitschr. 37. 410. 1911.
10. Mac Clendon und Mitchell, Journ. biol. Chem. 10. 459. 1912.
11. Grafe, Ed., Zeitschr. f. phys. Chem. 79. 421. 1912.
12. Walter, Arch. f. exp. Pathol. u. Pharm. 7. 148. 1877.
13. Chvostek, Zentralbl. f. inn. Med. 14. 329. 1893.
14. Lehmann, C., Magdeburger Naturforschervers. Verhandl. 1886.
15. Loewy, A., Arch. f. Anat. u. Phys. Phys. Abt. 378. 1903.
16. Leimdörfer, Biochem. Zeitschr. 59. 451. 1914.
17. Raeder, ebenda 69. 257. 1915.
18. Mäder, Veröff. der Zentralst. f. Balneol. 2. 2. 1913.
19. Bing, R., Biochem. Zeitschr. 113. 210. 1921.
20. Atkinson und Lusk, Journ. of biol. Chem. 36. 421. 1918.
21. Haggard, H. W. und J. Henderson, Journ. biol. Chem. 39. 163. 1919.
22. Porges, sowie Porges und Salomon, Biochem. Zeitschr. 27. 131 u. 143. 1910.
23. Rolly, F., Münch. med. Wochenschr. Nr. 22 und 23. 1912.
24. Murlin, J. R., L. Edelmann und B. Kramer, Journ. biol. Chem. 16. 79. 1913/14.
25. Fischler, F. und E. Grafe, Deutsches Arch. f. klin. Med. 107. 516. 1912.
26. Grafe, E. und G. Denecke, ebenda 118. 249. 1915.
27. Grafe, E. und F. Fischler, ebenda 104. 321. 1911.
28. Fischler, F., ebenda 104. 300. 1911 und Physiologie und Pathologie der Leber nach ihrem heutigen Stande. Berlin, Springer 1916. S. 84 ff.
29. Stadelmann, E., Über den Einfluss der Alkalien auf den menschlichen Stoffwechsel. Stuttgart, Enke 1890.
30. Livierato, Arch. f. exp. Path. u. Pharm. 25. 161. 1889.
31. Salomon, H., Zit. bei Dapper und v. Noorden in v. Noordens Handbuch der Pathologie des Stoffwechsels. 2. Aufl. 2. Bd. S. 510. 1907.
32. Baumgardt, G., Arch. f. Kinderheilk. 69. 209. 1921.

33. Waldbott, A., Über den Einfluss von Säuren, Alkalien und Neutralsalzen auf den respiratorischen Gaswechsel. Inaug.-Diss. Heidelberg 1921. Die Arbeit erscheint demnächst im Archiv für Pathologie und Pharmakologie.
34. Wolpe, Arch. f. exp. Pathol. u. Pharm. **21**. 138. 1886.
35. Minkowski, Mitteil. aus der med. Klin. Königsberg 1888.
36. Kraus, Zeitschr. f. Heilk. **10**. 1889.
37. Benedict, H., Pflügers Arch. **115**. 106. 1906.
38. Kuhlmann, B., Arch. f. klin. Med. **133**. 346. 1921.
39. Peabody, F. W., Arch. f. int. Med. **14**. 236. 1914 u. **16**. 955. 1915.
40. Straub, H. und Schlayer, Münch. med. Wochenschr. Nr. 11. 1912.
41. Aub, J. C. und E. F. Du Bois, Arch. f. int. Med. **19**. 865. 1917.
42. Means, J. H., A. V. Bock und W. N. Woodwell, Journ. exp. Med. **33**. 201. 1921.
43. Peters, J. P. und D. P. Barr, Journ. biol. Chem. **45**. 537. 1921.
44. Pfaundler, Arch. f. Kinderheilk. **41**. 161. 1905.
45. Howland und Mariott, Proc. soc. exp. Biol. u. Med. **7**. 1914.
46. Ylppö, Zeitschr. f. Kinderheilk. **14**. 268. 1916.
47. Wilson, Stearns und Janney, Journ. of biol. Chem. **21**. 169. 1915.
48. Wilson, Stearns und Thurlow, ebenda **23**. 89. 1915.
49. Mac Cann, D. S., ebenda **35**. 553. 1918.
50. Mac Callum, Lintz, Vermilye, Legget, Boas, Bull. Johns Hopk. Hosp. **31**. 1. 1920.
51. Greenwald, Proc. of the soc. f. exp. biol. u. med. **18**. 1921.
52. Freudenberg und György, Jahrb. f. Kinderheilk. **96**. 1921. Bioch. **124**. 299 1921 und Klin. Wochenschr. **1**. 410. 1922.
53. Howland, J. und W. Mariott, Quart. Journ. f. exper. Med. **11**. 289. 1918.
54. Harrop, G. A., Bull. Johns Hopk. Hosp. **30**. 621. 1919.
55. Davis, Haldane und Kennaway, Journ. of Phys. **54**. 32. 1920.
56. Collip und Bachus, Amer. Journ. Phys. **51**. 551. 1920.
57. Grant und Goldman, ebenda **52**. 209. 1920.
58. Haggard und J. Henderson, Journ. biol. Chem. Bd. **33** ff., bes. **39**. 163. 1919.
59. Bazett und Haldane, Journ. of Phys. **55**. 4. 1921.
60. Straub, H., Verhandl. d. Deutsch. Ges. f. inn. Med. S. 393. 1921.
61. Benedict, Deutsches Arch. f. klin. Med. **110**. 154. 1913.
62. Krasemann, Jahrb. f. Kinderheilk. **97**. H. 1—2. 1921.
63. Aub, J. C. und E. F. Du Bois, Arch. f. int. Med. **19**. 865. 1917.
64. Peabody, Meyer und Du Bois, ebenda **17**. 980. 1916.
65. Tangl, Biochem. Zeitschr. **34**. 17. 1911.
66. Grafe, Deutsches Arch. f. klin. Med. **118**. 1. 1915.
67. Ostwald, W., Die Welt der vernachlässigten Dimensionen. 5. u. 6. Aufl. S. 137. Verlag von Steinkopf 1921.
68. Loeb, J., Die chemische Entwicklungserregung des tierischen Eis. Berlin 1909.
69. Koeppe, Physik. Chemie in der Medizin 1900. S. 81.
70. Brasch, Deutsches Arch. f. klin. Med. **103**. 488. 1911.
71. v. Mehring und N. Zuntz, Pflügers Arch. **15**. 634. 1877.
72. Loewy, A., Pflügers Arch. **43**. 515. 1888.
73. Benedict, F. G. und Emmes, Americ. Journ. of Phys. **30**. 197. 1912.
74. Stech-Zuntz, N., Zit. von N. Zuntz, Med. Klin. S. 309 u. 351. 1910.
75. Heilner, E., Zeitschr. f. Biol. **50**. 476. 1908.
76. Verzár, Biochem. Zeitschr. **34**. 41. 1911.
77. Henriques, ebenda **74**. 185. 1916.
78. Loewi in v. Noordens Handbuch der Pathologie des Stoffwechsels. 2. Aufl. 2. Bd. 662. 1907.

IV. Die Frage nach Anomalien des Gesamtstoff- und Kraftwechsels infolge primärer Abartung des Protoplasmas.

Nachdem in den vorhergehenden Abschnitten der Einfluss des chemischen und physikalisch-chemischen Milieus erörtert worden ist, drängt sich notwendig die Frage auf, ob es nicht Zustände gibt, in denen das lebendige Protoplasma, sei es angeboren oder erworben, eine abnorme Wärmeproduktion bzw. eine abnorme Reaktionsart auf die Ansprüche des Lebens aufweist. An und für sich ist es ja eine erstaunliche Tatsache, dass bei Menschen gleichen Alters, gleichen Gewichts, gleicher Lebensweise, gleicher somatischer Konstitution unter gleichen Versuchsbedingungen die individuellen Schwankungen so ausserordentlich gering sind ($\pm$ 10 % vom Mittelwert, vgl. S. 38). Denkbar wären sowohl Abweichungen nach oben wie nach unten. An und für sich braucht das unter den gewöhnlichen Bedingungen des Lebens keine Krankheitserscheinungen im Gefolge zu haben, da wie bei ähnlichen Anomalien aus anderen Gründen, z. B. hinsichtlich der Körpertemperatur, jederzeit die physikalische Wärmeregulation weitgehenden Ausgleich schaffen könnte.

Der individuelle Faktor, den auch Rubner (1) anerkannt hat, spielt sicher eine gewisse Rolle, aber wenn Bouchard (2) mit seiner bekannten Definition des Temperamentes: „Le Temperament est la caracteristique dynamique de l'organisme; c'est tout ce que concerne la variation individuelle des activités nutritives“, in vollem Umfange Recht hätte, so müssten bei den gewaltigen Unterschieden im Temperament der Menschen doch sehr erhebliche Abweichungen resultieren. Das scheint aber nicht der Fall zu sein, soweit das vorliegende, für eine derartige Frage aber noch viel zu kleine Beobachtungsmaterial an Gesunden schon jetzt einen Schluss erlaubt. Ja, man kann nicht einmal sagen, dass Menschen mit sehr lebhaftem Temperamente bei Nüchtern-Ruheversuchen in der Regel Zahlen an der oberen Grenze der Norm, Phlegmatiker viel niedrigere Werte aufweisen. Erst im Gesamt-tagesbedarf, bei frei gestatteter Bewegung, besonders körperlicher Arbeit [vgl. z. B. Dirken (3)] usw. treten die Differenzen zutage.

Wie steht es nun bei pathologischen Prozessen? Kennen wir Kranke, bei denen wir mit Sicherheit oder Wahrscheinlichkeit annehmen dürfen, dass Abweichungen ihres Gesamtstoffwechsels von der Norm auf eine Abartung des gesamten Protoplasmas zurückgehen?

Es liegt auf der Hand, dass hier eine Entscheidung ausserordentlich schwer, wenn nicht vorläufig unmöglich ist. Die Hauptmotoren für die Intensität der Verbrennung unter normalen äusseren Bedingungen sind beim Warmblüter die Hormone innersekretorischer Drüsen und das Nervensystem. Wie lässt sich im Einzelfall mit unseren unvollkommenen Mitteln ausschliessen, dass von hier aus die Anomalie ausgelöst wird?

Bei manchen Fällen von konstitutioneller Fettsucht hat man an eine primäre abnorme Reaktionsweise des Protoplasmas gedacht. Bouchard (2) sprach hier von einem „Ralentissement de la nutrition". Wagner (4) z. B. stellte eine Adipositas infolge von spontaner Anomalie des Stoffwechsels der Zellen der glandulären und Mastfettsucht gegenüber und rechnet alle drei Arten unter die akquirierte Form. Er beruft sich bei dieser Trennung auf einen von Sochatzki (5) beschriebenen Fall, bei dem sich im Anschluss an eine Lues eine starke Fettsucht entwickelte. Das Gewicht blieb durch langdauernde, hohe Thyreoidingaben ganz unbeeinflusst, aber nach systematischer Quecksilber- und Jodkalibehandlung nahm es in 56 Tagen bei annähernd gleicher Ernährung um 36 Pfund ab.

Meines Erachtens kann eine zelluläre Form der Fettsucht erst dann überhaupt in Frage kommen, wenn eine sichere Herabsetzung des Gesamtumsatzes vorliegt und wenn bei intakten innersekretorischen Drüsen die Reaktion der Zelle auf deren Inkrete ausbleibt.

Wie noch an anderer Stelle ausgeführt wird, spricht mancherlei dafür, dass die stärkere oder schwächere Ansprechbarkeit der Oxydationen auf die Hormone vielleicht ein Mass für die Funktionsgrösse der betreffenden innersekretorischen Drüsen im untersuchten Organismus darstellt. Für die Annahme eines zellulär erniedrigten Umsatzes müssen wir aber das Postulat einer abnorm geringen, wenn nicht fehlenden Reaktion des Protoplasmas auf diese Reize stellen.

Sieht man unter diesem Gesichtspunkte die wenigen Beobachtungen (vgl. S. 289) mit sicherer Oxydationserniedrigung durch, so findet sich da kein Fall, der sich bei genügend langer Darreichung gegen Thyreoidin ganz refraktär verhalten hätte. Ein Fall eigener Beobachtung (6), in dem ich an die Möglichkeit einer zellulären Fettsucht dachte, scheidet wahrscheinlich auch aus, weil hier die Stoffwechselsenkung nicht absolut sicher ist und Thyreoidin zu kurz gegeben wurde. Selbst, wenn alle diese Bedingungen erfüllt wären, wäre ein endgültiger Beweis für eine besondere Form der Fettsucht noch nicht erbracht. Vorläufig lässt sich also nur sagen, dass eine zelluläre Adipositas denkbar ist, dass aber bisher noch keine einzige Beobachtung vorliegt, die mit Wahrscheinlichkeit oder Sicherheit so gedeutet werden darf.

Wie steht es nun mit Steigerungen der Verbrennungen infolge primär erhöhter Zersetzungsenergie des Protoplasmas?

Bei folgender, bisher noch unveröffentlichter Beobachtung könnte man an dergleichen denken:

51 jähr. Lokomotivführer F. Ar. Früher starker Trinker und Raucher. Von September 1918 bis Juli 1919 ohne erkennbaren Grund bei ausgezeichnetem Appetit und reichlicher Nahrung Gewichtsabnahme von 208 bis auf 126 Pfund. Kommt lediglich wegen dieser Tatsache in die Klinik. Sonst, abgesehen von etwas Mattigkeit vollkommen beschwerdefrei

und arbeitsfähig. Vom 24. bis 30. VII. 1919 und 4. XI. bis 16. XI. 1919 in klinischer Beobachtung. Bei der Untersuchung (Gew. 55,5 kg bei 167 cm Länge) vollkommen normaler Befund an den inneren Organen, keine Struma, auch nicht substernal, keine Tachykardie, röntgenol. keine Hypophysenveränderungen, kein Tumor, keine Augensymptome, leichte vasomotorische Störungen (gerötete Haut, positiver Dermographismus), Reflexe ziemlich lebhaft, Wassermann negativ, nie Fieber, im Urin nie Zucker, im Blut 46 °/o Lymphozyten. Bei durchschnittlich 65 Bruttokalorienzufuhr pro kg in 10 Tagen 1,2 kg Gewichtszunahme.

1. Respirationsversuch im Nüchtern-Ruhezustand vom 28. VII. 1919: 5 Stunden Dauer, 5 392 ccm CO_2, 6,306 ccm O_2 pro kg und Min. Unter Berücksichtigung der N-Ausscheidung 2465 Kal. = 43,9 Kal. pro kg in 24 Stunden oder 1517 Kal. pro m^2 bzw. 63,2 Kal. pro Stunde. Steigerung gegenüber der Norm mindestens 50 °/o.

2. Respirationsversuch vom 7. XI. 1919: 5 Stunden Dauer. 4,19 ccm CO_2, 5,114 ccm O_2 pro kg und 1 Min. Unter Berücksichtigung der N-Ausscheidung 1927 Kal. = 35,4 Kal. pro kg in 24 Stunden oder 1204 Kal. pro m^2 bzw. 50,2 pro Stunde. Steigerung in diesem Falle über 25 °/o.

In beiden Versuchen finden sich also bei einem gesunden Manne ohne sicher erkennbare Störungen innersekretorischer Drüsen gewaltige Steigerungen der Wärmeproduktion bis über 50 °/o gegenüber der Norm. Trotz Fehlens aller thyreotoxischen Symptome bin ich vorläufig doch geneigt, diesen merkwürdigen Fall ins Bereich des Hyperthyreoidismus zu verweisen und nicht im Sinne einer primär-protoplasmatischen Stoffwechselsteigerung zu deuten. Dafür scheint mir abgesehen von der starken Mononukleose die starke Differenz der beiden allerdings vier Monate auseinanderliegenden Versuche zu sprechen, die ich in der Ausprägung bisher, abgesehen von Infektionskrankheiten, nur bei abnormer Schilddrüsentätigkeit fand. Für sicher richtig halte ich diese Deutung allerdings nicht und kann daher die Möglichkeit, dass hier doch etwas Besonderes vorliegt, nicht ausschliessen. Genaue Untersuchungen bei weiteren Menschen mit einer ähnlichen Anamnese führen hier vielleicht weiter. Bei Präsklerotikern begegnet man manchmal ähnlichen Angaben, doch habe ich hier bisher niemals sichere Oxydationssteigerungen nachweisen können.

Aus alledem muss man entnehmen, dass bisher noch kein Beweis dafür vorliegt, dass die theoretisch denkbare Möglichkeit einer abnormen Oxydationsenergie durch primäre Protoplasmaabartung in der Natur auch tatsächlich realisiert ist.

Literatur.

1. Rubner, Gesetze des Energieverbrauchs S. 297. 1902.
2. Bouchard, Maladie par ralentissement de la nutrition. Paris, Lib. Savy 1882.
3. Dirken, M. N., Arch. néerl. d. phys. 5. 467. 1921.
4. Wagner, K. E., Wien. klin. Wochenschr. S. 388. 1910.
5. Sochatzki, Russki Wratsch. Nr. 42. 1905, zit. bei Wagner.
6. Grafe, Deutsches Arch. f. klin. Med. 133. 41. 1920.

V. Das Verhalten des Gesamtstoff- und Kraftwechsels bei Störungen in der Funktion der ihn beeinflussenden Regulationssysteme.

In den bisherigen Betrachtungen stand das Körpergewebe im allgemeinen als Quelle der Verbrennungsenergie im Vordergrunde. Die Körperzelle wurde dabei der Einfachheit halber als ein einheitliches Gebilde aufgefasst, was tatsächlich nicht der Fall ist, da wie auf Seite 16 ausgeführt wurde, die einzelnen Organe eine ganz verschiedene Oxydationsgrösse haben; aber gegenüber so eingreifenden Milieuveränderungen, wie sie durch eine starke Abweichung der Nahrungs- oder Sauerstoffzufuhr oder eine Änderung der physikalisch-chemischen Umgebungsfaktoren dargestellt werden, reagieren sie zwar vielleicht auch quantitativ verschieden — doch fehlen darüber noch ausreichende Untersuchungen —, aber im Prinzip wohl in gleicher Art. Dazu kommt, dass wir im allgemeinen nicht die Möglichkeit haben zu entscheiden, in welchem Grade im Einzelfalle die einzelnen Organe sich am Gesamtstoffwechsel beteiligen.

Während bei den niedrigsten Organismen eine einheitliche Steuerung fehlt, welche die Höhe der Oxydationsleistungen an den Ursprungsstellen der Energieproduktion bestimmt, verfügt der Warmblüterorganismus und in höchster Vollkommenheit der Mensch über zwei grosse Systeme von Regulationsapparaten für die Intensität des Gesamtstoff- und Kraftwechsels, die Drüsen mit innerer Sekretion und das Zentralnervensystem; ob daneben und unabhängig davon physikalisch-chemische Faktoren, ev. wie L. H. Henderson es will, z. B. die Kohlensäure, eine regulatorische Rolle spielen, ist wohl möglich, aber noch keineswegs bewiesen.

Wie gross die Intensität des Stoffwechsels sein würde, wenn der Warmblüter seiner Regulationsmechanismen beraubt wäre, lässt sich vorläufig nicht angeben, obwohl das eine technisch durchaus lösbare Frage ist. Sicher lässt sich wohl nur das eine voraussagen, dass die Grösse der Verbrennungen unter gleichen äusseren Bedingungen viel niedriger sein und in weiten Grenzen von der Umgebung bestimmt würde. Wie diese Steuerungsapparate beim Gesunden im einzelnen wirken und wie sie ineinandergreifen, entzieht sich vorläufig unserer Kenntnis. Wahrscheinlich beruht viel, wenn nicht das Meiste von dem, was wir Individualität nennen, auf ihrer Wirksamkeit. Sicher fassbar ist ihre Tätigkeit erst da, wo Störungen vorliegen, sei es, dass einzelne Faktoren ganz ausfallen oder in abnormer Stärke sich geltend machen. Doch ist auch hier Voraussetzung, dass nicht gleichzeitig die Veränderungen durch ausgleichende Wirkungen anderer Organe kompensiert sind.

Literatur.

Henderson, L. H., Ergebn. d. Physiol. VIII. J. 251. 1909.

16

a) Anomalien infolge Störungen innersekretorischer Regulationsvorgänge.

Von den beiden grossen Regulationssystemen steht das innersekretorische an Stärke der Wirkung, wenn auch wohl nicht an regulatorischer Bedeutung an erster Stelle und soll daher zuerst besprochen werden. Bei der Reihenfolge in der Aufzählung der innersekretorischen Drüsen lasse ich alle histogenetischen oder allgemein physiologischen Einteilungsprinzipien ausser Betracht, sondern richte mich lediglich nach der Rolle, welche die einzelnen Organe für den Gesamtstoff- und Kraftwechsel spielen.

1. Anomalien infolge Störungen der Schilddrüsenfunktion.

Die überragendste Bedeutung kommt hier ohne jeden Zweifel der Schilddrüse zu. v. Noorden und Salomon (1) haben mit Recht von einer „Blasebalgfunktion" für den Stoffwechsel gesprochen. Tatsächlich stellt sie auch den gewaltigsten Motor im Stoffwechsel dar, und nach den neueren Untersuchungen von Kendall (2) kennen wir auch den Hauptstoff, mit dem sie die gewaltige Wirkung auf die Oxydationsenergie des lebendigen Protoplasmas ausübt, das sog. Thyroxin, wahrscheinlich eine Trihydro-trijod-oxy-β-indol-propionsäure, ein Derivat des Tryptophans, der vielleicht wichtigsten Aminosäure.

α) Stoffwechsel bei A- und Hypothyreoidismus.

Die überragende Bedeutung der Schilddrüse für die Intensität der Verbrennungen im Organismus ist erst durch die Pathologie dieses Organs aufgedeckt.

aa) Experimentelle Beobachtungen.

Am klarsten liegen die Verhältnisse bei der Entfernung dieser Drüse, aber gerade hier ist die Forschung erst jahrelang Irrwege gegangen, bis man erkannte, dass über die Funktion der Schilddrüse nur etwas Zuverlässiges zu erfahren ist, wenn die mit ihr räumlich nahe vergesellschafteten Epithelkörperchen zurückbleiben. So fielen die Resultate der Exstirpationsversuche der ersten Beobachter (E. Maier, Baldoni, Smith, Michaelson für den Gaswechsel; Dutto und Monaco, Roos, ver Ecke, Glucinski und Lemberger, Formaneck, Duccesci u. a. für den Eiweissstoffwechsel; Literatur bei Magnus-Levy (Z) und Biedl [Z]) ausserordentlich wechselnd aus, je nachdem zufällig genügend Epithelkörperchen intakt blieben.

Erst bei Vermeidung der geschilderten Fehlerquelle wurden die Resultate eindeutig, und es zeigte sich, dass mit der Entfernung der Schilddrüse der Stoffwechsel erheblich absank und zwar um durchschnittlich etwa 20%. (Juschtschenko [3], Korentschewski [4], Rowinski [5], Schneider [6], Cramer und M. Call [7], Kojima [8], Eckstein und Grafe [9], Asher und Mitarbeiter [10], Grafe und v. Redwitz [11], Schenk[1] u. a.). Die

---

[1] Schenk, P., Arch. f. exp. P. u. Ph. **92**. 1. 1922.

Senkung setzt gewöhnlich schon im Laufe der ersten Woche ein und erreicht meist in der 2.—3. Woche das Maximum. Bemerkenswert ist dabei, dass in einzelnen Fällen, vor allem bei kleineren Versuchstieren, im Laufe der Zeit die Stoffwechselerniedrigung langsam wieder verschwand, obwohl auch mikroskopisch keine Drüsenreste oder Nebendrüsen zu finden waren. In diesen Fällen blieb immer das typische Myxödem aus. Zum Teil findet man dann autoptisch eine starke Hypophysenvergrösserung, die für ein vikariierendes Eintreten dieses Organs spricht. Asher und seine Mitarbeiter Hauri und Ruchti (10) zeigten, dass gleichzeitige Mitentfernung des Thymus (Nebenschilddrüsenkeime?) die Ausfallserscheinungen dauernder und ausgesprochener macht.

Die Einschränkung des Eiweissumsatzes bis auf $^1/_3$ und $^1/_2$ der Norm bei schilddrüsenlosen Tieren wurde zuerst einwandfrei von Eppinger, Falta und Rudinger (12) festgestellt und dann später von Korentschewski und seinen Mitarbeitern (4—6) u. a. bestätigt.

Sie kann im Hunger auch fehlen oder nur angedeutet sein (Eckstein und Grafe [9], Grafe und v. Redwitz [11]), selbst da, wo ein typisches Myxödem sich entwickelt.

Dieser ausserordentlich starke Einfluss des kleinen Organs, das nach Batelli und Stern (13) mit den geringsten Eigensauerstoffverbrauch hat, lässt sich nicht anders deuten, als durch die Annahme, dass spezifische Produkte auf dem Blutwege Fernwirkungen auf das übrige Körpergewebe ausüben und auf diesem Wege die Intensität des Stoffwechsels in anderen Organen regulieren. Ausser der Fähigkeit, die Oxydationen im allgemeinen zu steigern, kommt der Schilddrüse anscheinend auch eine Bedeutung zu für die Intensität der Verbrennungen nach Nahrungszufuhr. Nimmt man bei Hunden, welche die Fähigkeit der Luxuskonsumption haben, d. h. das Vermögen, bei überreichlicher Nahrungszufuhr einen grossen Teil der Überschüsse zu verbrennen, die Thyreoidea heraus, so büssen die Tiere dieses Anpassungsvermögen ein (Eckstein und Grafe [9], vgl. darüber S. 199). Die spezifisch-dynamische Steigerung durch Nahrung fällt viel geringer aus und gleichzeitig steigt das vorher ziemlich zäh festgehaltene oder nur mässig ansteigende Gewicht.

Auch für die chemische Wärmeregulation ist die Schilddrüse von einer gewissen Bedeutung, aber sicher nicht in der beherrschenden Art, wie manche physiologischen Beobachtungen das nahe legten (vgl. S. 47). Jedenfalls steht fest, dass auch bei Tieren ohne Schilddrüse dieser Regulationsmechanismus entweder intakt bleibt, oder nur ganz geringe Schädigungen aufweist (Hildebrandt [14], Grafe und v. Redwitz [11], Isenschmid [15] u. a. Weiteres darüber im Kapitel „Ausschaltung der physikalischen und chemischen Wärmeregulation").

Auch die Frage der Bedeutung der Schilddrüse für den Stoffwechsel im Fieber wird besser erst später erörtert werden. Hier sei nur das Resultat vorweggenommen: im Gegensatz zur Annahme von Mansfeld und Ernst (16) spielt sie keine entscheidende Bedeutung (Grafe und v. Redwitz [11]).

Dass die Annahme von Mansfeld und Hamburger (14), die Schilddrüse sei beim Zustandekommen des prämortalen Eiweisszerfalls von entscheidender Bedeutung, nicht bewiesen ist, wurde schon oben S. 122 gezeigt.

Sicher scheint aber die Schilddrüse für die Empfindlichkeit des Organismus gegenüber Sauerstoffmangel eine Rolle zu spielen. Während hierbei normale Tiere eine oft recht beträchtliche Eiweisseinschmelzung bekommen, bleibt diese anscheinend nach Thyreoektomie aus (Mansfeld und F. Müller [17]). Streuli (unter Asher [19]) konnte dann weiter zeigen, dass diese Unterempfindlichkeit fortfällt, wenn den Tieren (Ratten) auch noch die Milz entfernt wird, so dass hier ein gewisser Antagonismus zwischen Thyreoidea und Milz besteht.

Auch die Bedeutung der Schilddrüse für den Kohlehydratstoffwechsel ist eingehend studiert. Falkenberg (20), R. Hirsch (21) sowie Underhill und Saiki (22) fanden ursprünglich eine Herabsetzung der Zuckertoleranz, aber Eppinger, Falta und Rudinger (12) wiesen nach, dass das durch die gleichzeitige Entfernung der Epithelkörperchen bedingt ist, dass dagegen nach reiner Thyreoektomie die Assimilation für Traubenzucker erheblich zunimmt. Das kommt unter anderem darin zum Ausdruck, dass Adrenalin keine Glykosurie macht und den Hungereiweissumsatz herabsetzt, während letzterer in der Norm meist nach der gleichen Applikation gesteigert ist.

Die bisherigen Untersuchungen betrafen den totalen Mangel der Schilddrüse. Wie gestaltet sich demgegenüber der Einfluss einer partiellen Resektion dieses Organs auf der Höhe der Wärmeproduktion? Über welche Reserven verfügt die Schilddrüse? Leider ist Genaueres darüber noch nicht bekannt. Sicher bestehen hier wohl grosse Unterschiede, für die vielleicht die Reaktion des Gesamtstoffwechsels auf Schilddrüsenpräparate ein Indikator ist (vgl. darüber S. 256). Sicher scheint mir weiter, dass nicht so minimale Reste der Drüse genügen, um die Funktion voll aufrecht zu erhalten, wie beim Pankreas hinsichtlich der Verhütung des Diabetes bei gewöhnlicher Kost.

Beim Menschen liegen nur Versuche bei pathologisch vergrösserten, nicht basedowisierten Schilddrüsen vor (Grafe und v. Redwitz [23]). Die gewöhnlichen Strumen bedingen, wie zuerst Magnus-Levy (24) und Matthes (25) und nach ihnen viele andere, in letzter Zeit besonders amerikanische Autoren zeigten (Literatur S. 264), keine Veränderungen der Umsatzgrösse. Immerhin liegen in manchen Fällen die Zahlen an der oberen Grenze der Norm. Wird nun bei diesen Kranken eine weitgehende Resektion des Kropfes mit Unterbindung aller vier Arterien vorgenommen, so findet sich in $\frac{1}{3}$—$\frac{1}{4}$ der Fälle ein deutliches bis 20 % betragendes Absinken des Stoffwechsels, so dass die Zahlen an die untere Grenze des Normalen rücken (23). Meist steigen dann im Laufe der nächsten Wochen die Werte wieder an, ev. sogar bis auf die ursprüngliche Höhe. Sicher erniedrigte Zahlen wurden nicht beobachtet, so dass das eingreifende chirurgische Verfahren, auch an diesem Massstabe gemessen, seine Berechtigung hat. Immerhin besteht in Fällen, an denen die Werte von vornherein schon an der unteren Grenze der Norm liegen, die Gefahr einer Schilddrüseninsufficienz, und es ist mir sehr wahrscheinlich, dass in den seltenen Fällen, wo dies postoperative Myxödem unglücklicherweise sich entwickelt, die Funktion der Schilddrüse schon von vornherein gegenüber dem Durchschnitt der Norm etwas herabgesetzt war. Unter diesen Umständen ist die Empfehlung von C. M. Wilson und D. Wilson (26), vor jeder weitgehenden Kropfresektion den respiratorischen Gaswechsel zu bestimmen und von dem Ausfall der Untersuchung die Grösse der Abtragung abhängig zu machen, durchaus berechtigt.

$\beta\beta$) Klinische Beobachtungen bei Myxödem und verwandten Zuständen.

Obwohl man vom Tierexperiment mit völliger Entfernung der Drüse eigentlich die klarsten und stärksten Ausschläge erwarten sollte, lassen sich tatsächlich die Ausfallserscheinungen bei den Hypothyreosen des Menschen, vor allem dem Myxödem und dem ihm verwandten sporadischen Kretinismus, weit besser studieren.

Hier nimmt in schweren Fällen das Absinken des Stoffwechsels viel stärkere Grade an. Die ersten grundlegenden Untersuchungen stammen auch hier von Magnus-Levy (24 u. Z). Er fand in schweren Fällen ein Absinken bis auf $50\,^0/_0$, bei drei leichteren Fällen waren die Werte zwar auch etwas erniedrigt, lagen aber noch im Bereich der Norm. Steyrer (27) vermisste in einem langfristigen Respirationsversuche (mit Pettenkofers Apparat) bei einem 29 Jahre alten myxödematösen Manne die Verlangsamung, jedoch ist dabei in Betracht zu ziehen, dass der Kranke während des Versuchs sehr reichlich ass. Das mit der gleichen Methodik untersuchte Kind in einem Versuch von Bergmanns (28) zeigte die Erniedrigung ganz deutlich. Ein grosses Beobachtungsmaterial liegt aus Amerika vor (Du Bois [29], Boothby [30], Means [31], Hill [32] und zahlreiche andere, weitere Literatur auf S. 248). Von grosser Bedeutung ist, dass deutliche Stoffwechselerniedrigungen auch in solchen Fällen gefunden wurden (vor allem von Hill [32] und Liebesny [33]), wo die klinischen Symptome nicht sehr charakteristisch sind und Kreislaufstörungen im Vordergrunde stehen, Formen, wie Hertoghe (34) sie zuerst näher beschrieben hat.

Auch ein grosser Teil der Idioten und Kretins, bei denen gleichfalls verschiedentlich deutliche Herabsetzungen des Stoffwechsels beschrieben würden, gehört vielleicht hierher, doch scheint es mir in Übereinstimmung mit Falta (Z, S. 135) sehr zweifelhaft, ob hier allgemein die Schilddrüse das hauptsächlich erkrankte Organ ist.   Ich halte es daher für richtiger, auf diese Untersuchungen an anderer Stelle einzugehen (S. 413).

Die Stoffwechselerniedrigung wird in Amerika für ein so regelmässiges und konstantes Symptom der Krankheiten mit Hypofunktion der Schilddrüse gehalten, dass meist die Diagnose vom Ausfall des Respirationsversuchs abhängig gemacht wird. Ob man darin vielleicht nicht etwas zu weit geht, vermag ich nicht sicher zu entscheiden.

Nach meinen eigenen Erfahrungen besteht bei jedem klinisch ganz sicheren Myxödem oder Kretinismus eine deutliche Herabsetzung des Gesamtstoffwechsels, während ich in zweifelhaften Fällen oft normale Werte fand.   Die entscheidende Frage ist hier, ob die Schilddrüse nur einen wirksamen Stoff enthält oder mehrere, die gewisse Partialfunktionen ausüben. Letzteres wäre sehr wohl denkbar. Es braucht nicht notwendig der gleiche Stoff zu sein, der auf die Intensität der Verbrennung und auf den Wasserhaushalt einwirkt. So wären sehr wohl Störungen der Partialfunktionen der Schilddrüse denkbar. Kendall (35) hat tatsächlich eine verschiedene biologische Wirksamkeit der verschiedenen Fraktionen des Schilddrüseneiweisses festgestellt.   Die Fraktion A wirkte mehr auf den Wasserhaushalt, die Fraktion B löste die Stoffwechselsteigerungen und toxische Symptome aus.   Aus der letzteren wurde dann das chemisch wohl definierte Thyroxin hergestellt.   Das Nebeneinandervorkommen hyper- und hypothyreotischer Symptome beim gleichen Menschen könnte durch diese Untersuchungen verständlich gemacht werden.   Immerhin sind aber Partialfunktionsstörungen der Schilddrüse sehr selten.   Hand in Hand mit der Herabsetzung des Stoffwechsels geht sehr häufig erniedrigte Körpertemperatur.

Die Beteiligung der einzelnen Nährstoffe am Stoffwechsel scheint beim Myxödemkranken dieselbe wie in der Norm zu sein, insbesondere spricht nichts für eine Schädigung der Fettverbrennung. Das Oxydationsniveau hat sich für alle Nahrungsmittel etwa gleichmässig gesenkt.   Zucker wird besser verwertet als beim Gesunden, was aus der starken Erhöhung der Toleranzgrenze für Traubenzucker hervorgeht. (Zuerst Hirschl [36] und Knöpfelmacher [37], Forschbach und Severin [38] nach ihnen viele andere Autoren, in letzter Zeit vor allem in Amerika). Dass auch die Adrenalinglykosurie viel geringer wird, zeigten Eppinger, Falta und Rudinger (12), Pick und Pineles (39) u. a.

Auch der Eiweissstoffwechsel erfährt die gleiche Einschränkung. N-Retentionen sind schon mit Gaben zu erzielen, die beim Normalen noch nicht zum Gleichgewicht genügen (Ord und White [40], Vermehren [41], Magnus-Levy [24], Widal und Javal [42], Andersson [43], Scholz [44], Steyrer [27], v. Bergmann [28] u. a.). Von besonderem Interesse ist die Feststellung von Bergmanns (28), dass entgegen dem Verhalten beim Normalen selbst bei mässiger Unterernährung, auch wenn sie nur kurz besteht, ein N-Gleichgewicht aufrecht erhalten werden kann.

Der Einfluss der Nahrungsaufnahme auf den Ablauf der Oxydationen ist noch nicht genügend untersucht. Das gleiche gilt für die Wirkung der Muskelarbeit.

Beide Fragen haben ein grosses Interesse, da durchaus die Möglichkeit besteht, dass der myxödematöse Organismus mit grösserem Nutzeffekt arbeitet wie der gesunde. Ein 24 Stundenversuch von Steyrer (27) sowie kürzere Versuche nach Nahrungsaufnahme bei einer Fettsüchtigen mit stark myxödematösen Erscheinungen von Grafe (45) scheinen allerdings nicht in diesem Sinne zu sprechen, können aber nicht ohne weiteres verallgemeinert werden.

β) Der Stoffwechsel bei Hyperthyreoidismus (Morbus Basedowi).

Aus dem bisher Besprochenen geht hervor, dass ein totaler oder erheblicher partieller Ausfall der Schilddrüsenfunktion zu einer oft ausserordentlich starken Herabsetzung der Oxydationen führt. Hand in Hand damit gehen starke Störungen auf somatischem und psychischem Gebiete mit dem ausgesprochenen Charakter der allgemeinen Verlangsamung der Lebensfunktionen.

Es ist von vornherein klar, dass eine übernormale Tätigkeit der Schilddrüse auf der ganzen Linie das Gegenteil hervorrufen, also den gesamten vitalen Tonus des Organismus steigern muss. Das alles ist realisiert in den Symptomen des Morbus Basedowi; unter diesem Namen lassen sich alle Spielarten des Hyperthyreoidismus zusammenfassen, wenn auch der Ausdruck ursprünglich nur für die stärksten Grade der Störungen gebraucht wurde und vielfach auch heute noch wird. Die Theorie dieser eigenartigen Erkrankung ist zwar vorläufig immer noch umstritten (vgl. die eingehenden Auseinandersetzungen bei Chvostek [Z]). In Frankreich zählt vor allem die neurogene Theorie Charcots, die in Deutschland vor allem in Buschan einen Verfechter fand, viele Anhänger; im allgemeinen aber setzt sich heute die thyreogene Möbiussche Theorie, und zwar im Sinne einer Schilddrüsenüberfunktion, immer mehr durch. Allerdings darf sie nicht in dem einseitigen Sinne ihres Autors interpretiert werden, dass alle Krankheitserscheinungen nur von der Schilddrüsenanomalie abgeleitet werden können. Dazu ist das Symptomenbild viel zu vielgestaltig und konstitutionelle Momente, nervöse Faktoren und vielleicht auch Anomalien anderer innersekretorischer Drüsen spielen mit hinein. Insbesondere liegt die Möglichkeit einer starken nervösen Beeinflussung der Schilddrüse vor. Aber die Anomalie der Schilddrüse steht klinisch durchaus im Vordergrund. Das beweisen vor allem Untersuchungen des Gesamtstoff- und Kraftwechsels. Fr. Müller (46) war der erste, der aus der Vergleichung der Nahrungsbilanz mit der Gewichtskurve folgerte, dass die bei Basedowscher Krankheit schon lange bekannte, oft enorme Abmagerung, durch einen pathologisch hohen Kalorienbedarf bedingt sein muss. Eine Kranke seiner Beobachtung nahm trotz einer Kalorienzufuhr von täglich 58,2 Kal. pro kg in 5 Tagen von 29,0 auf 28,5 kg ab. Dass mit sonst ausreichenden Eiweissmengen kein N-Gleichgewicht zu erzielen war, hatte wenige Jahre vorher schon Lustig (47) gezeigt.

Den ersten exakten, zahlenmässigen Nachweis für die Grösse des Stoffwechsels bei Basedowkranken erbrachte unabhängig von Müller und kurz nach ihm Magnus-Levy (24) auf der von Noordenschen Abteilung durch Respirationsversuche mit der Zuntz-Geppertschen Methodik. Bei 8 schweren Fällen fand er stets eine meist sehr erhebliche Steigerung des Grundumsatzes, die annähernd der Schwere des klinischen Bildes parallel ging, in 4 leichten Fällen war die Erhöhung unsicher oder fehlte ganz. Wie weit es sich bei diesen letzteren Kranken um einen Morbus Basedowi gehandelt hat, lässt sich schwer feststellen. Bekanntlich ist hier oft die Abgrenzung gegenüber Struma mit nervösen Symptomen oder vasomotorischer Neurose ausserordentlich schwierig, wenn nicht unmöglich.

Schon Magnus-Levy hat in seiner ersten Mitteilung darauf hingewiesen, wie wichtig die Respirationsuntersuchung zur Beurteilung der Krankheitsform und des Erfolges therapeutischer Massnahmen ist.

Die grundlegenden Beobachtungen von Magnus-Levy sind dann von zahlreichen deutschen Forschern mit der gleichen Methodik bestätigt worden (Stüve [48], Hirschlaff [49], Salomon [50], Porges und Pribram [51], Undeutsch [52], Loewy und Zondeck [53]) u. A. Steyrer (27) fand das Gleiche in langfristigen Versuchen im Pettenkoferschen Apparate. Eine kaum noch ganz übersehbare Literatur über das Problem entwickelte sich in den letzten Jahren mit zunehmender Verbreitung und Vereinfachung der respiratorischen Methodik besonders in Amerika, vor allem im Anschluss an Du Bois' (29) ausgezeichnete kalorimetrische Beobachtungen (hier findet sich auch eine Zusammenstellung aller bis Anfang 1910 erschienenen Respirationsversuche). Aus der grossen Zahl der Arbeiten[1] seien folgende hier namentlich genannt: Boothby (30, 54), Means und seine Mitarbeiter (31, 55), Plummer (56), Caskey (57), Tompkins, Sturgis und Wearn (58), Lueders (59), Smith (60), Krogh (61), Snell (62), Sandiford (62a), Rowe (63), Mac Brayer (64), Frazier und Adler (65), Sanger und Baumann (66), Lahey und Jordan (67), N. Roth (68), Russel, Nelson, Millet und Bowen[2], Sturgis[3], Peterson und Will[4], P. Liebesny und H. Schwarz[5] (weitere Literatur im Journ. of the Americ. med. assoc., in

---

[1] In den meisten Arbeiten sind auch alle anderen Formen von Schilddrüsenerkrankungen und verwandte Prozesse mituntersucht.

[2] Russel, G. Nelson, J. A. P. Millet u. B. S. Bowen, Am. Journ. of the med. sc. **162**. 790. 1921.

[3] Sturgis, C. C., Med. clin. of North Am. Bost. **5**. 1251. 1922.

[4] Peterson, A. u. W. Will, Journ. of the Americ. med. Assoc. **78**. 340. 1922.

[5] Wiener klin. Wochenschr. 879. 1922.

der Zeitschrift Endocrinology und in Bd. 12—24 des Kongresszentralblattes). Die Steigerungen können bis $100^0/_0$ und mehr betragen. Es scheint, als ob die Werte in Amerika etwas höher liegen wie bei uns, jedenfalls wenn man Versuche der Kriegszeit oder Nachkriegszeit zum Vergleiche heranzieht (vgl. z. B. die Beobachtungen von Liebesny und Schwarz in Wien). Es wäre nicht unmöglich, dass die chronische Unterernährung daran Schuld ist. Dazu würde passen, dass H. Curschmann[1]) eine deutliche Einwirkung der Kriegskost auf Häufigkeit und Schwere der Basedowfälle fand.

Der Hauptzweck dieser klinischen Untersuchungen war, durch die Untersuchung des respiratorischen Gaswechsels die Diagnose und die Beurteilung der Therapie der Basedowschen Krankheit zu fördern. Ziemlich übereinstimmend ergab sich, dass jeder sichere, wenn auch noch so leichte Fall dieser Krankheit von einer Stoffwechselsteigerung (mehr wie $10^0/_0$ über dem Mittelwert der Norm) begleitet ist, während in fraglichen Fällen Erhöhungen nur vereinzelt gefunden wurden, oder die Zahlen im Bereiche der Norm lagen. Die differentialdiagnostisch am meisten in Betracht kommenden Krankheiten wie gewöhnliche Struma, Struma mit Neurasthenie, vasomotorische Neurose und ganz beginnende Spitzentuberkulose führen zu keiner Vermehrung der Oxydationen, sodass das Resultat der Respirationsversuche differentialdiagnostisch fast immer entscheidend ins Gewicht fällt. Zahlreiche eigene, nicht veröffentlichte langdauernde Respirationsversuche haben mich zu der gleichen Überzeugung gebracht. Die Respirationsuntersuchung stellt zur Zeit das weitaus feinste Hilfsmittel zur Diagnose unklarer Basedowfälle dar, so dass meines Erachtens diese Krankheit nur dann als sicher festgestellt gelten darf, wenn eine Stoffwechselsteigerung nachgewiesen ist. Ich kenne bisher keinen sicheren Fall, wo dies Kriterium versagt hätte, so dass es sich vielleicht empfiehlt, dies Verhalten in die Definition der Krankheit mitaufzunehmen.

Von Interesse ist, dass in zahlreichen Untersuchungen am gleichen Kranken wie sie bei Steyrer (27) und vor allem in der amerikanischen Literatur vorliegen, die Konstanz des Grundumsatzes auch ohne besondere Massnahmen oft nicht gewahrt ist. Zum Teil mag das daran liegen, dass gerade bei diesen besonders zur Unruhe neigenden Kranken die exakten Bedingungen kurzfristiger Umsatzversuche sehr schwer stets in gleichem Masse einzuhalten sind, aber es bleiben doch eine Reihe von Kranken, bei denen auch in länger dauernden Versuchen grössere Schwankungen als in der Norm zu finden sind (vgl. vor allem Steyrers Fall). Hier muss man wohl annehmen, dass die wirksame Substanz in ungleicher Menge gebildet und abgegeben wird, vielleicht in Abhängigkeit vom Nervensystem. Letzteres hat ja zweifellos einen sehr grossen Einfluss auf die Entstehung und Gestaltung des M. Basedowi. Experimentell ist die Abnahme des Jodgehaltes der Schilddrüse nach Reizung der zuführenden Nerven von Rahe, Rogers, Fawcett und Beebe (69) nachgewiesen. Sehr

---

[1]) Klin. Wochenschr. 1. Nr. 26. 1922.

weitgehend tritt der schon von Magnus-Levy (24) festgestellte Parallelismus zwischen subjektivem bzw. klinischem Befund einerseits und Verhalten des respiratorischen Gaswechsels andererseits in die Erscheinung. Auch für die Beurteilung des Einflusses therapeutischer Massnahmen ist, wie auch hier Magnus-Levy es zuerst empfahl, der Ausfall des Respirationsversuchs der objektivste und zuverlässigste Massstab. So lässt sich zeigen, dass ein grosser Teil der leichten Fälle schon durch Bettruhe, Brom und Kühlschlangen um den Hals günstig beeinflusst wird; oft vermag Röntgenbestrahlung der Schilddrüse wenigstens vorübergehend um $20\,\%$ und mehr die Oxydationen herabzudrücken, besser sind die Resultate nach Arterienunterbindung, am durchgreifendsten aber nach weitgehender Resektion mit Arterienunterbindung. Merkwürdigerweise verhalten sich hier aber die schwersten Fälle mit besonders starker Stoffwechselsteigerung manchmal anders als die übrigen Formen. Hier sind Verschlechterungen des Gesamtzustandes bei grossen Resektionen die Regel (Frazier und Adler [65] u. a.), während die einfache Arterienunterbindung viel bessere Resultate gibt. Dass die von Neisser empfohlene Darreichung ganz kleiner Jodkalidosen manchmal auch den erhöhten Umsatz zu erniedrigen vermag, zeigten kürzlich Loewy und Zondeck (53).

Wie ist die gewaltige, unter Umständen bis $100\,\%$ betragende Erhöhung der Wärmeproduktion zu deuten?

Diese Frage hat schon Magnus-Levy (24) aufgeworfen und meines Erachtens durchaus zutreffend beantwortet. Sicher ist ein Teil des vermehrten Energieaufwandes auf Kosten der gesteigerten Herz- und Atemtätigkeit zu setzen, aber bei Steigerung beider Prozesse auf das Doppelte der Norm würde das nur höchstens $10—15\,\%$ ausmachen. Der ganze Rest soll nach Speck (70) durch die motorische Unruhe (Zittern usw.) bedingt sein. Wenn auch zugegeben werden muss, dass dieser Faktor in manchen Fällen tatsächlich einen deutlichen Einfluss ausübt, so gehen doch oft die Steigerungen weit über das hinaus, was selbst im günstigsten Fall durch sehr hohe Bewertung dieses Momentes bedingt sein kann. Dazu kommt, dass auch im Schlafe (z. B. Magnus-Levy [24] und Du Bois [29]) und unter Morphiumgaben die Werte ausserordentlich hoch bleiben. Es kann daher meines Erachtens keinem Zweifel unterliegen, dass das wesentliche Moment der basedowischen Stoffwechselerhöhung in einer Steigerung der allgemeinen Gewebsvitalität beruht, von der die gesteigerte Tätigkeit von Herz, Atmung, und Muskulatur nur einen Teil ausmacht. Dieser abnorme Reiz geht mit grösster Wahrscheinlichkeit von dem im Übermass in den Kreislauf kommenden, vielleicht zum Teil auch auf dem Umweg über das Nervensystem wirkenden spezifischen Schilddrüseninkreten aus, insbesondere wohl dem Thyroxin. Ob es sich dabei lediglich um quantitative Produktionsunterschiede oder um einen anders zusammengesetzten Stoff handelt, ist vorläufig noch nicht sicher zu entscheiden.

Von Interesse ist, zu erfahren, mit welchem Nährmaterial diese gewaltige

Mehrverbrennung bestritten wird. Bezüglich der N-freien Nahrungsstoffe geben darüber die respiratorischen Quotienten die beste Auskunft. Diese zeigen in allen technisch einwandfreien Untersuchungen ganz normale Werte. Sie liegen in den Nüchternversuchen im allgemeinen etwas niedriger (um 0,77), als beim normalen Menschen (0,82). Es hängt das mit den geringeren Glykogenvorräten zusammen, über die der Basedowkranke verfügt, und das wieder ist die Folge der meist bestehenden relativen Unterernährung; der Appetit hält meist mit dem erheblich gesteigerten Verbrauch nicht Schritt. So beteiligt sich das Fett meist mit einem grösseren Anteil am Stoffwechsel wie in der Norm.

Der Eiweissstoffwechsel verdient eine besondere Berücksichtigung, weil hier die Dinge vielleicht etwas komplizierter liegen.

Zunächst kann nach zahlreichen älteren und neueren Beobachtungen (Lustig [47], Fr. Müller [46], Magnus-Levy [24], Hirschlaff [49], Scholz [44], Matthes [25], Clemens [71], Rudinger (72], Steyrer [27] u. a.; weitere Literatur bei Chvostek [Z] und Biedl [Z]) kein Zweifel daran sein, dass der Eiweissumsatz bei den meisten Basedowkranken, wenn auch keineswegs immer, erheblich gesteigert ist, und zwar in der Regel annähernd parallel mit der Schwere der Erkrankung. Das Ausmass der Steigerung bleibt fast stets hinter dem zurück, was wir an Eiweissverlusten im Fieber oft beobachten, selbst wenn man die oft recht erhebliche N-Abgabe im Schweiss, die Hirschlaff (49) auf 2—4 g pro die schätzt, mit in Rechnung stellt. Auch ist die Steigerung entsprechend den oft vorkommenden Remissionen und Exazerbationen der Krankheit nicht immer die gleiche, sondern kann auch beim einzelnen Kranken starken Schwankungen unterliegen. Insbesondere geht unter dem Einfluss therapeutischer Massnahmen (Röntgenbestrahlung, Operationen usw.) die Schädigung des Eiweissstoffwechsels zugleich mit der Besserung des Gesamtzustandes erheblich zurück. Die ersten beweisenden Zahlen brachte Matthes (25). Die N-Bilanzen besserten sich bei seinen Kranken 3—4 Wochen nach einer partiellen Strumektomie um 2—4 g N pro die bei gleicher Nahrungszufuhr. Eine sehr günstige Beeinflussung sah z. B. Rudinger (72) schon von der Röntgenbestrahlung. Im allgemeinen scheint — leider liegen gerade hier nur wenige brauchbare Untersuchungen vor — ein ausgesprochener Parallelismus zwischen Gesamtstoffwechsel und Eiweissumsatz zu bestehen, denn, wie schon oben erwähnt, ist das Verhalten des Gesamtstoffwechsels der feinste Indikator für die Schwere der Erkrankung und den Erfolg therapeutischer Eingriffe. Doch braucht der genannte Parallelismus nicht immer vorhanden zu sein, wie eine Beobachtung von Steyrer (27) lehrt, in der mit Verschlechterung des Allgemeinzustandes zwar die Kalorienproduktion zunahm, die N-Bilanz aber positiv blieb.

Wie ist diese Steigerung des Eiweissumsatzes zu deuten? Das gleiche Problem kehrt im Fieber wieder und soll dort, wo die quantitativen Verhältnisse noch viel eindrucksvoller liegen, näher erörtert werden. Hier sei nur

Folgendes festgestellt: Die Steigerung des Eiweissumsatzes bei Morbus Basedowi wurde in der Regel daraus geschlossen, dass diese Kranken mit einer Nahrung deren Eiweiss- und Kaloriengehalt beim Normalen ein Stoffwechselgleichgewicht herbeiführte, dauernd an Eiweiss verloren, und zwar häufig auch dann, wenn mit beiden Faktoren erheblich über die Norm herausgegangen wurde. Dabei zeigte sich aber, dass, je höher man die Kalorien und Eiweisszufuhr steigerte, desto günstiger die Bilanz wurde. Am deutlichsten zeigt das Hirschlaffs (49) Beobachtung (tägl. N-Retentionen von 4 g). Zur Erklärung des gegenüber der Norm meist gesteigerten Eiweissumsatzes kommen zwei Momente in Betracht: erstens die Unterernährung, insbesondere Kohlenhydratmangel, zweitens noch ausserdem besondere toxische Einflüsse auf das Gewebseiweiss. Letzteres wird von den meisten Autoren angenommen. (z. B. Magnus-Levy [24], Biedl [Z] u. a.). Dass die meisten schweren Basedowkranken trotz ihrer oft die Norm übersteigenden Nahrungsaufnahme noch relativ unterernährt sind, geht aus ihrem meist jammervollen Ernährungszustand hervor.

Wie in dem Kapitel über Unterernährung näher auseinandergesetzt wurde, können nur Respirationsversuche eine exakte Antwort auf die Frage, ob Unterernährung vorliegt oder nicht, geben. Ebenso sicher ist es, dass im allgemeinen der Eiweissumsatz mit Eintritt der Unterernährung gesteigert wird (Näheres darüber S. 144). Unter diesen Umständen kann wie Rubner es schon für den Gesunden verlangt, der Eiweissumsatz nur in Verbindung mit dem Gesamtstoffwechsel beobachtet werden. Fügt er sich da nicht ein, sondern folgt er anderen Gesetzen, so müssen wir besondere toxische Einflüsse annehmen, deren Angriffspunkt dann noch festzustellen wäre. Sieht man unter diesem Gesichtspunkte die grosse Stoffwechselliteratur bei dieser Krankheit durch, so gibt es bisher meines Wissens [1]) nur eine Arbeit, in der der Eiweissumsatz bei genau bekannter Höhe des Gesamtstoffwechsels fortlaufend untersucht wurde, nämlich die Untersuchung von Steyrer (27). Bei seiner Kranken wurde mit 80—87,5 g Eiweiss einer Nahrung, deren Brennwert annähernd ausreichend war, ein N-Gleichgewicht erreicht, wobei die Eiweisskalorien sich nur mit 9—12% am Gesamtstoffwechsel beteiligten. Erst als die Eiweisszufuhr auf 35,0 g erniedrigt wurde, wurde die N-Bilanz mit — 5,3 g stark negativ. Die Versuchsreihe an dieser Kranken mit allen ausgeprägten Symptomen des M. Basedowi lässt also, wie auch Steyrer hervorhebt, von einer deletären Wirkung auf den Eiweissumsatz nichts erkennen. Auch die weit zahlreicheren Versuche von Du Bois (29) können hier herangezogen werden, wenn auch der respiratorische Gaswechsel nur stundenweise untersucht wurde, und zwar nur im Grundumsatzversuch. Vor allem lässt sich an diesen Beobachtungen studieren, bei welcher Kalorienzufuhr ein N-Gleichgewicht bzw. eine N-Retention erzielt wurde. Letzteres war dann der Fall, wenn die Zufuhr

---

[1]) Die gesamte ausländische Literatur übersehe ich nicht genügend.

3800—4000 Bruttokalorien betrug. Da die Nettokalorienproduktion 2400
bis 3000 im Grundumsatz betrug und bei diesen unruhigen Kranken mit grosser
Nahrungsaufnahme der tatsächliche Bruttotagesbedarf doch sicher 30—40%
höher lag, so wird man bei der eingehaltenen Gewichtskonstanz annehmen
müssen, dass die Nahrungszufuhr gerade ausreichend war und wohl keine
kalorische Überernährung darstellte. Ich selbst verfüge über einige nicht
veröffentlichte Beobachtungen über diese Frage, die ich demnächst zu erwei-
tern hoffe. In den bisherigen Fällen gelang es stets, mit einer Nahrung, die dem
respiratorisch festgestellten Nahrungsbedarf der Kranken entsprach, ein
N-Gleichgewicht zu erzielen. Der negative Ausfall einzelner Versuche beweist
allerdings nie, dass vereinzelt auch das Gegenteil vorkommen kann.

Vorläufig kann man aber nur sagen, dass nach den bisherigen Untersuchungen der Eiweissstoffwechsel selbst in schweren Fällen sich anders verhält, wie im infektiösen Fieber, denn hier wird bei sehr hohen Temperaturen
oft nur dann ein N-Gleichgewicht erreicht, wenn mit der Kalorienzufuhr
erheblich über den Bedarf hinausgegangen wird (vgl. S. 376). Sehr wohl möglich
ist, dass ähnlich wie im Fieber, so auch bei M. Basedowi ein Kohlenhydratmangel
und dadurch sekundär ein vermehrter Eiweissumsatz vorliegt, doch fehlt es
vorläufig an ausreichenden Untersuchungen in dieser Richtung. Demnach ist
die Frage, ob bei der Erhöhung des Eiweissstoffwechsels infolge Basedowscher Krankheit primär toxische Momente mitspielen, noch nicht spruchreif.
Es fehlt vorläufig aber für eine solche Annahme jeder zwingende Beweis. Auf
keinen Fall dürfte „toxisch" in dem Sinne gedeutet werden, dass unter keinen
Umständen ein N-Gleichgewicht zu erzielen ist. Dagegen spricht vor allem
Hirschlaffs Beobachtung, der bei Überernährung in $6^{1}/_{2}$ Wochen einen
täglichen N-Ansatz von 4 g erzielte bei einer Körpergewichtszunahme von
41,7 auf 53,5 kg, dann auch zahlreiche andere Beobachtungen (Literatur und
eigene Versuche bei Undeutsch [52]).

Es gibt noch einen anderen Weg, um unter Ausschaltung der Beeinflussung des Gesamtstoffwechsels die Höhe des Eiweissumsatzes festzustellen,
die Untersuchung der Abnutzungsquote. Er ist meines Wissens bisher nur
einmal beschritten worden, und zwar von Rudinger (72). Mit der Lander-
grenschen Kost betrug die N-Ausscheidung am 4. Tag noch 7—8 g (gegenüber
4—5 g der Norm), konnte aber bei weiterer reichlicher Überernährung, vor
allem mit Kohlenhydraten doch auf die Minimalzahlen herabgedrückt werden.
Dieser Versuch spricht gegen eine toxische Komponente, und Falta (Z. S. 64)
hat meines Erachtens vollkommen recht, wenn er meint, man müsse daraus
folgern, dass beim Hyperthyreoidismus nur eine Steigerung der physiologischen
Verhältnisse vorliegt. Eine toxische Schädigung wäre meines Erachtens erst
dann gegeben, wenn die Erhöhung der Abnutzungsquote über die Norm erheblich
grösser ist als die Steigerung des Gesamtstoffwechsels. Geht beides miteinander
parallel, so bestände zwar ein Unterschied gegenüber dem Verhalten des Eiweiss-

umsatzes bei der Muskelarbeit, aber die Sachlage wäre die gleiche wie bei starker Anspannung der chemischen Wärmeregulation (Freund und Grafe [73, 74], näheres S. 357), wo auch keinerlei toxische Momente in Betracht kommen. Mit dem einen Versuche ist die Frage der Abnutzungsquote natürlich auch noch keineswegs entschieden, so dass auch in dieser Richtung noch weitere Versuche dringend wünschenswert sind.

Auf das etwas kompliziert liegende Verhalten des Kohlenhydratstoffwechsels bei der in Frage stehenden Krankheit kann hier nicht näher eingegangen werden (vgl. die zusammenfassenden Darstellungen S. 262). Im allgemeinen kann man sagen, dass hier das Spiegelbild zum Verhalten beim Myxödem vorliegt. Entsprechend der allgemeinen Tonuserhöhung sind auch die zuckerliefernden Organe in einem Zustand gesteigerter Tätigkeit. Es wird häufig Hyperglykämie und manchmal Glykosurie gefunden, auch kommen Kombinationen mit echtem Diabetes vor, die anscheinend in der Regel, wenn nicht ausschliesslich auf eine gleichzeitige Pankreaserkrankung zurückzuführen sind.

Qualitative Anomalien des Stoffwechsels in irgendwie nennenswertem Umfange scheinen bei Basedowscher Krankheit nicht vorzuliegen, denn sonst wäre es unverständlich, dass direkte und indirekte Kalorimetrie so gut übereinstimmende Zahlen ergeben, wie es Du Bois (29) an einem grossen Material fand. Die Differenzen beider Berechnungsarten differierten im ganzen nur um 2,9%, im Einzelfalle um ± 4,1%. Auch die normalen respiratorischen Quotienten sprechen dagegen.

Bei der ausserordentlich starken Stoffwechselsteigerung schon in Ruhe und bei Nüchternheit und der meist vorhandenen somatischen und psychischen Erregbarkeit der in Frage kommenden Kranken hätte man erwarten können, dass auch der dynamische Reiz der Nahrungszufuhr stärker ausfallen würde, wie in der Norm. Magnus-Levy (24) sah in einem untersuchten Falle aber keine Abweichung. Dagegen fanden Porges und Přibram (51) nach sehr reichlicher Eiweisszufuhr auffallend hohe Zahlen. Auch in Undeutschs (52) Versuchen waren die Steigerungen bei Morbus Basedow grösser als bei den normalen Vergleichspersonen, doch liegen hier nicht genügend Versuche vor, um das sicher zu entscheiden. Das Maximum der Steigerung war nach 1—2 Stunden erreicht, das Ende nach 6 Stunden. Bemerkenswerterweise war die Steigerung bei vegetabilem Eiweiss (Aleuronat und Roborat) grösser als bei Fleisch. Den genannten Versuchen widersprechen aber die sehr sorgfältigen kalorimetrischen Versuche von Du Bois (29) deren Resultate die folgende Originaltabelle bringt (22).

Hier war bei Darreichung mittlerer Mengen von Eiweiss- und Kohlenhydraten die Steigerung der Wärmeproduktion in der 2.—5. Stunde nach der Nahrungsaufnahme genau so gross wie beim Gesunden. Setzt man allerdings wie es wohl am richtigsten ist, den Mehrverbrauch an Kalorien nach der Mahl-

Tabelle 22. Spezific Dynamic Action of Foods in Hyperthyroidism.

Subjects	Food	No. of Experiments	Average Gm. N or Dext. in Food	Average Gm. N or Dext. per Kg. of Body Weight	Average Gm. N or Dext. per Cal. per Hour	Average per Cent. Rise in Metabolism above Subject's Basal
Two normal men .	Protein meal	2	10,1	0,149	0,144	9,7%
Case 1 (Max W.) .	Casein and meat. .	2	8,9	0,146	0,082	9,5 „
Case 2 (Edw. T.) .	Casein and meat. .	2	9,6	0,19	0,12	9,0 „
Case 12 (Benny L.)[1]	Protein meal	1	8,6	0,15	0,135	13,0 „
Three normal men	Glucose[2]	3	100,0	1,37	1,36	9,7 „
Case 1 (Max W.) .	. . . .	2	100,0	1,64	0,92	5,5 „
Case 12 (Benny L.)[1]	. . . .	1	100,0	4,20	3,7	15,0 „
Case 12 (Benny L.)[1]	. . . .	1	70,0	2,94	2,6	7,0 „

zeit in Beziehung zum Kaloriengehalt der Nahrungsmittel, so ist der zersetzte Anteil beim Basedowkranken grösser, und zwar um etwa 50 %, entsprechend der Steigerung des Gesamtstoffwechsels der Versuchspersonen gegenüber der Norm. Daraus geht hervor, dass der Basedowkranke mit seiner Nahrung tatsächlich doch etwas unökonomischer wirtschaftet als der Gesunde.

Über das Verhalten der Kranken bei Muskelarbeit fehlen meines Wissens brauchbare Versuche. Es lässt sich vermuten, dass der Nutzeffekt gegenüber der Norm zurückbleibt.

Du Bois hat bei seinen Kranken auch Untersuchungen darüber angestellt, in welcher Form die Wärme den Körper verlässt. Er fand eine durchschnittliche Wasserdampfabgabe von 39,9 g pro Stunde durch Haut und Lungen, die Steigerung ging annähernd parallel mit derjenigen der Gesamtwärmeproduktion, die Gesamtwärmeabgabe geschah zu 25,7 % durch Wasserverdunstung, was gegenüber dem Mittelwert der Norm von 23,9 % nur eine sehr geringe Zunahme bedeutet.

γ) Der Stoffwechsel bei Darreichung von Schilddrüsenpräparaten.

Die Schilddrüse ist neben der Nebenniere das einzige innersekretorische Organ, bei dem wir in der glücklichen Lage sind, mit geeigneten, einfach herstellbaren Präparaten des toten Gewebes weitgehend die gleichen Wirkungen zu erzielen, welche das lebendige, intakte Organ im Tierkörper auslöst. Auf diese Weise ist es erst möglich gewesen, näher in das Studium der Rolle dieser wichtigsten Inkretdrüse und ihrer Krankheiten einzudringen und wichtige therapeutische Nutzanwendungen zu ziehen.

Wendelstadt und Leichtenstern (75) sowie Ewald (76) beschrieben in Deutschland anscheinend als erste die eingreifende Wirkung von Schild-

---

[1] Cretin.

[2] Die Versuchspersonen bekamen 115 g käufliche Glukose entsprechend 100 g reinen Traubenzuckers.

drüsenpräparaten auf den Gesamtstoffwechsel. Sie beobachteten sowohl bei Myxödem wie bei Fettsüchtigen nach Verfütterung kleiner Mengen von Schilddrüsenextrakt sehr starke Gewichtsabnahmen in wenigen Tagen. Annähernd gleichzeitig, zum Teil noch etwas eher, aber den deutschen Autoren unbekannt geblieben, sahen das Gleiche Putman in Amerika (77) und Yorke Davies (78) in England. An diese Entdeckung hat sich eine heute kaum noch ganz übersehbare Literatur angeschlossen. (Literatur bei Magnus-Levy (Z) Falta (Z), Kraus (79) u. a. Originalarbeiten und Referate der neueren amerikanischen Literatur in der Zeitschrift „Endocrinology".) Es empfiehlt sich, die Wirkung der Schilddrüsenstoffe bei Gesunden (Tier und Mensch), Myxödematösen, Basedowkranken und Fettsüchtigen getrennt zu betrachten.

Als einheitlichen Gesichtspunkt für die Wirksamkeit im einzelnen Organismus kann man wohl den allgemeinen Satz voranstellen, dass die Beeinflussung des Gesamtstoffwechsels und des Eiweissumsatzes durch wirksame Schilddrüsenpräparate um so stärker hervortritt, je geringer die Produktion dieser Substanzen im Organismus selbst ist. Von einem strengen Parallelismus kann dabei natürlich kaum die Rede sein, und an Ausnahmen im einzelnen wird es nicht fehlen, wenn sie meist auch schwer analysierbar sind, aber als allgemeine Regel besteht obiger Satz, wie vor allem die Erfahrungen bei Schilddrüsenerkrankungen zeigen, wohl zu Recht. Vermutungsweise hat ihn schon Magnus-Levy in seinen grundlegenden „Untersuchungen zur Schilddrüsenfrage" (24) aufgestellt.

Zuerst seien die Tierversuche über den Einfluss der Schilddrüsenpräparate auf den Stoffwechsel kurz erwähnt. Hier liegt ein grosses Beobachtungsmaterial vor. Bloch (80) war wohl der erste, der beim Kaninchen eine Stoffwechselsteigerung auffand, F. Voit (81) sah beim Hund eine um 20% höhere Kohlensäureausscheidung, Schöndorff (82) schätzte die Vermehrung der Wärmeproduktion in seiner sehr langdauernden Versuchsreihe auf 35%. Alle späteren Autoren (ich erwähne aus den letzten Jahren nur Cramer und Call [7] sowie Kojima [8]) kamen zu ungefähr den gleichen Zahlen. Es scheint, dass Versager bei Tieren viel seltener sind, als beim Menschen. Dass auch beim myxödematösen Tier infolge Schilddrüsenexstirpation Thyreoideazufuhr steigernd wirkt, zeigte zuerst E. Maier (83). Wie der Gesamtstoffwechsel verhält sich der Eiweissumsatz (F. Voit [81], Schöndorff [82] u. a.). Gewöhnlich nimmt auch die Zuckertoleranz ab und es kommt manchmal zu Glykosurien. Ob es richtig ist, dass, wie Cramer und Call (7) behaupten, die Zuckerverbrennung in stärkerem Grade wächst, wie die der anderen Nahrungsmittel, scheint mir noch nicht entschieden.

Sehr merkwürdig ist die Angabe von Hirsch und Blumenfeldt (84), dass beim wachsenden Organismus die Drüsenpräparate prinzipiell anders wirken sollen, wie beim ausgewachsenen. Hirsch und Blumenfeld fanden nämlich hier eine Einschränkung des Umsatzes, die selbst im Fieberzustand noch deutlich in die Erscheinung trat. Dies Verhalten widerspricht so sehr allem, was sonst über die Wirkung von Schilddrüsenpräparaten bekannt ist, dass eine Nachprüfung dieser Angabe dringend wünschenswert erscheint. In diesen Zusammenhang gehört vielleicht eine Beobachtung von Janney (85), der — anscheinend auch an wachsenden Tieren — eine Verstärkung der eiweisssparenden Wirkung von Kohlenhydraten beobachtete, wenn er sehr kleine Thyreoidingaben gleichzeitig verfütterte.

Beim gesunden Menschen stammen die ersten Beobachtungen von Magnus-Levy (24). Sie fielen ausserordentlich wechselnd aus und liessen manchmal jede Einwirkung auf den respiratorischen Stoffwechsel vermissen. Eine bedeutende Steigerung sah Stüve (48) bei einem an Psoriasis leidenden, sonst gesunden Manne. Zum entgegengesetzten Resultate kamen Andersson und Bergmann (86) in sehr sorgfältigen Selbstversuchen im Tigerstedtschen Respirationsapparate. In den ersten Versuchen fanden auch sie ganz geringe Steigerungen nach grossen Dosen von Jodothyrin und Drüsentabletten, die aber lediglich durch eine geringe Erhöhung des Eiweissumsatzes bedingt sein konnten. Bei Innehaltung strenger Muskelruhe und Entspannung fielen auch diese kleinen Zunahmen fort, obwohl die Temperatur erhöht war. Andersson und Bergmann glauben daher, dass die von den Voruntersuchern festgestellten Steigerungen nicht auf eine Erhöhung des gesamten vitalen Tonus (Magnus-Levy), sondern auf motorische Unruhe zurückzuführen seien. Magnus-Levy hat diese Schlussfolgerungen schon widerlegt. Tatsächlich lassen sich die an zwei Menschen gewonnenen Ergebnisse nicht verallgemeinern; am wenigsten geht das auf dem Gebiete der inneren Sekretion, auf dem die grössten individuellen Unterschiede an der Tagesordnung sind. Fasst man die angeführten Versuche und die späteren zahlreichen, zum. Teil in der Literatur verstreuten, meist vereinzelten Beobachtungen an gesunden Menschen (vgl. z. B. M. Krogh [87] und aus neuester Zeit Arnoldi und Leschke [1])) zusammen, so lässt sich ein gesetzmässiges Verhalten nicht auffinden, indem Steigerungen bald auftraten, bald nur angedeutet waren oder ganz fehlten; niemals aber erreichten sie höhere Werte (über 20—25 %). Oft wird die Temperatur etwas erhöht. Beim einzelnen gesunden Menschen scheint die Reaktion stets annähernd die gleiche zu sein, doch fehlen darüber noch genügend zahlreiche Beobachtungen. Die Ursache dieses verschiedenen Verhaltens hängt offenbar mit der konstitutionell bedingten, verschiedenen Aktivität der Schilddrüse des einzelnen Menschen zusammen, und insofern scheint mir die Reaktion auf diesen wichtigen Stoffwechselreiz geradezu ein Massstab für die konstitutionelle Leistung dieses Organs zu sein.

Viel systematischer und umfassender als bei Gesunden ist die Wirkung der Schilddrüsenpräparate beim Myxödem untersucht, da wir hier in der Substitution die einzige rationelle Therapie dieser Krankheit besitzen.

---

[1]) Arnoldi und E. Leschke, Zeitschr. f. klin. Med. **92**. 364. 1921.

Der Effekt der Thyreoideastoffe auf den Gesamtumsatz ist hier ganz gewaltig. Magnus-Levy (24), dem wir auch hier die ersten überzeugenden Gaswechselversuche verdanken, fand sie in jedem ausgeprägten Falle. Die Wirkung war im allgemeinen um so stärker ausgesprochen, je mehr der Umsatz vorher gegenüber der Norm erniedrigt war. Unter Umständen wurden die Normalwerte nicht nur erreicht, sondern sogar überschritten. Das Maximum, was Magnus-Levy sah, war eine 72%ige Steigerung in ca. 1 Stunde. Diese Wirkung tritt, wie meist bei der oralen Schilddrüsentherapie, nicht sofort ein, sondern erreicht bei den üblichen Dosen erst nach 3—4 Wochen seine volle Stärke, die mit der somatischen und psychischen Besserung der Kranken Hand in Hand geht. Sie dauert mit der weiteren Darreichung an, um nach Aussetzen der Behandlung langsam bis zu den niedrigen Ausgangswerten abzuklingen. Zu prinzipiell dem gleichen Resultate kamen Andersson (43), Steyrer (27), von Bergmann (28), Du Bois (29) u. a. (Weitere Literatur auf S. 245). Die Reaktion des respiratorischen Gaswechsels Myxödematöser auf Thyreoideapräparate scheint eine so konstante zu sein, dass ihr Fehlen gegen das Vorliegen eines Mxyödems spricht.

Bei der grossen Erregbarkeit des Basedowkranken sollte man zunächst erwarten, dass hier Schilddrüsenpräparate den an und für sich schon gesteigerten Gesamtumsatz erst recht in die Höhe treiben würden, zumal klinisch so oft eine Verschlechterung des Allgemeinbefindens bei dieser Medikamentation eintritt. Aus naheliegenden Gründen ist das Beobachtungsmaterial nur spärlich, insbesondere wurden, so weit ich sehe, die wirksamen Substanzen nie so lange gegeben, dass, wenn überhaupt, dann mit Sicherheit ein Einfluss auf die Intensität der Verbrennungen eingetreten sein musste. Die Versuche von Magnus-Levy (24) und Steyrer (27) liessen übereinstimmend kein solches Resultat erkennen. Bei Du Bois (29) finden sich Thyreoidinversuche bei zwei Kranken, die das Präparat ca. eine Woche vorher täglich erhielten. In einem Falle fand sich gar keine Steigerung, im anderen eine geringe von 7%, mit der Angabe, dass der Kranke sich während dieses Versuchs etwas unruhig verhielt, so dass der positive Ausschlag nicht zu verwerten ist. Eine Verallgemeinerung dieser wenigen Beobachtungen ist wohl noch nicht erlaubt. Eine Erklärung wäre gegeben durch die oben aufgestellte Hypothese, dass die Wirkungsstärke der Thyreoideapräparate auf den respiratorischen Gaswechsel von der Intensität der Wirksamkeit der körpereigenen Schilddrüse abhängt.

Nebenbei sei erwähnt, dass auch längerer Genuss von Thymussubstanz und Behandlung mit Anti-Basedowserum den Grundumsatz nicht alteriert.

Ein besonders grosses Beobachtungsmaterial liegt über den Einfluss der Thyreoideapräparate bei Fettsüchtigen vor. Schon die ersten Versuche galten dieser Krankheit, und die wahllose Thyreoidintherapie war hier eine Zeitlang eine gefährliche Mode. Tatsächlich gelingt es auch bei den meisten Fettsüchtigen rasch, eine Gewichtsabnahme von einigen Pfunden zu erzielen.

Damit war aber noch keineswegs ausgemacht, dass es sich dabei um Fetteinschmelzungen handelte.

Das vermochten erst Respirationsversuche zu entscheiden. Die Resultate waren hier sehr wechselnd (Magnus Levy [24], Stüve [48], Thiele und Nehring [88], Jaquet und Svenson [89], Steyrer [27], v. Bergmann [28], Juschtschenko [3], Krogh [87], Hausleiter [90], Rolly [91] u. a., vor allem sehr zahlreiche amerikanische Arbeiten. Weitere Literatur auf S. 203).

Da, wo Steigerungen vorhanden waren, hielten sie sich in sehr bescheidenen Grenzen, nur ganz selten, wie bei einem Kranken v. Bergmanns, gingen die Werte über 25% hinaus. In vielen Fällen bleibt eine sichere Wirkung überhaupt aus. Ein prinzipieller Unterschied in dem Verhalten der verschiedenen Formen der Fettsucht lässt sich dabei nicht feststellen, das ist auch nicht weiter verwunderlich, da eine scharfe Trennung der einzelnen Formen generell gar nicht möglich ist (vgl. darüber S. 197).

v. Noorden (92) hat darauf aufmerksam gemacht, dass bei ausgesprochen endogen Fettsüchtigen Steigerungen häufiger sind wie bei vorwiegender Mastfettsucht. Ich habe nach meinen eigenen Beobachtungen den gleichen Eindruck, glaube aber nach Durchsicht des grossen, in der Literatur niedergelegten Materials nicht, dass hier von einer strengen Regelmässigkeit gesprochen werden kann, dafür sind die Ausnahmen zu gross.

Im allgemeinen kann man sagen, dass zwischen Gesunden und Fettsüchtigen in der Reaktion gegenüber Thyreoideapräparaten überhaupt kein prinzipieller Unterschied besteht.

Von Interesse ist die Feststellung, mit welchem Körpermaterial die Stoffwechselsteigerung mit Schilddrüsenpräparaten bestritten wird. Zur Entscheidung eignen sich am besten langfristige Respirationsversuche, wie sie vor allem Steyrer (27) und v. Bergmann (28) angestellt haben. Aus ihnen geht hervor, dass keiner der Hauptnährstoffe in besonderer Weise von der Zersetzung betroffen wird, entscheidend scheint vielmehr die Art und Zusammensetzung der Kost. Wird die Vermehrung der Kalorienproduktion durch Zulagen an stickstofffreiem Material gedeckt, so können sogar N-Retentionen resultieren, auch brauchen bei Fehlen von Zulagen überhaupt nicht notwendig Eiweisseinschmelzungen zu entstehen (v. Bergmann), wie ja auch die gewöhnliche Unterernährung Fettsüchtiger nicht notwendig mit N-Verlusten verknüpft zu sein braucht (vgl. S. 147). N-Minimumversuche wären auch hier erwünscht.

Vergleicht man das unter der Schilddrüsenmedikamentation mehr verbrannte Körpermaterial mit dem beobachteten Gewichtsverlust, so wird dieser wohl nur in ganz seltenen Fällen durch die vermehrten Oxydationen erklärt, selbst wenn man auf die Trockensubstanz die 4—5fache Menge Wasser in Rechnung stellt. Tatsächlich ist die Hauptursache bei der Abnahme Wasserverlust, wie schon die ersten Beobachter ganz richtig vermutet haben. Wie vor allen aus Eppingers (93) ausgezeichneten Untersuchungen hervorgeht, steigert die wirksame Substanz der Schilddrüse nicht nur die oxydativen Leistungen der Zelle, sondern ihre gesamten vitalen Funktionen inklusive des Wasserwechsels. Mit der Entdeckung des Thyroxins durch Kendall ist die Erforschung der Wirkung der wirksamen Schilddrüsensubstanz auf eine ganz besonders exakte Basis gestellt, da wir hier einen chemisch genau bekannten Körper vor uns haben, wenn auch seine synthetische Darstellung bisher noch nicht gelungen ist. Dadurch ist man von der wechselnden Stärke der üblichen Schilddrüsenpräparate unabhängig geworden, und vieles wird jetzt klarer und eindeutiger. Kendall (94) und Plummer (95) schätzen die Menge des jeweils im Körper vorhandenen Thyroxins auf ca. 14 mg, was sich mit einiger Genauigkeit auf Grund des Jodgehaltes des Körpers berechnen lässt. Nach Forschungen von Plummer und Boothby (96) (dort auch die frühere Literatur) soll ein Wechsel im Thyroxingehalt um 1 mg eine Erhöhung oder Erniedrigung des Gesamtstoffwechsels um ca. 2% bedingen. 2 mg intravenös injiziert steigern beim Gesunden die Oxydationen um $20—30\%$, 3 mg sogar um 50%, und zwar anscheinend mit grosser Regelmässigkeit. Die gleiche Menge täglich verbraucht, vermag in der Regel die Stoffwechselerniedrigung beim Myxödem wieder annähernd auszugleichen, während interessanterweise beim Basedowkranken selbst 15 mg keinerlei Einfluss auf die Höhe der Verbrennungen ausüben. Das Resultat passt sehr gut zur Hypothese, dass die Wirkung der Schilddrüsenpräparate abhängt von der im Körper vorhandenen Menge wirksamer Schilddrüsensubstanz.

Bei oraler Darreichung wirkt das Thyroxin viel geringer. Langdauernde tägliche Gaben von 1,0 mg alterieren anscheinend den Stoffwechsel beim gesunden Menschen gar nicht, 1,6 mg bringen ihn bei thyreopriven Patienten auf normale Höhe.

In Deutschland liegen bisher noch keine grösseren Erfahrungen in der Literatur über Thyroxin vor. Herr Professor Biedl-Prag sah nach liebenswürdiger mündlicher Mitteilung in einzelnen Versuchen deutliche Steigerungen bei Gesunden, während bei der Prüfung von Thannhauser und Ilzhöfer, denen ich für diese mündliche Mitteilung sehr danke, allerdings bei subkutaner Darreichung der Effekt ausblieb. Dass das Thyroxin wie auch die anderen Schilddrüsenpräparate gemäss Magnus-Levys Vorstellung nicht durch Vermehrung der Muskeltätigkeit, sondern durch Steigerung der gesamten Zelltätigkeit wirkt, kann keinem Zweifel unterliegen, zumal kürzlich Aub, Bright und Uridil[1] die gleiche Wirkung auch beim Tiere in Urethannarkose und nach Nebennierenexstirpation sahen.

Die Wirkung der Thyreoideapräparate auf den Eiweissstoffwechsel ist Gegenstand ausserordentlich zahlreicher Untersuchungen gewesen

---

[1] Am. Journ. of phys. **61**. 300. 1922.

(die gesamte Literatur darüber bis 1907 bei Magnus Levy (Z), später Steyrer (27), v. Bergmann (28) Orgler [97], Underhill und Saiki [98], Fonio [99], Krause und Cramer [100], Frey [101], Peillon [102], Courvoisier [103], Lanz [104], Kocher [105], Rohde und Stockholm [106] u. a.).

Die weitaus meisten Autoren fanden eine deutliche Verschlechterung der N-Bilanz unter dem Einfluss der Medikamentation. Das Ausmass war sehr verschieden. Bei Berechnungen der Durchschnittswerte grösserer Perioden ergaben sich maximal 5 g, an einzelnen Tagen bis 7 g N-Verlust, doch sind das Rekordwerte, die nur ganz selten erreicht wurden, meist liegen die Zahlen erheblich niedriger. Ob die Bilanz negativ wurde, hängt von der Grösse der N-Retentionen vorher ab. Mit zunehmender Dauer der Darreichung nimmt die Wirkung ab — eine typische Unterernährungserscheinung. Bei Myxödematösen war die Vermehrung des Eiweissumsatzes am stärksten, bei Gesunden sehr wechselnd, ohne Rücksicht auf Alter und Geschlecht und Allgemeinkonstitution; ähnlich verhielten sich verschiedene andere Krankheiten, Strumen und Tumoren der Schilddrüsen, Akromegalien, Paralysis agitans, Tuberkulosen usw. (Literatur bei Magnus-Levy [Z]). Auffallend gering war der Einfluss bei Basedowkranken. Während Scholz (44), Hirschlaff (49) und Steyrer (27) keine Einwirkung fanden, trat eine solche beim Kranken von Matthes in geringem Grade auf. Eine stärkere Steigerung (bis zu 90 %) sah nur David (108) in einem anscheinend besonders schweren Fall.

Sieht man die Arbeiten im einzelnen an, so ergibt sich, dass mit Ausnahme der langfristigen Versuche an den Tagen der Schilddrüsenzufuhr die Kost annähernd gleich blieb. Dem Umstande, dass an den Zulagetagen in vielen Fällen eine Steigerung des Nahrungsbedarfs eintrat, wurde nicht Rechnung getragen, so dass man ruhig behaupten darf, dass in der weit überwiegenden Mehrzahl der Fälle Unterernährung die Ursache der vermehrten Eiweisseinschmelzung war. Klarheit darüber, ob noch andere Faktoren vorliegen, können auch hier nur gleichzeitige Untersuchungen des Gesamtstoffwechsels bringen. Solche liegen von Steyrer (27) (für Myxödem), v. Bergmann (28) (für Myxödem und Fettsucht) und von Du Bois (29) (bei Basedow) vor. Diese Versuche lassen aber übereinstimmend keine Sonderstellung des Eiweisses im Rahmen des Gesamtstoffwechsels erkennen, worauf v. Bergmann besonders hinweist. In einem Falle Steyrers trat sogar die Beteiligung des Eiweisses am Gesamtstoffwechsel zurück. Ein ungewöhnliches Verhalten zeigte ein Kranker v. Bergmanns nur insofern, als die vermehrte N-Ausscheidung der Steigerung der Kalorienproduktion voraufging. Ich glaube nicht, dass diesem Befunde eine prinzipielle Bedeutung zukommt, sondern vermute, dass die vermehrte N-Ausscheidung durch eine bei den ersten Thyreoidingaben oft in erheblichem Masse einsetzende Vermehrung der Diurese bedingt ist.

Die Wirkung der einzelnen Präparate auf den N-Umsatz ist anscheinend verschieden, doch kann darauf hier nicht näher eingegangen werden. Erwähnt sei nur, dass nach den Untersuchungen von Lanz (105) jodfreie Drüsenpräparate und jodhaltige Drüsen, deren Jod nicht an das Thyreoglobulin gebunden ist, den Eiweissumsatz anscheinend nicht beeinflussen.

Für die Deutung der Ursachen der Steigerung des Eiweissumsatzes kommen auch hier die schon oben angestellten Erwägungen in Betracht. Insbesondere hat Cramer (107) mit seinen Mitarbeitern in mehreren Arbeiten die Hypothese verfochten, dass die Schilddrüsenfütterung nicht primär den Eiweissstoffwechsel beeinflusst, sondern sekundär infolge vermehrter Zuckermobilisation durch Nebennierenwirkung und dadurch bedingte Glykogenmobilisation in der Leber. Dafür spricht, dass tatsächlich wie im Fieber und bei der Phosphorvergiftung bei Tieren, die mit Schilddrüsenpräparaten gefüttert wurden, ein starker Glykogenschwund festgestellt wurde. So wäre es infolge des gesteigerten Zuckerverbrauchs und der dadurch bedingten Verarmung des Körpers an Kohlenhydraten wohl verständlich, dass mehr Eiweiss eingeschmolzen wird.

Eine endgültige Entscheidung dieser Fragen ist heute noch nicht möglich. Die genannten Beobachtungen zeigen nur, dass die sehr bequeme und einfache Annahme eines „toxogenen" Eiweisszerfalls wahrscheinlich gar nicht notwendig ist.

Literatur.

Zusammenfassende neueste Darstellungen über das Gesamtgebiet der inneren Sekretion.

Biedl, A., Innere Sekretion. Ihre physiologischen Grundlagen und ihre Bedeutung für die Pathologie. 4. Aufl. Bd. I u. III. Urban und Schwarzenburg, Berlin-Wien 1922.

Falta, W., Die Erkrankungen der Blutdrüsen. Springer, Berlin. 1913. Vgl. ferner die einschlägigen Abschnitte in den Handbüchern der inneren Medizin von Mohr-Stähelin und Kraus-Brugsch.

Neuere zusammenfassende Darstellungen und Literaturangaben über Physiologie und Pathologie der Schilddrüse.

Moebius, P., Die Basedowsche Krankheit. Nothnagels Handbuch. **22.** 2. Aufl. Wien. 1906.

Magnus-Levy, Der Stoffwechsel bei Erkrankungen einiger Drüsen ohne Ausführungsgang in v. Noordens Handbuch der Pathologie des Stoffwechsels. II. Aufl. **2.** 325. 1907.

Sattler, Die Basedowsche Krankheit im Graefe-Sämisch Handbuch der Augenheilkunde. **9.** 2. Leipzig. 1909.

Hirsch, R., Der Morbus Basedowi, Myxödem, Kretinismus in Oppenheimers Handbuch der Bioch. IV. 2. 164. 1910.

Chvostek, F., Morbus Basedowi und die Hyperthyreosen, Enzyklopädie der inneren Medizin. Springer, Berlin. 1917.

Mc Carrison, The thyroid Gland in heath and desease, Wood u. Cie. NewYork 1917.

1. v. Noorden-Salomon, Handbuch der Ernährungslehre. **1.** Allgemeine Diätetik. Springer, Berlin. 1920. 127.

2. Kendall, E. C., Am. Journ. of Physiol. **45.** 540. 1918. Journ. biol. Chem. **39.** 125. 1919. Endocrin. **3.** 156. 1919.

3. Juschtschenko, Russky Wratsch, Nr. 42—50. 1907. Nr. 9—25. 1908.
4. Korentschewsky, W. G., Zeitschr. f. exper. Path. u. Ther. **16**. 68. 1914.
5. Rowinski, M. J., Zur Frage nach dem Einfluss der Thyreoektomie und Kastration auf den Gas- und N-Stoffwechsel bei Tieren. Diss. Petersburg. 1913. Zit. bei Korentschewsky.
6. Schneider, M. N., Zur Frage nach der Wirkung der Exstirpation der Sexual- und Schilddrüsen auf den Gas- und N-Stoffwechsel beim Weibchen. Diss. Petersburg. 1914. Zit. bei Korentschewsky.
7. Cramer, W. und R. Mc Call, Quart. Journ. exp. Phys. **10**. 59. 1916.
8. Kojima, ebenda **11**. 255, 337, 351. 1917.
9. Eckstein und Grafe, Zeitschr. f. phys. Chem. **107**. 73. 1919.
10. Asher und Hauri, Bioch. Zt. **98**. 41. 1919. Asher und Abelin, ebenda. **101**. 237. 1920. Asher und Ruchti, ebenda. **105**. 1. 1920.
11. Grafe und v. Redwitz, Zeitschr. f. phys. Chem. **119**. 125. 1922.
12. Eppinger, H., W. Falta und C. Rudinger, Zeitschr. f. klin. Med. **66**. 1. 1908. **67**. 380. 1909.
13. Batelli und Stern, Bioch. Zt **21**. 487. 1909.

14. Hildebrandt, F., Arch. f. exp. Path. u. Ther. **90**. 330. 1921.
15. Isenschmid, R., Med. Klin. Nr. 7 u. 8. 1922.
16. Mansfeld, G., u. Z. Ernst. Pflügers Arch. **161**. 339. 1915.
17. Mansfeld, G. und E. Hamburger, Pflügers Arch. **152**. 50. 1913.
18. Derselbe und F. Müller, ebenda **143**. 157. 1911.
19. Streuli, Bioch. Zt. **87**. 359. 1918.
20. Falkenberg, 10. Kongr. f. Inn. Med. Verh. 502. 1891.
21. Hirsch, R., Zeitschr. f. exp. Path. u. Ther. **3**. 393. 1906.
22. Underhill, F. P. und T. Saiki, Journ. biol. Chem. **5**. 225. 1909.
23. Grafe, E. und E. v. Redwitz, Vortrag auf der mittelrhein. chir. Tagung. August 1921. Erscheint ausführlich in den Mitt. aus den Grenzgeb. der Med. u. Chir. **36**. 215. 1923.
24. Magnus-Levy, A., Berl. klin. Wochenschr. Nr. 30. 1895 und Zeitschr. f. klin. Med. **33**. 269. 1897.
25. Matthes, M., 15. Kongr. f. inn. Med. Verh. 232. 1897.
26. Wilson, C. M. und D. Wilson, Lancet. 1920.
27. Steyrer, A., Zeitschr. f. exp. Path. u. Ther. **4**. 720. 1907.
28. v. Bergmann, G., ebenda **5**. 43. 1909.
29. Du Bois, E. F., Arch. f. int. Med. **17**. 915. 1916.
30. Boothby, W. M., Bost. med. s. Journ. **175**. 564. 1916. Ref. Endocrinol. 1. 90. 1917.
31. Means, J. H., Proc. Boc. Soc. exp. Biol. New York. XII. 13. 1914. Boston med. surg. Journ. **174**. 863. 1916. Ref. Endocrinol. 1. 513. 1917. Derselbe und Aub, Arch. of int. med. **24**. 404. 1919.
32. Hill, R. B., Californ. Stat. Journ. med. **19**. 363. 1921.
33. Liebesny, P., Med. Klin. Nr. 20. 628. 1922.
34. Hertoghe, Die Rolle der Schilddrüse bei Stillstand und Hemmung des Wachstums und der Entwicklung und der chronische gutartige Hypothyreoidismus. Deutsch von Spiegelberg. München. 1900.
35. Kendall, E. C., Journ. of biol. chem. **20**. 501. 1915.
36. Hirschl, J., Beiträge zur Kenntnis des Morbus Basedowi. Jahrb. f. Psych. 1902.
37. Knöpfelmacher, W., Wien. klin. Wochenschr. 244. 1904.
38. Forschbach, J. und Severin, Arch. f. exp. Path. u. Pharm. **75**. 168. 1914.
39. Pick, E. P. und F. Pineles, Bioch. Zt. **12**. 473. 1908.
40. Ord und White, Brit. med. Journ. **2**. 216. 1893.
41. Vermehren, Deutsch. med. Wochenschr. 1037. 1893.
42. Widal und Javal, Comp. rend. de soc. biol. **54**. 596. 1902.

43. **Andersson**, Hygiea **60**. 1898. (Schwed.) Ref. in **Malys** Tierchem. 427. 1899.

44. **Scholz**, W., Zeitschr. f. exper. Path. u. Ther. **2**. 271. 1905.

45. **Gräfe**, E., Deutsch. Arch. f. klin. Med. **133**. 41. 1920.

46. **Müller**, F., ebenda. **51**. 335. 1893.

47. **Lustig**, G., Stoffwechsel bei der **Basedow**schen Krankheit. Inaug.-Diss. Würzburg. 1890.

48. **Stüve**, Festschrift des Städtischen Krankenhauses Frankfurt a. M. Mahlau. 1896.

49. **Hirschlaff**, Zeitschr. f. klin. Med. **36**. 200. 1899.

50. **Salomon**, H., Berl. klin. Wochenschr. Nr. 24. 1904.

51. **Porges**, O. und R. **Přibram**, Wien. klin. Wochenschr. 1584. 1908.

52. **Undeutsch**, W., Exper. Gaswechseluntersuchungen bei Morbus Basedowi. Inaug.-Diss. Leipzig. 1913.

53. **Loewy**, A. und H. **Zondeck**, Deutsch. med. Wochenschr. **47**. 1387. 1921.

54. **Boothby**, W. M., Med. Clin. of North. Am. **3**. 603. 1919. **Derselbe** und J. **Sandiford**, Basal metabolic rate. Determination. Philadelphia. **Saunders** Comp. 1. 1920. **Derselbe**, Am. med. assoc. **76**. 84. 1921 u. **77**. 1921 u. Endocrinol. **5**. 1. 1921.

55. **Means**, J. H. und J. C. **Aub**, Arch. f. int. Med. **24**. 645. 1919. **Derselbe**, Med. Clin. of North. Amer. **3**. 1077. 1920. **Derselbe** und **Woodwell**, Arch. f. int. Med. **27**. 608. 1921. **Derselbe**, Journ. of the Amer. med. assoc. **77**. 347. 1921. **Derselbe** u. H. W. **Burgess**, ebenda **30**. 507. 1922. (Bericht über 1000 Fälle von Schilddrüsenerkrankungen mit 2049 Einzeluntersuchungen.)

56. **Plummer**, H. S., Transact. ass. Am. phys. **31**. 128. 1916. Ref. Endocrinol. **3**. 117. 1919.

57. **McCaskey**, G. W., Journ. Am. med. assoc. **73**. 243. 1919 u. **74**. 927. 1920.

58. **Tompkins, Sturgis** und **Wearn**, Arch. of int. Med. **24**. 269. 1919. **Sturgis** und **Tompkins**, ebenda. **26**. 467. 1920.

59. **Lueders**, C. W., Arch. of int. Med. **24**. 432. 1919.

60. **Smith**, Journ. Am. med. Assoc. **73**. 1828. 1919.

61. **Krogh**, M., Ugeskrift f. Laeger. **82**. 537 u. 577. 1920 (Dän.) Ref. Kongresszentr. **13**. 599. 1920.

62. **Snell**, F. R., Journ. Am. med. assoc. **75**. 515. 1920.

62a. **Sandiford**, J., Endocrinol. **4**. 71. 1920.

63. **Rowe**, A. H., Calif. Stats. Journ. med. **18**. 332. 1920 u. Am. Journ. of the med. soc. **162**. 187. 1921.

64. **McBrayer**, R. A., Journ. Am. med. assoc. **77**. 811. 1921.

65. **Frazier** und **Adler**, Am. journ. of the med. soc. **162**. 10. 1921.

66. **Sanger** und **Baumann**, Med. clin. of North Am. New York. **4**. 1393. 1921.

67. **Lahey** und **Jordan**, Bost. med. u. surg. journ. **184**. 348. 1921.

68. **Roth**, N., Wien. Arch. f. innere Med. **3**. 367. 1922.

69. **Rahe**, J. M., **John Rogers**, G. G. **Fawcett** und S. P. **Beebe**, Am. journ. of physiol. **34**. 72. 1914.

70. **Speck**, Zeitschr. f. klin. Med. **43**. 377. 1901.

71. **Clemens**, F., Zeitschr. f. klin. Med. **59**. 233. 1906.

72. **Rudinger**, C., Wien. klin. Wochenschr. Nr. 46. 1908.

73. **Freund**, H. und E. **Grafe**, Deutsch. Arch. f. klin. Med. **121**. 36. 1916; **Pflügers** Arch. **168**. 1. 1917 und Arch. f. exp. Path. u. Pharm. **93**. 285. 1922.

74. **Grafe**, E., Kongr. f. inn. Mediz. 1922. Verh. S. 95.

75. **Wendelstadt** und **Leichtenstern**, Deutsch. med. Wochenschr. Nr. 50. 1894.

76. **Ewald**, C. A., Berl. klin. Wochenschr. 203. 1895.

77. **Putman**, Amer. Transact. 8. 1893.

78. **Yorke Davies**, Brit. med. Journ. 7. Juli 1894.

79. **Kraus**, F., Handbuch der prakt. Medizin von W. **Ebstein**. **2**. 259. 1899.

80. **Bloch**, J., Einfluss von Jod, Thyrojodin und Thyraden auf den Stoffwechsel. Inaug.-Diss. Würzburg. 1896.

81. **Voit**, F., Zeitschr. f. Biol. **35**. 116. 1897.

82. Schöndorff, Pflügers Arch. **67**. 395. 1897.

83. Maier, E., Der Stoffwechsel thyreoektomierter Kaninchen. Inaug.-Diss. Würzburg. 1897.

84. Hirsch, R. und E. Blumenfeldt, Zeitschr. f. exp. Path. u. Ther. **19**. 494. 1918.

85. Janney, N. W., Journ. of biol. Chem. **24**. Nr. 3. XXX. 1916 u. in Gemeinschaft mit V. J. Isaacson, Arch. f. int. Med. **22**. 174. 1918.

86. Andersson und Bergmann, Skand. Arch. f. Phys. **8**. 326. 1898.

87. Krogh, M., Ugeskr. f. Laeger. Nr. 52. 1916. (Ref. Endocrinol. **2**. 73. 1918) und ebenda. **78**. 2337. 1919. (Ref. Endocrinol. **3**. 593. 1919.)

88. Thiele und Nehring, Zeitschr. f. klin. Med. **30**. 41. 1896.

89. Jaquet und Svenson, ebenda. **41**. 375. 1900.

90. Hausleiter, H., Zeitschr. f. exp. Path. u. Pharm. **17**. 413. 1915.

91. Rolly, F., Deutsch. med. Wochenschr. **47**. 887 u. 917. 1921.

92. v. Noorden, Die Fettsucht. 2. Aufl. Hölder. Wien. 1910.

93. Eppinger, H., Zur Pathologie und Therapie des menschlichen Ödems, zugleich ein Beitrag zur Lehre von der Schilddrüsenfunktion. Springer. Berlin. 1917.

94. Kendall, S. C., Il of biol. Chem. **43**. 149. 1920.

95. Plummer, H. S., Journ. of Amer. med. assoc. **77**. 243. 1921.

96. Derselbe und W. M. Boothby, Amer. Journ. Phys. **55**. 295. 1921.

97. Orgler, A., Zeitschr. f. exp. Path. u. Ther. **5**. 1. 1908.

98. Underhill, F. P. und T. Saiki, Journ of biol. Chem. **5**. 225. 1918.

99. Fonio, Mitt. a. d. Grenzgeb. d. Med. u. Chir. **24**. 236. 1911, dort reichl. Lit.

100. Krause, R. A. und W. Cramer, Journ. of Phys. **44**. XXIII. Proc. phys. soc. 1912.

101. Frey, Mitt. a. d. Grenzgeb. **28**. 348. 1914.

102. Peillon, G., ebenda. **29**. 245. 1917.

103. Courvoisier, ebenda. S. 270.

104. Lanz, ebenda. S. 285.

105. Kocher, S. 309.

106. Rohde und Stockholm, Journ. biol. chem. **37**. 305. 1919.

107. Cramer und seine Mitarbeiter, verschiedene Arbeiten im Quart. Journ. of exp. Phys. 1916—1919, ferner Journ. of Phys. 1916.

108. David, R., Zeitschr. f. Heilkd. **17**. 439. 1896.

2. Anomalien infolge Störungen der Keimdrüsenfunktion.

Gegenüber der Schilddrüse treten die Keimdrüsen hinsichtlich ihrer Wirkung auf die Wärmeproduktion sehr erheblich zurück. Der Einfluss der Ausschaltung dieser Organe beim Warmblüter war in den ersten Untersuchungen so inkonstant und gering, dass vielfach geleugnet wurde, dass hier überhaupt ein wirksamer Faktor vorliegt. Aber zahllose klinische Beobachtungen über den oft ausserordentlich starken Fettansatz gleichzeitig mit einem Ausfall der inkretorischen Ovarialfunktion (in der Gravidität, beim Stillen und im Klimakterium, sowie vor allem nach der Kastration), nach der 30—50% der Frauen an Gewicht zunehmen sollen (Literatur bei v. Bergmann [1]), legten dem Kliniker immer wieder die Überzeugung nahe, dass wenigstens bei vielen Menschen der Gesamtstoffwechsel bei abnormer Genitalfunktion eingreifende Veränderungen erleidet. Auch die starken Wirkungen auf andere Organsysteme, z. B. Knochenwachstum, liessen daran denken, dass hierbei auch der Gesamtstoffwechsel alteriert sein müsste. Untersuchungen bei Kaltblütern sprechen in der gleichen Richtung. So sah Lindstedt (2) bei Krebsen auf der Höhe

der sexuellen Vorgänge ohne nennenswerte Steigerung der Motilität den Sauerstoffverbrauch auf das Doppelte anwachsen.

α) Experimentelle Stoffwechseluntersuchungen bei Tieren.

Die ersten Untersuchungen waren experimenteller Art. Curatulo und
Tarulli (3) bei Hunden sowie Popiel (4) bei Kaninchen haben sich anscheinend zuerst mit der Frage der Kastration auf den respiratorischen Gaswechsel
beschäftigt und fanden mit einer nicht ganz einwandfreien Methodik meist
eine Herabsetzung des Gaswechsels, Popiel hin und wieder auch Zunahmen.
Die ersten exakten Beobachtungen legten Loewy und Richter (5) bei Hün-
dinnen vor. Ein Einfluss der Kastration trat erst nach einigen Wochen sicher
in die Erscheinung; so sank bei einer Hündin der Sauerstoffverbrauch um etwa
$20^0/_0$ pro kg ab (von 6,163 ccm auf 5,051 ccm pro kg und 1'), gleichzeitig stieg
das Gewicht erheblich (von 15,6—18,05 kg maximal), bei einem männlichen Jagd-
hunde gingen die Werte von 7,02 auf 6,07 herab. In allen Fällen wurde die
Nahrungszufuhr während der monatelangen Versuche konstant gehalten.
Oophorindarreichung hob den respiratorischen Gaswechsel erheblich über den
Ausgangswert hinaus. Zu prinzipiell dem gleichen Resultate wie Loewy und
Richter kamen Paechtner (6) für das Rind, D. de Vita (7), Shebuneff (8),
Murlin und Bailey (8a), Kojima (8b), Eckstein und Grafe (9), während
in den Untersuchungen von Korentschewski (10) und seinen Schülern
Rowinski (11) und N. N. Schneider (12) mit dem Pashutinsschen Respirationsapparate die Resultate wechselnd ausfielen, manchmal sogar Steigerungen auftraten, auch in Shebuneffs Versuchen bei Hunde- und Kaninchen-
männchen wurde nicht immer ein Absinken beobachtet. In allen Fällen nahm
aber das Körpergewicht zu. In den Versuchen von Korentschewsky (10)
und seinen Mitarbeitern trat die Herabsetzung auch beim vorher thyreoektomierten Tiere ein. Nach Agnoletti (13) soll die Erniedrigung des Umsatzes beim jung kastrierten Tiere auch im Gasstoffwechsel der isolierten
Organe nachweisbar sein, doch sind derartige Versuche natürlich sehr vieldeutig.

Diesen positiven und zweifelhaften Ergebnissen stehen rein negative
gegenüber. Zuerst leugnete Lüthje (14) an der Hand von zwei $1^1/_2$—2 Jahre
dauernden Versuchen an rassereinen Hunden von gleichem Wurf jeden Einfluss der Kastration sowohl auf Körpergewicht wie auf den Gasstoffwechsel.
Gegen die Beweiskraft dieser Versuche sind nicht nur von L. Zuntz (15),
sondern auch von verschiedenen anderen Seiten Bedenken erhoben, so von
Jaquet (16) mit dem Hinweise darauf, dass sämtliche Tiere unter abnormen
Bedingungen (in engen Käfigen) gehalten wurden und sich daher nicht normal
bewegen konnten. Trotzdem scheint mir das Resultat, dass in diesen Versuchen kein Absinken des Stoffwechsels vorhanden war, genügend gesichert.
Lüthje steht mit dieser Ansicht auch nicht allein, denn Klein (17) vermisste

bei einem Bullen, der vom Kalbe bis zur Geschlechtsreife beobachtet war, jeden Einfluss der Kastration, ferner fielen einzelne Versuche der russischen Forscher im gleichen Sinne aus und schliesslich fehlte auch in den Untersuchungen von Bertschi (18) (unter Asher) bei Kaninchen jedes Absinken. Regelmässig scheint dagegen nach den Untersuchungen von Heymans[1] der Stoffwechsel nach Kastration bei Hähnen abzusinken (um 20—30%); schon bei partieller Kastration und Beibehaltung des männlichen Habitus sanken die Werte meist um 10—20% ab. Dieser Mehrverbrauch wird als Luxuskonsumtion gedeutet, da vom 3. Hungertage ab zwischen Hähnen und Kapaunen in der Wärmeproduktion kein sicherer Unterschied mehr besteht.

Diese entgegengesetzten Resultate bedeuten keine unüberbrückbaren Widersprüche, sondern beweisen, dass hier, wie so oft auf dem Gebiete des Stoffwechsels, vor allem aber bei den komplizierten Verhältnissen der inneren Sekretion, keine allgemein gültigen Gesetzmässigkeiten aufgestellt werden können, sondern individuelle Unterschiede sich entscheidend ausprägen können. Positive Resultate sind immer beweiskräftiger als negative, und sie zwingen meines Erachtens zu dem Schlusse, dass tatsächlich die Keimdrüsen einen Einfluss auf die Intensität der Verbrennung haben. Dieser ist aber so gering (12—20%), dass er nicht immer so sicher in die Erscheinung tritt, wie z. B. bei der Schilddrüse. Am nächsten liegt wohl die Annahme, dass der Ausfall der Keimdrüsen von anderen Inkretorganen kompensatorisch gedeckt werden kann. Die vikariierenden Vergrösserungen von Thyreoidea und Hypophyse sind bekannt, und sehr wahrscheinlich geht Hand in Hand damit eine Steigerung der Funktion der betreffenden Drüse. So vermute ich, dass der Fortfall der Stoffwechselreize seitens der Keimdrüsen durch eine vermehrte Produktion des spezifischen Sekretes der Thyreoidea, ev. auch der Hypophyse wettgemacht werden kann. Dafür spricht die Tatsache, dass in allen Versuchen, in denen die Kastration am schilddrüsenlosen Tiere vorgenommen wurde, ein Absinken deutlich in die Erscheinung trat (Korentschewsky und seine Mitarbeiter [10], Eckstein und Grafe [9]), allerdings sind die Beobachtungen vorläufig noch zu wenig zahlreich, um den Beweis ganz zwingend zu gestalten.

β) Klinische Beobachtungen beim Menschen.

Denselben wechselnden Einfluss des Ausfalls der Keimdrüsenfunktion auf den Gesamtstoffwechsel wie bei Tieren sehen wir auch beim Menschen. Nur ein Teil der Frauen wird durch Gravidität, Klimax oder Kastration fett. Dem entspricht auch das Ergebnis der leider vorläufig noch sehr spärlichen Respirationsversuche. L. Zuntz (19) untersuchte 4 Frauen nach der Kastration. Das Ergebnis in Gestalt der Mittelwerte der allerdings manchmal stark schwankenden Einzelversuche zeigt folgende Tabelle Nr. 23:

---

[1] Heymans, C., Journ. de phys. et de path. gén. 19. 323. 1921.

Tab. 23.

Name	ccm O_2 Verbrauch pro kg und l′		
	vor der Operation	3—7 Woch. nach der Operation	8 Woch.—$2^1/_4$ Jahr nach der Operation
Frau S.	4,67 ccm	4,60 ccm	4,58 ccm
Frau K.	4,35 „	4,39 „	4,65 „
Frau E.	5,10 „	5,02 „	4,05 „
Frau Bi.	3,67 „	3,54 „	3,54 „

Demnach ist 3—7 Wochen nach der Operation bei keiner Frau ein Einfluss der Ovariotomie zu entdecken, 8 Wochen bis $^1/_4$ Jahr später ist nur bei einer der Sauerstoffverbrauch von 5,10 auf 4,05 abgesunken und gerade bei dieser waren die Werte vor der Operation abnorm hoch, so dass hier vielleicht andere Gründe vorgelegen haben, deren Fortfall den Stoffwechsel auf normale Werte heruntergedrückt hat. Fettsüchtig wurde anscheinend keine. So beweist der zum Teil negative, zum Teil zweifelhafte Ausfall dieser Versuche nicht viel.

Auf die Kastrationsfettsucht soll erst im übernächsten Kapitel eingegangen werden, hier sei nur die eine Tatsache verzeichnet, dass es bisher keinen Fall dieser Erkrankung gibt, bei dem sicher abnorme Werte gefunden wurden. Selbstverständlich lässt sich daraus nicht entnehmen, dass bei den betreffenden Frauen gegenüber den Werten vorher doch eine Abnahme dagewesen ist, zumal die Zahlen manchmal stark an der unteren Grenze der Norm lagen. Bei zwei weiteren Frauen, denen die Ovarien wegen Osteomalazie entfernt wurden, beobachtete L. Zuntz in einer zweiten Arbeit (19), eine ganz geringe Herabsetzung des Stoffwechsels. Ein ausgesprochenes Absinken (-13%) fand bei Ovarialinsuffizienz bisher lediglich Tierney (20). Bei zwei Eunuchoiden vermochte L. Zuntz keinen Unterschied gegenüber gleich grossen Normalpersonen zu finden, auch Falta (21) vermisste ein Absinken in seinem Falle, dagegen lag bei einem traumatischen Eunuchoidismus durch Kriegsverletzung, den Loewy und Kaminer (22) beobachteten, der Stoffwechsel ca. 16% unterhalb der Mitte der Norm (nach Harris-Benedict), und zwar ohne dass es schon zu einer Adipositas gekommen war. Ferner gibt neuestens Liebesny (23) an, bei einer Frau mit Unterfunktion des Ovars (Amennorrhöe, Schwinden der Libido und Gewichtszunahme) eine Abnahme von $15,1\%$ gefunden zu haben. Da die Versuche mit der Kroghschen Methode angestellt sind und nicht sehr zahlreich waren, möchte ich ihnen keine entscheidende Bedeutung beilegen, zumal Löffler (23a) in einem anderen Falle ganz normale Werte erhielt. Den spärlichen Beobachtungen lässt sich vorläufig nur entnehmen, dass das Fehlen oder die Unterfunktion der Keimdrüsen beim Menschen nur ausnahmsweise zu einem Absinken der Verbrennungen führt.

Um so bemerkenswerter ist demgegenüber, dass A. Loewy und H. Zondeck (24) bei Samenstrangunterbindungen nach Steinach Steigerungen bis 17% feststellten, allerdings waren sie nur vorübergehender Natur.

Die Frage der Menstruation auf den Gesamtumsatz wurde an anderer Stelle (S. 33) erörtert. Nach den besten Untersuchungen liegt bei diesem Zustand verminderter Tätigkeit des Ovars sicher keine Steigerung vor, höchstwahrscheinlich überhaupt keine Beeinflussung.

A. Lipschütz (25) hat Beziehungen zwischen Keimdrüsen und Körpertemperatur aufzudecken versucht. An der Hand zahlreicher Literaturangaben und eigener Messungen bei Meerschweinchen weist er nach, dass die Körpertemperatur des Weibchens hier stets etwas höher (um 0,6—0,7°) liegt als beim Männchen.

Durch die Kastration tritt beim Weibchen ein Abfall im Mittel um 0,4° ein, während beim Männchen der entsprechende Eingriff ohne Einfluss bleibt. Wird nun das kastrierte Männchen durch Implantation von Ovarien feminiert, so steigt die Temperatur auf die gleiche Höhe wie beim normalen Weibchen. Eine Deutung dieser merkwürdigen Befunde ist vorderhand noch nicht möglich, da Stoffwechseluntersuchungen, die hier allein entscheiden können, noch fehlen.

Wie hinsichtlich des respiratorischen Gaswechsels wechseln auch für den Eiweissstoffwechsel die Angaben ausserordentlich.

In den am exaktesten durchgeführten Untersuchungen von Lüthje (14) fehlte jeder Einfluss der Kastration. Zu dem gleichen Resultate kamen Mossé und Oulié (26), Curatulo und Tarulli (3), Schulz und Falk (27), während sich den allerdings nicht sehr beweiskräftigen Untersuchungen von Repreff (28), Popiel (4) sowie Neumann und Vas (29) geringe Steigerungen, denen von Pelikan (30), Kostjurin (31) und Anderen Herabsetzungen des Eiweissumsatzes nach Entfernung der Keimdrüsen entnehmen lassen.

Am wichtigsten sind die Beobachtungen, die gleichzeitig Gesamtstoffwechsel und Eiweissumsatz umfassen (Korentschewsky und seine Mitarbeiter [10], Eckstein und Grafe [9]).

In den Versuchen der russischen Autoren wurde eine verminderte Eiweissverbrennung nie vermisst, auch dann nicht, wenn der Gesamtumsatz unverändert blieb oder sogar etwas anstieg. Bemerkenswert war, dass die Eiweisseinschränkung meist schon in der ersten Woche nach dem Eingriff ausgesprochen war und im Hunger am deutlichsten in die Erscheinung trat. Da das Absinken der N-Ausscheidung in manchen Fällen sehr erheblich war (max. 47%), wurde angenommen, dass die Keimdrüsen ein besonders wirksames Hormon für den Eiweissstoffwechsel enthielten. Leider sind die russischen Originalarbeiten (8, 11, 12) mir nicht zugänglich, und ihre deutsche Wiedergabe der Resultate durch Korentschewsky (10) ist so summarisch, dass ein Urteil nicht möglich ist. In den Versuchen von Eckstein und Grafe (9) trat die Einschränkung des Eiweissumsatzes auch deutlich in die Erscheinung, war aber auch im Hunger nur sehr gering, und zwar geringer als der Abnahme des Gesamtstoffwechsels entsprach. Vielleicht hängt das in diesem Falle mit der der Kastration voraufgegangenen Schilddrüsenexstirpation zusammen. N-Minimumversuche fehlen bisher.

Auch der Kohlenhydratstoffwechsel scheint wenigstens in vielen Fällen durch die Entfernung der Keimdrüsen gewisse Veränderungen zu erfahren. Nach diesem Eingriff nimmt die Zuckertoleranz sowohl bei Tieren wie beim Menschen ab (Stolper [32]) und Adrenalin führt zu einer erhöhten Glykosurie (Cristofeletti [33]) bzw. Glykämie (Guggisberg [34]). Das Gleiche gilt auch für das Klimakterium, doch ist hier die Genese nicht ganz klar, da im Alter sowieso die Toleranz für Kohlenhydrate abnimmt. Wir haben hier das umgekehrte Verhalten wie bei der Schilddrüse, die hinsichtlich des Gesamtstoffwechsels in gleicher Richtung wirkt, wie die Keimdrüsen.

γ) Die Wirkung von Keimdrüsenpräparaten.

Das wirksame Hormon der Keimdrüsen ist bisher leider noch nicht bekannt, vielleicht bedeuten die Untersuchungen von Herrmann (35) und neuestens von v. Mikulicz-Radetzki [1]) einen Fortschritt. So musste man bisher eines der zahlreichen Ovarial- oder Testespräparate nehmen, um den Einfluss der toten Drüsen auf den Organismus zu studieren. Schon die ersten Untersuchungen von Loewy und Richter (5) ergaben hier sehr bemerkenswerte Resultate. Während subkutane und orale Gaben von Ovarialsubstanz beim normalen, geschlechtsreifen Tiere den Gaswechsel unbeeinflusst liessen, kam es beim kastrierten Tier zu einer sehr erheblichen, bis 50 % betragenden Steigerung, welche den Stoffwechsel des Tieres zum Teil beträchtlich über die Norm hinaustrieb. Das letztere ist nicht leicht zu verstehen, da sonst die Substitutionspräparate im allgemeinen viel schwächer wirken als das lebende Organ. Auch in der Schwangerschaft lässt sich nach Charrin (36) und Jardry (37) ein steigernder Einfluss erkennen.

Nach Below (38) soll die Wirksamkeit der Ovarialpräparate auf den Gesamtumsatz davon abhängen, ob Corpus luteum darin enthalten ist oder nicht. Propovar (ohne gelben Körper) steigerte den Sauerstoffverbrauch, während Luteovar (aus Corpus luteum) das Gegenteil bewirkte. Wegen der stark schwankenden Zahlen wirken, wie schon Korentschewsky (10) betont hat, die Angaben nicht sehr überzeugend. Poehl (39) selbst sah deutliche Steigerung des Gaswechsels beim Kaninchen nach subkutaner Applikation seines Prostatinpräparates.

Sehr grosse Unterschiede zwischen den einzelnen Keimdrüsenpräparaten sahen auch Hirsch und Blumenfeldt (40) bei jungen wachsenden Hunden. Während 2 ccm Spermin bei subkutaner Injektion die Kalorienproduktion

---

[1]) Münch. med. Wochenschr. **69**. 851. 1922.

herabdrückte, wurde sie durch die gleiche Menge Biovar (Poehl) erheblich gesteigert. Die Differenzen zwischen einzelnen Versuchen gleicher Art und die Ausschläge im ganzen (bis 100% Steigerung) sind allerdings in dieser Arbeit so gross, dass sich der Verdacht einer sehr ungleichen Motilität der jungen, schwer ruhig zu haltenden Tiere aufdrängt. Die Beweiskraft der Versuche wird dadurch natürlich wesentlich beeinträchtigt. Loewy und Kaminer (22) vermochten auch bei traumatischem Eunuchoidismus mit Oophorin den Umsatz in die Höhe zu treiben. Arnoldi und Leschke [1]) sahen neuerdings nach Luteoglandol von Hoffmann-Laroche eine geringe Steigerung der Sauerstoffaufnahme bei starker Zunahme der CO_2-Bildung. Im ganzen genommen, scheinen die Dinge für die Keimdrüsenpräparate ganz ähnlich zu liegen, wie für die Schilddrüsensubstanzen, die Wirksamkeit ist im allgemeinen um so grösser, je grösser der Ausfall an Keimdrüsenfunktion ist. So ist es auch verständlich, dass beim intakten wachsenden Tier eine Wirkung meist ganz fehlt.

Auch die Angaben über das Verhalten des Eiweissumsatzes nach Darreichung von Keimdrüsenpräparaten lauten sehr widersprechend. Zum Teil hängt es wohl mit der Art der Präparate, zum Teil aber wohl auch mit der verschiedenen Reaktionsart der Tiere und Menschen zusammen. Wegen der Undurchsichtigkeit der Beobachtungen, deren Methodik zum Teil recht anfechtbar ist, verzichte ich auf eine Aufzählung (Literatur bei Matthes [41], Biedl [Z, S. 294] und Korentschewsky [10]). Einwandfreie Untersuchungen, welche die Wirkung auf Gesamtstoffwechsel und Eiweiss gleichzeitig studieren, fehlen bisher. In den oben erwähnten Versuchen von Below (38) bewegte sich der Eiweissumsatz in der gleichen Richtung wie der Gesamtstoffwechsel.

Anhang: Der Stoffwechsel in der Schwangerschaft.

Anhangsweise sei noch der Einfluss einer besonderen Form der Unterfunktion der weiblichen Keimdrüsen auf den Stoffumsatz kurz skizziert, nämlich der Schwangerschaft. Hier sind die Verhältnisse natürlich dadurch erheblich kompliziert, dass mit dem Ausfall der Ovarialfunktion gleichzeitig der wachsende Embryo seine Wirkung auf den Umsatz entfaltet, und man nicht weiss, wie beide Faktoren am Gesamtresultat beteiligt sind. Es ist sogar sehr wahrscheinlich, dass die Reifung der Frucht das beherrschende Moment bildet.

Versuche an trächtigen Tieren und schwangeren Frauen ergaben ziemlich übereinstimmend eine Steigerung der Wärmeproduktion (Magnus-Levy [42], dort auch die ältere, methodisch meist nicht einwandfreie Literatur, L. Zuntz [43], Carpenter und Murlin [44], Hoffström [45], Murlin [46], Dienes

---

[1]) Arnoldi und Leschke, Zeitschr. f. klin. Med. **92**. 364. 1921.

[47], Gerhartz [48] u. a.), in der zweiten Hälfte ist sie vor allem stark ausgesprochen. Die Werte bewegen sich aber meist, wenigstens beim Menschen, in sehr mässigen Grenzen. Nur in einem Falle von Magnus-Levy war der Ausschlag grösser (Anstieg des O_2-Verbrauchs von 2,79 auf 3,33 ccm), in einzelnen anderen Fällen (Magnus-Levy [42] und Franz Müller [49]) war er höchstens angedeutet. So lagen z. B. in den Versuchen von Carpenter und Murlin (44), die in Atwaters Respirationskalorimeter angestellt wurden, die Zahlen 4% höher als bei nichtschwangeren Vergleichspersonen und 7% niedriger im Vergleich zu der Zeit kurz nach der Entbindung, wenn die Frauen stillten. Leider war in keinem Fall beim Menschen die Intensität des Stoffwechsels vor der Gravidität bekannt. Bei Tieren sind die Ausschläge meist erheblich grösser, besonders gegen Ende der Gravidität, was vielleicht mit dem grösseren Anteil der Föten am Gesamtgewicht des Tieres zusammenhängt. Für den Hund konnte auch Murlin (46 zweite Arbeit) zeigen, dass die Grösse der Stoffwechselsteigerung eine Funktion des Neugeborenengewichtes ist. Besonders gross ist die Steigerung durch Eibildung und Legearbeit beim Huhn (Gerhartz [48]). Diese Vorgänge erfordern hier den vielfachen Betrag wie eine Mast, welche das gleiche Körpergewicht herbeiführt.

Bei der Deutung der Steigerung ist zunächst in Betracht zu ziehen, dass in der Schwangerschaft die Atmung sowohl hinsichtlich ihrer Frequenz wie ihrer Tiefe vergrössert ist. Zum Teil ist das die Folge des Zwerchfellhochstandes, hauptsächlich aber wohl bedingt durch die Reizung des Atemzentrums infolge der Schwangerschaftsacidose. Ob und wie weit die Acidose als solche dabei steigernd wirkt, lässt sich schwer entscheiden.

Carpenter und Murlin (44) denken in erster Linie an den erhöhten Stoffwechsel im Uterus und erhöhte Wärmeleitung durch die Bauchdecken. Bringt man aber die vermehrte Atemarbeit vom Gesamtwert der Wärmeproduktion in Abzug, so bleiben beim Menschen nur ausnahmsweise kleine Differenzen gegenüber der Norm bestehen, manchmal liegt dann sogar eine Verminderung vor. Auf der anderen Seite bleiben bei den Tieren die Steigerungen auch nach dieser Korrektur noch so gross, dass hier unter allen Umständen ein erheblicher Einfluss der Föten sich geltend macht. Da kaum anzunehmen ist, dass der Mensch, bei dem die Verhältnisse weniger deutlich liegen, hier eine prinzipielle Ausnahme macht, möchte ich vermuten, dass hier die Steigerung durch den Fötalstoffwechsel und seine Wirkung auf den mütterlichen Umsatz durch ein Absinken infolge Ausfalls der Ovarialfunktion annähernd kompensiert ist.

Qualitative Änderungen des Stoffwechsels, beurteilt nach dem respiratorischen Quotienten, liegen nicht vor, massgebend für die Art des Umsatzes ist die Zusammensetzung der Nahrung, wie Magnus-Levy gegenüber Oddi und Vicarelli (50) mit Recht betont hat. Bei den manchmal etwas erhöhten Werten für $\dfrac{CO_2}{O_2}$ ist bei kurzfristigen Versuchen infolge der bestehenden Schwangerschaftsacidose auch immer an eine Ausschwemmung von CO_2 zu denken.

Der Eiweissstoffwechsel in der Schwangerschaft interessiert hier nicht weiter, da er ganz von dem Wachstum der Frucht beherrscht wird (zahlreiche eigene Untersuchungen und ausführliche Literatur bei Murlin [46]). Dass Lauter (51) kürzlich bei Minimumversuchen keine höheren Werte wie in der Norm fand, nimmt nicht Wunder, wenn man bedenkt, dass bei Graviden die Steigerung des Gesamtstoffwechsels ja weitgehend durch Vermehrung der Atemarbeit bedingt ist und die Tendenz zum N-Ansatz sich ganz besonders stark geltend macht.

Überblickt man die gesamte Literatur über die Frage der Bedeutung der Keimdrüsen für die Intensität des Stoff- und Kraftwechsels, so erhält man ein verworrenes Bild, das schwer klare Linien erkennen lässt. Zum Teil ist die oft fragwürdige Methodik, zum Teil die hier anscheinend besonders grosse Rolle des individuellen Faktors daran Schuld. Soweit die vorliegenden, keineswegs ausreichenden Beobachtungen überhaupt schon Schlüsse gestatten, lassen sie sich wohl am besten so formulieren: Die Keimdrüsen haben einen Einfluss auf die Intensität der Verbrennungen, er ist aber so geringfügig, dass er bei Fortfall ihrer Funktion in vielen Fällen durch kompensatorisches Eintreten anderer Organe maskiert werden kann. Am stärksten scheint er bei Darreichung bestimmter Substitutionspräparate in die Erscheinung zu treten. Die Angaben über den Eiweissstoffwechsel sind derartig widerspruchsvoll, dass hier ein befriedigendes Fazit nicht zu ziehen ist. Im ganzen habe ich aber den Eindruck, dass die Dinge im Prinzip ähnlich liegen wie bei der Thyreoidea, dass nämlich Eiweissumsatz und Gesamtstoffwechsel im allgemeinen, wenn auch wohl nicht immer, in gleicher Richtung beeinflusst werden.

Literatur.

Ausser den einschlägigen Kapiteln bei Biedl, Falta, sowie in den Handbüchern, vgl. von zusammenfassenden Darstellungen der letzten Zeit:

Novak, Die Bedeutung des weiblichen Genitales für den Gesamtorganismus usw. Suppl. zu H. Nothnagels Spez. Path. u. Ther., Erkrankungen des weiblichen Genitale. Herausgeg. von v. Franckl-Hochwart, v. Noorden. Strümpel, Leipzig-Wien. 1. 1912.
Seitz, Die Störungen der inneren Sekretion usw. Ref. d. deutsch. Ges. f. Gyn. zu Halle a. S. 1913.
Landsberg, E., Monatsschr. f. Geb. u. Gynäkol. 76. 53. 1915.

1. v. Bergmann in Oppenheimers Handb. IV. 2. S. 194. 1910.
2. Lindstedt, Zeitschr. f. Fisch. 14. 193. 1914. Ref. Bioch. Zeitschr. 17. 1311. 1914.
3. Curatulo und Tarulli, Zentralbl. f. Gyn. S. 555. 1895.
4. Popiel, Zur Frage der Kastration des weibl. Organismus. Diss. Warschau. 1897. (Russ.

5. Loewy und Richter, Arch. f. Anat. u. Physiol. (Phys. Abt.) 174. 1899.
6. Paechtner, Verhandl. d. physiol. Ges. zu Berlin. 1906 und Respir.-Stoffw.-Forsch. u. ihre Bedeutung f. Nutztierhaltung. Schötz. Berlin. 1909.
7. De Vita, D., Rif. med. 29. 1065. 1913.
8. Shebuneff, A. P., Über den Gas- und Stickstoffwechsel kastrierter Tiere. Diss. St. Petersburg. Ref. bei 10. (Russ.)
8a. Murlin, J. R. and H. Bailey, Surg. Gynec. and Obstr. 25. 332. 1917.
8b. Kojima, M., Quart. Journ. exp. Phys. 11. 351. 1917.
9. Eckstein, E. und E. Grafe, Zeitschr. f. phys. Chem. 107. 73. 1919.
10. Korentschewsky, W. G., Zeitschr. f. exp. Path. u. Ther. 16. 68. 1914.
11. Rowinski, M. J., Zur Frage nach dem Einfluss der Thyreoektomie und Kastration auf den Gas- und N-Stoffwechsel. Diss. St. Petersburg. Ref. bei 10.
12. Schneider, N. N., Zur Frage nach der Wirkung der Exstirpation der Sexualorgane und Schilddrüsen auf den Gas- und N-Stoffwechsel. Diss. St. Petersburg. 1914. Ref. bei 10.
13. Agnoletti, G., Clinic. veterin. 39. 195. 1916. Ref. Bioch. Zentralbl. 19. 2698. 1916.
14. Lüthje, H., Arch. f. exp. Path. u. Pharm. 48. 184. 1902 u. 50. 268. 1903.
15. Zuntz, L., Deutsch. Zeitschr. f. Chir. 95. 250. 1908.
16. Jaquet, A., Ergebn. d. Phys. I. Abt. 537. 1903.
17. Klein, Bioch. Zeitschr. 72. 169. 1916.
18. Bertschi, H., ebenda. 106. 37. 1920.
19. Zuntz, L., Zentralbl. f. Gyn. 48. 1492. 1904 u. derselbe, Arch. f. Gyn. 96. 188. 1912.
20. Tierney, J. S., Med. clin. North. Am. 4. 775. 1920.
21. Falta, W., Erkrankungen der Blutdrüsen. S. 336. Springer. Berlin. 1913.
22. Loewy, A. und S. Kaminer, Berl. klin. Wochenschr. Nr. 41. 1916.
23. Liebesny, P., Med. Klin. Nr. 20. 628. 1922.
23a. Löffler, W., Zeitschr. f. klin. Med. 87. 280. 1919.
24. Loewy, A. und H. Zondeck, Deutsch. med. Wochenschr. 47. 349. 1921.
25. Lipschütz, A., Pflügers Arch. 168. 177. 1917.
26. Mossé und Oulié, Compt. rend. soc. biol. t. 51. 447. 1899.
27. Schulz und Falk, Zeitschr. f. phys. Chem. 27. 250. 1899 u. Arch. f. Gyn. 58. 565. 1899.
28. Repreff, Über den Einfluss der Kastration beim weiblichen Organismus. Journ. Obtsches. ochran. narod. sdravia. Nr. 2. 1891. (Russ. ref. bei Nr. 10.)
29. Neumann und Vas, Monatschr. f. Geb. u. Gyn. 15. 433. 1902.
30. Pelikan, Gerichtl. med. Untersuchung über Kastration. Petersburg. 2. 1872. (Russ. ref. bei 10.)
31. Kostjurin, Russky Wratsch. Nr. 5. 1890. Ref. bei 10.
32. Stolper, L., Gyn. Rundsch. 7. 93. 1913.
33. Cristofeletti, Gyn. Rundsch. 5. 113 u. 169. 1911.
34. Guggisberg, H., Zentralbl. f. Gyn. 561. 1919.
35. Herrmann, Monatsschr. f. Geb. u. Gyn. 41. 1. 1915.
36. Charrin, A., Les défences naturelles de l'organisme. Paris. 1898.
37. Jardry, H., La sécrétion interne de l'ovaire. Thèse de Paris. 1907.
38. Below, Glandul. Lutea und Ovarium in der Ökonomie des weiblichen Organismus. Diss. Charkow. 1911. Russ.
39. Poehl, A. A., Wratschebnaja Gaseta. 21. 730, 773 u. 807. 1914. Russ. ref. Cong. Centralbl. 11. 447. 1914.
40. Hirsch, R. und F. Blumenfeld, Zeitschr. f. exp. Path. u. Ther. 19. 494. 1918.
41. Matthes, Monatsschr. f. Geb. u. Gyn. 18. 261. 1903.
42. Magnus-Levy, Ad., Zeitschr. f. Geb. u. Gyn. 52. 116. 1904 und v. Noordens Handb. d. Path. d. Stoffw. II. Aufl. 1. 399. 1906.
43. Zuntz, L., Arch. f. Gyn. 90. 452. 1910.
44. Carpenter, Th. M. und J. Murlin, Arch. f. int. Med. 7. 184. 1911.

45. Hoffström, K. A., Skand. Arch. f. Phys. **33**. 326. 1910.
46. Murlin, J. R., Am. Journ. of phys. **26**. 134. 1910 u. Am. Journ. of Obst. and Dis. of Wom. a. Childr. **75**. 1. 1917.
47. Dienes, L., Bioch. Zeitschr. **55**. 124. 1913.
48. Gerhartz, H., Untersuchung über die Energieumsetzungen des Haushuhns. Ing.-Diss. Bonn. 1914.
49. Müller, Franz, zitiert bei Magnus-Levy in Noordens Handb. 409. Vgl. Nr. 42.
50. Oddi und Vicarelli, Arch. f. ital. Biol. **15**. 367. 1891. Ref. Zentralbl. f. Phys. **5**. 612. 1891.
51. Lauter, S., Deutsch. Arch. f. klin. Med. **139**. 46. 1922.

3. Anomalien infolge Störungen der Hypophysenfunktion.

Erst relativ spät wurde der Einfluss der Hypophyse auf den Gesamtstoffwechsel erkannt. Zum Teil hängt das mit den grossen technischen Schwierigkeiten der experimentellen Inangriffnahme des kleinen, sehr versteckt liegenden Organs zusammen. Dann aber sind Erkrankungen dieses Gewebes relativ selten und waren in ihrer Deutung lange umstritten, sind es z. T. auch heute noch. Nur dass anscheinend Zusammenhänge zwischen Hypophyse einerseits und Ovarien und Schilddrüse andererseits bestehen, war den pathologischen Anatomen schon länger klar. (Literatur bei B. Fischer [Z] und Biedl [Z]). Vor allem die Volumenzunahme beim Ausfall einer der beiden anderen Sekretdrüsen sprachen dafür.

α) Experimentelle Beobachtungen über die Wirkung der Hypophysenexstirpation auf den Gesamtstoff- und Kraftwechsel.

Erst in dem letzten Jahrzehnte ist es gelungen, der ausserordentlichen Schwierigkeiten der Operationstechnik Herr zu werden und die primäre Operationsmortalität so herabzudrücken, dass brauchbare Versuche für die Beurteilung der Bedeutung der Hypophyse für die Intensität der Wärmeproduktion gewonnen werden konnten. Die ersten Beobachtungen stammen aus dem Bechterewschen Laboratorium von V. Narbut (1) u. a. Obwohl Angaben über die Art der Ernährung und das Verhalten der Muskulatur fehlen, scheint doch die starke Abnahme der Kohlensäureabgabe und eine etwas geringere der Sauerstoffaufnahme in den ersten 10 Tagen nach der Operation gesichert zu sein. Auch die charakteristischen Untertemperaturen kurz vor dem Tode und die grossen Wasser- und Stickstoffverluste ergeben sich klar aus der Arbeit. Ganz ähnlich war der Ausfall der Versuche von Wolf und Sachs (2), die auch an gewissen methodischen Mängeln leiden. Technisch ganz auf der Höhe stehen die Beobachtungen von Aschner und Porges (3) (Zuntz-Geppert-Versuche) sowie Benedict und Homans (4) (in Benedict und Homans Respirationsapparat [5]). Bei Aschner und Porges (3) handelte es sich um einen Hund, dem im Alter von 6 Wochen der ganze Vorderlappen der Hypophyse exstirpiert wurde; die Respirationsversuche begannen im Alter von 10 Monaten, nachdem der charakteristische hypophysioprive Habitus (Wachstumsverlangsamung, Fettansatz, Genitalhypoplasie, Hypothermie usw.) voll entwickelt war; zur Kontrolle diente ein gleich aufgezogenes Tier des gleichen Wurfs. Ein Vergleich hinsichtlich des Stoffwechsels war aber hier kaum möglich, da das operierte Tier nur 10 kg, der Kontrollhund 36 kg wog. Die Wärmeproduktion, bezogen auf ein Quadratmeter Körperoberfläche, war aber mit 8,13 ccm pro Minute so ausserordentlich niedrig gegenüber dem niedrigsten bei einem Hunde bisher beobachteten Werte von Slowtzoff (6), dass hier mit voller Sicherheit eine gewaltige Herabsetzung des Stoffwechsels dargetan war.

Den anderen, methodisch wohl richtigeren Weg beschritten Benedict und Homans (4), indem sie das Verhalten der Kohlensäureproduktion an 5 Hunden vor und nach der Operation untersuchten. Bei der nach Cushing vorgenommenén Operation wurde die Drüse meist ganz bis auf einen schmalen Saum des Vorderlappens am Boden des 3. Ventrikels exstirpiert. Die Kohlensäureabgabe zeigte in allen Fällen nach der Operation eine beträchtliche, im Ausmass schwankende Verminderung, die meist sofort, manchmal aber erst allmählich einsetzte. Sie betrug im Durchschnitt etwa 20—30%, maximal an einzelnen Tagen ca. 50%. Gleichzeitig nahmen Puls- und Atemfrequenz ab, und meist sank auch die Körpertemperatur deutlich. Bei unvollständigen Exstirpationen waren alle Folgezustände weniger stark ausgesprochen. Nach diesen übereinstimmenden, technisch ganz verschieden ausgeführten Versuchen kann es keinem Zweifel unterliegen, dass die Intensität der Verbrennungen sehr erheblich von der Hypophyse beeinflusst wird, und zwar fast so stark, wie von der Thyreoidea.

Die Deutung ist nicht ganz einfach, da gleichzeitig Atem- und Pulsfrequenz sowie die Körpertemperatur abgenommen haben. Für die meisten Versuche lässt sich aber leicht zeigen, dass entsprechende Abzüge noch so grosse Erniedrigungen übrig lassen, dass man annehmen muss, die gesamte Oxydationsenergie des Protoplasmas habe eine Abnahme erfahren. Ob alle Ausfallserscheinungen lediglich durch den Ausfall der Hypophyse oder evtl. durch Schädigung bzw. Fernwirkungen der benachbarten Teile der grossen Stoffwechselzentren im Zwischenhirn bedingt sind, ist eine offene Frage, die hier nicht näher behandelt werden soll. (Literatur und Diskussion vor allem bei Biedl [Z].)

Nach den respiratorischen Quotienten zu urteilen, liegen keine qualitativen Anomalien des Stoffwechsels vor. Das Verhalten des Eiweiss- und Kohlenhydratstoffwechsels nach Exstirpation der Hypophyse scheint mir noch nicht genügend geklärt, was bei den spärlichen Beobachtungen erklärlich ist. Für den Eiweissstoffwechsel gibt Narbut (1) an, dass eine erhebliche Vermehrung der N-Ausscheidung nach der Operation eintrat. Da gleichzeitig eine sehr starke Diurese einsetzte, ist natürlich nicht bewiesen, dass tatsächlich auch der Eiweissumsatz gesteigert war. Letzteres ist nach der Analogie mit der Thyreoektomie sogar recht unwahrscheinlich, und selbst, wenn es der Fall wäre, müsste noch entschieden werden, ob hier nicht eine Alteration des allerdings immer noch hypothetischen Eiweisszentrums im Gehirn vorliegt. Im Gegensatz dazu fand Aschner (7) sowohl bei jungen, wie bei erwachsenen hypophysiopriven Hunden eine deutliche, bis zu 50% betragende Herabsetzung des Eiweissumsatzes im Hunger. Diesen Angaben dürfte wohl grösseres Gewicht beizulegen sein als den Beobachtungen der russischen Forscher. In allen besprochenen Versuchen war die Entfernung der Hypophyse eine mehr oder weniger weitgehende, nie eine totale, es blieb der Stiel und ein Stück an der Basis. Die völlige Exstirpation ist mit dem Leben unvereinbar. Die Tiere sterben meist nach 2—3 Tagen, nur jüngere können evtl. noch 2—3 Wochen leben unter den Erscheinungen einer zunehmenden allgemeinen Kachexie. Dass sie nicht sofort starben, hängt vielleicht damit zusammen, dass bisher in allen Versuchen die Nebenhypophysen im Keilbein und Rachendach zurückblieben.

Nach Aschners (7) Mitteilung ist der Einfluss der Hypophysektomie auf den Kohlenhydratstoffwechsel prinzipiell der gleiche, wie bei der Schilddrüsenentfernung, sie wirkt retardierend. Die Zuckertoleranz gegenüber Adrenalininjektion und Fütterung ist geringer als beim normalen Tier.

β) Der Einfluss der Darreichung von Hypophysenpräparaten.

Bei den grossen Schwierigkeiten, zahlreiche Versuche bei hypophysiopriven Tieren durchzuführen, ist es verständlich, dass man versucht hat, durch Verabreichung von Hypophysepräparaten der verschiedensten Art (frische und getrocknete Drüse, Pituitrin, Pituglandol, Hypophysin, Glanduitrin, Präphyson usw.) an Tieren und Menschen die Rolle der Hypophyse im Wärmehaushalt zu studieren. Über die Chemie der wirksamen Substanzen ist noch nicht viel bekannt, aus dem Vorderlappen wurde das Tethelin, ein Lipoid isoliert, der Hinterlappen enthält neben Histamin mehrere pharmakologisch einander nahestehende Substanzen, die chemisch rein und krystallisiert im Hypophysin Höchst enthalten sind (vgl. Führner [8] und zusammenfassend Meyer und Gottlieb [9] und Biedl [Z]).

Bernstein und Falta (10) studierten zuerst genauer die Wirkung von Hypophysenpräparaten auf den respiratorischen Stoffwechsel. Dabei zeigte sich interessanterweise eine prinzipiell verschiedene Wirkung, je nachdem Präparate aus dem Hinterlappen und der Pars intermedia (Pituitrinum infundibulare von Parke, Davis & Co.) oder dem Vorderlappen (Pituitrinum glandulare der gleichen Firma) verwandt wurde. Im ersteren Falle resultierte ein meist mässiges, max. 20% betragendes Ansteigen der Werte für CO_2 und O_2 bei unverändertem respiratorischen Quotienten, gleichgültig, ob es sich um Normale oder Kranke mit Hypophysen- oder Schilddrüsenerkrankungen handelte, während bei Injektion des Vorderlappenpräparates merkwürdigerweise eine Herabsetzung des Grundumsatzes mit Zunahme des respiratorischen

Quotienten eintrat. Kestner[1]) sah bei Darreichung von Präphyson eine Steigerung bei Hypophyseninsuffiszenzen. Diese Verschiedenartigkeit, die übrigens in den Versuchen von Arnoldi und Leschke[2]) aus jüngster Zeit bestätigt wird, ist schwer zu deuten. Sie kommt auch im Einfluss auf den Wasserhaushalt und den Blutdruck zum Ausdruck, der letztere wird durch Hinterlappenpräparate gesteigert, durch Vorderlappenpräparate herabgedrückt. Falta und Bernstein fanden zwar beim Menschen keine Blutdruckdifferenzen, denken aber trotzdem an ursächliche Beziehungen zwischen Blutdruck und Stoffwechselwirkung. Besondere Schwierigkeiten macht die Erklärung für den Anstieg von R.Q. beim Pituitrinum glandulare. Man könnte an eine vermehrte Zuckerverbrennung denken, aber dagegen spricht der Abfall der Blutzuckerwerte, die allerdings nur im venösen Blute bestimmt wurden. Die Einschränkung der Verbrennungen könnte auch allein den Fettstoffwechsel betreffen, dann würde auch ohne Vermehrung der Glykogenverbrennung R.Q. ansteigen. Andere Möglichkeiten lassen sich vor der Hand nicht entscheiden. R. Hirsch und Blumenfeldt (11) sahen beim wachsenden Organismus gleichfalls eine Einschränkung der Wärmeproduktion durch Pituitrinum von Hoffmann und La Roche.

Die Untersuchungen über die Wirkung von Hypophysenpräparaten auf den Eiweissumsatz zeigen dasselbe bunte und widerspruchsvolle Bild, das schon bei den wirksamen Substanzen der anderen inkretorischen Drüsen die Beurteilung so erschwerte. Bei der Hypophyse ist die Lage doppelt unklar, da höchstwahrscheinlich Vorder- und Hinterlappenpräparate auch hier verschieden wirken, und in vielen Fällen das gesamte Organ als Ausgangsmaterial benutzt wurde. Da an der Hand des vorliegenden Materials eine völlige Klärung noch nicht möglich ist, und Gesamtstoffwechsel- und Eiweissumsatz noch nie gemeinsam untersucht wurden, möchte ich auf die Untersuchungen hier nicht eingehen und verweise auf die Literatur vor allem bei Biedl. Erwähnt sei nur, dass es jedenfalls nach den einwandfreien Untersuchungen von Falta und seinen Mitarbeitern den Anschein hat, dass die Präparate (vor allem Pituitr. infundib.), welche den Gesamtstoffwechsel steigern, auch den Eiweissumsatz erhöhen. Das ist ja auch von vornherein am wahrscheinlichsten und würde den Beobachtungen bei den anderen inkretorischen Drüsen am besten entsprechen.

γ) Klinische Beobachtungen bei Hypophysenerkrankungen,
unter Ausschluss der Dystrophia adiposo-genitalis.

Das schon im Tierexperiment mit grosser Regelmässigkeit beobachtete Absinken der Körpertemperatur findet sich auch in vielen Fällen von hypophysärer Dystrophie (Literatur und eigene Beobachtungen bei J. Bauer [12]).

---

[1]) Kestner, D. Ges. f. inn. Med. S. 338. Verh. Wiesbaden 1922; vgl. auch Plaut, D. Arch. f. kl. Med. 139. 285. 1922 u. Knipping, D. Med. W. 49. 12. 1923.

[2]) Arnoldi, W. und E. Leschke, Zeitschr. f. klin. Med. 92. 364. 1921.

Die Untersuchungen über das Verhalten des Gesamtstoffwechsels bei Hypophysenerkrankungen sind vorläufig noch recht spärlich. Soweit sie die Dystrophia adiposito-genitalis betreffen, sollen sie gemeinsam mit dem Verhalten des Stoffwechsels bei endogener Fettsucht behandelt werden.

Ausserdem liegen einige Angaben bei Akromegalie und hypophysärer Kachexie vor. Leider ist vorläufig bei der ersteren Krankheit kein klares Bild zu gewinnen, da die Ergebnisse sich zu sehr widersprechen.

So sahen Salomon (13) und Magnus-Levy (14) bei ihren Kranken mit Akromegalie zweifellos erhöhte Werte (5,19 ccm O_2 pro kg und 1' bei 52 kg Gewicht, [Magnus-Levy]) 4,9 ccm O_2 bei 112 kg und 4,3 ccm O_2 bei 79,6 kg Gewicht [Salomon]). Die beiden Fälle von Salomon waren aber durch Diabetes kompliziert, bei dem fettsüchtigen Manne war er allerdings sehr leicht und kommt hier als Ursache der ganz besonders starken Stoffwechselsteigerung kaum in Betracht, bei der anderen Kranken lag dagegen eine schwere Form vor, und hier ist es wohl denkbar, dass die an und für sich nicht starke Steigerung durch den Diabetes allein bedingt sein könnte. In zwei anderen Fällen von Salomon sowie in den Beobachtungen von Bernstein und Falta (15) bewegten sich die Zahlen durchaus in der Breite der Norm (3,55—4,00 ccm O_2 pro kg und 1'). Boothby (16) sah in einem Falle mit sicherer Vorderlappenüberfunktion eine Steigerung.

Diese letzteren Untersuchungen zeigen, dass die Umsatzvermehrungen jedenfalls kein wesentliches Symptom der Akromegalie darstellen. Sieht man die Krankengeschichten der Fälle durch, in denen Stoffwechselsteigerungen eintraten, so weisen diese Kranken, worauf vor allem Magnus-Levy (14) hinwies, eine Reihe von Symptomen des Hyperthyreoidismus auf (Schweisse, Herzklopfen, abnorme psychische Erregbarkeit usw.), ohne dass von einem ausgesprochenen M. Basedowi gesprochen werden konnte. Gleichwohl sind beide Autoren geneigt, die Stoffwechselerhöhung nicht auf eine Mehrfunktion der Hypophyse, sondern der Thyreoidea zurückzuführen. Magnus-Levy (14) wird in seiner Ansicht bestärkt durch das Fehlen einer nennenswerten Steigerung nach Behandlung mit Hypophysenpräparaten. Dabei ist allerdings zu bedenken, dass damals bei der Herstellung der Hypophysentabletten noch nicht auf die besonders wichtige Trennung der verschiedenen Hypophysenbestandteile geachtet wurde. Dass Hinterlappenpräparate den respiratorischen Stoffwechsel in der Regel erhöhen, ist durch die vorher zitierten Beobachtungen von Bernstein (10) sowie Arnoldi und Leschke meines Erachtens sicher bewiesen. Nach diesen Befunden muss man annehmen, dass eine Steigerung der Hypophysenfunktion sehr wohl zu einer Mehrung des Gesamtumsatzes führen kann. Zudem zeigten auch die beiden Fälle von Bernstein und Falta (15) ohne Umsatzerhöhung Schilddrüsenvergrösserungen, der eine vielleicht auch Zeichen von Hyperthyreose. Aus diesen Gründen scheint es mir nicht sicher, ob die Erklärung von Salomon und Magnus-Levy das Richtige getroffen hat.

Bei der Hypophyse ist darum eine Beurteilung so besonders schwierig, weil in nächster Nachbarschaft das für die Regulation des Stoffwechsels so besonders wichtige Zwischenhirn liegt, so dass oft kaum zu entscheiden ist, welche Veränderungen der Hypophyse und welche dem sekundär in Mitleidenschaft gezogenen Zwischenhirn zur Last gelegt werden sollen. Besonders schwer ist die Deutung, wenn der krankhafte Prozess den Hypophysenstiel betrifft und das eigentliche Organ intakt lässt, wie in einem Falle von Hypophysengangstumor, den Bernstein (17) respiratorisch untersuchte. Er fand hier eine Herabsetzung des Sauerstoffverbrauchs um ca. 23%, der Kohlensäureausscheidung um ca. 27% und führt diese auf eine Schädigung der Zwischenhirnsubstanz zurück, was sehr plausibel ist, aber schwer sich beweisen lässt, da man sich doch vorstellen muss (vgl. Biedl [Z]), dass der Hypophysenstiel den Abflussweg für das Sekret des Zwischenlappen und überhaupt die Verbindung zwischen Hypophyse und Zwischenhirn darstellt.

Das Spiegelbild der im wesentlichen durch Vorderlappenüberfunktion bedingten Akromegalien stellt die hypophysäre Kachexie dar. Obwohl dies merkwürdige Krankheitsbild schon 1861 durch Wagner zuerst beschrieben wurde, ist es doch erst durch die bekannten Arbeiten von Simmonds (18), Reye (19) u. a. näher erforscht.

Gaswechseluntersuchungen liegen meines Wissens bisher nur in drei Fällen von Plaut (20) aus dem Kestnerschen Laboratorium vor.

In zwei sehr schweren typischen Fällen auf luetischer Grundlage fand sich eine Herabsetzung des Grundumsatzes um 30%, während in einem dritten, erst ganz im Anfang stehenden Falle eine Steigerung um fast den gleichen Betrag (28%) vorlag. In den beiden ersten Fällen war die spezifisch-dynamische Wirkung ca. $1^1/_2$ Stunden nach einem Frühstück (bestehend aus 200 g Hackfleisch mit 50 g Fett, 200 g Brot und $^1/_2$ l Kaffee) gegenüber der Norm mit 12% Steigerung erniedrigt, während im dritten Falle die Werte in die Breite der Norm fielen.

Wenn die Rolle der Hypophyse für die Genese des Diabetes insipidus auch noch keineswegs völlig geklärt ist und neuerdings nach dem Vorgange Leschkes und Schneiders (21) mehr das Zwischenhirn in den Vordergrund geschoben wird, so scheint es mir doch richtig an dieser Stelle die wenigen Beobachtungen über das Verhalten des respiratorischen Gaswechsels bei dieser Krankheit anzuführen.

Junghänel (22) sah in einem Falle, der allerdings mit Dystrophia adiposo-genitalis und Anhydrosis kombiniert war, Werte an der unteren Grenze der Norm (3,3 ccm O_2 pro kg und 1' bei 79,5 kg), nach Eiweissaufnahme eine normale spezifisch-dynamische Wirkung. Auffallend hoch lagen die respiratorischen Quotienten, was auf Fettbildung bezogen wird. Snell, Ford und Rowntree (23) untersuchten 5 Kranke dieser Art und fanden dabei zweimal Steigerungen um 20—30%, dreimal normale Werte. Merkwürdigerweise ging auf Hypophysenextrakt, anscheinend aus dem Vorderlappen, gleichzeitig mit der Harnmenge auch die Steigerung des Umsatzes auf normale Werte herab. In der Beobachtung von Rabinowitsch (24) war der Grundumsatz ganz normal.

Über das Verhalten des Eiweissumsatzes bei nicht mit Fettsucht einhergehenden schweren Hypophysenerkrankungen liegen nur wenige, zum Teil unbrauchbare und widersprechende Angaben vor (ältere Literatur bei Oberndörffer [25] und Rubinraut [26]).

So weit man aus den spärlichen, einwandfreien Beobachtungen wie von Oberndörffer und Rubinraut Schlüsse entnehmen will, scheinen sichere nennenswerte Abweichungen vom Verhalten beim Gesunden nicht vorzuliegen. Systematische Untersuchungen bei der hypophysären Kachexie fehlen vorläufig noch. Gerade hier wäre das Verhalten des Eiweissminimums von grossem Interesse.

Literatur.

Zusammenfassende Darstellungen:

Fischer, B., Hypophyse, Akromegalie und Fettsucht. J. F. Bergmann. Wiesbaden. 1910.

Hirsch, R., Thymus und Hypophyse. Oppenheimers Handb. d. Bioch. III. I. T. 337. 1910.

Biedl, A., Referat über die Hypophyse auf der Wiesbadener Tagung der Deutschen Gesellschaft für innere Medizin. 1922.

Bailey, P., Die Funktion der Hypophysis cerebri. Ergebn. d. Phys. 20. 162. 1922.

1. Narbut, V., Inaug.-Diss. St. Petersburg. Zit. nach Bechterew. Die Funktionen der Nervenzentren, S. 1265. G. Fischer. Jena. 1909.
2. Wolf und Sachs, Proc. Soc. exp. Biol. u. Med. 8. 36. 1910.
3. Aschner, B. und O. Porges, Bioch. Zeitschr. 39. 200. 1912.
4. Benedict, F. G. und J. Homans, Journ. of med. Research. 25. Nr. 3. 409. 1912.
5. Dieselben, Am. Journ. of Phys. 28. 29. 1911.
6. Slowtzoff, Pflügers Arch. 95. 158. 1903.
7. Aschner, B., ebenda. 146. 1. 1912.
8. Fühner, Deutsch. med. Wochenschr. Nr. 11. 1913.
9. Meyer, H. H. und R. Gottlieb, Die experiment. Pharmakologie als Grundlage der Arzneibehandlung. 4. Aufl. Urban u. Schwarzenburg. 1920.
10. Falta und Bernstein, Kongress für innere Medizin. Verhandlungen. S. 536. 1912. J. Bernstein, Zeitschr. f. exp. Path. u. Ther. 15. 86. 1914.
11. Hirsch, R. und E. Blumenfeldt, Zeitschr. f. exp. Path. u. Ther. 19. 494. 1918.
12. Bauer, J., Münch. med. Wochenschr. 1387. 1914.
13. Salomon, H., Berl. klin. Wochenschr. Nr. 24. 1904.
14. Magnus-Levy, A., Zeitschr. f. klin. Med. 60. 194. 1906.
15. Bernstein und Falta, vgl. Falta, Die Erkrankungen der Blutdrüsen. S. 213. Springer. Berlin. 1913.
16. Boothby, M., Journ. Am. med. assoc. 77. 252. 1921.
17. Bernstein, Zeitschr. f. d. ges. exp. Med. 1. 105. 1913.
18. Simmonds, Deutsch. med. Wochenschr. Nr. 7. 1916.
19. Reye, E., Münch. med. Wochenschr. 453. 1919.
20. Plaut, R., Deutsch. Arch. f. klin. Med. 139. 285. 1922.
21. Leschke, E. und E. Schneider, Zeitschr. f. exp. Path. u. Ther. 19. 58. 1917.
22. Junghänel, R., Experimentelle Untersuchungen über den resp. Gaswechsel bei Anämie, Kachexie, Basedow und Diabet. insip. des Menschen. Inaug.-Diss. Leipzig. 1916.

23. Snell, A. M., Ford und Rowntree, Journ. of Am. med. assoc. 75. Nr. 8. 1920.
24. Rabinowitsch, J. M., Arch. of int. Med. 28. 355. 1921.
25. Oberndörffer, E., Zeitschr. f. klin. Med. 65. 6. 1908.
26. Rubinraut, A., Stoffwechselversuche bei Akromegalie. Inaug.-Diss. Zürich. 1912.

Anhang zu 1—3: Der Stoffwechsel bei der sog. endogenen Fettsucht.

α) Allgemeine Vorbemerkungen.

Wenn ich die sog. konstitutionelle oder endogene Fettsucht an dieser Stelle abhandele, so bin ich mir wohl bewusst, dass wir über das Wesen dieser Krankheit noch viel zu wenig wissen, um mit Sicherheit heute schon sagen zu können, dass diese Form der Fettsucht nur in innersekretorischen Störungen ihre Ursache hat und dass daran nur die bisher besprochenen innersekretorischen Drüsen beteiligt sind. Auf die Möglichkeit, sogar Wahrscheinlichkeit, einer primär protoplasmatischen Genese wurde schon an anderer Stelle hingewiesen. Auch andere Entstehungsarten sind denkbar. So hat v. Bergmann (1) die Theorie aufgestellt, dass die primäre Störung im wuchernden Fettgewebe selbst, in einer „lipomatösen Tendenz" gelegen sei. Die Adipositas universalis wäre danach eine Lipomatosis universalis. Es werden dabei fliessende Übergänge von lokalem Lipom zur allgemeinen Fettsucht postuliert und zum Teil auch gefunden. v. Bergmann stellt sich dabei vor, dass die Zellen das Fett herholen, woher sie es bekommen können. Während bei Gesunden dies Fett bzw. seine Ursprungsstoffe verbrannt werden, sollen beim Fettsüchtigen die Affinitäten der meisten Gewebe zum Fett so gross sein, dass es der Zersetzung entzogen wird und in die Depots abwandert, ganz analog wie der maligne Tumor sich der Nahrungsstoffe bemächtigt und sie dem übrigen Körper fortschnappt, oder wie grosse Lipome sich bilden (vgl. über die Symptomatologie und Genese dieser Dinge die Monographie von Günther [2]). Meist wird sich das ausdrücken in einem für das Stoffwechselexperiment der Gesamtbilanzen nicht nachweisbaren Mehrbedarf oder durch Einschmelzung von Körpereiweiss und daraus folgender Ersparung von Fettbildnern evtl. durch Einschränkung des Gesamtbedarfs (1. S. 212).

Der endogen Fettsüchtige würde demnach gegenüber dem Normalen Fett schwerer und daher in vermindertem Umfange verbrennen. Wäre das richtig, so müssten bei diesen Krankheiten in Respirationsversuchen höhere respiratorische Quotienten gefunden werden, als bei gleichartig genährten Gesunden. Zur sicheren Beantwortung dieser Frage liegt bisher noch kein genügendes Beobachtungsmaterial vor (vgl. darüber S. 203).

Vorläufig handelt es sich also hier nur um eine anregende und plausibele Arbeitshypothese, deren Richtigkeit erst noch zu erweisen ist.

Sie widerspricht nicht notwendig der Annahme einer innersekretorischen Genese der Fettsucht, da die Gewebsanomalien ja Folgen innersekretorischer Störungen sein könnten. In einzelnen Fällen kann durch abnorme, wohl konstitutionelle Neigung zu Wasserretentionen das Bild der Fettsucht entstehen. Das Fett solcher Menschen hat einen auffallend schwammigen und teigigen Charakter, wohl infolge grossen Wasserreichtums. Wie Bozenraad (3) zeigte, kann ja der Wassergehalt des Fettes zwischen 7—40$^0/_0$ schwanken. Oertel (4), Schweninger und Buzzi (5) haben zuerst auf die Bedeutung dieses Faktors hingewiesen. Einen besonders instruktiven Fall beschrieb Wagner (6). Immerhin fragt sich, ob man solche Kranken, die neben wenig Fett enorm viel Wasser in den Gewebszellen retinieren, ohne dass es zu Ödem kommt und ohne dass Zirkulationsstörungen vorliegen, als konstitutionell Fettsüchtige bezeichnen darf.

Dass in den meisten Fällen die endogene Fettsucht im Zusammenhang mit innersekretorischen Störungen steht, kann heute nicht mehr bezweifelt werden. Auch zahlreiche anatomisch-pathologische Befunde zeigen das. Man darf ruhig sagen, es ist vorläufig das einzig Sichere, was wir über die Genese dieser Form wissen, und es fragt sich nur, in welchem Umfange innersekretorische Störungen bei solchen Kranken vorkommen und ob noch andere Ursachen ausserdem vorhanden sind.

Über die schwierige Abgrenzung der vorwiegend endogenen von der vorwiegend exogenen Fettsucht war schon an anderer Stelle die Rede (vgl. S. 197). Ein objektives Kriterium gibt es hier nicht, das Absinken der Verbrennungen, das von manchen (vgl. z. B. v. Noorden und Umber, Literatur auf S. 203) hier für wesentlich gehalten wurde, ist ein so seltenes Vorkommnis und zudem so wenig charakteristisch, dass meines Erachtens differentialdiagnostisch damit nicht viel anzufangen ist. Der gleichen Ansicht sind auch v. Bergmann (1), Brugsch (Z.) und Matthes (Z. Lit. S. 203). Anamnese und Befund (erbliche Momente, Anlässe zum Entstehen, ein durch Anamnese und zuverlässige klinische Beobachtung sichergestelltes starkes Missverhältnis zwischen Nahrungsaufnahme und Gewichtsverhalten usw.) vermögen in vielen Fällen eine natürlich oft sehr subjektive Entscheidung zu bringen, für manche Kranke wird eine Trennung überhaupt nicht möglich sein, weil exogene und endogene Faktoren ziemlich gleichmässig beteiligt sind. Ganz sicher ist meines Erachtens die Diagnose endogene Fettsucht nur, wenn gleichzeitige Erkrankungen innersekretorischer Drüsen bestehen oder eine Stoffwechselerniedrigung vorliegt, bei der andere Ursachen (wie chronische Unterernährung, Stupor usw.) auszuschliessen sind.

Fettsucht ist sowohl bei Erkrankungen und Fehlen der Thyreoidea (Myxödem) wie der Keimdrüsen (Kastrationsfettsucht), wie der Hypophyse (Fröhlichsche Krankheit, Dystrophia adiposito-genitalis) festgestellt, und es ist daher versucht worden, die endogene Fettsucht in eine thyreogene, dysgenitale und hypophysäre Form zu zerlegen (vgl. z. B. Brugsch [Z]). Allerdings nehmen sowohl v. Noorden (Z) wie Umber (Z)) an, dass jede endogene Fettsucht thyreogenen Ursprungs ist, da Erkrankungen der anderen

Blutdrüsen nicht direkt, sondern nur auf dem Wege über die Schilddrüse (relative Insuffizienz, Fehlen einer kompensatorischen Funktionssteigerung) Fettsucht hervorrufen könnten. Umber (7) stützt sich dabei auf die Beobachtung abnorm niedriger Blutzuckerwerte (0,054—0,039%) bei Kranken mit typischer ovariogener und hypophysärer Fettsucht. Auch die Abderhaldensche Abwehrfermentreaktion wurde in den Dienst des Studiums der Genese der Fettsucht gestellt. So fand Mohr (8) unter 22 Fällen von konstitutioneller Fettsucht 18 mal einen Abbau von Schilddrüsensubstanz, 12 mal von Thymus, 4 mal von Hypophyse, 8 mal von Ovarial- bzw. Hodensubstanz. Da Wesen und Technik des Dialysierverfahrens vorläufig noch zu wenig geklärt sind, um dieser Methode eine sichere diagnostische Bedeutung zuzuerkennen, kommt auch Mohrs Beobachtungen keine entscheidende Bedeutung zu, wenn sie gewiss auch für die dyshormonale Natur dieser Form der Fettsucht sprechen.

Dass die Schilddrüse hier in der Genese an erster Stelle steht, kann keinem Zweifel unterliegen (Hertoghe, v. Noorden, Lorand, Ewald u. a., Lit. S. 203). Ihr Sekret ist das Hauptstimulans für die Zelltätigkeit und da, wo es fehlt, oder anscheinend in zu geringer Menge produziert wird, kommt es wohl stets auf die Dauer zur Entwicklung einer Fettsucht. Auch das Myxödem geht stets Hand in Hand mit ihr.

Da nach den Untersuchungen von Eckstein und Grafe (9) die Luxuskonsumtion an das Vorhandensein der Schilddrüse geknüpft ist, wäre es denkbar, dass dies Organ, auch ohne dass stärkere Ausfallserscheinungen vorliegen, in der Genese der Fettsucht eine viel grössere Rolle spielt, wie früher angenommen wurde. Luxuskonsumtion ist zweifellos eines der besten Schutzmittel gegen die Entstehung der Fettsucht. Das Fehlen dieser Fähigkeit, wohl sicher ein konstitutionelles Moment, prädisponiert mithin zur Fettsucht (vgl. S. 167). Auch das ist vorläufig nur eine Hypothese, da bisher weder genügend untersucht ist, in welchem Umfange Luxuskonsumtion vorkommt, noch ob sie beim Fettsüchtigen immer fehlt.

Dass endogene Fettsucht durch partiellen oder totalen Ausfall des Keimdrüsenhormons bedingt sein kann, ist seit dem Altertum bekannt. Hierher gehört die Kastrations- bzw. klimakterische Fettsucht und der Eunuchoidismus. Die Träger der innersekretorischen Wirkung scheinen dabei nicht die eigentlichen Keimelemente, sondern die Zwischenzellen, beim Hoden die Leydigschen Zellen, im Ovar die corpora lut. atretica zu sein.

Von Interesse ist, dass Fehlen oder Unterfunktion der Keimdrüsen nicht notwendig zur Fettsucht führt, es sind das sogar die Ausnahmen. Die vorläufig plausibelste Erklärung ist wohl die, dass das Eintreten oder Nichteintreten einer Fettsucht hier davon abhängt, ob nach Ausfall des einen Stoffwechselmotors einer der beiden anderen, meist wohl die Schilddrüse, den Ausfall durch Hyperfunktion kompensieren kann. Diese Möglichkeit eines vikariierenden Einspringens ist aus zahlreichen klinischen und experimentellen Beobachtungen nicht nur funktionell, sondern auch anatomisch wohlbekannt und beweist die Kompliziertheit der Vorgänge auch für die Genese der Fettsucht.

Während es sich bei der Kastrations- und Klimakteriumsfettsucht um erworbene Ausfallserscheinungen handelt, beruht die Fettsucht bei Eunuchoidismus auf einer dysgenitalen Anlage (Tandler und Gross [10]). Das Fett ist hier nicht gleichmässig verteilt, sondern sitzt an den Stellen, wo die Frau schon normalerweise die Hauptfettansammlungen besitzt (Brust, Hüften, Nates usw.). Nach den Untersuchungen von Tandler und Gross fehlt anscheinend auch in diesen Fällen die kompensatorische Leistungssteigerung von Thyreoidea und Hypophyse, wenigstens wurden in der Regel keine Vergrösserungen von Schilddrüse und Hypophyse gefunden.

Die Beziehungen der Fettsucht zur Hypophyse sind bei der Fröhlichschen Krankheit so aufdringlich, dass auch an dem Kausalnexus nicht gezweifelt werden kann. Wahrscheinlich handelt es sich um eine Verminderung der Sekretabgabe der Pars intermedia (Biedl [Z] und sehr ausführliches Referat bei K. Gottlieb [Z]). Schwieriger ist die Beurteilung der Dystrophia adiposo-genitalis, des gleichen klinischen Bildes wie bei Fröhlichscher Krankheit, aber ohne nachweisbare Hypophysenveränderungen und mit ganz anderer Prognose. Genaue Sektionsbefunde bei dieser gutartigen Form liegen meines Wissens bisher nicht vor.

Das klinische Bild kann dem des Eunuchoidismus so sehr ähneln, dass Tandler und Gross (10) die Fettsucht nicht als Folge einer Hypophysenveränderung, sondern einer sekundären Beeinflussung der Keimdrüsen aufgefasst haben. Dagegen spricht allerdings die klinische Erfahrung, dass die Involution der Keimdrüsen gewöhnlich erst nach der Ausbildung der Fettsucht kommt.

Wenn in den meisten Fällen der benignen Form der Dystrophia adiposogenitalis der Jugendlichen auch keine anatomischen Veränderungen bisher festgestellt werden konnten, so hat doch die Annahme, dass auch hier jedenfalls funktionelle Störungen der Hypophyse sowie das Fehlen eines kompensatorischen Eingreifens der Schilddrüse vorliegen, zunächst die meiste Wahrscheinlichkeit für sich.

Erwähnt sei, dass vielleicht auch von der Epiphyse aus Fettsucht ausgelöst werden kann (Lit. bei Falta [11], S. 516). Beobachtungen bei Epiphysentumoren sprechen dafür, aber es wäre wohl denkbar, dass bei der engen Nachbarschaft die Hypophyse in Mitleidenschaft gezogen wird, so dass eine sekundäre hypophysäre Adipositas vorliegt. Die bekannten Beobachtungen von Raymond und Claude (12) könnten in diesem Sinne gedeutet werden.

Auch Beziehungen des Pankreas zur Fettsucht sind schliesslich denkbar. Dass bei der Fettbildung das Pankreas mitwirkt, ist äusserst wahrscheinlich. Das zeigen nicht nur klinische Beobachtungen an Kranken, deren Diabetes bei einem bestimmten Grade der Fettsucht auftritt und bei niedrigen Gewichten verschwindet, sondern auch die neuesten experimentellen Versuche von Allen (13) bei Hunden mit partieller Pankreasexstirpation, die bei ausreichender Ernährung keinen Zucker hatten, bei Überernährung aber diabetisch wurden. Zum Mästen gehört also, wie Falta (11, S. 475) mit Recht feststellt, ein funktionstüchtiges Pankreas. Er vermutet, dass ein konstitutionell in seiner Funktion gesteigerter Inselapparat zur endogenen Fettsucht prädestiniert. Diese Möglichkeit ist ohne weiteres zuzugeben, aber vorläufig fehlen noch alle Beweise für eine solche Genese, wie übrigens Falta auch selbst ausdrücklich angibt. Das Gleiche gilt für Beziehungen zu Thymus und Zirbeldrüse (vgl. darüber Biedl).

Die kurz skizzierten Formen endogener Fettsucht, die nachgewiesenermassen auf Störungen der Blutdrüsen beruhen, bilden zweifellos nur einen Bruchteil der Gesamtfälle, es sei denn, dass man nur solche mit nachgewiesener innersekretorischer Anomalie als endogen gelten lässt. Dagegen spricht aber die klinische Erfahrung, die notwendig den Kreis der konstitutionellen Fettsucht viel weiter ziehen muss und sich nicht rein ätiologisch orientieren kann. Dazu kommt, dass wir letzten Endes für viele Fälle noch gar nicht genau wissen, warum und wie es bei innersekretorischen Störungen zur Fettsucht kommt. Änderungen des Temperamentes und der Motilität sowie exogene Faktoren vermögen in manchen Fällen vieles verständlich zu machen, aber in anderen, z. B. vor allem bei der Fröhlichschen Krankheit, reichen sie meist nicht aus. Das letzte Rätsel der Fettsucht bleibt auch hier ungelöst.

So vermögen wir vorläufig auch nicht zu sagen, ob die endogene Fettsucht schliesslich immer irgendwie auf Disharmonien im endokrinen Haushalte zurückzuführen ist. Möglich ist das durchaus, zumal wenn man bedenkt, dass der eigentliche Ausbau unseres Wissens auf dem Gebiete der inneren Sekretion erst in den letzten Jahrzehnten begonnen hat und dass die Zukunft noch feinere Methoden zum Nachweis von bisher übersehenen Störungen bringen kann.

β) Der Gesamtstoff- und Kraftwechsel im Nüchternzustande.

Die Untersuchung des Gesamtstoff- und Kraftwechsels hat uns im allgemeinen dem Verständnis der Genese der endogenen Fettsucht nicht wesentlich näher gebracht.

Der Gedanke eines abnorm niedrigen Stoffwechsels solcher Kranker drängte sich schon lange den Ärzten auf, und es finden sich in der Literatur über ein Dutzend klinischer Beobachtungen (vgl. vor allem v. Noorden [14], Schwenkenbecher [15], Salomon [16], Umber [7] u. a.), aus denen hervorgeht, dass Fettsüchtige unter genauester Kontrolle bei einer Kalorienzufuhr, die weit unter dem Bedarf gleichgearteter Normaler lag, ihr Gewicht konstant hielten. Der Wert aller derartigen Beobachtungen, sofern sie sich nicht über sehr grosse Zeiträume erstrecken, ist für die Frage der Stoffwechselherabsetzung allerdings nur begrenzt, da die Tendenz zur Wasserretention bei diesen Kranken ausserordentlich gross ist, darauf haben schon früher Rubner (17), Müller (18) und Krehl (19) hingewiesen. Starke Abnahmen an Körpersubstanz können durch gleichgrosse Wasserretentionen vollkommen maskiert werden. Das geht besonders deutlich aus einer Beobachtung Grafes (20) hervor. Hier erhielt eine Fettsüchtige (Kastrationsfettsucht), deren durch viele Respirationsversuche festgestellter Nettokalorienbedarf täglich mindestens 24 Kalorien pro kg betrug, also noch in normalen Grenzen sich bewegte, bei einer Bruttokalorienzufuhr von 8,5—11,2 Kalorien pro kg ihr Gewicht 22 Tage hindurch konstant. Der Verlust des Körpers an Trockensubstanz von ca. 3300 g war also durch Wasserretention bei gesunden Kreislauforganen und ohne Auftreten irgend welcher Ödeme voll ausgeglichen. Ohne das Ergebnis der Respirationsversuche hätte man hier bei dem ausserordentlichen Missverhältnis zwischen Nahrungsaufnahme und Körpergewichtskurven wohl sicher einen abnorm niedrigen Stoffumsatz postuliert.

Derartige Beobachtungen zeigen, dass bei Fettsüchtigen nur Respirationsversuche etwas Sicheres über die Grösse der Oxydationen aussagen können. Solche liegen in der Literatur in ziemlich grosser Menge vor (v. Noorden, Thiele und Nehring, Stüve, Magnus-Levy, Jaquet und Svenson, Rubner, Salomon, Reach, Stähelin, v. Bergmann, Hausleitner, Means, Loeffler, Grafe, M. Krogh, Means und Woodwell, Rolly [21], Plaut [22], W. Arnoldi[1] u. a. Literatur siehe S. 203). Die meisten Versuche sind kurzfristiger Art (gewöhnlich Zuntz-Geppertsche Methode). Wenn man die gefundenen Zahlen nicht, wie es meist geschieht, auf die Einheit des Körpergewichtes bezieht, sondern in Kalorien auf die Einheit der Oberfläche unter Benutzung der besten modernen Oberflächenformeln (z. B. von Du Bois) ausdrückt, wie es bei Fettsüchtigen der bei weitem beste Massstab ist, fallen die Zahlen in der ganz überwiegenden Mehrzahl der Fälle ins Bereich der Norm, wenn auch oft an deren untere Grenze.

Bei exzessiven Graden der Fettsucht ist die Frage, welche Einheit man zugrunde legt, von entscheidender Bedeutung, denn wie vor allem Means (23) gezeigt hat, kann die Beziehung auf das Gewicht Erniedrigungen um über $30\,^0/_0$ konstatieren, während unter Zugrundelegung der Körperoberflächeneinheit die Werte normal sind. Eine besondere Berühmtheit haben die vergleichenden Untersuchungen von Rubners (17) an zwei annähernd gleich

---

[1] Zeitschrift für klinische Medizin. 94. 268. 1922. Diese umfangreiche, mit ausführlicher Literatur versehene Studie erschien erst nach Fertigstellung meiner Darstellung und kann daher hier leider nicht mehr berücksichtigt werden.

alten und gleich grossen Brüdern erlangt, von denen der magere 25,65 kg, der fette 40,59 kg wog. Auf 1 qm entfielen bei Erhaltungskost beim mageren 1290, beim fetten 1321 Kalorien, also praktisch die gleichen Zahlen.

Wenn demnach bei der endogenen Fettsucht in der Regel der Umsatz in normalen Grenzen sich bewegt, so kommen doch sehr seltene, sichere Ausnahmen vor. Früher hat man das meist bezweifelt, erst v. Bergmann (24) brachte die erste sichere Beobachtung, nachdem schon einige Jahre vorher Salomon (16) einen meines Erachtens abnorm niedrigen Wert mit der Zuntz-Geppertschen Methodik mitgeteilt hatte. Seitdem sind ein paar weitere Fälle hinzugekommen.

In Tabelle 24 auf S. 289 sind die wenigen, in der Literatur mir genauer zugänglichen Beobachtungen mit sicherer Stoffwechselherabsetzung zusammengestellt. Weitere Fälle von hypophysärer Fettsucht mit Erniedrigung beschrieb Means (23).

Um Vergleiche zu ermöglichen, sind in Stab 6 die Normalzahlen, wie sie auf Grund der Voraussagetabellen von Harris-Benedict (25) berechnet werden, eingeklammert. Wenn man zum Vergleich die Oberflächenbeziehung wählt (Stab 8 und 9), so entfallen beim Erwachsenen auf qm ca. 950 Kalorien, d. h. 37—40 Kalorien pro Stunde, bei Kindern 10—20 % mehr. Von Bedeutung ist, welche Formel für die Oberflächenberechnung benutzt wird.

Hausleiter (26) und Grafe (20) haben die gerade bei Fetten ungenaue alte Formel von Meeh benutzt, ich habe daher die sämtlichen Werte ausser bei L. I nach der neuen, sehr exakten und einfachen Formel von Du Bois umgerechnet. Von Bergmann verwandte die auch recht genaue, auch die Körperlänge und Umfangmasse benutzende Formel von Bouchard. In die Tabelle habe ich nur die Werte bei der Kranken L. aufgenommen. v. Bergmann (24) nimmt auch bei seiner Kranken W. eine echte Herabsetzung an, doch kann ich ihm darin nicht folgen. Bei dieser Kranken W. berechnete v. Bergmann einmal nach Bouchard die Oberfläche zu 2,26 mm, ein anderes Mal zu 2,66 mm und hat letzteren Wert in dem Versuch W. V verwandt. Die Differenz gegenüber der Du Boisschen Formel, die in diesem Falle den völlig normalen Wert von 920 Kalorien pro mm = 38,6 Kalorien pro 1 Stunde ergibt, ist hier besonders gross. Aber auch der Vergleich mit den Harris-Benedict-schen Tabellen (1605 Kalorien) zeigt, dass hier keinesfalls eine pathologische Erniedrigung des Stoffwechsels vorliegt. Schon v. Noorden (Z) hatte darauf aufmerksam gemacht, dass nur bei der Kranken L. eine sichere Herabsetzung zu konstatieren ist. Ferner wurde nicht in die Tabelle aufgenommen die Beobachtung von R. Plaut (22) an einer Kranken mit hypophysärer Fettsucht und 16 % Stoffwechselherabsetzung, da hier bei 67,6 kg Gewicht und 165 ccm Körperlänge von einer Fettsucht eigentlich gar nicht gesprochen werden kann. Die Beobachtungen von Means (23) waren mir leider nicht in allen Einzelheiten zugänglich, so dass ich sie nicht genau wiedergeben kann.

Tab 24. Endogene Fettsucht mit herabgesetztem Umsatz.

1	2	3	4	5	6	7	8	9	10
Patient	Alter, Geschlecht	Gewicht kg	Körperlänge cm	Art der Fettsucht	Gesamtkalorien pro 24 Std. (normal)	Kalorien pro kg	Kalorien pro qm (Oberfl.-Formel)	Kalorien pro Std. u. qm	Autor
R. J.	18 J. weiblich	98,0	168	Konstitutionelle Fettsucht	1731,0 (1822?)	17,7	806,9 (Du Bois)	33,6	Salomon (16)
Lı	25 J. weiblich	83,0	163	Ovariogene (?) konstit. Fettsucht (Hunger)	1460 (1634)	17,6	695 (F. Bouchard)	29	v. Bergmann (24)
?	30 J. männlich	91,0	169	Familiäre, jugendliche Fettsucht	1614 (1951)	17,7	781,2 (Du Bois)	32,6	Stähelin (27)
W. R.	13 J. männlich	66,5	155	Dystrophia adiposo-genitalis	1434 (1818)	21,6	844,7 (Du Bois)	35,2	Hausleiter (26)
Kl.	13 J. weiblich	69,0	151	Thyreogene Fettsucht	1220 (1795)	17,7	716,1 (Du Bois)	29,8	Hausleiter (26)
A. Sch.	15³/₄ J. weiblich	39,7	128	Thyreogene Fettsucht	998,4 (1293)	25,2	837,7 (Du Bois)	34,9	Grafe (20)
G. Tr.	17 J. männlich	56,5	? ca. 145	Dystrophia adiposo-genitalis (Hypophysentumor)	1128 (1457)	20,3	745,2 (Du Bois)	31,1	Grafe (20)
W.	23 J. männlich	86,0	167	Kastrationsfettsucht	1368 (1943)	15,9	682,3 (Du Bois)	28,3	Rolly (21)
E. H.	17 J.	175	170	Familiäre, jugendliche Fettsucht	2612	14,9	904,8 (Du Bois)	37,7	Löffler (28)

So bleiben 9 Fälle übrig. W. und Kl. weisen davon die weitaus stärkste Oxydationserniedrigung auf, ca. 70% des Normalen. Der von Rolly (21) beobachtete Fall ist darum von ganz besonderem Interesse, weil er $2^1/_4$ Jahr vorher, ehe infolge doppelseitiger Hodenexstirpation die Fettsucht sich entwickelte, bei einem um 30 kg niedrigeren Gewicht untersucht worden war. Es bestand damals der Verdacht einer Tuberkulose, ohne dass aber ein sicherer Anhaltspunkt zu finden gewesen wäre. Trotz der enormen Gewichtsdifferenzen war die absolute Grösse des Stoffwechsels (200—219 ccm O_2 pro Minute) annähernd die gleiche geblieben, so dass man fast annehmen möchte, die 30 kg Gewichtszunahme seien ganz als Fett, das wie toter Ballast wirkt, abgelagert worden.

Als letzten Fall habe ich in die Tabelle eine Beobachtung Löfflers (28) von exzessiver Fettsucht (175 kg Gewicht) bei einem 17jährigen Jungen aufgenommen. Hier ist es sehr schwer zu sagen, ob tatsächlich eine Erniedrigung vorliegt, da jeder Vergleich der Norm fehlt. Legt man, wie ich es tat, die Du Boissche Formel zugrunde, so resultieren 904,8 Kalorien pro m² und 37,7 pro Stunde. Das sind 18% weniger als dem Durchschnitt der Norm entspricht. Da für dies Alter aber die Angaben differieren und 15% Abweichung wohl noch als normal anzusehen sind, hat es den Anschein, als ob die untere Grenze gerade unterschritten ist, aber etwas Sicheres lässt sich für diesen Fall wohl nicht aussagen.

Sieht man das Alter der Kranken an, so fällt auf, dass es bei 9 Fällen von Stoffwechselherabsetzung sich 6 mal um wachsende Organismen gehandelt hat, auch bei Salomons Beobachtung hatte die Fettsucht schon in der Kindheit begonnen, und bei Rollys Kranken am Ende der Wachstumsperiode.

Nur bei v. Bergmanns Kranken entwickelte sich die Störung anscheinend erst nach abgeschlossenem Wachstum.

Es soll nicht verschwiegen werden, dass die Beweiskraft dieses einzigen Falles beim Erwachsenen von physiologischer Seite stark angezweifelt worden ist. So haben Loewy und Hirschfeld (29) Beobachtungen an ganz Gesunden mitgeteilt, bei denen die Kalorienproduktion bis auf 537,8 pro m² abgesunken ist. Es handelte sich dabei um Ärzte, die eine besondere Vertrautheit und Übung in Selbstversuchen mit der Zuntz-Geppertschen Methode besassen und wohl in ungewöhnlich hohem Masse absolute Muskelruhe in den kurzen Versuchszeiten einzuhalten vermochten. Demgegenüber handelte es sich bei der Kranken v. Bergmanns um einen 24 Stundenversuch im grossen Pettenkoferschen Apparat bei mittlerer Bewegung und einer Nahrungsaufnahme von 1796 Kalorien. Bei diesen ganz verschiedenen Umständen scheinen mir die Einwände von Loewy und Hirschfeld (29) nicht berechtigt zu sein.

Merkwürdigerweise wurde der abnorm niedrige Wert bei v. Bergmanns Kranker von 1460 Kalorien unter vier Versuchen nur einmal gefunden, während in zwei anderen Beobachtungen beim gleichen Menschen und annähernd gleichem Gewicht die Werte um 50% höher lagen. So grosse Differenzen sind beim Gesunden und auch bei anderen Kranken unter gleichen Versuchsbedingungen niemals auch nur annähernd beobachtet worden. Sie bereiten einer Erklärung die grössten Schwierigkeiten. v. Bergmann (24) führt sie auf sehr starke periodische Schwankungen bei Fettsüchtigen zurück. Mir scheint das sehr unwahrscheinlich zu sein, und ich möchte eher mit von Noorden (32, S. 49) annehmen, dass die Versuchsbedingungen nicht ganz gleichmässige gewesen sind. Vielleicht war bei dem Aufenthalt in der grossen Respirationskammer die Motilität eine sehr verschiedene. Ich selbst habe solche Differenzen bei Fettkranken in 4—6stündigen Respirationsversuchen bei Körperruhe und Nüchternheit nie gesehen, so dass ich nicht glauben kann, dass hier Eigentümlichkeiten der Fettsucht vorliegen.

Hausleiter (26) hat kürzlich an der Hand einer eigenen Beobachtung (Pat. Or.) die Behauptung aufgestellt, dass bei endogener Fettsucht auch eine Stoffwechselsteigerung vorkommen kann und dies durch zum Teil recht gewagte Hilfshypothesen zu deuten gesucht. Tatsächlich sind seine Zahlen um mindestens $30—35\%$ erhöht (minimal 3560 Kalorien, entsprechend 1337 Kalorien pro m² [Du Bois] oder 55,7 pro Stunde). Die Steigerung darf aber meines Erachtens nicht als eine Folge der starken Fettsucht angesehen werden, da der Kranke ausserdem an einer Herzinsuffizienz mit Ödemen und grossem Lebertumor infolge chronischer Nephritis litt. Die Dyspnoe war so stark, dass die Untersuchung im Sitzen vorgenommen werden musste, und die Ventilatmung sehr mühsam war. Ausserdem bestand eine Polycythämie. Das alles sind Faktoren, die schon an und für sich allein eine so erhebliche Vermehrung der Wärmeproduktion bedingen können, dass es meines Erachtens nicht angängig ist, zur Erklärung noch die Fettsucht heranzuziehen. Dass lokalisierte Fettsucht, die allerdings wohl mehr in das Gebiet der Lipomatosis gehört, sich auch mit einem M. Basedowi und dadurch bedingter starker Stoffwechselsteigerung (6,8—6,9 ccm O_2 pro kg und 1′) vergesellschaften kann, zeigten kürzlich A. Loewy und Zondeck[1]).

Zusammenfassend lässt sich also sagen, dass der Gesamtstoffwechsel bei der sog. endogenen Fettsucht in der Regel in normalen Grenzen sich bewegt, dass nur ganz selten Erniedrigungen gefunden werden, und auch die nur beim wachsenden Organismus oder ausnahmsweise kurz nach Beendigung des Wachstums.

Wenn man ausserdem bedenkt, dass Verminderung der Wärmeproduktion bei anderen Prozessen ohne jede Fettsucht wie Unterernährung (vgl. S. 131) und Stuporen (vgl. S. 434) eintreten kann, so kommt diesem Symptom weder für die Differentialdiagnose noch für die Genese der Fettsucht irgend eine

---

[1]) Vgl. Verhandlungen des 34. Kongresses für innere Medizin. S. 342. Wiesbaden. 1922, ausführl. Zeitschr. f. klin. Med. 95. 282. 1922.

entscheidende Bedeutung zu. Von der energetischen Betrachtung des Nüchtern-stoffwechsels ist also hier eine befriedigende Aufklärung nicht zu erhoffen. Das gleiche gilt für die rein stoffliche Betrachtung, d. h. die Frage, ob die bisherigen Respirationsversuche sichere Anhaltspunkte dafür ergeben haben, dass Fett schwerer verbrannt und leichter aus Kohlenhydraten gebildet wird als beim Gesunden. Solche Kranke müssten relativ hohe respiratorische Quotienten haben.

Hausleiter (26) ist geneigt, diese Frage auf Grund einiger Versuche, und zwar vor allem an dem schon erwähnten Kranken Or. zu bejahen. Wegen der schweren Komplikationen von seiten des Herzens scheidet dieser Fall auch für diese Frage aus. Überhaupt ist es mir zweifelhaft, ob hier bei Fett-süchtigen mit ihrer meist sehr oberflächlichen Atmung kurzdauernde Ver-suche mit Ventilatmung, wie bei der Zuntz-Geppertschen Methode, sichere Schlüsse erlauben. Übrigens haben schon früher Jaquet und Svenson (31) bei ihren Kranken Z. hin und wieder nach 13—14 Hungerstunden hohe Werte gefunden, während nach 20 Stunden die Werte ganz normal waren. Sie deuten das als verzögerte Verdauungsarbeit. W. Arnoldi (vgl. S. 287) kommt neuer-dings zu gleichen Schlüssen wie Hausleiter. Bei langdauernden Versuchen konnte Grafe (20) nie auffallend hohe Werte des Quotienten feststellen.

Die Tatsache, dass in vielen Fällen der Eiweissstoffwechsel erheblich herabgesetzt ist (v. Noorden und Dapper u. a., Lit. S. 202) spricht eher dafür, dass jedenfalls hier eine besonders reichliche Fettverbrennung das Eiweiss gegenüber der Norm aus der Zersetzung verdrängt.

Trotzdem hat die einfache Annahme, dass bei der Fettsucht die Fett-zersetzung erschwert und die Fettbildung erleichtert ist, so viel Bestechendes für sich, dass es wünschenswert erscheint, hier neue, gerade auf diese Frage-stellung zugeschnittene Versuche anzustellen. Da bei dem eminent chronischen Charakter der Krankheit schon kleine Abweichungen gegenüber der Norm auf die Dauer von Bedeutung sein können, fragt es sich sehr, ob es gelingt, so kleine Differenzen sicher zu fassen.

γ) Das Verhalten nach Nahrungszufuhr.

Da die Versuche bei Nüchternheit und Ruhe für die Kenntnis der Genese der konstitutionellen Fettsucht keinen wesentlichen Schritt weitergeführt haben, bestand die Möglichkeit, dass vielleicht die Zersetzungen nach Nahrungs-aufnahme eine geringere Steigerung der Verbrennungen als in der Norm bedingen. Jaquet und Svenson (31) teilten zuerst Versuche an drei Fettsüchtigen mit, die sie in dieser Richtung deuteten. Sie fanden bei gleicher Eiweissnahrung eine geringere spezifisch-dynamische Wirkung als in der Norm; am aus-gesprochensten war das bei dem Kranken He. der Fall, bei dem sie, wenn man den 8stündigen Versuch als Ganzes ins Auge fasst, überhaupt fehlte, da kleine Steigerungen in zwei Versuchsabschnitten durch Abnahmen in drei anderen annähernd kompensiert wurden. Die berechtigten Einwendungen von v. Noorden (32) (S. 194), dass die Steigerung der Verbrennungen nicht in Beziehung zum Grundumsatz, sondern zum Brennwert der Nahrung gebracht werden müsse, nehmen den beiden anderen Versuchen ihre Beweiskraft. v. Noorden beanstandet auch bei He. den hohen Grundumsatzwert. Immerhin liegt er aber noch unter dem Mittel von fünf allerdings sehr wenig gut übereinstimmenden Werten (381,5—454 ccm O_2). Offenbar waren in den Nüchternversuchen die Versuchsbedingungen dieser kurzfristigen Untersuchungen nicht immer ganz exakt eingehalten worden. Dies und die isolierte Versuchsreihe beeinträchtigen etwas die Beweiskraft, wenn sie meines Erachtens gewiss auch abnorme Verhältnisse sehr wahrscheinlich machen. Von besonderem Interesse ist die Angabe von Jaquet und Svenson (31 S. 382), dass bei einem ihrer Kranken die Nüchternwerte nicht schon nach 12, sondern erst nach 20 Stunden erreicht wurden, woraus sie auf eine Stoffwechselverlangsamung schliessen. Eine relativ sehr geringe Steigerung fand auch Reach (33) bei einem 15jährigen fettsüchtigen Knaben von 63,1 kg Gewicht nach einer reichlichen Mahlzeit. Leider sind nur zwei sehr kurze Versuche angestellt, $2^1/_2$ und $4^1/_4$ Stunden nach dem Esssen. Bei der ersten Probe lag der Sauerstoffverbrauch um 18,6, bei der zweiten 40,8 ccm höher als nüchtern (208,9 ccm). Es ist klar, dass auch hier bei so wenig Versuchen von einem zwingenden Beweis nicht gesprochen werden kann.

Stähelin (27) vermochte bei seiner Kranken auch da, wo eine sichere Erniedrigung des Umsatzes vorlag, keine geringere dynamische Wirkung der Nahrung gegenüber dem niedrigsten Nüchternwert festzustellen, als bei Normalen. Dagegen fand sich auch hier zweifellos eine Verzögerung der Oxydationen, die Nüchternwerte waren erst nach 17 Stunden erreicht, die respiratorischen Quotienten blieben nach Kohlenhydratnahrung auffallend lange hoch, auch eine Verlangsamung der Eiweissverbrennung liess sich wahrscheinlich machen. Dass Ähnliches vielleicht auch für das Fett gilt, schloss schon Waldvogel (34) aus seinen Injektionsversuchen mit oxybuttersaurem Natron. Er fand dabei eine erhebliche Verzögerung der Acetonausscheidung. Das sind prinzipiell sehr wichtige Ergebnisse, die dringend einer weiteren Nachprüfung bedürfen. Vorläufige Versuche Beutenmüllers (zit. bei v. Bergmann [24, S. 4]) brachten keine Bestätigung. Unter den Kranken von Willebrands (35) befand sich einer (Reihe II), der anscheinend an vorwiegend endogener Fettsucht litt. Hier hielt sich die Steigerung der Verbrennungen nach Nahrung sowohl hinsichtlich der Höhe wie der Dauer innerhalb der Grenzen der Norm. Leider lassen diese Versuche aus den gleichen Gründen wie die Nüchternversuche (vgl. S. 202) keine sicheren Schlüsse zu.

Von besonderem Interesse sind auch hier die Beobachtungen von Bergmanns. Er fand bei einer Kranken in einem 10 Stundenversuch im Pettenkoferschen Apparat nach reichlicher Mittagsmahlzeit genau die gleichen

Kohlensäurewerte wie im Hunger. Bei der Kranken L. (s. Tab. 24 S. 289) war der Sauerstoffverbrauch 5 Stunden nach Nahrungsaufnahme derselbe wie nach 22stündigem Hungern. Hausleiter (26) sah bei seiner Kranken (1. Fall) keine geringere Steigerung wie in der Norm, aber der Kurvenabfall war auch hier anscheinend verlangsamt. Überblickt man die bisherigen Versuche, so drängt sich doch der Gedanke auf, dass eine abnorm niedrige und in die Länge gezogene dynamische Wirkung der Nahrung bei konstitutioneller Fettsucht vorkommen kann.

Ein sicheres Urteil ist aber auf Grund der geschilderten Arbeiten sehr schwer, da die Steigerung der Verbrennungen nach Nahrungszufuhr auch beim Normalen in sehr weiten Grenzen schwanken kann, wie vor allem die grossen Untersuchungsreihen von Benedict und Carpenter (36) über diesen Gegenstand zeigen. Selbst nach Genuss grosser Mengen von Beefsteak kann in achtstündigen Versuchsperioden die Steigerung der Wärmeproduktion oft nur 5% des Brennwertes der Nahrung ausmachen.

Dehnt man die Untersuchungen noch länger aus, so fällt die Steigerung manchmal noch geringer aus, da an die Umsatzerhöhung sich manchmal ein kompensatorisches Absinken unter den Nüchternwert anschliessen kann.

Unter diesen Umständen kann von einer sicheren Herabsetzung der dynamischen Wirkung nur dann gesprochen werden, wenn jede Erhöhung fehlt. Das ist bisher nur zweimal der Fall gewesen, bei Jaquet und Svensons Patienten He. und bei v. Bergmanns Kranken L. P. (24, S. 42).

Im ersteren Falle ist, worauf v. Noorden schon aufmerksam machte, der Nüchternwert etwas unsicher, bei der anderen Kranken handelte es sich um einen Versuch im grossen Respirationsapparat, in dem Änderungen der Motilität kleine Differenzen leicht ausgleichen können. Ausserdem lagen die beiden Versuche zeitlich weit auseinander und die Gewichte waren der dazwischenliegenden Entfettungskur entsprechend sehr verschieden (96,2 und 90,5 kg).

Zwei Arbeiten der allerletzten Zeit (von Rolly [21] und Plaut [22]) haben meines Erachtens eine weitgehende Klärung der wichtigen Frage nach der spezifisch-dynamischen Wirkung der Nahrung bei der endogenen Fettsucht gebracht.

Die Beobachtungen von Rolly (21) sind darum von besonderer Bedeutung, weil hier bei zwei Fettleibigen der Einfluss der gleichen Nahrungszufuhr kurz vor der Entstehung der Fettsucht und während derselben miteinander verglichen werden konnten. Untersucht wurde der Einfluss einer reichlichen Eiweissmahlzeit.

Die Kurve 3 zeigt sehr eindrucksvoll, wie ausserordentlich verschieden die Kurven des Sauerstoffsverbrauchs bei annähernd gleichem Nüchternwert und gleicher Nahrungszufuhr mit und ohne Fettsucht verlaufen. Im letzteren Falle ein rascher steiler, sehr starker Anstieg mit ebenso raschem Abfall und

Erreichung der Basis nach 8 Stunden, dagegen bei der Fettsucht ein sehr flacher Verlauf der Kurve mit sehr niedrigem Gipfel und später Rückkehr (nach 8—12 Stunden) zu dem Nüchternwert. Prinzipiell gleich war das Verhalten bei der zweiten Kranken, die während des Basedows nach der erfolgreichen Strumektomie und bei einer an eine spätere Gravidität sich anschliessende ovariogene Fettsucht untersucht wurde.

Zu genau dem gleichen Resultate gelangte auch R. Plaut (22) (unter Kestner) in umfassenden Untersuchungen an 22 Fettsüchtigen. Untersucht wurde der respiratorische Gaswechsel mit einem Benedictschen Apparate

Kurve 3.

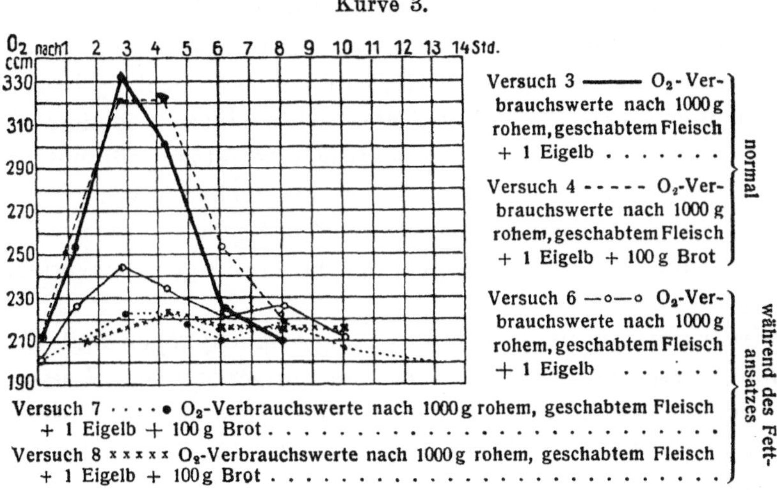

für kurzfristige Versuche nüchtern und ca. eine Stunde nach einer meist aus 200 g Fleisch, 50—100 g Fett und 200 g Brot bestehenden Mahlzeit. Während zu diesem Zeitpunkte die Steigerung der Wärmeproduktion beim Gesunden 25—50% beträgt, lagen bei der konstitutionellen Fettsucht mit einer Ausnahme die Werte stets erheblich niedriger; vereinzelt war eine sichere Steigerung überhaupt nicht zu erkennen.

Mit diesen wichtigen Untersuchungen von Rolly und Plaut finden die Angaben von Jaquet und Svenson ihre volle Bestätigung, und es scheint nun meines Erachtens überzeugend nachgewiesen zu sein, dass der endogen Fettsüchtige bei gleicher Nahrungszufuhr oft ausserordentlich viel ökonomischer vorgeht wie der Normale und wegen der weit geringeren spezifisch-dynamischen Wirkung der Kost viel leichter zunehmen muss. Ob es die Regel ist, lässt sich heute noch nicht sagen.

Die geschilderte Verzögerung und Verlangsamung der Oxydationssteigerung ist allerdings nichts Charakteristisches für die endogene Fettsucht, da das gleiche bei Stuporen ohne Fettsucht oder Neigung dazu vorkommen kann (Grafe [37]).

Die Wirkung der mechanischen Arbeit auf den Stoffwechsel dieser Kranken ist anscheinend die gleiche wie bei der vorwiegend exogenen Fettsucht (vgl. daher S. 203), doch ist das noch nicht genügend untersucht.

δ) Das Verhalten des Stoffwechsels bei der Entfettung.

Verhält sich der endogene Fettsüchtige bei Nahrungsentziehung wie der gesunde oder der vorwiegend aus exogenen Gründen Fette? Die Literatur gestattet hier noch keine klare Antwort. Immerhin gibt es eine Reihe von Beobachtungen, die darauf hindeuten, dass jedenfalls in einzelnen Fällen starke Abweichungen von der Norm vorkommen können.

Zu erwähnen ist vor allem das ganz eigentümliche Verhalten des Gewichtes bei sehr schweren Fällen. Trotz stärkster Nahrungseinschränkung kann in längeren Beobachtungsperioden das Gewicht konstant bleiben, bzw. nur ganz minimal abnehmen. Umber (7) veröffentlichte einen besonders eindrucksvollen derartigen Fall, bei dem er eine diätische Entfettung für einfach unmöglich hielt. Die Ursache dieser Anomalie braucht nicht notwendig eine Herabsetzung der Oxydationen zu sein, sondern beruht meist vorwiegend oder ausschliesslich auf einer abnormen Fähigkeit des Fettsüchtigen zur Wasserretention (Grafe [20]).

Es wird nicht nur bei der Verbrennung von Glykogen und Eiweiss das zur Quellung dieser Substanzen seiner Zeit aufgenommene Wasser zurückgehalten, sondern noch ausserdem für jedes Gramm Trockensubstanz die gleiche Menge Wasser. Ähnliches kommt sonst nur bei hochgradig Unterernährten vor.

Von besonderem Interesse wäre die Feststellung, ob auch beim Fettsüchtigen infolge langdauernder Unterernährung Einschränkungen des Umsatzes vorkommen können. Da die Luxuskonsumtion anscheinend an das Vorhandensein der Schilddrüse geknüpft ist und da mancherlei dafür spricht, dass bei thyreoektomierten Tieren ein relatives Absinken der Verbrennungen im Hunger oder bei Unterernährung vermisst wird, so wäre wenigstens bei der thyreogenen Form der Fettsucht eine Konstanz der Werte in Beziehung auf die Einheit der Oberfläche zu erwarten.

Leider liegen in der Literatur fast gar keine Versuchsreihen mit langdauernder Unterernährung Fettsüchtiger unter gleichzeitiger Kontrolle des Grundumsatzes vor. Bei der einzigen $2^1/_2$ Monate dauernden Versuchsreihe bei einer Kranken mit ovariogener Fettsucht nach Kastration (20) waren trotz Abnahme von 8 kg die Werte zu Anfang und Ende annähernd die gleichen (764 bzw. 779 Kalorien pro mm). Ob dies Resultat verallgemeinert werden darf, lässt sich vorläufig nicht sagen.

Am besten sind wir orientiert über die Anomalien des Eiweissstoffwechsels bei Entfettungskuren. Hier wurde zuerst von Dapper und v. Noorden, später E. Pfeifer, A. Magnus-Levy, M. Jacoby, C. Dapper,

H. Salomon, E. Allard, A. Orgler, E. Hellesen, M. Hedinger, F. Umber u. A. (Literatur vgl. S. 204) die bemerkenswerte Tatsache gefunden, dass trotz Unterernährung bei manchen Fettsüchtigen der Eiweissbestand des Körpers annähernd intakt bleibt, da durch die reichlichen Fettmengen anscheinend das Eiweiss weitgehend aus den Verbrennungen verdrängt wird. Ich verweise diesbezüglich auf die ausführlichen Besprechungen im Kapitel Unterernährung (vgl. S. 144).

Diese Übersicht über den Stoff- und Kraftwechsel bei der sog. endogenen Fettsucht ergibt in kurzer Zusammenfassung folgendes: Änderungen der Gesamtenergieproduktion im Grundumsatz sind äusserst selten, sie finden sich fast nur bei im Wachstumsalter entstandener Adipositas, eine abnorm geringe dynamische Wirkung der Nahrung ist für manche Fälle sicher bewiesen. Beide Veränderungen sind nicht charakteristisch für die Fettsucht. Alles in allem vermag die energetische Betrachtungsweise nur zu einem kleinen Teil das Wesen der endogenen Fettsucht zu erklären. Die Annahme einer abnorm leichten Fettbildung und vielleicht erschwerten Fettzerstörung würde vieles verständlich machen, ist aber vorläufig nur eine Hypothese, für die zunächst noch alle sicheren Unterlagen fehlen. Sehr gross ist die Rolle der Wasserretentionen in der Genese der hohen Gewichte.

Literatur.

Zusammenfassende Darstellungen über Fettsucht, vgl. S. 202; ferner K. Gottlieb: Die Pathologie der Dystrophia adiposito-genitalis. Ergebn. d. allg. Path. u. path. Anat. **19**. 575. 1921.

1. v. Bergmann, G., in Oppenheimers Handb. d. Bioch. IV. 2. 208. 1910.
2. Günther, H., Die Lipomatosis und ihre klinischen Formen. Fischer. Jena. 1920.
3. Bozenraad, Deutsch. Arch. f. klin. Med. **103**. 120. 1911.
4. Oertel, Obesity, Twentieth Century Practice of Medicine. New York. 1895.
5. Schweninger und Buzzi, Die Fettsucht. Sammlg. klin. Abhandlg. Nr. 4. Wien und Leipzig. 1894.
6. Wagner, K. E., Wien. klin. Wochenschr. 388. 1910.
7. Umber, Ernährung und Stoffwechselkrankheiten. II. Aufl. S. 92. Wien. 1914.
8. Mohr, L., Kongr. f. inn. Med. **31**. Verhandlg. 476. 1914.
9. Eckstein, E. und E. Grafe, Zeitschr. f. phys. Chem. **107**. 73. 1919.
10. Tandler, J. und S. Gross, Die biologische Grundlagen der sekundären Geschlechtscharaktere. Berlin. 1913.
11. Falta, Erkrankungen der Blutdrüsen. Springer. Berlin. 1913.
12. Raymond und Claude, Bull. acad. de méd. 10. III. 1910.
13. Allen, Am. Journ. of the med. sc. **161**. 16. 1921. Ref. Cong. Z. 18. 212. 1921.
14. v. Noorden, Die Fettsucht in Nothnagels spez. Path. u. Ther. S. 30. Wien. 1900.
15. Schwenkenbecher, A., Deutsch. Arch. f. klin. Med. **79**. 29. 1904.
16. Salomon, H., Über Durstkuren in v. Noordens Samml. klin. Abhandl. H. 6. Berlin. 1905.
17. Rubner, M., Beitrag zur Ernährung im Knabenalter. Hirschwald. Berlin. 1902.

18. Müller, F., Allgemeine Pathologie der Ernährung in E. v. Leydens Handbuch der Ernährung. Ther. II. Aufl. 1. 208. Leipzig. 1903.
19. Krehl, L., Path. Physiol. z. B. 9. Aufl. 141. Vogel. Leipzig. 1918.
20. Grafe, E., Deutsch. Arch. f. klin. Med. 133. 41. 1920.
21. Rolly, Deutsch. med. Wochenschr. Nr. 31 u. 32. 1921.
22. Plaut, R., Deutsch. Arch. f. klin. Med. 139. 285. 1922.
23. Means, J. H., Journ. med. res. 32. 121. 1915. Arch. int. med. 17. 704. 1916. Journ. of the Am. med. assoc. 77. 347. 1921.
24. v. Bergmann, Zeitschr. f. exp. Path. u. Ther. 5. 646. 1901.
25. Harris, J. A. und F. G. Benedict, Carneg. Inst. Publ. Nr. 279. 1919.
26. Hausleiter, Zeitschr. f. exp. Path. u. Ther. 17. 413. 1915.
27. Stähelin, R., Zeitschr. f. klin. Med. 65. 425. 1908.
28. Löffler, W., Zeitschr. f. klin. Med. 87. Heft 3—4. 1919.
29. Loewy und Hirschfeld, Deutsch. med. Wochenschr. 1794. 1910.
30. v. Noorden, C., Die Fettsucht. Hölder. Leipzig u. Wien. 1910.
31. Jaquet und Svenson, Zeitschr. f. klin. Med. 41. 375. 1900.
32. v. Noorden, Handbuch der Path. des Stoffwechsels. II. Aufl. 2. 189. 1907.
33. Reach, R., Salkowsky-Festschr. Sonderabdr. 1904.
34. Waldvogel, Deutsch. Arch. f. klin. Med. 89. 342. 1906.
35. v. Willebrandt, Skand. Arch. f. Phys. 20. 152. 1901.
36. Benedict, F. G. und Th. M. Carpenter, Carn. Inst. Publ. Nr. 261. 1918.
37. Grafe, E., Deutsch. Arch. f. klin. Med. 102. 15 1911.

4. Die Frage der Beeinflussung des Gesamtstoffwechsels infolge Anomalien der Nebenschilddrüsen- und Thymusfunktion.

Ob diese beiden, der Schilddrüse benachbarten Organe irgend einen nennenswerten Einfluss auf die Intensität der Verbrennungen haben, ist vorläufig noch ganz ungeklärt, vor allem, weil keinerlei systematische Untersuchungen über diese Gebiete vorliegen. Es hängt das wohl damit zusammen, dass die energische Bearbeitung dieser beiden Gebiete der inneren Sekretion erst jüngeren Datums ist, und das Hauptinteresse der Erforschung anderer, wohl wesentlicherer Fernwirkungen dieser Organe gilt. Etwas besser sind wir, wenigstens für die Nebenschilddrüsen, über den Einfluss auf den Eiweiss- umsatz unterrichtet.

α) Die Wirkung der Epithelkörperchen auf den Stoffwechsel bei der Tetanie und anderen parathyreoiden Erkrankungen.

Wie schon bei Besprechung der Schilddrüsenanomalien auseinander- gesetzt wurde, ist bei den ersten Untersuchungen viel Verwirrung und Unklar- heit dadurch entstanden, dass man früher Schilddrüse und Nebenschilddrüsen gleichzeitig entfernte und nachher nicht wusste, auf welches der beiden Organe die Wirkungen zu beziehen waren. Eine exakte Erforschung der Epithel- körperchenwirkung auf die Intensität der Verbrennungen ist natürlich erst möglich geworden, als man diese Gebilde isoliert exstirpierte. Allerdings ist es richtig, dass der Einfluss des Schilddrüsenausfalls erst später eintritt. Daher könnte man daran denken, die an den ersten Tagen nach Entfernung des gesamten Schilddrüsenapparates gefundenen Resultate im wesentlichen dem

Fehlen der Epithelkörperchen zuzuschrieben. Dagegen spricht aber, dass einmal die Deutungen von Beobachtungen an den Nachtagen so eingreifender Operationen immer etwas Missliches an sich haben und dass vor allem nicht bekannt ist, ob eine Wirkung des Fortfalls dieser Inkrete sich dann schon geltend macht.

Die letztere Unsicherheit bleibt natürlich auch dann bestehen, wenn die Thyreoidea ganz intakt bleibt. Sind aber erst die manifesten Erscheinungen des Funktionsausfalls in Form der Tetanie da, so machen sich so starke Reizerscheinungen auf motorischem Gebiete (Zuckungen, Krämpfe, Spasmen usw.) geltend, dass man nicht weiss, wieviel von der dann sicher zu erwartenden Stoffwechselsteigerung auf dies abnorme Verhalten der Muskulatur zurückzuführen ist.

Am aussichtsreichsten sind daher Untersuchungen bei der chronischen experimentellen Tetanie und der Tetanie des Menschen ausserhalb der Anfälle.

Zwei Störungen auf dem Gebiete des Stoffwechsels findet man in den zahlreichen experimentellen und klinischen Beobachtungen (Literatur bei v. Frankl-Hochwart [Z], Biedl [Z], Falta [Z] u. a.) häufig erwähnt, fortschreitende Abmagerung auch da, wo keine starken Krämpfe vorliegen, und eine auffallende Temperaturlabilität. Diese äussert sich in der Weise, dass besonders im akuten Stadium häufig Fieber eintritt, während in den anfallsfreien Intervallen die Temperatur erniedrigt ist. W. H. Boldyreff (1), der den Einfluss grosser Variationen der Aussentemperatur bei Hunden und Katzen prüfte, fand ein Verhalten wie bei Tieren ohne chemische Wärmeregulation. Diese Versuche sind allerdings nicht eindeutig, weil gleichzeitig die Thyreoidea mitentfernt war; eine gewisse Beweiskraft haben sie aber doch, weil die Thyreoidea für die chemische Wärmeregulation entbehrlich ist (Hildebrandt [2], Grafe und v. Redwitz [3]).

Das Fieber ist ein so häufiges Symptom, vor allem bei der menschlichen Tetanie, dass daraus sogar früher die heute sicher nicht mehr haltbare Hypothese einer Infektionskrankheit abgeleitet wurde.

Wahrscheinlicher ist wohl die zuerst von Falta und Kahn (4) geäusserte Annahme, dass es sich um den Ausdruck starker Erregungen im vegetativen Nervensystem handelt, bedingt durch die Ca-Verarmung des Körpers infolge der Alkalosis. (Näheres darüber S. 228.)

Die Abmagerung ist ein so vieldeutiges Symptom, dass, zumal wenn Steigerungen der Muskeltätigkeit und Herabsetzung der Nahrungsaufnahme gleichzeitig bestehen, daraus nicht sicher auf einen abnorm gesteigerten Gesamtstoffwechsel geschlossen werden kann.

Leider liegen nur spärliche Respirationsversuche, welche hier allein eine Entscheidung bringen können, bei der experimentellen Tetanie vor; -auch bei der menschlichen Tetanie handelt es sich nur um sporadische Beobachtungen. Kohlensäurebestimmungen von Kojima (5) bei Ratten liessen nach

Parathyreoektomie keine sicheren Veränderungen erkennen. In den Versuchen von M. Labbé und H. Stévinin (6) fanden sich beim Kaninchen ganz geringe, wohl auch nicht über jeden Zweifel erhabene Steigerungen. Die Tatsache, dass Kojimas Untersuchung erst 30 Tage nach der Operation ausgeführt wurde, ohne dass schwere Ausfallserscheinungen bestanden, erweckt den Verdacht des Vorhandenseins akzessorischer Nebenschilddrüsen. Boothby (Z) erwähnt in seiner Zusammenfassung Respirationsuntersuchungen nach Exstirpation der Nebenschilddrüsen, die Pawlow 1913 in den Krakauer Akademieberichten mitgeteilt hat, doch war mir die Arbeit leider nicht zugänglich.

Bei der menschlichen Tetanie fanden Falta und Kahn (4) in einem Falle einen nach Zuntz-Geppert bestimmten erhöhten Grundumsatz, doch bestanden gleichzeitig Erscheinungen des Hyperthyreoidismus, die allein schon die Steigerung bedingt haben könnten.

Eindeutiger ist eine Beobachtung Löfflers (7), der bei einer Frau mit Tetania parathyreopriva (nach Kropfoperation) bei 64 kg Gewicht und 160 cm Länge 2,64 ccm CO_2 und 2,99 ccm O_2 pro kg und Minute, also ganz normale Werte fand. Löffler (7) hat auch bei einer anderen Krankheit, die seit Lundberg (8) von manchen Autoren auf eine Schädigung der Epithelkörperchen zurückgeführt wird, der Myastenia gravis, in einem Falle Untersuchungen angestellt und auch hier normale Zahlen (2,49 ccm CO_2 und 3,31 ccm O_2 pro kg und 1′ bei einer 30jährigen Frau von 55 kg Gewicht und 164 cm Länge) erhalten.

Da auch die Myotonia congenita von einzelnen Forschern in die Gruppe der Epithelkörperchenerkrankungen eingereiht wird, mögen hier, ohne dass ich damit Stellung zur Berechtigung dieser Klassifizierung nehmen möchte, zwei Beobachtungen, die bisher einzigen, bei dieser Krankheit, Platz finden.

Grafe (9) fand bei einem ca. 25jährigen Kranken von ˙65,8 kg 1613 Kalorien = 36,7 Kalorien pro m² und Stunde, ferner bei einem 35jährigen Manne von 51 kg Gewicht 1630 Kalorien = 44,2 pro m² und Stunde.

Im ersten Falle liegen die Zahlen 7 % tiefer, im zweiten Falle 16 % höher als der Mittelwert der Norm von Harris-Benedict und Du Bois. Da im zweiten Fall der Kranke infolge ziemlich niedriger Kammertemperatur (13°) etwas fror, ist wohl auch dieser Wert ins Bereich der Norm zu rechnen.

Diesen wenigen Beobachtungen lässt sich höchstens das Eine entnehmen, dass wahrscheinlich beim Menschen die Nebenschilddrüseninsuffizienz nicht notwendig Veränderungen im Gesamtstoffwechsel zu setzen braucht. Weitere Untersuchungen sind dringend notwendig.

Ob die Zuckerverbrennung durch Nebenschilddrüsenveränderungen beeinflusst wird, ist vorläufig noch ganz unbekannt. Sicher ist nur, dass bei der Parathyreoidektomie die Assimilationsgrenze für Zucker stark herabgesetzt ist, (R. Hirsch [10], Eppinger, Falta und Rudinger [11], Edmunds [12]) doch wird demgegenüber von Stoland (13) behauptet, dass nach intravenöser Zuckerinjektion kein Unterschied gegenüber dem normalen Tier vorliegt. Nach Underhill und Blatherwick (14) sinkt nach totaler Thyreoparathyreoektomie auch der Blutzucker ab, und das Leberglykogen wird erheblich reduziert, doch wird diese Angabe bestritten (so von Hastings und Murray [15], weitere Literatur bei Biedl [Z, Bd. I, 289]).

Relativ noch am besten ist das Verhalten des Eiweissstoffwechsels untersucht. Nach den übereinstimmenden Angaben von Mac Callum und Voegtlin (16), Eppinger, Falta und Rudinger (11), Greenwald (17), Cooke (18), Wilson, Stearns und Thurlow (19), Wilson, Stearns und Janney (20) sowie Burns (21) kommt es kurz nach dem Auftreten der ersten Symptome der Tetanie in der Mehrzahl der Fälle zu einer Steigerung des Eiweissumsatzes, doch können bei starker Verweigerung der Nahrungszufuhr später die Werte wieder absinken (Burns [21]). Am stärksten ist die Steigerung in den Stunden nach den Anfällen. Wie weit daran die voraufgehende abnorme Muskeltätigkeit (Reparationssauerstoffaufnahme), Unterernährung oder besondere toxische Momente beteiligt sind, lässt sich nach den bisherigen Untersuchungen noch nicht übersehen.

Auf die charakteristischen Veränderungen in der Verschiebung der einzelnen N-haltigen Stoffe im Harne, Steigerung von NaCl usw. kann hier nicht näher eingegangen werden.

β) Zur Frage der Wirkung der Thymusdrüse auf den Gesamtstoffwechsel.

Noch schlechter wie bei den Epithelkörperchen ist es hinsichtlich der Thymusdrüse mit Stoffwechseluntersuchungen bestellt. Nur der uns hier nicht interessierende Kalkstoffwechsel ist mehrfach bearbeitet worden. Dass das grosse Rätsel, das die Physiologie und Pathologie dieser Drüse trotz der gewaltigen Arbeit, die ihr gewidmet ist (Literatur bei Klose und Vogt [Z], Falta [Z], Biedl [Z]), immer noch bietet, von der Seite des Gesamtstoffwechsels eine Aufhellung erfährt, ist allerdings wenig wahrscheinlich. Zu einem Studium dieses Gebietes liegen nur die ersten Ansätze vor. Eine neue Beobachtung Dehmels (1), der bei Ratten nach Thymusimplantation eine auffallende Fettentwicklung beobachtete, lässt an Beziehungen zum Fettstoffwechsel denken, doch ist das vorläufig eine noch recht vage Annahme.

In der älteren Literatur findet sich eine Angabe von Friedleben (2) (1858), dass bei ekthymierten Hunden die N-Ausscheidung vermehrt, die CO_2-Produktion dagegen vermindert ist, aber sie wirkt aus methodischen Gründen wenig überzeugend.

Mit einwandfreier Technik hat dann kürzlich Ruchti (3) in Ashers Institut beim Kaninchen das Studium der Wirkung der Thymusexstirpation auf den respiratorischen Gaswechsel aufgenommen. Er fand im allgemeinen keinen sicheren Einfluss der Kohlensäure und Wasserdampfabgabe auf die Intensität der Verbrennungen, der Durchschnittswert lag nur um wenige Prozente tiefer als beim Normaltiere. Thymektomie nach Thyreoektomie bedingte keine weitere Einschränkung der Oxydationen, verhinderte aber die Rückkehr zu normalen Werten, wie sie beim Kaninchen gewöhnlich nach Schilddrüsenentfernung allein eintritt. Ruchti schliesst daraus, dass die Thymus und die Thyreoidea synergetisch wirken.

Im übrigen ist nur untersucht der Einfluss von Thymin (Poehl). Das Ergebnis der Hundeversuche von Hirsch und Blumenfeldt (4) war wechselnd, meist war ein Einfluss der Injektionen nicht erkennbar, nur einmal lagen die Werte deutlich niedriger. Die Beurteilung ist sehr erschwert durch die sehr summarische Mitteilung der Versuche und die Inkonstanz der Werte an den Vergleichstagen ohne Injektion. Der Eiweissumsatz schien unbeeinflusst zu bleiben. Arnoldi und Leschke (5) fanden beim Menschen keine sichere Wirkung auf den Grundumsatz: Die Sauerstoffaufnahme war etwas vermindert, die Kohlensäureaufgabe etwas stärker vermehrt, so dass der Respirationsquotient sich erhöhte, was ohne weiteres auf eine Erhöhung der Zuckerverbrennung bezogen wird.

Literatur über Epithelkörperchen und Thymus.

Neuere monographische Darstellungen ausser den betreff. Kapiteln der Handbücher:

betreffs Epithelkörperchen: v. Frankl-Hochwart: Die Tetanie. II. Aufl. Hölder. Wien. 1907. Rudinger, C., Physiol. u. Pathol. d. Epithelkörp. Ergebn. d. inn. Med. u. Kinderh. **2**. 221. 1909. Morel, L. E., Les parathyreoides. Paris. 1912. Boothby, W. M., The parathyroidglands. Endocrinology. **5**. 403. 1921.

betreffs Thymus: Hart, C., Thymuspersistenz u. Thymushyperplasie. Zentralbl. Grenzgeb. **12**. 1909. Klose, H. u. H. Vogt, Beitr. z. klin. Ch. **69**. 1. 1910. Swale, V., Innere Sekretion III. Ergebnisse d. Physiol. **11**. 303. 1912. Matti, H., Physiol. u. Path. d. Thymusdr. Ergeb. d. inn. Med. **10**. 1. 1912.

α) Epithelkörperchen.

1. Boldyreff, W. N., Pflügers Arch. **154**. 470. 1913.
2. Hildebrandt, Arch. f. exp. Path. u. Pharm. **90**. 330. 1921.
3. Grafe, E. und E. v. Redwitz, Zeitschr. f. phys. Chem. **119**. 125. 1922.
4. Falta, W. und Fr. Kahn, Zeitschr. f. klin. Med. **74**. 108. 1912.
5. Kojima, Quart. of exp. Phys. **11**. 351. 1917.
6. Labbé, M. und H. Stévinin, Ann. de med. **9**. 264. 1921. Ref. Kongr. Z. **20**. 552. 1922.
7. Löffler, W., Zeitschr. f. klin. Med. **87**. 280. 1919.
8. Lundberg, Deutsch. Zeitschr. f. Nerv. **27**. 217. 1904.
9. Grafe, E., Deutsch. Arch. f. klin. Med. **139**. 155. 1922.
10. Hirsch, R., Zeitschr. f. exp. Path. u. Ther. **5**. 393. 1906.
11. Eppinger, H., W. Falta und C. Rudinger, Zeitschr. f. klin. Med. **67**. 380. 1909.
12. Edmunds, W., zitiert nach Biedl. 4. Aufl. **1**. 290. 1922.

13. Stoland, O. O., Am. Journ. of phys. **33**. 283. 1914.
14. Underhill, F. P. und N. R. Blatherwick, Journ. of biol. Chem. **18**. 87. 1914 u. **48**. 557. 1921.
15. Hastings, A. B. und H. A. Murray, ebenda. **46**. 232. 1921.
16. Mac Callum, W. G. und C. Voegtlin, Journ. of exp. Med. **11**. 118. 1909.
17. Greenwald, J., Am. Journ. of phys. **28**. 103. 1911.
18. Cooke, J. V., Journ. of exp. Med. **13**. 439. 1911.
19. Wilson, W. W., T. Stearns und M. Thurlow, Journ. of biol. chem. **23**. 89. 1915.
20. Wilson, W. W., T. Stearns und Janney, ebenda. S. 123.
21. Burns, D., Quart. Journ. exp. phys. **10**. 361. 1916.

β) Thymus.

1. Dehmel, Mitt. a. d. Grenzgeb. d. Med. u. Chir. **34**. 437. 1922.
2. Friedleben, Die Physiologie der Thymusdrüse in Gesundheit und Krankheit vom Standpunkte experimenteller Erforschung und klinischer Erfahrung. Frankfurt. 1858. Zit. nach Asher-Ruchti (3).
3. Asher, L. und Ruchti, Bioch. Zeitschr. **105**. 1. 1920.
4. Hirsch, R. und E. Blumenfeldt, Zeitschr. f. exp. Path. u. Ther. **19**. 494. 1918.
5. Arnoldi, W. und E. Leschke, Zeitschr. f. klin. Med. **92**. 364. 1921.

5. Anomalien infolge Störungen der Nebennierenfunktion.

Seit 1855 Addison (1) die nach ihm benannte, stets zum Tode führende Krankheit beschrieb, und ein Jahr später Brown-Sequard seine berühmten Exstirpationsversuche anstellte, war trotz anfangs vorhandener Widersprüche einzelner Forscher (Literatur bei Bittorf [Z], Biedl [Z]) die lebenswichtige Bedeutung der Nebennieren bewiesen. Hand in Hand mit schweren Schädigungen oder Fehlern dieser Organe gehen stets hochgradige Veränderungen im Stoffwechsel (Abmagerung, Absinken der Körpertemperatur usw.), so dass es sehr wahrscheinlich wurde, dass diese Organe auch für die Intensität des Stoffwechsels von grosser Bedeutung sind. Die Frage war nur, ob die Beeinflussung eine direkte oder eine indirekte ist, d. h. eine notwendige Begleiterscheinung der agonalen Vorgänge in dem durch unbekannte Giftwirkung infolge Nebenniereninsuffizienz schwer geschädigten Organismus. Des weiteren war zu entscheiden, ob auch das Adrenalsystem normalerweise irgend einen regulatorischen Einfluss auf die Intensität der Verbrennungen ausübt.

Der Lösung dieser Fragen stellten sich sehr erhebliche technische Schwierigkeiten in den Weg, erst in den letzten 20 Jahren hat man begonnen, ihrer Herr zu werden und eine gewisse Klarheit zu gewinnen. Gleichwohl bleibt auch heute noch die physiologische Bedeutung dieses Organs in vielen Punkten in ein tiefes Dunkel gehüllt (vgl. vor allem die zusammenfassenden Darstellungen von P. Trendelenburg [Z]).

a) Die Wirkung der Nebennierenexstirpation auf den Gesamtstoffwechsel.

Dieser Weg erschien zunächst als der geeignetste zur Entscheidung der Frage nach der Bedeutung der Nebennieren für die Intensität der Verbrennungen, zumal die Operation als solche keine besonderen Schwierigkeiten bietet, wenn auch die rechte Nebenniere oft mit den grossen Gefässen verwachsen ist. Es zeigte sich aber bei den ersten Untersuchungen, dass die Entfernung der Organe ein so deletärer Eingriff war, dass die Tiere sehr rasch agonal wurden und im Laufe weniger Stunden starben, so dass brauchbare Beobachtungen nicht mehr möglich waren.

Dabei bestehen zwischen den einzelnen Tierarten gewisse Unterschiede in der Toleranz, die wohl in dem wechselnden Vorhandensein von akzessorischem spezifischem Gewebe begründet liegen. Meerschweinchen und Hunde sterben in kürzester Zeit, etwas länger bleiben Kaninchen und Katzen am Leben, als am widerstandsfähigsten erweisen sich noch Ratten. Besser wurden die Resultate, wenn nicht einzeitig operiert wurde, sondern beide Nebennieren in zwei Sitzungen entfernt wurden. Erst das letzte Jahrzehnt hat technisch brauchbare Untersuchungen in spärlicher Zahl gebracht, nachdem ältere Autoren (Brown-Sequard [2], Philipeaux [3], Nothnagel [4], Tizzoni [5]) im wesentlichen nur die Tatsache einer raschen Gewichtsabnahme durch Fetteinschmelzung bei den überlebenden Tieren feststellen konnten.

O. Porges (6) (bei Hunden) und O. Schwarz (7) (bei Ratten) bewiesen zunächst, dass auch das Leberglykogen bei nebennierenlosen Tieren sehr rasch schwindet und anscheinend schwer regeneriert, während nach Kahns (8) Versuchen das Kaninchen sich entgegengesetzt verhält.

Die ersten Respirationsversuche stammen von Golyakowski (9), der bei Hunden durch Massenligatur die Blutzu- und abfuhr der Nebennieren sperrte und bei den länger (bis zu 6 Wochen) lebenden Tieren Perioden von Steigerungen der Wärmeproduktion und der Kohlensäurebildung um 30 bis $50\,^0/_0$ feststellte. Auffallenderweise stieg der Sauerstoffverbrauch weniger oder gar nicht an, so dass Golyakowski zu sehr kühnen Hypothesen seine Zuflucht nehmen musste. Die Beweiskraft dieser Versuche scheint mir nicht sehr gross. Die einige Jahre später in einem modifizierten Regnault-Reisetschen Apparate bei einem Hund und drei Katzen angestellten Versuche von Athanasiu (10) und Gradinescu (11) ergaben ein wesentlich anderes Resultat. Hier fand sich nur einmal ein ganz flüchtiger Anstieg, im übrigen gingen bei meist unverändertem respiratorischem Quotienten die Werte für CO_2 und O_2 rasch und erheblich herab. Da gleichzeitig die Körpertemperatur stark fiel (bis 24^0 in einem Falle) und die Tiere bald starben, liegt der Gedanke protrahierter agonaler Vorgänge sehr nahe.

Leider bringen auch neuere amerikanische Arbeiten von Aub, Forman und Bright (12) sowie Marine und Baumann (13) über diese Frage keine Klarheit, da trotz anscheinend einwandfreier Technik und Versuchsanlage die Resultate einander diametral entgegengesetzt sind.

Aub und seine Mitarbeiter (12) untersuchten drei nebennierenlose Katzen in einem Benedictschen Respirationsapparat unter genauer Kontrolle von Gewicht, Blutdruck und Körpertemperatur, die durch eine elektrisch geheizte Unterlage konstant gehalten wurde. Im Anfang fand sich ein ganz geringer Anstieg, dann sank der Grundumsatz langsam im Durchschnitt um $25^0/_0$ ab. Da diese Abnahme durch den Eingriff als solchen sowie die daran anschliessende Unterernährung nicht bedingt sein konnte, wird sie als Folgeerscheinung des Fortfalls der Nebennierenfunktion aufgefasst. Auf einen totalen Ausfall des Adrenalins kann das Absinken allerdings nicht bezogen werden, da der Effekt sonst viel rascher in die Erscheinung treten würde. Immerhin konnten die Autoren bei narkotisierten Tieren in jüngster Zeit durch Adrenalininjektionen das Absinken verhindern. Bevor die Tiere am fünften Tage nach der Operation getötet wurden, waren sie zwar sehr matt und hinfällig, konnten aber immerhin noch laufen und selbst vom Tisch herunterspringen. Von agonalen Veränderungen konnte zum mindesten in den ersten Versuchstagen jedenfalls nicht gesprochen werden.

Marine und Baumann (13) experimentierten an 42 Kaninchen, denen zweizeitig die Nebennieren total entfernt waren, in einzelnen Versuchen wurde nur die Rinde durch Chloräthylspray vereist und dadurch zerstört.

Die Respirationsversuche wurden im Haldaneschen Apparat vorgenommen. Die Tiere verhielten sich sehr verschieden. Es liessen sich drei Gruppen unterscheiden. Ein Teil blieb am Leben und zeigte keine Veränderungen im Gaswechsel, in der Mehrzahl der Fälle fanden sich deutliche Steigerungen für CO_2 und O_2, denen nach einiger Zeit (1—3 Wochen) ein Absinken auf oder etwas unter die Vergleichswerte vor der Operation folgte, und zwar auch dann, wenn die Tiere am Leben blieben. Bei einer dritten Gruppe schliesslich sank der Stoffwechsel schon 48 Stunden nach der Entfernung oder Schädigung der Nebenniere ab und blieb so bis zum Tode.

Unterschiede in der Wirkung auf den respiratorischen Gaswechsel zwischen totaler Entfernung der Nebennieren oder Zerstörung nur der Rinde bestanden nicht, so dass die Autoren geneigt waren, der letzteren besonders lebenswichtige Bedeutung zuzuschreiben. Epinephrininjektionen vermochten das Leben nicht zu verlängern. Manche Tiere mit ausgesprochener Steigerung zeigten Symptome, die an Basedow erinnerten (Steigerung der gesamten vitalen Funktionen, auch des Blutzuckers usw.), auch fand sich anatomisch mehrfach eine deutliche Vergrösserung von Schilddrüse und Thymus. Thyreoidinfütterung (gut getrocknete Drüse per os) steigerte den Umsatz um ca. $20^0/_0$. Zur Deutung ihrer physiologischen und anatomischen Befunde stellten Marine und Baumann (13) die Hypothese auf, dass die Nebennieren hinsichtlich der Beeinflussung des Stoffwechsels eine antagonistische Rolle gegenüber der Schilddrüse entfalten, so dass der Fortfall der hemmenden Wirkung dieser Organe eine vermehrte Schilddrüsentätigkeit zur Folge hat. Tatsächlich konnten sie auch in einer weiteren Arbeit zeigen, dass bei vorher thyreoidectomierten Tieren die Steigerung nicht eintritt.

Es ist nicht leicht, die Ursache der Widersprüche in den genannten Arbeiten zu ergründen und sich eine Vorstellung von den tatsächlichen Verhältnissen zu machen. Insbesondere ist es auffallend, dass in den umfassenden Versuchen von Marine und Baumann die verschiedenen Tiere sich prinzipiell so verschieden verhielten. Die naheliegendste Erklärung scheint mir noch immer die zu sein, dass entscheidend für den Ausfall der Versuche die Menge des akzessorischen chromaffinen Gewebes im Körper ist, die je nach Tier und Individuum anscheinend sehr grossen Schwankungen unterliegt. Bei grösseren Mengen scheint der Stoffwechsel keine Veränderungen zu erleiden, bei mittleren resultieren geringe Steigerungen und je mehr es fehlt oder insuffizient wird, desto mehr sinken die Verbrennungen ab. Unverständlich bleibt gleichwohl vorläufig noch die Zunahme der Wärmeproduktion. Gegen die Hypothese von Marine und Baumann spricht vor allem die Tatsache, dass das Adrenalin in ihren Versuchen stoffwechselsteigernd wirkt, gleichgültig, ob zu viel oder zu wenig von dieser Substanz in den Kreislauf kommt. Zwei Organe, die in der gleichen Richtung den Stoffwechsel beeinflussen, pflegen im allgemeinen in demselben Punkte nicht antagonistisch zu wirken.

So bleibt wohl vorläufig nichts anderes übrig, als die Stoffwechselsteigerung nach Nebennierenexstirpation mit dem Verlegenheitswort „toxisch" zu bezeichnen. Auch die eigentliche Todesursache nebennierenloser Tiere ist noch vollkommen unbekannt; darin ist Stewart (14) durchaus beizustimmen.

Untersuchungen über den N-Umsatz nebennierenloser Tiere gestatten nur sehr beschränkte Schlüsse auf den wahren Eiweissumsatz, da niemals klar zu entscheiden ist, wieweit — vor allem funktionell — die Nieren bei der Operation mitgeschädigt sind. Wie Marshall und Davis (15) zeigten, steigt der Reststickstoff, vor allem Harnstoff und Kreatinin, im Blut nebennierenloser Tiere an, ein Beweis für die Schädigung auch der Nierenfunktion solcher Tiere. Unter diesen Umständen soll auf die vorliegenden spärlichen Untersuchungen über den N-Stoffwechsel nebennierenloser Tiere nicht näher eingegangen werden. Erwähnt sei nur, dass Mariani (16) und Gradinescu (11) in ihren Versuchen zum Teil entsprechend der Abnahme der Gesamtverbrennungen nach der Operation sehr viel niedrigere N-Werte im Harn fanden als vorher, aber die Tiere waren meist agonal, die Diurese sehr schlecht und die Methode der Analyse anscheinend nicht einwandfrei.

Marshall und Davis (15) sahen nur kurz nach der Operation erniedrigte Zahlen, hinterher bestanden keine sicheren Differenzen gegenüber dem Verhalten vor der Operation. Marine und Baumann (13) haben die N-Ausscheidung ihrer Tiere leider nicht mituntersucht.

β) Die Wirkung des Adrenalins auf den Gesamtstoffwechsel.

Bei den grossen Schwierigkeiten der Technik und der Deutung der Exstirpationsversuche war die Möglichkeit, die Frage nach der Bedeutung der

Nebennieren für den Gesamtstoffwechsel durch Einverleibung der spezifisch wirksamen Substanzen zu studieren, von grosser Bedeutung. Besonders günstige Verhältnisse boten sich, seit es gelang, das Adrenalin krystallinisch rein zu gewinnen und sogar synthetisch darzustellen. So stand ein chemisch genau bekanntes, gleichmässig zusammengesetztes Präparat zur Verfügung.

Die ersten Versuche wurden naturgemäss an Tieren angestellt. Sie stammen von russischen Forschern. Während Tarchanow (17) ein Absinken der Oxydationsprozesse nach subkutaner Injektion fand, stellte Belawenez (18) schon bei Kaninchen fest, dass für die Wirkung auf den Gasstoffwechsel die Dosierung von entscheidender Bedeutung ist: kleinere Dosen führten zu Steigerungen ev. mit Fieber, grössere zur Erniedrigung ev. mit Untertemperaturen. Das gleiche fand auch Juschtschenko (19) bei chronischer Adrenalinintoxikation und er sah, dass die Zunahme der Hauptsache nach die Kohlensäure betraf, während der O_2-Verbrauch entweder gar nicht oder nur wenig zunahm, so dass der respiratorische Quotient erheblich anstieg. Diese Veränderungen konnten noch wochenlang nach der letzten Adrenalininjektion nachweisbar sein. Die Steigerung des Gesamtstoffwechsels findet sich auch in den Hundeversuchen von La Franca (20), der sie auf die vermehrte motorische und psychische Unruhe der vergifteten Tiere zurückführte. Die respiratorischen Quotienten blieben unverändert. Welecki (21) sah bei Kaninchen und Hunden nach intraperitonealer Injektion von Adrenalin eine Verminderung, nach intravenöser eine Vermehrung der CO_2-Produktion. Hári (22) beobachtete bei curarisierten und künstlich geatmeten Hunden nach intraperitonealer Einverleibung von 0,5—0,2 mg Adrenalin pro kg eine meist erhebliche Abnahme des Sauerstoffverbrauchs und eine geringere der Kohlensäureabgabe. Blutdrucksteigerung, Zuckermobilisierung und Stoffwechselerniedrigung setzten annähernd zu gleicher Zeit ein. Letztere wird auf die Kontraktion der Gefässe im Splanchnikusgebiet, vielleicht auch auf eine besondere Giftwirkung in den von diesen Nervenästen versorgten Abdominaldrüsen zurückgeführt; der gesteigerte respiratorische Quotient wird als Ausdruck einer vermehrten Zuckerverbrennung aufgefasst.

In scharfem Gegensatz zu den genannten Versuchen stehen die Beobachtungen Wilenkos (23) an mit Urethan halbnarkotisierten Kaninchen. Hier blieb jede nennenswerte Steigerung des Respirationsquotienten nach Adrenalininjektion aus, und zwar nicht nur im Hungerzustande, sondern auch unter Verhältnissen, wo sie sonst physiologisch fast stets auftritt, nämlich nach Zufuhr von Kohlenhydraten, obwohl gleichzeitig eine deutliche Hyperglykämie einsetzte. Wilenko schliesst daraus, dass das Adrenalin die Kohlenhydratverbrennung nicht nur nicht anfacht, sondern sogar beeinträchtigt. Auch Achard und Desbouis (24) sahen Stoffwechselsteigerungen nach Zuckerzufuhr auf Adrenalininjektionen sofort verschwinden. Wilenko steht mit seiner Angabe über das Fehlen einer Steigerung des respiratorischen Quosienten vorläufig allein. Wie Bernstein (25), der übrigens selbst einen Hundeversuch ohne Steigerung des Respirationsquotienten nach Adrenalin mitgeteilt hat, schon vermutet hat, kommen seine abweichenden Resultate wohl zum grossen Teil daher, dass er seine Respirationsversuche meist erst eine Stunde nach der Injektion des Adrenalins und der Zuckerdarreichung gemacht hat, zu einer Zeit also, in der die Wirkung auf den respiratorischen Quotienten schon abgeklungen und ein grosser Teil des verfütterten Zuckers bereits im Harn entleert war.

Genaue Versuche im Respirationskalorimeter von Lusk und Riche (26) zeigten klar die Hinfälligkeit von Wilenkos Behauptungen. Der Gesamtstoffwechsel war besonders durch die Unruhe der Tiere stets gesteigert und die respiratorischen Quotienten nahmen sowohl im Nüchternzustand wie nach Zuckerzufuhr zu, sodass auch diese Autoren eine vermehrte Zuckerverbrennung vermuten. Unter diesen Voraussetzungen stimmten indirekte und direkte Kalometrie gut miteinander überein.

Die gleichen Resultate erhielten auch spätere Autoren wie z. B. Boothby und Sandiford (27), ferner Marine und Lenhart (28), die auch bei thyreoektomierten Tieren die gleiche Steigerung des Grundumsatzes durch Adrenalin wie beim normalen Kaninchen feststellten.

Ganz entsprechend verhalten sich auch isolierte Organe. Barcroft und Dixon (29) sowie Rohde und Ogawa (30) wiesen die Steigerung des Sauerstoffverbrauchs nach Adrenalininjektion fürs Herz nach, wenn die Dosen so gross waren, dass es zu einer Herzbeschleunigung kam. Dass auch der respiratorische Quotient ansteigt, fanden Evans und Ogawa (31) am Starlingschen Herz-Lungenpräparat. Dabei geht aber die Steigerung von O_2-Aufnahme und CO_2-Produktion nicht miteinander parallel, sondern die letztere folgt der ersteren nach, so dass der respiratorische Quotient erst etwas absinkt und dann erst steigt. Es wird das verständlich, wenn man bedenkt, dass das Endprodukt des Stoffwechsels später erscheinen muss als die Aufnahme des Stoffes, der zur Bildung der Endprodukte notwendig ist. Sehr wertvoll war die Feststellung, dass bei Zuckerzusatz zur Durchströmungsflüssigkeit die Fähigkeit zur Kohlenhydratoxydation nach Adrenalinzusatz unverändert bleibt. Das spricht dafür, dass die vermehrte Zuckerverbrennung keine spezifische Wirkung des Adrenalins auf den Kohlehydratstoffwechsel, sondern eine Teilerscheinung der Gesamtstoffwechselsteigerung darstellt.

Gleichzeitig mit dem Stoffwechselanstieg findet sich meist bei subkutaner Injektion auch eine Steigerung der Körpertemperatur (näheres über das Adrenalinfieber im Abschnitt Fieber), während ein Absinken der Wärmeproduktion gewöhnlich von einer Erniedrigung der Körpertemperatur begleitet wird.

Bei den bisher besprochenen Untersuchungen handelte es sich um subkutane oder intravenöse, vereinzelt auch um eine peritoneale Applikation des Adrenalins. Anders liegen, wie R. Hirsch (32) gezeigt hat, die Dinge, wenn Adrenalin in Dosen, die bei subkutaner Verwendung stoffwechselsteigernd wirken, in abdominale Organe injiziert wird. Hier kommt es wahrscheinlich infolge Splanchnikusreizwirkung zu einer starken Hypothermie (bis 30° herab); am ausgesprochensten ist das bei Nebennieren, Pankreas, Leber und den sympathischen Bauchganglien der Fall. Durch direkte kalorimetrische Untersuchungen wurde der Beweis einer starken Einschränkung der Wärmeproduktion erbracht. Die Angabe, dass in einem Versuche überhaupt keine Kohlensäure vom Tier produziert wurde, obwohl es weiter lebte, dürfte auf einen Versuchsfehler zurückzuführen sein.

Die beim Menschen angestellten Versuche von Fuchs und Roth (33), Bernstein (25), Bernstein und Falta (34), Tomkins, Sturgis und Wearn (35), Sandiford (36), Bornstein (37), Arnoldi und Leschke[1] u. a. decken sich in ihren Resultaten im wesentlichen mit den Ergebnissen der Tierversuche. Im allgemeinen wurden nur subkutane Injektionen gegeben. Ausnahmslos wurden Steigerungen des Gesamtumsatzes gefunden, auch bei Kranken der verschiedensten Art, am niedrigsten fanden sie Fuchs und Roth (33) bei einem Falle von M. Basedowi. Differenzen bestehen nur hinsichtlich der Erhöhung des respiratorischen Quotienten und dessen Bedeutung. Fuchs und Roth (33) vermissten in einzelnen Fällen eine Steigerung ganz, in anderen war sie höchstens angedeutet. Vielleicht hängt das damit zusammen, dass hier die Versuche nicht sofort an die Injektion sich anschlossen. Das ist aber von Bedeutung, da ganz allgemein die Steigerung durch Adrenalin sofort einsetzt und sehr rasch abzuklingen pflegt und unter Umständen, wie Bornstein (37) es fand, sehr stark erniedrigten Werten Platz macht, während in anderen Versuchen, so von Bernstein und Falta (34), die Werte den Zahlen vor der Injektion annähernd entsprechen. Parallel mit der Erhöhung von $\frac{CO_2}{O_2}$ geht fast regelmässig eine erhebliche Steigerung des Atemvolumens, der Atemzüge, des Pulsschlags, des Blutdrucks sowie des Blutzuckers, doch ist diese Koinzidenz nicht so zu verstehen, dass die Kurven vollkommen gleichmässig verlaufen und zu gleicher Zeit kulminieren oder dass die Ausschläge aller Faktoren im einzelnen Versuch gleich gross sind; immerhin sind gewöhnlich nach 1—1½ Stunden sämtliche Werte wieder zur Höhe der Vorperiode zurückgekehrt.

Über die Ursache der Stoffwechselsteigerung besteht bei allen Untersuchern Einmütigkeit: Der gesamte vitale Tonus ist gesteigert, die

---

[1] In dieser kürzlich erschienenen Arbeit (Zeitschr. f. klin. Med. 92. 364. 1921) suchen die Autoren den Nachweis zu erbringen, dass oft im respiratorischen Gaswechsel eine längere Nachwirkung der Adrenalininjektion besteht und je nach dem Ernährungszustand die Wirkung verschieden ausfällt. Die Beweiskraft wird jedoch etwas getrübt durch die Feststellung von z. T. ganz abnormen respiratorischen Quotienten (0,565).

Steigerungen der erwähnten respiratorischen, zirkulatorischen und nervösen Faktoren, zu denen bei einzelnen Versuchspersonen noch ein leichter Tremor kommt, sind der Ausdruck des allgemeinen zellulären Reizes. Boothby-Sandiford (27) haben geradezu von einer spezifisch-dynamischen Wirkung des Adrenalins gesprochen, ähnlich der nach Nahrungsaufnahme. Am stärksten ist wohl die Steigerung im Sympathikusgebiet. Die vermehrte Zuckermobilisation bzw. der erhöhte Blutzucker ist wohl ohne wesentliche Bedeutung für die Oxydationssteigerung, da, wie Bootby und Sandiford zeigen, bei Blutzuckererhöhung um $0,1\,\%$ durch Zuckergaben die Wärmeproduktion nur um $9\,\%$ ansteigt, bei $0,037\,\%$ Erhöhung durch Adrenalin jedoch um $20\,\%$.

Von Interesse ist die Frage, mit welchen Nährstoffen dieser Mehrverbrauch an Kalorien bestritten wird, insbesondere ob daran Zucker oder Eiweiss in besonderem Masse beteiligt sind. Dass der Kohlenhydratstoffwechsel in besonderem Masse durch Adrenalin alteriert wird, kann keinem Zweifel unterliegen. Dafür sprechen die Adrenalinhyperglykämie und Glykosurie, auf deren Mechanismus und Bedeutung hier nicht näher eingegangen werden kann (Zusammenfassendes darüber vor allem bei Biedl [Z] und Trendelenburg [Z]). Bei diesen Vorgängen handelt es sich aber zunächst nur um die Frage der vermehrten Zuckermobilisation, ev. einer Glykogenaufstapelung in der Leber (L. Pollack [38]), während hier die Frage einer vermehrten Verbrennung zur Diskussion steht. Die respiratorischen Quotienten lassen sich dafür ins Feld führen, und tatsächlich haben sie auch alle Autoren, die sie bei Tieren und Menschen fanden, mit Ausnahme von Bornstein (37) so gedeutet. Letzterer glaubt vielmehr unter Hinweis auf das vermehrte Atemvolumen, die Kürze des Abstiegs, die oft die Einheit überschreitenden Werte und den manchmal sich anschliessenden starken Abfall an eine rein physikalische bedingte Mehrausscheidung infolge vermehrter Abdunstung präformierter Kohlensäure aus den Lungen. Er setzt demgemäss die Adrenalinhyperglykämie auch nicht in Parallele zur Nahrungsglykämie, wie die meisten anderen Autoren es tun, sondern rechnet sie zu den toxischen Glykämien, wie sie nach Morphin, Äther und anderen Giften auftreten. Die Möglichkeit, dass Bornsteins Ansicht richtig ist, lässt sich nicht von der Hand weisen, zumal wenn man bedenkt, dass Evans und Ogawa (31) im Durchströmungsversuch am Herzlungenpräparat keine spezifische Vermehrung der Kohlenhydratoxydation feststellen konnten.

Sieht man aber die Protokolle der Arbeiten durch, in denen das Atemvolumen mit angegeben ist, so finden sich (vgl. z. B. die Tabellen von Fuchs und Roth [33]) doch Versuche, bei denen einerseits trotz starker Erhöhung des Atemvolumens die respiratorischen Quotienten unverändert blieben, wie z. B. beim schweren Diabetes, und andererseits ohne nennenswerte Steigerung der Lungenventilation die Kohlensäureausscheidung erheblich zunahm. Ausserdem kann, wie eine Beobachtung von Lusk (39) zeigt, der Respirationsquotient nach Adrenalin bis zu 5 Stunden hochbleiben. Daher scheint mir vorläufig, ehe weitere Untersuchungen vorliegen, keine Veranlassung zu sein, eine vermehrte Zuckerverbrennung unter Adrenalineinfluss abzulehnen, auch wenn man zugibt, dass in dem einen oder anderen Falle rein physikalische Faktoren an der Erhöhung der Quotienten mitbeteiligt sind. Sicher liegt das bei Werten über 1,0 vor.

Häufiger studiert ist sowohl beim Tier wie beim Menschen die Wirkung des Adrenalins auf den Eiweissumsatz, beurteilt nach der N-Ausscheidung im Harn, meist ohne Verbindung mit dem Gesamtumsatz. Die Angaben wechseln sehr. Während Paton (40), Underhill und Closson (41), Kraus und Hirsch (42), Quest (43), Lusk und Riche (26) bei normalen, gut genährten Hunden nach subkutanen und intravenösen Gaben keine oder höchstens nur eine ganz unbedeutende Zunahme der N-Ausscheidung beobachteten, sahen Paton (40), Underhill und Closson (41), Eppinger, Rudinger und Falta (44) beim Hungertier erhebliche Steigerungen. Umgekehrt fanden Schatiloff (45) und Bayer (46) an Kaninchen gerade beim gesättigten Tier eine Vermehrung des Eiweissumsatzes, während sie in Bayers Versuchen beim Hungertier ausblieb. Die Versuche Patons (47) bei Vögeln gestatten wegen der Unregelmässigkeit der Nahrungsaufnahme keine sicheren Schlüsse, jedenfalls aber sprechen sie nicht für eine Steigerung der Eiweissverbrennung. Nach den Untersuchungen von Stübel (48) ist es vor allem das Reserveeiweiss in der Leber, was nach Adrenalin schwindet. Schliesslich kommen unter besonderen Verhältnissen sogar deutliche Einschränkungen des Eiweissumsatzes vor. Pick und Pineles (49) fanden sie beim Myxödem, Freund und Grafe (50) beim hungernden poikilothermen Hunde, sogar trotz Fieber und starker Erhöhung des Gesamtumsatzes. Beim Menschen scheinen brauchbare Untersuchungen noch nicht vorzuliegen, wegen der flüchtigen Wirkung des Adrenalins sind hier ev. Einwirkungen besonders schwer fassbar, und ihre Deutung bleibt wohl stets unsicher, zumal wenn sich, wie es oft der Fall ist, die Diurese ändert.

Die vorliegenden Untersuchungen sind noch zu lückenhaft und widerspruchsvoll, um ein abschliessendes Urteil über die Wirkung der Adrenalininjektion auf den Eiweissumsatz zu gestatten. Nur in zwei Punkten scheint schon eine gewisse Klärung erreicht: hinsichtlich des Einflusses des Ernährungszustandes und der Beziehungen zum Gesamtstoffwechsel.

Die Tatsache, dass im allgemeinen nur im Hunger Steigerungen des N-Umsatzes gefunden werden, spricht dafür, dass ähnlich wie bei der Unterernährung und im Fieber mässigen Grades die vermehrte Kalorienproduktion ausser mit Fett mit dem am leichtesten angreifbaren Material bestritten wird, das ist im Hunger nach Einschmelzung der Glykogenvorräte das Eiweiss. Gegen eine derartige Deutung scheinen zunächst die hohen Respirationsquotienten zu sprechen, die auf eine vermehrte Zuckerverbrennung hindeuten.

Tatsächlich ergibt aber eine Durchsicht der Versuche, dass die Steigerungen des Quotienten im allgemeinen um so grösser ausfielen, je besser die Tiere ernährt wurden und dass in den vereinzelten Versuchen (von Lusk und Riche [26]), in denen gleichzeitig der respiratorische und N-Stoffwechsel untersucht wurden, die Steigerung der Respirationsquotienten mit einem Gleichbleiben des N-Umsatzes Hand in Hand ging. Weitere Beobachtungen müssen zeigen, ob hier wirklich Gesetzmässigkeiten vorliegen.

Die merkwürdigen Befunde von Pick und Pineles (49) und Freund und Grafe (50) fügen sich nicht in den Rahmen der übrigen Untersuchungen. In den ersterwähnten Beobachtungen ist wohl der Ausfall der Schilddrüsenfunktion für das paradoxe Resultat verantwortlich zu machen. Da auch bei der Halsmarkdurchschneidung in den Versuchen von Freund und Grafe eine Schädigung der Thyreoidea, insbesondere ihrer nervösen Versorgung sehr wohl stattgefunden haben kann, kommt auch hier vielleicht die Einschränkung des Eiweissumsatzes auf dem Umwege über die Schilddrüse zustande. Bezüglich weiterer Erklärungsmöglichkeiten sei auf das Original verwiesen. Aus den angeführten Untersuchungen von Lusk und Riche (26) sowie Freund und Grafe (50) ergibt sich ferner, dass die Beziehungen zwischen Eiweissumsatz und Gesamtstoffwechsel bei Adrenalinwirkung nur lockere sind. Die Erhöhung der Wärmeproduktion ist an und für sich mit keiner Steigerung der Eiweissverbrennung verknüpft, dazu kommt es in der Regel nur bei Hunger und Unterernährung und wenn sehr grosse, stark toxische Dosen gegeben werden.

γ) Stoffwechseluntersuchungen bei schweren Nebennierenerkrankungen.

Zur Frage der Bedeutung der Nebenniere für die Regulation des Gesamtstoff- und Kraftwechsels und seiner Störungen vermag auch die Klinik wichtige Beiträge zu liefern. Von dem Kliniker Addison stammt die Entdeckung und erste meisterhafte Beschreibung des Krankheitsbildes der Nebennier5 nsuffizienz.

Von typischen Störungen des Ernährungszustandes ist schon von Anfang an die hochgradige Abmagerung den Ärzten aufgefallen. Zum grossen Teil ist diese durch die in schweren Fällen nie ganz fehlenden gastrointestinalen Schädigungen, vor allem die Durchfälle, bedingt. Es fragt sich aber, ob noch besondere Gründe dafür vorliegen. Man könnte zunächst an eine Steigerung der Wärmebildung als weitere Ursache der Konsumtion denken, doch spricht die Herabsetzung des vitalen Tonus und die Häufigkeit von Untertemperaturen von vorneherein dagegen.

Über das Verhalten des Gesamtstoffwechsels liegen leider nur ganz vereinzelte Angaben vor, die noch kein sicheres Urteil gestatten.

Die ersten Versuche, die ich in der Literatur fand, stammen von Fuchs und Roth (33) bei einer 39jährigen Frau.

Die Durchschnittswerte (Zuntz-Geppert-Versuche) für den O_2-Verbrauch lagen zwischen 154,8—163,3 ccm pro 1', für die Kohlensäureproduktion zwischen 136,3—140,1 ccm. Leider fehlen aber alle Daten über Gewicht, Körperlänge und Temperatur der Kranken, so dass sich nicht entscheiden lässt, ob die Zahlen ins Gebiet der Norm gehören. Bei einem stark reduzierten Körpergewicht wären sie wohl noch als normal anzusehen, für einen mittleren Ernährungszustand lägen sie wohl zu niedrig; sicher lässt sich nur das eine sagen, dass keine Steigerung vorliegt, eher eine Herabsetzung. Sicher bestand letztere in einer Beobachtung Löfflers (51), der bei einer 39jährigen Frau von 162 ccm Länge und 63—55 kg Gewicht 2,69 ccm O_2 und 2,04 ccm CO_2 pro kg und Minute im Durchschnitt von 9 Versuchen im Laufe von 8 Wochen feststellte. Dieser Befund würde gut zu den experimentellen Beobachtungen von Aub und seinen Mitarbeitern (12) passen. Die fünf Tage nach der letzten Untersuchung vorgenommene Sektion ergab eine totale Verkäsung beider Nebennieren. In einem zweiten Falle Löfflers (51), bei einem 29jähr. Mann von 44 kg Gewicht und 164 cm Länge, lagen die Werte für O_2 (4,35 ccm) und CO_2 (3,77 ccm pro kg und Minute) an der obersten Grenze der Norm, doch bestand hier eine Komplikation mit leichtem M. Basedow, so dass sich hier auch nur sagen lässt, dass in Anbetracht der bei dieser Krankheit stets vorhandenen Stoffwechselsteigerung die Werte niedrig liegen. Deutliche erniedrigte Werte sahen auch Muirhead, Means und Sturgis (zit. bei Aub, Forman und Bright [12]) in je einem Falle. Ich selbst verfüge über einen bisher noch nicht mitgeteilten $4^1/_2$stündigen Versuch bei einer 30jährigen fieberlosen Patientin B. Schn. mit 54,7 kg Gewicht und 160 cm Länge bei typischer Ausprägung der Krankheit. Die Werte für O_2 waren 3,642 ccm, für CO_2 2,992 ccm pro kg und Minute, Respirationsquotient = 0,8215; daraus berechnet sich eine Wärmeproduktion von 1385 Kalorien, was mit dem Mittelwert der Norm von 1334 (Harris-Benedict) sich ungefähr deckt. Somit scheint es, dass bei der Addisonschen Krankheit die Wärmeproduktion entweder normal oder etwas erniedrigt ist, letzteres wahrscheinlich vor allem gegen Ende des Leidens. Adrenalininjektionen führen zu einem deutlichen Anstieg der Verbrennungen unter Erhöhung des respirator. Quotienten (Fuchs und Roth (33] und Löffler [51]). Die dynamische Wirkung von 50 g Glukose entsprach in einer Beobachtung Löfflers ganz der Norm.

Über den Eiweissumsatz gibt es eine grosse Anzahl von Arbeiten, deren Bedeutung aus methodischen Gründen allerdings zum grossen Teil recht problematisch ist. (Ältere Literatur bei Leva [52], spätere bei Magnus-Levy [Z], Bittorf [Z], R. Hirsch [Z] und Eiselt [53]).

Den einwandfreien Untersuchungen von Kolisch und Pichler-(54), Senator (55), Vollbracht (56), Pickhardt (57), M. Kaufmann (58), Schittenhelm (59), C. G. L. Wolf und Thacher (60), Eiselt (53), Beuttenmüller und Stolzenberg (61), Studnitzki (62) u. a. lässt sich immerhin entnehmen, dass bei ausreichender Ernährung ein N-Gleichgewicht sich erzielen lässt, bei Überernährung auch ohne Schwierigkeit ein N-Ansatz. N-Verluste scheinen nur da einzutreten, wo die Nahrungszufuhr bzw. Resorption ungenügend war. Für einen sog. toxischen Eiweisszerfall lässt sich kein sicherer Anhalt gewinnen, auch nicht in fortgeschrittenen Fällen. Die Zusammenhänge zwischen Gesamtverbrennungen und Eiweissumsatz sind meines Wissens nie genau untersucht, doch hat man nach den bisherigen Untersuchungen nicht den Eindruck, dass da Abweichungen von der Norm vorliegen.

Auf die grosse Literatur über das Verhalten der einzelnen N-haltigen Stoffe im Urin oder Blut kann hier nicht näher eingegangen werden.

Da die Addisonsche Krankheit durch die Unterfunktion der Nebenniere bedingt ist, drängt sich die Frage auf, ob es auch Zustände gesteigerter Nebennierenfunktion gibt, und gegebenenfalls, wie sie auf den Stoffwechsel wirken. Damit betreten wir einen vorläufig noch sehr unsicheren Boden. Sicher ist, dass Tumoren sowohl der ganzen Nebenniere wie ihrer einzelnen Teile und sehr selten auch des chromaffinen Systems vorkommen (Literatur bei Falta [63]), auch sind von Wiesel (64) Hyperplasien des chromaffinen Gewebes bei Nephritis und Herzkrankheiten mit hohem Blutdruck beobachtet, so dass Schur und Wiesel (65) die Hypertonie auf eine gesteigerte Nebennierenfunktion zurückführen wollen. Der Beweis für die Richtigkeit dieser Vorstellung steht aber noch aus. Jedenfalls ist es bisher noch nicht gelungen, bei diesen Zuständen solche Steigerungen der Konzentration des Adrenalins im Blutserum zu finden, wie sie zur Auslösung einer Blutdrucksteigerung im Experimente notwendig sind. (Lit. und Disk. bei P. Trendelenburg [Z]). Es mag das an der Unvollkommenheit unserer bisherigen Methoden liegen, es kann aber ebensogut Wiesels Theorie falsch sein.

Im ganzen haben diese Erwägungen für die uns hier beschäftigenden Probleme vorläufig nur eine akademische Bedeutung, da genauere Stoffwechseluntersuchungen bei Nebennierentumoren vorläufig noch fehlen. Auf die Frage der Beziehungen zwischen Stoffwechselsteigerung und Hypertonie soll an anderer Stelle (S. 470) eingegangen werden.

δ) Die Frage der Rolle der Nebennieren für die Regulation der Wärmeproduktion.

Die vorhergehenden Ausführungen haben gezeigt, dass unter experimentellen und klinisch-pathologischen Bedingungen zweifellos sehr erhebliche Einwirkungen der Nebennieren auf den Gesamtstoff- und Kraftwechsel nachweisbar sind und zwar in dem Sinne, dass eine schwere Schädigung oder das Fehlen der Organe insbesondere der Rinde in der Regel ein Absinken der Verbrennungen und der Körpertemperatur herbeiführt, während subkutane und

intravenöse Einverleibung der spezifischen Drüsensubstanz zu Stoffwechsel-
und eventuell auch Temperatursteigerungen führt.

Darf man daraus ohne weiteres schliessen, dass auch normalerweise die
Nebennieren den Gesamtstoffwechsel direkt beeinflussen?

Diese Frage ist ausserordentlich schwer zu entscheiden. Streng bewiesen
ist das nicht einmal für die Schilddrüse, da quantitative Bestimmungen des
Thyroxins im Blutserum vorläufig noch nicht möglich sind, aber die Wirkung
des Fortfalls dieser Drüse sowie vermehrte Zufuhr von Drüsensubstanz auf die
Intensität der Verbrennungen ist eine so gewaltige, dass der ausschlaggebende
regulatorische Einfluss dieser Drüse ungemein wahrscheinlich ist. Bei der
Nebenniere liegen die Verhältnisse insofern günstiger, als hier annähernd
quantitativ arbeitende biologische Methoden (vor allem die Laewen-Tren-
delenburgsche) zum Nachweis der spezifischen Substanz im Blut zur Verfügung stehen. Normalerweise wird die Adrenalinproduktion auf 0,0003 bis
0,001 mg pro kg und Minute geschätzt (vgl. Stewart und Rogoff [66]).
Diese Werte sind gewonnen am narkotosierten, gefesselten, operierten Tiere.
Da jeder dieser Zustände schon für sich allein eine Vermehrung des Adre-
nalingehaltes im Blut hervorrufen kann, liegen die richtigen Werte viel tiefer.
P. Trendelenburg (Z) nimmt einen Wert von weniger als 0,0002—0,00025
pro kg und Minute an. Wahre Ruhezahlen sind bisher überhaupt noch
nicht mitgeteilt und wohl auch nur schwer zu gewinnen. Nach Boothby
und Sandiford (67) lässt sich nach Injektion von 0,5 mg Adrenalin, der
Dosis, die eben eine Steigerung der Oxydationen hervorruft, ein Anwachsen
der Konzentration um 0,0016 mg pro kg und Minute berechnen, das bedeutet
eine Zunahme um mindestens das $1^1/_2$fache der Werte von Stewart und
Rogoff. Dass eine derartige grosse Menge tatsächlich im Organismus selbst
produziert werden kann, ist nach den Beobachtungen von Cannon und
Rapport (68), die bei Katzen durch Nervenreizung der Nebennieren eine
Erhöhung der Adrenalinmenge auf 0,0032—0,0037 mg pro kg und Minute
erzielen konnten, wahrscheinlich. Aber solche Erhöhungen sind beim normalen, nicht gereizten Organismus bisher noch nicht sicher gefunden und
es fragt sich sehr, ob die bisherigen Methoden ausreichen, um solche Unterschiede exakt nachzuweisen.

Eine Klärung dieser wichtigen Frage ist wohl nur von einer weiteren
Verfeinerung der Adrenalinbestimmungsmethoden und sehr viel umfassenderen
Blutuntersuchungen bei Tier und Mensch vor allem unter pathologischen
Verhältnissen zu erwarten. Das Gleiche gilt für die wichtige Frage, ob die
Steigerung der Verbrennungen bei der chemischen Wärmeregulation auf eine
vermehrte Adrenalinämie zurückzuführen ist. Bei der ungeheueren Labilität
der Adrenalinsekretion ist es an und für sich wohl möglich, dass bei erniedrigter
Aussentemperatur eine vermehrte Ausschüttung zustande kommt, aber genauere
Untersuchungen liegen auch hier noch nicht vor.

Vorläufig kann man nur sagen, dass auch beim normalen Organismus eine Beeinflussung der Höhe der Gesamtverbrennungen durch die Nebennieren möglich und sogar wahrscheinlich ist. Vielleicht hat Aub (69) recht, wenn er die ansprechende Vorstellung entwickelt, dass die Aufgabe der Nebenniere darin besteht, regulatorisch einzugreifen, wenn rasche Stoffwechselsteigerungen nötig sind, während die Schilddrüse in Tätigkeit tritt, wenn für längere Zeit die Intensität der Verbrennungen erhöht werden soll.

Dass unter diesen Umständen die an und für sich recht wahrscheinlichen Wechselbeziehungen zwischen Schilddrüse und Nebenniere auf dem hier interessierenden Gebiete erst recht völlig dunkel sind, bedarf keiner weiteren Ausführung.

Das gleiche gilt für die Beziehungen zu den anderen Inkretdrüsen.

Literatur.

Zusammenfassende Darstellungen ausser den einschlägigen Kapiteln der Handbücher:

Chvostek, Pathologische Physiologie der Nebenniere. Lubarsch-Ostertag. I. 243. 1905.

M. Pegrino, La Storia e la bibliografia delle capsule surrenali Tommasi. 1906.

Bittorf, O., Die Pathologie der Nebennieren und des Morbus Addisonii. G. Fischer. Jena. 1908.

Bayer, G., Die normale und pathologische Physiologie des chromaffinen Systems der Nebennieren. Lubarsch-Ostertag. 14. 1910.

Stewart, Adrenalinsufficiency. Endocrinol. 5. 1921.

Biedl, Innere Sekretion. 4. Aufl. 2. 1922.

Trendelenburg, P., Adrenalin und adrenalinverwandte Substanzen in Heffters Handbuch der exp. Pharm. II, 2. Springer. Berlin. 1923. Im Erscheinen begriffen.

Derselbe, Die Adrenalinsekretion unter normalen und gestörten Bedingungen. Ergebn. d. Phys. 21. II. Abt. 1923.

1. Addison, Th., On the constitutional an local effect of disease of the suprarenal bodies. London. 1855. Deutsch von Ebstein. Klass. d. Mediz. 1912.
2. Brown-Séquard, Cpt. r. Ac. de sc. 43. 422 u. 542. 1856.
3. Philipeaux, ebenda. 43. 904, 1155. 1856.
4. Nothnagel, Zeitschr. f. klin. Med. 1. 77. 1879 u. 9. 195. 1885.
5. Tizzoni, Arch. ital. d. Biol. 10. 372. 1888.
6. Porges, Zeitschr. f. klin. Med. 70. 314. 1910.
7. Schwarz, O., Pflügers Arch. 134. 259. 1910.
8. Kahn, R. H., ebenda. 144. 251 u. 396. 1912.
9. Golyakowski, zit. nach Juschtschenko, Bioch. Zeitschr. 15. 565. 1909.
10. Athanasiu, C. u. A. Gradinescu, Compt. rend. de l'Acad. 149. 1909.
11. Gradinescu. A., Pflügers Arch. 152. 187. 1913.
12. Aub, Forman und Bright, Proc. Am. Phys. Soc. Am. Journ. of phys. 55. 293. 1920. Am. Journ. of phys. 61. 326 u. 349. 1922.
13. Marine, D. und E. Baumann, ebenda. 57. 135. 1921. Journ. of metabol. res. 1. 1 u. 777. 1922.
14. Stewart, G. N., Endocrinol. 5. 283. 1921.
15. Marshall und Davis, Journ. Pharm. exp. Ther. 8. 525. 1916.
16. Mariani, F., Clin. med. ital. 1906.

17. Tarchanow, Über einige physiologische Wirkungen des Adrenalins auf den tierischen Organismus. Russky Wratsch. 1902. (Russ.) Zitiert bei Juschtschenko. Vgl. Nr. 19.
18. Belawenez, P., Zur Frage der Wirkung des Adrenalins auf den tierischen Organismus. 1903. (Russ.) Zitiert bei Juschtschenko. Vgl. Nr. 19.
19. Juschtschenko, J. A., Bioch. Zeitschr. 15. 365. 1909.
20. La Franca, J., Zeitschr. f. exp. Path. u. Ther. 6. 1. 1909.
21. Welecki, St., Studien über den Einfluss des Adrenalins auf die CO_2 u. Wasserausscheidung. Bull. de l'acad. de sc. Cracovie. 1909. Zitiert bei Hári. Vgl. Nr. 22.
22. Hári, P., Bioch. Zeitschr. 38. 23. 1912.
23. Wilenko, G. G., ebenda. 42. 44. 1912.
24. Achard, Ch. und G. Desbouis, Cpt. rend. de sc. de Biol. 74. 9. 1913.
25. Bernstein, S., Zeitschr. f. exp. Path. u. Ther. 15. 86. 1914.
26. Lusk und J. A. Riche, Arch. of int. Med. 13. 673. 1914.
27. Boothby, D. M. und J. Sandiford, Am. Journ. of phys. 51. 200. 1920.
28. Marine, D. und C. H. Lenhart, ebenda. 54. 248. 1920.
29. Barcroft und Dixon, Journ. of phys. 35. 182. 1910.
30. Rhode und Ogawa, Arch. f. exp. Path. u. Therap. 69. 200. 1912.
31. Evans, C. L. und Ogawa, Journ. of phys. 47. 446. 1913/14.
32. Hirsch, R., Zeitschr. f. exp. Path. u. Ther. 13. 142. 1913.
33. Fuchs, D. und N. Roth, ebenda. 10. 187. 1912 und 14. 54. 1913.
34. Bernstein, S. und W. Falta, Deutsch. Arch. f. klin. Med. 125. 233. 1918.
35. Tomkins, E. H., C. Sturgis und T. Wearn, Arch. f. int. Med. 24. 269. 1919.
36. Sandiford, J., Am. Journ. of phys. 51. 407. 1920.
37. Bornstein, A., Bioch. Zeitschr. 114. 157. 1921.
38. Pollack, L., Arch. f. exp. Path. u. Ther. 61. 149. 1909.
39. Lusk, G., Proc. soc. exp. Biol. u. Med. 11. 49. 1914. Zitiert Zentralbl. f. Phys. 28. 419. 1914.
40. Paton, W. N., Journ. of phys. 29. 286. 1903.
41. Underhill, Fr. P. und O. E. Closson, Am. Journ. of phys. 17. 42. 1906.
42. Hirsch, R., zitiert bei Kraus und Friedenthal, Berl. klin. Wochenschr. 1709. 1908.
43. Quest, R., Zeitschr. f. exp. Path. u. Ther. 5. 43. 1908.
44. Eppinger, H., W. Falta und C. Rudinger, Zeitschr. f. klin. Med. 66. 1. 1908.
45. Schatiloff, P., Arch. f. (Anat. u.) Phys. 213. 1908.
46. Bayer, G., Sitz.-Ber. d. Akad. 2. Wien. math. natur. Kl. 118. 1909.
47. Paton, W. N., Journ. of Phys. 32. 59. 1905.
48. Stübel, H., Pflügers Arch. 185. 74. 1920.
49. Pick und Pineles, Bioch. Zeitschr. 12. 473. 1908.
50. Freund, H. und E. Grafe, Arch. d. exp. Path. u. Ther. 93. 285. 1922.
51. Löffler, W., Zeitschr. f. klin. Med. 87. 280. 1919.
52. Leva, J., Virchows Arch. 125. 35. 1891.
53. Eiselt, R., Zeitschr. f. klin. Med. 69. 393. 1910.
54. Kolisch und Pichler, Zentralbl. f. inn. Med. 14. 249. 1893.
55. Senator, Char. Ann. 22. 235. 1897.
56. Vollbracht, Fr., Wien. klin. Wochenschr. 737. 1899.
57. Pickhardt, Berl. klin. Wochenschr. 727. 1898.
58. Kaufmann, M., Zentralbl. f. Stoffwechsel. 2. 173. 1899.
59. Schittenhelm, Allg. med. Zentralbl. Nr. 1. 1903.
60. Wolf, C. G. L. und H. C. Thacher, Arch. int. Med. 3. 438. 1909.
61. Beuttenmüller, H. und F. Stolzenberg, Bioch. Zeitschr. 28. 138. 1910.
62. Studzinski, J. B., Zentralbl. f. Stoffwechsel. 5. 326. 1910.
63. Falta, W., Die Erkrankung der Blutdrüsen. 288. Springer. Berlin. 1913.
64. Wiesel, J., Virchows Arch. 176. 103. 1904.
65. Schur und Wiesel, Wien. klin. Wochenschr. Nr. 23 u. 27. 1907.
66. Stewart, G. N. und J. M. Rogoff, Journ. Pharm. exp. Ther. 10. 1. 1917/18.

67. **Boothby, W. M.** und **J. Sandiford**, Am. Journ. of phys. (Proc. of Am. phys. soc.) **59**. 463. 1922.
68. **Cannon** und **Rapport**, bei zit. Nr. 67.
69. **Aub, J. C.**, Journ. of Am. med. Assoc. **79**. 95. 1922.

6. Anomalien infolge Störungen der innersekretorischen Pankreasfunktion. Der Gesamtstoff- und Kraftwechsel beim Diabetes mellitus.

Während die bisher besprochenen innersekretorischen Drüsen und ihre Anomalien, soweit überhaupt über ihre Funktion etwas Sicheres bekannt ist, in erster Linie für die Intensität der Gesamtverbrennungen im Organismus von Bedeutung sind, liegt die Hauptaufgabe des Pankreas in der Regulation eines besonderen Teiles des Stoffwechsels, des Zuckerstoffwechsels, und der Einfluss auf die Wärmeproduktion tritt dahinter ganz zurück. Insbesondere erscheint es fraglich, ob diesem Organe irgendwelche regulatorische Rolle auf diesem letzteren Gebiete zukommt. Im allgemeinen wird das nicht angenommen, ob mit Recht, wird noch später zu erörtern sein. Wenn ich an dieser Stelle den menschlichen Diabetes mit behandle, so bin ich mir wohl bewusst, dass die endgültige Entscheidung darüber, ob jeder echte Diabetes pankreatogener Natur ist, noch aussteht. Immerhin mehren sich in letzter Zeit sowohl von pathologisch-anatomischer Seite (vgl. Heiberg [1], Weichselbaum [2], Lubarsch [3] u. a.), wie von physiologisch-klinischer Seite (vgl. hier vor allem die Arbeiten von Allen und seinen Mitarbeitern [4], Langfeldt [5] u. a.) über den experimentellen chronischen Pankreasdiabetes des Hundes die Argumente zugunsten dieser Auffassung so sehr, dass sicher die ganz überwiegende Mehrzahl von Fällen des menschlichen Diabetes auf Pankreasveränderungen, insbesondere, wenn nicht ausschliesslich am Inselapparat, zurückzuführen sind, und dass diese Genese auch für den Rest in hohem Grade wahrscheinlich ist. Die Isolierung des wirksamen inkretorischen Prinzips des Pankreas, des Insulins, durch Banting und Best [Literaturber. im Journ, of metabolic. res. **2**. 125. 1922)[1]) und Grevenstuk (Z)], die in Murlin in gewissem Sinne einen Vorgänger hatten, und die damit angestellten Versuche erheben die Wahrscheinlichkeit meines Erachtens jetzt zur Gewissheit. Die Differenzen, die früher von vielen Forschern im klinischen Bilde und Stoffwechselverhalten zwischen experimentellem tierischem Pankreasdiabetes und menschlicher Zuckerkrankheit festgestellt wurden, sind fast alle geschwunden, seit es im Anschluss an Sandmeyers (6) Beobachtungen möglich wurde, durch weitgehende partielle Resektionen des Pankreas und Kohlenhydratüberernährung einen chronischen Diabetes mit Acidose zu erzeugen (vgl. vor allem Allen und seine Mitarbeiter [4]).

---

[1]) Da diese wichtigen Arbeiten erst während der Drucklegung dieser Monographie erschienen, kann ich sie leider nicht mehr näher berücksichtigen.

α) Der Stoffwechsel beim Pankreasdiabetes der Tiere.

Die berühmten Untersuchungen von v. Mering und Minkowski[1] (7) aus Naunyns Klinik im Jahre 1889 haben die entscheidende Bedeutung des Pankreas für die Regulation des Zuckerstoffwechsels entdeckt und damit gleichzeitig auch das Fundament für die Erkenntnis vom Wesen des menschlichen Diabetes geschaffen. Die totale Exstirpation dieser Drüse führt zu einem maximalen Diabetes, der unter enormer Abmagerung innerhalb ziemlich kurzer Zeit rettungslos zum Tode führt. Das Verhältnis Dextrose zu Eiweiss (der sog. Minkowskische Quotient) hat dabei im Hunger einen ziemlich konstanten Wert von 2,8.

Da begreiflicherweise in den ersten Jahren das Studium der Zuckerausscheidung bei pankreaslosen Tieren das Interesse der Forscher absorbierte, beschäftigte man sich verhältnismässig erst spät mit der Frage der Zuckerbildung und Zuckerverbrennung bei diesen Tieren.

αα) Der Gesamtstoffwechsel.

Die ersten Untersuchungen über den Gesamtstoffwechsel, die allein gleichzeitig auch die Frage der Zuckerverbrennung klären konnten, stammen von Weintraud und Laves (9), sowie Kaufmann (10). Die Autoren entnahmen ihren Versuchen keinen Einfluss der Pankreasexstirpation auf die Intensität der Verbrennungen. Der Wert dieser älteren Beobachtungen ist aber nur gering, da in manchen Punkten die Methodik recht anfechtbar ist, wie zum Teil von den Autoren selbst zugegeben wird.

Tatsächlich kamen alle späteren Untersucher zu dem entgegengesetzten Resultate. So fanden Falta Grote und Stähelin (11) an ihren beiden Hunden im Jaquetschen Apparate Steigerungen des Gesamtumsatzes von 33 bis 88,5 %, dabei gingen die respiratorischen Quotienten deutlich herunter bis 0,67 als niedrigstem Werte, nach oben wurde im Nüchternversuch der Wert von 0,72 nie überschritten. Im wesentlichen war mehr Fett verbrannt worden, von Kohlenhydraten nur Spuren, nach dem niedrigen $\frac{D}{N}$ musste ein gewisser Teil des produzierten Zuckers unverbrannt im Körper zurückgeblieben sein. Zu prinzipiell dem gleichen Resultate kamen auch alle folgenden Untersucher (Mohr [12], La Franca [13], Verzár [14] und seine Mitarbeiter, Moorhouse, Patterson und Stephanson [15], Murlin und Kramer [16], Grafe und Michaud [17]). Nur in quantitativen Beziehungen bestehen gewisse Unterschiede. Während sowohl Murlin und Kramer wie meine eigenen Versuche mit Michaud auch in dem Ausmass der Stoffwechselsteigerung und in der Höhe des respirator-Quotienten sich vollständig mit den Angaben von Falta, Grote und Stähelin (11) deckten, fand Mohr

---

[1] Etwa gleichzeitig und unabhängig machte de Dominicis (8) die gleichen Beobachtungen, allerdings ohne ihre Tragweite ganz zu erkennen.

eine erheblich geringere Steigerung der Wärmeproduktion ($10—18^0/_0$), bei Verzár fehlte sie sogar vollständig; sie wurde in seiner ersten Arbeit (1911) sogar anfangs durch ein etwa $8^0/_0$ betragendes Absinken des Stoffwechsels ersetzt, doch sind diese letzteren Versuche mit den anderen nicht vergleichbar, da sie am kurarisierten und künstlich geatmeten Tiere angestellt wurden und dazu bestimmt waren, den Anteil des Pankreas am Gesamtstoffverbrauch des Körpers zu bestimmen. Im ganzen kann man sagen, dass die Stoffwechselsteigerung um so grösser ausfällt, je schwerer das Krankheitsbild, je grösser die N- und D-Ausscheidung sowie $\dfrac{D}{N}$ ist.

Bei partiell pankreatektomierten Tieren scheint keine nennenswerte Steigerung des Umsatzes zu bestehen (Murlin und Kramer [16], Moorhouse, Patterson und Stephanson [15], Allen und Mitarbeiter [4]), doch liegen darüber noch nicht genügend Untersuchungen vor. Sowohl bei Mohr (12) wie bei La Franca (13) gingen die resp.-Quotienten bis 0,60 herab. Für diese abnorm niedrigen Werte gelten dieselben Erwägungen, die schon mehrfach (z. B. bei Hunger, Winterschlaf) bei ähnlich niedrigen Zahlen angeführt wurden; entweder liegen Fehler der Technik vor, oder es handelt sich um physikalisch retinierte Kohlensäure, jedenfalls sind sie nicht durch besondere chemische Umsetzungen bedingt, da für eine umfangreiche Zuckerbildung aus Fett, die sonst vorliegen müsste, in den betreffenden Beobachtungen keinerlei Anhaltspunkte bestehen. Das Gleiche gilt auch für die abnorm hohen Werte, die Porges und Salomon (18) nach Ausschaltung der Abdominalorgane beim pankreatektomierten Hunde erhielten. Durch die übereinstimmenden Beobachtungen von Verzár (19), Rolly (20), Fischler und Grafe (21), Böhm (22), Murlin, Edelmann und Kramer (23), Cserna und Kelemen (24), Grafe und Denecke (25) ist mit Sicherheit nachgewiesen, dass es sich in den Versuchen von Porges und Salomon (26) und Porges (27) lediglich um eine durch das Gewaltexperiment bedingte Ausschwemmung präformierter Kohlensäure beim moribunden Tier gehandelt hat. Näher soll an dieser Stelle auf die Diskussion der respiratorischen Quotienten nicht eingegangen werden, da es zweckmässiger erst später bei Erörterung der Theorie des Diabetes geschehen wird.

Dagegen bedarf die Deutung der Stoffwechselsteigerung beim Pankreasdiabetes noch kurz der Besprechung. Besonders hohe Werte sind in einzelnen Versuchen wohl, so bei Falta, Grote und Stähelin (11), durch Fieber infolge der leicht eintretenden Infektionen bedingt, aber in der überwiegenden Mehrzahl der Beobachtungen blieben die Körpertemperaturen konstant. Da, wie gleich noch zu zeigen ist, bei pankreasdiabetischen Hunden der Eiweissumsatz gewaltig ansteigt, so lag der Gedanke nahe, die Steigerung der Oxydationen auf die spezifisch dynamische Wirkung dieses mehrzersetzten Eiweisses zurückzuführen. Die Abschätzung der quantitativen Verhältnisse, die Falta Grote und Stähelin (11) für ihre Tiere zuerst anstellten, zeigt aber, dass die Stoffwechselsteigerung grösser ist als der Gesamtbrennwert des vermehrt eingeschmolzenen Eiweisses. Selbst in den Versuchen mit geringer Umsatzerhöhung, wie z. B. bei Mohr (12), ist die Annahme einer vermehrten Zersetzung auch von Fett unerlässlich. Die Steigerung auf eine Acidose zu beziehen, wie Benedict und Joslin (28) es für den menschlichen Diabetes tun, macht auch Schwierigkeiten, da eine stärkere Acidose bei Hunden nur selten zur Entwicklung kommt und Alkalizufuhr, wie Murlin und Kramer (16) zeigten, zwar die Zuckerausscheidung erheblich herabzusetzen vermag, nicht aber die Wärmeproduktion. So bleibt vorläufig nichts anderes übrig, als entweder diese Steigerung als eine toxische anzusehen, oder im Sinne der Wechselwirkungstheorie, wie sie zuerst Lorand (29), dann vor allem Eppinger, Falta und Rudinger (30) für manche Beziehungen zwischen den innersekretorischen Drüsen aufstellten, anzunehmen, dass das Pankreas nicht nur auf die Zuckerproduktion, sondern auch auf den Gesamtstoffwechsel einen physiologischerweise hemmenden Einfluss ausübt, dessen Fortfall ein Überwiegen der antagonistisch wirkenden Schilddrüse mit konsekutiver Oxydationserhöhung bedingt.

Ist diese letztere Vorstellung, die ich durchaus für diskutabel halte, richtig, so müsste man der Bauchspeicheldrüse eine ganz andere regulatorische Bedeutung auch für den Gesamtstoffwechsel beimessen, als es bisher geschieht. Die skizzierte Hypothese lässt sich auf ihre Richtigkeit hin prüfen, indem beim schilddrüsenlosen Hunde der Einfluss einer Pankreasexstirpation auf die Wärmeproduktion untersucht wird. Untersuchungen dieser Art liegen bisher in der Literatur nicht vor. Da aber in den Beobachtungen von Eppinger, Falta und Rudinger an solchen Tieren festgestellt wurde, dass die Gewichtsabnahme und die Steigerung des Eiweissumsatzes viel geringer ausfiel, als am Tiere mit Schilddrüse, so halte ich es sehr wohl für möglich, dass etwas ganz Analoges auch für den Gesamtstoffwechsel gilt.

ββ) Der Eiweissumsatz.

Charakteristisch für den experimentellen akuten Pankreasdiabetes ist die ausserordentlich starke Erhöhung der Eiweissverbrennung. Minkowski (31) war das schon aufgefallen; alle späteren Nachuntersucher (Kaufmann [10], Lüthje [32], Almagia und Embden [33], Mohr [12], Falta, Grote und Stähelin [11], Eppinger, Falta und Rudinger [30], Falta und Witney [34], Grafe und Michaud [17], Murlin und seine Mitarbeiter [16], Moorhouse, Patterson und Stephanson [15], Allen und seine Mitarbeiter [4] u. a.) haben es übereinstimmend gefunden.

Die höchsten Grade der Steigerung, das 3—5 fache gegenüber dem Hungerzustand vor der Operation, fanden Falta, Grote und Stähelin, und zwar auch dann, wenn Fieber und Infektionen im Wundgebiet fehlten.

In den meisten anderen Versuchen wurde nur das $2-2^1/_2$fache erreicht. Es scheint auch für den Eiweissumsatz zu gelten, dass er um so mehr gesteigert wird, je ausgeprägter und vollständiger der Diabetes ist. In den schwersten Fällen haben wir hier die stärksten Steigerungen des Eiweissumsatzes vor uns, die es in der Pathologie überhaupt gibt.

Wie soll man sie deuten? Die Zusammenhänge mit dem Gesamtstoffwechsel sind sehr lose, da zwar Steigerungen auf beiden Gebieten vorhanden sind, aber die Grössenordnung so verschieden ist, dass von einem Parallelismus nicht gesprochen werden kann. Es wirken anscheinend besondere Momente gerade auf den Eiweissstoffwechsel deletär ein. Entscheidend sind hier die Beziehungen zum Zuckerstoffwechsel, insbesondere zur Zuckerverbrennung. Falta, Grote und Stähelin (11) war es schon aufgefallen, dass die N-Ausscheidungen um so grösser ausfielen, je höher der Quotient $\dfrac{D}{N}$ anstieg, und sie folgerten unter Berufung auf Landergrens (35) Vorstellungen (vgl. S. 69) mit Recht, dass der völlige Mangel an Kohlenhydraten die Ursache der gewaltigen Eiweisseinschmelzungen sei. Die meisten Autoren stehen auf dem gleichen Standpunkt. Der gleiche Mechanismus kehrt beim Phlorhizindiabetes, der Phosphorvergiftung und z. T. auch beim Fieber wieder. Unter diesen Umständen musste es, sofern nicht die Zuckerverbrennung vollständig erloschen ist, ähnlich wie bei den genannten Prozessen gelingen, durch starke Zuckerzufuhr die N-Ausscheidung zu erniedrigen. Nach den wenigen, hierüber vorliegenden Versuchen scheint das auch tatsächlich der Fall zu sein, wenn die Unterschiede auch nicht so gross sind und nur da auftreten, wo der Diabetes nicht in seiner schwersten Form erscheint. Ob sich auf die angegebene Weise die erhöhte Eiweisseinschmelzung restlos erklären lässt, oder ob man gezwungen ist, noch ausserdem zur Annahme einer unbekannten toxischen Komponente seine Zuflucht zu nehmen, dürfte kaum zu entscheiden sein. Eine Notwendigkeit dazu liegt aber meines Erachtens vorläufig nicht vor. Erwähnt sei, dass Eppinger, Falta und Rudinger (30) auf Grund ihrer Wechselwirkungstheorie einen Teil der vermehrten Eiweisszerstörung durch die infolge Fortfalls des hemmenden Pankreas gesteigerte Schilddrüsenfunktion zurückführen. Dieser Faktor könnte sehr wohl auch mitwirken.

$\gamma\gamma$) Der Einfluss der hauptsächlichsten Stoffwechselreize auf den Gesamtumsatz.

1. Nahrungszufuhr.

Beim pankreasdiabetischen Hunde liegen zu dieser Frage nur wenige Versuche vor. In erster Linie interessiert hier der Einfluss der Zuckerzufuhr, denn er ist von entscheidender Bedeutung für die Frage, ob beim pankreasdiabetischen Hunde überhaupt Zucker bis zu den Endprodukten verbrennt.

Das entscheidende Experiment ist technisch nicht ganz einfach, weil die Konstanz des Grundumsatzes, der als Vergleichsbasis dient, beim pankreaslosen Tiere oft fehlt. Trotzdem erscheint auf Grund der technisch besten Versuche von Falta, Grote und Stähelin (11), Moorhouse, Patterson und Stephanson (15), Murlin und Kramer (16) für orale, sowie von Verzár und seinen Mitarbeitern (14) für intravenöse Darreichung eine klare Antwort möglich. In den drei bis vier ersten Tagen nach der Operation steigen nach Traubenzuckerzufuhr sowohl die Oxydationen wie die respiratorischen Quotienten an; die Ausschläge werden aber von Tag zu Tag geringer und schwinden beim maximaldiabetischen Tiere dann vollständig, nur bei intravenöser Injektion kann noch bei unverändertem respiratorischen Quotienten eine geringe Erhöhung der Sauerstoff- und Kohlensäurezahlen übrig bleiben, die wohl als Reizwirkung durch die unphysiologische Darreichung aufzufassen ist. Auch Injektion von Pankreasblut und dem von Knowlton und Starling hergestellten Pankreashormon brachten darin keine Änderung (Verzár und v. Fejér [14]), dagegen wirkt das von Banting und Best[1] hergestellte Insulin prompt, indem der respiratorische Quotient steigt und der Blutzucker sinkt. Da, wo die Exstirpation keine ganz vollständige war, traten je nach der Grösse des zurückbleibenden Restes noch mehr oder weniger starke Reaktionen auch jenseits des fünften Tages nach der Operation auf.

Für die Lävulose scheinen im Gegensatz zu manchen Angaben beim Menschen die Dinge genau wie bei der Glukose zu liegen (vgl. vor allem Moorhouse, Patterson und Stephanson [15]). Nach Eiweisszufuhr kommt es zu einer geringen, wenn auch deutlichen dynamischen Wirkung unter geringem Anstieg der respiratorischen Quotienten (Falta, Grote und Stähelin [11]). Gegenüber der entgegengesetzten Angabe von Mohr (12), dass die Werte für respiratorische Quotienten manchmal herabgehen bis 0,53, lassen sich methodische Bedenken nicht unterdrücken.

Ob auch bei Fett eine spezifisch dynamische Wirkung zustande kommt, ist, soviel ich sehe, nicht untersucht. Bei der schlechten Darmausnutzung pankreasloser Tiere sind derartige Versuche technisch recht schwierig.

2. Körperliche Arbeit.

Ihr Studium interessierte vor allem von dem Gesichtspunkte aus, ob bei den hier gewaltig vermehrten Ansprüchen an die Energieproduktion im Organismus, insbesondere von seiten der Muskeln, der Zuckerverbrauch im Organismus eine Steigerung erfährt.

Leider gibt es nur ganz vereinzelte Beobachtungen über diese Frage beim pankreasdiabetischen Tier. So fand Mohr (12) beim Hunde, der in der Tretbahn Steigarbeit (27 000 bis 60 000 mkg) leisten musste, eine Steigerung der Wärmeproduktion um etwa das 9fache (von 68,66 ccm O_2 und

---

[1] Vgl. Lit. S. 318.

48,67 CO_2 auf 620,83 ccm O_2 und 519,84 ccm CO_2). Gleichzeitig stieg der respiratorische Quotient von 0,708 auf 0,837. Da man nicht weiss, wieviel von dieser Erhöhung auf Kosten der infolge vermehrter Ventilation und Blutacidität ausgetriebenen Kohlensäure zu setzen ist, lässt sich bezüglich der Zuckerverbrennung aus diesem Versuche nichts folgern.

So bleiben nur die Beobachtungen, welche aus der Höhe der Harnzuckerausscheidungen auf den Zuckerverbrauch schliessen wollen. Heinsheimer (36) sah bei einem nicht maximaldiabetischen Hunde eine geringe Abnahme der Zuckerausscheidung bei wechselndem $\frac{D}{N}$, zu dem gleichen Resultate kam Seo (37), dessen $\frac{D}{N}$-Quotienten gleichzeitig abnahmen.

Anders ist aber das Resultat bei vollständiger Entfernung des Pankreas. Hier tritt im allgemeinen keine Verminderung der Glykosurie ein (Seo [37]), nur bei einer schwer erschöpfenden und hinterher bald zum Tode führenden Arbeit kann es agonal dazu kommen (Eppinger, Falta und Rudinger [30]). $\frac{D}{N}$ bleibt dabei unverändert oder steigt etwas. Da die Grösse der Zuckermobilisation nie untersucht wurde (keine Blutzuckerbestimmungen), lassen sich aus derartigen Harnuntersuchungen natürlich nie sichere Schlüsse bezüglich des Zuckerverbrauchs ableiten.

Auf anderem Wege als durch gewöhnliche Muskelarbeit suchten Brugsch und Plesch (Literatur vgl. 38), sowie Iwanoff (38) eine erhöhte Muskeltätigkeit zu erzeugen. Sie erzeugten Strychninkrämpfe und untersuchten vor- und nachher den respiratorischen Gaswechsel. Stets wurden Steigerungen gefunden, manchmal über 0,8 hinaus. Wieweit diese Wirkung durch vermehrte Ausschwemmung präformierter Kohlensäure infolge des vermehrten Atemvolumens und der Milchsäurebildung in den tetanisierten Muskeln bedingt war und ob überhaupt mehr Zucker verbrannt wurde, ist natürlich hierbei schwer zu entscheiden. Eine Acidose im Blute scheint nach Iwanoffs (38) Versuchen nicht bestanden zu haben, da die H-Ionenkonzentration im Blute unverändert blieb.

β) Der Stoffwechsel beim Phlorhizindiabetes.

Die Besprechung dieser Form des Diabetes gehört streng genommen nicht in dies Kapitel über innersekretorische Störungen. Trotzdem müssen die wichtigsten Tatsachen hier kurz behandelt werden, da sie für die Deutung des menschlichen und tierischen Pankreasdiabetes von grösster Bedeutung sind. Bezüglich aller Einzelfragen und Literaturangaben sei vor allem auf die ausgezeichnete und erschöpfende monographische Bearbeitung von G. Lusk (39) hingewiesen.

Die grosse Wichtigkeit des von v. Mering (40) 1886 entdeckten Phlorhizindiabetes beruht darin, dass hier ein maximaler Diabetes erzielt werden kann mit den gleichen charakteristischen Befunden im Harn wie beim Pankreasdiabetes, ohne dass Veränderungen an der Bauchspeicheldrüse nachweisbar sind. Die im Stoffwechsel gefundenen Veränderungen können mithin in diesem Falle nicht auf den Funktionsausfall dieser innersekretorischen Drüse zurückgeführt werden. Bei der Betrachtung des Gesamtstoffwechsels drängen sich die gleichen Fragen auf, wie bei der bisher besprochenen Diabetesart. Wie wirkt die Phlorhizinvergiftung auf die Intensität der Oxydationen im ganzen und die des Zuckers im besonderen?

Die ersten Respirationsversuche stammen von Quinquaud (41) und Ouschinsky (42), die beide eine Verminderung der Wärmeproduktion angeben. Wegen ihrer anfechtbaren Methodik erübrigt sich ein weiteres Eingehen auf diese Arbeiten. Zuntz (43) fand dann, dass der respiratorische Quotient beim hungernden Hunde im Phlorhizindiabetes 0,71 beträgt. Die Gesamtwärmeproduktion (berechnet aus CO_2- und N-Bestimmungen) untersuchten in langfristigen Versuchen im Pettenkoferschen Apparate Lusk (44), Rubner (45) und Mandel und Lusk (46). Rubner (45) fand eine $7^0/_0$ige Stoffwechselerhöhung, die er als spezifisch-dynamische Wirkung des vermehrt verbrannten Eiweisses auffasste. In den Versuchen von G. Lusk und seinen Mitarbeitern (44, 46) fehlte einmal eine Vermehrung der Wärmeproduktion ganz ($- 0{,}2^0/_0$), im zweiten Versuche betrug sie $16^0/_0$. In beiden Fällen war die Umgebungstemperatur der Tiere nicht berücksichtigt, während Rubner seine Versuche bei 33^0 anstellte. Über die Stärke der Kohlenhydratverbrennungen konnten diese Versuche nichts aussagen, da der Sauerstoff nicht mitbestimmt wurde.

So schien zunächst die Frage in der Weise entschieden, dass entweder keine oder nur eine geringe Erhöhung besteht. Auch Zuntz (43) fand in kurzfristigen Versuchen nur $8{,}5^0/_0$ Steigerung und sehr niedrige, bis 0,63 absinkende Quotienten beim Hungertier. Am curarisierten und künstlich geatmeten Tiere untersuchte Bélak (47) bei intravenöser Darreichung des Phlorhizins den respiratorischen Gaswechsel. Er fand nahezu ebensooft Steigerungen bis maximal $21{,}6^0/_0$, wie Abnahmen bis maximal $11{,}1^0/_0$ und konnte zeigen, dass für die jeweilige Wirkung die Höhe der Dose entscheidend ist. Die toxische Wirkung hoher Dosen, welche die Wärmeproduktion lähmen, geht gewöhnlich mit einer Blutdrucksenkung Hand in Hand.

Erhebliche Steigerungen der Kalorienproduktion erhielt Lusk (48) im Gegensatz zu seinen älteren Versuchen in seinen neueren kurzdauernden Experimenten im Respirationskalorimeter. Sie fehlten hier bei maximaler subkutaner Vergiftung der Hunde nie und schwankten zwischen $20-70^0/_0$. Zum gleichen Resultate kamen Hári und Aszodi (49) im Tanglschen Respirationskalorimeter, während die gleichen Forscher bei Ratten trotz starker Erhöhung des Eiweissumsatzes selbst bei sehr grossen Variationen der Dosen stets Einschränkungen mit Temperaturabfall sahen. Demnach kann heute nicht mehr daran gezweifelt werden, dass beim Hunde der maximale Phlorhizindiabetes die Gesamtverbrennungen steigert. Es besteht also auch in diesem Punkte eine Übereinstimmung mit dem Pankreasdiabetes. Auch für die Genese dieser Mehrung geben die skizzierten Untersuchungen wichtige Anhaltspunkte. Die ursprünglich von Lusk (39) und Rubner (45) vertretene Anschauung, dass die geringe Stoffwechselsteigerung lediglich durch spezifisch-dynamische Wirkung des Extraeiweisses bedingt sei, lässt sich nicht mehr halten, dafür sind die Erhöhungen viel zu gross und die Unabhängigkeit von vermehrter Eiweisseinschmelzung ist wenigstens für die Ratten von Hári und Aszodi (49) sicher bewiesen. Aber auch Zuntz' Vorstellung, dass vermehrte Nierenarbeit die Ursache sei, ist widerlegt, nachdem Bélak (47) zeigen konnte, dass der Anstieg in etwas vermindertem Masse auch beim nephrektomierten Tiere erfolgt, und zwar zu einer Zeit, in der eine Stoffwechselsteigerung durch Urämie noch nicht in Betracht kommt.

So liegt also beim Hund ein allgemeiner dynamischer Zellreiz vor, dessen Eigenart sich vorläufig noch nicht näher analysieren lässt.

Dass bei den grossen Ausschlägen der Mehrverbrauch ganz vorwiegend mit Fettverbrennung bestritten wird, ergibt sich von selbst.

Von ganz besonderem Interesse ist gerade bei diesem Diabetes die Frage der Zuckerverbrennung. Zunächst steht jedenfalls die gewaltige Zuckermobilisierung hier im Vordergrunde. Die gewaltigen Zuckerverluste infolge der abnormen Nierendurchlässigkeit können zur Konstanthaltung des Blutzuckerspiegels nur durch Nachstrom von Zucker aus allen dem Organismus zugänglichen Quellen ersetzt werden. Dabei ist es sehr wohl möglich, dass das Phlorhizin auch abgesehen von dem Umwege über die Niere die Zuckerproduktion anregt, jedenfalls fand Underhill (50), dass beim phlorhizinvergifteten Hunde und Kaninchen nach Unterbindung aller Nierengefässe der Blutzucker erheblich anstieg und die Leber ganz oder fast ganz zuckerfrei wurde. Streng beweisend sind diese Versuche allerdings nicht, weil der Eingriff als solcher auch ohne Phlorhizin zur Erhöhung des Zuckerspiegels führen könnte. Für die Leberwirkung sprechen auch Beobachtungen von Biedl und Kolisch (51), Gigon (52), Grube (53), Epstein und Baehr (54).

Trotz der mancherlei Beobachtungen von Organveränderungen, welche diese Tiere bieten, spricht a priori nichts dafür, dass die Fähigkeit der Zellen, Zucker zu verbrennen, irgendwie erheblich beeinträchtigt ist. Insbesondere bleibt das Pankreas und seine Funktion anscheinend intakt (Literatur bei Lusk [39], S. 330), Lusk (55). Trotzdem lehrt schon der gewöhnliche Stoffwechselversuch, dass der bei maximalen Vergiftungen eingeführte Zucker so gut wie quantitativ im Harne wieder erscheint (Reilly, Nolan und Lusk [56],

Loewi [57], Stiles und Lusk [58]), ohne den Eiweissumsatz und die Aceton-
körperproduktion, die meist von Anfang an recht gering ist, nennenswert
herabzusetzen; demnach kann eine Zuckerverbrennung in grösserem Umfange
kaum statthaben. Tatsächlich liess sich auch in den Respirationsversuchen
von Lusk (48) weder nach 10 g Glukose- noch nach 10 g Lävulosefütterung
beim Hungerhund irgendein sicherer Einfluss auf die Höhe der Gesamtoxydationen und der niedrigen Fettquotienten (0,7) feststellen.

Erst, wenn sehr viel grössere Dosen (40 g) gegeben werden, steigt beides
an, wie folgender unveröffentlichter Versuch von Gessler[1]) zeigt.

Tabelle 25.

Datum	Periode	Urin-menge ccm	N im Urin g	Zucker im Urin g	Zeiten des Resp. Vers.	CCO_2 pro 24 Std. berechnet	CO_2 pro 24 Std. berechnet	R. Q.
16./17. III. 1920	Vorperiode 3. Phlorrhi-zintag (400 Ringer)	475	7,8	30,9	10^{50}—6^{31}	57,71	77,49	0,745
					10^{10}—8^{14}	56,04	76,79	0,730
17./18.	Um 12^{30} 40 g Dex-trose (in 500 Ringer)	600	3,33	47,6	1^{45}—6^{36}	64,82	82,15	0,789
					7^{54}—7^{30}	57,61	77,18	0,746

Der Tabelle 25 muss man entnehmen, dass der phlorhizindiabetische Hund
die Fähigkeit zur Zuckerverbrennung nicht ganz verloren hat. Vielleicht ist
bei intravenöser Injektion die Verwertung besser, jedenfalls legen die Versuche Rosenfelds (59), der nur 28—36% des auf diesem Wege eingeführten Zuckers im Harn wiederfand und den Harnstickstoff gewaltig absinken sah (einmal von 21,5 g auf 2,0 g), diesen Gedanken sehr nahe.
Respirationsversuche über diesen Punkt stehen allerdings noch aus. Versuche über die Wirkung von Stärke und anderer hochmolekularen Kohlenhydraten fehlen bisher.

Auch der Einfluss von Eiweisszufuhr auf den Gaswechsel ist meines
Wissens systematisch beim Hunde noch nicht untersucht worden, dagegen
finden sich verschiedene Angaben über die Wirkung einzelner Aminosäuren
(Glykokoll und Alanin). Derartige Versuche waren darum von besonderem
Interesse, weil sie über das Wesen der spezifisch-dynamischen Wirkung der
Eiweisskörper nach gewisser Richtung hin Aufschluss geben können. Wie
vor allem Lusk (39) zeigte, werden diese Aminosäuren nach Desamidierung
quantitativ als Zucker ausgeschieden. Trotzdem resultiert eine Steigerung
der Verbrennung von ähnlichem Ausmasse wie beim Normalen (Lusk [48]

---

[1]) Herrn Dr. Gessler bin ich für die Erlaubnis zur Mitteilung dieses Versuchs sehr
dankbar.

und Grafe [60]), allerdings kommt diese Wirkung nur zustande, wenn die Aminosäuren allein ohne sonstige Nahrung gereicht werden.

Mit diesen Versuchen ist bewiesen, dass die Aminosäuren auch dynamisch wirken, wenn sie nicht verbrennen. Während Lusk an eine Reizwirkung durch die entstehenden Ketosäuren denkt, ist Grafe geneigt, auch der NH_2-Gruppe eine Bedeutung zuzuschreiben. (Näheres S. 81.)

Die Frage, ob bei vermehrten Ansprüchen an den Organismus, wie bei chemischer Wärmeregulation oder starker Muskelarbeit, die Zuckerverbrennung ansteigt, ist respiratorisch noch nicht untersucht. Auch hier ergeben jedoch gewöhnliche Bilanzversuche schon gewisse Anhaltspunkte. Den Untersuchungen von Brasch (61), Köhler (62) und Lusk (63) lässt sich entnehmen, dass die Anspannung der chemischen Wärmeregulation durch Kälteeinfluss jedenfalls in den ersten Tagen zu einer vermehrten Zuckerausscheidung führt, wobei der Zucker anscheinend dem noch vorhandenen Glykogen entstammt. Das spricht nicht gerade für eine bessere Ausnutzung dieses Kraftspenders. Ähnlich scheinen die Dinge bei der Muskelarbeit zu liegen. Auch hier kommt es, zumal bei Krämpfen, im Anfang zu einer Extrazuckerausscheidung, die mit Entleerung der Glykogendepots aufhört.

Ob aller extramobilisierte Zucker ausgeschieden wird, oder doch ein Teil verbrennt, vermögen nur Respirationsversuche zu entscheiden, die meines Wissens bei Arbeit vorläufig noch ganz fehlen.

Auf die Wirkung des maximalen Phlorhizindiabetes auf den Eiweissumsatz brauche ich nicht näher einzugehen, da hier in allen prinzipiellen Punkten sowohl hinsichtlich der Tatsachen wie ihrer Deutungen eine weitgehende Übereinstimmung mit dem Pankreasdiabetes besteht (vor allem Literatur bei Lusk [39], Dakin [64], Janney [65]). Die Eiweissverbrennung ist auf ein Mehrfaches der Norm gesteigert. Besonders zu erwähnen wäre höchstens, dass das Verhältnis beim phlorhizindiabetischen Hunde ähnlich wie im schweren menschlichen Diabetes 3,6—3,7 ist, gegenüber 2,8 beim Pankreasdiabetes und dem Phlorhizindiabetes anderer Tiere (Kaninchen, Katze und Ziege). Ob diesen Unterschieden irgend eine besondere Bedeutung zukommt, möchte ich dahingestellt sein lassen.

γ) Der Stoffwechsel beim Diabetes mellitus des Menschen.

αα) Der Gesamtstoffwechsel.

Bei keiner anderen Erkrankung, ausgenommen den Morbus Basedowi, sind seit Voit so viele mühevolle Untersuchungen über das Verhalten des Gesamtstoffwechsels unternommen worden als beim Diabetes, und trotzdem ist es noch nicht gelungen, zu einer allgemein akzeptierten Ansicht zu kommen. Der Hauptgrund ist wohl der, dass, wenn überhaupt Abweichungen von der Norm da sind, diese im allgemeinen geringfügiger Natur sind. Dann aber kommt alles darauf an, wie die Vergleichsbasis der Norm gewählt wird, und es ist klar, dass Besonderheiten der Ernährung oder des Ernährungszustandes (Hunger, Unter- oder Überernährung) mit den früher auseinandergesetzten Einflüssen so stark sich geltend machen können, dass diese das Bild beherrschen und die eventuell vorhandene besondere Einwirkung der eigentlichen Krankheit gar nicht in die Erscheinung treten lassen. Nach den Befunden bei den bisher besprochenen Formen des experimentellen Diabetes, besonders dem pankreatogenen, wäre zu erwarten, dass auch beim Menschen Stoffwechselsteigerungen sich einstellen können. Starke Ausschläge lassen sich aber auch hier nur bei den schwersten Formen voraussehen, da sie ja. auch nur bei totaler Pankreatektomie und maximalem Phlorhizindiabetes einen erheblichen Grad erreichen.

Schon ehe man daran ging, mit exakten Respirationsuntersuchungen beim Menschen das Problem zu lösen, hat man versucht, aus den klinischen Beobachtungen und einfachen Bilanzversuchen Anhaltspunkte für die Grösse des Stoffwechsels beim Diabetes zu gewinnen. Im allgemeinen neigte man angesichts der starken Abmagerungen trotz oft enorm reichlicher Nahrungsaufnahme zur Ansicht, dass eine Stoffwechselsteigerung vorliegen muss, für manche Fälle wollten Naunyn (66) und Weintraud (67) aus der Gewichtskonstanz trotz sehr geringer Kalorienzufuhr allerdings auf das Gegenteil schliessen.

Da, zumal beim Diabetiker mit seiner grossen Neigung zu Schwankungen im Wasserhaushalt, die Gewichtskurve bei kalorisch bekannter Nahrung ein wenig zuverlässiger Indikator für die Höhe des Umsatzes ist, kommt allen solchen Beobachtungen für eine exakte Lösung der vorliegenden Frage nur eine recht beschränkte Bedeutung zu.

Klarheit über die tatsächliche Grösse bringen nur kalorimetrische oder respiratorische Versuche. Bei der Fülle des hier vorliegenden Materials ist ein Eingehen auf jede einzelne Arbeit nicht möglich. Ich verweise auf die eingehenden Literaturangaben von Benedict und Joslin (28), sowie die historisch-kritische Studie von W. Falta (68); in der fast alle bis 1916 angestellten Versuche näher geschildert sind.

Die ersten Versuche von Pettenkofer und Voit 1867 (69), Leo (70), Livierato (71), Weintraud und Laves (9), Ebstein (72), Robin und Binet (73), sowie Hanriot (74) ergaben keine sicheren Anhaltspunkte für Abweichungen von der Norm, zumal wenn man bedenkt, dass die Technik von Livierato, Weintraud und Laves und den französischen Forschern in manchen Punkten recht anfechtbar ist (vgl. z. B. die Kritik bei Magnus Levy [75], sowie Benedict und Joslin [28]), und dadurch sehr grosse Schwankungen in den Einzelversuchen resultierten. Voit und Pettenkofer (69) hatten zunächst ihre Versuche im Sinne einer Herabsetzung gedeutet, weil sie dem niedrigen Körpergewicht ihrer Versuchspersonen nicht Rechnung trugen, später aber rektifizierten sie ihre Ansicht wieder (Voit [76]) und liessen durch Fr. Voit (77) Leos Kritik (70) ausdrücklich als berechtigt anerkennen. Von langfristigen Versuchen seien aus späterer Zeit noch die Beobachtungen von Johansson (78), Du Bois und Veeder (79) erwähnt, die gleichfalls keine deutlichen Veränderungen gegenüber Normalen von gleichem Habitus erkennen lassen. Das gleiche folgerten Stüve (80) und Nehring und Schmoll (81) aus ihren kurzfristigen Versuchen mit der Zuntz-Geppertschen Methodik.

Magnus-Levy (75, 82) vertrat als erster die Meinung, dass es bei schweren Diabetikern in der Regel zu einer Steigerung des Stoffwechsels kommt. Er stützte sich dabei vor allem auf zwei eigene Beobachtungsreihen, in denen er bei einem 62,2 kg schweren Mann im Durchschnitt 3,24 ccm CO_2 und 4,67 ccm O_2 pro Kilogramm und Minute fand. Noch grösser waren die Zahlen bei einer 35jährigen Frau (3,72 ccm CO_2 und 5,18 ccm O_2), doch war hier das Körpergewicht sehr niedrig (33,8 kg). Auch bei drei anderen Kranken wurden sicher abnorm hohe Werte (bis 5,88 ccm O_2) erhalten, doch handelte es sich jedesmal nur um einen kurzen Versuch, so dass Magnus-Levy dieses Material nur mit Vorsicht verwendet. Auch aus älteren Versuchen der Literatur glaubt er diese Erhöhung herauslesen zu können. Bei leichten und mittelschweren Fällen waren die Zahlen auch bei ihm stets normal. Auch Mohr (12) fand bei einem 11jährigen Kinde abnorm hohe Zahlen.

Mit besonderer Energie sind dann Benedict und Joslin (28) dafür eingetreten, dass die Stoffwechselsteigerung eine wesentliche Erscheinung beim schweren Diabetiker sei. Sie stützten sich dabei auf ein besonders grosses Untersuchungsmaterial, das in zwei grossen Monographien eingehend bearbeitet ist. Teils handelt es sich um kalorimetrische, teils um gewöhnliche respiratorische Versuche, meist von kürzerer Dauer. Falta (83), der an den ersten fünf Versuchen sich beteiligte, berichtete zuerst darüber (Versuchsprotokolle siehe bei Falta [83] S. 442). Er fand als Mittelwert der Kalorienproduktion pro Kilogramm und Stunde bei den Diabetikern 1,34, bei den normalen Vergleichspersonen 1,345, die Werte pro kg und 1' für den O_2-Verbrauch waren 4,59 ccm bei Diabetikern gegenüber 4,24 ccm beim Normalen, für die CO_2-Produktion 3,26 zu 3,65 ccm. Er folgerte daraus, dass eine sichere Umsatzerhöhung auch beim schweren Diabetiker nicht vorliege. Benedict und Joslin (28) kamen bei der Ausdehnung ihrer Untersuchungen auf ein viel grösseres Material zum entgegengesetzten Resultate. Sie gingen in der Weise vor, dass sie ihre Kranken jedesmal mit einem Gesunden möglichst gleicher Körperbeschaffenheit verglichen. Dabei fanden sie für den schweren Diabetes eine Kaloriensteigerung von 15% im Durchschnitt, für CO_2 betrugen in der ersten Reihe die Erhöhungen 6—7%, für den Sauerstoffverbrauch 16—21%. Die Resultate sind in folgender Tabelle 26 von Benedict und Joslin selbst zusammengefasst.

Tabelle 26.

Versuchspersonen	Ausgeschiedene Wärme			
	per kg des Körpergewichts per Stunde		per kg des Körpergewichts per 24 Stunden	
	(Stuhlkalori-meter) Kalorien	(Bettkalori-meter) Kalorien	(Stuhlkalori-meter) Kalorien	(Bettkalori-meter) Kalorien
Normale Personen	1,21	1,01	29,0	24,2
Diabetes, schwere Fälle . . .	1,40	1,15	33,6	27,6
Prozentsatz der Erhöhung schwerer Fälle über normale . . .	15,7%	13,9%	15,7%	13,9%

Als Durchschnittssauerstoffverbrauch pro Minute und Kilogramm berechnen sie für die schweren Fälle 4,49 ccm gegenüber 3,72 der Vergleichspersonen, für die mittleren und leichten Fälle 3,54 bzw. 3,34 ccm; die entsprechenden Zahlen für die Kohlensäure sind 3,31 ccm bei schweren gegenüber 3,13 ccm in der Norm, 2,66 ccm bei mittleren, 2,69 ccm bei leichten Fällen.

Die Berechnungsweisen und Schlussfolgerungen dieser beiden grossen Arbeiten sind von Lusk (85, 48) und Falta (68) angegriffen worden. Auf die Einwände im einzelnen hier einzugehen, würde zu weit führen. Im wesentlichen handelt es sich bei beiden Kritikern darum, dass sie die zum Vergleich herangezogenen Normalwerte bemängeln. Lusk hält sie auf Grund der Angaben von Benedict und seinen Mitarbeitern (86), sowie Gephart und Du Bois (87) für zu niedrig; er berechnet für die erste Serie von Benedict und Joslin eine Steigerung von nur 5%, für die zweite eine solche von 5—10%. Falta (68) wendet sich vor allem gegen die Zweckmässigkeit der Auswahl der geeigneten Vergleichsperson im Einzelfall und sucht an der Hand eigener, mit Bernstein angestellter Versuche zu beweisen, dass es schwerste Fälle von Diabetes ohne Stoffwechselsteigerungen gibt. Da, wo solche vereinzelt vorlagen, was er nicht zu leugnen vermag, soll nicht der Diabetes, sondern die eiweissreiche Nahrung daran schuld sein. So kommt er zu der Überzeugung, dass es wahrscheinlich eine Stoffwechselsteigerung durch den Diabetes als solchen gar nicht gibt.

Ehe ich zu dieser meines Erachtens über das Ziel hinausgehenden Schlussfolgerung Stellung nehme, bedürfen noch die Untersuchungen des letzten Jahrzehntes der Erwähnung. Sowohl in den Versuchen von Leimdörfer (88), wie von Engel (89), Rolly (90), Grafe und Wolf (91), Seib (92), Grafe und Salomon (93) finden sich so hohe Werte für den Sauerstoffverbrauch und die Kohlensäurebildung in einzelnen schweren Fällen von Diabetes, dass von den Untersuchern eine Erhöhung der Wärmeregulation angenommer wird. Besonders wichtig ist die Beobachtung Rollys (90) und Seibs (92), die Grafe und Wolf (91), sowie Grafe und Salomon (93) bestätigen konnten, dass sehr oft parallel mit der Besserung der Krankheit durch zweckmässige Diät ein Abfall der anfangs deutlich erhöhten Werte eintrat.

Ähnliches sahen auch Geyelin und Du Bois (94) bei einem Kranken, ohne dass die Werte zu Anfang sicher erhöht waren.

In einer weiteren, sehr eingehenden Arbeit, die direkte und indirekte Kalorimetrie miteinander verbindet, studierten Allen und Du Bois (95) den Einfluss des Gesamtstoff- und Kraftwechsels beim Diabetes. Sehr ausführliche Daten über alle Komponenten des Stoffwechsels während der ganzen klinischen Beobachtungszeit ermöglichen eine genaue Charakterisierung der Erkrankung in den fünf beobachteten Fällen. Unter Benutzung der Du Bois-schen Oberflächenformel war die Wärmeproduktion pro m^2 nicht nur in keinem Falle erhöht, sondern sogar stets erniedrigt bis maximal 36%. Bei allen diesen Kranken ist aber zu bedenken, dass es sich um hochgradige Unterernährung handelte, die oft schon bei der Klinikaufnahme bestand, fast überall aber weiterhin als Folge von Allens Hungerkur sich einstellte. So wog z. B. ein 44 jähriger Kranker mit der besonders starken Stoffwechselerniedrigung von 36% bei 179 cm Grösse nur 44,2 kg (gegenüber früher 75 kg). Wie früher schon ausgeführt wurde, führen aber Hunger und Unterernährung oft zu so gewaltigen Einschränkungen der Verbrennungen, dass bei derartigen Kranken die bei normal ernährten Gesunden gewonnenen Zahlen nicht zum Vergleich herangezogen werden können. Richtiger wäre es also, die Werte für gleich starke Unterernährung aus anderer Genese als Basis zu nehmen. Solche stehen aber nur in mässiger Zahl zur Verfügung, und eine Unsicherheit der Beurteilung bliebe jedenfalls bestehen. Trotzdem scheint nur das eine aus den Zahlen von Allen und Du Bois klar hervorzugehen, dass für Steigerungen des Stoffwechsels hier jeder Anhaltspunkt fehlt. Im Anschluss an ihre eigenen Versuche rechnen sie mit Hilfe der Du Bois schen Oberflächenformel zahlreiche in der Literatur vorliegende Versuche durch und finden dabei nur in seltenen Fällen Steigerungen, die um mehr als 10% sich über den Durchschnitt der Norm erheben, ganz vereinzelt auch Erniedrigungen. Für den Ausfall im Einzelfalle ist ihnen der Ernährungszustand, die Grösse des Eiweissumsatzes und der Zustand der Muskulatur (ob lange Bettruhe usw.) von ausschlaggebender Bedeutung. Ausserordentlich niedrige Werte sahen auch Gephart, Aub, Du Bois und Lusk (96) bei zwei Kranken, von denen eine das Bild einer besonders schweren, akuten Form des Diabetes bot. Während die Anfangswerte normal waren, führten energische Hungerkuren zu Erniedrigungen bis zu 37%. In der Breite der Norm bewegten sich auch in der Regel die Werte bei mittelschweren Diabetikern in den Jaquet-Versuchen von Löffler (97) und Grafe und Salomon (93), eine sichere Ausnahme machte nur eine Kranke mit sehr schlechter Toleranz, aber ohne Acidose (9a in der Arbeit von Grafe und Salomon). Die Beobachtungen von Arnoldi und Kratter (98) sind so unvollständig, und die Nüchternwerte bei zum Teil ganz unwahrscheinlichen Quotienten (0,553, 0,617) so schwankend (einmal von 4,87 bis

8,21 ccm O_2 pro Kilogramm und Minute), dass sie keine zuverlässigen Schlussfolgerungen gestatten.

Zuletzt haben Wilder, Boothby und Beeler (99) aus Mayos Klinik Respirationsversuche an 32 Diabetikern mitgeteilt; davon wurde einer längere Zeit fortlaufend unter verschiedenen Diäteinwirkungen untersucht. Auch an diesem Material, das im allgemeinen akute Fälle umfasste, wurden Stoffwechselsteigerungen nur dann gefunden, wenn entweder Kombinationen mit Schilddrüsenerkrankungen vorlagen, oder ein besonders starker Eiweissumsatz bestand, sei es, dass die Zufuhr sehr gross war oder dass infolge zu starker Unterernährung sehr viel Körpereiweiss eingeschmolzen wurde. Vielfach lagen die Werte auch subnormal, wenn starke Unterernährung bestand oder eingreifende Hungerkuren durchgeführt wurden.

Überblickt man das grosse, bisher vorliegende Beobachtungsmaterial über den Gesamtstoffwechsel beim menschlichen Diabetes, so lässt sich zusammenfassend feststellen, dass die leichten und mittelschweren Formen ohne Komplikationen stets eine normale Oxydationsenergie zeigen, sofern Ernährungszustand und Ernährungsart annähernd normal waren. Bei der schweren und schwersten Form ist das Bild nicht einheitilch. Ausgesprochene Steigerungen sind einwandfrei beobachtet, bilden aber nicht die Regel, abnorm niedrige Werte zeigen sich nur da, wo hochgradige Unterernährung vorliegt. In der Mehrzahl der Fälle bewegen sich bei normalem Ernährungszustand die Zahlen in der Breite der Norm, wenn auch der oberen Grenze genähert. Sicher ist jedenfalls, dass entgegengesetzt dem Verhalten beim Tiere der schwere Diabetes des Menschen nicht notwendig mit einer Stoffwechselsteigerung verknüpft ist.

Forscht man den Gründen nach, die in einzelnen Fällen zu einer Erhöhung des Umsatzes führen, so kommen hier verschiedene Möglichkeiten in Betracht. Benedict und Joslin (28) erblicken in der Acidose das ausschlaggebende Moment, da sie bei den schwersten Fällen die höchsten Steigerungen fanden und in Gemeinschaft mit Higgins (Literatur bei 28) bei der experimentellen Acidose des Normalen einen Anstieg beobachteten. Allen und Du Bois (95), Falta (68), Lusk und seine Mitarbeiter, sowie Wilder, Boothby und Beeler (99) führen die Erhöhungen nicht auf die Krankheit als solche, sondern die Art der Ernährung, vor allem eiweissreiche Kost zurück, zum Teil auch auf die Lipämie, da sie keinen strengen Parallelismus zwischen Intensität der Verbrennungen und Stärke der Acidose feststellen konnten. In dem letzteren Punkte ist ihnen zweifellos zuzustimmen. Trotzdem lässt sich ein gewisser Parallelismus zwischen Schwere der Krankheit und Intensität der Wärmeproduktion nicht leugnen. Deutlicher als aus einem grossen Zahlenmaterial, bei dem zur Schätzung der Abweichungen in der Wärmeproduktion lediglich die immer etwas unsicheren Mittelwerte der allgemeinen Norm herangezogen werden müssen, lässt sich das an der Verfolgung des Einzelfalles beobachten. Dazu eignen sich natürlich nur solche Fälle, bei denen die Diät keine so einschneidenden Veränderungen erfährt wie in Amerika, wo die meist gefundenen Einschränkungen der Wärmeproduktion in erster Linie auf Hunger und Unterernährung zurückgeführt werden können. Bei der viel milderen und meistens ebenso erfolgreichen Methode der Diabetesbehandlung, wie sie in Deutschland üblich ist, konnten Rolly (90), Grafe und Wolf (91), sowie Grafe und Salomon (93) zeigen, dass mit der Besserung des Diabetes auch dann, wenn der Eiweissgehalt der Kost nie gross war, der Umsatz am Schlusse der Behandlung 20—25 % niedriger liegen kann, als zu Anfang. Sicher hat Falta (68) recht, wenn er darauf hinweist, dass es für die Intensität des Stoffwechsels nicht ganz gleichgültig ist, ob die Kost an den Vortagen viel oder wenig Eiweiss enthalten hat. Er beruft sich dabei auf Versuche mit Bernstein (100), in denen diese Nachwirkung der Kost auch bei Gesunden auftrat. Er übersieht aber dabei, dass einmal beim Gesunden sichere Ausschläge nur bei sehr grossen Eiweisszulagen zur gewöhnlichen Kost erzielt werden, wie sie der Diabetiker nur selten erhält, und dass ferner gerade beim schweren Diabetiker die dynamische Wirkung des Eiweisses oft geringer ausfällt, als beim Gesunden. In den amerikanischen Versuchen tritt die Einwirkung der Kost natürlich besonders stark in die Erscheinung, da meist eine längere Unterernährung oder Hungerperiode voraufging und nun die erste reichlichere Nahrung, zumal, wenn sie viel Eiweiss enthält, einen besonders starken dynamischen Reiz entfaltet, was Svenson (101) zuerst beschrieb (vgl. darüber S. 157). Wenn es demnach meines Erachtens auch sicher ist, dass in manchen Fällen bei einer Diät, deren Gehalt an Kalorien und Eiweiss nicht sehr stark von der Norm abweicht, die Besserung des Zustandes sich in einer Verminderung des Umsatzes verrät, so bleibt doch die Ursache dafür vorläufig dunkel, und ungeklärt ist auch, warum diese Erscheinung nur bei einem Teil der schweren Fälle zu beobachten ist.

Da das Verhalten des respiratorischen Quotienten im nächsten Kapitel im Zusammenhang mit der Theorie des Diabetes näher besprochen werden soll, genügen hier für die menschliche Zuckerkrankheit folgende Angaben (Untersuchungen in den meisten der in diesem Unterabschnitt bisher zitierten Arbeiten). Im allgemeinen kann man sagen, dass, je schwerer die Krankheit ist, um so niedriger liegt der respiratorische Quotient im Nüchternzustand. Bei den schwersten Fällen schwankt er in den besten Versuchen um den Fettwert herum (0,71) 0,69—0,73, sehr selten gehen hin und wieder in technisch einwandfreien Arbeiten die Zahlen einmal bis 0,67 herab. Werte darunter sind beim Nüchternen ausnahmslos verdächtig auf Mängel der Versuchsanordnung (ungleichmässige oder stark behinderte Atmung) oder der Analyse (meist des Sauerstoffs). Jeder Wert unter 0,69 erfordert, vollkommene Exaktheit der Analysentechnik vorausgesetzt, besondere Erklärungen und Deutungen. Die Hauptfaktoren, die hier in Betracht kommen, sind Acidose, starke NH_3-Bildung, Zuckerbildung aus Eiweiss eventuell auch aus Fett. Für die Acidose lassen sich, wie S. 345 noch näher ausgeführt wird, ganz bestimmte Korrekturen am respiratorischen Quotienten nach Abzug der auf Eiweissverbrennung entfallenden Mengen anbringen. Erst wenn dann noch Werte unter 0,70 resultieren, kommt eine Zuckerbildung zunächst aus Eiweiss in Betracht. Unter der Annahme, dass aus 100 g Eiweiss maximal 60 g Zucker entstehen können, berechnet Magnus-Levy (75) auf Grund der zur Eiweiss- und Zuckerverbrennung nötigen Mengen Sauerstoff und dabei gebildeten Mengen Kohlensäure einen respiratorischen Quotienten von 0,613, Lusk (102) findet für Bildung von 44,4 g Glukose aus 100 g Rindfleisch 0,697, für 59,41 g Zucker 0,632. Diese Zahlen könnten beim Diabetiker nur dann gefunden werden, wenn er seine Energieproduktion nur mit Eiweissverbrennung bestritte. Das ist aber niemals der Fall, da stets mindestens 70—80 $^0/_0$ der Wärme aus Fett stammt. Somit ist es klar, dass selbst bei maximaler Zuckerbildung aus Eiweiss die respiratorischen Quotienten nicht unter 0,68 herabgehen können. Für die Berechnung einer Zuckerbildung aus Fett lassen sich vorläufig noch keine sicheren Unterlagen geben, sicher ist nur das eine, dass ein sehr niedriger respiratorischer Quotient resultieren müsste. Nun ist es aber eine sehr missliche Sache, eine derartige Umwandlung allein aus dem respiratorischen Quotienten abzuleiten. Zunächst müsste erst der Nachweis gebracht werden, dass in dem betreffenden Falle nach der Kohlenhydratbilanz tatsächlich dauernd mehr Zucker ausgeschieden wird, als aus den Reservedepots des Körpers, der Einfuhr und dem umgesetzten Eiweiss stammen können. Dass dergleichen vorkommen kann, haben Bernstein, Bolaffio und v. Westenrijk (103) wahrscheinlich gemacht, aber es ist äusserst selten und später meines Wissens nicht mehr beschrieben worden. Somit kommt praktisch eine derartige Umwandlung in einem respiratorisch fassbaren Grade kaum in Betracht, und respiratorische Quotienten unter 0,68 können demnach mit grösster Wahrscheinlichkeit nicht mehr durch chemische Prozesse, sondern nur durch physikalische Faktoren oder technische Mängel der Versuche erklärt werden.

$\beta\beta$) Der Eiweissumsatz.

Auch hinsichtlich des Eiweissstoffwechsels, soweit er sich als N-Umsatz darstellt, verhält sich der genuine menschliche Diabetes wesentlich anders, als der experimentelle Pankreas- und Phlorhizindiabetes. Die hohen Harnstoffzahlen, welche die ersten Untersucher (Literatur vor allem bei v. Noorden [104] und Falta [105]) oft im Harn Diabetischer fanden, liessen zunächst an eine vermehrte Eiweisseinschmelzung denken. Sobald man aber in exakten Bilanzversuchen die Frage studierte, zeigte sich, dass an den hohen

Zahlen reichlicher Fleischgenuss oder starke Unterernährung schuld waren. Alle einwandfreien Untersuchungen stimmen darin überein, dass bei der leichten und mittelschweren Form ausnahmslos und bei der schweren Form fast immer der Eiweissumsatz keine Unterschiede gegenüber der Norm bietet. Dafür sprechen z. B. auch die Mastversuche Lüthjes (106), der in fünf Wochen 395 g N anmästen konnte. Benedict und Joslin (28) berechnen zwar bei ihren schweren Diabetikern pro Kilogramm Gewicht einen etwas grösseren N-Umsatz (9,4 mg pro Kilogramm und Stunde) gegenüber der Norm (6,85 mg) in Nüchternversuchen, aber, wie schon Falta [(84) S. 439] hervorhob, scheint es doch recht fraglich, ob man ein Kilogramm eines stark abgemagerten Diabetikers mit der gleichen Einheit Körpergewicht eines normal ernährten Menschen vergleichen kann. Ausserdem fand Johansson (78) für Normale Werte, die mit 8,5 mg pro Kilogramm und Stunde sich sehr den Zahlen von Benedict und Joslin bei Diabetikern nähern. Auf wie niedriger Stufe der N-Umsatz selbst bei schwersten Diabetikern gehalten werden kann, zeigen auch die Beobachtungen von Falta (107) mit seiner Mehlfrüchtekur, sowie vor allem das grosse Material Allens (Z) und anderer amerikanischer Kliniker (z. B. Joslin [Z]) bei Verwendung der systematischen Hunger- und Unterernährungskuren, ferner die Mitteilungen von Petren[1] u. a.

Auch das N - Minimum liegt nach neuesten Untersuchungen aus der von Müllerschen Klinik beim Diabetiker sehr niedrig.

Immerhin gibt es vereinzelte Beobachtungen, die für die Existenz eines sogenannten toxogenen Eiweisszerfalls in vereinzelten, besonders schweren Fällen ins Feld geführt werden. So sah v. Mering (108) hin und wieder kurz vor dem Koma gleichzeitig mit einer gewaltigen Acidose hohe N-Zahlen im Urin, die anscheinend weder durch zu niedrigen Eiweissgehalt, noch durch ungenügende Kalorienzufuhr zu erklären waren, doch ist die Deutung unsicher.

Weitere Beobachtungen von E. Münzer und A. Strasser (109), Wegeli (110), und Hesse (111) sind, wie schon v. Noorden (104) feststellte, nicht beweiskräftig. Das gleiche gilt meines Erachtens auch für die Mitteilung von L. Czapcki (112). Hier wurde zwar in neun Tagen ein täglicher N-Verlust von 8,5 g festgestellt, aber gleichzeitig bestand eine fieberhafte, zum Tode führende Meningitis; in der Nahrungszufuhr fehlten täglich 1300 Kalorien. Dazu kam eine gewaltige Alkalizufuhr per os und zeitweise auch subkutan. Unter diesen Umständen ist es meines Erachtens ganz unmöglich, festzustellen, ob und in welchem Umfange die zweifellos ungewöhnlich starke Acidose (109 g pro die) an den grossen N-Verlusten Anteil hat. Eine gewisse Wahrscheinlichkeit spricht vielleicht für einen Einfluss des Diabetes, aber der zwingende Beweis fehlt. Soviel ich sehe, existiert nur eine Beobach-

---

[1] Vgl. z. B. Verh. d. D. Gesellsch. f. inn. Med. 34. Kongr. 363. 1922 (dort auch eigene ältere Angaben): ferner Act. med. scand. Suppl. 3. 101. 1922.

tung, die so gewaltige N-Verluste im Harn aufweist, dass sich die Annahme eines toxogenen Eiweisszerfalls sehr aufdrängt, die Beobachtung von Geyelin und Du Bois (94). Hier betrug die N-Ausscheidung im Hunger 27,9 bis 24,8 g pro die, und in der anschliessenden Unterernährungsperiode bei niedriger N-Zufuhr 30—38 g. Gleichzeitig bestand eine gewaltige Acidose (bis 87 g β-Oxybuttersäure tgl.). Diese hohen Werte bestanden allerdings nur acht Tage. Es wäre hier von grossem Interesse gewesen, ob diese enorme Eiweisseinschmelzung durch ausreichende Ernährung hintan zu halten gewesen wäre. Erst dann, wenn das nicht der Fall gewesen wäre, läge ein zwingender Beweis für die toxische Natur vor. Magnus-Levy (113) und Lüthge (114) fanden auch im Coma einen normalen Eiweissumsatz.

$\gamma\gamma$) Der Einfluss der hauptsächlichsten Stoffwechselreize auf den Gesamtumsatz.

In Anbetracht der Tatsache, dass vor allem beim schweren Diabetiker ein Hauptnahrungsstoff, der Zucker, so gut wie gar nicht vom Körper verwendet werden kann und die beiden anderen nur zum Teil, ist die Frage, ob und in welcher Weise bzw. mit welchem Materialverbrauch der Diabetiker besondere Ansprüche an die Intensität seiner Verbrennungen beantwortet, von erheblichem Interesse. Das gilt auch jetzt noch, wo die Theorie, dass im Diabetes eine allgemeine Oxydationsschwäche vorliegt, längst widerlegt ist (vgl. dazu vor allem Baumgarten [115]).

1. Die Wirkung der Nahrungszufuhr.
α') Der Kohlenhydrate.

Die erste Frage, die sich hier aufdrängt, betrifft die Wirkung von Kohlenhydratdarreichung, insbesondere von Zucker. Vermag Dextrose auch in den Fällen, in welchen sie ganz oder fast ganz im Harne wiedererscheint, die Oxydationen zu erhöhen? Die meisten der bei Besprechung der Nüchternversuche angeführten Autoren haben sich auch mit diesem Problem beschäftigt, doch vermögen eine befriedigende Auskunft nur solche Untersuchungen zu geben, bei denen auch der Sauerstoffverbrauch mitbestimmt und völlige Muskelruhe innegehalten wurde. Aus methodischen Gründen fallen eine Reihe älterer Versuche (von Weintraud und Laves [9], Livierato [71], Robin und Binet [73], Hanriot [74] u. a.) fort, auch Voits erste (69) Beobachtungen sind wegen der enormen Schwankungen in den Einzelversuchen und der gleichzeitigen Darreichung anderer Nahrungsstoffe hier nicht verwertbar. Nimmt man die nach jeder Seite hin klaren und einwandfreien Untersuchungen von Leo (70), Nehring und Schmoll (81), Johansson (78), Benedict und Joslin (28), Schilling (116), Rolly (90), Seib (92), Falta (68), Roth (117), Joslin (118), Allen und Du Bois (95), Löffler (97), Wilder, Boothby und Beeler (99) zusammen, so ist doch schon genügende Klarheit in den wichtigsten Punkten zu erhalten. Wie von vornherein zu erwarten war, ist von entscheidender Bedeutung für die Wirkung auf den Gesamtstoffwechsel die Schwere des Einzelfalles, insbesondere die Höhe der Zuckertoleranz. Je schwerer die Erkrankungen, desto geringer ist der Effekt der Zuckerzufuhr sowohl auf die Höhe der Oxydationen wie den respiratorischen Quotienten, so dass in den schwersten Fällen überhaupt keine sicheren Veränderungen resultieren. Auch bei mittelschweren Fällen kann manchmal bei der ersten Darreichung ganz entsprechend dem von Johansson (78) für den hungernden Gesunden beschriebenen Verhalten eine Wirkung ausbleiben, bei der zweiten Zufuhr stellt sie sich dann aber stets ein in Form einer Erhöhung der Wärmeproduktion und des respiratorischen Quotienten. In leichten Fällen können sichere Veränderungen gegenüber Gesunden auch in quantitativer Beziehung nicht zu entdecken sein, nur fällt der Anstieg im respiratorischen Quotienten meist etwas geringer aus.

So ist die Reaktion auf Glykosezufuhr geradezu ein feiner Indikator für die Schwere der Erkrankung, die natürlich weit einfacher nach der Kohlenhydratbilanz zu beurteilen ist. Da, wo auch in schwersten Fällen eine Steigerung der Oxydationen eintrat, wurde sie auf Verdauungsarbeit zurückgeführt (Nehring und Schmoll [81], Falta [84] u. a.), wofür aber jeder Beweis fehlt. Meist lag wohl doch eine Täuschung hinsichtlich der Schwere des Falles oder ein Fehler in der Versuchsanordnung (Unruhe des Kranken ?) vor.

Lävulose, die auch beim Gesunden eine stärkere dynamische Wirkung entfaltet, wie Dextrose, wirkt auch beim Diabetes stärker steigend wie Glykose, und ein geringer, wenn auch deutlicher Ausschlag ist auch da erkennbar, wo Dextrose keinen sicheren Effekt mehr hat (Johansson [78], Joslin [118]).

Bei den verschiedenen Stärkearten (Hafermehl, Reis, Weizen, Roggenmehl, Linsenmehl, Gemüse) liegen die Dinge prinzipiell ganz gleich wie bei der Glukose, nur sind die Steigerungen der Wärmeproduktion vielleicht hin und wieder etwas grösser als bei reinem Traubenzucker (vgl. vor allem Benedict und Joslin [28], Rolly [90], Joslin [118], Roth [117], Wilder, Boothby und Beeler [99]). Vielleicht hängt das mit dem Eiweissgehalt der Präparate zusammen. Ein sicherer Unterschied zwischen den einzelnen Mehlarten, wie etwa eine Sonderstellung des Hafers, liess sich nicht erkennen.

Erwähnt seien in diesem Zusammenhang auch die Respirationsversuche Grafes (119) nach Darreichung von karamelisiertem Zucker bei schweren Diabetikern. Während bei kleineren Dosen (100 bis 150 g) meist keine sicheren Ausschläge da waren, stiegen nach grösseren Gaben die Werte für CO_2 und O_2 meist erheblich an (bis maximal 37 % in 4 Stunden). Die respiratorischen Quotienten erhöhten sich in der Regel auch unabhängig von einer Zunahme der Gesamtverbrennungen etwas, einmal um 0,08. Da der ausserordentlich günstige Einfluss des karamelisierten Zuckers auf Glykosurie und Acidose und die Art der Verwendung im Organismus vorläufig noch ganz ungeklärt sind, lässt sich derartigen Versuchen vorläufig nur entnehmen, dass eine Verbrennung des Karamels im Organismus erfolgt. Geröstete Mehle verhalten sich anscheinend ebenso (Grafe [120]).

β′) Der anderen Nährstoffe.

Der respiratorische Stoffwechsel nach Fettzufuhr zeigt auch bei schweren Diabetikern keine Abweichung von der Norm (vgl. vor allem Allen und Du Bois [95]).

Im Gegensatz zu der Wirkung bei den Kohlenhydraten tritt auch bei schweren Diabetikern nach Eiweisszufuhr stets eine deutliche Veränderung im respiratorischen Gaswechsel ein. Eine spezifisch dynamische Wirkung wurde nie vermisst (Nehring und Schmoll [81], Mohr [12], Benedict und Joslin [28], Rolly [90], Seib [92], Allen und Du Bois [95], Löffler [97], Wilder, Boothby und Beeler [99]). Im allgemeinen scheint sie von gleicher Stärke wie beim Gesunden, nur in einzelnen schweren Fällen sind die Ausschläge wohl weniger gross. Vielfach dauert die Steigerung länger an wie bei Normalen, so dass die Nüchternwerte später erreicht werden (vgl. Mohr [12] und Löffler [97]). Rollys (90) und Seibs (92) Untersuchungen lassen gewisse Unterschiede in der Wirkungsstärke der verschiedenen Eiweissarten erkennen, indem das vegetabilische Eiweiss (Aleuronat und Roborat) anscheinend mehr stoffwechselsteigernd wirkt als Fleisch, aber sicher bewiesen ist das wohl noch nicht, da die Versuche zum Teil widersprechend und noch zu wenig zahlreich sind.

Ausserdem liegen in der Literatur, besonders der amerikanischen, eine grössere Reihe von Versuchen mit gemischter Kost vor. Das Resultat richtete sich im allgemeinen nach der Art des Nährstoffs, der quantitativ den Hauptbestandteil einnahm, und nach der Schwere des Einzelfalles. Im ganzen fallen auch hier die Steigerungen geringer aus, als in der Norm. Auffallend ist in einzelnen Versuchen, besonders bei sehr schweren Fällen, das Absinken des respiratorischen Quotienten unter 0,7 (vgl. z. B. Wilder, Boothby und Beeler [99]), sogar bis 0,61. Ob es sich in solchen kurzdauernden Versuchen tatsächlich um den Ausdruck besonderer intermediärer Umsetzungen handelt, oder um vorübergehende Kohlensäureretentionen, lässt sich vorderhand nicht entscheiden. Das Letztere ist vorläufig wohl das Wahrscheinlichere. Die Beobachter selbst geben keine Erklärung.

2. Die Wirkung der Muskeltätigkeit.

Fast mehr noch als die Nahrungsaufnahme interessiert der Einfluss körperlicher Arbeit auf die Höhe und Art der Zersetzungen im diabetischen Organismus, denn hier werden ganz andere Anforderungen an die Wärmeproduktion gestellt, und wir wissen, dass normalerweise bei der Muskelkontraktion schliesslich immer Kohlenhydrate verbrannt werden. Die Wirkung der Muskeltätigkeit auf die Zuckerausscheidung sowie den Blutzuckergehalt ist häufiger untersucht (Literatur bei v. Noorden [Z] und in jüngster Zeit Bürger [121]). Das Ergebnis hängt von der Schwere der Erkrankung und der Grösse der Leistung ab. Günstig wirkt sie, solange sie nicht zur Erschöpfung führt, wozu es beim schweren Diabetiker relativ rasch kommen kann. Der Blutzucker steigt im allgemeinen viel rascher und stärker an, als beim Gesunden, auch wenn der Harnzucker absinkt. Wahrscheinlich hängt das mit der abnorm leichten Glykogenolyse im diabetischen Organismus zusammen.

Auf das Ausmass der Zuckerverbrennung können daraus natürlich nur unsichere, indirekte Schlüsse gezogen werden, da immer noch eine weitere Unbekannte, nämlich die Glykogenbildung, in der Rechnung steckt.

So können auch hier nur Gaswechselversuche eine Entscheidung bringen. Trotz der grossen Wichtigkeit dieses Problems für die Pathologie und Therapie des Diabetes gibt es hierüber nur wenige Untersuchungen. Salomon (122) sah als erster in zwei schweren Fällen nach schwerer Arbeit am Ergostaten ein Absinken der respiratorischen Quotienten. Störend für die Deutung ist, dass vorher Nahrung genossen war, um sicher zu sein, dass dem Körper genügend Kohlenhydrate zur Verbrennung zur Verfügung stehen. Bei Benedict und Joslin (28, 1. Arb. S. 217) finden sich nur zwei gelegentliche Beobachtungen hinsichtlich der Wirkung einer sehr geringen Muskeltätigkeit (mehrfache Arm- und Beinbewegungen im Liegen und Sitzen). Die Steigerungen für die Wärmeproduktion fielen dementsprechend nur sehr gering aus (ca. 10%), die Quotienten stiegen in einem Falle so gut wie gar nicht (von 0,70 auf 0,71), im anderen nur in geringem Masse an (von 0,69 auf 0,73).

Systematisch ist erst in jüngster Zeit die Frage von Grafe und Salomon (93) studiert. Um störende Einflüsse der bei der Arbeit notwendigerweise sich ändernden Atemmechanik möglichst auszuschalten, wurde der Respirationsversuch erst begonnen, nachdem die gleiche Bremsergometerarbeit schon eine Viertelstunde vorher geleistet worden war. Der eigentliche Arbeitsversuch in der Kammer dauerte jeweils eine Stunde.

Die wichtigsten Resultate waren kurz zusammengefasst folgende (siehe Tabelle 27).

Aus der Tabelle 27 ist deutlich ersichtlich, dass die respiratorischen Quotienten in der Regel deutlich absinken oder praktisch gleich bleiben. Daraus darf aber nicht geschlossen werden, dass auch die Zuckerverbrennung geringer war; vielmehr ergibt sich aus der letzten Spalte, dass unter Berücksichtigung der sehr erheblichen Stoffwechselsteigerung in der Regel bei der Arbeit mehr Zucker verbrannte, nur einmal weniger, zweimal war eine Zuckerverbrennung überhaupt nicht sicher feststellbar. Bei der Unsicherheit der quantitativen Berechnungen bei Quotienten, die dem Fettwert sehr nahe liegen, bedeuten die Zahlen in der letzten Kolonne nur approximative Werte, die im wesentlichen nur besagen, ob viel oder wenig verbrannt wurde. Leider befinden

Tabelle 27.

Ver-such Nr.	Art des Diabetes	R. Q. vor der Arbeit	R. Q. während der Arbeit	Änderungen im R. Q.	Grösse der Stoffwechsel-steigerung bei Arbeit in %	Zuckerver-brennung in der Ruhe pro Std. g	Zuckerver-brennung bei der Arbeit pro Std. g	Änderungen in der Zucker-verbrennung in %
1	Mittelschwerer Fall ohne Acidose	0,777	0,764	— 0,013	83	2,95	4,32	+ 47
2	Mittelschwerer Fall anfangs Acidose	0,8005	0,757	— 0,047	171	4,13	4,86	+ 18
3	Mittelschwerer Fall anfangs Acidose	0,836	0,793	— 0,043	134,1	3,95	6,08	+ 54
4	Ziemlich schwerer Fall	0,755	0,711	— 0,044	54,1	2,23	0	—
5	Ziemlich schwerer Fall	0,777	0,732	— 0,045	218,1	3,60	3,690	+ 2,5
6	Pankreas-Diabetes nach akuter Pankrea-titis	0,732	0,736	+ 0,004	117,9	1,246	1,685	+ 35,3
7	Mittelschwere Form, zuerst mit Acidose	0,730	0,723	— 0,007	+ 95,8	0,957	0,750	— 21,6
8	Mittelschwere Form, zuerst mit Acidose	0,793	0,775	+ 0,018	+ 139,1	2,93	5,425	+ 85,6
9	Mittelschwere Form mit sehr schlechter Toleranz	0,717	0,710	— 0,007	+ 58,9	Spur	0	—

sich unter dem Material keine wirklich schweren Fälle, doch lässt sich nach den Befunden im Falle 4 und 9 voraussagen, dass ein nennenswerter Mehrverbrauch von Zucker dort sehr unwahrscheinlich ist. Immerhin wären hier noch weitere Untersuchungen erwünscht.

Entsprechend dem Kräftezustand der Kranken war der Nutzeffekt der Arbeit sehr wechselnd (5,4 bis 17,5% gegenüber etwa 25% in der Norm). Die Schwere der Erkrankung scheint dabei keine so grosse Rolle zu spielen.

δ) Die Theorie der diabetischen Stoffwechselstörung.

Die genauere Besprechung der respiratorischen Quotienten und ihrer Deutung und Bedeutung habe ich bisher zurückgestellt, weil damit die Frage der Zuckerverbrennung und gleichzeitig auch das Kernproblem des Diabetes aufgerollt wird. Das ist aber nur möglich unter weitgehender Heranziehung klinischer und experimenteller Beobachtungen anderer Art.

Die Grundfrage nach dem Wesen des Diabetes lautet: Warum verliert der pankreasdiabetische Organismus so gewaltige Mengen unausgenutzten Zuckers? Hier kommen im wesentlichen zwei Möglichkeiten in Betracht. Entweder ist die Zuckerbildung im Körper weit über das Mass der Norm erhöht oder die Fähigkeit, Zucker in normaler Weise zu verbrennen, ist schwer geschädigt, oder beides kombiniert sich miteinander. Nach diesen Gesichtspunkten gruppieren sich auch die wichtigsten Theorien, die heute in der Diabetesforschung einander gegenüberstehen. Nach Minkowski (31, 123), dem einen Entdecker des Pankreasdiabetes, hat der diabetische Organismus teilweise oder ganz die Fähigkeit verloren, den Zucker im Gewebe zu verbrennen.

Demgegenüber behauptet vor allem v. Noorden, der in gewissem Sinne in Claude Bernard, Seeger und Lenné weniger erfolgreiche Vorgänger hatte, neuerdings ([Z] seit der 5. Auflage seines bekannten Buches), die gewaltige Zuckerproduktion, besonders in der Leber, durch Fortfall des Pankreasinkretes sei das Wesen der Erkrankung.

Schon ältere Autoren (Literatur bei v. Noorden [Z]), in neuerer Zeit vor allem Frank (124), Bernstein und Falta (125) haben dann einen vermittelnden Standpunkt eingenommen und die beiden genannten Theorien miteinander zu kombinieren versucht.

Ehe die wichtige Rolle, die in diesem Kampf der Meinungen die Resultate der Respirationsversuche spielen, gewürdigt wird, seien die Hauptargumente kurz skizziert, die von beiden Seiten zur Stütze der Theorien beigebracht wurden.

Dabei empfiehlt es sich, von den schwersten Formen des Diabetes auszugehen, dem totalen Pankreasdiabetes und dem maximalen menschlichen Diabetes, da hier die charakteristischen Störungen in ausgeprägtester Form erscheinen.

Für einen Nichtverbrauch von Zucker sprechen folgende Gründe: 1. Dextrose, diabetischen Tieren injiziert, wird quantitativ wieder ausgeschieden, das gleiche gilt bei oraler Darreichung für die schwersten Fälle beim Menschen. 2. Starke Muskelarbeit setzt die Zuckerausscheidung nicht nur nicht herab, sondern steigert sie in manchen Fällen sogar. 3. Das Verhältnis $\frac{D}{N}$ ist beim maximalen Diabetes so hoch und konstant, dass anscheinend auch sämtlicher aus Eiweiss hervorgehender Zucker dem Körper ungenutzt verloren geht. 4. Beim maximalen Diabetes sind die respiratorischen Quotienten auf einen niedrigen Wert um 0,7 eingestellt und erfahren auch nach reichlicher Zuckerdarreichung keine Erhöhung. 5. Hochgradige Acidose tritt nur da ein, wo die Zuckerverbrennung schwer beeinträchtigt ist oder ganz fortfällt.

Gegen die Beweiskraft dieser Argumente wird von v. Noorden folgendes eingewandt:

Die vermehrte Zuckerausscheidung nach Zucker- und Eiweisszufuhr sowie nach Muskelarbeit ist nicht notwendig auf fehlende Zuckerverbrennung zu beziehen, sondern kann ebensogut durch vermehrten Reiz auf die Zuckerproduktion in der Leber zurückgeführt werden. Die manchmal vermehrte Zuckerausscheidung wird auf diese Weise sogar am einfachsten erklärt. Der Quotient $\dfrac{D}{N}$ hat mit einer Zuckerbildung aus Eiweiss nichts zu tun, zudem ist er beim Phlorhizindiabetes, bei dem höchstwahrscheinlich keine Schädigung der Zuckerverbrennungsfähigkeit infolge Pankreasausfall vorliegt, noch grösser und ebenso konstant.

Die niedrigen respiratorischen Quotienten beweisen nicht, „dass die im Muskel verbrennende Substanz kein Zucker ist, sondern nur, dass das Ausgangsmaterial dieser Substanz kein Zucker sein kann" (v. Noorden [Z, S. 236]).

Wenn Fett auf dem Umwege über Zucker verbrennt, so findet man die gleichen niedrigen Quotienten, wie bei direkter Fettoxydation. Das Auftreten der Acidose ist weniger die Folge einer verminderten Kohlenhydratverbrennung, als vielmehr einer Verarmung des Körpers an Kohlenhydraten, denn Embden und seine Mitarbeiter (vgl. z. B. Embden und Wirth [126]) zeigten in Durchströmungsversuchen an der Leber, dass die antiketogene Wirkung der Kohlenhydrate nicht auf der Zuckerzufuhr, sondern auf der Glykogenbildung beruht, die eben im Diabetes gestört ist.

Wichtiger als diese Entkräftungsversuche der gegnerischen Argumente ist das, was als positive Stütze für die Überproduktionstheorie vorgebracht wird. v. Noorden glaubte den Beweis für die Richtigkeit seiner Anschauung, dass der diabetische Muskel Zucker zu verbrennen vermag, dadurch erbracht zu haben, dass Porges und Salomon (26, 27) an seiner Klinik nach Ausschaltung der Abdominalorgane durch Abklemmung der Aorta und Vena cava sowohl beim normalen, wie beim pankreaslosen Tiere respiratorische Quotienten um 1,0 fanden, die auf reine Zuckerverbrennung bezogen wurden. Dass diese Deutung nicht zutrifft, wurde schon erörtert (S. 320). v. Noorden (Z) selbst hält neuerdings diese Versuche auch nicht mehr für beweiskräftig.

Die beste Stütze für v. Noordens Anschauungen ist zweifellos die Tatsache, dass das isolierte Organ (Muskel und Herz, Blutzellen, Darm) des pankreasdiabetischen Tieres Zucker zu verbrauchen vermag. Daran kann meines Erachtens nach den übereinstimmenden Angaben von Patterson und Starling (127), Patterson und Cruickshank (128), Macleod und Pearce (129), Landsberg (130), Embden und Hagemann (131), Lesser (132), Verzár und Kraus (14), sowie Parnas (133) heute nicht mehr ernstlich gezweifelt werden, nachdem Knowlton und Starling (134), sowie Maclean und Smedley (135) anfangs anderer Ansicht waren. Die Beweiskraft der zuerst genannten Arbeiten, auf die hier im einzelnen nicht eingegangen zu werden braucht, ist nicht immer gleich gross, so fehlen in einigen Versuchen (wie z. B. bei Landsberg) die Glykogenbestimmungen; gegen andere lassen sich aber keinerlei Einwendungen erheben. Bemerkenswert ist nur der ausserordentlich wechselnde Ausfall der Durchströmungsversuche der englischen Autoren.

Zu einem entgegengesetzten Resultate kamen nur Forschbach und Schäffer (136). Sie bezweifeln zunächst, dass aus den an isolierten Organen gewonnenen Resultaten überhaupt Schlüsse auf den intakten Organismus gezogen werden können, weil bei den Auslösungen aus den natürlichen Zusammenhängen sehr wohl Änderungen in den Wirkungsbedingungen der Fermente resultieren könnten. Diese Einwände, die vor allem gegen die Versuche von Knowlton und Starling, sowie von Landsberg gerichtet sind, operieren mit einer Reihe hypothetischer, bisher noch nicht bewiesener Vorstellungen, sind aber nicht a priori zu widerlegen. Forschbach und Schäffer experimentierten daher am intakten Tier, indem sie, wie übrigens nach ihnen auch Lesser (132), eine elektrisch stark gereizte Hinterextremität von normalen und total pankreasdiabetischen Hunden bezüglich ihres Gehaltes an Gesamtkohlenhydraten, Glukose und Glykogen miteinander und mit dem nicht gereizten Beine der anderen Seite vergleichen. Sie fanden dabei im pankreasdiabetischen Muskel nach der Arbeit gegenüber dem Normalen keine Abnahme im Gehalt an Gesamtkohlenhydraten, meist blieben die Mengen von Glukose und Zwischenprodukten (= Gesamtkohlenhydrate — [Glukose + Glykogen]) konstant. Sie schliessen daraus, dass kein Zuckerverbrauch im diabetischen Muskel stattgefunden hat. Auf die Schwächen der Versuchsanordnung haben schon Lesser (132) und Parnas (133) hingewiesen; es wurde versäumt, den Blutzucker in den zu- und abführenden Gefässen zu bestimmen. Forschbach und Schäffer verglichen Muskeln, welche viel Glykogen enthielten und mit wenig Blutzucker gespeist wurden, mit solchen, welche glykogenarm waren, aber reichliche Zuckerzufuhr erhielten. So kann sehr wohl, wie Lesser, dessen Resultate entgegengesetzt ausfielen, annimmt, der Zuckerverbrauch beim gesunden Muskel während der Arbeit hauptsächlich auf Kosten des gespeicherten Glykogens, beim pankreasdiabetischen Muskel aus dem zuströmenden Blutzucker stattgefunden haben. Unter diesen Umständen verlieren natürlich die Versuche von Forschbach und Schäffer ihre Beweiskraft und sind nicht geeignet, die grosse Anzahl übereinstimmender Versuche mit dem entgegengesetzten Resultat zu entkräften.

Diese letzteren Beobachtungen beweisen allerdings zunächst nur, dass Zucker verschwindet, der weder als Glykogen noch sonst als gewöhnliches Kohlenhydrat wiederzufinden ist. Ob er tatsächlich in normaler Weise bis zu Kohlensäure verbrennt, ist eine weitere Frage Hier klafft noch eine Lücke in der Beweisführung (vgl. dazu auch Verzár 14, 4. Arb., S. 86). Sie lässt sich ausfüllen, wenn entweder am Muskel im Verbande des Körpers nach Barcroft oder am Starlingschen Herzlungenpräparat zugleich mit der Untersuchung des Zuckerstoffwechsels Sauerstoffverbrauch und Kohlensäurebildung des arbeitenden Organs bestimmt werden. Erst wenn in beiden Fällen die gleichen erhöhten respiratorischen Quotienten gefunden würden, wäre der Beweis für eine tatsächliche Zuckerverbrennung zwingend erbracht. Die

Höhe wie beim Gesamttier ist dabei allerdings nicht zu erwarten, da nach Evans (137) auch beim gesunden zuckergespeisten Herz nie die hohen Werte wie beim Gesamtorganismus erreicht werden. Möglich wäre immerhin, dass Produkte unvollkommener Zuckerverbrennung im Muskel sich anhäufen. Wahrscheinlich ist es allerdings nicht, zumal Parnas (133) zeigen konnte, dass hinsichtlich des Milchsäuregehaltes und der Erholungsatmung nach anaerober Ermüdung kein Unterschied zwischen normalem und pankreasdiabetischem Muskel beim Frosche besteht. Ausserdem dürfte die Anhäufung solcher hypothetischer Substanzen für die Vitalität und Leistungsfähigkeit der betreffenden Muskeln nicht gleichgültig sein. Tatsächlich scheint aber auch hinsichtlich des Wirkungsgrades kein sicherer Unterschied zwischen beiden Muskeln zu bestehen. Immerhin sind Nachforschungen nach derartigen unvollkommen verbrannten Abbauprodukten dringend notwendig. Erwähnt sei hier nur, dass Forschbach (138) in Anlehnung an eine Gedankenreihe von Verzár (14) eine Störung der Lactacidogenbildung annimmt, ohne für die Richtigkeit einer derartigen Vorstellung allerdings den Beweis erbringen zu können. In der gleichen Richtung liegt eine Hypothese M. Jakobys (139).

Alle diese Erwägungen zeigen, dass vorläufig nur der Respirationsversuch darüber zu entscheiden vermag, ob tatsächlich Zucker verbrannt wird oder nicht. Er ist für diesen Zweck gewiss keine ideale Methode, aber vorläufig jedenfalls die beste, die uns zur Verfügung steht. Ausschlaggebend ist der respiratorische Quotient, wobei allerdings stets beachtet werden muss, dass er nur die Resultante sehr zahlreicher Faktoren ist. Alle Fehler der Technik kommen zudem hier am stärksten zum Ausdruck, so dass für die vorliegende Frage nur ganz einwandfreie Versuche herangezogen werden können. Insbesondere müssen alle ausscheiden, in denen der Verdacht auf Retention oder vermehrte Ausschwemmung von Kohlensäure aus physikalischen Gründen besteht. Gerade beim Diabetiker sagt aber der respiratorische Quotient, auch wenn die Abzüge für Eiweissverbrennung bereits gemacht sind (Nicht-Eiweiss-Quotient), zunächst noch nichts Sicheres über die Zuckerverbrennung aus. Erst müssen noch unter Zugrundelegung der Harnwerte gewisse Korrekturen für die Acetonkörper (Aceton, Acetessigsäure, β-Oxybuttersäure, vermehrte Ammoniakbildung), sowie eventuell für die Zuckerbildung aus Eiweiss vorgenommen werden (Art der Berechnung bei Magnus-Levy (75, 82), Grafe [140], Lusk [102], Allen und Du Bois [95], Shaffer [141]). Dabei sind gewisse Fehler unvermeidlich. So entweicht ein grosser Teil des Acetons durch die Atmung, was sich eventuell noch bestimmen lässt, ferner braucht nicht notwendigerweise aller Extraktzucker aus Eiweiss zu stammen. Da die Korrekturen selten über 0,01—0,02 hinausgehen, so fallen hier allerdings die Fehler nicht sehr schwer ins Gewicht. Bei Hundeversuchen, in denen die Acidose meist sehr geringfügig ist, kann man gewöhnlich auf die Korrekturen für die Acetonkörper verzichten. Erst wenn die so korrigierten

Zahlen für die respiratorischen Quotienten den Fettwert von 0,71 übersteigen, ist, tadellose Versuchstechnik und gleichmässige Atmung vorausgesetzt, eine Zuckerverbrennung einigermassen sicher. Bei niedrigen Werten ist eine solche auch nicht mit völliger Sicherheit auszuschliessen, doch wäre man dann zur Annahme einer gleichzeitig verlaufenden, erheblichen Zuckerbildung aus Fett, die die Zuckermengen über den Ausgangswert erhöhen müsste, gezwungen. Dergleichen ist aber äusserst unwahrscheinlich. Prüft man unter diesen Gesichtspunkten die einwandfreiesten Respirationsversuche der Literatur beim experimentellen und genuinen Diabetes, so findet man doch für eine grosse Anzahl selbst der schwersten Fälle (Beispiele bei Nehring und Schmoll [81], Magnus - Levy [75, 82], Benedict und Joslin [28], Grafe und Wolf [91], Allen und Du Bois [95], Gephart, Aub, Du Bois und Lusk [96], Wilder, Boothby und Beeler [99] u. a.), dass eine Zuckerverbrennung, wenn auch nur in sehr geringem Umfange, stattgefunden hat, während in anderen davon allerdings nichts Sicheres zu erkennen ist. Ob es sich dabei um prinzipielle Unterschiede in der Sache oder Differenzen in der Methodik handelt, lässt sich natürlich schwer entscheiden. Sicher scheint mir nur das eine, dass selbst bei maximalem Diabetes die Fähigkeit, Zucker zu verbrennen auch im Nüchternzustand nicht notwendig verloren zu gehen braucht.

Von Interesse ist weiter die Wirkung von Zuckergaben auf den respiratorischen Quotienten in den schwersten Fällen und beim maximalen experimentellen Pankreasdiabetes. Hier ist allerdings von einem sicheren Einfluss nichts zu erkennen, nur wenn sehr grosse Mengen dargereicht werden, können Andeutungen von vermehrter Zuckerverbrennung vorhanden sein.

Iwanoff (38) behauptet, bei Strychninkrämpfen deutliche Steigerungen der respiratorischen Quotienten gefunden zu haben, ohne Änderung der H-Ionenkonzentration im Blut, doch dürfte die Beweiskraft dieser Versuche sehr gering sein, da in den Nüchternversuchen zum Teil ganz unwahrscheinlich tiefe respiratorische Quotienten (bis 0,55!) gefunden wurden. Ferner dauerten die Versuche nur höchstens eine Viertelstunde und das Atemvolumen wurde anscheinend nicht kontrolliert. Wenn nicht Mängel der Technik, so dürften jedenfalls Änderungen in der physikalisch gebundenen Kohlensäure die Hauptursache der auffallenden Resultate sein.

Alles in allem lässt sich sagen, dass, beurteilt nach den Atemgasen, die Zuckerverbrennung beim maximalen Diabetes auf ein Minimum herabgesetzt ist.

Wie lassen sich diese am Gesamttier erhaltenen Resultate mit den erwähnten Ergebnissen bei den isoliert untersuchten Organen in Übereinstimmung bringen? Hier liegt zweifellos die grösste Schwierigkeit für jede befriedigende Theorie des Diabetes. Ehe dieser zunächst unüberbrückbare Widerspruch nicht gelöst ist, kommen wir in der Erkenntnis der Pathogenese dieser Krankheit nicht vorwärts. Wie schon oben erwähnt, kann man sich auf den kritischen Standpunkt stellen, dass bisher für das isolierte Organ nur die Verwertung, nicht aber die restlose Oxydation des Zuckers bewiesen ist, und demgemäss den Gegensatz durch die Annahme eines unvollständigen Zuckerum- oder -Abbaues auflösen. Aus den schon oben angeführten Gründen kommt mir das aber doch recht unwahrscheinlich vor. Meines Erachtens ist hier der Phlorhizindiabetes berufen, Aufklärung zu bringen. Hier haben wir, wie oben auseinandergesetzt, bei vollkommen intaktem Pankreas und ohne irgendeinen sicheren Anhaltspunkt für einen teilweisen oder völligen Verlust der Zuckerverbrennungsfähigkeit genau das gleiche Verhalten des respiratorischen Quotienten wie beim Pankreasdiabetes, und es liegt trotz mancher Unterschiede beider Arten des Diabetes sehr nahe, in diesem Punkte Analogien anzunehmen. Demgemäss lautet beim Diabetes jetzt nicht mehr die Frage: Ist bei dieser Krankheit das Zuckerverbrennungsvermögen verloren gegangen, sondern vielmehr: warum verbrennt der maximal diabetische Gesamtorganismus keinen oder fast keinen Zucker, obwohl manche isolierte Organe, soweit sie bisher untersucht sind, dazu noch imstande sind.

Ein Weiterkommen ist hier ausserordentlich erschwert, solange die Zuckerverbrennungsmöglichkeit der Leber sowohl beim Pankreas- wie beim Phlorhizindiabetes noch ungenügend erforscht ist. Sicher ist nur das eine, dass nach den Versuchen Embdens und seiner Schüler (vgl. z. B. Isaac [142]) nicht nur in der pankreas-, sondern auch in der phlorhizindiabetischen Leber enorm viel Aceton gebildet wird, dagegen keine Milchsäure, auch nicht auf Zusatz von Dextrose oder Lävulose. Auch zeigte sich keine Abnahme des Zuckergehaltes der Durchströmungsflüssigkeit. Durch weitere Untersuchungen besonders aus Embdens Institut hat sich der Schwerpunkt auch in der Verbrennungsfrage jetzt vom Zucker zum Glykogen verschoben. Die schon von Minkowski seinerzeit diskutierte Hypothese, ob die Umwandlung der Dextrose in Glykogen eine Vorbedingung für den normalen Zuckerverbrauch sei, gewinnt heute einen immer grösseren Wahrscheinlichkeitswert. Nach den neuen Forschungen von Isaac (143) und Laquer (144) aus Embdens Institut scheint der Zucker direkt gar nicht angreifbar zu sein, sondern erst auf dem Umwege über die Vorstufe des Lactacidogens kann er in Milchsäure übergehen. Zusatz von Traubenzucker zu Frosch- oder Kaninchenmuskelbrei steigert die Milchsäure kaum, dagegen Glykogenzusatz auf das Doppelte. Nach dieser Auffassung würde die Umwandlung des Traubenzuckers in das hypothetische Zwischenkohlenhydrat zwischen Glykogen und Lactocidogen beim Diabetes infolge Fehlens das Pankreasincretes (Insulin) gestört sein.

Ähnlich wie beim Muskel könnten die Dinge auch bei der Leber liegen, obwohl der Kohlenhydratstoffwechsel dort sicher vielfach andere Wege einschlägt. Eine weitere Frage ist nun, ob diese weitgehende Schädigung der Zuckerverbrennung eine notwendige Folge der durch Ausfall des Insulins mangelnden Glykogenfixation und verstärkten Glykogenolyse ist, die auch beim Gesunden aus anderer Genese vorkommt, oder ob hier eine besondere diabetische Störung angenommen werden muss. Ich wage vorläufig keine Entscheidung, halte zwar das erstere nicht für wahrscheinlich, aber für möglich, da einerseits v. Hofmeister (145), Bang (146) und Barrenscheen (147) die verlangsamte Glykogensynthese in der glykogenarmen Hungerleber festgestellt ist, und andererseits Johansson (78) u. a. nachwiesen, dass beim Hungernden die ersten Zuckergaben wenig oder gar nicht verbrannt werden.

Neue Untersuchungen mit dem „Insulin" an isolierten Organen, insbesondere der Leber, werden hier voraussichtlich Klarheit schaffen. Insbesondere wäre auch noch näher zu untersuchen, ob das Pankreasincret nur in der Leber den Kohlenhydratstoffwechsel beherrscht, oder die Zuckerverbrennung auch in anderen Organen befördert, was wohl der Fall ist[1]).

Wenn für die Zuckerverbrennung in der Leber nicht der Zuckergehalt, sondern der Glykogengehalt des Organes massgebend ist, dann wird es verständlich, warum sowohl im maximalen Pankreas- wie im Phlorhizindiabetes die Zuckerverbrennung bis nahe an Null heran absinken kann, denn bei beiden Formen kann der Glykogengehalt bis fast auf Null absinken. Da Muskeln und Herz die Organe sind, welche ihr Glykogen auch im schwersten Diabetes (vgl. z. B. Cruickshanks Versuche am pankreasdiabetischen Herz [148]) noch am zähesten festhalten, so ist es begreiflich, dass hier noch Kohlenhydratoxydationen stattfinden können, während die Leber und vielleicht andere Organsysteme diese Fähigkeit schon so gut wie ganz eingebüsst haben. Es lässt sich eben der Kohlenhydratstoffwechsel der einzelnen Organe nicht generell, sondern nur speziell betrachten. Selbst der anscheinend gleiche Vorgang kann unter verschiedenen Umständen beim gleichen Organ ganz anders sich äussern, das gilt z. B. für die Unterschiede zwischen dem akuten Glykogenschwund der Leber bei Phosphorvergiftung und Fieber einerseits, sowie Hunger und Diabetes andererseits.

Im Respirationsversuch des ganzen Tieres aber äussert sich nur der Querschnitt der Beteiligungen der einzelnen Organsysteme, und gegenüber dem gewaltigen Eiweiss- und Fettumsatz aller Organe und bei dem Fehlen einer nennenswerten Zuckerverbrennung in dem quantitativ beherrschenden Organ, der Leber, markiert sich die geringe Zuckerverbrennung, die in den Muskeln noch stattfindet, nur noch undeutlich. Dass auch im Diabetes genau wie im Kohlenhydrathunger mit niedrigem Glykogengehalt der Hauptteil der Muskelenergie aus der Spaltung von Fett und Eiweiss gewonnen wird, vielleicht oder sogar wahrscheinlich auf dem Umwege über Zuckerbildung,

---

[1]) Vgl. z. B. Hepdurn und Latchford, Am. Journ. of Phys. 62. 177. 1922.

das ist ganz sicher, da die schon oben erwähnten Versuche von Porges und Salomon (18) in keiner Weise geeignet sind, eine ausschliessliche Kohlenhydratverbrennung im Muskel zu erweisen. Auch der mit Zucker gespeiste normale Muskel verbrennt nach den Durchströmungsversuchen von Evans (137) neben Zucker noch grosse Mengen Fett und Eiweiss.

Auf die geschilderte Weise ist es nach dem heutigen Stande der Wissenschaft noch am ehesten möglich, die beiden Haupttheorien von Minkowski und v. Noorden miteinander zu kombinieren. Und beide müssen miteinander verbunden werden, weil wenigstens für die schwersten Fälle keine für sich imstande ist, die Fülle und Kompliziertheit der Vorgänge restlos zu deuten, für die leichtere Form allerdings kommt man mit der Überproduktionstheorie aus. Auch Pankreas- und Phlorhizindiabetes können so unter gleiche Gesichtspunkte gebracht werden. Gemeinsam ist beiden die gewaltige Glykogenolyse und mangelnde Glykogenfixation, in ersterem Falle bedingt durch den Fortfall des in der Leber angreifenden Pankreasinkretes (über den näheren Mechanismus vgl. vor allem Lessers [149] Arbeiten), im letzteren durch die Nierenundichtigkeit und eine wahrscheinlich gleichzeitige Schädigung auch der Leber. Als Folge der Anomalien des Glykogenstoffwechsels kommt es dann zu einer schweren Störung der Zuckerverbrennung, die in den verschiedenen Organen wahrscheinlich verschieden stark ausgesprochen ist, vom Blutzuckergehalt aber wohl weitgehend unabhängig ist.

Auf andere Theorien des Diabetes kann hier nicht eingegangen werden, erwähnt seien nur die jüngsten, an ganz anderer Stelle angreifenden Vorstellungen über die Ursachen der mangelnden Zuckerverbrennungsfähigkeit von Schmiedeberg (150) und Arnoldi (151).

Literatur über den Diabetes.

Zusammenfassendes.

Bezüglich der älteren monographischen Darstellungen sei vor allem auf C. v. Noordens Werk, die Zuckerkrankheit und ihre Behandlung, 7. Aufl., Berlin, Hirschwald 1917, hingewiesen, ferner auf die einschlägigen Kapitel der Lehr- und Handbücher sowie Gigon, Neuere Diabetesforschungen, Ergebn. d. inn. Med. u. Kinderheilk. 9. 20. 6. 1910.

Falta, Blutdrüsen. Springer 1913.

Joslin, The Treatment of Diabetes mellitus 1916.

Lesser, Die Wechselbeziehungen zwischen Glykogen und Traubenzucker in der Leberzelle und ihre Bedeutung für die Lehre vom Pankreasdiabetes. Ergebn. d. inn. Med. u. Kinderheilk. 16. 279. 1919.

Allen, Stellmann und Fitz, Total Dietary Regulation in the treatment of Diabetes. Monographs of the Rockefeller Inst. med. res. Nr. 11. 1919.

Labbé, Le diabète sucré. Paris. 1920.

Biedl, Innere Sekretion, 4. Aufl., 1922.

Grevenstuk, A., Über die klinische Verwendung von Pankreasextrakten bei Diabetes mellitus. Klin. Wochenschr. 2. 704. 1923.

1. Heiberg, R. A., Virchows Archiv 204. 175. 1911 und die Krankheiten des Pankreas. Wiesbaden 1914.

2. Weichselbaum, A., Wien. klin. Wochenschr. S. 1984. 1911.

3. **Lubarsch, O.**, Pathologie des Diabetes. Jahresk. f. ärztl. Fortbild. 1911.

4. **Allen, F. M.** und seine Mitarbeiter: Zahlreiche Arbeiten der letzten neun Jahre in Am. Journ. of physiol. und in den Studies from the Rockefeller Institute, seit April 1922 im Journ. of Metabolic. Research.

5. **Langfeldt, E.**, Act. med. scand. **53**. 1. 1920.

6. **Sandmeyer**, Zeitschr. f. Biol. **31**. 12. 1894.

7. **v. Mering** und **O. Minkowski**, Zentralbl. f. inn. Med. 393. 1889 und Arch. f. exp. Pathol. und Pharmakol. **26**. 371. 1890.

8. **de Dominicis**, Giorn. intern. scienz. med. 801. 1889.

9. **Weintraud** und **Laves**, Zeitschr. f. phys. Chem. **19**. 603. 1894.

10. **Kaufmann**, Cpt. rend. soc. biol. mars. 14. 1896.

11. **Falta, W., R. Grote** und **R. Stähelin**, Hofm. Beitr. **10**. 199. 1907.

12. **Mohr**, Zeitschr. f. exp. Pathol. u. Ther. **4**. 910. 1907.

13. **La Franca**, ebenda, **6**. 1. 1909.

14. **Verzár**, Biochem. Zeitschr. **44**. 201. 1912, mit v. **Fejér**, ebenda **53**. 140. 1913, mit **Krauss**, ebenda **66**. 48. 1914; ebenda S. 75.

15. **Moorhouse, V. H. K., S. W. Patterson** und **M. Stephanson**, Biochem. Journ. **9**. 171. 1915.

16. **Murlin, R. J.** und **B. Kramer**, Journ. of biol. chem. **27**. 480. 499. 517. 1916.

17. **Grafe** und **Michaud**, unveröffentlichte Versuche 1910.

18. **Porges, O.** und **H. Salomon**, Biochem. Zeitschr. **27**. 143. 1910.

19. **Verzár**, ebenda **34**. 52. 1911.

20. **Rolly**, Arch. f. klin. Med. **105**. 494. 1912.

21. **Fischler, F.** und **Grafe**, ebenda **104**. 321. 1911 und **108**. 516. 1912.

22. **Böhm, G.**, Experimentelle Untersuchungen über den Gasstoffwechsel bei Tieren nach Pankreasexstirpation und Leberausschaltung. Inaug.-Diss. Leipzig 1912.

23. **Murlin, Edelmann** und **Kramer**, Journ. of biol. chem. **16**. 79. 1913.

24. **Cserna, S.** und **G. Kelemen**, Biochem. Zeitschr. **66**. 63. 1914.

25. **Grafe** und **Denecke**, Deutsch. Arch. f. klin. Med. **118**. 249. 1915.

26. **Porges** und **Salomon**, Wien. med. Wochenschr. 1141. 1909.

27. **Porges**, Biochem. Zeitschr. **27**. 131. 1910 und **36**. 342. 1911.

28. **Benedict, F. G.** und **E. P. Joslin**, Carn. Inst. of Wash. Publ. **136**, 1910 und **176**. 1912; ferner Deutsch. Arch. f. klin. Med. **111**. 333. 1913.

29. **Lorand, A.**, Cpt. rend. d. soc. biol. **56**. 488. 1904.

30. **Eppinger, H., W. Falta** und **C. Rudinger**, Zeitschr. f. klin. Med. **66**. 1. 1908 und **67**. 380. 1909.

31. **Minkowski, O.**, Arch. f. exp. Pathol. u. Pharmakol. **31**. 35. 1893.

32. **Lüthje, H.**, Münch. med. Wochenschr. Nr. 36 u. 39. 1902.

33. **Almagia** und **Embden**, Hofm. Beitr. **7**. 298. 1905.

34. **Falta, W.** und **J. S. Whitney**, Hofm. Beitr. **11**. 224. 1908.

35. **Landergren, E.**, Skan. Arch. f. Physiol. **14**. 112. 1903.

36. **Heinsheimer**, Zeitschr. f. exp. Pharmakol. u. Ther. **2**. 670. 1906.

37. **Seo**, Arch. f. exp. Pathol. u. Pharmakol. **59**. 341. 1908.

38. **Iwanoff**, Zeitschr. f. exp. Pathol. u. Ther. **15**. 359. 1914.

39. **Lusk, Gr.**, Phlorhizinglykosurie, Ergebn. d. Physiol. 12. Jahrg. 315. 1912.

40. **v. Mering, J.**, Verh. d. Kongr. f. inn. Med. 185. 1886.

41. **Quinquaud, C. E.**, Cpt. rend. soc. d. biol. **41**. 26. 1889.

42. **Ouschinsky**, Arch. de med. exp. **5**. 545. 1893.

43. **Zuntz, N.**, Arch. f. Anat. u. Physiol. Physiol. Abt. 1896. 358.

44. **Lusk, G.**, Zeitschr. f. Biol. **42**. 31. 1901.

45. **Rubner, M.**, Gesetze des Energieverbrauchs. 370. 1902.

46. **Mandel, A. R.** und **Lusk, G.**, Am. Journ. of phys. **10**. 47. 1903.

47. **Bélak, A.**, Biochem. Zeitschr. **44**. 213. 1912.

48. **Lusk, G.**, Journ. of biol. chem. **20**. 598. 1915.

49. Hári, P. und Z. Aszodi, Biochem. Zeitschr. **87**. 176. 1918.
50. Underhill, F. P., Journ. of biol. chem. **13**. 15. 1912/13.
51. Biedl und Kolisch, Verh. d. 18. Kongr. d. inn. Med. 573. 1900.
52. Gigon, A., Zeitschr. f. klin. Med. **43**. 420. 1907.
53. Grube, Pflügers Arch. **128**. 118. 1909 und **139**. 165. 1911.
54. Epstein, A. A. und G. Baehr, Journ. of biol. chem. **24**. 17. 1916.
55. Lusk, G., Zeitschr. f. Biol. **36**. 82. 1898.
56. Reilly, Nolan und Lusk, Am. Journ. of phys. **1**. 395. 1898.
57. Loewi, O., Arch. f. exp. Pathol. u. Pharmakol. **47**. 48. 1902.
58. Stiles, P. G. und G. Lusk, Am. Journ. of phys. **9**. 380. 1903.
59. Rosenfeld, G., Berl. klin. Wochenschr. **44**. 1663. 1907.
60. Grafe, E., Deutsch. Arch. f. klin. Med. **118**. 1. 1915.
61. Brasch, W., Münch. med. Wochenschr. **53**. 805. 1906.
62. Köhler, R., Zeitschr. f. klin. Med. **65**. 353. 1901.
63. Lusk, G., Am. Journ. of phys. **22**. 163. 1908.
64. Dakin, H. W., Journ. of biol. chem. **14**. 321. 1913.
65. Janney, N. W., ebenda **20**. 321. 1915.
66. Naunyn, Diabetes mellitus, 396. 1906.
67. Weintraud, Die diabetische Stoffwechselstörung. Die deutsche Klinik **12**. 147. 1909.
68. Falta, W., Deutsch. Arch. f. klin. Med. **123**. 204. 1917.
69. Pettenkofer und Voit, Zeitschr. f. Biol. **3**. 380. 1867.
70. Leo, H., Zeitschr. f. klin. Med. **19**. 101. 1891.
71. Livierato, Arch. f. exp. Pathol. u. Pharmakol. **25**. 161. 1888/89.
72. Ebstein, Deutsche med. Wochenschr. **24**. 101. 1898.
73. Robin und Binet, Arch. gén. de méd. **10**. 283. 1898.
74. Hanriot, Cpt. rend. soc. de biol. **114**. 371 und 432.
75. Magnus-Levy, Zeitschr. f. klin. Med. **56**. 86. 1905.
76. Voit, O., Hermanns Handb. d. Physiol. **6**. 228. 1881.
77. Voit, F., Zeitschr. f. Biol. **29**. 129. 1892.
78. Johansson, Skan. Arch. f. Physiol. **21**. 1 1908.
79. Du Bois und Veeder, Arch. of int. med. **5**. 37. 1910.
80. Stüve, Arbeiten aus dem städt. Krankenhaus. Frankfurt a. M. 1896.
81. Nehring und Schmoll, Zeitschr. f. klin. Med. **31**. 59. 1897.
82. Magnus-Levy, ebenda **60**. 177. 1906 und spez. Pathol. u. Ther. inn. Erkrank. von Kraus-Brugsch. **1**. 1. 1913.
83. Falta, W., Verh. d. 26. Kongr. f. inn. Med. 498. 1909.
84. Derselbe, Die Erkrankungen der Blutdrüsen. 442. Springer, 1913.
85. Lusk, Science of nutrition 434. 1911.
86. Benedict, F. G., L. R. Emmes, P. Roth und H. M. Smith, Journ. of biol. chem. **18**. 139. 1914.
87. Gephart und Du Bois, Arch. of int. med. **15**. 835. 1915 und **17**. 902. 1916.
88. Leimdörfer, A., Biochem. Zeitschr. **40**. 326. 1912.
89. Engel, K., Pester med. chir. Presse 261. 1912.
90. Rolly, Deutsch. Arch. f. klin. Med. **105**. 494. 1912.
91. Grafe und Wolf, ebenda **107**. 201. 1912.
92. Seib, K., Experimentelle Untersuchungen über den resp. Gaswechsel bei Diabetes mellitus nach Eiweisszufuhr und Hyperthermie. Inaug.-Diss. Leipzig 1913.
93. Grafe und Salomon, Deutsch. Arch. f. klin. Med. **139**. 369. 1922.
94. Geyelin und Du Bois, Journ. Am. med. assoc. **66**. 1532. 1916.
95. Allen, F. M. und E. F. Du Bois, The arch. of int. med. **17**. 1010. 1916.
96. Gephart, F. C., I. C. Aub, E. F. Du Bois und Lusk, G., ebenda **19**. 908. 1917.
97. Löffler, W., Zeitschr. f. klin. Med. **87**. 309. 1919.
98. Arnoldi und E. Kratter, Zeitschr. f. exp. Path. u. Ther. **22**. 92. 1921.
99. Wilder, R., W. Boothby, und C. Beeler, Journ. of biol. chem. **51**. 311. 1922.

100. **Falta, W.** und **Bernstein,** Deutsch. Arch. f. klin. Med. **121.** 95. 1916.
101. **Svenson, N.,** Zeitschr. f. klin. Med. **43.** 86. 1901.
102. **Lusk, G.,** Arch. f. int. Med. **15.** 939. 1915.
103. **Bernstein, Bolaffio** und **v. Westenrijk,** Zeitschr. f. klin. Med. **66.** 378. 1908.
104. **v. Noorden, C.,** Diabetes mellitus in seinem Handbuch der Pathologie des Stoff-wechsels. 2. Aufl. **2.** 1. 1907.
105. **Falta, W.,** Über die Gesetze der Zuckerausscheidung beim Diabetes mellitus. Zeitschr. f. klin. Med. 61—66. 1907—08.
106. **Lüthje, H.,** ebenda **39.** 397. 1900.
107. **Falta, W.,** Die Mehlfrüchtekur. Urban u. Schwarzenberg. Berlin und Wien 1920.
108. **v. Mering,** Verh. d. 5. Kongr. f. inn. Med. 185. 1886.
109. **Münzer, E.** und **A. Strasser,** Arch. f. exp. Pathol. u. Ther. **32.** 372. 1893.
110. **Wegeli,** Arch. f. Kinderheilk. **19.** 1. 1896.
111. **Hesse,** Zeitschr. f. klin. Med. **45.** 237. 1902.
112. **Czapski, L.,** Beitrag zur Kenntnis und Behandlung des Coma diabeticum. Inaug.-Diss. Berlin 1913 und Arch. f. exp. Pathol. u. Pharmakol. **77.** 226. 1914.
113. **Magnus-Levy, A.,** Arch. f. exp. Pathol. u. Pharmakol. **42.** 149. 1899.
114. **Lüthje,** Zeitschr. f. klin. Med. **43.** 225. 1901.
115. **Baumgarten,** Arch. f. exp. Path. u. Ther. **2.** 73. 1906 u. **8.** 206. 1911.
116. **Schilling,** Inaug.-Diss. Leipzig 1911.
117. **Roth,** Wien. klin. Wochenschr. **47.** 1864. 1912 und Zeitschr. f. exp. Pathol. u. Ther. **22.** 179. 1921.
118. **Joslin, E. P.,** Arch. of int. Med. **16.** 693. 1915.
119. **Grafe, E.,** Deutsch. Arch. f. klin. Med. **116.** 437. 1914.
120. **Derselbe,** Verh. d. Kongr. f. inn. Med. 249. 1921.
121. **Bürger,** Ther. Halbmonatsh. 622. 1921.
122. **Salomon, H.,** zit. bei **v. Noorden** Nr. 104. 67.
123. **Minkowski, O.,** Med. Klin. Nr. 27. 1031. 1911.
124. **Frank, E.,** Deutsch. med. Wochenschr. 1927. 1913.
125. **Bernstein, A.** und **W. Falta,** Deutsch. Arch. f. klin. Med. **127.** 1. 1918.
126. **Embden** und **Wirth,** Biochem. Zeitschr. **27.** 1. 1910.
127. **Patterson** und **Starling,** Journ. of phys. **47.** 137. 1913.
128. **Cruickshank** und **Patterson,** ebenda 381.
129. **Macleod** und **Pearce,** Am. Journ. of phys. **32.** 184. 1913, ref. Zentralbl. f. Physiol. **26.** 1311. 1913.
130. **Landsberg,** Deutsch. Arch. f. klin. Med. **115.** 465. 1914.
131. **Embden, G.** und **Hagemann,** zit. bei **v. Noorden** Zuckerkrankheit 239. 1917.
132. **Lesser,** Biochem. Zeitschr. **103.** 1. 1920.
133. **Parnas,** ebenda **116.** 89. 1921.
134. **Knowlton** und **Starling,** Lancet **183.** 812. 1912 und Journ. of phys. **45.** 146. 1912.
135. **Maclean** und **Smedley,** Journ. of phys. **45.** 470. 1913.
136. **Forschbach, J.** und **Schäffer,** Arch. f. exp. Pathol. und Pharmakol. **82.** 334. 1918.
137. **Evans, C. L.,** Journ. of phys. **47.** 407. 1913.
138. **Forschbach, J.,** Biochem. Zeitschr. **58.** 339. 1914.
139. **Jacoby, M.,** Deutsche med. Wochenschr. Nr. 16. 1916.
140. **Grafe, E.,** Zeitschr. f. physiol. Chem. **65.** 21. 1910.
141. **Shaffer, Ph.,** Journ. of biol. chem. **49.** 143. 1921.
142. **Isaac, S.,** Verh. d. 31. Kongr. f. inn. Med. 538. Wiesbaden 1914.
143. **Derselbe,** Ther. Halbmonatsh. **35.** 129. 1921.
144. **Laquer, O.,** Verh. d. 33. Kongr. f. inn. Med. 263. 1921.
145. **Hofmeister, F.,** Arch. f. exp. Pathol. u. Pharmakol. **26.** 355. 1891.
146. **Bang, J.,** Der Blutzucker. 57. Wiesbaden, Bergmann 1913.
147. **Barrencheen,** Biochem. Zeitschr. **58.** 303. 1913.
148. **Cruickshank, E. W. H.,** Journ. of phys. **47.** 1. 1913.

149. Lesser, E. J., Ergebn. d. inn. Med. u. Kinderheilk. 16. 279. 1919, ferner Biochem. Zeitschr. 119. 108. 1921.
150. Schmiedeberg, O., Arch. f. exp. Pathol. u. Pharmakol. 90. 1. 1921.
151. Arnoldi, W. und R. Roubitscheck, Deutsche med. Wochenschr. Nr. 8. 250. 1922.

b) Anomalien infolge Störungen in der Funktion der nervösen Zentralorgane.   Allgemeines.

Nach dem Stande unserer heutigen Erkenntnis konnte es sich im vorigen Kapitel in der Hauptsache nur darum handeln, statistisches Material zur Frage, ob und welche innersekretorischen Drüsen einen ausgesprochenen Einfluss auf die Intensität der Verbrennungen haben und in welcher Richtung dieser geht, beizubringen. Entscheidend war dabei der Ausfall recht grober Prüfungen, wie das Studium der experimentell erzeugten oder klinisch gegebenen Ausfallserscheinungen bzw. der Injektion der wichtigsten Drüsenbestandteile. Die wichtige Frage, wie und unter welchen Umständen die Inkrete im gesunden intakten Organismus wirken, bleibt dabei vorläufig noch vielfach in Dunkel gehüllt. Wir können vorläufig nur feststellen, dass eine Regulierung des Gesamtstoff- und Kraftwechsels äusserst wahrscheinlich ist. Des weiteren fragt sich, ob diese supponierten Regulationsorgane eine selbständige Bedeutung haben, oder ob sie ganz oder zum Teil die Vollzugsorgane eines übergeordneten zentralen Regulationsmechanismus darstellen. Dass ein solcher zum mindesten für die Wärmeregulation besteht, kann heute ernstlich nicht mehr bestritten werden, nachdem es gelungen ist, von ganz bestimmten, genau umschriebenen Stellen im Gehirn durch mechanische oder chemische Reize ganz bestimmte Störungen auf dem Gebiete der Temperaturregulierung auszulösen. Erwähnt sei nur das Fieberzentrum von Aronson und Sachs (1) im Corpus striatum, sowie das Wärmezentrum von Isenschmid und Krehl (2) im Tuber cinereum. (Weitere Literatur bei Isenschmid [3] und Freund [4].) Beide liegen in unmittelbarer Nähe der wichtigsten Zentren der sympathischen Innervation (vgl. vor allem Karplus und Kreidl [5]). Von hier aus wird die Blutverteilung, der Wasserhaushalt, insbesondere die Schweissdrüsensekretion sowie der Zuckerstoffwechsel (Aschner [6]) weitgehend beeinflusst, und es ist auch sehr wohl möglich, dass hier ein besonderes Eiweisszentrum liegt, wie Aschner (6), Leschke (7) sowie Brugsch und seine Mitarbeiter (8) es vermuten, ohne dass es aber bisher gelungen ist, es zwingend zu beweisen. Besonderes Interesse hat für uns die Frage, ob es auch ein scharf lokalisierbares Zentrum für den Gesamtstoff- und Kraftwechsel gibt, von dem aus, ähnlich wie mit der Schraube bei der Petroleumlampe die Intensität der Verbrennungen im Organismus, unabhängig von der Temperaturregulierung, hoch oder niedrig eingestellt werden kann. Nach den übereinstimmenden Versuchen von Isenschmid und Krehl (2), sowie Leschke und Schneider (7) scheint das vorläufig nicht der Fall zu sein, doch ist in dieser Frage sicher noch nicht das letzte Wort gesprochen, denn die Beobachtungen von Goltz (9) am gross-hirnlosen Hunde, der trotz gewaltigster Nahrungsaufnahme dauernd ab-magerte, sowie der Nachweis besonderer Bahnen im Rückenmark, nach deren Durchschneidung der Stoffwechsel ansteigt, durch Freund und Grafe (10) zwingen fast zur Annahme eines derartigen Zentrums. Wenn demnach auch vorläufig über die beiden uns vor allem interessierenden Fragen noch keine positiven Angaben gemacht werden können, so sind doch die anderen erwähnten Zentren so scharf und eindeutig lokalisiert, dass der ablehnende Standpunkt von Tigerstedt (11), Luciani (12) und bis zu einem gewissen Grade auch von Jacobi (13) in dieser Frage unhaltbar geworden ist.

Von den innersekretorischen Drüsen sind vor allem die Beziehungen zur Hypophyse schon aus rein räumlichen Gründen so enge, dass es hier nicht einmal überall möglich ist, Störungen der Hypophyse von solchen des Zwischen-hirns zu trennen (vgl. auch S. 275). Erwähnt sei, dass neuerdings auch ana-tomische Beziehungen zwischen vegetativem Oblongatakern und Pankreas von Brugsch, Dresel und Lewy (8) aufgedeckt sind. Die Frage der ner-vösen Beeinflussung von Thyreoidea und Nebennieren wird später noch zu erörtern sein. Abgesehen von den eigentlichen Stoffwechselzentren im Gehirn gehen noch von anderen Stellen wichtige Einwirkungen auf die Intensität der Verbrennungen aus, und zwar vor allem auf dem Umwege über die Musku-latur. Das Verhalten des Stoffwechsels bei der normalen, willkürlichen Muskel-tätigkeit wurde schon in den physiologischen Vorbemerkungen kurz geschildert. Daneben kommen aber Zustände einer abnormen, dem Willen entzogenen Muskelfunktion vor, die durch abnorme Beeinflussungen des Zentralnerven-systems hervorgerufen werden, wie Krampfzustände, Tremoren und Tonus-veränderungen.

Schliesslich sollen in diesem Kapitel auch Einwirkungen auf den Stoff-wechsel besprochen werden, die von Prozessen ausgehen, für die ein ana-tomisches Substrat im Gehirn nicht bekannt ist, die aber zweifellos in naher Beziehung zu diesem Organ stehen; ich meine damit den Einfluss psychischer Vorgänge.

Literatur.

Neueste zusammenfassende Darstellung über das Gesamtgebiet mit sehr reichlicher Literatur bei R. Allers: Nervensystem und Stoffwechsel. Zeitschr. f. ges. Neur. u. Psych. Ref. Teil **19**. 209 u. 321. 1919.

1. Aronson, E., Allgemeine Fieberlehre. Berlin. 1906. (Dort auch die Einzelarbeiten.)
2. Isenschmid, R. und L. Krehl, Arch. f. exp. Pathol. u. Pharmakol. **70**. 109. 1912.
3. Isenschmid, R., Med. Klin. Nr. 7. 1914.
4. Freund, H., Über Wärmeregulation und Fieber. Ergebn. d. inn. Med. u. Kinder-heilk. **22**. 77. 1922.
5. Karplus und Kreidl, Pflügers Arch. **129**. 138. 1909. **135**. 401. 1911. **143**. 109. 1912.
6. Aschner, B., Berl. klin. Wochenschr. **53**. 772. 1916.

7. Leschke, E., Zeitschr. f. exp. Path. u. Ther. 14. 167. 1913 und mit Schneider, ebenda. 19. 58. 1918.
8. Brugsch, Th., K. Dresel und F. H. Lewy, Zeitschr. f. exp. Pathol. u. Ther. 21. 358. 1920 und Zeitschr. f. ges. exp. Med. 25. 262. 1921.
9. Goltz, F., Pflügers Arch. 51. 570. 1892.
10. Freund und Grafe, Pflügers Arch. 168. 1. 1916 und Arch. f. exp. Pathol. u. Pharmakol. 93. 285. 1922.
11. Tigerstedt, R. in Nagels Handb. d. Phys. 1. 557. Vieweg. Braunschweig. 1905.
12. Luciani, Lehrbuch der Physiologie. Übersetzt von Baglioni und Winterstein. 4. 475. 1911.
13. Jacobi und Römer, Arch. f. exp. Pathol. u. Pharmakol. 70. 149. 1912.

1. Der Stoff- und Kraftwechsel nach Ausschaltung der physikalischen und chemischen Wärmeregulation.

Von den Mitteln des gesunden Organismus, seine Temperatur auf dem Optimum, das für den ungestörten Ablauf seiner Lebensvorgänge notwendig ist, konstant zu erhalten, war schon im physiologischen Teile dieser Darstellung die Rede. Die beiden Möglichkeiten, dies entweder durch Variation der Wärmeabgabe oder der Wärmebildung zu tun, sind in Gestalt der dem homoiothermen Organismus eigentümlichen physikalischen und chemischen Wärmeregulation realisiert. In der Regel tritt die physikalische Form zuerst in Aktion, wenn durch starke Abweichungen der Aussentemperatur vom Mittelwert die Temperaturkonstanz gefährdet ist. Je grösser die Tiere sind, desto mehr reicht sie überhaupt aus, so dass der Mensch wohl meist nur sie anzuspannen braucht. Dann bleibt natürlich die Intensität der Verbrennung die gleiche. In dem Masse, wie aber die physikalische Regulation insuffizient wird, und die chemische herangezogen werden muss, stellen sich Abweichungen von der gewöhnlichen Oxydationsgrösse ein. Diese gehen nach unten durch ein Minimum, nach oben durch ein Maximum hindurch. Beide Punkte fallen mit der oberen und unteren Grenze der Leistungsfähigkeit der chemischen Regulation zusammen. Die obere Grenze ist dann erreicht, wenn bei zu starker Abkühlung die Reflexerregbarkeit des Rückenmarks zu sehr abnimmt (Storm van Leeuwen [1]). Zwischen den beiden Grenztemperaturen liegt die Regulationsbreite der Tiere, die je nach Grösse und Behaarung des Organismus sehr verschieden ist und ein feines Reagenz auf die Leistungsfähigkeit des Gesamtapparates darstellt. Überschreitung der unteren Grenze durch zu hohe Aussentemperaturen bedeutet Überhitzung, der oberen durch zu niedrige Umgebungswärme Unterkühlung. Dieser feine und komplizierte Einstellungsapparat ist an die Intaktheit des Nervensystems gebunden. Er geht verloren, wenn das Hirn von frontal bis zum Tuber cinereum abgetragen wird (Isenschmid und Krehl [2], Isenschmid und Schnitzler [3], Citron und Leschke [4]). Auf den Mechanismus der Wärmeregulation brauche ich hier nicht näher einzugehen, da darüber aus jüngster Zeit ausgezeichnete, zusammenfassende Darstellungen von Barbour (Z) und Freund (Z) vorliegen.

Erwähnt sei hier nur, dass im Zwischenhirn das schon erwähnte Wärmezentrum durch Reize, die ihm von der Peripherie zufliessen, in Tätigkeit gesetzt wird. Dies scheint sowohl auf reflektorischem Wege über das Zentralnervensystem zu geschehen, wie durch direkte Erregung infolge geringer Veränderungen der Bluttemperatur. Wie die schönen Untersuchungen vor allem aus H. H. Meyers Institut von Barbour (5) und Hashimoto (6) dargetan haben, wirkt am Zentrum angreifende Wärme als Narkotikum mit konsekutiver Herabsetzung der Körpertemperatur, Kälte dagegen als Reizmittel mit folgender Steigerung der Oxydationen. Neben dem eigentlichen Wärmezentrum postuliert H. H. Meyer (7) auf Grund von Reizversuchen noch ein besonderes antagonistisch wirkendes Kühlzentrum, für das aber ein anatomisches Substrat vorläufig noch fehlt. Vielleicht bestehen hier Beziehungen zu besonderen Zentren für die physikalische und chemische Wärmeregulation, deren Bahnen sich im Rückenmark trennen lassen, aber ein Beweis für deren Existenz steht noch aus. Von den geschilderten Zentren laufen die erregenden oder hemmenden Impulse durch das Rückenmark abwärts, ob die ersteren nur auf sympathischen, die letzteren nur auf parasympathischen Bahnen, wie Dresel (8) das neuerdings schematisch annimmt, ist vorläufig wohl noch nicht entschieden. Nach H. H. Meyers Vorstellung (9) fliessen diese Stoffwechselimpulse den Organen nicht direkt zu, sondern gehen sämtlich zur Schilddrüse, die je nach Bedarf ein Kühl- oder Heizhormon in den Kreislauf schicken soll. Gemeint sind damit wohl nicht zwei verschiedene Stoffe, sondern verschiedene Konzentrationen des Thyroxins. Nach später noch zu besprechenden Untersuchungen ist diese hauptsächlich auf Mansfelds (10) und seiner Mitarbeiter Untersuchungen aufgebaute Hypothese von der entscheidenden Bedeutung der Schilddrüse für die Wärmeregulation nicht mehr haltbar, denn es ist bewiesen, dass die chemische Wärmeregulation auch beim schilddrüsenlosen Hunde gut funktioniert.

Eine anatomische und funktionelle Trennung der chemischen und physikalischen Wärmeregulation ist vorläufig nur im Rückenmark möglich. Für die Ausschaltung der einen oder anderen Form ist entscheidend, an welcher Stelle die zur Peripherie ziehenden Bahnen im Rückenmark unterbrochen werden. Pflüger und seine Schüler (11) hatten schon die wichtigste Tatsache beobachtet, nämlich dass Halsmarkdurchschneidung Warmblüter poikilotherm macht, auch eigentümliche Überhitzungserscheinungen, die Naunyn und Quincke (12) an Halsmarktieren sahen, wiesen auf eine besondere Rolle dieses Rückenmarkteils für die Wärmeregulation hin, aber erst die systematischen Arbeiten von Graf Schönborn (13), Freund und Strassmann (14), sowie Freund und Grafe (15) aus der Krehlschen Klinik haben die topographischen Verhältnisse und die Stoffwechselwirkung klargestellt. Danach liegt die kritische Stelle für die Abtrennung der Bahnen der beiden Arten von Wärmeregulation im untersten Halsmark. Während eine Durchschneidung der beiden obersten Brustsegmente nur die physikalische Regulation ausschliesst, ändert sich sprunghaft die Wirkung, wenn der Schnitt nur 1 bis 2 Segmente höher (6.—7. Halssegment) gelegt wird. Dann wird auch die chemische Wärmeregulation ganz oder fast ganz ausgeschaltet. Wie Freund (16) zeigte, tritt der gleiche Effekt ein, wenn Brustmarkdurchschneidung mit Vagusdurchtrennung unterhalb des Zwerchfells kombiniert wird. Der Verlust der chemischen Wärmeregulation äussert sich nicht nur in einer gewaltigen Einengung der Regulationsbreite auf nur 2—3 Grade, sondern auch im Verlust der Fieberfähigkeit.

Das Verhalten des Gesamtstoffwechsels und des Eiweissumsatzes nach Ausschaltung der beiden Formen der Wärmeregulation haben Freund und Grafe (15) sowie Isenschmid (17) eingehend untersucht. Dabei zeigte sich, wie es zu erwarten war, dass nach Ausschaltung der physikalischen Art durch hohe Brustmarkdurchschneidung die chemische Wärmeregulation ganz besonders stark angespannt ist. Das hängt nicht nur damit zusammen, dass keine Einschränkung der Wärmeabgabe mehr eintreten kann, sondern dass die Lähmung der Hautvasomotoren offenbar, wenigstens zu Anfang, im Zustande starker Erweiterung eingetreten ist. Um die so eintretenden erheblichen Wärmeverluste zu kompensieren, bzw. zu überkompensieren ist eine gewaltige Steigerung der Verbrennungen nötig. Beim Kaninchen, das wegen seines ungünstigen Verhältnisses von Oberfläche zu Inhalt besonders starken Verlusten ausgesetzt ist, beträgt sie bis zu 100%, während bei Hunden die Zahlen nur selten über 50% hinausgehen, immerhin wurde auch hier einmal die Zahl von 100% etwas überschritten. Sämtliche Versuche wurden im Hungerzustand angestellt. Dabei wurde im Thermostatenrespirationsapparat die Aussentemperatur nur so weit variiert, dass die Körpertemperatur ganz konstant blieb. Ändert sich auch diese, so kommt ein neuer, nicht genau zu übersehender Faktor in die Rechnung hinein, der exakte Vergleiche nicht mehr ermöglicht. Die respiratorischen Quotienten lagen bei Hunden stets zwischen 0,7—0,8, je nach der Dauer des Hungers, meist zwischen 0,70 bis 0,74, nur beim Kaninchen, bei dem infolge langsamer Resorption vom Darm aus noch längere Zeit Kohlenhydrate zur Verbrennung kommen, gingen die Zahlen manchmal über 0,8 hinaus. Für qualitative Anomalien des Stoffwechsels besteht mithin hier kein Anhaltspunkt.

Letzteres gilt auch für den Stoffwechsel nach Ausschaltung der chemischen Wärmeregulation durch Halsmarkdurchschneidung. Dagegen ist hier das Verhalten der Intensität der Wärmeproduktion anders als beim Brustmarktier. Sind in letzterem Falle die Oxydationen ausnahmslos und meist recht erheblich gesteigert, so gehört dergleichen beim Halsmarktier zu den Ausnahmen. Häufig sind die Werte vor und nach der Operation annähernd gleich, manchmal liegen sie auch nachher deutlich tiefer, nur einmal kam es zu einer grösseren Steigerung, doch scheint gerade hier die Ausschaltung der chemischen Regulation nicht völlig gelungen zu sein. Der Ausfall in den Einzelversuchen wird am besten durch die Tabelle 28 demonstriert:

Tabelle 28. Übersicht über das Verhalten der Wärmeproduktion nach Halsmarkdurchschneidung nach Freund und Grafe (15).

Versuchstier	Gesamt-Kalorien		Kalorien pro kg		Kalorien aus mehrverbranntem Eiweiss pro kg
	normal	nach Halsmark-durch-schneidung	normal	nach Halsmark-durch-schneidung	
HF₂	490	724	37	53	ca. 10
Flora	807	732	55	65	ca. 12
Tommy	903	683	54	54	0
Strick	661	778	46	66	ca. 6
Ida	489	454	50	57	ca. 4
Bella	548	504	48	48	ca. 6
Hermine	534	865	41	70	ca. 3
Durchschnitt:	633	677	47	59	ca. 6

Im Durchschnitt resultiert demnach eine geringe Steigerung, die bei Beziehung auf das Körpergewicht der während des Hungers ständig abnehmenden Tiere noch stärker zum Ausdruck kommt. Erwähnenswert ist, dass auch beim Halsmarktiere das Wärmeregulationsvermögen nicht immer so vollkommen erloschen ist, dass bei Erniedrigung der Umgebungstemperatur keine Spur von Gegenregulation mehr erkenntlich wäre. Vereinzelt kamen Steigerungen bis 25°/₀ vor, ohne dass aber das Sinken der Körpertemperatur dadurch ganz verhütet wurde. Möglicherweise hängt das mit Zitterbewegungen der nicht mitgelähmten Vorderbeinmuskulatur zusammen. (Weitere Diskussion bei Freund und Grafe, letzte Arbeit.) Über den Kraftwechsel bei Ausschaltung der chemischen Wärmeregulation im Gehirn liegen nur wenig Beobachtungen vor. Grafe fand an Hypothalamustieren von Isenschmid und Krehl (2) keine Abweichungen gegenüber dem Verhalten vor dem Eingriff. Ebensowenig war das der Fall in den Untersuchungen von Leschke und Schneider (18) nach Zwischenhirnstich.

Sehr charakteristisch ist der Einfluss der beiden Hauptstoffwechselreize, Nahrungsaufnahme und Arbeit, beim Tier ohne chemische Wärmeregulation. Die Erhöhung des Gesamtumsatzes ist etwa die gleiche wie in der Norm. Während aber hier die Körpertemperatur, von ganz besonderen Umständen abgesehen, stets normal bleibt, fehlt dem Halsmarktiere die Möglichkeit, den Wärmezuwachs einzusparen oder sich rasch seiner zu entledigen. Infolgedessen kommt es zur Überhitzungshyperthermie (Freund und Grafe [15]). Das Wesen der spezifisch dynamischen Wärmeentwicklung Rubners tritt hier also in einer besonders sinnfälligen Form in die Erscheinung. Auch vermehrte Bewegungen der Tiere erhöhen die Temperatur. Hári (19) hat den Einfluss von Halsmark- und Brustmarkdurchschneidungen am curarisierten und künstlich geatmeten Hunde untersucht und ist da zu anderen Resultaten gekommen als Freund und Grafe. Beim Halsmarktier sank der O_2-Verbrauch um 20—30% ab, während Durchtrennung des sechsten Brustsegmentes des Lendenmarks oder einer Hälfte des Halsmarks ohne Einfluss blieben. Die Erniedrigung des Stoffwechsels beim Halsmarktiere wird auf den erniedrigten Blutdruck und dadurch bedingte Blutstauung im Splanchnikusgebiet zurückgeführt. Nach Adrenalininjektion stieg der Sauerstoffverbrauch wieder an. Der ganz andere Ausfall dieser Versuche ist ohne weiteres verständlich, da hier die Respirationsuntersuchungen für kurze Zeit im unmittelbaren Anschluss an die Operation, also bei voller Schockwirkung und vor Eintritt eines spinalen Vasomotorentonus angestellt wurden, während sie bei Freund und Grafe absichtlich zur Vermeidung dieser Komplikation frühestens 24 Stunden später begannen und viele Tage lang fortgesetzt wurden.

Am stärksten machte sich die Einwirkung der medullären Ausschaltung der Wärmeregulationsarten beim Eiweissstoffwechsel geltend, und zwar in einer für jede Form charakteristischen Weise. Am deutlichsten geht das aus der folgenden kleinen Tabelle 29 der letzten Arbeit von Freund und Grafe (15) hervor.

Tabelle 29. Übersicht über die Grösse des Eiweissumsatzes und dessen Beteiligung am Gesamtstoffwechsel.

Durchschnittswerte aus:	Durchschnitt für N pro kg u. Tag g	Durchschnitt für Kalorien aus Eiweiss in % der Gesamtkalorienproduktion
10 Normalversuche	0,27 g	13,7 %
8 Brustmarkdurchschneidungsversuche	0,39 g	12,4 %
10 Halsmarkdurchschneidungsversuche (12)	0,54 g (0,50)g	23 % (21) %
7 Halsmarkdurchschneidungsversuche in den ersten 10 Hungertagen	0,64 g	25 %
5 Halsmarkdurchschneidungsversuche vom 10.—28. Hungertage	0,44 g	19 %

Hier sind die Durchschnittswerte für die N-Ausscheidung sämtlicher 40 Hungerversuche pro Kilogramm und gleichzeitig die prozentuale Beteiligung des Eiweisses am Gesamtstoffwechsel berechnet. Es ergibt sich nach Ausschaltung der physikalischen Regulation ein Anstieg der Eiweissverbrennung um 44% (von 0,27 auf 0,39 g N pro Kilogramm). Es entspricht das ungefähr der Steigerung, die auch der Gesamtstoffwechsel erfahren hat und steht in Übereinstimmung mit einer älteren Angabe Rubners (20), der beim gefütterten, nervenintakten Tier diesen Parallelismus zwischen Wärmeproduktion und Eiweissumsatz bei der chemischen Wärmeregulation zuerst feststellte. Dementsprechend ist auch die Beteiligung des Eiweisses am Gesamtstoffwechsel beim Brustmarktier annähernd die gleiche wie im normalen Hunger (12,4% gegenüber 13,7%).

Prinzipiell anders gestalten sich die Dinge nach Verlust auch der chemischen Wärmeregulation. Hier steigt der Eiweissumsatz gewaltig an, im Durchschnitt auf das Doppelte. Am deutlichsten tritt das in die Erscheinung, wenn man die ersten Hungertage beim Normaltier und nach Halsmarkdurchtrennung miteinander vergleicht. Hier beträgt die Spannung 0,27 zu 0,64 g. In einzelnen Versuchen finden sich sogar Steigerungen um das 3—4fache gegenüber der Periode vor der Operation. Das gleiche Verhalten zeigt sich auch, wenn die chemische Wärmeregulation rein chemisch nach Gottlieb durch Morphin und Antipyrin ausgeschaltet wird (Freund [21]).

Diese Ausschläge sind so gewaltig, dass hier offenbar tiefgreifende Änderungen in der Regulation des Eiweissstoffwechsels eingetreten sein müssen. Freund und Grafe nehmen daher an, dass nervöse Bahnen, welche dämpfend auf den Eiweissverbrauch im Körper einwirken, mit der Halsmarkdurchschneidung unterbrochen sind, so dass nun die Eiweissverbrennung auf eine Höhe hinaufschnellt, die in mancher Hinsicht an das Verhalten niederer poikilothermer Tiere erinnert, bei denen der Hauptteil der Energieproduktion durch Eiweissverbrennung gedeckt wird (Literatur bei Freund und Grafe [15]). Zentrale Stoffwechselhemmungen sind schon früher vermutet, so von Claude Bernard, Naunyn und Quincke u. a. [vgl. Freund (Z)], aber bisher nie bewiesen worden. Immerhin sprach auch die interessante Feststellung Nakamuras[1]), dass der Sauerstoffverbrauch des Muskels nach völliger Nervendegeneration 5—7 mal grösser ist wie vorher, für den hemmenden Einfluss der Nerven.

Der Nachweis der geschilderten Regulationsbahnen, die weiter oben im Gehirn doch irgendwo einen bisher noch unbekannten Ursprung haben müssen, ist darum von besonderem Interesse, weil er für manche Eigentümlichkeiten des Eiweissstoffwechsels unter pathologischen Verhältnissen eine einfache Erklärung bietet.

Charakteristisch für die Ausschaltung dieser Regulationsbahnen ist, dass nun eine vollkommene Dissoziation zwischen Gesamtstoffwechsel und Eiweissumsatz, die beide noch bei Ausschaltung der physikalischen Wärmeregulation weitgehend miteinander parallel gingen, eintritt. Es kommt das darin zum Ausdruck, dass die Beteiligung des Eiweisses am Gesamtstoffwechsel durch-

---

[1]) Journ. of phys. **55**. 100. 1921.

schnittlich fast auf das Doppelte ansteigt, in einzelnen Versuchen an Kaninchen sogar noch beträchtlich höher. Durch reichliche Kohlenhydratgaben lässt sich dieser hohe Eiweissverbrauch erheblich herabdrücken, obwohl es dabei zu Hyperthermie kommt. Die merkwürdige Einschränkung durch das sonst stoffwechselsteigernd wirkende Adrenalin wurde schon an anderer Stelle (S. 311) erwähnt.

Eigentümlich ist, dass die zentrale Ausschaltung der chemischen Wärmeregulation durch Zwischenhirnstich bei Leschke und Schneider (18) keine Steigerung des Eiweissumsatzes zur Folge hatte, sondern eher eine Herabsetzung. Ob das in der Ungleichmässigkeit der Ernährung in diesen Versuchen begründet liegt oder vielleicht in der Unvollständigkeit des Eingriffs — ein Schnitt setzt immer radikalere Zerstörungen und Durchtrennungen als ein Stich — oder ob hier ein prinzipieller Unterschied gegenüber den Rückenmarkstieren vorliegt, kann nur durch weitere Untersuchungen entschieden werden. An den Tieren von Isenschmid und Krehl (2) wurden keine N-Bestimmungen vorgenommen.

Die auffallende Steigerung des Eiweissumsatzes bei Halsmarktieren wirft eine Reihe von Fragen auf, von denen nur die beiden wichtigsten hier erörtert werden sollen. An welchen Stellen findet die Mehrverbrennung von Eiweiss statt, und warum wirken hohe Brustmark- und tiefe Halsmarkdurchschneidungen, obwohl die Schnittstellen nur durch 1—2 Segmente getrennt sind, so prinzipiell verschieden auf den Eiweissumsatz ein? Beides gehört anscheinend zusammen. Massgebend sind die anatomischen Verhältnisse. Der nächstliegende Gedanke an eine Schädigung der Schilddrüse muss fallen gelassen werden, weil nach den Untersuchungen von Hildebrand (22) bei der Ratte, Grafe und v. Redwitz (23), sowie Isenschmid (24) bei Hunden und Kaninchen die Schilddrüse für das Zustandekommen der chemischen Wärmeregulation durchaus entbehrlich ist. Auch das Auftreten des Wärmestichfiebers ist beim Kaninchen nicht an das Vorhandensein der Schilddrüse geknüpft (Asher und Nyffenegger [25]). Viel wahrscheinlicher ist, dass die geschilderten Regulationsbahnen im untersten Halsteil das Rückenmark verlassen und in noch unbekanntem Verlauf zur Leber führen. In diesem Organe sind von Berg (26), Stübel (27) und Junkersdorf (28) teils anatomisch, teils chemisch und pharmakologisch Eiweissdepots ganz analog den Glykogendepots nachgewiesen. Während aber die zentralen Bahnen für den Kohlenhydratstoffwechsel der Leber fördernde Impulse zuführen, scheinen die zentralen Einflüsse für den Eiweissstoffwechsel hemmender Natur zu sein. Schon aus Untersuchungen von Freund (29) ergaben sich gewisse Zusammenhänge zwischen Leberinnervation und chemischer Wärmeregulation. In jüngster Zeit machten dann Kestner und Plaut (30) die Angabe, dass Hunde nach Entnervung der Leber die Fähigkeit zur chemischen Wärmeregulation völlig verlieren. Auch J. Lefèvre (31) ist im Gegensatz zu Magne

(32), welcher die Regulation vor allem in die Muskeln verlegen will, der Ansicht, dass die Leber für die Wärmeregulation eine sehr wichtige Rolle spielt. Die Vorstellung von der entscheidenden Bedeutung der Leber für die Steigerung des Eiweissumsatzes beim Halsmarktier bekommt dadurch eine weitere Stütze, dass Freund (33) neuerdings nach Halsmarkdurchschneidung eine Zunahme des nicht koagulablen Stickstoffs in der Leber feststellen konnte.

Für die menschliche Pathologie hat die totale Ausschaltung der Wärmeregulation nur ein untergeordnetes Interesse, da Störungen dieser Art (meist durch Verletzungen) nur sehr selten vorkommen und dann meist rasch zum Tode führen (vgl. die Lehrbücher der Neurologie). Ich sah im Felde zweimal Halsmarkschüsse mit Poikilothermie, die beide Male am vierten Tage nach der Verletzung starben. Stoffwechselversuche sind an derartigen Kranken nicht angestellt worden. Weniger starke Schädigungen ohne totale Unterbrechung der Bahnen führen oft zu hohem Fieber, das in seiner Genese offenbar dem experimentell von Naunyn und Quincke (12) beobachteten entspricht.

Literatur.

Neuere Zusammenfassungen:

Barbour, Henry G., The heat regulating mechanism of the body. Physiol. Reviews I. Nr. 2. 295. 1919.

Freund, H., Über Wärmeregulation und Fieber. Ergebn. d. inn. Medizin u. Kinderheilkunde. 22. 77. 1922.

1. Storm van Leeuwen, Pflügers Arch. 165. 37. 1916.
2. Isenschmid, R. und L. Krehl, Arch. f. exp. Pathol. u. Pharmakol. 70. 109. 1912.
3. Isenschmid, R. und Schnitzler, ebenda 76. 202. 1914.
4. Citron, J. und R. Leschke, Zeitschr. f. exp. Pathol. u. Ther. 14. 379. 1913.
5. Barbour, H. Gr., Arch. f. exp. Pathol. u. Pharmakol. 70. 1. 1912.
6. Hashimoto, M., ebenda 78. 370. und 394. 1915.
7. Meyer, H. H., Verh. d. Kongr. f. inn. Med. 15. 1913.
8. Dresel, K., Die Erkrankungen des vegetativen Nervensystems in Kraus-Brugsch spez. Pathol. u. Ther. inn. Krankheiten. Sonderabdr. 1922.
9. Meyer, H. H., Die Naturwissenschaften. 8. 751. 1920.
10. Mansfeld, G., Zentralbl. f. Physiol. 27. 267. 1915. Pflügers Arch. 161. 399. 1915 (mit Ernst) und ebenda 184. 281. 1920 (mit v. Pap)
11. Pflüger, E., Pflügers Arch. 18. 247. 1878 (dort die ältere Lit.) und 21. 361. 1880 (mit Velten).
12. Naunyn und Quincke, Reichert und Du Bois's Arch. 1869.
13. Schönborn, Graf, Zeitschr. f. Biol. 56. 209. 1911.
14. Freund und R. Strassmann, Arch. f. exp. Pathol. u. Pharmakol. 69. 12. 1913.
15. Freund, H. und E. Grafe, ebenda 70. 135. 1913. Deutsch. Arch. f. klin. Med. 121. 36. 1916. Pflügers Arch. 168. 1. 1917. Arch. f. exp. Pathol. u. Pharmakol. 93. 285. 1922.
16. Freund, H., Arch. f. exp. Pathol. u. Pharmakol. 72. 295. 1913.
17. Isenschmid, R., ebenda 85. 271. 1920.
18. Leschke, E. und E. Schneider, Arch. f. exp. Pathol. u. Ther. 19. 58. 1917.
19. Hári, P., Biochem. Zeitschr. 89. 304. 1918.
20. Rubner, M., Ges. d. Energ.-Verbr. bei d. Ernähr. 172. 1902.
21. Freund, H., Arch. f. exp. Pathol. u. Pharmakol. 88. 216. 1920.

22. Hildebrandt, H., ebenda **90**. 330. 1921.
23. Grafe, E. und E. v. Redwitz, Zeitschr. f. physiol. Chem. **119**. 125. 1922.
24. Isenschmid, R., Med. Klin. Nr. 7 u. 8. 1922.
25. Asher und Nyffenegger, Biochem. Zeitschr. **121**. 41. 1921.
26. Berg, Biochem. Zeitschr. **61**. 428. 1914.
27. Stübel, Pflügers Arch. **185**. 74. 1920.
28. Junkersdorf, **186**. 238. 254 und **187**. 269. 1921.
29. Freund, H., Arch. f. exp. Pathol. u. Pharmakol. **76**. 311. 1914.
30. Plaut, R., Zeitschr. f. Biol. **76**. 183. 1922.
31. Lefèvre, J., Cpt. rend. de soc. de biol. **77**. 337 u. 370. 1914.
32. Magne, H., Journ. de phys. et path. **16**. 337 u. 343. 1914 und **17**. 912. 1918.
33. Freund, H., Verh. d. Ges. deutsch. Naturf. u. Ärzte Leipzig 1922.

2. Der Stoffwechsel im Fieber.

Gegenüber dem völligen Ausfall der Wärmeregulation ist eine partielle Schädigung dieses Mechanismus auch für die menschliche Pathologie von grosser Bedeutung, nämlich das Fieber. Fieber ist an und für sich ein Symptom, das beim Menschen so gut wie nie isoliert vorkommt, sondern meist verquickt ist mit einer Fülle anderer meist koordinierter Erscheinungen, die durch die gleiche Ursache, meist wohl eine Infektion, ausgelöst werden. Für die vorliegende Betrachtung empfiehlt es sich aber, wie es auch Freund (Z) in seinem Referat getan hat, von diesen Begleiterscheinungen, die auf das Verhalten des Stoffwechsels anscheinend ohne stärkeren Einfluss sind, zunächst zu abstrahieren und die Schädigung der wärmeregulierenden Apparate isoliert ins Auge zu fassen. Über die Definition des Fiebers herrscht heute weitgehende Übereinstimmung. Die alte Auffassung Liebermeisters (1) hat sich unbeschränkt durchgesetzt. H. H. Meyer (Z) und Krehl (Z) haben ihr eine exaktere und biologisch richtigere Formulierung gegeben, wenn sie als Charakteristikum des Fiebers eine gesteigerte Erregung und Erregbarkeit, sowie eine höhere Tonuslage der wärmeregulierenden Apparate ansehen. Wenn Fröhlich (2) von einer reizbaren Schwäche des Wärmezentrums spricht, so kommt das im Grunde auf das gleiche heraus. Der veränderte Funktionszustand des Zentrums äussert sich in einer Erhöhung der Körpertemperatur. Doch ist nicht dieser Endeffekt das entscheidende Merkmal des echten Fiebers, sondern die zentrale Störung. Demgemäss gehört das sogenannte Überhitzungsfieber, das lediglich durch Wärmestauung infolge Behinderung der Wärmeabgabe bei intakten Zentralapparaten zustande kommt, nicht hierher. Es kann nur herangezogen werden, wenn man erfahren will, wie die Temperaturerhöhung als solche auf den Stoffwechsel wirkt. Später wird noch in anderem Zusammenhang davon die Rede sein (vgl. S. 379).

Aus der angegebenen Definition ergibt sich von selbst, dass es sich im Fieber im wesentlichen um eine zentral bedingte Verschiebung der Einstellungslage handelt; dem Organismus stehen nach wie vor die Mittel der physikalischen und chemischen Regulierung zu Gebote, wenn auch in quantitativ geringerem Ausmasse als in der Norm.

Das schon oben kurz gekennzeichnete Wärmezentrum im Tuber cinereum ist nicht nur gegenüber thermischen, sondern auch mechanischen und chemischen Reizen äusserst empfindlich. So entsteht durch Einstich das von Aronson und Sachs (3) zuerst näher studierte Wärmestichfieber. Stark ist die Einwirkung bekannter Pharmaka. Fiebermachende Mittel haben anscheinend hier ihren ersten Angriffpunkt. Jedenfalls ist das durch die Versuche von Cloetta und Waser (4) für das Tetrahydro-β-Naphthylamin sehr wahrscheinlich gemacht. Am wichtigsten sind aber die Toxine der Bakterien, sowie deren Stoffwechselprodukte, meist wohl Eiweissabbaustoffe. Durch parenterale Verdauung körperfremden Eiweisses kommt es zu einer Umstimmung und Erregbarkeitssteigerung sämtlicher Körpergewebe. Für die Leber haben das vor allem Hashimoto und Pick (5) (dort auch die ältere Literatur) nachgewiesen, für das Wärmezentrum die Reizversuche von Hashimoto (6) sehr wahrscheinlich gemacht. Das Wärmezentrum nimmt demgemäss hier keine Sonderstellung ein. Es reagiert nur feiner und empfindlicher und in einer besonders charakteristischen und sinnfälligen Weise. Welcher Art diese reizenden, umstimmenden Eiweissabbauprodukte sind, und ob es sich stets um den gleichen Stoff handelt, ist vorläufig noch unklar und soll hier nicht näher erörtert werden (Literatur bei Friedberger [7]). Sicher ist nur, dass die alte, von ihren Autoren selbst verlassene Albumosentheorie von Krehl und Matthes (8) in neuzeitlicher Gewandung wieder auferstanden ist.

Prinzipielle Unterschiede zwischen den auf verschiedenen Wegen erzeugten Fiebern bestehen nicht. Stich, Infektionen, Gifte oder auch Kochsalz greifen alle an derselben Stelle an und haben im Grunde den gleichen Mechanismus, höchstens bestehen geringe quantitative Unterschiede hinsichtlich der Einwirkung auf den Stoffwechsel.

α) Das Verhalten der Wärmeproduktion.

Theoretisch bestehen zwei Möglichkeiten für das Zustandekommen einer erhöhten Körpertemperatur; entweder nimmt bei gleichbleibender Wärmebildung die Wärmeabgabe ab, dann würde vorwiegend eine Störung der physikalischen Wärmeregulation vorliegen, oder es steigt die Energieproduktion, ohne dass das Plus an Wärme durch eine kompensatorische Anspannung der physikalischen Wärmeregulation, wie bei Muskelarbeit oder bei der spezifisch-dynamischen Wirkung der Nahrung, nach aussen abgegeben wird. In diesem Falle würde die Schädigung beide Mechanismen betreffen. Welchen Weg der Organismus im Fieber beschreitet, kann nur durch kalorimetrische oder respiratorische Untersuchungen im Einzelfall entschieden werden.

αα) Im experimentellen Fieber der Tiere.

Zu dieser Frage liegen vor allem aus der älteren Literatur eine grosse Reihe von Untersuchungen vor, deren Brauchbarkeit durch wechselnde Vollkommenheit der Technik und Versuchsanlage allerdings sehr verschieden zu bewerten ist. Hier kann es sich nur darum handeln, die wichtigsten und methodisch besten Arbeiten und den Wandel der Anschauungen kurz zu skizzieren, im übrigen sei auf die reichlichen Literaturangaben in den zusammenfassenden Darstellungen von Liebermeister (1) (Literatur bis 1875), Kraus (Z) und Richter (Z) verwiesen. Die ersten Untersucher fanden übereinstimmend eine Steigerung des Umsatzes und neigten sogar vielfach zur Ansicht, dass diese vermehrte Stoffzersetzung die Ursache der Temperaturerhöhung sei. Unter der Einwirkung der bekannten Untersuchungen von Senator (9) schlug dann die Auffassung in das Gegenteil um. Senator (9) kam auf Grund respiratorisch-kalorimetrischer Untersuchungen zu der Überzeugung, dass die Intensität der Verbrennungen nicht sicher gesteigert sei, sondern dass das Wesen des Stoffwechsels im Fieber in einer anderen Verteilung der Nährstoffe beruhe, in dem mehr Eiweiss, dagegen weniger Fett verbrenne. Seine Untersuchungen sowie deren Schlussfolgerungen können aber nicht mehr den heutigen Ansprüchen an Exaktheit der Technik genügen. Insbesondere fällt die oft vorhandene, weitgehende Divergenz der gefundenen Werte für die Kalorienproduktion und die Kohlensäureabgabe auf, die der Natur der Sache nach unmöglich ist. Unter diesen Umständen haben diese damals epochemachenden Versuche heute in vieler Beziehung nur historisches Interesse. Es bleibt aber ihr grosses Verdienst, mit der irrigen Anschauung, das Fieber sei die Folge der vermehrten Wärmebildung, endgültig aufgeräumt zu haben. Aus späterer Zeit sind vor allem Versuche von May (10), Nebelthau (11), Krehl und Matthes (12), sowie Stähelin (13) zu erwähnen, welche der älteren Auffassung von der Stoffwechselsteigerung im Fieber wieder zum Siege verhalfen. R. May (10) arbeitete mit Kaninchen, die mit Schweinerotlauf infiziert wurden, und beobachtete am Hungertier stets deutliche, aber erst am zweiten Fiebertage in die Erscheinung tretende Erhöhungen, die allerdings $28\,^0/_0$ im ganzen und $4,8\,^0/_0$ pro Kilogramm nicht überschritten. Die Mehrung betraf hauptsächlich den Eiweissumsatz, daneben aber auch meist die Fettverbrennung. Nebelthau (11) fand bei kalorimetrischen Untersuchungen beim Hungerkaninchen eine deutliche Vermehrung von Wärmeabgabe und Kohlensäurebildung, nur im Fieberanstieg war vorübergehend hin und wieder eine Verminderung da. Krehl und Matthes (12) sahen bei fiebernden Meerschweinchen in einem Rubnerschen Kalorimeter geringe Erhöhung der Wärmebildung im Fieberanstieg, auf der Höhe des Fiebers meist sehr deutliche, bis $60\,^0/_0$ hinaufgehende, im Mittel $19\,^0/_0$ betragende Steigerungen, ohne dass ein Parallelismus zur Höhe der Temperatur bestand. Zu

prinzipiell dem gleichen Resultate kamen Stähelins (13) Versuche am ge-
fütterten, mit Naganatrypanosomen infizierten Hunde. Hier entstand ein
langdauerndes, unregelmässiges, nicht sehr hohes Fieber. Die Steigerung der
Verbrennungen gegenüber der Norm betrug an den Tagen mit höchstem
Fieber 44,9 bzw. 89,4%, an der Mehrverbrennung beteiligt sich Fett und
Eiweiss in annähernd gleicher Menge wie in der Vorperiode bei gleichem
Futter. Genau das Gleiche fand R. Hirsch (14) in kalorimetrischen Versuchen bei der gleichen Fieberart. Ich selbst habe in zahlreichen unveröffentlichten Fieberversuchen an Hunden und Kaninchen mit Heuinfus und
Bac. suipestifer niemals eine Steigerung der Wärmeproduktion vermisst [vgl.
auch die Versuche in den Arbeiten von Freund und Grafe (15), sowie Grafe
und v. Redwitz (16)], halte aber eine Mitteilung auch an dieser Stelle für
überflüssig, da sie nur Bestätigungen der übereinstimmenden Versuche der
letzten Jahrzehnte darstellen. Die Erhöhungen gingen auch in meinen Fällen
nie über 50% hinaus, bewegten sich meist zwischen 20—30% und wurden
besonders bei kleinen Hungertieren mit der Dauer des Fiebers geringer, was
zum Teil auf die Einschränkung des Stoffwechsels infolge Unterernährung
zurückzuführen ist. Nach den übereinstimmenden Angaben von Aronson
und Sachs, Richet, Richter, Gottlieb, Schultze und R. Hirsch (17)
(hier auch die ältere Literatur) ist auch im Wärmestichfieber die Wärmeproduktion stets gesteigert. Das Gleiche gilt für das genetisch ganz verschiedene Fieber nach Injektion von physiologischer Kochsalzlösung, Ringer-
und Zuckerlösung, sowie Adrenalin [Verzár (18), Grafe und Freund (19)].
Aus neuerer Zeit sind mir nur zwei Arbeiten bekannt, bei denen ein Anstieg
der Verbrennungen im Fieber vermisst wurde.

In dem einen Falle handelte es sich um eine Mitteilung von R. Hirsch (17)
über den Einfluss des Chinins auf Temperatur und Stoffwechsel des mit Try-
panosomen infizierten Tieres. Die Verfasserin glaubt aus ihren Untersuchungen
schliessen zu können, dass das Chinin die Temperatur unbeeinflusst lässt,
dagegen den Umsatz auf normale Werte herabdrückt. Freund (Z) hat schon
darauf aufmerksam gemacht, dass für denselben Tag ganz verschiedene Temperaturangaben gemacht werden, und dass damit die Zuverlässigkeit der
kalorimetrischen Berechnungen sehr in Frage gestellt ist. Unter diesen Umständen hält man sich am besten an die Ergebnisse der direkten Sauerstoffbestimmungen, wie sie in der Tabelle auf S. 46 der Arbeit (17) niedergelegt
sind. Dann aber kommt man, wenn man überhaupt aus den ausserordentlich
stark schwankenden Zahlen irgendwelche Schlüsse ableiten will, zu den entgegengesetzten Resultaten wie R. Hirsch. Die verabfolgten Chinindosen
haben einen sehr wechselnden Effekt. Da, wo aber die Temperatur wie am
22. bis 23. III. und 1. bis 2. IV. deutlich erniedrigt wurde, fand sich auch
stets eine Herabsetzung der Wärmeproduktion, in keinem einzigen Falle ist
nur der Sauerstoffverbrauch beeinflusst. Entgegen Hirschs eigenen Schlüssen

werden also Temperatur und Wärmeproduktion immer gleichsinnig beeinflusst, wie es nach den vorher zitierten Arbeiten zu erwarten war. Von einer Ausnahme kann hier also ernstlich nicht die Rede sein. In einer zweiten Arbeit gemeinsam mit Leschke glaubt R. Hirsch (20) gleichfalls den Beweis erbracht zu haben, dass Fieber ohne Steigerung der Oxydationen vorkommen kann. In diesem Falle handelte es sich um das Anaphylatoxinfieber, und die Schlussfolgerungen sind berechtigt. Krehl (Z), der stets die Anschauung vertreten hat, dass Fieber mit Erhöhung der Wärmeproduktion einhergehe, hat meines Erachtens gegenüber diesen Untersuchungen mit Recht geltend gemacht, dass das Anaphylatoxinfieber von ganz besonderer Art ist, charakterisiert durch eine Art Schwebezustand zwischen Fieber und Kollaps. Wenn demnach auch die Möglichkeit besteht, dass unter ganz besonderen Verhältnissen die Temperaturerhöhung nur mit einer Verminderung der Wärmeabgabe einhergeht, so ändert das doch nichts an der Tatsache, dass bei den gewöhnlichen Fieberformen stets die Wärmeproduktion gesteigert ist, dass also im Wesentlichen eine Störung der chemischen Wärmeregulation vorliegt.

$\beta\beta$) Im genuinen Fieber des Menschen.

Die meisten Tierversuche kämpfen mit der Schwierigkeit, dass ein hohes, länger dauerndes Fieber, ähnlich dem spontan auftretenden, experimentell sehr schwer zu erzeugen ist. Meist dauert es nur kurz, sei es, dass die Tiere wenig beeinträchtigt sind, oder dass sie rasch dahinsterben. Untersuchungen über etwas längere Zeiträume sind nur selten möglich und auch dann meist nur bei besonders gearteten Infektionen, wie dem Plasmodienfieber, dem von mancher Seite eine Sonderstellung eingeräumt wird. Viel wichtiger und praktisch bedeutungsvoller sind daher Untersuchungen am Menschen. Allerdings haben sie den Nachteil, dass meist die Vergleichsbasis, das normale Verhalten kurz vor dem Fieber, im Einzelfalle fehlt, so dass zur quantitativen Beurteilung eventuell vorhandener Abweichungen die Durchschnittswerte der Norm herangezogen werden müssen, was immer etwas misslich ist. Auch Spätuntersuchungen nach völlig überstandener Krankheit können bei den individuellen geringen Schwankungen in langen Zeiträumen nur einen unvollkommenen Ersatz bieten.

Die Zahl der respiratorischen und kalorimetrischen Fieberversuche beim Menschen ist ausserordentlich gross. Auch hier sind durch Fehler der Technik oder Versuchsanordnung sowie Deutung der Resultate viel Irrtümer entstanden. Insbesondere gilt dies für die älteren Versuche (Literatur bei v. Leyden (21), Liebermeister [22] und Kraus [Z]).

Schon die ersten grundlegenden Untersuchungen von v. Leyden (21) und Liebermeister (22), die beide nur Kohlensäurebestimmungen vornahmen, stellten übereinstimmend und unabhängig voneinander das wichtigste

Resultat fest, nämlich eine erhebliche Stoffwechselsteigerung in Gestalt einer stark vermehrten Kohlensäureproduktion. In v. Leydens Versuchen betrug sie 50%, bei Liebermeister durchschnittlich 20—30%, nur im Schüttelfrost erheblich mehr. Kraus (23) war der erste, welcher auch exakte Sauerstoffversuche (mit der Zuntz-Geppertschen Methodik) vornahm. Auch er fand in der Regel deutliche Steigerungen auch des O_2-Verbrauchs um etwa 20%, nur in einzelnen Fällen wurden sie vermisst. Nach unserer heutigen auf viele Hunderte von Versuchen an Gesunden sich gründende Kenntnis der Normalzahlen müssen sämtliche bei ausgesprochenem Fieber von Kraus (23) gefundenen Werte als pathologisch erhöht angesehen werden.

An diese drei klassischen Fieberarbeiten, welche schon die wichtigsten Fragen des menschlichen Fieberstoffwechsels übereinstimmend beantworteten, hat sich eine gewaltige, heute kaum noch ganz übersehbare Zahl von respiratorischen und kalorimetrischen Versuchen angeschlossen. Erwähnt seien die Arbeiten von Kraus und Chvostek (24), Loewy (25), Svenson (26), Robin und Binet (27), Riethus (28), Likhatscheff und Avroroff (29), Steyrer (30), Loening (31), Rolly und Hörnig (32), Rolly und Meltzer (33), Benedict und Carpenter (34), Grafe (35), Rolly (36), Coleman und Du Bois (37), Barr und Du Bois (38), Mc Cann und Barr (39), Mc Cann (40), Coleman, Barr und Du Bois (41), Cecil, Barr und Du Bois (42) u. a. Zur Untersuchung kamen fast sämtliche häufigeren Infektionskrankheiten, am meisten Typhus als Vertreter der akuten, Tuberkulose als Beispiel der chronischen Infektionen. In manchen Punkten wurde bezüglich der Frage der Intensität der Verbrennungen eine feinere und detailliertere Kenntnis erreicht.

Bei frischem, akuten Fieber wurde niemals eine Steigerung vermisst, nur in einer Beobachtung Steyrers (30) bei Injektion von Tuberkulin fehlte sie einmal. Allerdings war hier die Reaktion gering (maximal 38,4°) und sehr rasch vorübergehend. Während die Temperatur nur 5 Stunden über 37,1° lag, dauerte der Respirationsversuch 21 Stunden, ausserdem fand während der Untersuchung Nahrungsaufnahme statt. Unter diesen Umständen konnte eine kurz vorübergehende Stoffwechselsteigerung, die zudem oft von einem kompensatorischen Abfall unter den Ausgangswert gefolgt ist, gar nicht sicher gefasst werden. Diese einzige Ausnahme ist um so weniger beweisend, als in einer zweiten ähnlichen Beobachtung Steyrers (30), soweit die sehr summarische Mitteilung das klar erkennen lässt, anscheinend eine deutliche Steigerung der Wärmeproduktion von 2371 auf 2702 Kal. vorlag.

Die zahlreichen genannten Untersuchungen lassen immerhin, wenn auch mit wechselnder Deutlichkeit, gewisse Gesetzmässigkeiten hinsichtlich des Ausmasses der Stoffwechselsteigerungen sowie der Beziehungen zur Körpertemperatur erkennen.

Die Erhöhungen der Wärmeproduktion gegenüber der Norm pflegen in den ersten Tagen akuter, schwerer Infektionen am grössten zu sein, hier sind Steigerungen um 50% und darüber beinahe die Regel, mit zunehmender Dauer der Krankheit und dem sich verschlechternden Ernährungszustand sinkt dann oft der Mehrverbrauch erheblich. Die Spartendenz, die schon bei der gewöhnlichen Unterernährung so oft deutlich in die Erscheinung tritt (vgl. S. 131), macht sich hier anscheinend in verstärktem Masse geltend, wie vor allem aus den oft enorm erniedrigten Werten der ersten fieberfreien Tage, wie sie zuerst Svenson beschrieb, zu ersehen ist. Es sinkt also im Laufe der langen Fieberperiode das Normalniveau oft erheblich ab, so dass, wie schon Krehl (Z) immer betont hat, Fehlschlüsse entstehen werden, wenn man für die letzten Wochen die an gesunden, normal ernährten Menschen gewonnenen Durchschnittswerte der Norm als Massstab anlegen wollte. Hier müssen die niedrigen Werte der ersten fieberfreien Tage zum Vergleich herangezogen werden, und denen gegenüber besteht auch in den letzten Tagen mit ausgesprochenem Fieber anscheinend immer noch eine Steigerung. Dass bei Fiebernden kurz vor dem Tode nach langer Krankheit und bei abnormer Entkräftigung auch einmal unternormale Werte vorkommen können, ist an und für sich möglich. Die in einem derartigen Falle von Robin und Binet (27) angegebenen Zahlen (bis 0,98 ccm O_2 pro Minute und Kilogramm) sind aber derartig unwahrscheinlich niedrig, dass ihnen meines Erachtens keine zwingende Beweiskraft zuerkannt werden kann.

Die wichtige Frage, ob ein Parallelismus zwischen Erhöhung der Temperatur und Steigerung der Verbrennungen besteht, hat schon die ersten Untersucher beschäftigt. Nach der van't Hoffschen Regel (R-G-T-Regel) (van't Hoff [43]) wird die Geschwindigkeit der meisten chemischen Reaktionen bei einer Temperaturerhöhung um 10° annähernd verdoppelt bis verdreifacht. Wenn es auch keinem Zweifel unterliegt, dass die ganz überwiegende Mehrzahl der im Körper ablaufenden chemischen Vorgänge dem van't Hoffschen Gesetze unterliegt, so liegen doch im Organismus die Verhältnisse derartig kompliziert, dass sich nicht von vornherein voraussagen lässt, wie es hier mit der Gültigkeit der R-G-T-Regel steht. A. Kanitz (44a) und A. Krogh (44b) haben kürzlich dieser Frage eingehende Studien gewidmet. Die Resultate widersprechen sich, obwohl sie sich zum Teil auf das gleiche Tatsachenmaterial stützen. Während A. Kanitz die Gültigkeitsfrage bejaht, vertritt A. Krogh im Allgemeinen den gegenteiligen Standpunkt. Es ist hier nicht der Ort, auf eine Diskussion dieser sehr komplizierten Frage näher einzugehen. Erwähnen möchte ich nur, dass Kanitz meines Erachtens die Grenzen der Gültigkeit viel zu weit zieht. Die Entscheidung kann nur von Fall zu Fall getroffen werden. Die ersten Untersucher beim Fieber kamen meist zu einem ablehnenden Standpunkt. Doch ist die Beweiskraft dieser Beobachtungen nicht zwingend, wenn man die nicht immer zweckmässige Versuchsanordnung und den grossen Einfluss des Ernährungszustandes, der bei den älteren Versuchen bei der früher üblichen, unzweckmässigen Diät besonders schwer ins Gewicht fällt, bedenkt. Man darf natürlich nicht hohe Temperaturen am Ende einer länger dauernden Periode mit niedrigem Fieber zu Anfang vergleichen. Zur Prüfung der vorliegenden Frage eignen sich am besten die ersten Tage akuter Infektionskrankheiten, wo die Überlagerung durch sekundäre Faktoren sich meist noch nicht geltend macht.

Hier tritt tatsächlich bei Betrachtung eines grösseren homogenen Materials die Gültigkeit der R-G-T-Regel von van't Hoff - Kanitz deutlich in die Erscheinung.

Das zeigte kürzlich vor allem Du Bois (45) schlagend an einem Material von 137 Versuchen bei Fiebern der verschiedensten Genese. Die beiden folgenden kleinen Koordinaten Tabellen 30 und 31 aus seiner letzten Arbeit lassen das besonders gut erkennen.

Tabelle 30. Verlauf der Zunahmen der Reaktionsgeschwindigkeit mehrerer chemischer Reaktionen mit steigender Temperatur.

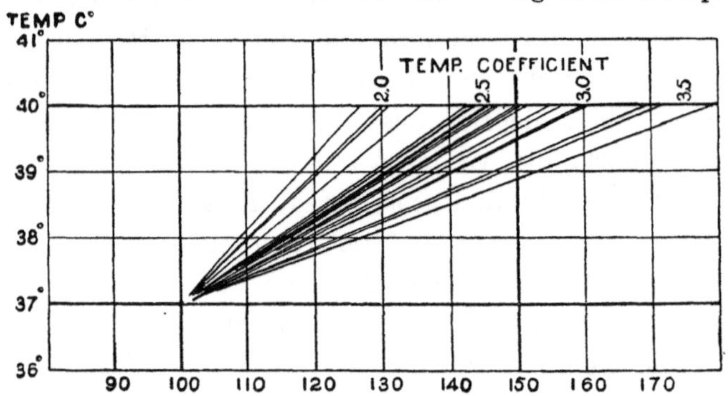

Tabelle 31. Verhalten des Stoffwechsels Fiebernder mit steigender Körpertemperatur.

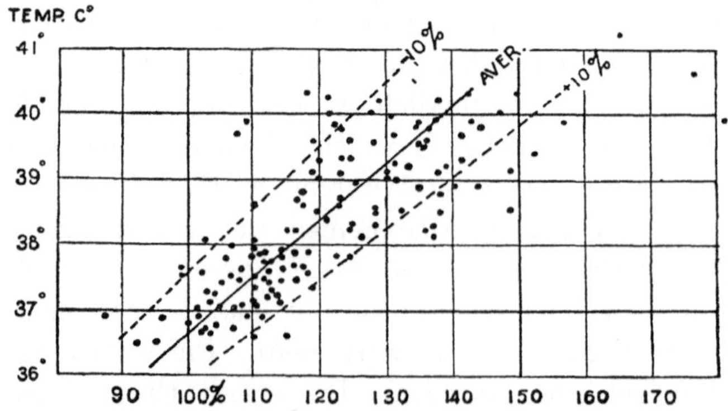

In Tab. 30 ist der Temperaturkoeffizient einer grösseren Reihe typischer chemischer Reaktionen innerhalb des für das menschliche Fieber in Betracht kommenden Temperaturintervalls von 37^0 bis 41^0 verzeichnet, wobei die Abszisse den Prozentsatz der Stoffwechselsteigerung darstellt.

In das zweite Diagramm ist in analoger Weise der Ausfall von 137 Respirationsversuchen eingetragen. Die ausgezogene Linie stellt den Mittelwert für die Reaktionsbeschleunigung dar, wie er nach van't Hoff zu erwarten ist. Tatsächlich schwanken $82^0/_0$ aller Versuche nur um $10^0/_0$, den normalen Variationsfaktor (vgl. S. 38), um diesen Mittelwert, was gewiss für die komplizierten biologischen Verhältnisse eine sehr gute Übereinstimmung bedeutet.

Betrachtet man das Verhalten des Gesamtstoffwechsels während der Temperaturbewegungen an einem einzelnen Tage, so bietet hier der Fieberanstieg besonderes Interesse. Zum Studium eignet sich hier besonders gut der akute Malariaanfall, in dem vor allem Barr und Du Bois (38) das Verhalten von Wärmebildung und Wärmeabgabe sehr genau in kurzen Versuchsabschnitten direkt und indirekt kalorimetrisch verfolgt haben, nachdem die wesentlichsten Punkte schon durch ältere Versuche von Nebelthau (11) u. a. festgestellt waren. Während sonst beide Faktoren einen ziemlich strengen Parallelismus zeigen, finden wir im raschen Fieberanstieg, am ausgesprochendsten im Schüttelfrost, einen gewaltigen Anstieg der Wärmeproduktion unter Umständen bis über $200^0/_0$ in $^1/_2$—1 Stunde bei gleichbleibender Wärmeabgabe. Ist die Fieberhöhe erreicht, so fällt die Wärmeproduktion je nach Höhe der Temperatur auf etwa 130—$150^0/_0$ der Norm ($= 100$), um dann mit absinkender Temperatur weiter sich zu vermindern. Erst in dieser letzten Phase ändert sich auch die Wärmeabgabe deutlich, indem es zu einer erheblichen Steigerung kommt.

Zusammenfassend lässt sich mithin feststellen, dass beim Fieber des Menschen fast ausnahmslos eine Steigerung der Wärmeproduktion vorliegt, nur bei sehr niedrigen Erhöhungen und sehr langer Dauer, verbunden mit starker Unterernährung kann sie nicht immer deutlich fassbar sein. Dabei stehen Oxydationssteigerung und Temperaturerhöhung im allgemeinen in einer Beziehung zueinander, wie die R-G-T-Regel von van't Hoff sie für die meisten chemischen Reaktionen festgestellt hat.

$\gamma\gamma$) Mechanismus und Bedeutung der Stoffwechselsteigerung im Fieber.

Die Frage, wie und wo die vermehrte Wärmeproduktion im Fieber zustande kommt, ist nicht leicht zu beantworten. Man hat durch Feststellung der Wärmetopographie (Literatur am vollständigsten bei Lefévre [46]) sowie durch Messung der Temperatur des Venenblutes der einzelnen Organe die Lösung versucht. Schon nach den Untersuchungen von Heidenhain und Koerner, Albert, Arsonval und Charrin, sowie Krehl und Kratsch (47) (dort auch die ältere Literatur) nimmt die Wärme vor allem in den Muskeln und den grossen Unterleibsdrüsen, insbesondere der Leber, am stärksten zu. Die Beobachtungen von Schultze (48), sowie Liljestrand und Frumerie (49), dass auch bei entnervter Leber der Wärmestich positiv ausfällt, beweist bestenfalls, dass die Leber für die Entstehung des Fiebers nicht unbedingt nötig ist, aber auch das nur unter der Voraussetzung, dass tatsächlich eine vollständige Entnervung der Leber stattgefunden hat. Einwandfreier ist das entgegengesetzte Resultat von Kestner und Plaut[1]), die einen Verlust der chemischen Wärmeregulation nach totaler Entnervung der Leber feststellten. Da, ausser in der Leber, die Temperaturen auch in den anderen Organen vielfach steigen, so beteiligt sich wohl doch der ganze Körper an der vermehrten Produktion. Solche Untersuchungen sagen zunächst nur etwas über die Temperaturveränderungen aus, nicht aber über die Intensität der Verbrennungen; dazu wären, worauf Krehl (Z) schon hinwies, Untersuchungen über den Sauerstoff- und Kohlensäuregehalt im zu- und abströmenden Blute der einzelnen Organe nötig, und solche fehlen vorläufig noch. Trotzdem ist es wahrscheinlich, dass schon die einfachen Temperaturmessungen gewisse Schlüsse über die Intensität der Verbrennungen in den einzelnen Körperstellen gestatten.

Keinesfalls kommt man mit der Annahme aus, dass überhaupt keine spezifischen, allgemeinen Steigerungen vorliegen, sondern dass die Erhöhungen lediglich auf vermehrte Herz- und Atemarbeit zurückzuführen wären. Da diese beiden Prozesse schätzungsweise nur $8\,^0/_0$ des Gesamtstoffverbrauchs ausmachen, würde ein Anstieg der Puls- und Atemfrequenz auf das Doppelte nur eine Erhöhung der Oxydationen um $8\,^0/_0$ verständlich machen. Tatsächlich steigt aber die Wärmeproduktion im Fieber um ca. $20\!-\!30\,^0/_0$, im akuten menschlichen Fieber sogar noch erheblich höher. Auch vermehrte Muskeltätigkeit im gewöhnlichen Sinne kann den Differenzbetrag nicht ausmachen, denn im allgemeinen ist die Muskulatur des Fiebernden schlaff und untätig, nur im Fieberanstieg und vor allem im Schüttelfrost nimmt sie erheblich zu, hier aber betragen die Stoffwechselsteigerungen ein Vielfaches der gewöhnlichen Werte, bedingt durch die häufigen kleinen Muskelkontraktionen des ganzen Körpers. Also auch das Ausmass der Stoffwechselsteigerungen verlangt gebieterisch die Annahme einer generellen Oxydationssteigerung.

Wie diese zustande kommt, ist noch nicht endgültig geklärt. Die Angabe von Mansfeld und Ernst (50), auf die auch H. H. Meyer (51) sich stützt, dass beim schilddrüsenlosen Tier zwar Fieber entsteht, aber keine Stoffwechselsteigerung, liesse in erster Linie auch für das Fieber an die Schilddrüse als Reizumschaltungsstelle denken. Aber Mansfeld und Ernst haben ihre Respirationsversuche selbst für bestätigungsbedürftig gehalten und tatsächlich zeigten auch Grafe und v. Redwitz (52), dass der Gesamtstoff-

---

[1]) Verh. d. 34. Kongr. f. Inn. Med. S. 114. 1922 und Plaut, Zeitschr. f. Biol. **76.** 183. 1922.

wechsel im infektiösen Fieber (mit Bac. suipestifer) beim schilddrüsenlosen Hunde genau die gleiche Steigerung aufweist, wie am intakten Tier. Die Schilddrüse ist also für diesen Prozess entbehrlich, und für die Hypophyse scheint, beurteilt nach der Fieberfähigkeit hypophysiopriver Tiere, das Gleiche der Fall zu sein. Möglich wären zentrale Beeinflussungen der Adrenalinproduktion im Fieber. Sicher vermögen die Nebennieren den Wärmehaushalt und insbesondere die Körpertemperatur sehr erheblich zu beeinflussen (vgl. S. 306). Adrenalin macht Fieber und Stoffwechselsteigerung; bei Fehlen oder schwerer Schädigung der Nebennieren sind Temperaturen und Umsatz unter die Norm herabgesetzt und die Wärmeregulation gestört (Freund und Marchand [53], dort auch ältere Literatur). Aber damit ist noch keineswegs bewiesen, dass die zentralen Impulse zur febrilen Stoffwechselsteigerung ihren Weg über die Nebenniere nehmen, die durch vermehrte Adrenalinausschüttung erst ihrerseits den Oxydationsreiz auslöst. Das Fehlen einer Blutdrucksteigerung spricht dagegen, aber nur Fieberversuche am nebennierenlosen Tier können hier weiterführen. Wärmestichfieber gelingt hier nicht mehr, doch soll die Implantation von einem kleinen Stückchen Nebennierengewebe genügen, um den Tieren die Fieberfähigkeit zu erhalten [Döblin und Fleischmann (54)]. Voraussetzung ist natürlich eine totale Exstirpation und ein wirkliches Einheilen des Transplantates. Letzteres geht gewöhnlich nur mit Stiel, der Gefässe und Nerven enthält. Wie weit diese Bedingungen erfüllt wurden, steht dahin. Sicher ist jedenfalls, dass das Zurücklassen nur eines kleinen Nebennierenrestes die Wärmeregulation intakt lässt (Freund und Marchand). Beobachtungen beim infektiösen Fieber fehlen meines Wissens vorläufig noch. Wenn durch diese genannten Untersuchungen auch sicher bewiesen ist, dass Nebennierengewebe zur Aufrechterhaltung der Wärmeregulation und Fieberfähigkeit notwendige Voraussetzung ist, so kann meines Erachtens daraus noch nicht gefolgert werden, dass bei der Entstehung des Fiebers diese Inkretdrüsen durch vermehrte Sekretion die entscheidende Rolle spielen. So ist es vorläufig am wahrscheinlichsten, dass der Impuls zur febrilen Oxydationssteigerung allen Organen vom Zentrum auf nervösen Bahnen, hauptsächlich wohl auf denen des Sympathikus zufliesst und dass dabei die innersekretorischen Drüsen den anderen Geweben gleich, nicht übergeordnet sind.

Über den Sinn der febrilen Stoffwechselsteigerung ist viel diskutiert worden. Handelt es sich um eine direkte Folge der reizenden Noxe oder um eine Abwehrreaktion im Sinne von Pflügers Gesetz von der Selbststeuerung des Organismus? Einen Sinn hat diese Frage wohl nur beim infektiösen Fieber. Bei Stichverletzungen des Wärmezentrums oder Injektion physiologischer Kochsalzlösung wird sie gegenstandslos. Da Fieber aber auch unter diesen Umständen eintritt, scheint mir die Annahme einer Abwehrreaktion grosse Schwierigkeiten zu bereiten. Auch im infektiösen Fieber betrifft die Umstimmung ja nicht das Wärmezentrum allein, sondern wohl sämtliche Gewebe, aber jedes reagiert in seiner spezifischen Weise darauf, und die spezifische Reaktion des Wärmezentrums ist eben das Fieber. So fällt es deshalb meines Erachtens schwer, das Fieber teleologisch zu deuten.

Eine andere Frage ist, ob das Fieber nützliche oder schädliche Folgen für den Organismus hat, doch kann auf dies komplizierte Problem hier nicht näher eingegangen werden (Literatur und Diskussion bei Grafe [Z]). Ich persönlich habe nicht den Eindruck gewonnen, dass es für den Ablauf von Infektionen von besonderem Vorteil ist. Jedenfalls starben in den Versuchen von Freund und Grafe (15) die mit Bac. suipestifer infizierten fiebernden Hunde genau zu gleicher Zeit wie die Kontrolltiere ohne Wärmeregulation und Fieberfähigkeit, obwohl diese ausser der Infektion noch durch den schweren operativen Eingriff am Halsmark und enorme Eiweisseinschmelzungen schwer geschädigt waren.

β) Die Art der zersetzten Nährstoffe.

Auch im Fieber stehen dem Organismus für die Stoffwechselsteigerung im wesentlichen nur die gleichen Nährstoffe zur Verfügung, wie in der Norm. Aus vergleichenden Gaswechsel- und Harnstoffbestimmungen lässt sich der Anteil der einzelnen Nahrungsmittel am Gesamtumsatz berechnen. Die Frage, ob Besonderheiten des intermediären Abbaues vorliegen, ist dabei noch besonders zu besprechen. Im nüchternen Organismus geht die Wärmeproduktion hauptsächlich auf Kosten des Fettes vor sich, es sei denn, dass am Abend vorher besonders reichliche Mengen von Kohlenhydraten verzehrt wurden. Der fiebernde Organismus im Nüchternzustand verhält sich dabei nicht anders. Das geht aus den respiratorischen Quotienten klar hervor. Sie liegen meist sogar etwas niedriger als in der Norm, so dass entsprechend dem raschen Verbrauch der Kohlenhydrate und dem verschlechterten Ernährungszustande der Anteil der Fette an der Wärmebildung meist sogar ein grösserer ist (ca. 60—80 %). Während die Tierversuche wechselnd ausfallen, besonders bei kleineren Versuchstieren, stellt jedenfalls beim Menschen in der Regel das Fett den Hauptanteil an der Mehrung der Wärmeproduktion im Fieber. Die Zahlen hängen im einzelnen natürlich weitgehend von der Menge und Art der voraufgehenden Ernährung ab. Während also der Fettstoffwechsel von dem Verhalten beim Normalen im Nüchternzustand nicht wesentlich abweicht, liegen ausgesprochene Besonderheiten im Kohlenhydrat- und Eiweissstoffwechsel vor.

αα) Die Besonderheiten des Kohlenhydratstoffwechsels.

Auf Grund der Arbeiten von Krehl und Matthes (12), sowie Hirsch, Müller und Rolly (55) schien es, als ob die Auslösung des nicht infektiösen Fiebers an einen besonders grossen Kohlenhydratvorrat, besonders in der

Leber, geknüpft sei, da aseptisches Fieber und der Wärmestich im Hunger nicht effektiv wurde, aber Senator und P. F. Richter (56) zeigten, dass auch beim Hungertiere der Wärmestich gelingt. Sicher ist, dass er bei glykogenarmer Leber nicht mit Sicherheit eintritt, und die Temperatursteigerung meist niedriger ausfällt. Aber es gilt das nicht generell für das aseptische Fieber, denn das Auftreten der Temperaturerhöhung nach Blutplättchenzerfall (Freund [57]), Kochsalzlösung, Adrenalin usw. ist nicht von der Füllung der Glykogendepots abhängig, fällt allerdings meist bei gefütterten Tieren stärker aus.

Die Beziehungen zwischen Fieber und Glykogenvorrat könnte man so deuten, dass der erstere Prozess mit einem besonders grossen Verbrauch von Kohlenhydraten verknüpft ist. Das ist auch tatsächlich der Fall. Schon die ersten Untersucher (Manassein, Hoppe-Seyler und Halliburton, Literatur bei May [10]) fanden beim fiebernden Tier eine auffallende und rasche Abnahme des Glykogengehaltes der Leber. May (10) und spätere Autoren, wie Richter, Hirsch und Rolly (55), neuerdings vor allem Schut (58), konnten das bestätigen. Gleichzeitig erfährt das Muskelglykogen eher eine Zunahme. Diese abnorme Zuckermobilisation der Leber ist anscheinend nicht die Ursache, sondern vielmehr die Folge des Fiebers, indem entweder die Temperaturerhöhung als solche (vgl. z. B. Masing [59]) oder besondere nervöse Reizwirkung vom Wärmezentrum aus (Freund und Marchand [60]) die Glykogenolyse bedingen. Die Folge ist ein erheblicher Anstieg des Blutzuckes (Literatur und eigene Versuche bei Rolly und Oppermann [61], Freund und Marchand [62] u. a.). Doch besteht hier anscheinend keine Abhängigkeit von der Höhe der Temperatur, sondern vielmehr Beziehung zur Schwere der Infektion, d. h. wohl hauptsächlich der durch sie gesetzten Leberschädigung.

Die Zuckerverbrennung im Fieber zeigt, beurteilt nach dem respiratorischen Quotienten, keine für das Fieber charakteristischen Veränderungen. Wohl sind in manchen experimentellen und klinischen Versuchen an den ersten Fiebertagen die respiratorischen Quotienten etwas hoch, aber die Regel ist das nicht, und die Ausschläge sind nicht gross genug, um daraus mit Sicherheit auf eine wesentlich vermehrte Zuckerverbrennung zu schliessen; in der Regel scheint sie nur so weit zuzunehmen, als der Beteiligung der Kohlenhydrate am Gesamtstoffwechsel vor dem Fieber entspricht. Nur im Schüttelfrost kommt es zu einem erheblichen Anstieg der respiratorischen Quotienten, bedingt wohl durch den grossen Glykogenverbrauch in den zitternden Muskeln. Auch bei den Kälteschauern im kalten Bad wird, wie Lusk (63) zeigte, beim gesunden Menschen das Glykogen sehr rasch verbrannt. Geringer Mehrverbrauch auch unter anderen Umständen ist sehr wohl möglich, aber schwer zu erkennen, sofern nicht durch entsprechende, ganz gleichmässige Ernährung usw. die Versuchsanlage gerade auf diese Frage zugespitzt wird, was bisher meines Wissens noch nicht geschehen ist.

ββ) Die Vermehrung des Eiweissumsatzes und ihre Ursachen.

Das Verhalten der Eiweissverbrennung im fiebernden Organismus ist am frühesten und eingehendsten untersucht und wegen seiner besonderen Verhältnisse lange etwas einseitig in den Vordergrund des Interesses beim Fieberstoffwechsel gestellt worden.

Seit der wichtigen Entdeckung Vogels (64) ist die Tatsache, dass im Fieber ausserordentlich grosse Mengen Stickstoff im Harne ausgeschieden werden, durch eine gewaltige Anzahl von Untersuchungen immer wieder bestätigt. (Ältere Literatur bei v. Noorden [65], F. Müller [Z], Kraus [Z], Richter [Z], Ringer [Z], Ott [Z], ferner Loening [66], J. Ewing und Wolf [67], Shaffer und Coleman [68], Rolly [69], Rolland [70], Krasnogorski [71], Pfannmüller [72], Kocher [73], Grafe [74], Rolly und Christjansen [75], Major [76], Sharpe und Simon [77], weitere Untersuchungen in den den meisten der auf S. 368 angeführten respiratorischen und kalorimetrischen Arbeiten). Infektiöses und nicht infektiöses Fieber machen auch hier keinen prinzipiellen Unterschied, wenn auch im letzteren Falle die Ausschläge meist geringer sind.

Die Mengen, die entleert werden, sind oft gewaltig, zumal wenn man ältere Untersuchungen zur Hand nimmt. Auch in den ersten Tagen der fieberfreien Zeit können die Werte manchmal noch recht hoch liegen.

Im allgemeinen zeigt sich, dass die N-Verluste um so grösser sind, je höher und akuter das Fieber ist und je schwerer die Infektion, die es auslöst. Auch der Ernährungszustand und die Art der vorausgehenden Ernährung spielen eine gewisse Rolle. Je besser die Körperverfassung und je reichlicher der Eiweissgenuss in den voraufgehenden Tagen, desto stärker im allgemeinen die Eiweisseinschmelzungen. Mit zunehmender Dauer der Infektion und Verschlechterung des Ernährungszustandes verringert sich selbst bei unverändert hohen Temperaturen der N-Umsatz, so dass schliesslich sogar, z. B. bei Tuberkulösen, N-Ansätze auf relativ niedrigem Niveau zustande kommen. Die Spartendenz des Organismus mit seinem wertvollsten Körpermaterial steht dann so im Vordergrunde, dass sich das Verhalten des Eiweisshaushaltes hinsichtlich der quantitativen Prozesse kaum noch von dem afebriler Unterernährter unterscheidet (vgl. S. 144).

Im ganzen ist das Beobachtungsmaterial so einheitlich, dass über die Tatsache der erheblichen Erhöhung des Eiweissstoffwechsels im Fieber Meinungsunterschiede nicht bestehen. Um so mehr ist auch heute noch die Genese der Eiweissverluste umstritten, wenn es auch in den letzten Jahren den Anschein hat, als ob hier eine Annäherung der divergenten Ansichten sich anbahnt.

Die Ursache für die zahlreichen, bis heute fortdauernden Diskussionen ist die ausserordentliche Kompliziertheit der Genese und des Mechanismus des vermehrten Eiweissumsatzes.

Eine Menge von Faktoren kommen als auslösende Momente in Betracht: Unterernährung, der rasche Glykogenschwund, die Temperaturerhöhung als solche, die Störungen der chemischen Wärmeregulation, besondere toxische Einwirkungen auf das Protoplasma, daneben in einigen Fällen noch die Resorption entzündlicher Ergüsse.

Dass Hunger und Unterernährung, zumal bei dem Darniederliegen des Appetits und der weitgehenden Abneigung älterer Ärzte gegen ausreichende Ernährung im Fieber, eine sehr erhebliche Rolle spielen, ist selbstverständlich und wird auch von keiner Seite ernstlich bestritten. Immerhin ist dieser Faktor, zumal in älteren Arbeiten, oft quantitativ nicht genügend berücksichtigt worden. Ein Fiebernder ist nicht ausreichend ernährt, wenn man ihm so viel Nahrung gibt, wie dem Gesunden. Es muss unter allen Umständen die febrile Stoffwechselsteigerung mit berücksichtigt werden, und deren Ausmass wurde früher meist sehr erheblich unterschätzt.

Für die Beziehung zwischen Eiweiss und Gesamtstoffwechsel beim fiebernden Unterernährten gelten natürlich die gleichen Gesetzmässigkeiten wie für den unterernährten Gesunden. Ist der Nahrungsbedarf nicht voll gedeckt, so müssen Eiweissverluste entstehen. Betrachtet man aber, wie es für solche Fragen notwendig ist, den Eiweissstoffwechsel im Rahmen des Gesamtstoffwechsels, so stellt sich beim Fiebernden im Nüchternzustand der Stoffwechsel als ein quantitativ gesteigerter Hungerstoffwechsel dar (Grafe [35]). Die Beteiligung des Eiweisses mit 15—20 $^0/_0$ am Gesamtumsatz ist in der Regel beim niederen und mittleren Fieber annähernd die gleiche wie im afebrilen Hunger, nur bei sehr hohen Temperaturen um 40 ^{0} liegt der Prozentsatz manchmal höher (bis maximal 30,6 $^0/_0$), bei chronischem Fieber vielfach auch unter 15 $^0/_0$. Den weitgehenden Parallelismus zwischen Gesamtkalorienbilanz und N-Kurve fand auch R. Hirsch (14, 17). Im Gegensatz zum Verhalten bei der Muskelarbeit nimmt also das Eiweiss an der Stoffwechselsteigerung teil. Um den Einfluss der Unterernährung auf den Eiweissumsatz kennen zu lernen, ist es deshalb nötig, die N-Bilanz bei ausreichender Ernährung zu untersuchen. Schon aus älteren Beobachtungen von Bauer und Künstle (78), Klemperer (79), Hirschfeld (80), May (10), Pipping (81) u. a. geht hervor, dass dann, besonders wenn die Kost viel Kohlenhydrate enthält, die N-Verluste erheblich abnehmen oder ganz verschwinden. Das gleiche zeigten in neuerer Zeit Shaffer und Coleman (68) sowie Rolland (70), doch ergab sich, dass N-Gleichgewichte in der Regel nur bei Temperaturen unter 39 ^{0} und auch dann nicht immer durch Darreichung einer den Bedarf deckender Kost erzwungen werden können. Zur Erreichung des gleichen Effektes bei hohen Temperaturen, vor allem in schweren akuten Infekten, muss die Nahrungszufuhr über den Bedarf (bis 80 und 100 Kalorien pro Kilogramm) gesteigert werden.

Um den Einfluss des Ernährungszustandes zu beseitigen, kann man auch die quantitativ überwiegende energetische Komponente beim Eiweissstoffwechsel ausschalten, d. h. das N-Minimum untersuchen. Derartige Versuche sind sehr schwer durchführbar, da es kaum gelingt, die nötigen Nahrungsmengen, besonders an Kohlenhydraten, beizubringen. Während Grafe (74) bei Kaninchen die Abnutzungsquote auf den Wert der Vorperiode herabzudrücken vermochte, fand Kocher (73) beim Menschen viel höhere Werte als in der Norm, auch weit höhere als der Steigerung des Gesamtstoffwechsels entsprochen hätten. Es kam das daher, dass die Nahrungszufuhr besonders an Kohlenhydraten für diese Frage bei weitem nicht ausreichte (vgl. 74, S. 351). Der Kohlenhydratverbrauch beim Fiebernden ist eben viel grösser als beim Normalen, und Fett wird viel leichter abgelagert als in der Norm (Lusk [82], Coleman und Du Bois [37]), so dass es viel weniger eiweisssparend wirkt. Vielleicht wird es so verständlicher, dass Kochers Zahlen für die N-Bilanz vielfach so hoch lagen wie im Hungerzustand. Das tatsächliche N-Minimum ist meines Erachtens in diesen Versuchen, wenn überhaupt, nur selten erreicht worden. In einer eigenen Beobachtung konnte ich die N-Ausscheidung bei Fieber um 40^0 (infolge eines Erysipels) mit 44 bis 48 Kohlenhydratkalorien pro Kilogramm auf 8—10 g herabdrücken, vermute aber, dass das Minimum noch niedriger lag. Das N-Minimum ist dann erst wirklich erreicht, wenn durch weitere Steigerungen der Kohlenhydratzufuhr die N-Ausscheidung nicht noch weiter herabgedrückt werden kann. Weitere Versuche sind gerade bei den schweren akuten Infekten dringend vonnöten.

Bei chronischem infektiösem Fieber sind die Befunde wechselnd. Bei Tuberkulose fand Mc Cann (83) in 9 unter 10 Fällen normale Werte (2,5 bis 4,5 g), nur in einem Falle lag der Wert erheblich höher (9,4 g), jedoch war gerade in diesem Falle der Kohlenhydratgehalt der Kost besonders niedrig ($15^0/_0$ gegenüber 39—$70^0/_0$ in allen anderen Fällen). Bei schweren fieberhaften Gelenkerkrankungen waren die Werte immer normal (Cecil, Barr und Du Bois [42]).

Aus den geschilderten Versuchen ist zu entnehmen, dass die Unterernährung in der Genese der hohen febrilen Eiweissverluste tatsächlich eine sehr wesentliche Rolle spielt und dass dadurch bei niedrigen Temperaturen das Verhalten des Eiweissstoffwechsels in der Regel erklärt werden kann, bei höheren Temperaturen und ganz besonders schweren Infektionen müssen dagegen noch andere Faktoren mitwirken [1]).

---

[1]) Diesen Standpunkt habe ich schon in meiner ersten Fieberarbeit (35) vertreten und muss das hier noch einmal betonen, weil es in manchen Besprechungen meiner Arbeit so dargestellt worden ist, als ob ich mit der Unterernährung alles erklären wollte. Vielmehr habe ich damals schon auf die Bedeutung der chemischen Wärmeregulation für die Steigerung der N Ausscheidung im Fieber klar hingewiesen, wenn ich damals auch noch nicht wusste, wie viel dieser Faktor ausmachen kann.

Einen solchen könnte der rasche Glykogenverbrauch darstellen, der besonders stark bei hohem toxischen Fieber in die Erscheinung tritt. Die Verhältnisse liegen hier tatsächlich ähnlich wie bei der Phosphorvergiftung (Literatur und eigene Versuche bei Frank und Isaac [84]). Auch hier scheint der Hauptgrund der gewaltigen Eiweisseinschmelzungen der rapide Glykogenschwund der Leber zu sein, denn durch Kohlenhydratüberernährung können sie ganz oder fast ganz hintangehalten werden (Rettig [85]). Gegen die Bedeutung des Glykogenschwundes für die Genese des Eiweisszerfalles ist vielfach, so vor allem von F. Müller (Z) und Kocher (73) u. a. geltend gemacht worden, dass der Eiweissumsatz bei der schweren Muskelarbeit durch die Oxydation noch weit grösserer Glykogenmengen nicht tangiert wird. Das ist zweifellos der Fall, sofern für ausreichende Ernährung gesorgt wird und die Arbeit nicht zu einer erheblichen Dyspnoe führt. Es besteht aber ein prinzipieller Unterschied im Glykogenverbrauch zwischen Muskelarbeit und Fieber hinsichtlich des Ortes des Verbrauchs und der Leberwirkung. Im ersteren Falle findet der Zuckerverbrauch in den Muskeln statt und kann von der intakten Leber nach Bedarf wieder ersetzt werden oder wird aus dem Eiweiss bzw. Fettgehalt in loco gedeckt. Im Fieber dagegen setzt in der Leber selbst der Glykogenschwund ein, indem es wahrscheinlich unter zentralem Nerveneinfluss zu einer plötzlichen, gewaltigen Glykogenolyse kommt, die entweder koordiniert oder subordiniert (vgl. darüber später) das in der Leber gespeicherte Eiweiss mit in den Verbrennungsprozess hineinreisst. Wegen dieser verschiedenen Genese kann daher der Kohlenhydratverbrauch bei Muskelarbeit hinsichtlich der Wirkung auf den Eiweissumsatz nicht mit dem Glykogenschwund im Fieber verglichen werden und daher auch nicht gegen die Bedeutung des Kohlenhydratmangels für die N-Verluste im Fieber ins Feld geführt werden.

Wie gross allerdings der Einfluss dieses Glykogenschwundes auf die Eiweissverbrennungen ist, lässt sich schwer abschätzen. Man würde es wahrscheinlich erfahren, wenn man das N-Minimum bei vorwiegend fetthaltiger Kost mit dem Wert bei vorwiegender Kohlenhydratkost und gleicher Eiweisszufuhr vergliche. Während beim Normalen sich beide annähernd decken, würden sich beim Fiebernden nach den divergenten Ergebnissen der Versuche von Kocher und Grafe wahrscheinlich erhebliche Unterschiede ergeben. Untersucht ist diese Frage allerdings bisher anscheinend noch nicht.

Als weiterer Faktor für die Steigerung kommt die Erhöhung der Körperwärme in Betracht. Zur Beurteilung können hier nur Versuche herangezogen werden, in denen abnorm hohe Temperaturen durch Überhitzung, d. h. durch Behinderung der Wärmeabgabe erzeugt werden. Der Einfluss auf den N-Umsatz in solchen Fällen ist häufig sowohl bei Tieren wie bei Menschen untersucht. Die Ergebnisse widersprechen sich durchaus (Literatur bei Simanowski [86], Linser und Schmid [87], Graham und

Poulton [88]), und zwar sowohl bei Menschen wie bei Tieren. Während Bartels, Naunyn, Schleich, Frey, Heiligenthal, Richter, Formanek, Voit u. a. (Literatur bei Simanowski [86]) eine deutliche Zunahme der Eiweissverbrennungen fanden, blieben in den Versuchen von Kaupp, Koch, Simanowski, Bornstein (89), sowie Graham und Poulton (88) die Werte unverändert. Bei Linser und Schmid (87) war das Ergebnis abhängig von der Höhe der Temperatur; erst bei Werten über 39⁰ machte sich ein steigernder Einfluss geltend. In den letzten Versuchen von Graham und Poulton blieb er bei 40⁰ auch dann aus, wenn eine kalorisch unzureichende oder übermässig fettreiche, aber kohlenhydratfreie Kost gegeben wurde.

Es ist schwer, nach diesen entgegengesetzten Angaben, die auch in technisch einwandfreien Arbeiten sich finden, ein klares Urteil zu gewinnen. Sicher scheint nur, dass niedere Temperaturen keinen Einfluss haben, aber die höheren sind es gerade, die hier interessieren, weil hier beim Fieber Besonderheiten vorzuliegen scheinen. Ehe weitere Untersuchungen, die über eine längere Überhitzungsperiode sich erstrecken, Klärung bringen, lässt sich vorläufig nur sagen, dass hohe Temperatur den Eiweissumsatz erhöhen können, dass aber kein gesetzmässiger, allgemein gültiger Einfluss vorliegt. Die grösste Beweiskraft hinsichtlich des Fiebers haben langdauernde Überhitzungsversuche, die sich beim Menschen kaum anstellen lassen. Gegen kürzere ist immer der Einwand möglich, dass die Wirkung auf den N-Umsatz erst bei längerer Dauer eintritt. Schliesslich lässt sich auch gegenüber negativen Befunden der Standpunkt vertreten, dass Temperaturerhöhung durch Überhitzung und durch Fieber genetisch und ihrem Wesen nach so prinzipiell verschiedene Dinge sind, dass man die Wirkungen auf den Eiweissstoffwechsel nicht miteinander vergleichen kann. Wie dem auch sein mag, wir sehen vorläufig in diesem Punkte noch nicht klar.

Die Bedeutung der zentralen Störungen der chemischen Wärmeregulation für die Eiweissverbrennungen im Fieber ist erst in den letzten Jahren gewürdigt und studiert [Grafe (35), Freund und Grafe (15), Isenschmid (90)]. Schon in meiner ersten Fieberarbeit hatte ich die Erhöhung des N-Umsatzes im Fieber in Beziehung gebracht zu dem Verhalten des Eiweissstoffwechsels bei der chemischen Wärmeregulation, wo auch Gesamtumsatz und N-Umsatz annähernd parallel miteinander steigen können. Bei stärkerer Anspannung ist das sogar immer der Fall (15), im übrigen bedarf diese Frage wegen mancherlei Widersprüche in der Literatur noch einer weiteren Aufklärung. Schaltet man die chemische Wärmeregulation ganz aus, so kommt es aber in der Regel nicht mehr zum Fieber (Freund [91], Citron und Leschke [92] u. a.), nur für das Tetrahydro-β-Naphthylamin gilt das bisher nicht (Isenschmid). Aber die Ausschaltung als solche hat einen deletären Einfluss auf den Eiweissumsatz, der in einer Weise gesteigert wird, wie es kaum je beim Fieber vorkommt (Freund und Grafe [15],

Isenschmid [90]). Wie in einem früheren Abschnitt dieses Kapitels (vgl. S. 359) auseinandergesetzt wurde, zwingt diese überraschende Wirkung zur Annahme von besonderen Regulationsbahnen für den Eiweissstoffwechsel, die von einem noch unbekannten Zentrum aus durch das Halsmark, in dessen unterem Teil sie austreten, wahrscheinlich auf sympathischen Bahnen zur Leber ziehen. Diese zentrale Regulation des Eiweissstoffwechsels ist aufs nächste mit der zentralen chemischen Wärmeregulation verknüpft, da beide jedenfalls bei stärkerer Anspannung der chemischen Regulation Hand in Hand arbeiten, und es ist sehr wohl verständlich, dass eine Schädigung der letzteren, wie sie ja beim Fieber vorliegt, auch den Eiweissregulationsmechanismus in Mitleidenschaft zieht oder wenigstens ziehen kann. Nimmt man das aber an — und die bisher bekannten Tatsachen lassen sich kaum anders, jedenfalls meines Erachtens nicht besser deuten —, so besteht an und für sich keine Schwierigkeit, die hohen N-Verluste, wie sie bei besonders hohen Temperaturen und sehr schweren Infektionen vorkommen und durch die Wirksamkeit der bisher besprochenen Faktoren nicht restlos befriedigend erklärt werden konnten, auf eine besonders schwere zentrale Schädigung dieses Regulationsapparates zurückzuführen. Da der Hauptangriffspunkt auch hier die Leber zu sein scheint, in der auch die Temperatursteigerung die grösste ist, so wäre es denkbar, dass es sich bei der vermehrten Mobilisation von Glykogen und von Eiweiss vielleicht um zwei koordinierte und nicht vorwiegend kausal verknüpfte Vorgänge handelt.

Genügen nun die bisher besprochenen, wohl definierten Faktoren zur Deutung der gewaltigen Eiweisseinbussen auch beim schwersten infektiösen Fieber, oder ist man ausserdem noch zur Annahme besonderer, unbekannter toxischer Momente, die am Protoplasma der Zelle selbst angreifen, gezwungen? Die älteren Autoren, die besonders stark unter dem Eindruck der neuentdeckten Tatsache der gewaltigen N-Verluste im Harne standen, vertraten ganz überwiegend diesen Standpunkt. Der eigentliche Begründer der Lehre von toxogenen Eiweisszerfall war wohl Naunyn (93); die meisten Fieberforscher haben sich ihm früher angeschlossen. Dabei wurden unter „toxogen" sehr verschiedene Dinge verstanden.

Für v. Noorden (65) war das Charakteristikum, dass dieser Teil des N-Umsatzes nicht von der Ernährung abhängig war, während für Müller (Z) und Krehl (94) die Besonderheiten darin zum Ausdruck kamen, dass bei gleicher Ernährung im Fieber mehr Eiweiss zerfällt, als in der Norm und dass grössere Mengen von Kohlenhydraten nötig sind, um den N-Umsatz herabzudrücken, wie beim Gesunden. Kraus (Z) brachte diesen Anteil des Eiweisszerfalles mit Immunitätsvorgängen in Zusammenhang.

Allen Auffassungen aber gemeinsam ist die Überzeugung, dass das toxische Agens primär an der Zelle selbst angreift. Krehl (Z) und v. Noorden (95) haben mit der weiteren Entwicklung der Fieberforschung ihre ursprüngliche Ansicht geändert und stehen heute der Existenz eines toxogenen Faktors zum mindesten sehr skeptisch gegenüber, auch Müller (96) räumt den zentral regulatorischen Schädigungen neuerdings einen breiten Einfluss ein.

Auf die älteren Argumente für die Existenz eines sogenannten toxogenen Eiweisszerfalls im infektiösen Fieber einzugehen, besteht hier keine Notwendigkeit mehr (Literatur und Diskussion bei Richter [Z], bei Grafe [35], Kocher [73], Freund und Grafe [15]), denn mit der wachsenden Kenntnis von dem gewaltigen Einfluss des Zentralnervensystems auf den Eiweissumsatz hat sich heute die Problemstellung ganz verschoben. Eine primäre toxische Beeinflussung des Protoplasmas im infektiösen Fieber darf nur dann angenommen werden, wenn weder der Ernährungsfaktor noch eine Störung des zentralen Regulationsapparates als Ursache der grossen Eiweisseinschmelzungen in Betracht kommen. Tatsächlich lassen sich aber zunächst alle früher für die Existenz eines toxogenen Eiweisszerfalls ins Feld geführten Tatsachen ungezwungen auf eine der beiden Ursachen zurückführen. Trotzdem besteht nach den Beobachtungen von Krehl und Soetbeer (97), die auch beim Kaltblüter, der über keine chemische Wärmeregulation verfügt, nach Infektionen Stoffwechselsteigerungen sahen, die Möglichkeit eines solchen Faktors sehr wohl auch beim Warmblüter; allerdings ist die Frage, ob nicht doch auch schon bei einzelnen poikilothermen Wirbeltieren eine nervöse Regulation des Eiweissumsatzes besteht, noch gar nicht bearbeitet. Nach der Lage der Dinge ist eine Entscheidung der ganzen Frage für den Warmblüter nur möglich am Hungertier ohne chemische Wärmeregulation. Da Fieber im gewöhnlichen Sinne hier nicht zustande kommen kann, muss jeder periphere Angriff auf das Protoplasma sich in einer Erhöhung der Körpertemperatur geltend machen. Freund und Grafe (15) haben in dieser Richtung die Wirkung von Infektionen mit Naganatrypanosomen und Bac. suipestifer untersucht. Trotzdem die Tiere (Kaninchen und Hunde) der Schwere der Infektion nach 1—2 Wochen erlagen, blieb jeder Einfluss auf Gesamtstoffwechsel und Eiweissumsatz aus, während bei den Kontrollen, welche zur gleichen Zeit starben, die gleiche Menge des Virus hohe Temperaturen und starke Eiweisseinschmelzungen zur Folge hatte. Bei diesen Infektionen besteht also sicher kein toxogener Eiweisszerfall.

Isenschmid (90) hat diese Versuche an sehr kleinen Kaninchen wiederholt und hier bei drei Tieren, bei denen Vergleiche möglich waren, Steigerungen des Eiweissumsatzes und des Gesamtstoffwechsels gefunden; er erblickt darin aber keinen Beweis für die Existenz eines toxogenen Eiweisszerfalls, da er mit Recht darauf hinweist, dass bei diesen kleinen Tieren auch ohne jeden Eingriff im Hunger die Eiweisszersetzung gewaltig ansteigt. Tatsächlich sind für solche Versuche nur sehr grosse Kaninchen oder besser noch Hunde zu verwerten.

Wichtig ist in Isenschmids (90) Arbeit die Feststellung, dass auch beim Tiere ohne Wärmeregulation Tetrahydro-β-Naphthylamin, Suprarenin, Cocain, Coffein sowie Natr. salicylic. Stoffwechselsteigerung und Fieber hervorrufen. Der Angriffspunkt ist hier also sicher peripher anzunehmen, wobei es vielleicht gleichgültig ist, ob man ihn in den peripheren Sympathikus oder in die Zellen selbst verlegt. Untersuchungen über den Eiweissumsatz dieser Tiere hat Isenschmid leider nicht angestellt. Für das Adrenalin fanden Freund und Grafe ein Absinken trotz Fieber (vgl. auch S. 311).

Mit der geschilderten Versuchsanordnung ist bisher nur bewiesen, dass die Infektion mit Bac. suipestifer und Naganatrypanosomen auch in Fällen schwerster, tödlicher Erkrankung keinen toxogenen Eiweisszerfall zur Folge hat. Verallgemeinert können diese Resultate aber nicht werden, dazu sind die Infektionen zu verschiedenartig, und im Hinblick auf Isenschmids Beobachtungen besteht doch die Möglichkeit, dass, wie gewisse Pharmaka, auch Bakterien oder deren Toxine direkt am Protoplasma schädigend angreifen können.

Es müssen daher die Untersuchungen in der angegebenen Art auf möglichst viele und verschiedenartige Bakterien bzw. deren Toxine ausgedehnt werden. Dann erst kann entschieden werden, ob und bei welchen Infekten ein toxogener Eiweisszerfall vorliegt. Untersuchungen am Menschen können in dieser Frage nicht weiterführen.

Bezüglich des Verhaltens der einzelnen Komponente des Eiweissstoffwechsels, die gesondert betrachtet werden müssen, verweise ich auf die zusammenfassenden Darstellungen.

$\gamma\gamma$) Die Frage qualitativer Anomalien.

Bei Fiebernden findet man oft eine Reihe pathologischer Substanzen im Harn, vor allem Albumosen (Krehl und Matthes [8]), ferner Acetonkörper (vgl. die zusammenfassenden Darstellungen), doch braucht auf diese Dinge hier nicht näher eingegangen zu werden, da sie quantitativ gar nicht in Betracht kommen und zudem für das Fieber nicht spezifisch sind. Zum mindesten die Acetonkörper können durch zweckmässige Ernährung zum Verschwinden gebracht werden.

Auf Besonderheiten im intermediären Umsatz des fiebernden Organismus schienen schon ältere Respirationsversuche sowohl bei Menschen wie bei Tieren hinzuweisen. Es fanden sich nämlich respiratorische Quotienten erheblich unter 0,7, so bei Regnard (98), Loewy (25), Riethus (28), Finkler (99), Gréhant und Quinquaud (100). Neuere Autoren wie Loening (31), Rolly und Hörnig (32), Grafe (101), Rolly und Meltzer (33) u. a. bestätigten das. Nur Kraus berichtete (23) über normale Werte. In Rollys Versuchen sanken die Zahlen sogar bis 0,366 herab. Wenn man das wirklich als Ausdruck chemischer Vorgänge auffassen wollte, so müsste man annehmen, dass im Fieber ein sehr sauerstoffreicher Körper in grossen Mengen gebildet wird. Für eine Zuckerbildung aus Eiweiss, die Werte höchstens bis 0,65 erklärt hätte, gingen die Zahlen vielfach viel zu tief herab. Man hätte also zum mindesten an eine Zuckerbildung aus Fett im grössten Stile denken müssen, aber selbst dafür lagen manche Werte zu tief. In grösserer Menge ausgeschieden wurde der hypothetische Stoff sicher nicht, dafür wich der Quotient $\frac{C}{N}$ im Harn zu wenig von der Norm ab. Eine Ablagerung als Zucker kann auch nicht ernstlich in Frage kommen, da der fiebernde Organismus sein Glykogen ja besonders rasch verbraucht und daher besonders glykogenarm ist. Nach allen Richtungen stiess diese Hypothese also auf Schwierigkeiten, und doch schien es, als ob ein derartiger Stoff in der ersten Zeit der Rekonvaleszenz wieder zur Verbrennung kam, denn die respiratorischen Quotienten lagen hier besonders hoch und überschritten manchmal sogar die Einheit.

Da es sich bei den erwähnten Beobachtungen fast durchweg um kurzfristige Untersuchungen handelte, die meist mit der Zuntz-Geppertschen Methodik angestellt waren, so konnten nur langfristige Versuche in dies Dilemma Klarheit bringen. Über solche berichteten zuerst Benedict und Carpenter (34) für das Fieber bei Quecksilbervergiftung, Grafe (35) für das infektiöse Fieber. Übereinstimmend ergaben sich ganz normale respiratorische Quotienten, die nie unter den Fettwert herabgingen. Alle folgenden Untersucher, wie Rolly (36), Coleman und Du Bois (37, 38), Mc Cann, Barr und Du Bois (39—42) u. a. kamen zu dem gleichen Resultat. Demgemäss kann heute kein Zweifel darüber mehr bestehen, dass die Art der Zersetzung im Fieber die gleiche ist wie in der Norm und lediglich von der Menge und Zusammensetzung der dem Organismus zur Verfügung stehenden Nährstoffe bestimmt wird. Auch die gute Übereinstimmung zwischen direkter und indirekter Kalorimetrie in den neueren amerikanischen Untersuchungen spricht gegen qualitative Störungen von irgendwelchem Belang. Kraus (23) hatte diesen Standpunkt schon immer vertreten.

Wenn die Frage als solche heute auch endgültig entschieden ist, so verlangen doch die vorher genannten abnormen Quotienten, die zu so falschen Schlüssen Anlass gaben, eine Erklärung. In dem einen oder anderen Falle mögen methodische Fehler vorgekommen sein, aber das gilt sicher nur für einen Teil. Allen übrigen Versuchen ist gemeinsam, dass sie kurz dauerten. Das gilt auch für meine eigenen, die im übrigen mit der gleichen Methodik und Gasanalyseapparatur durchgeführt wurden, wie die langdauernden, welche normale Quotienten ergaben. Sieht man die Zahlen im einzelnen durch, so fällt in den meisten Arbeiten die Niedrigkeit der Kohlensäurewerte auf. Angesichts dieser Tatsache liegt die Vermutung am nächsten, dass es in diesen Fällen zumal bei der Behinderung der Atmung durch ein Mundstück oder durch eine Halsbinde, eventuell auch durch psychische Momente, während der kurzen Dauer der Versuche zu einer vorübergehenden Kohlensäureretention gekommen ist. Die Kohlensäure wäre also in normaler Weise gebildet, aber aus rein physikalischen Gründen während des Versuchs nicht ganz zur Ausscheidung gelangt. Da es sich der Natur der Sache nach nur um einen vorübergehenden Zustand handelt, der sehr bald durch eine vermehrte Ausschwemmung von Kohlensäure wieder ausgeglichen wird, lassen langdauernde Versuche nichts mehr davon erkennen. Völlig befriedigt diese Erklärung allerdings nicht, denn Rolly (36) sah später auch in kurzdauernden Versuchen mit dem von ihm modifizierten Benedictschen Apparat bei Fiebernden immer normale Werte.

Die von Rolly und seinen Mitarbeitern in der ersten Zeit der Rekonvaleszenz gefundenen hohen Quotienten erklären sich sehr einfach durch die in dieser Zeit sehr umfangreiche Fettbildung aus Zucker.

γ) Der Einfluss der Nahrungsaufnahme auf den Gesamtstoffwechsel.

Die Frage, ob im Fieber die Nahrungsaufnahme Temperatur und Stoffwechsel stärker beeinflusst als in der Norm, hat auch praktisch eine sehr erhebliche Bedeutung. Dass die alten Ärzte sie bejahten, ist der Hauptgrund dafür, dass Fiebernde jahrhundertelang unzweckmässig ernährt wurden (Geschichtl. bei E. v. Leyden und G. Klemperer [102]). Heute aber wissen wir besonders durch amerikanische Arbeiten, vor allem von Coleman und seinen Mitarbeitern (68, 103), dass bei reichlicher Ernährung schwere Infektionen günstiger verlaufen, und die Mortalität absinkt. Trotz der weitgehenden, praktischen Wichtigkeit des Problems liegen exakte, systematische Untersuchungen aus früherer Zeit nicht vor (ältere Literatur bei Coleman und Du Bois [37]). Vielleicht hängt das damit zusammen, dass solche Beobachtungen auf Schwierigkeiten bei den sehr elenden Kranken stiessen. Das Urteil stützte sich anscheinend mehr auf gefühlsmässige Eindrücke, die so oft die Ursache für falsches therapeutisches Handeln sind.

Tatsächlich haben aber eingehende respiratorische und kalorimetrische Untersuchungen amerikanischer Autoren gezeigt, dass die bis vor kurzem herrschende Auffassung falsch ist. Nach den kalorimetrischen Beobachtungen von Coleman und Du Bois (37) ist beim Typhus die spezifisch-dynamische Wirkung der Nahrung sogar erheblich geringer als in der Norm, wie aus der folgenden Tabelle 32 hervorgeht.

Die Untersuchungen dauerten 3—4 Stunden. Beim Zucker fehlte überhaupt eine nennenswerte Wirkung (nur 1 % gegenüber 9,1 % in der Norm), und auch beim Eiweiss betrug sie nur etwa die Hälfte des Wertes bei Gesunden (4,5 % gegenüber 9,3 %). Bezieht man die Steigerung, wie es für einen exakten

Tabelle 32. Spezifisch-dynamische Wirkung von Eiweiss und Kohlenhydraten in der Norm, bei Fieber und Rekonvaleszenz.

| Versuchspersonen | Zahl der Experimente | Durchschnittliche Darreichung | | Prozentuale Stoff-wechselsteigerung im Durchschnitt % |
		in g N oder Zucker in der Nahrung	pro kg Gewicht N oder Zucker	
Eiweissversuche				
2 Gesunde	2	10,1 g	0,147 g	9,3
4 Fiebernde	6	8,6 g	0,174 g	4,5
4 Rekonvaleszenten . .	5	10,2 g	0,217 g	16,6
Zuckerversuche				
3 Gesunde	3	115,0 g	1,6 g	9,1
2 Fiebernde	4	115,0 g	2,2 g	1,0
3 Rekonvaleszenten . .	3	115,0 g	2,7 g	9,8

Vergleich bei der verschiedenen Intensität des Nüchternstoffwechsels richtiger
ist, nicht auf den Grundumsatz, sondern auf den Kaloriengehalt der Nahrung,
so fallen die Zahlen etwas höher aus, bleiben aber auch dann noch erheblich
unter den normalen Durchschnittswerten.

Das Ausbleiben einer ausgesprochen dynamischen Wirkung im hohen
Fieber ist sehr merkwürdig, doch sehen wir, worauf schon Lusk (104) in
diesem Zusammenhang hingewiesen hat, das Gleiche bei der Anspannung der
chemischen Wärmeregulation gegenüber einer Erniedrigung der Aussentemperatur. Der Brennwert der Nahrung wird aus wärmeökonomischen Gründen
möglichst vollständig ausgenutzt.

Bei Lungentuberkulösen, bei denen die Temperaturen und die Stoffwechselerhöhungen allerdings meist niedriger lagen, als bei Typhösen, fanden
Mc Cann und Bar (39) sowie Mc Cann (40) die gleichen Zahlen wie bei
Gesunden. Eine abnorm grosse Steigerung findet nach den bisherigen
Beobachtungen im Fieber niemals statt, und damit wird auch diesem wichtigen
theoretischen Einwande, der gegen eine reichliche Ernährung im Fieber geltend
gemacht worden ist, der Boden entzogen.

δ) Der Stoffwechsel in der Rekonvaleszenz von fieberhaften Erkrankungen.

Der Gesamtstoffwechsel in der Rekonvaleszenz von fieberhaften Erkrankungen unterliegt in allen prinzipiellen Punkten den gleichen Gesetzen, die
für den Wiederaufbau des Organismus nach einfacher Unterernährung oder
nach nichtfebrilen konsumierenden Krankheiten gelten. Um Wiederholungen
zu vermeiden, verweise ich auf die Ausführungen S. 131—151. Dort finden sich
auch die wichtigsten Respirationsarbeiten über den Rekonvaleszentenstoffwechsel nach Fieber [von Svenson (26), Grafe (35), Rolly (36), Coleman
und Du Bois (37) usw.] angeführt. Das charakteristische Verhalten der
spezifisch-dynamischen Wirkung in dieser Periode ist auch aus der obigen
Tabelle 32 gut ersichtlich. Die Steigerungen nehmen nicht nur gegenüber dem
Verhalten im Fieber, sondern auch gegenüber dem in der Norm, erheblich zu.

Je stärker der Ernährungszustand im Fieber gelitten hat, desto ausgesprochener ist das Verhalten des Respirationsstoffwechsels: im Anfang bei geringer Nahrungszufuhr die Einschränkung der Verbrennungen und dann mit der erheblichen Zunahme der Nahrungsaufnahme die Luxuskonsumtion, die dann allmählich wieder einer normalen Intensität der Verbrennungen weicht.

Bisher sind keine Tatsachen bekannt geworden, die dafür sprechen, dass auch in quantitativer Beziehung sichere Differenzen gegenüber der Auffütterung aus einem gleich reduzierten Ernährungszustand aus anderen Gründen bestehen, nur die Tendenz zum Eiweissansatz pflegt entsprechend den meist grösseren Eiweissverlusten im Fieber meist stärker ausgeprägt zu sein [vgl. darüber vor allem Benedict und Surányi (105) sowie Svenson (26)].

Literatur über den Stoffwechsel im Fieber.

Neuere zusammenfassende Darstellungen mit reichlichen Literaturangaben:

Müller, Fr., in v. Leydens Handb. d. Ernährungsther. 2. 213. 1903.

Kraus, F., in Noordens Handb. d. Pathol. d. Stoffw. 2. Aufl. 1. 578. 1906.

Aronson, E., Allgemeine Fieberlehre. Berlin 1906.

Lüdke, H., Über Ursachen und Wirkungen der Fiebertemperatur. Ergebn. d. inn. Med. u. Kinderheilk. 4. 493. 1909.

Richter, P.F., Oppenheimers Handb. d. Bioch. IV. 2. 104. 1910.

Ringer, A.J., Physiol. and Pathology of Fever. Am. Journ. med. soc. **142**. 485. 1911.

Meyer, H.H., L. Krehl und A. Schittenhelm, Fieberreferate mit anschliessender Diskussion. Verh. d. 30. Kongr. f. inn. Med. 1913.

Reichardt, M., Die Körpertemperatur bei Hirnkrankheiten. Arb. aus der Psych. Klinik Würzburg. 8. 1. 1914. Fischer, Jena.

Ott, J., Fever, Its Thermotaxis and Metabolism. New York 1914.

Grafe, E., Ther. Monatsh. **30**. Januar- und Märzheft 1916.

Allers, R., Zeitschr. f. ges. Neur. u. Psych. Ref. **19**, 209 u. 321. 1919.

Mautner, H., Monatsschr. f. Kinderheilk. Ref. T. **18**. 225. 1920.

Krehl, L., Pathol. Physiol. 11. Aufl. 81. Leipzig, Vogel 1921 (vgl. auch die älteren Auflagen).

Dresel, Die Erkrankungen des vegetativen Nervensystems. Sonderabdr. aus Kraus-Brugsch, Spez. Pathol. u. Ther. inn. Krankh. 1922.

Freund, H., Über Wärmeregulation und Fieber. Ergebn. d. inn. Med. u. Kinderheilk. **22**. 77. 1922.

1. Liebermeister, C., Handb. d. Pathol. u. Ther. des Fiebers. 1875.
2. Fröhlich, F.W., Ergebn. d. Physiol. **16**, 83. 1918.
3. Aronson, E. und J. Sachs, Pflügers Arch. **37**. 232. 1885.
4. Cloetta und Waser, Arch. f. exp. Pathol. u. Pharmakol. **73**. 398. 1913.
5. Hashimoto und Pick, ebenda **76**. 89. 1914.
6. Hashimoto, ebenda **78**. 370. 1915.
7. Friedberger, Die Anaphylaxie in Kraus-Brugsch, Spez. Pathol. u. Ther. inn. Krankheiten. 2. 1. Teil. 1918.
8. Krehl und Matthes, Arch. f. exp. Pathol. u. Pharmakol. **35**. 229 und **36**. 437. 1895.
9. Senator, Untersuchungen über den fieberhaften Prozess. Berlin 1873.
10. May, R., Zeitschr. f. Biol. **30**. 1. 1894.
11. Nebelthau, ebenda. **31**. Neue Folge **13**. 293. 1894.
12. Krehl und Matthes, Arch. f. exp. Pathol. u. Pharmakol. **38**. 284. 1897.

13. Stähelin, R., Arch. f. Hyg. **50**. 77. 1907.
14. Hirsch, R., Zeitschr. f. exp. Pathol. u. Ther. **13**. 84. 1913.
15. Freund und Grafe, Deutsch. Arch. f. klin. Med. **121**. 36. 1916.
16. Grafe und v. Redwitz, Zeitschr. f. phys. Chem. **119**. 125. 1922.
17. Hirsch, R., Zeitschr. f. exp. Pathol. u. Ther. **13**. 132. 1913.
18. Verzár, Bioch. Zeitschr. **34**. 41. 1911.
19. Freund und Grafe, Arch. f. exp. Pathol. u. Pharmakol. **67**. 55. 1911.
20. Hirsch, R. und E. Leschke, Zeitschr. f. exp. Pathol. u. Ther. **15**. 335. 1914.
21. v. Leyden, E., Deutsch. Arch. f. klin. Med. **7**. 536. 1870.
22. Liebermeister, C., ebenda **8**. 153. 1871.
23. Kraus, F., Zeitschr. f. klin. Med. **18**. 160. 1891.
24. Kraus, F. und Chvostek, Wien. klin. Wochenschr. 104. 1891.
25. Loewy, A., Virchows Arch. **126**. 218. 1891.
26. Svenson, Zeitschr. f. klin. Med. **43**. 86. 1901.
27. Robin und Binet, Arch. gén. de méd. int. Juni u. Okt. 1896.
28. Riethus, Arch. f. exp. Pathol. u. Pharmakol. **44**. 239. 1900.
29. Likhatscheff und Avroroff, Berichte der kaiserl. Militärakad. St. Petersburg. 5. 3. und 4. Teil. 1902.
30. Steyrer, A., Zeitschr. f. exp. Pathol. u. Ther. **4**. 729. 1907.
31. Loening, Klin. Jahrb. **19**. 87. 1908.
32. Rolly und Hörnig, Deutsch. Arch. f. klin. Med. **95**. 74. 1908.
33. Rolly und Meltzer, ebenda **97**. 274. 1909.
34. Benedict und Carpenter, Am. Journ. of phys. **24**. 203. 1909.
35. Grafe, E., Deutsch. Arch. f. klin. Med. **101**. 209. 1910 und Münch. med. Wochenschr. Nr. 11. 1913.
36. Rolly, F., Deutsch. Arch. f. klin. Med. **105**. 93. 1911.
37. Coleman, W. und E. F. Du Bois, Arch. f. int. Med. **14**. 168. 1914 und **15**. 887. 1915
38. Barr, D. P. und E. F. Du Bois, ebenda **21**. 627. 1918.
39. Mc Cann, W. S. und D. P. Barr, ebenda **26**. 663. 1920.
40. Mc Cann, W. S., ebenda **28**. 847. 1921.
41. Coleman, W., D. P. Barr und E. F. Du Bois, ebenda **29**. 567. 1922.
42. Cecil, R. L., D. P. Barr und E. F. Du Bois, ebenda 583 und 608. 1922.
43. van t'Hoff, J. H., Studien zur chemischen Dynamik, bearbeitet von Ernst Cohen. Amsterdam und Leipzig 1896 und Vorles. über theor. u. phys. Chemie. I. Aufl. 223. 1898.
44a. Kanitz, A., Temperatur und Lebensvorgänge in Biochem. in Einzeldarstellungen. **1**. Berlin, Bornträger 1915.
44b. Krogh, A., The respiratory exchange of animals and man. 84. Longmans Green and Co. London. 1916.
45. Du Bois, E. F., Journ. of am. med. assoc. **77**. 352. 1921.
46. Lefèvre, J., La chaleur animale et bioénergétique. Masson Paris 1911.
47. Krehl und Kratsch, Arch. f. exp. Pathol. u. Ther. **41**. 185. 1898.
48. Schultze, ebenda **43**. 193. 1900.
49. Liljestrand und K. Frumerie, Skand. Arch. **31**. 321. 1914.
50. Mansfeld, G. und Z. Ernst, Pflügers Arch. **161**. 299. 1915.
51. Meyer, H. H., Die Naturwissensch. 8. 751. 1920.
52. Grafe, E. und v. Redwitz, Zeitschr. f. phys. Chem. **119**. 125. 1922.
53. Freund, H. und Marchand, Arch. f. exp. Pathol. u. Pharmakol. **72**. 56. 1913.
54. Döblin und Fleischmann, Zeitschr. f. klin. Med. **78**. 275. 1913.
55. Hirsch, C., O. Müller und F. Rolly, Deutsch. Arch. f. klin. Med. **75**. 264, 287, 307. 1912 und Rolly, ebenda **78**. 250. 1913.
56. Senator, H. und P. F. Richter, Zeitschr. f. klin. Med. **54**. 16. 1904.
57. Freund, H., Deutsch. Arch. f. klin. Med. **105**. 44. 1911 und **106**. 556. 1912.
58. Schut, Beitr. z. klin. Tuberk. **35**. 75. 1915.
59. Masing, E., Arch. f. exp. Pathol. u. Pharmakol. **69**. 437. 1912.

60. Freund, H. und F. Marchand, ebenda **73**. 276. 1913.
61. Rolly und Oppermann, Bioch. Zeitschr. **48**. 260. 1913.
62. Freund und Marchand, Deutsch. Arch. f. klin. Med. **110**. 120. 1913.
63. Lusk, G., Am. Journ. of phys. **27**. 427. 1911.
64. Vogel, A., Zeitschr. f. rat. Med. N. F. IV. 1854 und Klin. Unters. über den Typhus. Erlangen 1860.
65. v. Noorden, C., Lehrbuch d. Pathol. d. Stoffw. I. Aufl. Berlin, Hirschwald 1893.
66. Loening, R., Klin. Jahrb. **18**. 1. 1907.
67. Ewing, J. und C. G. L. Wolf, Arch. int. Med. **4**. 330. 1909. Wolf, C. G. L. und Lambert, ebenda **5**. 406. 1910.
68. Shaffer und Coleman, ebenda 538. 1909.
69. Rolly, Deutsche med. Wochenschr. Nr. 46 u. 47. 1911.
70. Rolland, W., Deutsch. Arch. f. inn. Med. **107**. 440. 1912.
71. Krasnogorski, N., Arch. f. exp. Pathol. u. Pharmakol. **69**. 239. 1912.
72. Pfannmüller, Deutsch. Arch. f. klin. Med. **113**. 100. 1913.
73. Kocher, ebenda **115**. 82. 1914.
74. Grafe, ebenda **116**. 328. 1914.
75. Rolly, F. und Christjansen, Arch. f. exp. Pathol. u. Pharmakol. **77**. 34. 1914.
76. Major, R., Deutsch. Arch. f. klin. Med. **116**. 248. 1914.
77. Sharpe, N. C. und K. M. B. Simon, Journ. of exp. med. **20**. 282. 1914.
78. Bauer und Künstle, Deutsch. Arch. f. klin. Med. **24**. 53. 1879.
79. Klemperer, G., Zeitschr. f. klin. Med. **16**. 550. 1889.
80. Hirschfeld, Berl. klin. Wochenschr. 29. 1891.
81. Pipping, Skand. Arch. f. Physiol. **2**. 89. 1891.
82. Lusk, G., Ernährung und Stoffwechsel. Deutsch von Hess. 300. 1910.
83. McCann, W. S., Arch. of int. med. **29**. 33. 1922.
84. Frank, E. und S. Isaac, Arch. f. exp. Pathol. u. Pharmakol. **64**. 274. 1911.
85. Rettig, K., ebenda **76**. 345. 1914.
86. Simanowski, Zeitschr. f. Biol. **21**. 1. 1885.
87. Linser und Schmid, Deutsch. Arch. f. klin. Med. **79**. 514. 1904.
88. Graham und Poulton, Quart. Journ. of med. **6**. 82. 1912.
89. Bornstein, Berl. klin. Wochenschr. **35**. 791. 1898.
90. Isenschmid, R., Arch. f. exp. Pathol. u. Pharmakol. **85**. 271. 1920.
91. Freund, H., ebenda **72**. 304. 1913.
92. Citron und Leschke, Zeitschr. f. exp. Pathol. u. Ther. **14**. 379. 1913.
93. Naunyn, B., Berl. klin. Wochenschr. 1866.
94. Krehl, L., Path. Physiol. 5. Aufl. 491. 1907.
95. v. Noorden, C. und H. Salomon, Handbuch der Ernährungslehre. **1**. Allgemeine Diätetik. 134. 1920.
96. v. Müller, F., Deutsche med. Wochenschr. 548. 1922.
97. Krehl und Soetbeer, Arch. f. exp. Pathol. u. Pharmakol. **40**. 275. 1898.
98. Regnard, Rech. exp. sur les variat. path. des combust. respir. 293. 1879.
99. Finkler, D., Pflügers Arch. **27**. 267. 1882.
100. Gréhant und Quinquaud, Journ. de phys. 469. 1882.
101. Grafe, E., Deutsch. Arch. f. klin. Med. **95**. 543. 1909.
102. v. Leyden, E. und G. Klemperer, in v. Leydens Handb. d. Ernährungstherapie. 2. Aufl. **2**. 322. 1904.
103. Coleman, Journ. Am. med. assoc. **53**. 1145. 1909, ebenda Am. Journ. of med. sc. **144**. 659. 1912 und Trans. XV. intern. Congr. on Hyg. and Demog. 1912.
104. Lusk, G., Journ. Am. med. assoc. **63**. 831. 1914.
105. Benedict, H. und N. Surányi, Münch. med. Wochenschr. 6 u. 7. 1899 und Zeitschr. f. klin. Med. **48**. 290. 1903.

3. Der Gesamtstoff- und Kraftwechsel bei der Hypothermie.

Die Hypothermie, die bei Infektionskrankheiten meist in Form des Kollaps auftritt, ist in allen wesentlichen Punkten das Gegenteil vom Fieber. Beide Prozesse liegen trotz ihrer entgegengesetzten Vorzeichen in enger Nachbarschaft beieinander, und im Tierexperiment ist es meist eine Frage der Dosis, ob der eine oder der andere sich einstellt [Krehl und Matthes (1)]. Ähnlich liegen wahrscheinlich auch die Dinge bei den Infektionen des Menschen. Das gleiche gilt auch für fiebererzeugende Pharmaka, erinnert sei nur an das Adrenalin [R. Hirsch (2)].

Hypothermie gibt es auch bei vielen Zuständen anderer Art (vgl. die sehr gute, umfangreiche Zusammenstellung bei Reiner Müller (3)]. Die Hauptursachen sind Abkühlung, Unterernährung, Erschöpfungszustände aller Art und Störungen der zentralen Wärmeregulation. Die letzteren haben für uns das Hauptinteresse. Während in den meisten Fällen spontaner Hypothermie, insbesondere bei Erschöpfungszuständen, die abnorm niedrigen Temperaturen wohl in erster Linie die Folge eines Daniederliegens der Verbrennungen in den Körperzellen sind, liegen die Verhältnisse bei besonders grosser Schädigung der nervösen Stoffwechselregulation genau umgekehrt: das Absinken der Oxydationen ist hier die Folge der zentral bedingten Untertemperatur.

Gegenüber dem Reichtum an Stoffwechselversuchen im Fieber ist die Ausbeute bei der Hypothermie sehr spärlich. Untersuchungen gibt es anscheinend nur beim Tier. Aus der älteren Zeit sind vor allem die klassischen Untersuchungen von Pflüger und seinen Schülern (4) zu erwähnen, die die Frage des Temperatureinflusses am curarisierten und Halsmarktier untersuchten. Aus neuerer Zeit stammen Beobachtungen von R. Hirsch (2) für die Adrenalinhypothermie, von Frank und Voit (5) bei Curarisierung, von Roaf (6) bei der Enthirnungsstarre, von Loening (7) beim anaphylaktischen Schock, von Freund und Grafe (8) bei Ausschaltung der chemischen Wärmeregulation, von Fischler und Grafe (9) sowie Grafe und Denecke (10) bei der Leberausschaltung, von Krogh (11) bei curarisierten Hunden, von Aszodi (12) und Hári (13) bei winterschlafenden Mäusen, von Hildebrandt (14) bei thyreoektomierten Ratten. In allen Fällen wurde ein erhebliches Absinken der Verbrennungen bei der Hypothermie konstatiert.

Die wichtigste Frage ist auch hier, ob ein strenger Parallelismus zwischen beiden Faktoren besteht und ob auch hier die van't Hoffsche RGT-Regel (15) [vgl. auch Krogh (11) und Kanitz (16)] ihre Gültigkeit ähnlich wie im Fieber besitzt. Bei der Hypothermie liegen die Verhältnisse viel komplizierter als dort. Zunächst ist die Frage zu entscheiden, ob die Intensität der Verbrennungen bei dem gleichen Grade der Untertemperatur immer annähernd die gleiche ist oder ob die Genese der Hypothermie hier einen entscheidenden Einfluss ausübt. Man könnte sich vorstellen, dass Untertemperatur durch

Insuffizienz der gleichwohl maximal angespannten chemischen Wärmeregulation oder durch operative Ausschaltung der chemischen Wärmeregulation
oder durch anaphylaktischen Schock oder Ausschaltung der Leber die Wärmeproduktion gegenüber der normalen Höhe von 37^0 verschieden beeinflussen
könnte. Soweit die spärlichen vorliegenden Angaben jetzt schon ein Urteil
gestatten ist das tatsächlich der Fall. Im allgemeinen ist bei gleicher Untertemperatur (ca. 34^0) die Minderung der Verbrennungen bei anatomisch intakter Wärmeregulation anscheinend infolge Gegenregulation und starken
Muskelzitterns am geringsten und fehlt daher bei geringer Erniedrigung der
Körpertemperatur ganz, während sie bei intraneuraler Adrenalininjektion,
in einzelnen Fällen von schwerem anaphylaktischem Schock und totaler
Leberausschaltung besonders hochgradig ausfällt. So betrug bei einem leber-
losen Tiere ca. 10 Stunden vor dem Tode bei 34^0 das Absinken des Stoffwechsels $60^0/_0$. Gegen alle derartigen Versuche lässt sich natürlich mit einem
gewissen Rechte der Einwand geltend machen, dass die Tiere bereits agonal
waren. Aus diesem Grunde ist es zweckmässiger für die vorliegende Frage
nur solche Versuche zu verwerten, bei denen die Tiere den Eingriff über-
lebten oder die Stoffwechselveränderung weniger hochgradig ausfiel, so dass
schon dadurch der Einwand des Agonalen widerlegt ist. Am einwandfreiesten
sind zweifellos die Beobachtungen an Tieren ohne Wärmeregulation, deren
Motilität dazu durch Curarisierung oder Halsmarkschnitt ausgeschaltet ist.
An solchen Tieren (Kaninchen) fanden Pflüger und Velten (4) pro 1^0 eine
Veränderung im Sauerstoffverbrauch von 5 bis maximal $10^0/_0$, Frank und
Voit (5) für die Kohlensäure bei curarisierten Hunden $7^0/_0$ Abnahme pro 1^0.
Der Temperaturkoeffizient (Q_{10}) liegt mithin bei 2,0. Etwas höher ($2,5 \pm 0,2$)
fiel er in Roafs (6) Versuchen bei der Enthirnungsstarre von Katzen aus.

Über das Ergebnis der letzten Versuche über diese Frage von Krogh (17)
bei curarisierten Hunden orientiert am besten folgende kleine Tabelle:

Tabelle 33.

Temperatur C°	O₂ Verbrauch pro Minut. ccm	Q_{10}
39,75	11,2	
37,2	13,0	1,76
32,25	9,8	2,1
28,65	6,8	1,81
28,15	7,65	1,8
22,65	4,8	2,35
14,1	2,15	2,57

Der Abfall der Verbrennungen ist hier nicht ganz regelmässig, was vielleicht mit der Raschheit der Änderung der Umgebungstemperatur zusammenhängt, auf die die Körpertemperatur (Rektalmessungen) nicht immer so prompt reagierte. Immerhin ist auch hier der Parallelismus zwischen Stoffwechsel und Temperatur angedeutet, und wenn man mehrere Temperaturintervalle zusammen nimmt, ist auch der Temperaturkoeffizient annähernd $= 2,0$.

Besonderes Interesse haben die Resultate bei den zentral nervös ausgelösten Temperatursenkungen, wie Loening (7) sie im anaphylaktischen Schock untersuchte. Von seinen zahlreichen Versuchen sind für die vorliegende Frage aber leider nur wenige verwendbar, da meist Änderungen der Motilität oder frühzeitiger Tod der Tiere störten oder bei Temperaturen unter 34^0 keine genauen Angaben mehr gemacht wurden. In den brauchbaren Versuchen waren aber die Resultate bei verschiedenen Tieren sowohl wie beim gleichen so ausserordentlich wechselnd (pro 3^0 zwischen 15 und $60^0/_0$ Oxydationsabfall), dass es unmöglich erscheint, hier Durchschnittswerte zu berechnen.

Im Hinblick auf die eindeutigen Untersuchungen am curarisierten Tiere ist aber trotz mancher Abweichungen im Einzelversuch festzustellen, dass das van't Hoffsche Reaktionsgeschwindigkeitsgesetz auch für die Hypothermie in gewissen Grenzen gilt, allerdings liegt der Koeffizient Q_{10} hier mit ca. 2,0 etwas niedriger als im Fieber (2,4).

Es ist möglich, dass das zum Teil mit einer maximalen Anspannung der physikalischen Wärmeregulation zusammenhängt.

Das Verhalten des Eiweissstoffwechsels bei Untertemperatur und Kollaps ist noch so ungenügend studiert, dass sich ein Eingehen auf diese Frage erübrigt.

Mit einer gewissen Wahrscheinlichkeit ist nach Analogie des Fiebers anzunehmen, dass in der Regel auch hier eine Veränderung des Umsatzes sich einstellt, allerdings ist auch denkbar, dass in besonderen Fällen durch isolierte Schädigungen des Eiweissregulationsmechanismus wie im Fieber Ausnahmen eintreten können. Ferner ist auch hier natürlich die Möglichkeit einer peripher angreifenden toxischen Schädigung des Protoplasmas bei schweren Infektionen mit Kollaps durchaus in Betracht zu ziehen.

Eine gewisse Sonderstellung nehmen die Formen des Schocks ein, bei denen die Temperaturen nur mässig, dagegen der Gesamtumsatz sehr erheblich herabgesetzt werden. Wenn sie daher vielleicht auch nicht streng genommen in dieses Kapitel hineingehören, so sind doch die Beziehungen zum anaphylaktischen Schock so nahe, dass es mir richtig erscheint, sie an dieser Stelle zu besprechen. Aub und seine Mitarbeiter (18—20) haben diese Frage, über die nur spärliche, unzureichende Angaben aus früherer Zeit von Guthrie (21) sowie Henderson, Prince und Haggard (22) vorliegen, kürzlich systematisch studiert. Sie arbeiteten an Katzen, die mit Urethan narkotisiert wurden. Um die Wärmeverluste möglichst zu vermeiden und dadurch die

Körpertemperatur annähernd konstant zu erhalten, wurden die Tiere auf Heizkissen gelegt. Die Schockauslösung geschah durch Quetschung der Beine oder künstliche Steigerung des intraperikardialen Drucks. Die Folge ist eine heftige Blutdrucksenkung, meist auf etwa die Hälfte und eine Verminderung der Oxydationen bis auf 70°/$_0$ der Norm. Beide Prozesse gehen der Schwere des Schocks annähernd proportional. Die Ursache des Absinkens der Verbrennungen ist anscheinend die verminderte Sauerstoffzufuhr zu den Geweben [Aub und Cunnigham (19)] vielleicht infolge von Kapillarkollaps [Krogh (23)]. Es geht das aus der starken Abnahme des Sauerstoffgehaltes im arteriellen und vor allem im venösen Blut (bis minimal 2°/$_0$) hervor, die schon vor dem Blutdruckabfall einsetzt und erst nach Erreichung normaler Hg-Werte wieder verschwindet, ferner aus der Zunahme von Kreatin und Zucker im Blut, was auf schwere Muskelschädigungen durch Anoxämie hinzudeuten scheint [Aub und Wu (20)].

Literatur.

1. **Krehl** und **Matthes**, Arch. f. exp. Pathol. u. Pharmakol. **38**. 284. 1897.
2. **Hirsch, R.**, Zeitschr. f. exp. Pathol. u. Ther. **13**. 142. 1913.
3. **Müller, Reiner**, Münch. med. Wochenschr. Nr. 32/33. 1917.
4. **Pflüger, E.**, Sein Arch. **18**. 247. 1878, dort auch ältere Lit. und W. **Velten**, ebenda **21**. 361. 1880.
5. **Frank** und **Voit**, Zeitschr. f. Biol. **42**. 309. 1901.
6. **Roaf, H. E.**, Quart. Journ. of phys. **5**. 31. 1912 und **6**. 395. 1913.
7. **Loening, F.**, Arch. f. exp. Pathol. u. Pharmakol. **60**. 84. 1911.
8. **Freund** und **Grafe**, ebenda **70**. 135. 1913.
9. **Fischler** und **Grafe**, Deutsch. Arch. f. klin. Med. **104**. 321. 1911 und **108**. 516. 1912.
10. **Grafe, E.** und **G. Denecke**, ebenda **118**. 249. 1915.
11. **Krogh, A.**, The respiratory exchange in animals and man. Longmans, Green and Co. London S. 84 u. ff. 1916.
12. **Aszodi, P.**, Bioch. Zeitschr. **113**. 70. 1921.
13. **Hári, P.**, ebenda S. 89.
14. **Hildebrandt**, Arch. f. exp. Pathol. u. Pharmakol. **90**. 330. 1921.
15. **van 'tHoff, J. H.**, Studien z. chem. Dynam. Bearb. von E. **Cohen**, Amsterdam und Leipzig, 1896 und Vorlesungen über theor. und phys. Chem. 1. Aufl. 1. J. 223. 1898.
16. **Kanitz, A.**, Temperatur- und Lebensvorgänge. Berlin, Bornträger 1915.
17. **Krogh, A.**, Intern. Zeitschr. f. physical.-chem. Biol. **1**. 491. 1914.
18. **Aub, J. C.**, Journ. of phys. **54**. 388. 1920.
19. **Derselbe** und **T. D. Cunnigham**, ebenda 408.
20. **Derselbe** und **H. S. Wu**, ebenda 416.
21. **Guthrie**, Journ. Am. med. assoc. **69**. 1394. 1917.
22. **Henderson, Prince** und **Haggard**, ebenda 965.
23. **Krogh, A.**, Journ. of phys. **52**. 457. 1919.

4. Der Stoffwechsel bei zentral nervös bedingten abnormen Muskelfunktionen.

Allgemeines.

In den bisherigen Abschnitten kam die pathologische Physiologie des regulatorischen Einflusses des Zentralnervensystems auf die Intensität der

Wärmebildung zur Besprechung. Es ist dies zweifellos die wichtigste und quantitativ auch stärkste Form, in der Gehirn und Rückenmark auf Kraft- und Stoffwechsel wirken. Die Fülle von Beziehungen zur Muskulatur, die von hier aus entscheidend beeinflusst werden kann und physiologischerweise auch wird, lässt es als selbstverständlich erscheinen, dass bei Funktionsstörungen in den Teilen des Zentralnervensystems, welche auf die Muskulatur einwirken, auf dem Umwege über dieses grosse Organsystem Änderungen des Gesamtstoffwechsels resultieren müssen. Ist das aber der Fall, so lässt sich erwarten, dass derartige Veränderungen in der Funktion des Organsystems, dessen Tätigkeit den grössten Einfluss auf den respiratorischen Gaswechsel hat, eventuell ganz besonders starke Abweichungen in der Intensität der Oxydationen gegenüber der Norm bedingen können. So führt die gewaltige motorische Unruhe, die besonders bei Geisteskrankheiten und delirösen Zuständen akuter Infekte und Vergiftungen vorkommen, zu einer sehr erheblichen, bis zur Hyperthermie führenden Steigerung der Wärmeproduktion. Die dabei geleistete Arbeit und die besonders beim Ankämpfen gegen Widerstände selbst während längerer Zeit entfaltete Kraft kann ausserordentlich gross sein. Aus technischen Gründen liegen über die Grösse der geleisteten Arbeit sowie die Höhe der Oxydationssteigerung Untersuchungen in solchen Fällen nicht vor, dagegen ist der Einfluss starker, geordneter Muskelarbeit von physiologischer Seite sehr häufig untersucht worden (vgl. S. 88). Hier interessiert vor allem die schon früher registrierte Feststellung, dass mit zunehmender Übung der Nutzeffekt der Arbeit sehr erheblich ansteigt. Genau so dürfte es auch bei pathologischen Fällen sein. Dafür spricht die relativ geringe Gewichtsabnahme solcher unruhigen Kranken selbst bei mässiger Nahrungsaufnahme (vgl. z. B. Reichardt (Z)]. Doch liegen meines Wissens exakte respiratorische Untersuchungen darüber nicht vor.

Genauer studiert ist lediglich der Einfluss auf den N-Umsatz. Dieser ändert sich entsprechend dem Verhalten bei Normalen unter dem Einfluss grosser motorischer Unruhe in den einwandfreien vorliegenden Versuchen nicht [F. G. Benedict (1), Folin und Schaffer (2), Singer und Goodbody (3)]. Allerdings scheint die Kombination von hochgradiger Inanition mit heftigster Unruhe nicht untersucht zu sein. Wie die Muskelarbeit beim intakten Muskelsystem unter abnormen Verhältnissen den Stoffwechsel beeinflusst, ist, soweit Untersuchungen darüber vorliegen, in den betreffenden Kapiteln besonders besprochen. An dieser Stelle handelt es sich um die Frage, wie sich die Wirkung bei funktionellen oder organischen Veränderungen der Muskulatur oder der sie versorgenden Nerven gestaltet. Da drängt sich zuerst die Vorfrage auf, welchen Einfluss die ruhende Muskulatur überhaupt auf den Gesamtstoffwechsel ausübt. Das ist natürlich sehr schwer zu entscheiden, immerhin wurde von zwei verschiedenen Autoren an ganz verschiedenen Objekten [von Chauveau und Kaufmann (4) am M. levat. labii sup. des Pferdes und von

Verzár (5) am freigelegten Gastrocnemius der Katze] mit verschiedener Methodik ein gut übereinstimmender Wert des Sauerstoffverbrauchs in der Minute gefunden. Rechnet man einen Gehalt des Körpers an Muskulatur von 34,1 %, eine wohl etwas zu niedrige Zahl, so entspricht dem eine Beteiligung der ruhenden Muskulatur mit 24,1 % am Stoffumsatz [vgl. die Tabelle von Loewy (6)], sie wäre also geringer als der Masse entspricht, selbstverständlich wächst diese Zahl bei tätiger Muskulatur ausserordentlich an. Alle diese Zahlen geben natürlich nur einen ungefähren Anhaltspunkt.

Beim Menschen kennen wir alle Übergänge vom hochgradigsten Muskelschwund der progressiven spinalen Muskelatrophie bis zur gewaltigen Muskelhypertrophie des Berufsathleten. Bei letzterem ist der Gesamtumsatz gegenüber einem Nichtathleten von sonst gleicher Konstitution tatsächlich etwas höher, aber die Unterschiede sind sehr gering (26 Kalorien pro Kilogramm: 24,4 Kalorien pro Kilogramm) [Benedict und Smith (7)]. Brauchbare Untersuchungen bei starkem generalisiertem Muskelschwund ohne gleichzeitige Inanition oder starke Unterernährung, deren Bestehen natürlich wegen der gleichzeitigen Atrophie auch anderer Organe, die Beurteilung erheblich erschweren würde, gibt es nur ganz vereinzelt. Es liegt eine Beobachtung von J. Müller (8) (dort auch ältere Literatur) vor, bei der nach der Schätzung von Nahrungszufuhr und Körpergewicht anscheinend keine Verminderung der Energieproduktion resultierte. Müller fand bei Gewichtskonstanz während 5 Monaten eine durchschnittliche Bruttokalorienaufnahme von 30,5 Kalorien pro Kilogramm und hält das selbst mit Unrecht für eine Herabsetzung, die er durch herabgesetzten Tonus der Muskulatur und Überwiegen des Skelettanteiles am Gewicht erklärt. Die Grösse des Eiweissumsatzes ergab keine Anomalien. Aber diese Beobachtung reicht nicht aus, um die naheliegende Annahme, dass für die zum Teil fehlende Muskulatur andere Organe kompensatorisch in die Wärmeproduktion mit eintreten können, zu stützen. An der unteren Grenze der Norm bewegen sich die Zahlen, die Bornstein (9) an einem 19 jährigen, leicht idiotischen Kranken in Respirationsversuchen mit Zuntz-Gepperts Methode fand.

So ist man vorläufig gezwungen, mit den Zahlen von Chauveau und Verzár zu rechnen.

Nach neueren Untersuchungen von Nakamura (10) aus Langleys Institut fliessen dem Muskel durch das Nervensystem nicht nur Erregungen, sondern anscheinend vor allen Dingen dauernd Hemmungen zu, denn der Sauerstoffverbrauch des Muskels steigt nach völliger Degeneration des vorher durchschnittenen Nerven um das 5—7 fache gegenüber dem Verhalten bei intakter Innervation.

Literatur.

Zusammenfassenden Darstellungen mit z. T. reichlicher älterer Literatur:

Grützner, P., Die glatten Muskeln. Ergebn. d. Phys. 3. II. Abt. 2. 1904.

Frank, O., Thermodynamik des Muskels. Ebenda. 348. 1904.

Mohr, L., Nerven- und Geisteskrankheiten in v. Noordens Handbuch der Pathologie des Stoffwechsels. II. Aufl. 2. 832. 1907.

Kauffmann, M., Nervensystem und Stoffwechsel. Handb. d. Neurol. von Lewandowski. 1. II. T. 1157. 1910.

Peritz, P., Die Biochemie des Zentralnervensystems in Oppenheimers Handbuch der Biochemie des Menschen und der Tiere. 2. 2. H. 1909 und Erkrankungen des Nervensystems. Ebenda. 4. 2. S. 147. 1910.

Reichardt, Untersuchungen über das Gehirn. I. Jena. 1911.

Verzár, F., Der Gaswechsel des Muskels. Ergebn. d. Phys. 15. Jahrg. 1. 1916.

Hill, A. V., Die Beziehungen zwischen der Wärmebildung und den im Muskel stattfindenden chemischen Prozessen. Ebenda. 340. 1916.

Durig, A., Die Ermüdung. Wien. Hölder. 1916.

Jordan, H., Über die Physiologie der Muskulatur und des zentralen Nervensystems bei hochorganisierten Wirbellosen, insbesondere bei Schnecken. Ebenda. 16. Jahrg. 87. 1918.

von Fürth, O., Die Kolloidchemie des Muskels und ihre Beziehungen zu den Problemen der Kontraktion und der Starre. Ebenda. 17. Jahrg. 363. 1919.

Allers, R., Nervensystem und Stoffwechsel. Zeitschr. f. ges. Neur. u. Psych. Ref. 19. 209 u. 321. 1919.

1. Benedict, F. G., Amer. Journ. of phys. 6. 398. 1901.
2. Folin, O. und Ph. A. Shaffer, ebenda. 7. 135. 1902.
3. Singer, Dougl. H. und Fr. W. Goodbody, Brain. 257. 1901.
4. Chauveau und Kaufmann, Cpt. rend. 104. 1763. 1887.
5. Verzár, F., Journ. of phys. 44. 243. 1912.
6. Loewy, A., Der Gaswechsel der Organe, Gewebe und isolierten Zellen in Oppenheimers Handbuch der Biochemie des Menschen und der Tiere. Ergänzungsband. 212. 1913.
7. Benedict, F. G. und H. Monmouth Smith, Journ. of biol. Chem. 20. 243. 1915.
8. Müller, J., Stoffwechseluntersuchungen bei einem Falle von progressiver Muskelatrophie. Habilitationsschr. Würzburg. 1896.
9. Bornstein, A., Monatsschr. f. Psych. u. Neur. 24. 392. 1908.
10. Nakamura, Journ. of phys. 55. 100. 1921.

a) Der Stoffwechsel bei abnormer unwillkürlicher Muskeltätigkeit.

Während beim normalen Menschen die Tätigkeit der Skelettmuskeln in weitestem Masse vom Willen abhängig ist, gibt es in der Muskel- und Nervenpathologie eine grosse Reihe von Zuständen mit zentralbedingter, zwangsmässiger Muskeltätigkeit. Erwähnt seien die Tremoren im Senium, bei psychogenen Zuständen und bei Paralysis agitans, die ausfahrenden Bewegungen und Zuckungen der Choreatischen sowie die Krampfzustände der verschiedensten Herkunft, vor allem die epileptischen Anfälle; auch der Schüttelfrost im ansteigenden Fieber gehört hierher, doch haben wir ihn aus naheliegenden Gründen an anderer Stelle besprochen.

Besonderes Interesse hat schon seit längerer Zeit das Verhalten des Stoffwechsels bei Paralysis agitans gefunden, vor allem wegen Charcots (1) Vermutung, dass hier Besonderheiten vorliegen könnten. Daher finden sich zahlreiche Untersuchungen vor allem in der französischen Literatur [Literatur bei Pfeiffer und Scholz (2)], doch sind sie so widersprechend und methodisch so anfechtbar, dass sie hier ausser Betracht bleiben können, zumal niemals der respiratorische Gaswechsel mit untersucht wurde. Aus späterer Zeit liegen darüber eine Versuchsreihe von Pfeiffer und Scholz (2) sowie eigene Beobachtungen von Magnus-Levy (3) vor. Pfeiffer und Scholz fanden nur bei sehr starkem Tremor die Norm erheblich übersteigende Werte (bis maximal 7,99 ccm O pro Kilogramm und 1 Minute). Leider ist der Wert dieser Beobachtungen sehr gering, da anscheinend infolge nicht genügender Beherrschung der Zuntz-Geppertschen Methodik oder deren Unbrauchbarkeit für die vorliegende Fragestellung die gefundenen respiratorischen Quotienten sämtlich unmöglich niedrige Werte (0,52—0,62) haben. Ob der Fehler an Kohlensäureretentionen oder an unrichtigen Sauerstoffbestimmungen lag, ist nicht festzustellen, mir scheint das erstere wahrscheinlicher zu sein. Wichtiger ist die Feststellung, dass die Kranken von Pfeiffer und Scholz mit einer Bruttokalorienzufuhr von 31,5—34 pro Kilogramm ungefähr im Körpergleichgewicht sich hielten. Das spricht für keinen erheblichen Einfluss des Zitterns auf den Gesamtverbrauch eines Tages. In gewissem Gegensatz zu den Grazer Forschern fand Magnus-Levy, dessen erste Mitteilung schon der Arbeit von Pfeiffer und Scholz vorausging, sehr deutliche Steigerungen des Sauerstoffverbrauchs, etwa parallel zu der Stärke des Tremors, nur bei Paralysis sine agitatione blieb die Erhöhung aus. Kohlensäurewerte sind von ihm nicht mitgeteilt. Die Oxydationen sanken auf normale Werte, wenn das Zittern durch Hyoscin beseitigt war.

Da durch die wenigen, dazu einander zum Teil widersprechenden Angaben die wichtige Frage, ob bei langdauernden, unwillkürlichen Tremoren eine besondere Ökonomie im Energiehaushalt besteht, noch keineswegs entschieden war, stellte Grafe (4) an zahlreichen Tremoren der verschiedensten Genese in mehrstündigen, die Fehlerquellen der Zuntz-Geppertschen Methodik vermeidenden Untersuchungen die Wärmeproduktion fest. Es zeigte sich, dass nur da, wo sehr ausgedehnte und starke Tremoren vorlagen, die Werte die obere Grenze der Norm deutlich überschritten. Das ist erstaunlich, wenn man bedenkt, dass nach Leber und Stüve (5) Fingerbeugen und -strecken den Gaswechsel schon um 16,8%, Fingerübungen wie beim Klavierspiel bei ruhiger Armhaltung nach Winternitz (6) um 12,5% erhöht. Es arbeitet also tatsächlich die Muskulatur der chronischen Zitterer weit sparsamer als die des Gesunden, und es drängt sich geradezu die Überzeugung auf, dass der Wille eine sehr unökonomische Form des Muskelantriebes ist. Teleologisch ist der geringe Stoffwechselverbrauch der Zitterer wohl verständlich, denn diese Fähigkeit schützt den Kranken vor unverhältnismässig grossen Energieverlusten. Die wichtigere Frage ist die, woher die Einsparung kommt. Zweifellos wirken da mehrere Faktoren mit, zunächst sicher die Übung, wenn man diesen Ausdruck von der willkürlichen Muskeltätigkeit übernehmen darf; mit zunehmender Trainierung wächst der Nutzeffekt der Arbeit, solange es nicht zur Ermüdung kommt und das Fehlen dieses letzteren Prozesses ist ja gerade charakteristisch für die genannten Tremoren. Tatsächlich sind auch die Aktionsströme solcher Muskel häufig viel geringer als bei einem willkürlichen Zittern der gleichen Muskelgruppen.

In Betracht kommt aber auch ein kompensatorisches Einsparen von Energie an anderen Stellen des Körpers, vielleicht in anderen Teilen der Muskulatur. Schon Magnus-Levy (l. c.) hat darauf hingewiesen, dass das Gesamtmass der willkürlichen Bewegungen bei schweren Graden von Paralysis meist erheblich beschränkt ist. Damit lässt sich aber nur eine verhältnismässig geringe Stoffwechselsteigerung in 24 Stunden erklären, nicht aber die niedrigen Werte bei 4—5 stündigen Versuchen in ruhiger Lage. Unbedingt notwendig ist die Annahme einer kompensatorischen Einsparung aber nicht, wenn man bedenkt, dass unter Benutzung der oben (S. 395) gegebenen Zahlen eine isolierte Stoffwechselsteigerung im 10. Teil der Gesamtmuskulatur um $300\,^0/_0$, den Gesamtstoffwechsel nur um $7{,}2\,^0/_0$ erhöhen würde.

Dass Veränderungen in der Höhe des Eiweissumsatzes bei Tremoren vorkommen, ist nach allem, was wir von der Physiologie der Muskelarbeit wissen, sehr unwahrscheinlich und tatsächlich auch nach den besten vorliegenden Untersuchungen [vgl. z. B. Leva (7), Pfeiffer und Scholz (2) (dort die ältere Literatur), Mainzer (8)] nicht der Fall.

Eine besondere Besprechung verdienen die Krampfanfälle vor allem epileptischer Natur. Wir haben hier in schweren Fällen auf wenige Minuten zusammengedrängt die maximalste Kontraktionsleistung, deren die Muskulatur fähig ist, und nach all den Zeichen schwersten Sauerstoffmangels am Ende und nach den Anfällen scheint damit eine gewaltige Oxydationssteigerung verknüpft zu sein. Kauffmann (9) gelang es hin und wieder im Anfall Respirationsversuche vorzunehmen, einmal wurde dabei eine Sauerstoffaufnahme von 25,99 ccm pro Kilogramm und 1 Minute gefunden. Bornstein (10) hat bei zwei Epileptikern nach sehr schweren und gehäuften Anfällen eine längere Zeit bis zu einem Tage andauernde, ausgesprochene Stoffwechselsteigerung gefunden, während eine so lange Nachwirkung bei gewöhnlicher, sehr langdauernder und anstrengender Muskelarbeit wohl kaum vorkommt. Allerdings bilden diese Fälle nur eine Ausnahme, wie die fortgesetzten Studien mit Stromann (11) zeigten.

Bornstein (12) prüfte auch die Erregbarkeit des Atemzentrums, um festzustellen, ob der Atemstillstand im schweren Anfall durch eine infolge Überventilation bedingte Apnoe oder etwa durch eine starke Überreizung des Atemzentrums oder durch eine starke abnorme Vermehrung der natürlichen Reize (Sauerstoffmangel bzw. Kohlensäureüberladung) bedingt sei. Das Letztere scheint vorzuliegen. Zwischen und vor den Anfällen war nach den

Untersuchungen von Bornstein und Stroman der respiratorische Gaswechsel normal. Im Gegensatz dazu fand Kauffmann (9) bei seinen Kranken Abweichungen auch unabhängig von den Anfällen. Die Differenzen beim einzelnen Kranken betragen bis zu 50 % und mehr auch ausserhalb der Anfälle, oft rasch vorübergehend, dabei Schwankungen des respiratorischen Quotienten zwischen 0,63—1,3. Wie Kauffmann selbst bemerkt, waren seine Versuche vielfach zu kurz, und die Kranken nicht ruhig genug. Bei der vielfach unzureichenden Versuchsanlage gestatten solche merkwürdigen und unwahr·scheinlichen Ergebnisse keine Schlussfolgerungen. Jedenfalls wird man Bornsteins meist normalen, gleichmässigen Befunden vorläufig weit grössere Beweiskraft zuerkennen müssen.

Viel günstiger liegen die Verhältnisse für die Untersuchungen des Stickstoffumsatzes. Erschwerend kommt hier nur in Betracht, dass es fast unmöglich ist, ein sicheres Urteil über den wahren Eiweissumsatz in so kleinen Zeiträumen, wie ein Anfall ihn einnimmt, zu bekommen, zumal dann, wenn die Diurese gleichzeitig verändert ist.

Die Zahl der darüber vorliegenden Untersuchungen ist recht beträchtlich. Die früheren Beobachtungen leiden an all den Mängeln, welche fast alle älteren Stoffwechselversuche bei Nerven- und Geisteskrankheiten nahezu wertlos macht, schlechte Versuchsanordnung, ungenügende Analysentechnik und dementsprechend eine Fülle von Widersprüchen. Darum soll hier nicht darauf eingegangen werden [Literatur bei Allers (13)]. Die ersten brauchbaren Untersuchungen stammen von Kauffmann (9) und Rohde (14). Vergleicht man in Kauffmanns Untersuchungen die N-Ausscheidungen von Tagen mit Anfällen mit den Befunden an anfallsfreien Tagen, so finden sich Ungleichmässigkeiten, in denen keine Gesetzmässigkeit zu erkennen ist. Für den Vergleich der N-Ausscheidung im Harn in kleinen Zeiträumen am gleichen Tage ist Kauffmanns Versuchsanordnung nicht geeignet. In der Mehrzahl der zweifellos exakteren und im wesentlichen von Allers und Sarcristan (15), Tintemann (16) und Pighini (17) bestätigten Untersuchungen von Rohde (14) tritt dagegen eine gewisse Gesetzmässigkeit deutlich zutage: Die N-Ausscheidung sinkt präparoxysmal ab, ohne dass es natürlich zu einem Eiweissansatz kommt; mit dem Einsetzen der Anfälle beginnt sie dann wieder erheblich anzusteigen, um kurz nach Abklingen der Krämpfe wieder langsam abzusinken.

Auch die einzelnen Komponenten der N-Ausscheidungen zeigen gewisse typische Kurven, doch soll darauf nicht näher eingegangen werden, erwähnt sei nur, dass auch Harnsäure, Kreatinin und auch Kreatin postparoxysmal ansteigen. Am deutlichsten sind die Erscheinungen bei schweren, besonders serienweise auftretenden Anfällen.

Die interessanteste Frage ist, ob die schweren Krampfanfälle entgegen dem Verhalten bei normaler Muskelkontraktion mit einer Steigerung des Eiweissumsatzes einhergehen, oder ob es nur zur Anschwemmung von vor und während des Anfallls retinierten N-Mengen kommt. Aber gerade diese Frage ist·besonders schwer zu beantworten, da die Anfälle sehr kurz dauern, oft mit Temperatursteigerungen einhergehen und meist eine vermehrte Diurese auslösen.

Die Beobachtungen an Fall D. von Rohde sowie dem Kranken von Tintemann (16) sprechen für einen vermehrten Eiweissabbau, aber eine sichere Entscheidung lässt sich wohl nicht treffen. Ob die Krampfanfälle verschiedener Genese (symptomatische, traumatische Epilepsie, Hysterie usw.) alle die geschilderte gleiche Gesetzmässigkeit zeigen, ist wegen Mangels an genügendem Material nicht sicher zu entscheiden, immerhin scheinen aber nach den Beobachtungen von Allers und Sacristan (15) jedenfalls bei den verschiedenen Formen der Epilepsie keine Unterschiede zu bestehen. Die Behauptung Gilles de la Tourette und Chatelineaus (18), dass bei hysterischen Krampfanfällen die N-Ausscheidung vermindert, im intervallären Stadium normal sei, wird von Mainzer (8) bestritten.

Ob die feinen faszikulären oder fibrillären Zuckungen einzelner Muskelpartien, wie sie bei Muskeldegenerationen häufig sind, mit einem vermehrten Stoffverbrauch einhergehen, der sich im Gesamtkörperstoffwechsel ausprägt, ist von vorneherein sehr unwahrscheinlich. Untersuchungen liegen darüber beim Menschen meines Wissens nicht vor, Aktionsströme sind nachgewiesen. Sicher ist nach einzelnen Beobachtungen von Frank und Voit (19) bei curarisierten Hunden, dass diese feinen Muskelbewegungen den Umsatz nicht alterieren.

Literatur

1. Charcot, Leçons sur les maladies du système nerveux. Paris, deutsch von Fetzer, 1874.
2. Pfeiffer, Th. und W. Scholz, Arch. f. klin. Med. **63**. 368. 1899.
3. Magnus-Levy, A., Zeitschr. f. klin. Med. **60**. 214. 1906.
4. Grafe, E., erscheint demnächst im Arch. f. klin. Med., Ergebn. kurz mitgeteilt, Deutsch. med. Wochenschr. Nr. 49. 1920.
5. Leber und Stüve, Berl. klin. Wochenschr. Nr. 16. 1896.
6. Winternitz, H., Über die Wirkung verschiedener Bäder (Sand-, Sol-, Kohlensäurebäder u. a.), insbesondere auf den Gaswechsel. Habilitationsschr. Naumburg a. S. 1902.
7. Leva, J., Zeitschr. f. Nervenheilk. **2**. 75. 1891.
8. Mainzer, zitiert bei Binswanger, Die Hysterie, in Nothnagels Handb. d. spez. Path. u. Ther. **12**. I. T. 673.
9. Kauffmann, M., Beiträge zur Pathologie des Stoffwechsels bei Psychosen. II. Teil. Epilepsie. 52. Jena. 1908.
10. Bornstein, A., Monatschr. f. Psych. u. Neur. **25**. 392. 1908.
11. Derselbe und Stromann, Arch. f. Psych. **47**. 154. 1910.
12. Derselbe, Monatsschr. f. Psych. u. Neur. **29**. 367. 1911.
13. Allers, R., Zeitschr. f. d. ges. Neur. u. Psych. Ref. u. Ergebn. **4**. 835. 1912.
14. Rohde, E., Deutsch. Arch. f. klin. Med. **75**. 148. 1908.
15. Allers, R. und J. Sacristan, Zeitschr. f. ges. Neur. u. Phys. Orig. **20**. 305. 1913.
16. Tintemann, Münch. med. Wochenschr. **56**. 1472. 1909 u. Monatsschr. f. Psych. u. Neurol. **32**. 1. 1912.
17. Pighini, Riv. speriment. di freniatria. **39**. 1913.

18. Gilles de la Tourette, Die Hysterie nach den Lehren der Salpetriere. 321. Leipzig und Wien, 1899 u. Chatelineau, zitiert bei G. de la Tourette.
19. Frank, O. und F. Voit, Zeitschr. f. Biol. 42. 309. 1901.

β) Der Stoffwechsel bei Tonusanomalien.

In den physiologischen Vorbemerkungen ist die Frage nach dem Einflusse des normalen Muskeltonus auf den Stoffwechsel nur kurz gestreift worden. Tatsächlich kann, wie in so manchen Fragen, die Beantwortung nur von seiten der klinischen oder experimentellen Pathologie erfolgen. Der Ausdruck Tonus bedeutet zunächst nur Spannungszustand und sagt nichts darüber aus, ob es sich um eine Spannung mit Arbeitsleistung oder in Ruhe handelt. Selbst in letzterem Sinn ist er vieldeutig. Tatsächlich hat man, worauf Frank (Z, S. 496) klar hingewiesen hat, darunter sehr verschiedene Dinge verstanden, einmal die stetige Zusammenziehung der quergestreiften Körpermuskulatur zur Fixierung einer bestimmten Haltung oder Lage des Körpers bzw. seiner Teile — dieser Tonus ist zum Teil willkürlich und ermüdbar —, ferner den Kontraktionszustand der glatten Muskulatur, etwa der Gefässe und des Digestionstraktus. Schliesslich gibt es auch beim quergestreiften Muskel unter abnormen Verhältnissen Spannungszustände, die nichts mit normaler Lagefixierung zu tun haben und von Willen und Ermüdung unabhängig sind. Diese letzteren haben das grösste Interesse.

Der normale lebendige Muskel hat einen bestimmten Spannungszustand auch in der Ruhe. Das hatte schon J. Müller (1) vermutet, P. Q. Brondgeest (2) bewies es 1860 mit Sicherheit, indem er am dekapitierten Frosch den einen Ischiadikus durchschnitt und eine Verlängerung des zugehörigen Beines fand.

Die Nerven- und Muskelpathologie weist eine Reihe von Krankheitszuständen auf, in denen der Spannungszustand und Härtegrad der Muskeln gegenüber der Norm deutlich verändert ist. Abweichungen kommen nach beiden Richtungen vor, sei es im Sinne vermehrter Spannung und Härte (Hypertonie, Spasmen, Kontrakturen) einerseits, Hypotonie (schlaffe Lähmungen) andererseits. Von Krankheiten der ersten Gruppe seien erwähnt die Läsionen der Capsula interna und der Pyramidenbahnen, Paralysis agitans, Morbus Wilson, Hysterie, Katatonie, ferner Infektionskrankheiten wie Tetanus und Enzephalitis. Auch auf experimentellem Wege, durch operative Eingriffe wie Dekapitation oder Giftinjektionen (Veratrin, Coffein, Nikotin, NaCNS, $CaCl_2$, Tetanustoxin, Bulbokapnin usw.) lasssen sich ähnliche Zustände erzeugen.

Seltener sind Prozesse mit Spannungsabnahme, hierher gehören schwere Muskelatrophien und Degenerationen, schlaffe Lähmungen bei Neuritis und gewissen Querschnittsläsionen, ferner die Muskelzustände nach Darreichungen von Narkoticis und vor allem von Kurare.

Besonders das letztere Gift ist zur Erzeugung schlaffer Lähmungen sehr geeignet und wurde auch von Röhrig und Zuntz (3) für Respirationsstudien zuerst benutzt. Wenn diese Arbeit eigentlich auch die Wärmeregulation zum Gegenstand hat, so bringt sie doch gleichzeitig auch die ersten Versuche über den Einfluss des Muskeltonus auf den Stoffwechsel. Beim curarisierten, künstlich geatmeten Kaninchen sank in den Untersuchungen von Röhrig und Zuntz der Stoffwechsel bis fast auf die Hälfte ab, dies war auch dann der Fall, wenn durch Einwickeln in Watte die Körpertemperatur auf gleicher Höhe gehalten wurde [Zuntz (4)]. Pflüger (5), der Röhrig und Zuntzs Beobachtungen bestätigte, berechnete auf Grund zahlreicher Versuche eine mittlere Abnahme von $35\,\%$ für Sauerstoffaufnahme und $37\,\%$ für die Kohlensäurebildung. Ähnlich fielen die Resultate nach Nervendurchschneidung aus. Auch hier bestand in Beobachtungen von Zuntz (6) ein Absinken des respiratorischen Gaswechsels, in Versuchen von Samuel (7) eine Temperaturerniedrigung. Auch die Durchschneidung des Rückenmarkes verminderte in Pflügers (8) Versuchen die Verbrennungen.

So schien die Tonusfrage zunächst im positiven Sinne entschieden, wenn es auch schwer verständlich war, dass die nervöse Ausschaltung des Muskels einen derartig starken Einfluss auf die Wärmeproduktion ausüben sollte.

Sehr viel später wiederholten Frank und F. Voit (9) sowie Frank und Gebhardt (10) die Curareversuche beim Hunde mit entgegengesetztem Resultate. Die Oxydationen blieben unverändert. Die Differenz der Versuchsresultate ist anscheinend dadurch bedingt, dass Röhrig und Zuntz so grosse Curaredosen gaben, dass nicht nur die motorischen Nerven, sondern auch die Vasomotoren weitgehend gelähmt waren. Tangl (11) bestätigte vor einigen Jahren die Versuche von Frank und seinen Mitarbeitern in vollem Umfange. Dass die Unterschiede nicht durch die verschiedene Tierart bedingt sind, lässt sich neuen Untersuchungen von Freund und Schlagintweit (12) entnehmen, die zwar keine Respirationsversuche anstellten, aber bei vorsichtiger Dosierung auch Kaninchen ohne nennenswerte Erhöhung der Aussentemperatur auf normaler Körpertemperatur zu halten vermochten. Eine gewisse Erhöhung der Umgebungswärme scheint nötig, um die unvermeidlichen Schädigungen (hauptsächlich Wärmeverluste) durch das Aufbinden der Tiere, Tracheotomie usw., also Faktoren unabhängig von der Muskelwirkung des Curare, auszugleichen.

Mit den einander widersprechenden Ergebnissen der Pflügerschen Schule einerseits und von Frank und seinen Mitarbeitern andererseits war natürlich die Tonusfrage keineswegs erledigt, selbst wenn man den letzteren Beobachtungen das grössere Gewicht beilegen wollte. Zu entscheiden war vor allem gerade auch im Hinblick auf die menschliche Pathologie die Frage, wie gesteigerter Tonus (Hypertonie, Spasmen, Kontrakturen usw.) sich verhalten. Bestand die früher herrschende Vorstellung Ficks (13, 14), dass die beiden Fähigkeiten des Muskels, sich zu verkürzen und äussere Arbeit zu leisten, nur der Ausdruck einer einzigen Funktion, nämlich der inneren Spannung des Muskels seien, zu Recht, so waren deutliche Steigerungen der Verbrennungen bei Hypertonien mit Verkürzung zu erwarten.

Einen neuen Impuls bekam die Tonusforschung durch die grundlegenden Arbeiten vor allem von Bethe (15, 16) und v. Uexküll (17, 18), nachdem schon vorher Grützner (Z., zit. auf S. 396) zu einer von Fick abweichenden Auffassung gekommen war. Bethe und v. Uexküll machten bei Wirbellosen sehr wahrscheinlich, dass der Muskel bei verschiedener Länge und Härte seiner Faser verschiedene Ruhelagen einnehmen kann, dass es neben der gewöhnlichen tetanischen, meist willkürlichen, ermüdbaren, mit Arbeitsleistungen einhergehenden Kontraktion eine tonische gibt, charakterisiert durch lange Dauer und weitgehende Unabhängigkeit von der Belastung, Fehlen von Ermüdungserscheinungen und Stoffwechselsteigerung. Letztere tritt nur bei Tonusänderung ein. Diese neuen Anschauungen stiessen zunächst auf grossen Widerstand, besonders bei Frank (19). Dieser gab in Übereinstimmung mit früheren Angaben von Fick (20) die theoretische Möglichkeit zu, dass Bethes Anschauungen zu Recht bestehen, insbesondere auch, weil das Gesetz von der Erhaltung der Energie nicht durchbrochen wird, wenn bei der Dauerkontraktion eines Muskels, der sich dann wie ein einfaches elastisches Band verhält, keine Steigerung der Wärmebildung auftritt. Voraussetzung ist aber, dass keine kinetische äussere Arbeit geleistet wird. Frank verhält sich aber darum sehr skeptisch, weil es bis dahin noch nicht gelungen war, „irgendeinen Zustand der Zusammenziehung des Muskels nachzuweisen, in dem er nicht eine grössere positive Wärmebildung aufgewiesen hätte als im schlaffen Zustand" (Z., S. 508).

Den entscheidenden Beweis, dass der glatte Muskel mit starker Belastung keine grösseren Oxydationen zu haben braucht wie ohne diese, vermochte Parnas (21) durch Sauerstoffanalysen der Umgebungsflüssigkeit, Bethe (16) durch Gewichtsbestimmungen für den Schliessmuskel verschiedener Muschelarten tatsächlich zu erbringen. Damit war für dies Objekt die Richtigkeit der Vorstellung von Bethe und v. Uexküll erwiesen.

Eine Verallgemeinerung ist zunächst nicht einmal für das Gebiet der Wirbellosen möglich, worauf Noyons und v. Uexküll (18) zuerst aufmerksam machten. Tatsächlich fand Cohnheim (22) bei vermehrter Spannung der Leibesmuskulatur des Sipunkulus und Cohnheim mit v. Uexküll (23) zusammen bei der Dauerkontraktion des Blutegels, der Gewichte hielt, eine sehr erhebliche, der Stärke der Belastung annähernd proportionale Stoffwechselsteigerung.

An eine Übertragung auf den quergestreiften Muskel der Warmblüter war zunächst von keiner Seite gedacht.

Die ersten vereinzelten Beobachtungen bei Menschen mit Tonusanomalien stammen von Kraus (24) und Bornstein (25). Die Befunde waren aber so wechselnd und so spärlich, dass die Autoren keine sicheren Schlüsse daraus zu ziehen vermochten. Kraus enthielt sich jedes Kommentars, während Bornstein an der Hand einer Beobachtung an einem hypotonischen Taboparalytiker geneigt war, die Tonusfrage im Sinne von Zuntz und Röhrig zu beantworten und 20% des Stoffwechsels auf den Tonus zurückzuführen. Gleichwohl fand er bei einem Hydrozephalus mit Beugekontraktion eher verminderte Werte. Grafe (26) machte dann in langdauernden Respirationsversuchen bei katatonischen Stuporen die Beobachtung, dass auch dann ein erhebliches Absinken des Stoffwechsels gegenüber der Norm vorhanden war, wenn eine allgemeine Rigidität und Starre der Muskulatur vorlag. Er zog daraus den Schluss, dass der gesteigerte Muskeltonus wahrscheinlich ohne jede Bedeutung für die Stärke der Oxydationen ist, weil der hypertonische Muskel ebensowenig Arbeit leistet wie der hypotonische, und die Leistung äusserer Arbeit hier allgemein von ausschlaggebender Bedeutung ist. Bald danach und unabhängig davon erschienen die interessanten experimentellen Studien von Roaf (27—29) bei der Enthirnungsstarre von Katzen. Die Dekapitation führte zunächst, wie fast jede grössere Operation am Zentralnervensystem, zu einem Absinken des Stoffwechsels. Vergleicht man dann aber hinterher den respiratorischen Gaswechsel während der eingetretenen Starre, die durch das Fehlen jeder Ermüdbarkeit charakterisiert ist, so ergibt sich gegenüber dem Zustand vor der Operation kein Unterschied. Wird die Starre durch Strychnininjektionen oder partiell an den Hinterpfoten durch Nervendurchschneidung beseitigt, so bewirkt das keine sicheren Veränderungen im Stoffwechsel. Leider hat Roaf nicht die Originalzahlen für den respiratorischen Gaswechsel mitgeteilt, sondern nur einen etwas kompliziert berechneten Vergleichsfaktor (respiratory ratio), durch den er die verschiedenen Gewichte und Temperaturen auf den gleichen Nenner zu bringen suchte. Die Beurteilung der Versuche ist dadurch etwas erschwert. An der Richtigkeit von Roafs Schlussfolgerungen kann aber nicht gezweifelt werden, da Bayliss (30) an dem gleichen Objekte mit ganz anderer Methodik (Messung der Wärmeproduktion) zum gleichen Resultate kam.

Ob die katatonische und die Enthirnungsstarre genetisch im Prinzip der gleiche Vorgang sind, ist keineswegs sicher, aber doch sehr wohl möglich, jedenfalls wird in beiden Fällen eine starke Muskelverkürzung vom Zentralnervensystem reflektorisch durch eine Art „Sperrung" (Grützner, v. Uexküll) festgehalten.

Abweichend von den Ergebnissen von Grafe, Roaf und Bayliss sind die Befunde von Mansfeld und Lucacs (31), die bei curarisierten Hunden nach Entnervung der hinteren Extremität ein deutliches Absinken der Oxydationen bis zu 20% fanden. Allerdings handelt es sich in diesen Versuchen um eine besondere Form von Muskeltonusschädigung, indem der Nervenlähmung noch die Nervendurchschneidung hinzugefügt wurde, und es fragt sich daher, ob diese Versuche überhaupt in Beziehung zu den bisher angeführten gesetzt werden können. Die ungarischen Forscher sehen in ihren Resultaten den Beweis für die Existenz eines chemischen Tonus, meines Erachtens aber nicht mit Recht. Schon Dusser de Barenne (32) hat darauf aufmerksam gemacht, dass mit der Durchschneidung der Ischiadici gleichzeitig auch die Vasomotoren der Muskulatur durchtrennt sind. Dadurch ändern sich aber die Durchblutungsverhältnisse der Beinmuskeln so sehr, dass hierdurch allein schon in den kurz an die Operation sich anschliessenden Gaswechselversuchen eine Erniedrigung des Umsatzes bedingt sein kann. Dazu kommt, dass bei derartig eingreifenden Operationen auch sonst leicht Schockwirkungen auf reflektorischem Wege sich geltend machen können, die ebenfalls im Sinne einer Oxydationsherabsetzung wirken. Beweisend wären die Versuche nur, wenn die Untersuchungen erst in einem so grossen Abstande von der Operation vorgenommen wären, dass alle übrigen Operationsschädigungen ausgeglichen sind. Tatsächlich vermochte auch Nakamura (33) in Langleys Institut die Angaben der ungarischen Forscher nicht zu bestätigen, denn in seinen Versuchen steigerte der Sympathikus nicht den Sauerstoffverbrauch im Muskel, und die Ischiadikusdurchschneidung blieb bei intaktem Sympathikus ohne Einfluss auf den Umsatz. Um bei diesen noch immer bestehenden Divergenzen der Ansichten neues Beweismaterial beizubringen und gleichzeitig den Umfang kennen zu lernen, in dem Tonusveränderungen ohne Stoffwechselbeeinflussung in der menschlichen Pathologie vorkommen, waren weitere Beobachtungen nötig.

Grafe und Schürer (34) erzeugten bei Meerschweinchen durch Tetanustoxininjektionen eine Starre der hinteren Extremitäten und fanden dabei keinen Anstieg des respiratorischen Gaswechsels.

Ferner wurden von Grafe (35) die verschiedensten Tonusanomalien beim Menschen (ausgedehnte Spasmen bei Pyramidenbahnerkrankungen, tetanische Starre ohne Krämpfe, Encephalitis lethargica, schlaffe Lähmungen usw.) untersucht und überall da, wo motorische Unruhe und aufgesetzte klonische Kontraktionen vermieden wurden, normale Werte für die Intensität der Verbrennungen gefunden. Die Durchschnittszahl aller Versuche betrug — 0,5 % Abweichung vom Mittelwert der Norm. Negative Ergebnisse sind hier beweisender als positive, sofern die Technik einwandfrei und die Tonusanomalie ausgesprochen und ausgedehnt ist, denn bei der zweifellos labileren Ruhelage, in der sich der abnorm gespannte Muskel befindet, können störende Einflüsse zu leicht sich überlagern. Besonders beweiskräftig scheinen die Ergebnisse der Versuche in der hypnotischen Starre, die Grafe und Traumann (36) untersuchten, da hier eine willkürliche, nur langsam ermüdende Tonussteigerung vorliegt und ein Vergleich sowohl mit dem Zustand der Muskelerschlaffung, als auch einer normalen Dauerkontraktion der gleichen Muskelgruppen möglich ist. In allen Versuchen blieb in der kataleptischen Starre die Stoffwechselsteigerung aus, während sie bei gewöhnlicher, möglichst lange durchgeführter Kontraktion der gleichen Muskelgruppen 50 $^0/_0$ betrug.

In den geschilderten Fällen hatte die vermehrt gespannte Muskulatur entweder gar keine oder nur eine ganz minimale Kraft aufzuwenden. Sobald aber ein grösseres Gewicht kurz oder länger zu halten war, änderte sich das Resultat für den Stoffwechsel. Man sieht das schon deutlich daran, dass Puls- und Atemfrequenz ansteigen und Ermüdungserscheinungen auftreten. Dass tatsächlich dann auch der Stoffwechsel gesteigert sein kann, haben kürzlich Schills Versuche (37) für die Katatonie gezeigt.

Allerdings besteht in diesen Versuchen eine gewisse Unsicherheit dadurch, dass die Vergleichswerte in völliger Ruhe zum Teil ausserordentlich schwankten (so bei dem Kranken N. zwischen 400 und 622 Kalorien pro Quadratmeter Körperoberfläche). Ferner fehlte es auch nicht an Versuchen, in denen die gleichen Stellungsänderungen zu einem deutlichen Absinken der Verbrennungen führte. Leider können wir vorläufig noch nicht bestimmen, bei welcher Stärke der Arbeitsleistung die Umsatzerhöhung einsetzt. Überblickt man die mitgeteilten Untersuchungen, so muss meines Erachtens aus ihnen der Schluss gezogen werden, dass eine vermehrte Muskelspannung, sofern dabei keine nennenswerte Arbeit geleistet wird, zu keiner Vermehrung der Verbrennungen führt.

Welche Bedeutung hat dieses Resultat nun für das Problem des Muskeltonus im eigentlichen Sinne, d. h. die Frage, ob es im Muskel des Warmblüters ein besonderes, für den gewöhnlichen Kontraktionsvorgang bedeutungsloses Substrat gibt, an dessen Vorhandensein die abnormen Spannungszustände geknüpft sind?

Liegen hier Analogien zu dem Schliessmuskel der Mahlermuschel von Bethe und Parnas vor? Diese Annahme ist von vorneherein nicht notwendig, denn wie v. Kries (38) mit Recht anführt, könnte man vom Standpunkte der Einheit der Muskelfunktion sehr wohl annehmen, dass entweder die normale Erschlaffung des Muskels gehemmt ist, oder dass der Prozess überhaupt zu keiner Erschlaffung zu führen braucht.

Dies Problem ist in den letzten Jahren sehr aktuell geworden, und es ist deshalb notwendig, kurz auf die anderen Wege einzugehen, auf denen eine Lösung angestrebt wurde. Besonders wichtig sind hier die elektrographischen Untersuchungen. Der grosse Vorzug der elektrischen Untersuchung beruht darin, dass er den einzelnen Muskel in seiner normalen Kontinuität zum Objekt hat, ihr Nachteil in der grossen Empfindlichkeit, die sie leicht Störungen aussetzt.

A. Fröhlich und H. H. Meyer (39) konnten 1912 zuerst zeigen, dass nicht nur die Kontraktion des Muschelschliessmuskels, sondern auch die Verkürzung des mit Tetanusgift starr gemachten Säugetiermuskels ohne Auftreten von Aktionsströmen vor sich geht. Wertheim-Salomonson, Liljestrand und Magnus (40) sowie Semerau und Weiler (41) haben diese wichtige Entdeckung bestätigt, und andere Autoren, vor allem auch Fröhlich und Meyer (42) suchten das Gleiche auch für andere Formen der Muskelkontraktion (Bulbokapninstarre, Katatonie, Katalepsie usw.) nachzuweisen. Bei genauer Durchsicht der Kurven fällt auf, dass nur in den wenigsten Fällen eine vollkommene Ruhe der Saite bestand. Auch die Technik mancher Autoren ist anfechtbar (vgl. z. B. die Kritik von Hansen, Hoffmann-von Weizsäcker (43)]. Immerhin halten die Untersuchungen von Liljestrand und Magnus am Starrkrampfmuskel der Katze sowie die von Höber (44) bei der apoplektischen Muskelkontraktur auch der stärksten Skepsis stand. Das gleiche gilt meines Erachtens für einzelne im Straubschen Laboratorium von Rehn (45) angestellten Versuche sowie die unter Garten gemachten Beobachtungen Weigelts (46). Immerhin bilden die Fälle mit vollkommener Stromlosigkeit der Saiten auch in diesen beiden Arbeiten die verschwindenden Ausnahmen, und auch hier konnte der Befund wechseln; bei Rehn (45) sind es einzelne Fälle mit spinal bedingten Spasmen, bei Weigelt (46) Starre bei Morbus Wilson und bei hemiplegischen Kontrakturen. Andererseits gibt es eine Reihe von Autoren, die immer bei Tonussteigerungen mit einwandfreier Technik und besonders empfindlichen Apparaten Aktionsströme ableiten konnten.

P. Hoffmann (47) fand das zuerst beim Veratrintonus; erst im letzten Stadium der Vergiftung bleib die Saite stromlos. Von besonderer Bedeutung ist die von allen Untersuchern gemachte Feststellung, dass von den kontrahierten Muskeln bei der Enthirnungsstarre stets Aktionsströme abgeleitet werden können. [Dusser de Barenne (48), Buytendyk (49) und Einthoven (50)]. Auch Hansen, Hoffmann und v. Weizsäcker (43) fanden in allen Fällen von Starre bei Encephalitis lethargica, Spasmen bei Kompressionsmyelitis, Kinderlähmung und Tetanus sowie bei kakatonischer und hysterischer Starre diskontinuierliche Erregungen von Nerven, zum Teil waren es die gleichen Kranken, bei denen Grafe (35) keine Steigerung des Gesamtstoffwechsels feststellen konnte.

Nach den bisher vorliegenden Untersuchungen muss man demnach annehmen, dass das Fehlen von Aktionsströmen zwar sicher bewiesen ist, aber nur äusserst selten vorkommt. Von einem Parallelismus zwischen elektrischem Verhalten und Stoffwechselintensität kann also keine Rede sein. Das letztere ist schwer verständlich, da wir bei der gewöhnlichen Muskelkontraktion beides untrennbar miteinander verbunden sehen. Das Wärmeäquivalent des elektrischen Vorgangs im Muskel ist natürlich so minimal, dass es kalorimetrisch überhaupt nicht fassbar ist. Dabei besteht aber nach den Untersuchungen von Einthoven und seinen Mitarbeitern (50, 51) sowie Hansen (52) kein

Zweifel, dass mechanische Effekte noch so lange zu erkennen sind, als Aktionsströme abgeleitet werden können.

Um die geschilderten Widersprüche zu beseitigen, liesse sich die Annahme machen, dass zwar auch bei Tonussteigerungen der sonst beobachtete Parallelismus zwischen diskontinuierlichen Erregungen und Umsatzsteigerung besteht, dass aber letztere entweder so minimal ist, dass sie im Gesamtstoffwechsel des ganzen Tieres nicht sicher fassbar oder durch Minderung der Verbrennung in anderen Organen kompensiert wird. Letzteres ist allerdings eine etwas gezwungene Annahme. Eine Entscheidung dieser wichtigen Frage ist wohl nur durch vergleichende elektrische und respiratorische Untersuchungen an isolierten, aber in der Kontinuität des Körpers bleibenden Muskel möglich. Leider fehlen derartige, technisch zwar schwierige, aber mit Hilfe der Barcroftschen Blutgasmethode durchaus durchführbare Versuche vorläufig noch ganz.

Erwähnt sei, dass auch im Kohlenhydrat- und Eiweissstoffwechsel Differenzen zwischen Kontraktion mit Arbeitsleistung und einfacher tonischer Verkürzung zu bestehen scheinen. Während im ersteren Falle eine starke Abnahme des Glykogengehaltes resultiert, zeigt der mit Tetanustoxin starr gemachte Katzenmuskel sogar einen höheren Glykogengehalt als andere nicht vergiftete schlaffe Muskeln des gleichen Tieres. Vorläufig liegt allerdings über diese Frage nur die eine Beobachtung von Ihizaka (unter H. H. Meyer) vor (zit. 42). Wichtiger sind die Unterschiede im Eiweissstoffwechsel. Eindeutige Untersuchungen über den Gesamt-N-Umsatz bei Zuständen vermehrter oder verminderter Tonusänderung existieren nicht. Immerhin hat Krauss (53) an der v. Müllerschen Klinik feststellen können, dass beim Tetanus auch ohne Fieber eine Erhöhung der Abnutzungsquote sich findet. Eine Verallgemeinerung dieses Befundes auf andere Vorgänge mit Tonussteigerung ist aber kaum angängig, weil dafür der Tetanus eine zu grosse Sonderstellung einnimmt. Er ist einmal eine Infektionskrankheit, die oft mit Fieber einhergeht, und dann setzen sich auf die tonischen Dauerspannungen oft klonische Krämpfe auf. Je nach dem Verhalten in dieser Beziehung wechselt wohl auch die Intensität des Stoffwechsels.

Näher untersucht ist vorläufig nur das Verhalten des Eiweissabbauproduktes im Muskel, des Kreatins[1]). Pekelharing und van Hoogenhuyze (54, 55) machten die interessante Feststellung, dass jede Tonussteigerung mit einer Kreatinvermehrung Hand in Hand geht, während die motorisch innervierte Zuckung den Kreatingehalt unverändert lässt. Jansma (56) hat diese Versuche mit dem gleichen Resultate wiederholt, und Riesser (57) sie noch erweitert, vor allem mit dem Ergebnisse, dass Kreatinvermehrung überall da gefunden wird, wo sympathisch erregende Gifte zur Anwendung

---

[1]) Neueste zusammenfassende Darstellung bei M. Bürger, Klin. Wochenschrift 2. Nr. 1 und 2, bes. S. 34. 1923.

kommen. Demgegenüber fand jedoch Kahn (58) beim Umklammerungsreflex des Froschmännchens eine Verminderung des Kreatins in den betreffenden Muskelgruppen, obwohl sich keine Aktionsströme ableiten liessen. Dieser Schluss ist aber nicht richtig, da der Kreatingehalt der Vorderbeine nicht mit dem der Hinterbeine, wie Kahn es tat, verglichen werden darf (Riesser). Auch bei Kranken mit Tonusanomalien ist häufig die Kreatin- bzw. Kreatinausscheidung untersucht worden. So wurde bei destruktiven Muskelerkrankungen meist verminderte Kreatinurie festgestellt [Langer, Jakubowitsch, Weiss, Levene, Kristeller, Bürger, Meyer (59), dort auch die ältere Literatur)], doch gibt es auch vereinzelte Ausnahmen. Umgekehrt gehen Tonussteigerungen in der Regel mit einer hohen Kreatininausscheidung einher, aber auch hier gibt 'es bemerkenswerte Abweichungen, wie z. B. bei der Paralysis agitans [F. K. Walter (60)]. Somit scheinen auch die Beziehungen zwischen Tonus und Kreatin- bzw. Kreatininstoffwechsel noch keineswegs völlig geklärt. Neuesten Untersuchungen von Dusser de Barenne und Cohen Tervaert (61), sowie Riesser (57) lässt sich das Gleiche entnehmen.

Überblickt man das ganze grosse Versuchsmaterial, das bisher zum Tonusproblem vorgebracht worden ist, so scheint mir die Frage, ob es tatsächlich ein besonderes Tonussubstrat im Muskel gibt, noch keineswegs spruchreif, wenn auch zugegeben werden muss, dass für eine sehr kleine Zahl von Fällen tatsächlich alle Kriterien (Fehlen von Stoffwechselsteigerung, Aktionsströmen und Glykogenverbrauch sowie Steigerung des Kreatingehaltes usw.) zutreffen. Bei dieser Lage der Dinge ist es meines Erachtens auch verfrüht, über die nervöse Steuerung dieses immer noch hypothetischen Tonussubstrates schon alle möglichen Theorien aufzustellen, wie es vor allem de Boer (62) und Frank (63) getan haben.

Dagegen scheint mir heute der Versuch schon angebracht, die Spannungsänderungen der Muskulatur ohne Änderung des Gesamtstoffwechsels energetisch zu deuten, da diese Frage ganz unabhängig vom eigentlichen Tonusproblem ist.

Einen wichtigen Hinweis zur Deutung haben schon ältere Erörterungen von Fick (20) gegeben, der darauf aufmerksam machte, dass wahrscheinlich die Muskelerschlaffung durch einen besonderen Nervenimpuls zustande kommt. Bleibt dieser unter dem Einfluss pathologischer Prozesse aus, so muss der Muskel im Spannungszustand verharren. Die entscheidende Erklärung haben aber erst Paulis (64) wichtige kolloidchemischen Darlegungen gebracht. Nach diesen kommt die erste Phase der Muskelkontraktion zustande durch Quellung infolge Bildung von Milchsäure. Die Entstehung dieser Substanz ist nicht mit Sauerstoffverbrauch verknüpft, sondern geht anaerob vor sich. Der Sauerstoffverbrauch bzw. eine Wärmeproduktion tritt erst in der zweiten

Phase, der Restitution, auf. [Vgl. über diese ganze Frage die Zusammenfassung Hills (65) und die Ausführungen auf S. 91]. Stellt man sich vor, dass diese zweite Phase durch einen besonderen nervösen Impuls eingeleitet wird, der unter pathologischen Umständen fortfallen kann, so bliebe die Verkürzung bestehen und es käme überhaupt zu keiner vermehrten Wärmeproduktion, der Muskel verhielte sich also wie ein gespanntes elastisches Band. Vorläufig handelt es sich bei dieser sehr einleuchtenden Theorie allerdings nur um eine Hypothese, da der Beweis einer aktiven Muskelerschlaffung durch neuen Nervenreiz vorläufig erst, und zwar von v. Uexküll, für den Sperrmuskel der Pilgermuschel erbracht ist. Ein Vorteil der skizzierten Theorie wäre, dass sie unabhängig von den Vorstellungen über ein besonderes Tonussubstrat ist und trotzdem dafür Raum lässt.

Literatur.

Der Stoffwechsel bei Tonusanomalien.

Zusammenfassendes im kritischen Referat von E. Th. v. Brücke. Neuere Anschauungen über den Muskeltonus. Deutsche med. Wochenschr. Nr. 5 u. 6. 1918.

1. Müller, J., Handbuch der Physiol. d. Menschen. 2. 80. Koblenz 1840.
2. Brondgeest, P. Q., Arch. f. Anat. u. Physiol. 703. 1860.
3. Röhrig und Zuntz, Pflügers Arch. 4. 57. 1871.
4. Zuntz, N., ebenda 12. 522. 1875.
5. Pflüger, E., Pflügers Arch. 18. 247. 1878.
6. Zuntz, N., Berl. klin. Wochenschr. 141. 1878.
7. Samuel, Zentralbl. f. d. mediz. Wissensch. 825. 1876.
8. Pflüger, Pflügers Arch. 12. 282. 1876.
9. Frank und Voit, Zeitschr. f. Biol. 42. 309. 1901.
10. Frank und Gebhard, ebenda 43. 117. 1902.
11. Tangl, F., Vortrag in der Berl. Physiol. Gesellsch. Nov. 1913 (ref. Deutsche med. Wochenschr 1914. Nr. 5. 257).
12. Freund, H. und E. Schlagintweit, Arch. f. exp. Pathol. u. Pharmakol. 77. 258 1914.
13. Fick, A., Mechanische Arbeit und Wärmeentwicklung. Internat. wissensch. Bibliothek. 51. Leipzig. Brockhaus 1882.
14. Derselbe, Myothermische Untersuchungen. Wiesbaden 1889. Weitere Literatur bei Frank (19).
15. Bethe, A., Allgemeine Anatomie und Physiologie des Nervensystems. Leipzig 1903.
16. Derselbe, Pflügers Arch. 142. 291. 1901.
17. v. Uexküll, J., Studien über den Tonus I—VI. Zeitschr. f. Biol. 26. 28. 31. 32. 40. 1889—1900.
18. v. Noyons, A. und J. v. Uexküll, ebenda 56. 139. 1911.
19. Frank, O., Thermodynamik des Muskels. Ergebnisse der Physiol. 3. Jahrg. II. Abt. 495. 1904.
20. Fick, A., Pflügers Arch. 51. 541. 1891.
21. Parnas, O., ebenda 134. 441. 1910.
22. Cohnheim, O., Zeitschr, f. physiol. Chem. 76. 298. 1911/12.
23. Derselbe und J. v. Uexküll, ebenda 314.
24. Kraus, F., Zeitschr. f. klin. Med. 22. 462. 1893.
25. Bornstein, A., Monatsschr. f. Psychiatr. u. Neurol. 26. 391. 1909.
26. Grafe, E., Deutsch. Arch. f. klin. Med. 102. 15. 1911.
27. Roaf, H. E., Proc. roy. soc. B. 83. 433. 1911.
28. Derselbe, Quarterly Journ. of exp. physiol. 5. 31. 1912.

29. Derselbe, ebenda 6. 393. 1913.

30. Bayliss, Libre jubil. du Prof. Charl. Richet. Paris 1912, zit. nach A. Fröhlich und H. H. Meyer (39).

31. Mansfeld und Lucacs, Pflügers Arch. 161. 167. 1915.

32. Dusser de Barenne, ebenda 166. 152. 1917.

33. Nakamura, H., Journ. of phys. 55. 100. 1921.

34. Grafe, E. und A. Schürer, erscheint demnächst im Arch. f. exp. Pathol. u. Pharmakol. Kurzer Bericht in Deutsch. med. Wochenschr. Nr. 49. 1920.

35. Grafe, E., Deutsch. Arch. f. klin. Med. 139. 155. 1922.

36. Derselbe und Traumann, erscheint demnächst in der Zeitschr. f. Nervenheilk. Kurzer Bericht über die Ergebn. Deutsche med. Wochenschr. Nr. 49. 1920.

37. Schill, E., Zeitschr. f. ges. Neurol. u. Psychiatr. 70. 202. 1921.

38. v. Kries, J., Pflügers Arch. 190. 66. 1921.

39. Fröhlich, A. und H. H. Meyer, Zentralbl. f. Physiol. Nr. 6. 1912 und Arch. f. exp. Pathol. u. Pharmakol. 79. 55. 1915.

40. Liljestrand, G. und R. Magnus, Pflügers Arch. 176. 3. 1919, dort auch die Ergebnisse von Wertheim-Salomonson.

41. Semerau und Weiler, Zentralbl. f. Physiol. 33. 96. 1918.

42. Fröhlich, A. und H. H. Meyer, Arch. f. exp. Pathol. u. Pharmakol. 87. 173. 1920.

43. Hansen, K., P. Hoffmann und V. v. Weizsäcker, Zeitschr. f. Biol. 75. 121. 1922.

44. Höber, R, Pflügers Arch. 177. 305. 1919.

45. Rehn, E., Deutsche Zeitschr. f. Chir. 162. 155. 1921 und Klin. Wochenschr. 1. 673. 1922.

46. Weigelt, Deutsche Zeitschr. f. Nervenheilk. 74. 129. 1921.

47. Hoffmann, P., Zeitschr. f. Biol. 58. 1. 1912.

48. Dusser de Barenne, Zentralbl. f. Phys. 25. 334. 1911.

49. Buytendyk, Zeitschr. f. Biol. 59. 36. 1913.

50. Einthoven, Arch. Neerland. Phys. 2. 489. 1918.

51. Derselbe und Hougenholtz, ebenda 5. 174. 1921 u. mit Arbeiter, eb. 5. 185. 1921.

52. Hansen, K., Zeitschr. f. Biol. 73. 191. 1921.

53. Krauss, E., Klin. Wochenschr. 1. 1354. 1922.

54. Pekelharing, C. A. und C. J. C. v. Hoogenhuyze, Zeitschr. f. physiol. Chem. 64. 262. 1910.

55. Pekelharing, C. A., Nederl. Tijdschr voor Geneesk. Jahrg. 1913.

56. Jansma, J. K., Zeitschr. f. Biol. 65. 364. 1915.

57. Riesser, O., Arch. f. exp. Pathol. u. Pharmakol. 80. 183. 1917. Zeitschr. f. phys. Chem 86. 415. 1913. 90. 221. 1914. 120. 189. 1922.

58. Kahn, R. H., Pflügers Arch. 177. 294. 1919.

59. Meyer, E. Ch., Deutsch. Arch. f. klin. Med. 134. 219. 1920.

60. Walter, F. K., Deutsche Zeitschr. f. Nervenheilk. 74. 104 (Diskuss.). 1921.

61. Dusser de Barenne und Cohen Tervaert, Pflügers Arch. 195. 370. 1922.

62. de Boer, S., Zeitschr. f. Biol. 65. 239. 1915, zuletzt Pflügers Arch. 190. 41. 1921.

63. Frank, Berl. med. Wochenschr. Nr. 31. 1920.

64. Pauli, W., Kolloidchemie der Muskelkontraktion. Über den Zusammenhang von elektrischen, mechanischen und chemischen Vorgängen im Muskel. Kolloidchem. Beihefte 3. 361. 1912. S A. Verl. von Th. Steinkopf. Leipzig 1912.

65. Hill, A. V., Die Beziehungen zwischen der Wärmebildung in den im Muskel stattfindenden chemischen Prozessen. Ergebn. f. Phys. 15. Jahrg. 340. 1916.

5. Der Gesamtstoffwechsel bei abnormen psychischen Vorgängen.

Die Frage, ob die seelischen Funktionen einen Einfluss auf die Intensität der Verbrennungen haben, ist ein Problem von allgemeinster biologischer Bedeutung. Das Interesse hierfür greift weit über das Gebiet der Naturwissenschaften hinaus, Psychologie und Philosophie im allgemeinen werden vielleicht sogar noch mehr davon berührt als die Medizin. Erwähnt sei nur die Wichtigkeit der Resultate für ein Problem wie z. B. die Frage des psychophysischen Parallelismus.

Es ist daher verständlich, dass dies Problem seit der Mitte des vorigen Jahrhunderts oft diskutiert und bearbeitet worden ist. Die Resultate sind voller Widersprüche; das ist erklärlich, denn selbst bei feinster Technik und exaktester Analyse sind die Schwierigkeiten der Deutung des Beobachtungsmaterials fast unüberwindlich gross. Eine Diskussion der Frage, ob und wo wir die Seele lokalisieren können und dürfen, gehört nicht in den Rahmen dieser Studie. Von der Tatsache ausgehend, dass in allererster Linie funktionelle oder organische Schädigungen des Gehirns Veränderungen auf seelischem Gebiete hervorrufen, empfiehlt es sich jedenfalls für die vorliegende Frage den Stoffwechsel des Gehirns zum Ausgangspunkte der Betrachtungen zu nehmen, Wenn man bedenkt, dass das Gehirn beim Mann im Durchschnitt 1374 g, bei der Frau 1244 g wiegt (Ernst) [1], d. h. also rund $2^0/_0$ des Gesamtkörpergewichtes ausmacht, so ist es ohne weiteres verständlich, dass vermehrte Gehirntätigkeit bei seelischen Vorgängen schon mit einer gewaltigen Steigerung des Gehirnstoffwechsels einhergehen muss, um im Gesamtkörperstoffwechsel nachweisbar zum Ausdruck zu kommen. Dabei ist noch zu bedenken, dass die seelischen Vorgänge an sich doch wahrscheinlich nur mit einer Tätigkeitssteigerung eines Teils des Gehirns verbunden ist. Dazu gesellt sich die andere, vielleicht noch grössere Schwierigkeit, dass das Gehirn mit den Hauptstätten der Energieproduktion durch zahllose Nervenbahnen so nahe und direkt verbunden ist, dass vermehrte Gehirntätigkeit auch ausserhalb der motorischen und vegetativen Sphäre. ausserordentlich leicht Fernwirkungen in anderen Organgebieten auslösen kann, welche die eventuellen kleinen Ausschläge infolge gesteigerter Gehirntätigkeit an sich vollkommen überlagern könnten.

a) Physiologische Vorbemerkungen.

aa) Die Grösse des Gehirnstoffwechsels.

Die erste Frage, die zu entscheiden ist, betrifft die Bestimmung der Grösse des Stoffwechsels des ruhenden Zentralnervensystems. Solange man an die Unermüdbarkeit der Nervensubstanz glaubte, bestand die Überzeugung, dass der Umsatz im Zentralnervensystem ausserordentlich gering sei, dass vielleicht sogar überhaupt kein Sauerstoffverbrauch damit verbunden sei [Bethe (1), Literatur bei Peritz (Z., zit. auf S. 396)].

An und für sich war es allerdings schwer verständlich, dass das Zentralnervensystem in dieser Richtung sich prinzipiell anders verhalten sollte als andere Organe; auch die reichliche Blutgefässversorgung sprach eher für einen

---

[1] Pathol. Anatomie herausgegeben von L. Aschoff. 2. 395. 1919.

regen Umsatz. Nach Jensen (2) (dort auch ältere Literatur) erhalten 100 g Gehirnsubstanz 136—138 ccm Blut in der Minute (136,4 beim Kaninchen, 138 beim Hunde). Beim Menschen liegen die Zahlen vielleicht erheblich höher. Der Blutzufluss zum Gehirn ist nach Landergren-Tigerstedt (Lit. bei 2) 10 mal so gross wie der zur gleichen Gewichtsmenge des Skelettmuskels. Es ist von vorneherein klar, dass es technisch ausserordentlich schwierig ist, exakte Bestimmungen der Stoffwechselgrösse vorzunehmen. Folgende methodische Wege kommen beim Gehirn in Betracht: 1. Untersuchung des respiratorischen Gaswechsels nach Exstirpation oder bei Fehlen der Grosshirnhemisphären, 2. Feststellung von Sauerstoffaufnahme und Kohlensäurebildung beim überlebenden Organ, 3. vergleichende Sauerstoff- und Kohlensäurebestimmungen in den zu- und abführenden Gefässen.

Das erste Vorgehen bot am wenigsten Aussicht auf Erfolg, da durch den operativen Eingriff die Einwirkungen des Grosshirns auf die anderen Organsysteme gleichzeitig beseitigt werden, so dass die Resultate niemals Schlüsse auf den Stoffverbrauch des Gehirns erlauben. Tatsächlich sind auch die Resultate widersinnig. Nach Exstirpation des gesamten Grosshirns kommt es nicht zu einem Absinken, sondern sogar zu einer Steigerung der Verbrennungen, die bei Abtragung der Hemisphären sogar 104 % beträgt [Hannemann (3)]. Ähnlich liegen anscheinend auch die Verhältnisse beim Hunde. Jedenfalls fiel bei dem bekannten, grosshirnlosen Hunde von Goltz (4) der ungeheure Nahrungsbedarf auf. Besser verwertbar erscheint die Beobachtung von Talbot (5) an einem achtmonatlichen Kinde mit kongenitalem Fehlen beider Grosshirnhemisphären. Hier betrug die Wärmeproduktion, bezogen auf die Einheit der Oberfläche, nur 574 Kalorien gegenüber 991 Kalorien bei einem normalen Kinde von im übrigen gleichen Körperverhältnissen.

Der Stoffwechsel der isolierten nervösen Zentralorgane ist schon von Paul Bert, Regnard u. a. untersucht. Da die Versuche damals nicht aseptisch geleitet wurden, haben sie nur historischen Wert [Literatur bei Barcroft (6)]. Aus neuerer Zeit sind vor allem die Beobachtungen von Winterstein und seinen Mitarbeitern Unger und Hirschberg [Lit. bei Winterstein (7—13)] beim Frosche zu erwähnen. Die Untersuchungen wurden an einem besonders konstruierten, sehr empfindlichen Thunbergschen Mikrorespirometer vorgenommen. Es zeigte sich, dass auf die Gewichtseinheit bezogen der Gaswechsel des Rückenmarkes 2—3 mal so gross war wie der Gesamtstoffwechsel des Tieres. Die Werte bei Aufenthalt in physiologischer Kochsalzlösung bei Sauerstoffdruck von einer Atmosphäre betrugen 3 ccm pro Gramm und Stunde, berechnet pro Kilogramm und Minute schwankten die Zahlen zwischen 3,3—5,0 ccm. Von ähnlicher Grössenordnung waren die Zahlen Scaffidis (14) (203,3 cmm pro Stunde und Gramm = 3,3 ccm pro Kilogramm und Minute). Entscheidend für die Grösse des Umsatzes ist das Medium, in dem das Organ suspendiert ist. Schon ein Wechsel der umspülenden Ringerlösung genügt, um ein erhebliches Absinken der Verbrennungen (bis maximal 40%) zu bewirken [Buytendyk (15), Polle (16)]. Erst wenn man das Organ längere Zeit in der gleichen Lösung liegen lässt oder häufig wäscht, werden die Werte für die Atmung konstant. Die Ursache ist anscheinend ein Auswaschen organischer Stoffe (Stoffwechselprodukte? Nährmaterial?).

Von Winterstein und seinen Mitarbeitern wurde auch der Umsatz des Zentralnervensystems für N, Zucker und Fett untersucht (10—13). Beim Aufenthalt in einem gasförmigen Medium fand kein N-Verlust statt, während beim Einbringen in Salzlösungen in 24 Stunden bis zu 20% des N-Gehaltes verschwand. Noch grösser (30%) war der Verlust an Fett. Dass auch ein deutlicher Zuckerverbrauch stattfindet, geht daraus hervor, dass Zufuhr von Zucker deutlich sowohl eiweiss- wie fettsparend wirkt. Bei elektrischer Reizung nimmt der Verbrauch der einzelnen Nahrungsstoffe um das 2—$3^1/_2$fache zu.

Viel niedrigere Zahlen (1—1,5 ccm pro Kilogramm und 1 Minute) für das Zentralnervensystem des Frosches erhielt Usui (17), der das Organ in Ringerrinderblutkörperchensuspension atmen liess und die O_2-Zehrung nach Barcroft-Haldane bestimmte. Die Unterschiede erklären sich wohl zum grossen Teil durch die verschiedene Dicke der verwendeten Gewebsstücke und die dadurch bedingte ungleichmässige Diffusion des Sauerstoffs.

Für das Warmblütergehirn liegen die wichtigen Beobachtungen von Batelli und Stern (18) vor, die ganz frisches Hundegehirn zu feinem Brei zerteilt in Blut oder Salzlösung suspendierten und bei Körpertemperatur mit Sauerstoff schüttelten. Sie fanden dabei einen O_2-Verbrauch von 27 ccm pro Kilogramm und 1 Minute. Leider schwanken in allen derartigen Versuchen die Werte recht erheblich, da die Gewebe mehr oder weniger rasch absterben. Verglichen mit den anderen, nach der gleichen Methode untersuchten Organen, würde die Intensität der Verbrennungen beim Hirn etwa ebensogross wie beim Pankreas (25 ccm) und etwa halb so gross wie bei der Leber (59 ccm) sein.

Alle derartigen Untersuchungen an isolierten Organen geben natürlich nur einen sehr entfernten Anhaltspunkt für das intravitale Verhalten, im allgemeinen wohl Minimalwerte. Zu erwarten wäre, dass über die quantitativen Verhältnisse die Versuche, welche am lebenden Organismus Sauerstoff- und Kohlensäuregehalt von Karotis und Hirnvenenblut miteinander verglichen, noch am ehesten brauchbare Auskunft geben könnten. Zuerst gingen in der Weise Hill und Nabarro (19) vor, indem sie Blut aus der Karotis mit solchem aus den Gefässen am Confluens sinuum verglichen. Sie fanden stets deutliche Abnahmen des O_2-Gehaltes (im Durchschnitt $3,42\%$) und Zunahme der CO_2-Menge ($3,87\%$), während die Unterschiede zwischen Karotis und V. femoralis $12,98\%$ O_2-Defizit und $8,7\%$ CO_2-Zunahme betrugen. Sie folgerten daraus, dass der Stoffwechsel des Gehirns 2—3 mal niedriger ist, als der des ruhenden Muskels. Die Beweiskraft der Versuche leidet dadurch etwas, dass, wie Barcroft (6, S. 754) schon betont hat, nicht mit Sicherheit festgestellt wurde, dass das venöse Blut tatsächlich nur aus dem Gehirn stammte. Ausserdem wurde der Irrigationskoeffizient nicht in Rechnung gestellt. Wichtiger ist der von Alexander und Révesz (20) erhobene Einwand, dass die Grösse der Blutversorgung, vor allem die Stromgeschwindigkeit, nicht berücksichtigt worden ist. Nach Jensen (2) erhalten 100 g Gehirn des Hundes pro Minute 130 ccm Blut, 100 g Muskel aber nur 2,5 ccm; an der Blutzufuhr gemessen, wäre dann der Gehirnstoffwechsel 60 mal grösser als der Muskelstoffwechsel. Danach würde der Sauerstoffverbrauch des Gehirns in den Versuchen von Hill und Nabarro pro 1 Minute 4,65 ccm betragen gegenüber nur 1,03 ccm beim Muskel. Damit wären die Folgerungen aus den Versuchen von Hill und Nabarro ins Gegenteil umgekehrt. Alexander und Cserna (21) gingen in ähnlicher Weise wie Hill und Nabarro vor, bestimmten aber gleichzeitig mit der Blutentnahme nach Barcroft die Strömungsgeschwindigkeit. Ihr Wert ist 0,36 ccm Sauerstoffverbrauch pro Minute und Gramm Gehirn. Das wäre 90 fach mehr als beim Skelettmuskel. Der Berechnung ist die oben angegebene Zahl von Jensen für die Blutversorgung des Gehirns zugrunde gelegt. Zuletzt hat sich Gayda [1]) mit dem Gaswechsel des Gehirns befasst. Seine Werte für die Blutzufuhr (pro 100 ccm Hundehirn 140,7 ccm Blut pro 1 Minute) deckt sich ungefähr mit den Angaben Jensens. In der gleichen Zeit beträgt der O_2-Verbrauch 9,95 ccm, die CO_2-Bildung 10,09 ccm.

Unter dem Einfluss der Narkose sinken alle Zahlen sehr erheblich. Ein grosser Fehler haftete allerdings der Differenzmethode beim Gehirn an: Das Gehirn hat keinen geschlossenen Kreislauf, da reichliche Kommunikationen zwischen Karotis- und A. vertebralisgebiet einerseits sowie Jugulargebiet bzw. Venensinus und Vertebralvenen andererseits bestehen.

Es wäre deshalb nötig gewesen, den Vertebralkreislauf durch Unterbindung der Hauptgefässe abzutrennen, eine technisch ausserordentlich schwierige Aufgabe.

So haben schliesslich auch die mit der Barcroftschen Differenzmethode gefundenen Resultate nur einen sehr beschränkten Wert.

Wägt man die besprochenen Arbeiten gegeneinander ab, so gestatten sie wohl nur den einen Schluss, dass das Gehirn einen sehr regen Stoffwechsel hat, der auf die Gewichtseinheit bezogen, mindestens 3—5 mal grösser ist, als beim Gesamtorganismus. Das würde bedeuten, dass beim ruhenden Organismus etwa 6—10 % des Gesamtstoffwechsels auf das Gehirn entfallen würden. Natürlich sind das nur sehr approximative, vorläufige Schätzungen. Exakte Daten sind nur von neuen Untersuchungen zu erwarten.

Sind diese Zahlen annähernd richtig, so bietet sich tatsächlich die Mög-

---

[1]) T. Gayda, Arch. f. Fis. **12**. 215, 1914, ref. Bioch. Zentralbl. **17**. 348. 1914.

lichkeit, starke Steigerungen des Gehirnstoffwechsels auch bei Untersuchungen des Gesamtumsatzes des ganzen Körpers zu fassen.

Auch Temperaturmessungen im Gehirn sprechen sehr zugunsten sehr intensiver Oxydationen im Gehirn.

A. Mosso (22) (dort auch die ältere Literatur) hat sich vor allem eingehend mit derartigen Untersuchungen befasst, indem er nicht nur bei Tieren, sondern auch beim Menschen (Defekt der Schädeldecke) feine Thermometer zwischen beide Hemisphären tief einstach. Schon das Einführen war manchmal von Temperaturerhöhungen begleitet, die Mosso auf mechanische Reizung zurückführt. Von dem grossen Beobachtungsmaterial interessieren hier vor allem folgende Feststellungen: Häufig lag die Gehirntemperatur höher als die Rektal- und sogar die Aortentemperatur. Im Schlafe sinkt die Temperatur im Gehirn stärker ab als im Darm. Bei Träumen mit lauter Stimme steigt die Temperatur im Gehirn, merkwürdigerweise aber nicht beim Erwachen. Schmerzen oder willkürliche Bewegungen der Glieder beeinflussen sie nicht, wohl aber in geringem Grade lebhafte Erregungen.

Mosso glaubt, dass die Blutversorgung des Gehirns zu gering sei, um eine Temperaturerhöhung des ganzen Organs durch vermehrte Blutzufuhr zu bewirken. Diese Begründung verliert allerdings durch Jensens Nachweis der ausserordentlich reichlichen Blutdurchströmung des Gehirns erheblich an Beweiskraft. Die Erhöhung gegenüber Rektum und Aorta ist wohl nur durch die Annahme eines sehr erheblich gesteigerten Gehirnstoffwechsels zu erklären. Mossos Angaben ähnlich waren die Resultate von Cavazzani (23) und Berger (24).

Bessere Aufklärung, als die Untersuchung des Gehirns im Ruhezustand sie zu geben vermag, bringen die Beobachtungen über das Verhalten des Gehirnstoffwechsels bei durch äussere Einflüsse herbeigeführter, gegenüber dem Normalzustand vermehrter oder verminderter Tätigkeit, denn hier erhält man Vergleichswerte, in denen der gleiche methodische Fehler wiederkehrt. Untersucht ist hier vor allem der Einfluss optischer Reize und der Narkose. Schon Moleschott (25) prüfte den Einfluss der Belichtung auf die Kohlensäureproduktion und fand eine deutliche Zunahme. Zu dem gleichen Resultate kamen Moleschott und Fubini (26), Fubini und Benedicenti (27), Fubini und Spalitta (28) sowie Pflüger und v. Platen (29), die gleichzeitig auch eine Steigerung des O_2-Verbrauchs um 16% feststellen konnten.

Diese eindeutigen Resultate gestatten aber zunächst keine Schlüsse bezüglich der Ursache dieser Stoffwechselsteigerung. Vor allem geht es nicht an, sie ohne weiteres auf eine Steigerung der Tätigkeit der durch das Licht gereizten Zentralorgane zu beziehen. Als auslösendes Moment kommen vor allem reflektorische Muskelbewegungen, eventuell Temperatursteigerungen, in Betracht. Eine Wirkung des Lichtes auf den gesamten Organismus ist nach Rubner und Cramer (30) nicht anzunehmen. Tatsächlich konnte Speck (31) in sehr exakten Selbstversuchen zeigen, dass bei Beachtung und Ausschliessung dieser Fehlerquellen nur eine so geringe Stoffwechselsteigerung resultiert, dass sie durch die gesteigerte Atemfrequenz bzw. die Fehlerquellen der Methode allein hinreichend erklärt ist. Eine sichere Ausschaltung der Muskeltätigkeit ist nur beim curarisierten Tiere gewährleistet, auch Rückenmarksdurchschneidungen [Chasanowitz (32)] genügen hier nicht, da nach Loeb (33) wenigstens beim Frosch schon allein die Hautbelichtung zu reflektorischen Bewegungen führen kann.

Der Erste, der am curarisierten Tiere (Frosch) arbeitete, war Ewald (34), hier stieg die Kohlensäureproduktion nach Belichtung nicht. Entgegengesetzt fielen die neueren Versuche von Alexander (35) und Alexander und Révesz (20) beim curarisierten und künstlich geatmeten Hunde aus.

Bei optischer, intermittierender Reizung in 7—15 Minuten dauernden Versuchen nach Zuntz-Geppert stieg im Durchschnitt von 13 Versuchen die Sauerstoffaufnahme um $7,2\,\%$, die Kohlensäureabgabe allerdings nur um $1,4\,\%$, die respiratorischen Quotienten sanken demnach (von 0,810 auf 0,763).

Um zu entscheiden, ob diese Oxydationszunahmen tatsächlich nur durch vermehrte Tätigkeit der Zentralorgane oder etwa durch Fernwirkung auf andere Organe bedingt sind, wurde in einzelnen Versuchen das Rückenmark zwischen Atlas und Okziput durchtrennt, die Wirkung der optischen Reize blieb dieselbe. Merkwürdigerweise wirkte kontinuierliche Belichtung viel weniger deutlich. Wenn auch die Ausschläge im ganzen sehr gering sind und für die Kohlensäure vollständig ins Bereich der Fehlerquellen fallen, so sind sie doch jedenfalls für den Sauerstoff sicher verwertbar, da hier stets Zunahmen vorhanden waren, die bis $14,8\,\%$ betragen. Immerhin war es wichtig, dass Alexander (35) noch auf anderem, mehr direktem Wege seine Resultate kontrollierte. Er bestimmte bei im übrigen gleicher Versuchsordnung nach Barcrofts Methode den Gehirngaswechsel durch Vergleich von Karotis und Sinusblut, sowie die Durchströmungsgeschwindigkeit vor und während der Belichtung. Der O_2-Verbrauch des Gehirns nahm in Übereinstimmung mit den Respirationsversuchen am Gesamtorganismus bei der Reizung um 4,1—4,2 ccm pro Minute zu. Auch hier war der Anstieg für die Kohlensäureausscheidung geringer (2,39 ccm). Ausserdem wurden in den meisten Versuchen sowohl die Durchströmungsgeschwindigkeit wie das plethysmographisch festgestellte Hirnvolumen grösser. Um auch das Verhalten des Gehirnstoffwechsels bei pathologisch herabgesetzter Tätigkeit kennen zu lernen, prüften F. Alexander und Cserna (21) den Einfluss der Narkose auf den Gaswechsel des Gehirns mit der gleichen Methode. An und für sich war es nicht notwendig, dass dabei eine Abnahme sich herausstellte, da Funktionslähmung und Absinken der Oxydationen nicht Hand in Hand zu gehen brauchen [O. Warburg (36)]. Tatsächlich kam es aber bei jeder Art der angewandten Narkose (Äther, Morphium, $MgSO_4$) zu einem sehr erheblichen, 60—90$\,\%$ betragenden Absinken des Gaswechsels. Während in der Äthernarkose die Kohlensäureabgabe weniger sank, als der Sauerstoffverbrauch, war beim Morphium das Umgekehrte der Fall. Die Geschwindigkeit des Blutstroms während der Narkose nahm erheblich gegenüber dem wachen Zustande ab.

Zu diesen Experimenten passt die Feststellung Bergers (24), dass auch beim Menschen in der Narkose die Temperatur des Gehirns deutlich absinkt.

Nach den Ergebnissen dieser Versuche wäre es wohl denkbar, dass das Absinken der Energieproduktion im Schlaf, das in den Versuchen Johanssons ganz fehlt, bei A. Loewy und Magnus-Levy nur angedeutet ist, in den Untersuchungen von F. G. Benedict und M. Carpenter sowie Benedict und Smith (Lit. S. 43) sehr ausgesprochen vorhanden ist, mindestens zu einem Teil durch die Herabsetzung des Gehirnstoffwechsels bedingt ist. Dass die Herabsetzung des Muskeltonus, die früher in erster Linie zur Erklärung herangezogen wurde, dabei keine Rolle spielt, geht aus den Ausführungen auf S. 404 deutlich hervor. Den angeführten Untersuchungen lässt sich demnach zusammenfassend entnehmen, dass das Gehirn einen sehr lebhaften Gaswechsel hat, und dass dessen Intensität von dem Tätigkeitszustand des Gehirns abhängig ist. Wenn die Ausschläge in letzterer Beziehung auch nicht sehr gross sind, so liegen sie doch bei besonders günstiger Versuchsanordnung anscheinend ausserhalb der Fehlergrenzen der angewandten Methoden. Über die genaueren, quantitativen Verhältnisse besitzen wir allerdings vorläufig noch keine zuverlässigen Vorstellungen.

Literatur.

1. Bethe, A., Allgemeine Anatomie und Physiologie des Nervensystems. Leipzig 321. 1903.
2. Jensen, P., Pflügers Arch. 103. 271. 1904.
3. Hannemann, K., Bioch. Zeitschr. 53. 80. 1914.
4. Goltz, F., Pflügers Arch. 51. 570. 1892.
5. Talbot, Fr. O., Am. Arch. of Ped. 32. 452. 1915.
6. Barcroft, J., Die Lehre vom Blutgaswechsel in den verschiedenen Organen. Ergebn. d. Physiol. 7. Jahrg. 699. 1908.
7. Winterstein, H., Zentralbl. f. Physiol. 21. 869. 1908.
8. Derselbe, Bioch. Zeitschr. 61. 103. 1914.
9. Hirschberg, E. und H. Winterstein, Zeitschr. f. physiol. Chem. 100. 185. 1917.
10. Dieselben, ebenda 101. 212. 1918.
11. Hirschberg, ebenda 101. 248. 1918.
12. Hirschberg und H. Winterstein, ebenda 105. 1. 1919.
13. Winterstein, H., Münch. med. Wochenschr. 65. J. 1312. 1918.
14. Scaffidi, V., Bioch. Zeitschr. 25. 24. 1910.
15. Buytendyk, J. J., Over het O_2-verbruik van the zennwstelsel Zetting versl. Akad. Westensch. 1910.
16. Polle, A. A. R., Arch. neerl. Phys. 3. 190. 1919.
17. Usui, R., Pflügers Arch. 147. 100. 1912.
18. Battelli und Stern, Zusammenfassendes. Bioch. Zeitschr. 21. 487. 1909. Zitate der späteren zahlreichen deutschen und französischen Einzelpubl. bei A. Loewy, Der Gaswechsel der Organe, Gewebe und isolierten Zellen. Oppenheimers Handbuch d. Bioch. Ergänz.-Bd. 183. 1913.

19. Hill, L. und D. N. Nabarro, Journ. of physiol. 18. 218. 1895.
20. Alexander, F. G. und G. Révesz, Bioch. Zeitschr. 44. 95. 1912.
21. Alexander, F. G. und H. Cserna, ebenda 53. 100. 1913.
22. Mosso, A., Die Temperatur des Gehirns. Leipzig 1899.
23. Cavazanni, E., Arch. ital. de Biol. 18. 328. 1893.
24. Berger, E., Untersuchungen über die Temperatur des Gehirns. Jena 1910.
25. Moleschott, J., Wien. med. Wochenschr. 1855.
26. Derselbe und S. Fubini, Moleschotts Unters. 12. 266, zit. nach Allers, Zeitschr. f. Neurol. u. Psych. Ref. 209 u. 321. 1919.
27. Fubini, S. und Benedicenti, ebenda 14. 623, zit. nach Allers.
28. Fubini, S. und Spalitta, Arch. per le sci. med. 11. 215. 1887.
29. Pflüger, E. und v. Platen, Pflügers Arch. 11. 272. 1875.
30. Rubner, M. und Cramer, O., Arch. f. Hyg. 20. 345. 1894.
31. Speck, Physiologie des menschlichen Atmens. 1895.
32. Chasanowitz, Über den Einfluss des Lichtes auf die Kohlensäureausscheidung im tierischen Organismus. Inaug.-Diss. Königsberg 1872.
33. Loeb, J., Pflügers Arch. 42. 393. 1888.
34. Ewald, C. A., Journ. of physiol. 13. 847. 1899.
35. Alexander, F. G., Bioch. Zeitschr. 44. 127. 1912.
36. Warburg, O., Zusammenfassung Ergebn. d. Physiol. XIV. Jahrg. 253. 1914.

$\beta\beta$) Die Frage des Einflusses starker geistiger Arbeit auf den respiratorischen Gaswechsel.

Wenn tatsächlich der Stoffwechsel des Gehirns ein so ausserordentlich intensiver ist, und äussere Einflüsse wie optische Reize eine geringe, aber deutliche Steigerung bewirken können, so besteht von vorneherein die Möglichkeit, dass auch eine Tätigkeitssteigerung, hervorgerufen durch intensive geistige Arbeit, sich in einer Zunahme der Oxydationen äussern kann. Immerhin ist zu bedenken, dass sicherlich zunächst nur ein Teil des Gehirns bei geistiger Tätigkeit in Anspruch genommen wird, aber schliesslich liegen die Verhältnisse in den Versuchen von Alexander und Cserna (vgl. S. 417) ganz ähnlich. Denkbar wäre natürlich auch, dass bei geistiger Arbeit auch der Stoffwechsel anderer Organe irgendwie reflektorisch in Mitleidenschaft gezogen wird [Hellpach (1)]. Das Urteil über den Einfluss geistiger Arbeit auf den Stoffwechsel ist in hohem Masse beeinflusst worden von den Vorstellungen über die Grösse des Gehirnstoffwechsels. Die periodische Wiederkehr der gleichen Ansichten, die wir so oft in der Geschichte der Biologie und insbesondere der Medizin beobachten können, lässt sich auch hier deutlich erkennen. Lavoisier (2) war wohl der erste, welcher sich mit dem vorliegenden Problem beschäftigte, allerdings ohne seine experimentelle Bearbeitung in Angriff zu nehmen. Er ist von der Intensität des Gehirnstoffwechsels so überzeugt, dass er geistige und körperliche Arbeit energetisch in Parallele setzt.

Diese Auffassung war über ein Jahrhundert herrschend und kommt bei von Krafft-Ebing (3) und Liebermeister (4) zum Ausdruck. Auch Pflüger (5) hält die ausserordentliche Lebhaftigkeit des Gehirnstoffwechsels für sicher und baut seine Theorie des Schlafes darauf auf, während andere

Physiologen (Rosenthal, Hermann, Voit u. a., Literatur bei Speck (6)] den Umsatz des Zentralnervensystems sehr niedrig ansetzen.

Wenn man von einem vieldeutigen Versuche von Liebermeister (4) absieht, war Speck (6) der erste, der Untersuchungen über den Einfluss geistiger Arbeit auf den respiratorischen Gaswechsel anstellte, und zwar an sich selbst. Er fand fast stets eine deutliche Steigerung (ca. 8—10 %), führte diese aber auf kleine Muskelbewegungen (Unbequemlichkeiten der Kopfhaltung, Blättern usw.) beim Arbeiten zurück. Specks Auffassung war für die Folgezeit massgebend und wurde sowohl von Loewy (7) wie von Johansson (8) durch eigene Versuche bestätigt.

Gegen die angeführten Versuche lässt sich, wie F. C. Becker und O. Olsen (9) es getan haben, der Einwand geltend machen, dass eine anstrengende geistige Tätigkeit während dieser Beobachtungen im allgemeinen gar nicht bestanden hat. In den Versuchen Johanssons, in denen sich ein entsprechender Vermerk über besonders lebhafte Geistestätigkeit findet, lässt sich tatsächlich eine Steigerung der Kohlensäureausscheidung bis 11,1% feststellen.

Auch hier hängt schliesslich alles von der Deutung der Resultate ab.

Atwater, Woods und Benedict (10) suchten durch Versuche im Respirationskalorimeter die Frage zu klären. Bei einem jungen Manne wurden drei Tage mit möglichst „vegetativem" Zustand mit drei anderen verglichen, an denen die amerikanische Versuchsperson ein deutsches Lehrbuch der Physik studierte. Die täglichen Werte für die Kohlensäure waren 241,0 g in der Arbeitsperiode, 248,4 g in der Ruhe, die entsprechenden N-Werte im Urin betrugen 13,1 bzw. 12,5 g.

Derartig langdauernde Versuche sind zur Entscheidung des vorliegenden Problems wenig geeignet, da selbst vorübergehende deutliche Steigerungen der Oxydationen durch Nahrungszufuhr oder geringe Muskelarbeit im Gesamtresultat einer längeren Periode sich vollständig verwischen können, insbesondere wenn eine Steigerung der Energieproduktion von einem entsprechenden Absinken abgelöst wird (vgl. S. 78). Technisch zweckmässiger sind die umfassenden Untersuchungen von Benedict und Carpenter (11) an 22 Versuchspersonen im Alter von 17—29 Jahren. Sie wurden in dem neuen, ausserordentlich exakt arbeitenden Respirationskalorimeter des Nutrition Laboratory im Carnegie-Institut ausgeführt, indem eine dreistündige Periode mit schriftlicher Examensarbeit mit einer Ruheperiode verglichen wurde, in der die gleiche Anzahl Worte wie während der Prüfung aus gleichgültigen Büchern abgeschrieben wurde. Auf diese Weise sollte die Muskeltätigkeit in beiden Versuchsperioden möglichst gleichgehalten werden. Die Mittelwerte aus den 44 Versuchen (12) sind folgende:

	Examen:	Ruheperiode:
für CO_2:	33,4 g	32,8 g
„ O_2:	27,3 g	25,9 g
„ H_2O:	39,2 g	37,8 g
„ Kal.:	98,8 Kal.	98,4 Kal.

Sämtliche Werte sind während der Prüfungsperiode etwas höher, aber nur beim Sauerstoffverbrauch (6 %) und der Wasserdampfabgabe (ca. 4 %) kann von einer sicheren, wenn auch sehr geringen Steigerung gesprochen werden.

Da die Ausschläge für die einzelnen Komponenten des Stoffwechsels nicht gleich gross sind, so hängt für die Deutung alles davon ab, ob man den nicht erhöhten Werten für Kohlensäure und Kalorienabgabe oder der Steigerung von O_2 und H_2O das grössere Gewicht beilegt.

Benedict und Carpenter entschieden sich für das Erstere, vor allem in Anbetracht der Tatsache, dass gerade die Genauigkeit der Sauerstoff- und Wasserdampfbestimmung bei allen Respirationsapparaten zu wünschen übrig lässt. Vor allem gilt das für die O_2-Analyse in Apparaten mit geschlossenem System, tatsächlich genügt hier eine ganz minimale Undichtigkeit, um Fehler hervorzurufen.

Immerhin glauben Benedict und Carpenter nicht, dass die zur Diskussion stehende Frage durch ihre Versuche definitiv im negativen Sinne entschieden ist. Sie kommen zu folgendem vorsichtigen Schluss: „Es dürfte nicht klug sein zu sagen, ob die geistige Tätigkeit einen positiven Einfluss auf den Gesamtstoffwechsel ausübt oder nicht": also ein Non liquet.

Becker und Olsen (9) haben gegen die Versuche der amerikanischen Forscher den Einwand geltend gemacht, dass die Parallelversuche 23 Tage auseinander lagen und dass in dieser Zeit vielleicht unter dem Einfluss der Jahreszeit (Frühlingswende) der Grundumsatz eine Veränderung erfahren haben könnte. Sie berufen sich dabei auf eigene Beobachtungen, die sie lehrten, dass unter sonst gleichen Bedingungen bei den gleichen Versuchspersonen die Kohlensäureproduktion pro Sekunde im Februar 4,44 ccm, im März 4,77 ccm betrug. Die Berechtigung dieses Einwurfs lässt sich nicht ohne weiteres von der Hand weisen, zumal gerade Benedict und seine Mitarbeiter (vgl. S. 38) im Gegensatz zu den meisten deutschen Autoren nachdrücklich auf die Schwankungen des Grundumsatzes hingewiesen haben. Es wäre zweifellos viel richtiger und überzeugender gewesen, wenn bei der einzelnen Versuchsperson die Parallelversuche möglichst nahe zusammengelegt worden waren, da die Werte für den Grundumsatz im Verlaufe weniger Tage sich wohl nur ganz selten ändern. Alexander und Révesz (13) machen darauf aufmerksam, dass die erhöhten Zahlen von Benedict und Carpenter (um 6 % für O_2 und 2 % für CO_2) sich so auffällig mit ihren eigenen Werten (7,2 % Steigerung für O_2 und 1,4 % für CO_2) bei Tätigkeitssteigerung des Gehirns durch optische Reize decken, dass die Steigerung für den Sauerstoff in den amerikanischen Versuchen wahrscheinlich nicht durch Fehler der Analyse bedingt wären. Doch bleibt demgegenüber die Tatsache bestehen, dass die Wärmeproduktion unverändert blieb.

Sicher ist jedenfalls, dass Benedicts und Carpenters Versuche keine eindeutige Lösung der zur Diskussion stehenden wichtigen Frage gebracht haben.

Dasselbe muss leider auch von den eingehenden, sehr sorgfältigen Beobachtungen der dänischen Autoren Becker und Olsen, die unter Lehmann arbeiteten, gesagt werden.

Lehmann (14) teilte auf dem 5. Kongress für experimentelle Psychologie zuerst die Resultate mit, die sich folgendermassen gestalteten (Tab. 34):

Tabelle 34.

	Versuchsperiode			
	I.	II.	III.	IV.
Anzahl der Additionen .	994	941	885	—
ccm CO_2 pro Sekunde .	0,355	0,203	0,330	—
Anzahl gelernter Silben .	20	16	12	8
ccm CO_2 pro Sekunde .	1,140	0,912	0,686	0,554

Die Werte für die Kohlensäure drücken die Steigerung gegenüber der vorausgehenden und folgenden Vergleichsperiode ohne geistige Arbeit aus. Erstaunlich ist der Parallelismus zwischen Kohlensäureproduktion und Grösse der geistigen Arbeit.

Während die Versuche, die Becker und Olsen (9) zum Teil an sich selbst, zum Teil an zwei genau eingeübten, sehr zuverlässigen und genau kontrollierten Gesunden anstellten, sass der zu Untersuchende in erschlaffter Haltung in einem bequemen Lehnstuhle, davor auf einem gut verstellbaren Pult der Karton mit der Aufgabe. Die Atmung geschah durch eine Gesichtsmaske. Die geistige Arbeit bestand in Additionen, Multiplikationen, Auswendiglernen sinnloser Silben usw. Aus der Fülle der Beobachtungen seien folgende wichtigste Resultate hier angeführt.

Zunächst zeigte sich, dass die Versuchswerte bei Ruhe von selbst langsam absanken und erst nach einer halben Stunde konstant wurden. Aus diesem Grunde wurden die Arbeitsperioden stets von Vergleichsperioden umrahmt. Es bestand ein weitgehender Parallelismus zwischen Atemvolumen und CO_2-Ausscheidung bzw. in geringem Grade auch der O_2-Aufnahme. Beim Schliessen der Augen wurde das Atemvolumen kleiner, und infolgedessen sanken auch die Werte für Sauerstoff und Kohlensäure ab. Das gleiche war der Fall beim Eintritt des Schlafes.

Beim Auswendiglernen sinnloser Silben wurde eine deutliche Mehrausscheidung an Kohlensäure festgestellt. Diese war, bedingt wohl durch Ausschwemmung von Kohlensäure, im Anfang am grössten, wird aber im ganzen doch als Ausdruck einer Stoffwechselsteigerung aufgefasst.

Die Steigerung war um so grösser, je mehr Schwierigkeiten die Lösung der Aufgabe für die Versuchspersonen machte. Je mehr Übung vorhanden war, um so geringer fielen die Erhöhungen aus.

Wenn die Autoren auch zugeben, dass ein Teil der Stoffwechselerhöhung auf vermehrte Muskeltätigkeit (Sprechen, Taktieren, Bewegen des Kartons mit den Aufgaben usw.) entfiel, so glauben sie doch auf Grund besonderer Kontrollexperimente, die ihnen den sehr geringen Einfluss dieses Faktors zeigten, annehmen zu dürfen, dass die Hauptsteigerung auf die geleistete geistige Arbeit zurückzuführen ist.

Die zweifellos sehr interessanten Versuche bieten der Kritik die verschiedensten Angriffsflächen. Zunächst ist die Anlage der Versuche eine derartige, dass Muskelbewegungen ein viel zu weiter Spielraum gesetzt ist. Wenn es nach den Ausführungen von S. 404 auch sicher ist, dass entgegen der früher herrschenden Annahme Muskelspannungen ohne Arbeit keine irgendwie in Betracht kommende Stoffwechselsteigerung bedingen, so können doch so ausgesprochene Muskelbewegungen, wie sie in diesen Versuchen vorkamen, zu leicht in dem einen oder anderen Versuche erhebliche Ausschläge schon an und für sich machen. Kontrollversuche beweisen dagegen nicht sehr viel. Tatsächlich hat auch schon Exner in der Diskussion zu Lehmanns Vortrag dieses Bedenken geltend gemacht. Ungünstig ist ferner, dass in den meisten Versuchen nur die Kohlensäure bestimmt worden ist.

Die Tatsache, dass bei geistiger Arbeit gleichzeitig mit dem Atemvolumen auch die Kohlensäure steigt, lässt niemals bei so kurzfristigen Versuchen einen zwingenden Schluss auf eine vermehrte Bildung von Kohlensäure im Körper zu, sondern kann schon allein durch vermehrte Ausschwemmung dieses Gases infolge Erregung des Atemzentrums bedingt sein. Ebenso ist das meist hinterher vorhandene Absinken der Kohlensäureausscheidung sicher zu einem grossen Teil durch Verminderung des Atemvolumens und dadurch bedingte Behinderung der Kohlensäureausscheidung hervorgerufen.

Somit müssen für weittragende Schlussfolgerungen sämtliche Versuche, in denen bei schwankendem Atemvolumen nur die Kohlensäure bestimmt wurde, ausscheiden.

Eine kleine Zahl von Versuchen bleibt immerhin, in denen eine Steigerung des Stoffwechsels sicher zu sein scheint.

Sauerstoffbestimmungen bei geistiger Arbeit sind nur zweimal vorgenommen (Tab. 39, S. 168). Im ersten Versuch fehlt jede Steigerung. Im zweiten ist zwar eine recht erhebliche da, um 1,37 auf ca. 5,56 ccm, aber die respiratorischen Quotienten haben so unmögliche Werte (Abfall von 0,857 auf 0,647 in ca. einer Stunde), dass hier Fehler untergelaufen sein müssen, die diesem Versuche die Beweiskraft nehmen.

Schwer verständlich bleibt auch für den Skeptiker unter allen Umständen der Parallelismus zwischen Intensität der geistigen Arbeit, wie sie objektiv in der Schwere der Aufgaben, subjektiv im Gefühle der geistigen Anstrengung zum Ausdruck kam, und der Kohlensäureausscheidung auch in den Experimenten, welche keine nennenswerte Steigerung des Atemvolumens aufwiesen. Natürlich könnte hier parallel mit der geistigen Anstrengung auch die Motilität gestiegen sein, aber die Möglichkeit eines direkten Einflusses der geistigen Arbeit auf den respiratorischen Gaswechsel kann hier nicht bestritten werden. Trotz der Feinheit der Versuchsanlage im allgemeinen sind diese Beobachtungen wegen der Vieldeutigkeit ihrer Resultate nicht geeignet, das in Frage stehende Problem zu lösen. Ein klarer Beweis wäre nur dann gegeben, wenn entweder keine Steigerungen in Versuchen mit ganz eindeutiger Anlage gefunden werden oder wenn bei positiven Resultaten die Untersuchungen so geleitet wären, dass Muskelbewegungen sicher ausgeschlossen werden können. Es scheint, dass diese Bedingungen in den kürzlich veröffentlichten Versuchen von Kestner und Knipping (15) erfüllt waren. Jedenfalls lagen hier die Versuchspersonen (meistens Studenten und Studentinnen) mit entspannter Muskulatur in Rückenlage. Die geistige Arbeit bestand im Verarbeiten des Inhaltes eines schweren Buches, das ihnen vorgelesen wurde. Die im Benedictschen Apparate bestimmten Werte für O_2 und CO_2 waren ausnahmslos erhöht, und zwar ähnlich wie bei Becker und Olsen um so mehr, je stärker die geistige Anstrengung war. Die Erhöhung für die Kohlensäure war zu Anfang der Versuche stärker ausgesprochen, später sanken die Respirationsquotienten deutlich ab, so dass dann manchmal die Werte niedriger lagen als vorher. Die anfangs gesteigerten CO_2-Werte sollen durch Austreiben dieses Gases infolge vermehrter Phosphorsäureanhäufung im Blut, die tatsächlich gefunden wurde, bedingt sein.

Wenn diese Beobachtungen auch sehr dafür sprechen, dass geistige Arbeit stoffwechselsteigernd wirkt, so sind sie meines Erachtens doch nicht genügend zahlreich und eindeutig genug, um die entscheidende Klärung in dieser Frage zu bringen.

Erwähnt seien an dieser Stelle noch ältere italienische Untersuchungen von Dutto (16) über den Einfluss der Musik auf die Wärmeproduktion von Meerschweinchen und Vögeln (Tauben und Singvögeln). Bei den erstgenannten Tieren fand sich im Kalorimeter eine Abnahme, bei den Vögeln eine Zunahme der Wärmeabgabe, die auf die Aufmerksamkeit der Tiere zurückgeführt wird. Natürlich vermögen diese Versuche keine Entscheidung zu bringen.

Auch die Beobachtungen über Temperatursteigerungen bei geistiger Arbeit von Speck (6), Davy (17), Gley (18), Rumpf (19) u. a. sprechen zwar für den Einfluss des psychischen Faktors, sind aber auch nicht eindeutig genug. Man muss wohl annehmen, dass hier Fernwirkungen auf die temperatur-regulierenden Apparate vorlagen. Von einer gewissen Bedeutung ist schliesslich auch die Beobachtung Cavazzanis (20), dass bei einem Kranken mit bloss-liegender Dura bei geistiger Arbeit die Gehirntemperatur um 0,2° anstieg, während die Körpertemperatur unverändert blieb. Im gleichen Sinne fielen Bergers (21) Untersuchungen aus.

Die Frage des Einflusses intensiver geistiger Arbeit auf die Stick-stoffausscheidung hat zahlreiche Bearbeiter gefunden. [Ältere Literatur bei Speck (6), Rosenfeld (22).] So fand z. B. Speck (6, S. 109) sowohl an Tagen geistiger Arbeit wie in den folgenden Nächten im Durchschnitt deutlich erhöhte Werte gegenüber den Vergleichsperioden mit geistiger Ruhe.

Mainzer (23) stellte seine Versuche im Hungerzustande an, um den Einfluss der Nahrung auszuschalten. Während der achtstündigen Periode mit starker geistiger Arbeit trat eine Steigerung der N-Ausscheidung ein, die aber durch ein entsprechendes Absinken in der Nachperiode kompensiert wurde, so dass die 24 Stundenwerte gegenüber den Tagen ohne geistige Arbeit gleich blieben.

Aus neuester Zeit sei eine Beobachtungsreihe von F. C. Becker und O. Olsen (9, S. 425) erwähnt. Hier wurden allerdings nur Stunden mit-einander verglichen und zudem Stunden mit sehr ungleicher Diurese. Es fand sich eine Steigerung während der Stunde mit intensiver geistiger Arbeit. So kurze Perioden gestatten aber keine verwertbaren Vergleiche, und auch andere Versuche zu dieser Frage (Literatur bei Rosenfeld) sind methodisch so wenig glücklich angelegt, dass ein weiteres Eingehen sich erübrigt.

Überblickt man das ganze, zu dieser Frage vorliegende Untersuchungs-material, so lässt sich zur Zeit nur feststellen, dass der Einfluss intensiver geistiger Tätigkeit auf den Stoffwechsel zwar äusserst wahrscheinlich ist, dass aber die bisherigen Beobachtungen noch zu widersprechend und zu wenig zahlreich sind, um diese Frage endgültig zu entscheiden.

Literatur.

1. Hellpach, W., Zeitschr. f. angew. Psychol. 6. 561. 1913.
2. Lavoisier, Oeuvres. T. II. 697. Paris 1862.
3. v. Krafft-Ebing, Lehrbuch der Psychiatrie. 1. 10. 1870.
4. Liebermeister, Pathologie und Therapie des Fiebers. 196. 1875.
5. Pflüger, Pflügers Arch. 10. 368. 1875.
6. Speck, Arch. f. exp. Pathol. u. Pharmakol. 15. 81. 1882.
7. Loewy, A., Berl. klin. Wochenschr. 1891. Nr. 18.
8. Johansson, Skand. Arck. f. Physiol. 8. 105. 1898.
9. Becker, F. C. und O. Olsen, ebenda 31. 81. 1914.
10. Atwater, Woods und Benedict, U. S. Departm. of agricult. offic. of exp. Stations Bull. 44. 1897.
11. Benedict und Carpenter, ebenda Bull. 208. 1909.
12. Benedict, F. G., Proceed. of the Am. physiol. soc. 49. Nr. 195. 153. 1910.

13. Alexander, F. G. und G. Révesz, Bioch. Zeitschr. 44. 126. 1912.
14. Lehmann, A., Über den Stoffwechsel bei geistiger Arbeit. Ber. d. V. Kongr. f. exp. Psychol. 126, 1912, vgl. ferner Körperl. Äusserungen psych. Zustände. 1—3. Leipzig 1899—1903.
15. Kestner, O. und H. W. Knipping, Klin. Wochenschr. 1. 1353. 1922.
16. Dutto, N., Atti della R. Acad. dei Lincei Roma. (5). 5. 228. 1896.
17. Davy, Philos. transact. London. 319. 1845.
18. Gley, E., Cpt. rend. de la soc. de biol. 37. 265. 1884.
19. Rumpf, Th., Pflügers Arch. 33. 538. 1884.
20. Cavazzani, E., Arch. ital. de Biol. 18. 328. 1893.
21. Berger, E., Untersuchungen über die Temperatur des Gehirns.   Jena 1910.
22. Rosenfeld, M., Zeitschr. f. Psychiatr. 63. 367. 1906.
23. Mainzer, Monatsschr. f. Psychiatr. u. Neurol. 1902. H. 2.

γγ) Der Einfluss starker Affekte auf den Gesamtstoffwechsel beim Gesunden.

Es unterliegt keinem Zweifel, dass intensive psychische Affekte eine viel grössere Alteration des Seelenlebens darstellen, als starke geistige Arbeit ohne besondere Affektbetonung. Für den gewöhnlichen Menschen ist es ein Dogma, dass Sorge zehrt, und es lässt sich nicht bestreiten, dass oft auch der Arzt den Eindruck erhält, dass für die Genese starker Gewichtsabnahmen trotz angeblich unverändert reichlicher Nahrungsaufnahme schwere, gleichzeitig vorhandene · Gemütsbewegungen eine sehr wichtige, wenn nicht entscheidende Rolle spielen. Gerade der Krieg hat uns da sehr eindrucksvolle Beispiele geliefert, und zwar auch in solchen Fällen (Landbevölkerung), wo die Ernährung und Lebensweise keine Veränderungen gegenüber dem Frieden zeigten. Natürlich sind das nur Eindrücke, denen jede wissenschaftliche Beweiskraft fehlt, weil keine exakte Kontrolle von Muskeltätigkeit und Nahrungsaufnahme vorliegt.

Wichtiger, wenn auch natürlich noch keineswegs beweisend ist folgende zufällige eigene Beobachtung. Dr. med. R. befand sich für Stoffwechselversuche längere Zeit hindurch im Ernährungs- und Körpergleichgewicht bei einer ihrem Kalorien- und Eiweissgehalt nach genau bekannten konstanten Kost (tägliche Wägungen von Nahrung und Körpergewicht). Da bekam er eine ihn niederschmetternde Nachricht, die ihn tagelang seelisch schwer mitnahm, da nicht nur für ihn, sondern auch für seine Familie schwerste Schädigungen drohten. Obwohl er seinen Dienst in gleicher Weise versah und nachgewiesenermassen die gleiche Nahrung zu sich nahm, sank im Laufe von wenigen Tagen das vorher konstante Körpergewicht um 2 kg ab. Die gleichzeitig vorhandene Schlafstörung reicht hier wohl kaum zur Erklärung aus.

Eine sichere Entscheidung, ob und wie weit schwere seelische Aufregungen die Intensität der Verbrennungen beeinflussen, ist natürlich nur durch Untersuchungen des respiratorischen Gaswechsels möglich. Es liegt auf der Hand, wie schwer es ist, hier geeignete Beobachtungen anzustellen. Am zweckmässigsten erscheinen Untersuchungen bei Melancholien und schweren pathologischen Depressionen. Auf psychiatrischer Seite besteht aber eine grosse Scheu, derartige Kranke für Respirationsversuche herzugeben, da alles Ungewöhnliche, was mit ihnen geschieht, ihre Angstzustände zu leicht steigert, so dass die Gefahr der Schädigung durch solche Untersuchungen involviert wird. Das Gleiche gilt für Versuche mit einer konstanten, genau bekannten und gerade ausreichenden Kost, da hier bei dem gewöhnlich stark daniederliegenden Appetit meist die Anwendung der Schlundsonde nötig wird, zu welcher der Psychiater sich bei derartigen Kranken nur ausnahmsweise versteht.

Grafe und Traumann (1) versuchten daher auf einem anderen Wege die Bearbeitung dieses Problems in Angriff zu nehmen. Bei zwei Kandidaten der Medizin wurden auf hypnotischem Wege schwere Depressionen (Erkrankungen an Magenkarzinom, Gehirntumor, Erblindung, Vermögensverlust usw.) erzeugt, und der respiratorische Gaswechsel vor, während und meist auch nach der Hypnose in zweistündigen Perioden untersucht. Während bei der einen Versuchsperson stets eine Steigerung der Kalorienproduktion vorhanden war (6,4—12,3%), fehlte diese bei der anderen mit Ausnahme eines Versuchs (+ 5,3%) stets (— 1,05% im Durchschnitt). Die Hypnosen bei beiden Studenten waren dadurch unterschieden, dass bei der Versuchsperson mit den Steigerungen die Suggestibilität gross und die Amnesie vollständig war, während im anderen Falle bewusste Gegensuggestionen sich zeitweise störend geltend machten. Es ist möglich, dass der entgegengesetzte Ausfall der beiden Reihen von Versuchen darin seine Erklärung findet. In keinem Falle traten Steigerungen von Temperatur, Puls und Respiration auf; motorische Störungen schieden ganz aus, da in der Hypnose gleichzeitig die Suggestion völliger Muskelruhe gegeben wurde, die in beiden Fällen in weitestem Masse, wie dauernde Beobachtung durch den Hypnotiseur zeigten, realisiert wurden. [Genaue Protokolle bei K. Laufer (2)].

Da durch zwei Versuche, zumal wenn sie entgegengesetzt ausfallen, eine so wichtige Frage nicht entschieden werden kann, stellten Grafe und Maier (3) die Untersuchungen mit der gleichen Technik auf eine breitere Basis.

Das Ergebnis der gesamten 15 Doppelversuche, die bisher nur zum kleinsten Teil veröffentlicht sind, ist aus der folgenden Tabelle 35, in der auch der Inhalt der Suggestionen kurz verzeichnet ist, klar ersichtlich.

Aus dem vorletzten Stabe geht hervor, dass nur zweimal (Nr. 3 und 7) kein Einfluss des Affektes auf den respiratorischen Gaswechsel zu erkennen war; in 2 Fällen (Nr. 2 und 6) kam es zu geringen, aber noch in das Bereich der normalen Schwankungen gehörenden Verminderungen der Verbrennungen. In allen übrigen Fällen wurde der Stoffwechsel gesteigert, und zwar zum Teil recht erheblich bis 20 und mehr Prozent (Nr. 13 und 9). Da in 8 Fällen die Steigerungen sicher und zum Teil viel grösser sind, als es bei Gesunden an

Tabelle 35. **Der Einfluss hypnotisch erzeugter Affekte auf den Gesamtstoffwechsel (2 Std.-Vers.).**

Versuch Nr.	Personalien	Art des erzeugten Affektes und Inhalt der Suggestionen	Prozentuale Veränderungen gegenüber dem einfachen, hypnotischen Schlafe %	Durchschnittswert
1	K. L. m. 25 J.	Depressionshypnose (Vermögensverlust, Gefangennahme)	+ 5,3	
2	K. L. m. 25 J.	Depressionshypnose (Verschüttung)	— 5,3	
3	K. L. m. 25 J.	Depressionshypnose (Erkrankung an Gehirntumor)	— 0,3	
4	K. Sa. m. 23 J.	Depressionshypnose (Enucleatio bulbi, und sympath. Ophthalmie)	+ 12,3	
5	K. Sa. m. 23 J.	Depressionshypnose (Erkrankung an Gehirntumor)	+ 6,4	
6	O. Mü. m. 16½ J.	Depressionshypnose (Schiffsunglück, Armamputation)	— 5,3	bei Depressionshypnosen
7	E. Eb. m. 27 J.	Depressionshypnose (Schiffbruch, Kampf mit Kannibalen und Haifischen)	± 0	
8	E. Bö. w. 24 J.	Angsthypnose (Armamputation, Scheintod)	+ 9	+ 7,6 %
9	E. Mu. w. 18 J.	Depressionshypnose (Tod der Mutter, Bruch des Fusses mit Vereiterung)	+ 25,2	
10	F. Kr. m. 25 J.	Depressionshypnose (Infekt. mit Flecktyphus, Misshandlung durch Kosaken)	+ 8,0	
11	L. Bo. w. 18 J.	Depressionshypnose (Tod der Mutter, Handamputation)	+ 15,1	
12	R. We. w. 19½ J.	Depressionshypnose (Raub des Lotteriegewinnes, Fall in den Neckar, Tod der Mutter)	+ 8,4	
13	W. Kü. m. 22 J.	Depressionshypnose (schwere Erkrankung, Tod und Beerdigung der Mutter)	+ 19,6	
14	B. Gö. m. 21 J.	Freudenhypnose (Gewinn des grossen Loses, Leben in Luxus und Verschwendung)	+ 4,3	bei Freudehypnosen + 4,1 %
15	E. Eb. m. 27 J.	Freudenhypnose (Suggestione wie bei Fall 14)	+ 3,9	

zwei aufeinanderfolgenden Tagen bei gleicher Diät und Versuchsanordnung vorkommt, und da störende Einflüsse der Motilität durch entsprechende hypnotische Suggestionen ausgeschaltet wurden, so ist hier meines Erachtens zum ersten Male der sichere Nachweis erbracht, dass der starke Affekt zu einer deutlichen Steigerung des Gesamtstoffwechsels führen kann. Dass die Versuche nicht alle in der gleichen Richtung ausfielen, spricht nicht dagegen, da entsprechend der verschiedenen Suggestibilität und des verschiedenen Affektvermögens der Ausfall der Versuche notwendig verschieden sein muss. Aber selbst, wenn man auch die negativen Versuche mitrechnet, beträgt die Umsatzerhöhung im Durchschnitt $+ 7{,}6\%$.

Sofern man aus den zwei letzten Versuchen, die wegen meiner Übersiedelung nach Rostock leider nicht weiter fortgesetzt werden konnten, schon Schlüsse ziehen will, hat es den Anschein, als ob freudige Affekte den Stoffwechsel weniger stark beeinflussen als die entgegengesetzte Gemütslage. Auch sonst scheint ja die Freude ein weniger starkes Stimulans für die Körperfunktionen zu sein als Angst und Depression. Das geht u. a. auch aus Heyers (4) Versuchen bei hypnotisch erzeugter Magensaftsekretion hervor.

Zur Erklärung der Stoffwechselsteigerung durch Affekte könnte man an vermehrte Atem- und Herztätigkeit denken. Tatsächlich war aber die Zunahme dieser Faktoren so gering, für die Atmung infolge besonderer Suggestionen, dass sie als alleinige oder nur wesentliche Ursache nicht in Betracht kommt. Wahrscheinlich handelt es sich hier nur um Spezialfälle einer allgemeinen Organalteration infolge Erregungen, die durch Reize der Zentren vom Gehirn in die Peripherie hauptsächlich wohl auf sympathischen Bahnen fortgeleitet werden. Natürlich ist auch der Gehirnstoffwechsel selbst dabei erheblich beteiligt.

Bekannt ist schon seit langem der Einfluss der Affekte auf das Temperaturzentrum. Am eklatantesten ist hier die Selbstbeobachtung von A. Mosso (5), der nach Empfang einer besonders freudigen Nachricht einen Anstieg der Rektaltemperatur um $0{,}9^\circ$ mass. Erst nach 3 Stunden waren die Werte wieder zur Norm abgesunken. Weiteres, wenn auch nicht so eindrucksvolles Beobachtungsmaterial findet sich bei Bechterew (6) sowie Toulouse und Vurpas (7).

Die alte Frage, ob sich Fieber auch auf hypnotischem Wege erzeugen lässt, was immer sehr wahrscheinlich, aber nie streng bewiesen war, ist neuerdings durch Eichelberg (8) (dort auch die ältere Literatur) einwandfrei in positivem Sinne entschieden worden. Bei zwei Kranken mit sicher psychogenen Temperatursteigerungen (bis $39{,}8^\circ$ rektal) konnte er das Fieber durch Hypnose beseitigen und in einem Falle hypnotisch durch Suggestion wieder hervorrufen (bis $39{,}2^\circ$).

Die direkte Messung der Hirntemperatur bei Tieren und Menschen unter dem Einfluss von Erregungen ergab wechselnde Ergebnisse, teils Steigerungen, teils Absinken, hin und wieder auch keine Veränderungen (vgl. Corso (9), Mosso (5) und Berger (10).

Beweisende Untersuchungen über den Eiweissumsatz unter der Einwirkung starker Effekte beim gesunden Menschen liegen meines Wissens bisher nicht vor. Immerhin finden sich in der Literatur bei gesunden, ganz gleichmässig ernährten Menschen Schwankungen der N-Ausscheidung, die gleichzeitig mit psychischen Erregungen einhergingen und die Möglichkeit eines Kausalzusammenhanges nahe legen [Bornstein (11), Atwater und Benedict (12), Falta (13) und Caspari (14)].

Am auffallendsten war das Zusammentreffen von vermehrter N-Ausscheidung und gleichzeitiger Diurese mit psychischer Erregung (beim Kartenspiel) in einer Selbstbeobachtung Bornsteins (11). Zunächst muss man aber an Schwankungen der N-Ausscheidung, nicht etwa der Eiweisszersetzung denken. Dafür spricht einmal der meist vorhandene Parallelismus mit der Diurese und dann die starke Abhängigkeit der Nierensekretion vom Nervensystem.

Literatur.

Zusammenfassendes bei W. Cannon, Bodily changes in pain, hunger, fear and rage An accoient of recent researches into the function of emotional excitement. New York Appleton 1915.

1. Grafe, E. und O. Traumann, Zeitschr. f. d. ges. Neurol. u. Psychiatr. Orig.-Bd. 62. 237. 1920.
2. Laufer, K., Stoffwechseluntersuchungen in der Hypnose. Inaug.-Diss. Heidelberg 1920.
3. Grafe, E. und Maier, Kurze Mitteilung über die meisten Versuche in dem Vortrage von E. Grafe auf der 46. Wanderversamml. der südwestd. Neurol. und Irrenärzte am 21. Mai 1921. Ref. Arch. f. Psych. 64. 624. 1922. Die ausführliche Arbeit soll demnächst in der Zeitschr. f. d. ges. Neurol. u. Psychiatr. folgen.
4. Heyer, G. R., Verh. d. 33. Kongr. f. inn. Med. 447. 1921.
5. Mosso, A., Die Temperatur des Gehirns. Leipzig 1899.
6. v. Bechterew, W., Über die Körpertemperatur bei einigen Formen von Geisteskrankheiten. St. Petersburg 1881.
7. Toulouse, E. und Cl. Vurpas, Cpt. rend. de la soc. de biol. 56. 196. 1904.
8. Eichelberg, Deutsche Zeitschr. f. Nervenheilk. 68/69. 352. 1921.
9. Corso, J., L'aumento e la diminuzione del calore nel cervello per il lavoro intellectuale. Florenz 1881.
10. Berger, E., Untersuchungen über die Temperatur des Gehirns. Jena 1910.
11. Bornstein, R., Berl. klin. Wochenschr. Nr. 36. 1898.
12. Atwater und Benedict, An experim. inquiry regard the nutritive value of alcohol. Mem. of the nat. acad. of sc. 8. 233. Washington 1902.
13. Falta, W., Arch. f. klin. Med. 86. 517. 1906.
14. Caspari, W., Oppenheimers Handbuch der Bioch. 4. 1. Teil. 728. 1911.

β) Der Gesamtstoffwechsel bei psychischen Erkrankungen.

Da nach dem bisher Besprochenen der Einfluss intensiver geistiger Arbeit auf die Stärke der Oxydationen zum mindesten sehr wahrscheinlich gemacht, die Wirkung starker Affekte sicher nachgewiesen ist, lassen sich a priori bei psychischen Erkrankungen besonders deutliche Ausschläge erwarten. Leider ist die Literatur über exakte Stoffwechseluntersuchungen bei Geisteskranken noch sehr jung und daher recht spärlich. Insbesondere gilt das für den hier besonders interessierenden respiratorischen Gaswechsel. Zwar liegt aus früherer Zeit ein grosses, kaum übersehbares Analysenmaterial (Literatur vor allem bei Allers und Rosenfeld) bei den verschiedensten Psychosen vor, über die Ausscheidung von N, P, S und ihre einzelnen Komponenten, ferner über Aceton und Zucker im Harn, aber die Anlage der Versuche ist meist so wenig glücklich, und die Methodik oft so anfechtbar, dass die meisten älteren Beobachtungen nahezu wertlos sind und daher auch hier nicht erwähnt zu werden brauchen. Erst seit den Arbeiten von Rosenfeld, Kauffmann, Rhode, Allers u. a. sind die Stoffwechselversuche in der Psychiatrie auf eine exaktere Basis gestellt.

Schon sehr frühzeitig hat man dem Verhalten des Körpergewichtes im Verlaufe der Psychosen Aufmerksamkeit geschenkt und für manche Krankheitszustände recht typische Bilder bekommen. In letzter Zeit hat vor allem Reichardt (1) diese Dinge im Zusammenhang studiert und das Körpergewicht in Beziehung zur Körpergrösse (Körpergewichtsquotient) und zum Normalgewicht gesetzt. Wenn auf diese Weise auch gewisse Gesetzmässigkeiten über das Verhalten des Ernährungszustandes im Verlaufe der Psychosen zu ergründen waren, so vermag der Verlauf der Körpergewichtskurve für die Grösse des Umsatzes im Körper nur dann einen Anhaltspunkt zu liefern, wenn die Flüssigkeitsbilanz bekannt und die Nahrungszufuhr chemisch und kalorisch bestimmt wird. Diese Bedingungen sind aber kaum je erfüllt, und es ist ohne weiteres zuzugeben, dass ihre Einhaltung gerade bei Kranken dieser Art manchmal auf grosse, wenn auch keineswegs unüberwindliche Schwierigkeiten der verschiedensten Art stösst.

aa) Untersuchungen bei Neurosen.

Der Gesamtstoffwechsel bei schweren Neurasthenikern und Hysterischen hat bisher keine umfassende Bearbeitung gefunden. Das ist ohne weiteres verständlich, da hier kaum Abweichungen von der Norm zu erwarten waren. Tatsächlich findet man in den gelegentlichen, in zahlreichen Arbeiten zerstreuten Einzelbeobachtungen keine sicheren pathologischen Verhältnisse. Eigene, nicht veröffentlichte Respirationsversuche zeigten das gleiche. Ausnahmen finden sich anscheinend nur dort, wo sich auf der Basis einer schweren Neurose, sei es durch chronische Nahrungsverweigerung oder durch habituelles Erbrechen ein Zustand hochgradigster Unterernährung herausbildet. Hier liegen die Dinge genau so, wie bei dem gleichen Zustande infolge anderer Genese und sind daher an anderer Stelle besprochen (vgl. Kapitel Unterernährung). Erwähnt sei nur, dass Anomalien des Appetites gerade bei derartigen Kranken sehr häufig sind. Auch die meisten Hungerkünstler gehören zu den Psychopathen.

Das Verhalten psychogener Krampfanfälle ist gleichfalls schon früher behandelt. Das gleiche gilt für die Epilepsie. An dieser Stelle interessiert nur das Verhalten des Stoffwechsels ausserhalb der Anfälle. Bornstein (2, 3) sowie Bornstein und Stromann (4) vermochten, wie es ja von vorneherein am wahrscheinlichsten war, keine Abweichungen von der Norm festzustellen. In Kauffmanns (5) Versuchen finden sich neben normalen Werten pathologische. Auffallend sind die grossen, schwer verständlichen Schwankungen auch ausserhalb der Anfälle. In einzelnen Versuchen kommen Werte des respiratorischen Quotienten bis zu 0,634 herab vor. Das alles erweckt Bedenken hinsichtlich der Exaktheit der Methodik, zumal wenn man liest, wie schwer einzelne Versuchspersonen zu den Untersuchungen überhaupt zu bewegen waren, und wie oft absolute Muskelruhe nicht innegehalten wurde (z. B. 5, S. 51). Vorläufig empfiehlt es sich jedenfalls, den Bornstein-schen Versuchen die grössere Beweiskraft beizulegen.

Die N-Bilanz im anfallsfreien Intervall zeigt beim Epileptiker oft charakteristische Störungen. Kauffmann (5) fand grosse Unregelmässigkeiten der N-Ausscheidung, ohne dass sie eine Gesetzmässigkeit erkennen liessen. Gegen die Versuchsanordnung sind von Allers (6—7) erhebliche, nicht unberechtigte Bedenken geltend gemacht worden. Im ganzen hatte für Kauffmann die uns hier allein interessierende Gesamt-N-Bilanz nur untergeordnetes Interesse. Rohde (8) beschrieb bei einer den Bedarf keineswegs deutlich überschreitenden konstanten Nahrung langdauernde, bis zum Einsetzen der Anfälle anhaltende N-Retentionen. Da das Körpergewicht nicht gleichzeitig zunahm, dachte er an einfache Retentionen ohne Verwendung zum Aufbau von lebendiger Körpersubstanz.

Ausserdem finden sich aber in vielen Fällen auffallende Schwankungen der N-Ausfuhr und ein Unvermögen des Organismus, sich ins N-Gleichgewicht zu setzen (Pighini (9), Tintemann (10), Allers und Sacristan (11)]. Ein Teil der Schwankungen fällt wohl noch in die Breite der Norm [Tintemann (12)], während in einzelnen Fällen doch wohl pathologische Abweichungen vorliegen [Allers (13)]. In jedem Falle kommt man mit der Annahme von Ausscheidungsanomalien aus, so dass zunächst kein Grund vorliegt, Veränderungen der Eiweissverbrennung anzunehmen.

ββ) Untersuchungen bei Psychosen.

Von dem Verhalten des Gesamtstoffwechsels bei ausgesprochenen Psychosen ein Bild zu gewinnen, ist bei dem spärlichen Beobachtungsmaterial sehr schwer. Dazu kommen die Schwierigkeiten der Diagnose und Nomenklatur in der Psychiatrie. Abgesehen von ganz typischen Fällen gelingt es daher kaum, die wenigen vorhandenen Beobachtungen richtig einzuordnen. Im folgenden soll versucht werden, unter Zugrundelegung der Kraepelinschen Einteilungsprinzipien das zusammenzufassen, was über den Gesamtstoffwechsel bei den wichtigsten Geisteskranken bisher bekannt ist. Die Literatur beginnt überhaupt erst mit dem Jahre 1907. In diesem Jahre erschien eine interessante Broschüre von W. Ewald (14) über Stoffwechselpsychosen, in der die Ansicht vertreten wird, dass viele Psychosen durch ein zu grosses oder zu geringes Sauerstoffbedürfnis des Organismus, vor allem des Gehirns, hervorgerufen würden. E. stützt sich dabei auf den sehr schwankenden Sauerstoffgehalt des Blutes bei Psychosen. Bornstein (15) hat schon darauf hingewiesen, dass es nach Pflügers Grundgesetz von der weitgehenden Unabhängigkeit der Verbrennungen vom Angebot unstatthaft ist, aus dem O_2-Gehalt des venösen Blutes irgendwelche Schlüsse für die Grösse des Gaswechsels abzuleiten. Dazu kommt, dass auch die Methode der Bestimmung des O_2-Gehaltes nicht einwandfrei war.

Immerhin ist an Ewalds Vorstellung insofern etwas Richtiges, als hochgradige Herabsetzungen des Stoffwechsels meist mit ausgesprochenen Veränderungen auf seelischem Gebiete Hand in Hand zu gehen pflegen, wie z. B. bei dem Myxödem.

1. Beim manisch-depressiven Irresein.

Wenn wir zunächst das Verhalten des Gesamtstoffwechsels beim manisch-depressiven Irresein ins Auge fassen, so scheinen hier die Werte für den Energieverbrauch nach den Untersuchungen von Bornstein (15) (5 Versuche an 2 Kranken), in kurzfristigen, von Grafe (16) in langfristigen Versuchen normal zu sein. Grafe untersuchte lediglich drei depressive Stuporen, nur bei einem Kranken wurde ein gegenüber der Norm beim Erwachsenen leicht erhöhter Wert (15%ige Steigerung) gefunden, aber er betraf einen noch wachsenden Organismus (19jähriger Knabe), so dass auch diese Zahl noch ins Bereich der Norm zu rechnen ist. Im Gegensatz zur Katatonie wurden niemals sicher pathologische Erniedrigungen gefunden. In einem Versuche wurde auch der Einfluss einer Fleischmahlzeit auf den Ablauf der Zersetzungen studiert. Es zeigte sich, dass die Steigerung gering war, aber längere Zeit andauerte und dann von einem deutlichen Herabgehen der Werte für den respiratorischen Gaswechsel gefolgt wurde. Im Gegensatz dazu behauptet Omorokoff (17), dass sowohl in der Manie, wie in der Depression der respiratorische Gaswechsel erniedrigt ist. Da die russisch erschienene Dissertation mir nur durch ein Referat zugänglich ist, vermag ich den Widerspruch mit den eben genannten Resultaten nicht aufzuklären.

Die respiratorischen Quotienten in Grafes Versuchen waren stets normal.

Diese wenigen, noch dazu zum Teil entgegengesetzten Beobachtungen reichen natürlich keineswegs aus, um ein Urteil über die Stoffwechselverhältnisse zu gestatten.

Weitere Untersuchungen vor allem bei den gleichen Kranken in den verschiedenen Phasen der Krankheit sind um so dringender erwünscht, als die Körpergewichtskurve so charakteristische Veränderungen zeigt. Von Interesse sind hier vor allem Beobachtungen in solchen Fällen, in denen ein Absinken des Körpergewichtes auch dann konstatiert wird, wenn der Kalorienwert der Nahrung so gross ist, dass er beim Gesunden zum mindesten ein Stoffwechselgleichgewicht bedingen würde. Meist handelt es sich allerdings um erregte oder schlaflose Kranke. Immerhin besteht aber nach einzelnen Beobachtungen in gewissen Stadien der Krankheit die Möglichkeit einer Stoffwechselsteigerung auch unabhängig von motorischen Verhältnissen.

So weit die wenigen vorliegenden Beobachtungen über den Eiweissumsatz schon ein Urteil gestatten, liegen auch auf diesem Gebiete anscheinend keine sicher pathologischen Veränderungen vor, nur scheint unabhängig vom Gewicht die N-Ausscheidung manchmal ziemlich unregelmässig verlaufen zu können, meist besteht aber ein gewisser Parallelismus mit Wasseraufnahme und Harnmenge. Die Möglichkeit, dass die schwankende N-Ausscheidung bei gleicher Nahrungszufuhr durch Schwankungen im Gesamtumsatz bedingt sind, besteht wohl, ist aber nicht zu beweisen.

Jedenfalls liegen so die Verhältnisse bei den Kranken Kauffmanns (18), die dieser Gruppe von Geisteskrankheiten mit Wahrscheinlichkeit angehören — ich stütze mich dabei auf Allers's Analyse —. Das gleiche gilt für Schaeffers (19) und Folins und Shaffers (20) Beobachtung. Auch Seige (21) berichtet (meines Wissens bisher nur in einem Vortrage) über den Wechsel der N-Ausscheidungen bei Depressionen. Während meist Retentionen vorlagen, wurden hin und wieder plötzlich gewaltige N-Mengen ausgeschieden (bis zu 40 g N in 5 Tagen). Die Ursachen dafür lassen sich mangels aller näheren Angaben nicht aufweisen. Folins (22, 23) Versuche sind zwar in der Technik durchaus einwandfrei, die Befunde waren aber wechselnd; leider ist die Art der psychischen Störung aus den kurzen Krankengeschichtsdaten nicht klar erkennbar.

Gegenüber diesen neueren Beobachtungen fallen die älteren Angaben von Mairet (24) und Lailler (25), welche in der Manie eine Vermehrung, in der Depression eine Verminderung des Eiweissumsatzes fanden, wohl nicht ins Gewicht.

2. Bei der Dementia praecox.

Über das Verhalten des Energieumsatzes bei der Dementia praecox sind wir etwas eingehender unterrichtet. Das wichtigste Ergebnis ist die Feststellung eines abnorm niedrigen Gesamtumsatzes in zahlreichen Fällen. Die ersten Untersuchungen, kurzfristige Versuche mit der Zuntz-Geppertschen Methodik, stammen von Bornstein (15), der unter 12 Fällen 6 mal Werte fand, die mindestens $15\,^0/_0$ unter dem Durchschnitt der Norm lagen.

Frenkel-Heiden (26) hat Bornstein auf Grund des negativen Ausfalls der Versuche an 3 eigenen Katatonikern widersprochen. Dazu liegt bei einem so kleinen Materiale kein Grund vor, da ja auch Bornstein nur in der Hälfte seiner Fälle die Abnahme des Stoffwechsels feststellen konnte.

In einer zweiten Beobachtungsreihe von Bornstein in Gemeinschaft mit v. Oven (27) wurden die Beobachtungen bei einer schon früher untersuchten Kranken vollauf bestätigt und durch A. Loewy und Glikin kontrolliert. Diesmal wurde die Erniedrigung der Wärmeproduktion aber nur in

$25\,^0/_0$ der Fälle festgestellt. Unter Kauffmanns (18) Beobachtungen findet
sich ein Fall, der vielleicht in das Gebiet der Dementia praecox gehört (Fall 9,
Akinesie, dann Hyperkinesie bei einem Imbezillen). Hier schwankten, je nach
dem motorischen Verhalten des Kranken, die Werte zwischen abnorm erhöhten
und erniedrigten Werten. Nur die letzteren sind beweiskräftig.

Ein weiteres grosses Untersuchungsmaterial mit langfristigen Versuchen
in einer grossen Respirationskammer mit freier Atmung liegt von Grafe (16)
vor. Die Arbeit ging von der Frage aus, ob es ausser dem Myxödem und
seltenen Fällen von Fettsucht noch eine echte Stoffwechselverlangsamung gibt.
Da in beiden Fällen gleichzeitig starke Temperamentlosigkeit und Herabsetzung der Affekte vorliegen, wurden Stuporen der verschiedensten Genese
untersucht. Darunter befanden sich 10 sichere Katatoniker, die zum Teil
mehrfach mit gleichem Resultat untersucht wurden. In 4 Fällen fand sich
eine deutliche, bis zu $31\,^0/_0$ herabgehende Verminderung des Umsatzes. In
einer weiteren Beobachtung an einem Kranken, dessen Stupor allerdings nicht
ganz sicher katatonischer Herkunft war, ging die Zahl sogar bis $39\,^0/_0$ herab,
einem Wert, wie er sonst nur noch bei Myxödem vorkommt. Erhöhungen in
mässigem Grade, bis maximal $20\,^0/_0$ waren nur da vorhanden, wo die Kranken
sich nicht ganz ruhig verhielten.

Grafe untersuchte in 8 Fällen auch den Einfluss der Nahrung. Danach
schien in einzelnen Fällen die Kurve der Oxydationssteigerungen gegenüber
der Norm insofern eine Abweichung aufzuweisen, als der Gipfel später eintrat
und der Nüchternwert manchmal sehr spät erreicht wurde, während der
Gesamtbetrag der Oxydationsvermehrung von der Norm nicht sicher verschieden war.

Nach den geschilderten übereinstimmenden Untersuchungen, zu denen
in jüngster Zeit noch Beobachtungen von E. Schill[1]) hinzukommen, kann
es keinem Zweifel unterliegen, dass in ca. $^1/_3$ der Fälle von Dementia
praecox eine sichere Stoffwechselverlangsamung vorliegt. Wie
soll man dieses sehr merkwürdige Verhalten deuten?

Kauffmann (18) rekurriert, wie es ja oft in solchen Fällen geschieht,
auf das Verhalten der Motilität. Die Schwankungen in seinem Falle sind
sicher dadurch bedingt, aber abnorm niedrige Werte können nicht mehr
so gedeutet werden, da ja der Muskeltonus mit voller Sicherheit ohne erkennbaren Einfluss auf die Energieproduktion ist (vgl. S. 404). Für die Katatonie
gilt das um so mehr, als gerade in einem Teil der Beobachtungen von Grafe (16)
trotz starker Steigerung des Muskeltonus ein Absinken der Verbrennungen
vorlag.

Auch Puls, Atmung und Temperatur waren nicht so niedrig, dass durch
sie allein die Stoffwechselverminderung zu erklären ist.

Eine Unterernährung bestand nur in einem kleinen Teil der Fälle, sie

---

[1]) Zeitschr. f. d. ges. Neurol. u. Psychiatr. 17. 202. 1921.

lag vor allem aber bei dem Kranken mit dem niedrigsten Umsatz nicht vor. (Gewicht 71 kg.) Bornstein (15) betrachtet dies Verhalten des Stoffwechsels als ein spezifisches Merkmal für das Jugendirresein und meint, dass dies „eine pathologische Verschärfung einer die Pubertät begleitende Erscheinung sei". Gegen den ersten Punkt spricht, dass Grafe auch bei progressiver Paralyse eine Herabsetzung des Stoffwechsels fand. Für die zweite Behauptung fehlt vorläufig jeder Beweis. Vor allem sprechen aber die Fälle, in denen die Katatonie erst jenseits der Pubertät auftritt, wie mir scheint entscheidend gegen Bornsteins Deutung.

Am meisten drängt sich die Analogie zum Myxödem auf, vor allem angesichts der Tatsache, dass wenigstens in Grafes Beobachtungen die Stoffwechselverlangsamung dann am stärksten war, wenn der stuporöse Zustand und die psychische Reaktionslosigkeit am deutlichsten in die Erscheinung traten. Bornstein gab einzelnen seiner Kranken Thyreoidin und vermochte damit tatsächlich die Oxydationsgrösse zu heben. Aus der Tatsache, dass dabei keine Steigerung über die Norm erreicht wurde, schliesst er, dass kein analoger Prozess zum Myxödem vorliegt. Vielleicht kommt man hier durch Blutzuckeruntersuchungen weiter.

Wie dem auch sei, die Annahme einer thyreogenen Genese, die heute so gern zur Erklärung von Anomalien des Gesamtstoffwechsels herangezogen wird, erscheint auch mir für die Katatonie wenig plausibel. Darin stimme ich Bornstein durchaus bei. Dasselbe gilt für eine dysgenitale Entstehung.

Der schon früher von mir betonte auffallende Parallelismus zwischen Schwere des psychischen Bildes, die sich bis zum Anschein des Erlöschens aller psychischen Äusserungen steigern kann, und Verhalten der Oxydationsenergie sprechen meines Erachtens am meisten dafür, dass der Portfall der Affekte und jeder lebhafteren, geistigen Tätigkeit die Hauptursache der Stoffwechselerniedrigung ist. Da beide Faktoren beim Gesunden den Umsatz erhöhen können, ist es doch sehr wahrscheinlich, dass ihr partieller oder totaler Ausfall mit allen seinen Fernwirkungen im Organismus, im Gesamtstoffwechsel zum Ausdruck kommen muss. Auch beim Idioten ist nach Talbot (28) der Stoffwechsel stark herabgesetzt, vielleicht aus den gleichen Gründen. Natürlich sind auch andere Erklärungen möglich. Jede Theorie muss aber das abnorme Verhalten des respiratorischen Gaswechsels als sichere Tatsache in Rechnung stellen.

Sehr schwierig zu deutende Verhältnisse weist auch das Verhalten des Körpergewichtes und der N-Bilanz bei genau bekannter Nahrungszufuhr auf. Die ersten Beobachtungen stammen hier von Tuczek (29), der feststellte, dass einzelne Katatoniker mit einer auffallend geringen Eiweisszufuhr im Körper- und N-Gleichgewicht zu halten waren. Es findet das wohl in der Anpassung an Unterernährung einerseits und in der Stoffwechselverlangsamung andererseits seine Erklärung.

Ausserordentlich merkwürdig sind Rosenfelds (30) Befunde bei vier stuporösen Katatonikern. Der erste Versuch zeigte keine Besonderheiten. Die Tatsache, dass nach voraufgegangener starker Unterernährung bei reichlicher Eiweisszufuhr neben nicht ganz ausreichenden Kalorien kleine N-Ansätze vorkommen, ist nichts für diese Krankheit Charakteristisches, sondern findet sich auch bei ganz Gesunden.

Auffallend ist dagegen im zweiten Versuch, dass bei einem vorher 8 Tage hungernden Katatoniker bei reichlicher Fütterung von Eiweiss und zum Teil sehr hoher Kalorienzufuhr durch die Sonde trotz Bettruhe zwar eine erhebliche N-Retention, aber keine Körpergewichtszunahme stattfand. Selbst als die N-Zufuhr auf 22,5 g, der Kaloriengehalt der Nahrung auf 4510 Kalorien pro die erhöht wurde, blieb das Körpergewicht konstant, während es in den nächsten Monaten bei spontaner Nahrungsaufnahme in sehr viel geringeren Mengen von 56,6 auf 78,6 Kilogramm stieg. Zeitlich fiel das mit einem starken Niedergang der intellektuellen Funktionen zusammen. Ähnlich waren die Beobachtungen bei der dritten Kranken. Merkwürdig war hier noch ausserdem die Gewichtszunahme im Hunger von 5,5 kg bei Sondenfütterung mit Kochsalzlösung. Ähnliches sah auch Grafe (31) bei einer hungernden Katatonikerin bei Kochsalzeinläufen.

Am erstaunlichsten war aber zweifellos der Ausfall der 4. Versuchsreihe. Bei einer Sondenzufuhr von 36—82,8 Kalorien pro Kilogramm sank mit Remissionen das Körpergewicht von 48,0 auf 38 kg ab. Bald hinterher trat der Tod in völliger Erschöpfung ein. Leider war in diesem Falle ein Sammeln der Exkremente nicht möglich. Die Tatsache, dass bei einer Nahrungszufuhr von täglich 82,8 Kalorien pro Kilogramm während fast zwei Monaten das Körpergewicht von 47,6 auf 41,8 kg absank, besitzt weder in der Physiologie noch in der Pathologie des Stoffwechsels irgend ein Analogon.

Die Tatsache, dass die Motilität häufig gesteigert war, auch bei Nacht, und dass der Körper durch häufiges Entkleiden bis zum Zittern abgekühlt wurde, vermag zur Erklärung weitgehend, aber wohl nicht völlig auszureichen. Da bei der Sektion völlig normale Organe gefunden wurden, kommt auch eine andere konsumierende Krankheit nicht in Betracht. Angesichts dieser Befunde muss man die Möglichkeit zugeben, dass hier tatsächlich die Verwendung der Nahrung zum Aufbau des lebendigen Protoplasmas bei der Sondenfütterung gelitten hat. Immerhin wäre dies eine so ausserordentliche Erscheinung, dass es ratsam ist, sie als gesichert erst dann zu betrachten, wenn noch weitere Resultate in der gleichen Richtung vorliegen. Bisher fehlen solche Untersuchungen noch, vielmehr zeigen die sonst noch veröffentlichten Beobachtungen über den N-Umsatz bei der Dementia praecox zwar grosse Schwankungen in der N-Ausscheidung, aber keine sicher pathologischen Abweichungen. Strübing (32) glaubt, dass im Stupor die N-Ausscheidung vermindert sei, es mag dies mit der Herabsetzung des Gesamtumsatzes zusammenhängen. Pighini (33) fand in der akuten Phase der Erkrankung Steigerung des N-Umsatzes. Es ist sehr wahrscheinlich, dass in diesem Stadium, das mit starken Erregungszuständen einhergehen kann, der Nahrungsbedarf ein sehr grosser ist. Tatsächlich liesse sich nur in so grossen Respirationskammern, wie der Tigerstedtsche Apparat sie hat, der tatsächliche Nahrungsbedarf derartig unruhiger Kranker exakt bestimmen. Im chronischen Stadium sollen nach Pighini (33) sowie Pighini und Statuti (34) Stickstoffretentionen überwiegen. Ähnlich waren die Befunde von Barnes (35) und Massaro (36), dagegen fand Ross (37) keine sicheren Abweichungen.

Auch Kauffmann (18) hat Untersuchungen an Kranken, die wahrscheinlich zu dieser Gruppe gehören — ich folge in der psychiatrischen Analyse auch hier wieder Allers — vorgenommen. Die Befunde waren sehr wechselnd, insbesondere die N-Ausscheidung zeigte grosse Schwankungen, ohne dass ein sicherer Anhaltspunkt für pathologische Verhältnisse in der Grösse des Eiweissumsatzes zu gewinnen war.

3. Bei der progressiven Paralyse.

Auch unsere Kenntnis vom Verhalten des respiratorischen Stoffwechsels bei der progressiven Paralyse ist noch sehr lückenhaft. Die ersten Versuche von Kauffmann (38) an einem Kranken zeigen Werte, die an der oberen Grenze der Norm liegen, eine Zahl fällt allerdings ganz aus der Reihe und liegt fast $50\,\%$ tiefer als die anderen. Die Angabe „Durchfall" ist natürlich keine ausreichende Erklärung für diesen abnorm niedrigen Wert. Die Voraussetzungen für Grundumsatzversuche, die gerade bei Geisteskranken für jede mit Mundstücken arbeitende Methode so schwer zu erfüllen ist, waren auch hier nicht immer einzuhalten. Untersucht wurde auch der Einfluss der Nahrungsaufnahme auf den Gaswechsel. Da infolge der ungleichmässigen und unruhigen Atmung die Versuche gemäss Kauffmanns eigener Angabe keine Schlüsse gestatten, braucht auf die Resultate nicht näher eingegangen zu werden.

Bornstein (15) fand bei zwei Paralytikern normale Werte, die beim zweiten Kranken allerdings entsprechend dem motorischen Verhalten Schwankungen aufwiesen. Die Oxydationssteigerung nach Fleischzufuhr war normal.

Grafe (16) stellte Beobachtungen an zwei paralytischen Stuporen an. In einem Falle fand sich ein Absinken des Stoffwechsels um $20\,\%$, im anderen war der Wert ganz normal.

Auch bei dieser Krankheit sind natürlich weitere Versuche dringend wünschenswert. Es ist sehr wohl möglich, dass die verschiedenen Stadien der Paralyse ein verschiedenes Verhalten aufweisen, da sie ja auch klinisch ein ausserordentlich verschiedenes Bild bieten.

Leider sind wir auch über die Verhältnisse des Eiweissumsatzes bei dieser Krankheit heute noch unvollkommen unterrichtet, da nur sehr wenige Bilanzversuche vorliegen.

Ältere Versuche mit mangelhafter Technik und Versuchsanlage können hier unberücksichtigt bleiben. Aus neuerer Zeit liegen eingehende Beobachtungen von Otass (39), Kauffmann (38) und Allers (40) vor,

Otass (39) Arbeit, russisch erschienen, ist mir im Original nicht zugänglich. Das wichtigste Ergebnis scheint mir zu sein, dass es dem Autor nicht gelang, seine Kranken ins Stickstoffgleichgewicht zu setzen, da die N-Bilanz stets negativ wurde. Er ist geneigt, das zum Teil auf Resorptionsstörungen zurückzuführen.

Kauffmanns sehr umfassende langdauernde Versuche (38) fielen wechselnd aus. Auffallend waren in fast allen Versuchen die grossen Schwankungen der täglichen Bilanzen, die eigentlich übereinstimmend von allen Autoren hervorgehoben werden.

Der erste Kranke mit starker Polyphagie bot keine sicheren Abweichungen von der Norm, bei einem Gehalt der Nahrung von 0,2 g N und 58 Kalorien pro Kilogramm fanden sich N-Retentionen von durchschnittlich 3,4 g bei steigendem Körpergewicht.

Bei ähnlich reichlicher Kost reagierte der zweite Kranke in ganz analoger Weise. Merkwürdig war hier, dass paralytische Anfälle und Fieber ohne Einfluss auf die N-Ausscheidung blieben. Bei Reduktion der Nahrung auf 0,116 g N und 46 Kalorien pro Kilogramm traten ganz geringe N-Verluste ein. Bei einem anderen Kranken wurden trotz Temperatursteigerungen bei reichlicher Kost (43,45 Kalorien und 0,11 g N pro Kilogramm und Tag) Retentionen gefunden, während bei einem anderen Falle eine interkurrente Infektionskrankheit wie Erysipel und Angina deutliche N-Einbussen bedingte.

Bei einem Kranken genügte trotz tobsüchtiger Erregungen eine Zufuhr von 0,11 g N und 51 Kalorien pro Kilogramm.

Allers (40) vermochte einen ruhigen bettlägerigen Kranken mit 30 Kal. und 0,2 g N pro Kilogramm nicht vor N-Verlusten zu bewahren; merkwürdigerweise stieg gleichzeitig das Körpergewicht an; ein zweiter Fall zeigte bei 40 Kalorien und 0,25 g N nur minimale N-Verluste. Bei einer ruhigen dementen Paralyse wurde in einer 19 tägigen Reihe bei einer Nahrung mit 17,96 g N und 59 Kalorien pro Kilogramm die N-Bilanz eben positiv (+ 0,31 im Mittel) [1]). Hier waren die täglichen Schwankungen trotz stets gleicher Nahrungszufuhr besonders hochgradig (+ 6,73 bis — 6,9 g), ohne dass dafür die Diurese eine ausreichende Erklärung gab. Ähnlich stark waren auch die Schwankungen des Körpergewichtes. In einem vierten Falle wurde mit 0,22 g N und 36 Kalorien pro Kilogramm gerade ein Gleichgewicht erreicht.

Überblickt man die Resultate dieser Arbeiten, so fällt in manchen Fällen die Grösse der N-Ausfuhr trotz sehr reichlicher Kalorienzufuhr auf. Und wenn wir die N-Bilanz als Indikator für den ausreichenden Kaloriengehalt

---

[1]) In der Originalarbeit steht irrtümlich — 0,31 (40, S. 96).

der Kost annehmen, so hat man den Eindruck, dass manchmal ohne gesteigerte Motilität eine Steigerung des Gesamtumsatzes vorgelegen hat, eine Frage, die aber nur durch weitere Respirationsuntersuchungen einwandfrei zu entscheiden ist.

Der prozentuale Anteil der einzelnen Komponenten des N-Umsatzes zeigt in vielen Fällen Abweichungen gegenüber der Norm, so dass z. B. Allers (40) die Hypothese einer Störung des endogenen Eiweissabbaues bei der progressiven Paralyse entwickelt hat, doch kann auf diese Frage hier nicht weiter eingegangen werden [vgl. darüber Folin (22, 23), Kauffmann (38) und Allers (40)].

Auch die Frage der Störungen des Kohlenhydratstoffwechsels bei Geisteskrankheiten kann hier nur kurz gestreift werden.

Es ist auffallend, wie häufig mit empfindlichen Proben sich im Harn von Nerven- und Geisteskrankheiten Zucker nachweisen lässt und Hyperglykämien vorkommen [vgl. vor allem Schultze und Knauer (41), Ehrenberg (42), Tintemann (43), Wuth (44), Raphael und Parsons (45) sowie zahlreiche andere Autoren].

Der grösste Prozentsatz von Glykosurien findet sich bei depressiven Störungen, progressiver Paralyse, Affektionen der Medulla oblongata, angeborenem Schwachsinn und Alkoholpsychosen. Stets sind aber, soweit nicht Kombinationen mit echtem Diabetes vorliegen, die Zuckermengen sehr klein, so dass sie für die Beurteilung des Gesamtstoffwechsels nicht in Betracht kommen.

Überblickt man das Ergebnis der bisherigen Gesamtstoffwechseluntersuchungen bei Geisteskrankheiten, so ist die Ausbeute für die Frage des Einflusses seelischer Vorgänge auf den Stoffwechsel leider recht geringfügig. Wohl wurden einzelne sicher nicht normale Verhältnisse festgestellt, wie z. B. die Stoffwechselverlangsamung bei Katatonie und einzelnen Fällen von progressiver Paralyse, ferner die starken Schwankungen der N-Ausscheidung sowie die merkwürdigen Störungen des N-Umsatzes bei künstlich ernährten Katatonikern, aber die Beobachtungen sind vorläufig noch so vereinzelt und zum Teil lückenhaft, dass kein klares Bild sich ergibt. Die exakte Stoffwechselforschung steht auf diesem Gebiete noch zu sehr in ihren Anfängen, was zum Teil in den grossen methodischen Schwierigkeiten für die Untersuchung bei diesen Kranken, zum Teil aber auch in der anders orientierten Forschungsrichtung der meisten Psychiater seine Erklärung findet.

Literatur.

Ältere Literatur und zusammenfassende Darstellungen:
Rosenfeld, Über den Einfluss psychischer Vorgänge auf den Stoffwechsel. Zeitschr. f. Psychiatr. 63. 367. 1906.

Allers, R., Ergebnisse stoffwechselpathologischer Untersuchungen bei Psychosen. I—III. Zeitschr. f. d. ges. Neurol. und Psychiatrie. Ref. 4—9. 1912—1913.

Derselbe, Untersuchungen über den Stoffwechsel bei progressiver Paralyse. Ebenda, Orig. 18. 1. 1913.

1. Reichardt, Untersuchungen über das Gehirn. I. Jena 1911.
2. Bornstein, A., Monatsschr. f. Psychiatr. und Neurol. 25. 392. 1908.
3. Derselbe, ebenda 29. 367. 1911.
4. Bornstein und Stromann, Arch. f. Psychiatr. 47. 154. 1910.
5. Kauffmann, M., Beiträge zur Pathologie des Stoffwechsels bei Psychosen. II. Teil. Die Epilepsie. Jena, Fischer 1908.
6. Allers, R., Journ. f. Psychol. u. Neurol. 16. 157. 1910.
7. Derselbe, Zeitschr. f. d. ges. Neurol. u. Psychiatr. Ref. 4. 737. 1912.
8. Rhode, E., Deutsch. Arch. f. klin. Med. 75. 148. 1908.
9. Pighini, Riv. speriment. di freniatr. 39. 1913.
10. Tintemann, Monatsschr. f. Psychiatr. u. Neurol. 32. 1. 1912.
11. Allers, R. und J. Sacristan, Zeitschr. f. d. ges. Neurol. u. Psychiatr. 20. 305. 1913.
12. Tintemann, ebenda, Orig. 24. 49. 1914.
13. Allers, R., ebenda 25. 291. 1914.
14. Ewald, W., Stoffwechselpsychosen 1907.
15. Bornstein, A., Monatsschr. f. Psychiatr. u. Neurol. 26. 393. 1908.
16. Grafe, E., Deutsch. Arch. f. klin. Med. 102. 15. 1911.
17. Omorokoff, Stoffwechsel bei manisch depressivem Irresein. Dissert. St. Petersburg. 1909.
18. Kauffmann, M., Beiträge zur Pathologie des Stoffwechsel bei Psychosen. III. Jena 1911.
19. Schaeffer, Neurol. Zentralbl. 15. 1067. 1896.
20. Folin und Shaffer, Am. Journ. of Phys. 7. 135. 1902.
21. Seige, Allgem. Zeitschr. f. Psychiatr. 66. 707. 1909. Sitzungsbericht.
22. Folin, O., Am. Journ. of Insanity 60. 699. 1903, zit. nach Allers (Z.).
23. Derselbe, ebenda 61. 699. 1904, zit. nach Allers (Z.).
24. Mairet, Cpt. rend. soc. d. biol. 99. 328. 1884.
25 Lailler, ebenda 99. 572. 1884.
26. Frenkel-Heiden, Zentralbl. f. Nervenheilk. u. Psych. 32. 362. 1909.
27. Bornstein und v. Oven, Monatsschr. f. Psychiatr. u. Neurol. 27. 214. 1910.
28. Talbot, F. B., Am. Journ. of dis. of child. 16. 39. 1918.
29. Tuczek, Arch. f. Psych. 15. 784. 1884.
30. Rosenfeld, M., Allgem. Zeitschr. f. Psychiatr. 63. 367. 1906.
31. Grafe, E., Zeitschr. f. physiol. Chem. 65. 21. 1910.
32. Strübing, Deutsch. Arch. f. klin. Med. 27. 111. 1880.
33. Pighini, Am. Arch. of neurol. and psych. 4. 1909.
34. Derselbe und Statuti, Am. Journ. of insanit. 68. 299. 1911.
35. Barnes, ebenda 65. 591. 1908.
36. Massaro, Il Pisani 27. 1906, zit. nach Allers (Z.).
37 Ross, E. L., Arch. of int. med. 13. 889. 1914, Ref. Kong. Zbl. 11. 655. 1914.
38. Kauffmann, M., Untersuchungen über den Stoffwechsel bei Psychosen. I. Die progressive Paralyse. Jena. 1908.
39. Otass, Untersuchungen über den Stoffwechsel bei der progressiven Paralyse. (Russ.) Inaug.-Diss. Dorpat 1903.
40. Allers, R., Zeitschr. f. d. ges. Neurol. u. Psychiatr. 18. 1. 1913.
41. Schultze und Knauer, Allgem. Zeitschr. f. Psych. 66. 759. 1909.
42. Ehrenberg, Monatsschr. f. Psychiatr. u. Neurol. 25. 1. 1909.
43. Tintemann, Monatsschr. f. Psychiatr. u. Neurol. 29. 294. 1911.
44. Wuth, Zeitschr. f. d. ges. Neurol. u. Psychiatr. Orig. 64. 83. 1921.
45. Raphael, Th. und J. P. Parsons, Arch. of neur. and psych. 5. 687. 1921.

c) Anomalien infolge Störungen in der wärmeregulatorischen Funktion der Haut.

Auch die Haut ist ein Regulationsorgan für den Gesamtstoffwechsel, wenn auch in anderer Art und von weit geringerer Bedeutung wie die beiden bisher besprochenen, grossen Systeme der Inkretdrüsen und der nervösen Zentralorgane. Die Haut ist wenigstens beim Menschen das Vollzugsorgan für die physikalische Wärmeregulation. Das Zentralnervensystem setzt, wie oben (S. 355) ausgeführt, den Mechanismus in Gang und schickt, je nach Bedarf, seine Erregungen vor allem auf sympathischen Bahnen zur Haut, wo es dann, je nach der Art der Reize, zur Kontraktion oder Dilatation der Haut- und Schweissdrüsengefässe kommt. Daneben ist es sehr wahrscheinlich, wenn auch wohl noch nicht genügend untersucht, dass starke Abweichungen der Aussentemperatur einen direkten Einfluss auf den Füllungszustand der Hautgefässe ausüben. Sicher ist jedenfalls, dass sich die Aufgabe der Haut für die Wärmeproduktion nicht mit der Umsetzung zentrifugaler Reize erschöpft, sondern dass sie auch Temperatur- und ähnliche Reize zentripetal zu den Zentralorganen schickt und so teils im Rückenmark, teils im Gehirn den Anstoss zur Ingangsetzung des Hauptapparates gibt, und zwar hier evtl. auch für eine vermehrte Wärmebildung. Somit gewinnt die Haut eine doppelte Bedeutung für die Wärmeregulation. Wie und nach welchen Gesetzen die Wärmeabgabe normalerweise vor sich geht, kann hier nicht näher erörtert werden, ich verweise daher vor allem auf die grundlegenden Arbeiten von Rubner (1) sowie die Darstellung von Schwenkenbecher (Z). Erwähnt sei nur, dass dem Organismus im wesentlichen zwei Wege für die Entwärmung zur Verfügung stehen, einerseits Leitung und Strahlung, andererseits Wasserverdampfung. Ob letztere ein einheitlicher Vorgang ist, der nur an die Schweissdrüsen geknüpft ist [Schwenkenbecher (Z)], oder ob es ausserdem noch eine Wasserverdunstung durch einfache physikalische Diffusion gibt [vgl. z. B. Loewy und Wechselmann (2)], ist heute noch immer strittig.

Die Fähigkeit des Organismus, durch Variation der Wärmeabgabe bei gleichbleibender Wärmebildung die Körpertemperatur konstant zu erhalten, ist wie jedes Regulationsvermögen begrenzt. Je kleiner der Organismus ist, d. h. je ungünstiger das Verhältnis von Oberfläche zu Inhalt, um so rascher wird diese Form der Wärmeregulation insuffizient. Der Mensch kommt mit ihr in der Regel aus. Es ist selbstverständlich, dass, wenn dieses feine Regulationsinstrument nicht mehr ausreicht, oder wenn die Haut durch funktionelle oder anatomische Schädigungen in grösster Ausdehnung lädiert wird, notwendig Änderungen im Gesamtstoffwechsel und, falls auch die chemische Wärmeregulation nicht genügend kompensatorisch eintreten kann, auch in der Körpertemperatur resultieren müssen.

Am klarsten liegen die Verhältnisse bei sehr grossen Abweichungen der Umgebungstemperatur vom gewöhnlichen Mittelwert. Bei stark erniedrigter

Aussentemperatur genügt selbst die maximalste Anspannung des intakten Regulationsapparates (maximale Hautgefässkontraktion) nicht mehr, die Temperatur konstant zu erhalten, es kommt zur Hypothermie. Andererseits kann erhebliche Steigerung der Umgebungswärme die Wärmeabgabe durch die Haut ganz oder fast ganz unmöglich machen, so dass es zu einer Wärmestauung im Körper kommen muss, die gewöhnlich sehr rasch zu einer Überspannung der chemischen Wärmeregulation und damit zur Hyperthermie führt. In dem Masse, wie nun die Haut funktionelle oder anatomische Störungen aufweist, wird die Aktionsbreite der physikalischen Wärmeregulation sich einengen. Man kann, wie Paalzow (3), Winternitz (4), von Bergmann und Castex (5) u. a. es getan haben, durch Senfbäder oder Hochfrequenzströme die Wärmeabgabe im Zustande maximalster Tätigkeit fixieren. Dann muss es zu einer kompensatorischen Steigerung der Oxydationen kommen, die auch von den genannten Autoren nachgewiesen wurde.

Praktisch wichtiger sind natürlich die Folgen von Erkrankungen der Haut. Es ist klar, dass diese schon eine sehr erhebliche Ausdehnung haben müssen, um das Regulationsvermögen zu beeinflussen. Schaltet man die Hauttätigkeit ganz aus, so kann das Leben bedroht sein. Das zeigt die bekannte Geschichte von dem vergoldeten Knaben, der bei der Krönung Leos X. als Engel erscheinen sollte, und viele Tierexperimente, während Senator (6) bei Firnissung der Haut Bettlägeriger keine Störung fand [vgl. andererseits Levy-Dorn (7)].

Eine so weitgehende Aufhebung der Hautfunktion kommt aber bei Krankheiten so gut wie nie vor, meist finden sich normale Stellen, die vikariierend eintreten können. So zeigte Stüve (8), dass bei einer besonders ausgedehnten Psoriasis der respiratorische Stoffwechsel ganz normal war. Dasselbe gilt auch für universelle Hautatrophie mit kongenitalem Schweissdrüsenmangel [Tendlau (9), Loewy und Wechselmann (2)], für hochgradige Sklerodermie [L. Mayer (10)] und Ichthyosis hystrix mit hochgradigem Schweissdrüsenschwund (Linser und Schmidt (11)], während Quinquaud und Leredde (12) bei Mykosis fungiodes in allerdings wenig zuverlässig erscheinenden, summarisch mitgeteilten Untersuchungen Abweichungen fanden. Der Befund normaler Werte ist aber an ganz bestimmte Voraussetzungen geknüpft, nämlich Nüchternheit, Ruhe, mittlere Umgebungstemperatur und leichte Körperbedeckung. Sobald nur eine dieser Bedingungen nicht erfüllt wird, tritt die Insuffizienz der Haut als wärmeregulatorisches Organ deutlich in die Erscheinung, und zwar um so rascher und stärker, je hochgradiger die anatomischen Veränderungen, besonders an den Schweissdrüsen ausgeprägt sind: es kommt zu einer ausgesprochenen Hyperthermie. Am stärksten waren die Störungen bei Tendlaus (9) Kranken. 10—15 Minuten langer ruhiger Aufenthalt in der Julisonne erhöhte die Körpertemperatur um 1 und mehr Grade, ein einstündiger Spaziergang trieb die Körperwärme bis fast 41° hinauf.

Bei den Kranken von Linser und Schmid (11) sowie Loewy und Wechselmann (2) genügte Genuss heisser Speisen und Getränke, etwas dickere Bedeckung des Körpers oder geringfügige Wärmeapplikation mit heissen Flaschen oder Heissluftapparaten, um eine erhebliche Hyperthermie auszulösen.

Der Mechanismus ist hier genau derselbe, wie bei der Überhitzung auch des normalen Menschen im heissen Bad.

Während das Verhalten des Eiweissumsatzes bei der Hyperthermie bereits an anderer Stelle (vgl. S. 379) besprochen wurde, muss hier noch an der Hand der erwähnten Beobachtungen auf die Besonderheiten des Gesamtstoffwechsels kurz eingegangen werden.

Bezüglich der älteren Literatur verweise ich auf die umfassende Übersicht bei H. Winternitz (13). Besonders erwähnen möchte ich nur die Arbeit von Simanowski (14) am überhitzten Hunde, da sie prinzipiell zu anderen Schlüssen kam, wie die Versuche am Menschen. Er überhitzte seine Tiere im heissen Bad um 2^0 und fand dann im 24stündigen Versuch in der Voit-Pettenkofferschen Kammer keine Erhöhung der Kohlensäureproduktion. Daraus darf aber nicht gefolgert werden, dass die Überhitzung zu keiner Stoffwechselsteigerung führt, denn zur Entscheidung dieser Frage war die Versuchsanordnung ganz ungeeignet, da von den 24 Stunden, die der Respirationsversuch umfasste, höchstens an zwei die Temperatur übernormal war und eine evtl. Erhöhung während dieser kurzen Zeit im Gesamtresultate des langen Versuchs nicht zum Ausdruck zu kommen brauchte. Nach den Untersuchungen an Menschen kann es keinem Zweifel unterliegen, dass die Überhitzungshyperthermie zu einer erheblichen Steigerung des Stoffwechsels führt. So fand H. Winternitz (13) bei einem Studenten bei $38{,}4^0$ im heissen Bade von $39\text{—}41^0$ eine Zunahme von O_2-Verbrauch und Kohlensäureproduktion um $40\text{—}110^0/_0$, mit normalen respiratorischen Quotienten, also weit mehr, als durch die Steigerung der Atemmechanik erklärt ist.

Etwas niedriger sind die Zahlen in Versuchen von Winternitz mit Pospischill (Lit. bei 13) und Seib (15), ferner von Zuntz bei Tendlaus (9) Kranken sowie von Loewy und Wechselmann. Selbst bei hohen Temperaturen gehen die Werte selten über $50^0/_0$ hinaus, sie entsprechen im allgemeinen dem Verhalten im echten Fieber, das auf ganz andere Weise zustande kommt. Nur Linser und Schmid (11) fanden für den Sauerstoffverbrauch meist sehr viel höhere Zahlen, bis maximal $21{,}45$ (!) ccm pro Minute und Kilogramm, während die Werte für die Kohlensäureproduktion mit denen der anderen Autoren übereinstimmten. So resultieren abnorm niedrige, resp. Quotienten bis $0{,}429$ herab, die in dieser Tiefe niemals ein Ausdruck chemischer Umsetzungen im Organismus sind. Da nur die Sauerstoffzahlen ganz aus dem Rahmen der sonstigen Versuche herausfallen, drängt sich der Verdacht von Fehlern bei der Sauerstoffanalyse auf. Jedenfalls ist es nicht angängig, aus den abnormen respiratorischen Quotienten Schlüsse etwa auf qualitative

Stoffwechselanomalien zu ziehen. Nach den ganz normalen Werten in den Untersuchungen aller anderen Autoren lässt sich mit Sicherheit annehmen, dass die Art der Umsetzungen keine andere ist, als beim Gesunden.

Theoretisch ist es sehr wohl denkbar, dass ebenso wie eine durch Schweissdrüsenmangel behinderte Wärmeabgabe auch eine über die Norm gesteigerte Wärmeabgabe infolge zu starker Schweissdrüsenfunktion zu einer Beeinflussung des Gesamtstoffwechsels führen konnte. Auch der bei den einzelnen Menschen so individuell verschiedene Füllungszustand der Hautgefässe könnte für die Grösse der Wärmeproduktion und für deren Abweichung vom Mittelwert von Bedeutung sein. Wenn ein derartiger Faktor wirklich Einfluss haben sollte, so ist er jedenfalls vorläufig nicht fassbar. Sicher ist auch, dass nach amerikanischen [vgl. vor allem Tomkins, Sturgis und Wearn (16)] und eigenen unveröffentlichten Beobachtungen auch die schwersten, nichtthyreogenen, vasomotorischen Neurosen mit starker, sogar urtikarieller Hautröte und ausgeprägter Schweissbildung keine Erhöhung der Verbrennungen aufweisen, obwohl auch die vasomotorische Reaktion der Haut mit einer Stoffwechselsteigerung dieses Organs einhergeht [Gessler (17)], aber diese Steigerung verschwindet im Verhalten des Gesamtorganismus.

Ausser den genannten Veränderungen können Hautkrankheiten durch Resorption von Entzündungsprodukten, Fieber usw. auf den Gesamtstoffwechsel wirken. Doch soll auf diese Dinge, die nichts für die Haut Spezifisches sind und daher an anderen Stellen (vgl. S. 363 und 483) besprochen wurden, hier nicht eingegangen werden [vgl. darüber vor allem v. Noorden und Salomon (Z)]. Da nach Gesslers (18) Untersuchungen die entzündliche Hyperämie der Haut sowie nach neuesten Beobachtungen von Gans (19) auch andere Veränderungen dieses Organs bei verschiedenen Hautkrankheiten zu einer deutlichen Steigerung der Verbrennungen führen, wäre es an sich möglich, dass weit ausgedehnte Entzündungsherde auch nichtbakterieller Art, den Gaswechsel verändern können, doch spielt eine derartige lokale Steigerung gegenüber dem Gesamtorganismus eine so geringe Rolle, dass auch hier kein Ausschlag bei der respiratorischen Untersuchung des ganzen Körpers zu erkennen ist. Immerhin fand Gessler[1] einmal bei einer nicht fiebernden Kranken mit Pemphigus eine Steigerung (3,44 ccm CO_2 und 4,45 ccm O_2 pro 1' und kg bei einer 50,9 kg schweren Frau).

Die geschilderten Stoffwechselveränderungen durch Anomalien der Haut lassen sich dahin zusammenfassen, dass Störungen der physikalischen Wärmeregulation nur bei sehr hochgradigen und ausgedehnten funktionellen und anatomischen Veränderungen der Haut vorkommen und im allgemeinen nur bei vermehrter Wärmezufuhr von aussen oder vermehrter Wärmebildung im Körper

---

[1] Nichtveröffentlichte Beobachtung, für deren Überlassung ich Herrn Dr. Gessler dankbar bin.

in Form von Hyperthermie mit Stoffwechselsteigerung in die Erscheinung treten.

Literatur.

Zusammenfassende Darstellungen:

Salomon, H. und C. v. Noorden, Die Erkrankungen der Haut in v. Noordens Handb. d. Path. d. Stoffw. 2. Aufl. II. 246. 1907.

Schwenkenbecher, A., Die pathologischen Störungen der Hautsekretion. Handb. d. allgem. Path. von Krehl und Marchand. 2. Bd. 2. H. 418. Leipzig, Hirzel 1913.

1. Rubner, M,, Gesetze des Energieverbrauches bei der Ernährung. Deuticke 1902.
2. Loewy, A. und W. Wechselmann, Virchows Arch. **206**. 79. 1911.
3. Paalzow, F., Pflügers Arch. **4**. 492. 1871.
4. Winternitz, H., Über die Wirkung verschiedener Bäder, insbesondere auf den Gaswechsel. Habilit. Schr. Halle 1902.
5. v. Bergmann, G. und Castex, Zeitschr. f. exp. Pathol. u. Therap. **10**. 1. 1912.
6. Senator, H., Virchows Arch. **70**. 182, 1877 und Zeitschr. f. klin. Med. **24**. 184. 1894.
7. Levy-Dorn, M., Zeitschr. f. klin. Med. **24**. 419. 1894 und Arch. f. (Anat.) u. Phys. 221. 1894.
8. Stüve, R., Arb. a. d. Städt. Krankenhaus Frankfurt a. M. 1896.
9. Tendlau, B., Virchows Arch. **167**. 465. 1902.
10. Maier, L. zit. bei H. Salomon und v. Noorden (Z) 248.
11. Linser, P. und Schmid, Deutsch. Arch. f. klin. Med. **79**. 514. 1903.
12. Quinquaud et Leredde, Ann. de derm. et de syphilid. **4**. 1276. 1893.
13. Winternitz, H., Klin. Jahrb. **7**. 1900.
14. Simanowski, N. P., Zeitschr. f. Biol. **21**. 1885.
15. Seib, R., Experimentelle Untersuchungen über den resp. Gaswechsel bei Diabetes mellitus nach Eiweisszufuhr und bei Hyperthermie. Inaug.-Diss. Leipzig 1913.
16. Tomkins, E. H., C. C. Sturgis, und Wearn, J. T., Arch. of int. Med. **24**. 269. 1919.
17. Gessler, H., Arch. f. exp. Pathol. u. Pharmakol. **92**. 273. 1922.
18. Derselbe, ebenda **91**. 366. 1920.
19. Gans, Deutsche med. Wochenschr. **49**. 16. 1923.

VI. Das Verhalten des Gesamtstoff- und Kraftwechsels bei Leistungsänderungen nicht stoffwechselregulatorischer Organsysteme.

Die im vorigen Kapitel (V.) beschriebene Wirkung der beiden grossen Regulationssysteme für den Gesamtstoffwechsel, der Inkretdrüsen und des Zentralnervensystems, ist dadurch charakterisiert, dass von Organen, deren prozentuale Beteiligung am Gesamtstoffwechsel sehr geringfügig ist, gewaltige Fernwirkungen ausgehen, die ein Vielfaches dessen ausmachen, was durch ihre eigene, vermehrte Tätigkeit, die meist überhaupt isoliert nicht sicher fassbar ist, bedingt wird. Am stärksten ist das bei der Schilddrüse ausgeprägt. 100 g Schilddrüsensubstanz verbrauchen nach Batelli und Stern (Lit. bei Loewy) pro Minute 0,87 ccm O_2 in der Ruhe. Das spezifische Produkt der Drüse, das Thyroxin, vermag aber in dem gleichen Zeitraum in Mengen von 1—2 mg Stoffwechselsteigerungen von 200 ccm O_2 auszulösen, also mehr als das 200fache dessen, was das Ursprungsorgan selbst verbraucht. Und genau ebenso und quantitativ unter Umständen noch viel drastischer liegen die Dinge, wenn das Gehirn seine Erregungen zu den wirksamen Erfolgsorganen schickt, wie z. B. im Fieber oder beim epileptischen Anfall. Die Ursache steht hier in keinem Verhältnis zur Grösse der Wirkung.

Eine andere Möglichkeit der Stoffwechselbeeinflussung ist dadurch gegeben, dass die Tätigkeit einzelner nichtregulatorischer Organe oder Organsysteme, die einen grösseren Anteil an den Gesamtverbrennungen haben, sich gegenüber der Norm verändert. Meist wird es sich dabei um erhebliche Leistungszunahmen handeln müssen, und von der Stärke dieses Zuwachses und der Grösse der Beteiligung des Organs am Stoffumsatz des Organismus wird es abhängen, ob dieser Effekt bei der Untersuchung des Gesamtkörpers, wie sie beim kranken Menschen ja vorläufig allein in Frage kommt, sich fassen lässt. Die stärksten und deutlichsten Ausschläge gibt natürlich die Zunahme der Muskeltätigkeit. Auf sie entfallen beim ruhenden Organismus 24,1 % des Gesamtverbrauchs (Chauveau und Kauffmann, Verzàr. Lit. bei Loewy). Hier sind ganz gewaltige Steigerungen der Tätigkeit um das 40—50fache möglich, so dass die Oxydationen des gesamten Körpers unter Umständen innerhalb kurzer Zeit um 1000 % und mehr erhöht sein können.

Von der Wirkung vermehrter Muskelfunktion unter normalen und pathologischen Verhältnissen ist bisher schon oft die Rede gewesen, so dass eine erneute Besprechung an dieser Stelle sich erübrigt.

Bei anderen Organsystemen liegen die Verhältnisse für die Untersuchung viel ungünstiger, einmal weil ihre Beteiligung am Umsatz des Gesamtorganismus viel geringer ist und dann, weil selbst unter hochgradig pathologischen Verhältnissen die Vermehrung der Tätigkeit sich nur in relativ engen Grenzen hält.

Im folgenden soll die Beeinflussung des Stoffwechsels durch Funktionsstörungen bei Lungen-, Herz- und Bluterkrankungen, soweit sie hierher gehören, kurz skizziert werden. Selbstverständlich können nur solche Prozesse zur Besprechung kommen, bei denen keine Komplikationen mit anderen, an anderer Stelle behandelten Faktoren, welche schon für sich allein die Intensität der Verbrennungen beeinflussen, vorliegen. Insbesonders müssen alle fieberhaften und infektiösen Zustände als Untersuchungsmaterial ausscheiden, wenn man den Einfluss der Organleistungssteigerung isoliert untersuchen will. Vielleicht gehören auch die Störungen der Nierenfunktionen hierher, doch sind die Untersuchungen auf diesem Gebiete so spärlich und lassen vorläufig so wenig Beziehungen zwischen Stoffwechselveränderung und Störungen der Nierenfunktion erkennen, dass es mir richtiger erscheint, sie erst im nächsten Kapitel zu besprechen.

Literatur.

Loewy, A., Der Gaswechsel der Organe, Gewebe und isolierten Zellen. Oppenheimers Handb. f. Bioch. Ergänz.-Bd. 210. Fischer, Jena 1913.

a) Der Stoffwechsel bei afebrilen, nicht infektiösen Krankheiten der Atem- und Zirkulationsorgane mit Dyspnoe.

1. Das Verhalten der Wärmeproduktion.

Nach den wenigen von Zuntz und seinen Schülern vorliegenden Untersuchungen [Lit. bei Loewy (1), S. 263] macht die Atemarbeit beim ruhenden Menschen ca. 10% des Gesamtstoffwechsels aus, beim Pferde nur etwa die Hälfte (4,7%). Der weitaus grösste Teil entfällt dabei auf die Tätigkeit der Atemmuskulatur. Wieviel davon dem eigentlichen Atemvorgang, d. h. den Gasaustausch in den Lungen zugeschrieben werden muss, ist ganz unbekannt. Da heute mit Sicherheit festgestellt ist (vgl. S. 12), dass auch unter pathologischen Verhältnissen (starke Dyspnoe) keine oxydativen Vorgänge von irgendwelchem Betrage in der Lunge ablaufen, kann dieser Faktor für den Stoffverbrauch keine Rolle spielen. Ob die eben erschienenen Angaben von Roger und Binet (2) von der Bedeutung der Lunge für den Fettstoffwechsel zu einer Revision dieser Ansicht zwingen, bleibt abzuwarten.

Bei Steigerung der Atemgrösse über die Norm geht die Stoffwechselsteigerung nicht mehr der Vergrösserung des Atemvolumens parallel, sondern wächst in stärkerem Grade. So verbraucht nach Zuntz und Hagemann (3) das Pferd bei einer Atemgrösse von 185 l pro Minute 3,41 ccm O_2, bei 285 l Atemvolumen jedoch 6,95 ccm. Dazu kommt bei starker Atemnot der Ermüdungsfaktor, der, wie überall bei der Muskulatur, die Arbeit viel unökonomischer gestaltet. Doch dürfte dies Moment bei der willkürlich gesteigerten Tätigkeit der Atemmuskeln viel stärker ins Gewicht fallen, als bei der reflektorisch bedingten, zwangsmässigen Atemnot von Herz- und Lungenkranken.

Klarer und einfacher liegen die Verhältnisse beim Herzen. Beim Pferde entfallen nach Zuntz und Hagemann (3) 5% des Ruheumsatzes (104,2 ccm O_2), beim Menschen 3,6% (9,24 ccm O_2 pro Minute) auf das Herz. Annähernd die gleichen Werte fanden mit ganz anderen Methoden Barcroft-Dixon, Rohde, Loewy und v. Schrötter und Plesch [Lit. bei Loewy (4)]. Nach den Untersuchungen von Weizsäcker und Rohde [Lit. bei Loewy (4)] steigt der Umsatz des arbeitenden Herzens annähernd parallel mit der Frequenz der Kontraktionen, solange das Schlagvolumen unverändert bleibt. Demgemäss würde eine Steigerung der Herzfrequenz aufs Doppelte eine Erhöhung des Stoffwechsels um 4% bedingen. Wenn die Verhältnisse beim kranken Organismus auch vielfach anders und komplizierter liegen als in den geschilderten Tierexperimenten, so geht doch jedenfalls aus den letzteren hervor, dass bei den mit starker Dyspnoe einhergehenden Erkrankungen, die ja meist zu einer Verstärkung sowohl der Herz- wie der Atemtätigkeit führen, ausgesprochene Stoffwechselsteigerungen durch vermehrte Leistung dieser Organsysteme bedingt sein können.

Leider ist das für diese Frage vorliegende Material sowohl bei Lungen, wie bei Herzkrankheiten sehr spärlich. Tierversuche liegen meines Wissens nur aus älterer Zeit vor, doch brauche ich darauf nicht einzugehen, weil oft die Technik recht anfechtbar ist, und meist bei den Eingriffen Veränderungen der Körpertemperatur eintraten oder über letztere Angaben fehlen [Lit. bei Matthes (Z)].

Spontane Lungen- und Herzerkrankungen bei Tieren sind, soweit mir bekannt, bisher überhaupt noch nicht untersucht. Beim Menschen ist die Zahl der in Betracht kommenden Lungenkrankheiten sehr enge gezogen, da alle febrilen und infektiösen Prozesse, die hauptsächlich untersucht sind, für unsere Frage fortfallen. Es bleiben Asthma, Emphysem, Bronchitis, Lungeninfarkt usw. Man muss schon auf ältere Arbeiten zurückgreifen, um hier überhaupt Material zu bekommen. K. Möller (5) fand als erster normale Kohlensäurewerte beim Emphysem. Geppert (6) hielt seine bei der gleichen Krankheit gefundenen Werte für abnorm niedrig, doch fallen sie zumal in Anbetracht des Alters der Kranken nach unserer heutigen Auffassung noch durchaus ins Bereich der Norm. In allen Fällen scheint die Dyspnoe nicht hochgradig gewesen zu sein. Sicher etwas erhöht waren Specks (7) Zahlen (3,8 bzw. 3,4 ccm CO_2 und 4,43 bzw. 4,8 ccm O_2 pro eine Minute und Kilogramm bei älteren, kräftigen, gut ernährten Menschen), obwohl der Untersucher selbst sie noch als normal ansprach. Ich selbst sah in nichtveröffentlichten Untersuchungen bei Asthma mit hochgradiger Dyspnoe stets erhöhte Zahlen, wenn auch die Steigerungen nie über 20% hinausgingen.

Etwas zahlreichere Beobachtungen liegen bei Herzkranken vor. Hier fand zuerst Speck (7) bei zwei Fällen von Herzinsuffizienz Werte für O_2 und CO_2 an der oberen Grenze der Norm.

Dann widmete Kraus (8) der Frage, ob die Erschwerung der Sauerstoffaufnahme vielleicht zu einer Verminderung des Sauerstoffverbrauches als Anpassungserscheinung führe, eine sehr interessante Studie. Er fand kein Sinken der Zersetzungsprozesse im Organismus in der Ruhe. Auch ein Teil seiner Sauerstoffzahlen lag zum mindesten an der oberen Grenze der Norm. Schwere Störungen der Sauerstoffaufnahme traten erst ein, als er die Kranken stärker arbeiten liess. Zwar stiegen auch hier die Oxydationen erheblich an, dem grösseren Kraftaufwand, der zur Bewältigung der gleichen Arbeit nötig war, entsprechend, sogar anscheinend stärker als in der Norm; aber dann kam bald der Punkt, wo durch die Zirkulationsstörungen die Sauerstoffaufnahme insuffizient und infolgedessen weitere Arbeit unmöglich wurde. Die Kohlensäurewerte in Kraus' (8) Ruheversuchen waren immer normal. Da aber die Sauerstoffzahlen viel höher waren, resultierten oft abnorm niedrige respiratorische Quotienten (bis 0,60 herab), auf die später noch eingegangen werden soll.

Prinzipiell das Gleiche sah auch Grafe (9) in Untersuchungen mit seinem Kopfrespirationsapparat. Unter 7 Fällen von mittel- und schweren Herzleiden (Myokarditis, dekompensiertes Vitium, Picksche Zirrhose usw.) war nur einmal der Sauerstoffverbrauch erhöht (5,06 ccm pro Kilogramm und Minute bei einem 42jährigen Mann), während die Werte für die Kohlensäure immer normal, zum Teil sogar an der unteren Grenze der Norm lagen. Auch hier kamen in den drei schwersten Fällen dreimal subnormale Quotienten bis 0,586 herab vor. In neuerer Zeit studierte Peabody, Meyer und Du Bois (10) im Respirationskalorimeter den Gesamtstoffwechsel bei 16 Patienten mit Herz- und Herznierenkrankheiten. Da möglicherweise bei Nierenkrankheiten noch besondere Dinge mitspielen, empfiehlt es sich, für die vorliegende Frage nur Herzkranke oder Nierenkranke mit schwerster Herzinsuffizienz zu nehmen und natürlich nur solche, bei denen weder Fieber noch motorische Unruhe bestand. So kommen nur vier Fälle in Betracht. Drei Herzkranke (ohne Dekompensation) zeigen normale Werte für die Wärmeproduktion, die beiden anderen (kombinierte Mitralfehler mit Vorhofflimmern in einem Falle, dekompensierte Mitralinsuffizienz mit Arythmia perpetua im anderen Falle) wiesen Steigerungen um 19 und 15 % auf. Beide Male bestand, gemessen an der alveolären Kohlensäurespannung eine deutliche Acidose. Die respiratorischen Quotienten waren stets ganz normal (1-Stundenversuche). Zusammenfassend lässt sich auf Grund der wenigen vorliegenden Versuche feststellen, dass afebrile, nicht infektiöse Lungen- und Herzkrankheiten nur dann eine Steigerung des Stoffwechsels aufweisen, wenn eine stärkere Dyspnoe, d. h. eine erhebliche Zunahme von Atem- und Herzarbeit besteht.

2. Das Verhalten des Eiweissumsatzes bei der Dyspnoe.

Seit den ersten Beobachtungen von Senator (11) und vor allem von A. Fraenkel (12) hat sich in Tierversuchen ziemlich übereinstimmend gezeigt, dass Dyspnoe in der Regel zu einer Mehrung des Eiweissumsatzes führt. [Eigene Versuche und eingehende kritische Besprechung der gesamten Literatur bei C. Voit (13).] Im allgemeinen waren die N-Verluste im Hunger viel grösser als bei Nahrungsaufnahme; auch Beziehungen zum Ernährungszustand liegen vor, indem auch im Hunger die Einbussen beim fetten Organismus in der Regel viel geringer ausfallen als beim mageren.

Weniger eindeutig ist der Ausfall der spärlichen Versuche bei dyspnoischen Menschen [Lit. bei Matthes (Z), neuerdings Peabody, Meyer und DuBois (10)]. Auch hier können natürlich nur die Untersuchungen bei Nichtfiebernden und Nichtinfektiösen herangezogen werden, ferner die erschöpfenden Arbeitsversuche von Oppenheim (14) u. a. [Lit. bei Caspari (15)] beim gesunden Menschen.

Während die pathologischen Fälle keinen sicher pathologischen Einfluss auf den N-Umsatz erkennen lassen, war er bei der hochgradigen Dyspnoe der arbeitenden Gesunden sicher erhöht.

Nach alledem kann kein Zweifel darüber bestehen, dass sehr hochgradige

Dyspnoe in der Regel sowohl beim Tier wie beim Menschen zu einer vermehrten Eiweisseinschmelzung führt. Strittig ist allein die Genese.

Im wesentlichen stehen sich hier drei Anschauungen gegenüber. Die eine, hauptsächlich von A. Fraenkel (12) vertreten, behauptet, dass der starke O-Mangel als solcher unabhängig von Muskelleistung und Ernährung das entscheidende Moment ist; Klemperer (16) dagegen nimmt auf Vorstellungen von Geppert und Zuntz (17) sich stützend an, dass bei intensiver Muskeltätigkeit toxische Stoffe entstehen, die bei genügender Sauerstoffzufuhr zerstört werden, bei Sauerstoffmangel aber das Zellprotoplasma schädigen. Nach der dritten Theorie, für die sich vor allem C. Voit (13) eingesetzt hat, ist lediglich die vermehrte Muskeltätigkeit die Ursache der Eiweisseinschmelzungen.

Gegen Fraenkels Ansicht spricht meines Erachtens entscheidend die schon von Klemperer (16) hervorgehobene Tatsache, dass die Stärke der N-Verluste bei der Dyspnoe in erster Linie von der Ernährung abhängt und dass bei reichlicher Nahrungszufuhr ein vermehrter Eiweissumsatz ganz fehlt. Wenn A. Fraenkel (18) sich gegenüber Voits (13) Angriffen auf die Resultate der Hochgebirgsversuche von Zuntz und seinen Schülern beruft, so geschieht das zu Unrecht, denn wir wissen heute, dass N-Einschmelzungen im Hochgebirge nur da sich einstellen, wo Erscheinungen der Bergkrankheit bestehen oder Nachwirkung voraufgegangener Muskelarbeit bzw. mangelnde Akklimatisation an den Sauerstoffmangel (vgl. S. 210) sich geltend machen. Zwischen Dyspnoe und Bergkrankheit besteht aber in den klinischen Symptomen ein erheblicher Unterschied.

Die Tatsache der weitgehenden Abhängigkeit der N-Verluste bei der Dyspnoe von der Nahrungszufuhr bereitet meines Erachtens aber auch Klemperers (16) Theorie grosse Schwierigkeiten, worauf schon Voit hinwies. Wenn wirklich bei Dyspnoe die hypothetischen toxischen Produkte des Eiweissstoffwechsels nicht zerstört werden können, so ist es schwer verständlich, dass bei reichlicher Fettnahrung trotz gleichgrosser oder noch grösserer Dyspnoe diese Zerstörung trotzdem stattfindet.

Ich glaube daher, dass Voit (13) durchaus recht hat, wenn er den vermehrten Eiweissumsatz lediglich auf die vermehrte Muskeltätigkeit zurückführt. Gewiss führt die Muskeltätigkeit im allgemeinen zu keiner Erhöhung der Eiweissverbrennungen [Lit. bei Caspari (15)], doch gilt das nur für ausreichende Ernährung, sobald bei sehr grosser Muskelanstrengung aber nur 10% der Kalorienzufuhr nicht gedeckt sind, kommt es nach den bekannten Untersuchungen von Atwater und Sherman (19) zu N-Verlusten.

Es ist das wohl so zu verstehen, dass, wenn bei besonders intensiver Arbeit der gewaltige Stoffverbrauch nicht durch genügende Zufuhr im Blut gedeckt wird, die Muskelsubstanz selbst stärker angegriffen wird.

Ich halte für sehr wohl möglich, dass es sich bei der vermehrten Eiweisszersetzung infolge der Dyspnoe um prinzipiell den gleichen Vorgang handelt, dass aber vielleicht geringe, quantitative Unterschiede insofern bestehen, dass der Zerfall der Muskelelemente bei Erniedrigung der Sauerstoffspannung leichter vor sich geht als bei genügender Sauerstoffzufuhr. Eine klare Entscheidung ist vorderhand aber wohl noch nicht möglich, doch ist zu hoffen, dass Untersuchungen über das N-Minimum oder die in den letzten Jahren mit so grossem Erfolge durchgeführten Stoffwechselversuche am isolierten Muskel unter entsprechenden Bedingungen sie herbeiführen.

3. Die Frage qualitativer Anomalien.

Zweifellos treten in besonders schweren Fällen von Dyspnoe abnorme Substanzen in Blut und Harn auf. Es kommt das vor allem in der in den letzten Jahren besonders eingehend untersuchten Acidose [Lit. und eigenen Untersuchungen bei Porges, Leimdörfer und Marcovici (20), Peabody, Meyer und Du Bois (10), Straub und Meier (21) sowie Peters und Barr (22) u. a.] zum Ausdruck. Auch zu Glykosurie und Milchsäureausscheidung kann es führen [Lit. bei Matthes (Z)], doch liegt es nicht im Rahmen dieser Darstellung, auf diese Dinge näher einzugehen. Hier interessiert nur die Frage, ob qualitative Anomalien so eingreifend und umfangreich sind, dass sie auch im respiratorischen Gaswechsel in Gestalt abnormer respiratorischer Quotienten sich äussern. Über das Vorkommen subnormaler Werte bei fieberhaften Lungenkrankheiten und ihre Deutung war schon an anderer Stelle (vgl. S. 383) die Rede. Pathologisch erniedrigte Zahlen sind aber auch bei afebrilen Dyspnoen gefunden worden, so von Loewy (23) bei einem Hunde nach intrapulmonaler Injektion von Argent. nitricum (0,53 an fieberfreien Tagen), ferner von Kraus (8) und Grafe (9) bei einzelnen ihrer Herzkranken, während Geppert (6) und Speck (7) sowie Möller (5) bei Emphysem, Möller (5) bei Pleuritis, Peabody, Meier und Du Bois (10) bei kardialer Dyspnoe stets normale Werte beobachteten. Woher kommen diese Differenzen und wie sind sie zu erklären? Liegt insbesondere eine Notwendigkeit zur Annahme qualitativ abnormer Stoffwechselveränderungen vor?

Loewy (23) hat diese Frage bejaht und auf unvollständige Oxydationen geschlossen, zumal er auch eine Vergrösserung der Quotienten $\dfrac{C}{N}$ im Harn fand. Kraus (8) erklärte seine Befunde mit der Retention von Kohlensäure infolge erschwerter Exkretionsbedingungen durch die Lungen. Ich (9) selbst habe in meiner ersten Arbeit mit den kurzdauernden Kopfkastenversuchen auch qualitative Störungen vermutet, die Entscheidung aber langfristigen Untersuchungen vorbehalten. Diese lehrten mich aber bald, dass dann die mit dem gleichen Gasanalyseapparate erhaltenen Werte für $\dfrac{CO_2}{O_2}$ vollkommen normal waren (24). Das gilt nicht nur für die Lungenkranken, über die ich damals berichtete, sondern auch für Herzkranke (unveröffentlichte Versuche). Unter diesen Umständen kann zumal im Hinblick auf die normalen Quotienten anderer Autoren und in anderen Versuchen der gleichen Forscher von einer im respiratorischen Gaswechsel sich ausprägenden Stoffwechselanomalie nicht mehr die Rede sein, sondern die abnormen Werte verlangen eine andere Deutung. Falsche Analysentechnik kommt nicht in Betracht. Gegenüber so ausgezeichneten Kennern der Zuntz-Geppertschen Methode, wie Loewy und Kraus es sind, wäre ein derartiger Vorwurf völlig ungerechtfertigt. Dass er auch nicht gegenüber meinen eigenen angebracht ist, geht schon daraus hervor, dass ich bei den kurz- und langfristigen Versuchen den gleichen Gasanalysenapparat verwandte.

Vergleicht man die Kohlensäurewerte mit den Sauerstoffzahlen, so ergibt sich, dass die letzteren genau entsprechend den Ergebnissen anderer Forscher häufig erhöht sind, während die CO_2-Mengen normal oder sogar fast subnormal bleiben. Daraus muss man schliessen, dass Kohlensäure rein mechanisch retiniert worden ist. Diese Erklärung hat, wie schon erwähnt, Kraus (8) von vorneherein seinen Versuchen gegeben, und durch den Nachweis erhöhten Kohlensäuregehaltes im Blute seiner Kranken gestützt, sie gilt auch für alle anderen Beobachtungen gleicher Art. Gerade bei Dyspnoischen ist es sehr verständlich, dass die Verwendung von Mundstücken, Atemventilen oder Halskravatten evtl. auch die psychischen Erregungen, die mit solchen Untersuchungen oft verbunden sind, die Kohlensäureabgabe bei kurzen Versuchen beeinträchtigen kann, während in länger dauernden Beobachtungen diese Störungen sich ausgleichen und demgemäss nicht mehr nachweisen lassen. Es handelt sich also hier genau um den gleichen Prozess wie im Hunger und beim Fieber und zeigt, wie vorsichtig man mit Schlussfolgerungen aus abnormen Befunden kurzfristiger Versuche für den Stoffwechsel sein muss.

Versuche über die spezifisch-dynamische Wirkung der Nahrung bei Dyspnoischen liegen meines Wissens nicht vor.

Die bekannten Arbeitsversuche von Kraus wurden oben schon (S. 449) kurz erwähnt.

Literatur.

Zusammenfassendes mit sehr grosser Literatur bei M. Matthes. Die Erkrankungen der Atmungs- und Kreislauforgane in v. Noordens Handbuch d. Path. d. Stoffw. 2. Aufl. 1. 828. 1906.

1. Loewy, A., Oppenheimers Handb. d. Bioch. 4. 1. T. 263. 1911.
2. Roger, H. et L. Binet, Presse méd. 277. Nr. 26. 1922.
3. Zuntz, N. und O. Hagemann, Landw. Jahrb. 27. Suppl. III. 180. 1898.
4. Loewy, A., Oppenheimers Handb. d. Bioch. Erg.-Bd. 210. 1913.
5. Möller, K., Zeitschr. f. Biol. 14. 1878. 542.
6. Geppert, J., Charité annal. 9. 283. 1884.
7. Speck, Physiol. d. menschl. Atmens. 224. Leipzig, Vogel 1892.

8. Kraus, F., Die Ermüdung als ein Mass der Konstitution. Bibliothec med. D^I. H. 3. Fisher, Cassel 1897.
9. Grafe, E., Deutsch. Arch. f. klin. Med. **95**. 543. 1909.
10. Peabody, F. W., A. L. Meyer und E. F. Du Bois, Arch. f. int. Med. **17**. 980. 1916.
11. Senator, H., Virchows Arch. **42**. 1. 1868.
12. Fraenkel, A., ebenda **67**. 273. 1876.
13. Voit, C., Zeitschr. f. Biol. **49**. 1. 1907.
14. Oppenheim, Pflügers Arch. **23**. 446. 1881.
15. Caspari, W. in Oppenheimers Handb. d. Bioch. IV. Teil. 807. 1911.
16. Klemperer, G., Du Bois' Arch. 361. 1889 und Zeitschr. f. klin. Med. **16**. 550. 1889.
17. Geppert, J. und N. Zuntz, Pflügers Arch. **42**. 244. 1888.
18. Fraenkel, A., Zeitschr. f. Biol. **50**. 163. 1908.
19. Atwater, W. O. und Sherman, The effect of severe and prolonged musc. work on foodconsumption etc. U. S. Dep. of agric. Bull. **98**. Washington 1901.
20. Porges, Leimdörfer und Marcovici, Zeitschr. f. klin. Med. **77**. 446. 1913.
21. Straub, H. und K. Meier, Bioch. Zeitschr. **89**. 156. 1918 und Deutsch. Arch. f. klin. Med. **129**. 54. 1919.
22. Peters, J. P. und D. P. Barr, Journ. of biol. Chem. **45**. 537. 1921.
23. Loewy, A., Virchows Arch. **126**. 234. 1891.
24. Grafe, E., Deutsch. Arch. f. klin. Med. **101**. 209. 1910.

b) Der Stoffwechsel bei Blutkrankheiten.

Das Blut des gesunden Menschen hat einen sehr geringen Sauerstoffverbrauch [Morawitz (1), Warburg (2), bei Zuntz (3) die ältere Literatur]. Er beträgt nach Warburg in 15 Stunden nur 5% des vorhandenen Sauerstoffgehaltes im Blut. Bei Tieren, vor allem im jugendlichen Alter, finden sich höhere Zahlen, besonders bei Vögeln, die höchsten bei Haifischen [P. Trendelenburg (4)]. Die Träger der Sauerstoffzehrung sind beim normalen Menschen die weissen kernhaltigen Blutkörperchen, evtl. auch die Blutplättchen. In dem Masse, wie die Bildung neuer Zellen zunimmt (wie bei Anämie und Leukämie) nimmt der Sauerstoffverbrauch des Blutes zu. Welchen Anteil die blutbildenden Organe (Knochenmark, Lymphdrüsen, Milz) an den Gesamtoxydationen haben, ist völlig unbekannt. Bei Knochenmark und Lymphdrüsen fehlen bisher überhaupt Untersuchungen, bei der Milz sind sie voller Widersprüche. Batelli und Stern (5) fanden den Sauerstoffverbrauch des Milzbreies am niedrigsten von allen Organen (6,3 ccm pro Kilogramm Organ und 1 Minute). Die Exstirpationsversuche fielen entgegengesetzt aus. Korentschewsky (6) beobachtete bei Hunden normale Werte, Richet (7) Steigerungen der Verbrennungen, Asher und Danoff (8) bei Ratten Herabsetzungen. Solche Versuche (weiteres S. 473) können aber selbst, wenn die Resultate gleichsinnig sind, für den Eigenstoffwechsel des Organs wenig aussagen, wenn von diesem Organ Fernwirkungen erheblicher Art ausgehen, wofür sowohl Richets wie Ashers Beobachtungen sprechen. Asher spricht direkt von einer innersekretorischen Bedeutung des Organs (weiteres S. 474).

Auch ungefähre Schätzungen helfen hier nicht. Nur so viel lässt sich wohl sicher sagen, dass das Knochenmark einen gewaltigen Stoffwechsel hat, da es voll jugendlicher Zellen steckt, deren Sauerstoffverbrauch besonders gross ist.

Während also bei Herz- und Atemarbeit die Beteiligung der betreffenden Organe an der Wärmeproduktion annähernd berechnet werden konnte, fehlt uns für analoge Schätzungen bei Erkrankungen des Blutes und der blutbildenden Organe jede sichere Basis. Trotzdem lässt sich für gewisse Formen der Anämie mit grosser Wahrscheinlichkeit, für die Leukämie sogar mit Sicherheit zeigen, dass die Anomalien des Gesamtstoffwechsels zu mindestens einem grossen Teil der vermehrten Tätigkeit der Blutbildungsstätten zuzuschreiben sind.

1. Der Stoffwechsel bei Chlorose und Anämien.

Respirationsstudien bei diesen Krankheiten haben darum ein besonders grosses Interesse, weil hier nicht nur der Einfluss der Tätigkeit der blutbildenden Organe zur Diskussion steht, sondern vor allem auch die Frage, wie der Organismus auf eine wesentliche Verminderung des Sauerstoffangebotes im Gewebe reagiert. .Der Effekt ist hier der gleiche wie bei der Einatmung einer O_2-armen Luft, der S. 205 behandelt wurde.

Wir konnten dort feststellen, dass entsprechend Pflügers Grundgesetz beim Warmblüter die Oxydationen tatsächlich in weitem Grade von dem O_2-Partialdrucke unabhängig sind, nur bei sehr starken Abweichungen von der Norm und bei niederen Tieren kommen Ausnahmen vor. Der Warmblüter verdankt diese Stabilität seiner Verbrennungen der Hauptsache nach einer Reihe von Kompensationsvorgängen, die auch bei Anämien wiederkehren.

α) Das Verhalten der Wärmeproduktion.

Um den Einfluss der Anämie auf den Gesamtstoffwechsel zu prüfen, schienen wegen der relativ einfachen und klaren Versuchsverhältnisse Tierexperimente mit grossen Aderlässen sehr geeignet. Solche Beobachtungen liegen von Voit und Rauber, J. Bauer, Finkler, Lukjanow, Fredericq, Pembrey und Gürber, Delchef, Spallitta, Hári [Lit. bei Strauss (Z) und Mohr (Z)], Eberstadt (9) und Rolly (10) vor. Wenn auch gewisse Variationen in den Ergebnissen im einzelnen bestanden, so lässt sich doch zusammenfassend feststellen, dass, abgesehen von den ersten Stunden nach sehr grossen Blutverlusten, ein Absinken des Stoffwechsels nicht eintritt; die Werte sind normal oder etwas erhöht.

Bei toxischen Anämien (nach Phenylhydrazin oder Pyridininjektionen) können die Dinge sich anders gestalten. Beim Kaninchen fand Eberstadt (9) nämlich ein deutliches Absinken der Verbrennungen bis maximal $40^o/_0$ pro Quadratmeter. Dabei bestand in der Regel ein deutlicher Parallelismus zwischen Schwere der Anämie, Geringgradigkeit der Regenerationszeichen im Knochenmark einerseits und Höhe der Sauerstoffzahlen andererseits. Je niedriger die Menge des Hämoglobins und der Erythrozyten und je stärker die Hypoplasie des Knochenmarks, um so geringer war die Intensität der Verbrennungen. Ein Teil dieser Einschränkung der Oxydationen mochte mit der Unterernährung zusammenhängen, doch bestanden Gewichtsabnahmen in gleicher Stärke auch bei den Tieren mit Aderlassanämie, obwohl hier die Wärmeproduktion bezogen auf die Einheit der Oberfläche unverändert blieb oder gesteigert war. Nur da, wo die chronischen Aderlässe zu einer Erschöpfung des Knochenmarks geführt hatten, war auch bei dieser Form der Anämie der Stoffverbrauch herabgesetzt. Das spricht auch gegen eine entscheidende Bedeutung eines evtl. toxischen Faktors bei den Phenylhydrazintieren.

Ob dies Absinken der Verbrennungen bei meist unveränderter Körpertemperatur mit dem Knochenmarksbefund in einem direkten oder indirekten Zusammenhang steht, ist natürlich schwer zu entscheiden. Die Möglichkeit einer Anpassung des Stoffwechsels an die verminderte Sauerstoffzufuhr kann jedenfalls nicht bestritten werden.

Die Differenzen im Verhalten des Stoffwechsels je nach der Form der Anämie sind bei grösseren Versuchstieren anscheinend nicht vorhanden, jedenfalls fehlten nach Rollys (10) kurzdauernden Versuchen an Hunden deutliche Unterschiede.

Das Beobachtungsmaterial an menschlichen Anämien ist nicht sehr gross. Wenn auch mancherlei dafür spricht, dass die Chlorose keine Blutkrankheit im gewöhnlichen Sinne ist und dass die Blutveränderungen kein notwendiges Symptom darstellen, so möchte ich doch diese Krankheit, wie es ja auch heute meist noch geschieht, an dieser Stelle mitbesprechen. Respirationsversuche (meist mit der Zuntz-Geppertschen Methode) stellten bei der Bleichsucht Kraus und Chvostek (11), Bohland und Meyer (12), Thiele und Nehring (13), Henius (14), Magnus-Levy (15), Plesch (16), Rolly (10) und Kakehi (17) an. Im allgemeinen waren die Zahlen ganz normal, in einzelnen Fällen von Thiele und Nehring (13) sogar unter Berücksichtigung des Alters der Patientinnen etwas erniedrigt, nur Kraus und Chvostek (11) fanden manchmal Werte, die zwar von den Autoren selbst noch als normal angesehen werden, nach unseren heutigen Anschauungen aber, sofern es sich um echte Grundumsatzversuche gehandelt hat, als pathologisch erhöht angesprochen werden müssen. Wodurch die Sonderstellung dieser Fälle bedingt ist, vermag ich nicht anzugeben. Aus den sehr kurz gehaltenen klinischen Angaben ist nicht ersichtlich, ob nicht vielleicht doch eine sekundäre Anämie vorgelegen hat. Auch bei Bohland und Meyer (12) lagen Steigerungen vor, doch waren diese Kranken nicht nüchtern.

Bei der echten Anämie des Menschen wurden von allen Autoren übereinstimmend normale oder etwas (bis maximal 33%) erhöhte Zahlen für die Wärmeproduktion gefunden [Kraus und Chvostek (11), Bohland und

Meyer (12), Thiele und Nehring (13), Magnus Levy (15), Plesch (16), Rolly (10), Kakehi (17), Meyer und Du Bois (18), Grafe (19) sowie Liebessny und Schwarz [1])]. Es scheint, dass gewisse gesetzmässige Beziehungen zwischen dem klinischen Bilde und dem Verhalten des Gesamtstoffwechsels bestehen. Dass bei Vorhandensein von Fieber, wie es so oft bei schweren Anämien sich einstellt, die Oxydationen ansteigen, ist selbstverständlich, doch gehören diese Fälle ja nicht in unseren Zusammenhang hinein. Von Einfluss ist zunächst sicher die Schwere der Erkrankung. Bei einer leichten sekundären Anämie wurden stets in einwandfreien Versuchen normale Zahlen gefunden. Sichere Stoffwechselsteigerungen kommen also nur bei der Anaemia gravis (mit Hämoglobin unter ca. $30\,^0/_0$) vor, und die stärksten bei den schwersten Fällen, sofern nicht eine hochgradige Unterernährung damit verknüpft ist oder die Kranken dem Tode nahe sind. Von besonderem Interesse ist die Frage, ob auch die Art und Genese der Anämie, insbesondere die Funktion des Knochenmarkes von Bedeutung für die Intensität der Verbrennungen ist.

Sichere Unterschiede zwischen schweren sekundären und schweren essentiellen Biermerschen Anämien bestehen anscheinend nicht. Dagegen kann man nach Beobachtungen von Rolly (10) und Grafe (19) doch Beziehungen zwischen Knochenmarksfunktion und Grösse des respiratorischen Gaswechsels ableiten. So konnte eine Kranke mit schwerer hämolytischer Anämie dreimal im Laufe eines Jahres in 9—10stündigen Respirationsversuchen untersucht werden. Während einer Blutkrise stieg die Wärmeproduktion von 1580,4 auf 1638,8 Kalorien (pro 24 Stunden), um ein Jahr später mit zunehmender Erschöpfung des Knochenmarkes bei gleichem Gewicht auf 1384,8 abzusinken. Auch sonst kann man, sofern genügende klinische Daten angegeben sind, feststellen, dass im allgemeinen die Fälle mit schlechter Knochenmarksfunktion die niedrigsten Zahlen für den Sauerstoffverbrauch aufweisen. Dem widerspricht allerdings eine Beobachtung von Rolly (10, Vers. 15), in der bei einem 23jährigen Mann von 55,0 kg 5,35 ccm O_2 pro Kilogramm und Minute gefunden wurden, doch fehlen hier Temperaturangaben und es ist merkwürdig, dass $2^1/_2$ Stunden nach Genuss von 140 g rohem Fleisch die Zahlen die gleichen sind. Ich vermute daher, dass die Nüchternwerte etwas zu hoch ausgefallen sind.

Im ganzen ist das Material wohl noch zu spärlich, um sichere Gesetzmässigkeiten zu erkennen, vor allem fehlen noch genügende Beobachtungen an den besonders wichtigen, seltenen Fällen von unkomplizierter aplastischer Anämie.

Woran liegt es, dass es bei der tierischen und menschlichen Anämie im allgemeinen nicht zum Absinken, wohl aber sehr häufig zu einer Steigerung der Verbrennungen kommt? Der erste Teil der Frage ist leichter zu beantworten als der zweite. Der Organismus verfügt über eine grosse Reihe von

---

[1]) Wien. klin. Wochenschr. 882. 1922.

Kompensationsmechanismen, die der Zelle trotz starker Herabsetzung des Blutsauerstoffs die gleiche Zufuhr dieses lebenswichtigen Gases sichern. Obenan steht die erheblich bessere Ausnutzung der arteriellen Sauerstoffzufuhr [vgl. vor allem Mohr (20) und (Z) sowie Morawitz und Röhmer (21)]. Ferner steigt die Puls- und Atemfrequenz, vielleicht nimmt auch das Schlagvolumen des Herzens zu [Kraus (11) und Plesch (22)], sicher gilt das für die Stromgeschwindigkeit [Weizsäcker (23)], dagegen hat sich Bohrs (24) Annahme einer grösseren Sauerstoffbindung des Hämoglobins nicht bestätigt [Butterfield (25), Masing (26), Masing und Siebeck (27)]. So wird es verständlich, dass im allgemeinen die Wärmeproduktion nicht absinkt, und dass sogar für eine Steigerung Raum ist.

Wodurch ist letztere bedingt? Zweifellos findet sich fast immer die eben erwähnte kompensatorische Zunahme der Puls- und Atemfrequenz, doch beträgt deren Steigerung maximal 80—100%. Demnach würde auf diese Weise nur eine Stoffwechselsteigerung um höchstens 8% erklärt sein. Oft betragen die Erhöhungen aber das 3—4fache dieser Zahl. Früher nahm man [Lit. bei Strauss (Z) und Mohr (Z)] einfach eine „toxische" Ursache an. Wenn ein derartiger unbekannter Faktor natürlich auch nie ausgeschlossen werden kann, so sind wir heute doch verpflichtet, das Verhalten des Stoffwechsels, wenn irgend möglich, auf bekannte Grössen zurückzuführen. Bei der Anämie spielt ein „toxisches" Moment, wenn überhaupt, schon darum nur eine sehr untergeordnete Rolle, weil das Verhalten des Stoffwechsels bei den Blutungsanämien ja das gleiche ist wie bei den anderen Formen. Tangl (zit. bei 28) und Hári (28) haben zuerst klar die Anschauung präzisiert, dass „die Steigerung des Energieumsatzes nach grossen Blutverlusten — — der energetische Ausdruck der gesteigerten regenerativen Tätigkeit der hämopoetischen Apparate ist". Diese Auffassung hat durch den Nachweis von Warburg (1) und Morawitz (2) und ihrer Mitarbeiter über die erhebliche Sauerstoffzehrung des anämischen Blutes eine wichtige Stütze erhalten, denn wir haben hier einen Hinweis auf die gewaltig gesteigerte, oxydative Tätigkeit des Knochenmarkes, das der Untersuchung nicht direkt zugänglich ist. Dass auch die menschlichen Anämien manchmal Beziehungen zwischen Knochenmarksfunktion und Stoffwechselgrösse erkennen lassen, wurde schon vorhin erwähnt; natürlich liegen aber die Dinge hier nicht so klar und einfach wie bei den Blutungsanämien der Tiere. Gleichwohl ist es meines Erachtens erlaubt, ganz allgemein bei Anämien die Steigerung der Wärmeproduktion in der Hauptsache auf erhöhte Tätigkeit der blutbildenden Organe zurückzuführen.

Die Art der Zersetzungen bei der Anämie ist im wesentlichen normal, jedenfalls fanden sich in allen einwandfreien Untersuchungen der letzten drei Jahrzehnte normale respiratorische Quotienten. Auch stimmen indirekte und direkte Kalorimetrie sehr gut überein (Differenzen im Durchschnitt — 3,3% [Meyer und Du Bois (18)].

Der Einfluss der Nahrung auf den respiratorischen Gaswechsel ist nur ganz vereinzelt und nicht systematisch untersucht worden, [so von Kraus (11) und Rolly (10)], sichere Abweichungen von der Norm haben sich dabei nicht ergeben. Die Anforderungen, die dabei an die Oxydationskraft des Organismus gestellt werden, sind ja hier auch sehr gering.

Anders bei der Muskelarbeit. Hier tritt nach den klassischen Versuchen von Kraus (29) die Insuffizienz der Sauerstoffversorgung ganz entsprechend dem Verhalten bei dyspnoischen Herz- und Lungenkranken sehr deutlich in die Erscheinung. Während der Gesunde bei starker Muskeltätigkeit seine Oxydationen auf das 8—10fache zu steigern vermag, bringen es hochgradig Anämische je nach der Schwere ihrer Erkrankung nur bis zum doppelten oder dreifachen, so dass ihnen die Bewältigung einer nennenswerten körperlichen Arbeit zur Unmöglichkeit wird, und soweit sie schliesslich noch geleistet werden kann, ist der Nutzeffekt gegenüber der Norm meist erheblich verschlechtert. Gerade an diesen Kranken konnte Kraus (29) seine These von der Ermüdung als einem Mass für die Konstitution besonders schlagend beweisen. Auch Kakehi (17) fand in drei Fällen mit mässiger Anämie und Chlorose bei geringer und mittlerer Arbeit einen deutlich vermehrten Sauerstoffverbrauch (144,7 ccm pro Kilogramm gegenüber 127,7 ccm in der Norm bei gleicher Arbeit).

β) Das Verhalten des Eiweissumsatzes.

Aus der grossen Literatur über diesen Gegenstand bei akuten und chronischen Anämien [vgl. Strauss (Z) bis 1906, Mohr (Z) bis 1910, später D. Fuchs (30), Meyer und Du Bois (18), Grafe (19) u. a.] kann ich hier nur auf die Arbeiten eingehen, deren technisch einwandfrei gewonnene Resultate für deletäre Einflüsse auf den Eiweissstoffwechsel sprechen. Regel ist jedenfalls, dass die quantitativen Verhältnisse nicht von der Norm abweichen, zumal wenn man den Ernährungszustand mit in Betracht zieht. Das hat für die perniziöse Anämie zuerst einwandfrei von Noorden (31) festgestellt.

Eine Ausnahme machen nur die sorgfältigen Untersuchungen von Rosenqvist (32) an 18 Fällen von Bothriocephalusanämie. Leider hatten die meisten von ihnen vor der Abtreibekur Fieber. Ganz fieberfrei waren nur zwei, ausserdem zeigten noch vier Temperaturen bis 37,2°, alle übrigen Fälle müssen wegen der Komplikationen für unsere Frage ausscheiden. Aber auch in den afebrilen sechs Fällen kann es keinem Zweifel unterliegen, dass trotz gleicher Kalorienzufuhr (meist 35—45 Bruttokalorien pro 1 kg) die N-Bilanz nach Abtreibung des Wurmes sich deutlich besserte, auch wenn sie, wie in drei Fällen, schon vorher positiv war. Leider wurden keine Untersuchungen über den Gesamtstoffwechsel vor und nach der Abtreibekur vorgenommen, so dass sich nicht entscheiden lässt, ob nicht in der Vorperiode das Nahrungsbedürfnis grösser gewesen ist als nach der Entfernung des Wurmes. Immerhin müssten diese Differenzen schon recht beträchtlich sein, um die Unterschiede im Eiweissstoffwechsel allein zu erklären, aber das ist nicht sehr wahrscheinlich. So glaube auch ich, dass hier toxische Einflüsse sich geltend gemacht haben. Es fragt sich nur, ob diese von der Anämie als solcher oder von dem anämisierenden Wurme ausgingen. Rosenqvist (32) selbst ist meines Erachtens mit Recht der letzteren Ansicht und schreibt ausdrücklich: „Die Anämie als solche ruft den erhöhten Eiweissumsatz nicht hervor — gerade die Anämie ist nämlich auf die Richtung des Eiweissstoffwechsels ohne Belang". Ausserdem berichtet Rosenqvist noch über Beobachtungen an drei Fällen von perniziöser Anämie, die charakterisiert waren durch die ausserordentlich grossen Schwankungen der N-Bilanz. Rosenqvist nimmt die Tage mit negativer Bilanz für sich heraus und folgert aus ihnen, dass zeitweise ein toxogener Eiweisszerfall bestehen kann. Strauss (Z) hat diese Versuche schon kritisiert. Wenn man zudem bedenkt, dass die Durchschnittswerte längerer fieberfreier Perioden zwischen — 0,99 g und + 0,56 g N pro die schwankten, so kann man diesen Versuchen meines Erachtens wirklich keinen Beweis für die Existenz eines toxischen Eiweisszerfalls bei der echten Biermerschen Anämie entnehmen.

Grafe (19) untersuchte zuerst in langdauernden Versuchen den Eiweissstoffwechsel im Rahmen des Gesamtumsatzes und fand dabei eine völlig normale Beteiligung (9—18 %, im Durchschnitt 12 %).

Demnach lässt sich feststellen, dass der Eiweissumsatz bei der unkomplizierten Anämie den gleichen Gesetzen unterliegt wie beim Gesunden.

Literatur.

Zusammenfassende Darstellungen mit reichen Literaturangaben:

Strauss, H., Blutkrankheiten in v. Noordens Handb. der Pathol. des Stoffwechsels. 2. Aufl. 1. 881. 1906.

Mohr, L., Gesamtstoffwechsel bei Anämien, Kachexien usw. in Oppenheimers Handb. d. Bioch. IV. 2. 372. 1910.

1. Morawitz, P. und Pratt, Münch. med. Wochenschr. Nr. 35. 1908; Arch. f. exp. Pathol. u. Pharmakol. **60**. 298. 1909.
2. Warburg, O., Zeitschr. f. phys. Chem. **59**. 112. 1909.
3. Zuntz, N. in Hermanns Handb. d. Phys. IV. 2. Leipzig 1882.
4. Trendelenburg, P., Zeitschr. f. Biol. **57**. 495. 1912.
5. Batelli und Stern, Journ. de phys. et path. gén. S. 1. 1907.
6. Korentschewski, W. G., Russki wratsch **9**. 1441. 1910.
7. Richet, Ch., Journ. de phys. et path. gén. **14**. 689. 1912.
8. Asher und Danoff, Bioch. Zeitschr. **93**. 44. 1919.
9. Eberstadt, Arch. f. exp. Pathol. u. Pharmakol. **71**. 329. 1913.
10. Rolly, F., Deutsch. Arch. f. klin. Med. **114**. 605. 1914.
11. Kraus, F. (und Chvostek), Wien. med. Wochenschr. Nr. 33. 1891. und Zeitschr. f. klin. Med. **22**. 449. 1891.

12. **Bohland**, Berl. klin. Wochenschr. Nr. 18. 1893; R. **Meyer**, Über den O_2-Verbrauch und die CO_2-Ausscheidung bei verschiedenen Formen der Anämie. Diss. Bonn. 1892.
13. **Thiele** und **Nehring**, Zeitschr. f. klin. Med. 30. 41. 1896.
14. **Henius**, Beiträge zur Arsenbehandlung der Chlorose. Inaug.-Diss. Giessen 1902.
15. **Magnus-Levy**, A., Zeitschr. f. klin. Med. **60**. 179. 1906.
16. **Plesch**, J., Zeitschr. f. exp. Pathol. u. Therap. **6**. 518. 1909.
17. **Kakehi**, Bioch. Zeitschr. **76**. 248. 1916.
18. **Meyer**, A. L. und E. F. **Du Bois**, Arch. f. int. Med. **17**. 965. 1916.
19. **Grafe**, E., Deutsch. Arch. f. klin. Med. **118**. 148. 1915.
20. **Mohr**, L., Zeitschr. f. exp. Pathol. u. Therap. **2**. 436. 1906.
21. **Morawitz**, P. und R. **Röhmer**, Arch. f. klin. Med. **94**. 529. 1908.
22. **Plesch**, J., Hämodynam. Studien. Berlin, 1909.
23. **Weizsäcker**, V., Arch. f. klin. Med. **100**. 198. 1910.
24. **Bohr**, Ch., Zentralbl. f. Phys. **4**. 249. 1890, u. **Nagels** Handb. d. Phys. I. 1. 04. 1900,
25. **Butterfield**, Zeitschr. f. phys. Chem. **62**. 173. 1909.
26. **Masing**, E., Arch. f. klin. Med. **98**. 122. 1910.
27. **Derselbe** und R. **Siebeck**, ebende **99**. 138. 1910.
28. **Hári**, P., **Pflügers** Arch. **130**. 177. 1909.
29. **Kraus**, F., Die Ermüdung als ein Mass der Konstitution. Bibliothek med. D[I]. H.3. Fisher. Cassel 1897.
30. **Fuchs**, D., **Pflügers** Arch. **130**. 156. 1909.
31. v. **Noorden**, C., Charité Ann. **16**. 225. 1891.
32. **Rosenqvist**, E., Zeitschr. f. klin. Med. **49**. 193. 1903.

2. Der Stoffwechsel bei der Polyzythämie.

Der Gesamtstoffwechsel bei dieser noch immer rätselhaften Krankheit (Zusammenfassendes bei M. Mosse und Gaisböck) mit Vermehrung der roten Blutkörperchen bietet aus mehrfachen Gründen ein grosses Interesse. Zunächst finden wir hier eine besonders grosse Steigerung der Erythropoiese, besonders von seiten des Knochenmarkes. Dann aber erhebt sich auch hier analog wie bei der Anämie die Frage nach der Wertigkeit des Hämoglobins für die Atmung.

Unter diesen Umständen sind in Anbetracht der relativen Seltenheit der Erkrankung sehr zahlreiche kurzfristige Respirationsversuche angestellt, fast sämtlich mit der Zuntz-Geppertschen Methode [so von Senator (1), Lommel (2), Tangl (3), Gordon (4), Grafe (5), v. Bergmann und Plesch (6), Röver (7), Plehn (8), Mohr (9), Schill (10)].

Die Ergebnisse der Beobachtungen an den 19 ersten Kranken hat M. Mosse (Z) in einer Tabelle sehr übersichtlich zusammengefasst. Bei diesen Fällen fand sich nur sechsmal eine Erhöhung der Wärmeproduktion, in allen übrigen bewegten sich die Zahlen in normaler Breite. Das gleiche gilt auch für drei ganz kürzlich mitgeteilte Beobachtungen von Schill (10).

In der folgenden Tabelle 35 teile ich drei weitere unveröffentlichte Untersuchungen mit. Im Gegensatz zu allen bisherigen Beobachtungen handelt es sich hier um langfristige (4—5stündige) Versuche.

Der kleinen Tabelle, die alle zur Beurteilung wichtigsten Daten bringt, lässt sich entnehmen, dass, verglichen mit den Harris-Benedictschen Normalzahlen

Tabelle 35.

Unveröffentlichte Stoffwechselversuche bei drei Polyzythämikern.

Patient	Datum der Untersuchung	Gewicht kg	Temp. Puls-Atmung	Zahl der roten Blutkörperchen	ccm CO_2 pro kg u 1′	ccm O_2 pro kg u. 1′	RQ	Kalorienproduktion (normal)	Verhalten gegenüber der Norm %	g N pro 24 Std.
P. Sta. 30 J. m.	21. X. 20	53,0	36,1° P = 84 R = 20	8 Mill.	4,38	5,34	0,821	1966 (1388)	+ 42	7,280
Fr. Kä. 47 J. m.	9. II. 21	54,0	36,1° P = 72 R = 28	10,6 „	3,39	4,54	0,746	1671 (1262)	+ 34	6,639
Th. 41 J. m.	2. IV. 21	59,2	36,3° P = 88 R = 18	7,5 „	3,72	4,64	0,801	1902 (1428)	+ 33	4,102

(vgl. Anhang) in allen drei Fällen eine deutliche, maximal 42% betragende Steigerung der Oxydationen vorlag im Gegensatz zu einer eigenen früheren Beobachtung mit ganz normalen Werten. Fassen wir das ganze Material zusammen, so ergibt sich, dass unter 25 Polyzythämikern nur bei 9 die Verbrennungen vermehrt sind. Versucht man durch genaue klinische Analyse der Einzelfälle zu ergründen, warum einmal Steigerungen da sind, das andere Mal normale Werte, so ist das Ergebnis recht unbefriedigend. Weder die absoluten Zahlen der Roten, noch Puls- und Atemfrequenz oder Blutdruck scheinen von entscheidender Bedeutung zu sein. Meist ist allerdings in den Fällen mit Erhöhung der Wärmeproduktion das Atemvolumen gesteigert, sehr oft auch Respirations- und Herzfrequenz, aber es fragt sich doch sehr, ob das Ursache oder nicht vielleicht eher Folge der Stoffwechselsteigerung ist. Ob der Funktionszustand des Knochenmarkes oder der Milz eine Rolle spielt, lässt sich nicht beurteilen, da fast überall Sektionen fehlen. Sicher ist nur, dass wir wohl in jedem Falle eine Überfunktion der Erythropoese annehmen müssen. Da vereinzelt auch unreife Formen gefunden sind, so kann die Bildung auch überstürzt verlaufen, aber das ist nicht die Regel; meist ist sogar die Zahl der Normoblasten im Knochenmark gegenüber der Norm nicht wesentlich vermehrt, niemals in dem Masse, wie bei der schweren Anämie. Die Befunde können offenbar sehr wechselnd sein.

Eine Sauerstoffzehrung des maximal mit Sauerstoff gesättigten Blutes scheint nach Hürter (11) nicht vorzuliegen. In manchen Fällen ist zweifellos [Lit. bei M. Mosse (Z)] die Blutmenge vermehrt. Man könnte daran denken, diesen Umstand für die Genese der Stoffwechselsteigerung heranzuziehen. Beobachtungen von Delchef (12) und Loewy (13) an Tieren, deren Blutmenge durch Bluttransfusion vermehrt wurde, scheinen dafür zu sprechen. Der Umsatz stieg an, meist aber waren die Tiere gleichzeitig unruhig und änderten ihre Atmung. Wenn man zudem bedenkt, dass ein Teil des infundierten Blutes sofort wieder zerfällt und dadurch einen Stoffwechselreiz auslöst, und dass ferner wahrscheinlich die überschüssige Blutmenge sehr rasch aus der Blutbahn verschwindet, so ist derartigen Untersuchungen keine besondere Beweiskraft für die Verhältnisse bei der Polyglobulie des Menschen zuzuerkennen. Die Vermehrung des Sauerstoffangebotes an die Zellen kommt auch als Erklärung nicht in Betracht, da, wie in Kapitel II a ausgeführt wurde, hier Pflügers Grundgesetz innerhalb sehr weiter Grenzen Gültigkeit hat.

So ist es vorläufig wohl noch nicht möglich, eine befriedigende Erklärung für die Stoffwechselsteigerung in ca. $^1/_3$ der Fälle der Polyzythämie zu geben. Eine Leistungssteigerung mehrerer Organfunktionen (Herz, Atmung, Knochenmark, Milz) liegt sicher vor, aber ob damit alles erklärt ist, scheint mir nicht sicher. Für qualitative Stoffanomalien fehlt jeder Anhalt, die respiratorischen Quotienten waren in allen einwandfreien Untersuchungen normal.

Untersuchungen über den Einfluss von Nahrungsaufnahme und Muskelarbeit auf die Intensität der Verbrennungen scheinen noch nicht angestellt zu sein, doch ist wohl nicht anzunehmen, dass hier Besonderheiten vorliegen.

Auch der Eiweissumsatz ist nur selten verfolgt. Senator (1) fand normale Werte. In den Fällen von Gordon (4) und Orlowski (14) kam es zu erheblichen N-Retentionen, doch scheint hier Überernährung vorgelegen zu haben. Das normale Verhalten des Eiweissumsatzes geht auch aus den Werten der Tabelle auf S. 462 (letzter Stab) deutlich hervor [1]).

Literatur.

Neueste Zusammenfassungen auch unter Berücksichtigung des Stoffwechsels bei
Mosse, M., Die Polyglobulien in Kraus-Brugschs Spez. Pathol. u. Therap. inn. Erkr. 8. 821. 1920.
Gaisböck, F., Die Polycythämie. Ergebn. d. inn. Med. u. Kinderk. 21. 204. 1922.

1. Senator, H, Zeitschr. f. klin. Med. 60. 357. 1906 und 68. 349. 1908.
2. Lommel, Deutsch. Arch. f. klin. Med. 87. 315. 1906, 92. 83. 1907 und Münch. med. Wochenschr. Nr. 6. 1908.
3. Tangl, F., zit. bei H. Senator (1).
4. Gordon, Zeitschr. f. klin. Med. 68. 1. 1909.
5. Grafe, zit. bei Morawitz und Roehmer, Deutsch. Arch. f. klin. Med. 94. 529. 1908.
6. v. Bergmann, G. und J. Plesch, Münch. med. Wochenschr. Nr. 35. 1911.
7. Röver, ebenda, Nr. 52.
8. Plehn, A., Deutsche med. Wochenschr. 351. 1913.
9. Mohr, L., Münch. med. Wochenschr. Nr. 31. 1913.
10. Schill, E., Zeitschr. f. klin. Med. 92. 442. 1921.
11. Hürter, Deutsch. Arch. f. klin. Med. 108. 1. 1912.
12. Delchef, Arch. int. de phys. 3. 1906.
13. Loewy, A., in Oppenheimers Handb. d. Bioch. IV. 1. T. 198. 1910.
14. Orlowski, zit. nach Mosse (Z).

---

[1]) Die Werte sind so gewonnen, dass die während des Respirationsversuches gefundenen Mengen N im Urin auf 24 Stunden umgerechnet sind.

3. Der Stoffwechsel bei der Leukämie.

An dieser Stelle kommt natürlich nur die chronische Form in Betracht und zwar auch diese nur soweit, als sie nicht febril ist oder mit anderen Krankheiten sich kombiniert. Für die fieberhaften Fälle gelten die Ausführungen in Kapitel V b. 2.

a) Das Verhalten der Wärmeproduktion.

Bei keiner Blutkrankheit ist die Stoffwechselsteigerung so ausgesprochen und so regelmässig vorhanden wie bei der Leukämie. Zwar nahmen die ersten Untersucher Pettenkofer und Voit (1) sowie Kraus und Chvostek (2) an, dass ihre Zahlen für den Sauerstoffverbrauch und die Kohlensäureproduktion noch in den Bereich der Norm gehörten, aber Magnus-Levy (3) hat schon festgestellt, dass in sämtlichen Fällen ganz sichere Erhöhungen vorlagen. Eine Steigerung nahm zuerst Bohland (4) an, aber seine Untersuchungen sind nicht beweiskräftig, da die Kranken nicht nüchtern waren. Magnus-Levy (5) fand in einer eigenen Beobachtung auch sicher erhöhte Werte (5,18 ccm O_2 pro 1 kg und 1'). Da aber eine Komplikation mit Lungentuberkulose und häufigem, wenn auch geringem Fieber vorlag, so ist in diesem Falle die Genese der Stoffwechselsteigerung nicht völlig klar. Auf breiter Basis von 11 Fällen lymphoider und myeloischer Leukämie untersuchte Grafe (6) in langdauernden Respirationsversuchen das Verhalten des Gesamtstoffwechsels. Dabei wurden ausnahmslos Steigerungen gefunden, die unter Benutzung der Meehschen Formel und der Normalzahlen von Magnus-Levy zwischen 10—100 $\%$ schwankten, bei Anwendung der Du Boisschen Formel sogar zwischen 19 und 123 $\%$. Die höchsten Zahlen wurden bei einem 50 jährigen Manne mit 820 000 Leukozyten pro Kubikmillimeter Blut beobachtet. Als unter dem Einfluss der Röntgenbestrahlung die Werte auf 200 000 absanken, verminderte sich gleichzeitig auch die Wärmeproduktion von 3311 auf 2467 Kalorien, so dass zuletzt die Intensität der Verbrennungen nur noch etwa 50 $\%$ über der Norm lag. Auch sonst fand sich oft, wenn auch nicht regelmässig, ein gewisser Parallelismus zwischen Stoffwechselhöhe und Grösse der Leukozytenzahlen. Auch bei der respirationskalorimetrischen Beobachtung an einem Leukämiker mit 296 000 Leukozyten von Murphy, Means und Aub (7) war die Stoffwechselsteigerung mit 44 $\%$ sehr erheblich. Auf Röntgenbestrahlung sanken die Leukozytenzahlen erheblich, der Stoffwechsel nur in geringem Masse ab, eine anschliessende Radiumbehandlung drückte die Leukozytenwerte noch weiter herab, auch die Intensität der Verbrennungen verminderte sich deutlich noch weiter. A. H. Gunderson [1]), der 10 Fälle untersuchte, fand auch Erhöhungen des Umsatzes, die weniger der Gesamtzahl der Leukozyten, als der Menge der unreifen Formen parallel ging. Es ist das sehr verständlich, da die unreifen Formen den grössten Stoffwechsel

---

[1]) Bost. med. and surg. journ. **85. 1921.**

haben. Je grösser die Menge überhaupt, desto grösser auch meist die Anzahl der unreifen Zellen.

Zur Erklärung der in allen bisher mitgeteilten mittleren und schweren Fällen von Leukämie festgestellten Umsatzsteigerungen kommen mehrere Faktoren in Betracht. Ein kleiner Teil ist sicher auf Kosten gesteigerter Herz- und Atemtätigkeit zu setzen, in schweren Fällen sind beide Faktoren erheblich grösser als in der Norm. Die Hauptursache muss aber eine andere sein. Da der Sauerstoffverbrauch des Blutes Leukämischer ein sehr grosser ist (bis 0,4 ccm pro 1 ccm und 1 Stunde), so stellte Grafe (6) die Hypothese auf, dass der gewaltige Stoffverbrauch der in enormen Mengen immer wieder neu gebildeten jungen Blutzellen die Hauptursache für die Steigerung der Wärmeproduktion sei. An der Hand von Respirationsversuchen des Gesamt- organismus und des Blutes der Kranken konnte berechnet werden, dass bis zu 14% des Stoffverbrauchs des gesamten Körpers auf die Zellen des strömenden Blutes entfallen können. Wenn man bedenkt, welche gewaltigen Anhäufungen junger Leukozyten in den inneren Organen, auch ausserhalb des Blutes sich finden, so wird es sehr wohl verständlich, dass ein gewaltiger Sauerstoffverbrauch durch die übermässig Leukozyten produzierenden blut- bildenden Organe und die in ihnen entstandenen jungen Zellen statthat. Die Tatsache, dass ein ausgesprochener Parallelismus zwischen Stoffwechselintensität und Leukozytenzahl bzw. Anzahl der unreifen Formen im peripheren Blute nicht immer vorhanden ist, spricht nicht gegen die skizzierte Theorie, da der Leuko- zytengehalt des peripheren Blutes keineswegs immer ein zuverlässiger Indi- kator für die Produktion der Leukozyten im Innern des Körpers ist.

Dass ein sehr grosser, wenn nicht der grösste Teil der Stoffwechsel- steigerung auf diese Weise am besten erklärt ist, kann wohl nicht bezweifelt werden. Eine andere Frage ist, ob ausserdem noch neben dem schon bespro- chenen Einflusse der Mehrung von Atem- und Herztätigkeit andere Faktoren mitspielen. Möglich ist das durchaus, zumal wenn man bedenkt, dass auch Lymphogranulomatosen deutliche Stoffwechselsteigerungen aufweisen können [Grafe (8)], aber eine zwingende Notwendigkeit zur Annahme noch unbe- kannter toxischer Momente besteht meines Erachtens vorläufig nicht.

Wie aus den stets normalen Werten der respiratorischen Quotienten und der guten Übereinstimmung von direkter und indirekter Kalorimetrie [Murphy, Means und Aub (7)] hervorgeht, ist der Charakter der Um- setzungen der gleiche wie in der Norm. Untersuchungen über spezifisch- dynamische Wirkung der Nahrung und den Einfluss der Muskelarbeit auf den Umsatz liegen nicht vor.

β) Das Verhalten des Eiweissumsatzes.

Im Gegensatz zum Gesamtstoffwechsel ist der Eiweissumsatz bei der Leukämie sehr häufig untersucht. Die Untersuchungen bei der akuten Form

[Lit. bei Strauss (Z) und Mohr (Z)] bleiben natürlich auch hier ausser Betracht. Wenn wir die grosse Literatur bei der chronischen Leukämie [Zusammenstellung bei Strauss (Z) und Mohr (Z), sowie der amerikanischen Arbeiten und der neueren Literatur bei Murphy, Means und Aub (7)] überblicken, so lässt sich zusammenfassend sagen, dass jedenfalls in der weit überwiegenden Mehrzahl der Fälle sich die N-Bilanz normal verhielt. Und wenn vereinzelt, wie in den älteren Beobachtungen von Fleischer und Penzold (9), Sticker (10), Stüve (11), Stejskal und Erben (12) negative N-Bilanzen verzeichnet sind, so kommt das daher, dass entweder Komplikationen mit Fieber, Ödemen usw. bestanden haben oder dass der damals noch unbekannten erheblichen Stoffwechselsteigerung bei der Zumessung der Nahrungszufuhr keine Rechnung getragen wurde. Soviel ich sehe, existiert bei der chronischen afebrilen Leukämie bisher keine einzige Beobachtung, welche die Annahme eines unbekannten toxischen Faktors rechtfertigt. Auch wenn man in den neuesten Untersuchungen von Grafe (6) sowie Murphy, Means und Aub (7) die Eiweissverbrennung in Beziehung zum Gesamtumsatz bringt, erhält man ganz normale Relationen.

Die dringend wünschenswerten Untersuchungen über das N-Minimum bei chronischer afebriler Leukämie fehlen leider vorläufig noch.

Literatur.

Bezüglich der zusammenfassenden Darstellungen von Strauss und Mohr, vgl. S. 460.

1. Pettenkofer und Voit, Zeitschr. f. Biol. 5. 319. 1869.
2. Kraus, F. (und Chvostek), Wien. med. Wochenschr. Nr. 33. 1891 und Zeitschr. f. klin. Med. 22. 449. 1897.
3. Magnus-Levy, A., Berl. klin. Wochenschr. Nr. 30. 650. 1895 und Zeitschr. f. klin. Med. 60. 182. 1907.
4. Bohland, K., Berl. klin. Wochenschr. Nr. 18. 1893, vgl. auch Meyer, R., Über den O_2-Verbrauch und die CO_2-Ausscheidung bei den verschiedenen Formen der Anämie Inaug.-Diss. Bonn 1892.
5. Magnus-Levy, A., Virchows Arch. 152. 116. 1898.
6. Grafe, E., Deutsch. Arch. f. klin. Med. 102. 406. 1911.
7. Murphy, J. B., J. H. Means und J. C. Aub, Arch. f. int. Med. 19. 890. 1917.
8. Grafe, E., Klin. Wochenschr. 1. 62. 1922.
9. Fleischer und Penzoldt, Deutsch. Arch. f. klin. Med. 26. 368. 1880.
10. Sticker, G, Zeitschr. f. klin. Med. 14. 80. 1888.
11. Stüve, Arb. aus d. städt. Krankenh. Frankfurt a. M. Festschr. d. 68. Vers. d. Naturf. u. Ärzte. 23. 1896.
12. Erben und v. Stejskal, Zeitschr. f. klin. Med. 39. 151. 1900.

VII. Veränderungen des Gesamtstoff- und Kraftwechsels unter der Wirkung abnormer, vorläufig noch unbekannter Reizstoffe.

In den vorigen Kapiteln habe ich versucht, die Anomalien des Gesamtstoff- und Kraftwechsels von genetischen Gesichtspunkten aus zu ordnen und darzustellen. Dabei mussten sich gewisse Schwierigkeiten ergeben. Sie sind vor allem durch die Unvollkommenheit unseres Wissens bedingt, dann aber auch durch die Tatsache, dass die Abweichungen von der Norm häufig nicht eine, sondern mehrere Ursachen haben, wie vor allem das letzte Kapitel zeigte. Unter diesen Umständen konnte es sich nur darum handeln, die Orientierung nach der wichtigsten oder jedenfalls der sicher bekannten Ursache vorzunehmen. In jedem einzelnen Falle war die Frage zu erörtern, ob die bekannten Faktoren zur Deutung genügen oder ob noch unbekannte Prozesse als wirksam anzunehmen sind. Völlig zu verneinen war das in keinem Falle. Auf diese Weise werden auch am besten die Lücken aufgedeckt, an denen weitere Untersuchungen einsetzen müssen.

Nun gibt es noch eine Reihe von quantitativen Störungen des Stoffwechsels, deren Ursachen noch ganz im Dunklen liegen, weil Stoffe da eine Reizwirkung entfalten, deren Herkunft wir zwar in vielen Fällen, wie z. B. bei Karzinom und afebrilen Infektionen vermuten können, deren chemische Natur und Wirkungsmechanismus aber meist noch ganz unaufgeklärt ist. Diese Krankheitsprozesse haben miteinander wenig zu tun. Das lose Band, das sie umschlingt, ist nur die Tatsache der Produktion besonderer, toxisch wirkender Substanzen, deren Angriffspunkt wahrscheinlich das Gewebe direkt ist. Gewiss ist auch eine indirekte Wirkung über die beiden grossen Regulationssysteme denkbar, aber es fehlt an sicheren Anhaltspunkten dafür. Klar ist nur bei den meisten, dass auch die nervösen Zentralapparate mitaffiziert werden können, wie aus dem oft gleichzeitig vorhandenen Fieber hervorgeht. Für die Betrachtungen dieses Kapitels kommen natürlich nur die afebrilen Prozesse in Betracht.

a) Anomalien des Stoffwechsels bei endogen entstandenen Reizstoffen.

1. Das Verhalten des Stoffwechsels bei schweren Störungen der Nierenfunktion.

Früher wurde, obwohl nur eine einzige Beobachtung dafür vorlag, ganz allgemein angenommen, dass Nierenerkrankungen keine Änderungen in der Intensität der Verbrennungen bedingen. Erst in den letzten Jahren ist es durch experimentelle und klinische Untersuchungen festgestellt worden, dass auch hier Störungen vorkommen können.

α) Experimentelle Beobachtungen.

Die erste Frage, die sich hier aufdrängt, betrifft die Intensität des Stoffwechsels der gesunden Niere bzw. die prozentuale Beteiligung dieses Organs am Gesamtstoffwechsel. Gerade bei der Niere sind wir über diese Fragen recht gut unterrichtet, und trotz ganz verschiedener Methodik liegen die von den verschiedenen Untersuchern gewonnenen Werte sehr nahe beieinander. Barcroft und Brodie (1) fanden mit der Blutgasmethode pro 1 kg Niere

85 ccm O_2-Verbrauch pro Minute, Tangl (2) am curarisierten Hunde nach Exstirpation der Nieren ein Absinken von 0,4 Kalorien pro 1 g = ca. 90 ccm O_2 pro Kilogramm und 1 Minute. Die Beteiligung der Niere am Gesamtstoffwechsel des Tieres Hund und Ratte) wird von Barcroft-Brodie (1) sowie Tangl (2, 3) übereinstimmend auf 7,1—8,2 % angegeben. Diese Werte gelten für das relativ ruhende Organ des nüchternen Tieres. Wird der Niere eine starke Sekretionsarbeit (nach Harnstoff-, Natriumsulfat-, oder Phlorhizingabe) zugemutet, so steigt der Sauerstoffverbrauch gewaltig an, in den englischen Untersuchungen auf 340 ccm pro Kilogramm und 1 Minute, so dass die Beteiligung am Ruheumsatz auf 21 % anwächst. Dabei ergab sich die bemerkenswerte Tatsache, dass die osmotische bzw. Konzentrationsarbeit nur einen sehr kleinen Teil (ca. $1/_{220}$) der aus dem Sauerstoffmehrverbrauch sich berechnenden Gesamtarbeit des Organs ausmacht. Da direkte Beziehungen zwischen osmotischer und Gesamtnierenarbeit anscheinend nicht bestehen, liegen also die Verhältnisse viel komplizierter, als zunächst zu erwarten war. Cushny (Z) vermutet, dass die wesentlichste Arbeitsleistung in der Niere in der Rückresorption von Flüssigkeit bestehe.

Nach diesen grossen Ausschlägen bei der arbeitenden Niere könnte man annehmen, dass nach grossen Gaben von harnfähigen Substanzen (Harnstoff und Kochsalz) auch beim normalen Gesamttiere deutliche Stoffwechselsteigerungen resultieren können. Wie an anderer Stelle (S. 231) auseinandergesetzt wurde, kann das auch der Fall sein, doch war der Schluss, dass die Zunahme der Verbrennungen auf vermehrte Nierentätigkeit zurückzuführen sei, irrig, da Tangl (2) zeigen konnte, dass die Steigerung der Wärmeproduktion nicht wesentlich geringer wird, wenn die Nieren entfernt sind. Somit scheint im allgemeinen die Nierenarbeit, d. h. die Menge chemischer Energie, die durch die Lebensäusserung der Nieren in andere Energiearten umgewandelt wird (Tangl (3)], sich im Gesamtstoffwechsel nicht sicher fassbar zu markieren.

Von Interesse waren die Untersuchungen über die Nierenarbeit bei kranken Nieren. Cserna und Kelemen (4) setzten Nierenschädigungen durch Schwermetalle, Kanthariden sowie kurze Ligaturen der Nierengefässe. Dabei zeigte sich, dass die Arbeit der kranken, aber noch sezernierenden Niere grösser war als die der gesunden, erst bei starker Ischurie oder kompletter Anurie waren die Werte für O_2 und CO_2 subnormal.

Wichtig ist das Resultat der Untersuchungen bei Ligaturen der Nierengefässe. Hier zeigte sich nach Lösung der Ligaturen eine so erhebliche und länger dauernde Stoffwechselsteigerung, dass anscheinend sekundär auch andere Organe daran teilgenommen haben müssen. Cserna und Kelemen (4) führen das meines Erachtens mit Recht auf eine Alteration durch toxische Substanzen der geschädigten Niere zurück, die nach Lösung der Ligaturen in den Kreislauf gekommen sind. Dass diese spezifischer Art sind, ist wohl unwahrscheinlich.

Die geschilderten Beobachtungen von Tangl und seinen Schülern sind so rasch nach Exstirpation der Nieren gewonnen, dass von einer Urämie oder Schädigung durch die Retentionsstoffe nicht gesprochen werden kann.

Untersucht man im urämischen Stadium nach beiderseitiger Nephrektomie, so findet man [La Franca (5)] beim Hunde mässige, über $30\,^0/_0$ nicht hinausreichende, von Tag zu Tag zunehmende Stoffwechselsteigerungen, die erst 1—2 Tage vor dem Tode ins Gegenteil sich umkehren. Gleichzeitig stiegen die respiratorischen Quotienten an. La Franca führt das, wohl kaum mit Recht, auf einen Kompensationsversuch des Organismus, die harnfähigen, aber nicht mehr gehörig ausscheidbaren Substanzen oxydativ zu zerstören, zurück.

Dem prämortalen Abfall der Verbrennungen entspricht ein deutliches Absinken der Temperatur. Das hatte schon früher v. Limbeck (6) im Experimente gesehen. Diese alte Beobachtung veranlasste Pick und Schütz (7) vor kurzem, das Wärmeregulationsvermögen urämischer Tiere zu prüfen. Tatsächlich fanden sie bei Kaninchen eine ausgesprochene Poikilothermie, doch unterscheidet sich diese wesentlich dadurch von derjenigen nach Halsmarkdurchschneidung, dass zentral angreifende Pharmaka für die Temperaturbeeinflussung (Chloralhydrat und Magnesium einerseits, Tetrahydro-β-naphthylamin andererseits) noch deutlich wirksam sind. Das Wärmezentrum ist also schwer geschädigt, aber noch nicht vollkommen funktionsunfähig.

β) Klinische Untersuchungen.

Beobachtungen des Gesamtstoffwechsels bei Nierenkranken gibt es nur sehr wenige. In der ganzen älteren Literatur existiert nur eine Angabe von Hannover (8), der bei einem Kranken mit Schrumpfniere 0,142 g Kalorien pro Kilogramm und Minute in der Respiration fand, gegenüber 0,137 g bei einer gesunden Kontrollperson. Jahrzehntelang hat man sich mit dieser einzigen Beobachtung begnügt und damit die Frage des Einflusses von Nierenstörungen beim Menschen als erledigt betrachtet.

Erst aus neuester Zeit liegen zwei Untersuchungen vor [von Peabody, Meyer und Du Bois (9) sowie Aub und Du Bois (10)]. In der ersten Arbeit, in der gleichzeitig auch der Einfluss der Dyspnoe auf den Umsatz studiert werden sollte, sind die Nierenerkrankungen vielfach mit schweren Herzinsuffizienzen oder Ödemen kompliziert. Für die vorliegende Frage kommen 7 Fälle in Betracht. In 5 davon fand sich eine erhebliche Stoffwechselsteigerung (bis maximal $49\,^0/_0$). In der zweiten Mitteilung kamen 10 Fälle schwerer Nephritis zur Untersuchung. Auch hier bestand vielfach Dyspnoe und Ödem. Von den 14 zweistündigen Einzelversuchen im Respirationskalorimeter hielt sich der Umsatz in der Hälfte der Fälle in normalen Grenzen ($\mp\,10\,^0/_0$), viermal waren die Werte erniedrigt, doch bestanden dann stets Ödeme, so dass die normale Vergleichsbasis unsicher war, dreimal war es zu ausgesprochenen

Steigerungen gekommen, (bis maximal 29%), doch verhielt sich der Kranke mit dem höchsten Wert ausgesprochen unruhig und war sehr dyspnoisch. Ein zweiter zeigte Symptome eines leichten Hyperthyreoidismus, so dass aus dieser Reihe nur ein Kranker mit 14% Steigerung übrig bleibt. Um einen Anhaltspunkt für die Ursachen der Umsatzerhöhungen zu finden, wurde in allen Fällen Blutdruck, alveoläre Kohlensäurespannung, Kohlensäurebindung im Blut, sowie die Nierenfunktion geprüft. Beziehungen konnten nur zwischen Blutdrucksteigerung und Stoffwechselsteigerung entdeckt werden. Die Intensität der Verbrennungen war nur da gesteigert, wo der Blutdruck mindestens 175 mm Hg betrug. Bei Blutwerten über 200 mm Hg bestand stets Stoffwechselsteigerung, es sei denn, dass Ödeme das Bild komplizierten.

Eine ausgesprochene Urämie wurde nur einmal untersucht und zeigte normale Werte. Das gleiche sah ich in drei eigenen, bisher nicht veröffentlichten, langdauernden Versuchen, welche Tabelle 36 wiedergibt.

Tabelle 36. Eigene Beobachtungen bei der Urämie.

Datum	Name	Per-sonalien	Stadium der Nephritis	Charakterisierung der Nierenerkrankung	ccm CO_2 pro kg u. 1′	ccm O_2 pro kg u. 1′	RQ	Ka-lorien pro 24 Std.	Verhalten gegenüber der Norm
9. II 1909	A. Schl. w.	50 kg Gewicht	Urämie	—	2,59 (9 Std. Ver-such)	3,53	0,734	1199	keine sichere Ab-weichung
18. X. 1919	P. Sch. m. 49 J.	58,2 kg L=162½ P=72 R=24 T=36,5°	Urämie Rest-N =276mg	Endstadium einer sekundären Schrumpf-niere (Sektion) 6 Tage ante finem untersucht	2,43 (5 Std. Ver-such)	3,27	0,744	1297 (1349)	— 3,8%
29. VI. 1920	M. Ha. 30 J.	53,4 kg L=160 P=76 R=16 T=36,3°	Urämie + Rest-U =788mg	Endstadium einer schweren toxischen (Methämoglobin) Ne-phritis mit Anurie und starker Anämie (30% Hb) 3 Tage ante finem	2,93 (2Std.)	4,03	0,729	1459 (1322)	+ 10%

Wie wenig die Funktionsunfähigkeit der Nieren für das Verhalten des Gesamtstoffwechsels von Bedeutung ist, zeigt die dritte Beobachtung mit dem enormen Rest-U von 788 mg pro 100 ccm Blut aufs deutlichste. Dass die Intensität der Wärmeproduktion an der oberen Grenze der Norm lag, hängt wohl mit der gleichzeitig vorhandenen Anämie zusammen.

Aus den mitgeteilten Untersuchungen muss man schliessen, dass **Stoffwechselsteigerungen bei schweren Nierenerkrankungen (ohne Herzinsuffizienz) nur ausnahmsweise vorkommen und auch nur**

da, wo der Blutdruck besonders hoch ist, während die Nieren-
insuffizienz als solche im Gegensatz zu den experimentell erzeugten Nierenschädigungen beim Tier den Gesamtstoffwechsel unbeeinflusst lässt.

Über die Ursachen der Umsatzerhöhung lassen sich höchstens Vermutungen anstellen. Nach den erwähnten Tierversuchen von Cserna und
Kelemen (4) könnte man in erster Linie an den Übertritt von Reizstoffen
aus den erkrankten Nieren ins Blut denken, die gleichzeitig Vasomotoren-
zentrum und Oxydationsenergie der Gewebe erregen. Blutdruck- und Stoffwechselsteigerung wären dann koordiniert, nicht kausal miteinander verknüpft. Am einfachsten wäre natürlich die Annahme einer vermehrten Adrenalinausschüttung aus den Nebennieren, aber dafür fehlt vorläufig jeder Beweis,
wie ja überhaupt der Adrenalingehalt im Blute von Nephritikern bisher mit
guten Methoden noch ganz unzureichend untersucht ist. Auch an den Einfluss der Blutacidose, die häufig bei Niereninsuffizienzen gefunden wurde
(vgl. die Ausführungen und Literatur, S. 227), könnte man denken, doch
scheint nach den amerikanischen Beobachtungen keine Abhängigkeit der
Stoffwechselhöhe von diesem Faktor zu bestehen.

Qualitative Störungen des Gesamtstoffwechsels liegen bei Nierenkranken
nicht vor; die respiratorischen Quotienten sind stets normal, und direkte
und indirekte Kalorimetrie stimmen gut miteinander überein.

Untersuchungen über den Nahrungseinfluss fehlen mit Ausnahme
einer einzelnen Beobachtung von Peabody, Meyer und Du Bois (9) mit
Hafermehl. die normalen Befund zeigte, ganz. Es wäre denkbar, dass nach
Darreichung von Eiweissgaben Abweichungen von der Norm vorkommen
können.

Die Beurteilung des Eiweissumsatzes bei Nephritikern ist aus
naheliegenden Gründen äusserst schwierig. Nur aus sehr langen Bilanzversuchen sind mit Vorsicht Schlüsse zu ziehen. [Frühere Literatur bei
v. Noorden (Z), neuere bei Aub und Du Bois (10)]. Im allgemeinen scheint
die Eiweisszersetzung normal zu verlaufen. Für die Frage einer toxischen
Schädigung in schweren urämischen Zuständen kommen nur zwei Beobachtungen in Betracht, eine von P. F. Richter (11) und eine Mitteilung von
v. Noorden [(Z), S. 971]. Beide scheinen mir nicht beweiskräftig zu sein, da
sie zu kurz sind und die Diurese zu gewaltigen Schwankungen unterlag. Wenn,
wie in v. Noordens Beobachtung, die Diurese von 120 ccm in wenigen
Tagen bei gleicher Zufuhr auf 2900 ccm ansteigt, und vorher eine akute schwere
Infektionskrankheit (Scharlach) bestanden hat, so liegt meines Erachtens
der Gedanke einer sekundären Ausschwemmung grosser, vorher retinierter
Harnstoffmassen bei Besserung der Nierenfunktion doch viel näher als Annahme
eines urämischen Eiweisszerfalls.

<h1 style="text-align:center">Literatur.</h1>

Zusammenfassendes bei

v. Noorden, C., Die Krankheiten der Nieren, in seinem Handbuch der Pathologie d.
Stoffw. 2. Aufl. 1. 969. 1906.

Magnus, R., Die Tätigkeit der Niere in Oppenheimers Handbuch der Bioch. III. 1.
477. 1910.

Cushny, A. R., The secretion of the urine. London 1917.

1. Barcroft, J. und F. G. Brodie, Journ. of phys. **32**. 18. 1905 und **33**. 52. 1905/06.
2. Tangl, F., Bioch. Zeitschr. **34**. 1. 1911.
3. Derselbe, ebenda **53**. 36. 1913.
4. Cserna, St. und G. Kelemen, ebenda **53**. 41. 1913.
5. La Franca, S., ebenda **8**. 180. 1908.
6. v. Limbeck, Arch. f. exp. Pathol. u. Pharmakol. **30**. 180. 1892.
7. Pick, E. P. und J. Schütz, Zeitschr. f. exp. Med. **10**. 257. 1920.
8. Hannover, Zeitschr. f. Biol. **16**. 542. 1878.
9. Peabody, F. W., A. L. Meyer und E. F. Du Bois, Arch. of int. Med **17**. 980. 1916.
10. Aub, J. C. und E. F. Du Bois, ebenda **19**. 865. 1918.
11. Richter, P. F., Char. Ann. **22**. 287. 1899.

2. Das Verhalten des Stoffwechsels bei schweren hepato-linealen Funktionsstörungen.

a) Experimentelle Studien über die Rolle von Leber und Milz für den Wärme-haushalt.

Die Forschungen auf diesem Gebiete sind erst sehr jungen Datums. Der Leberuntersuchung standen sehr erhebliche technische Schwierigkeiten im Wege, während man früher der Milz im allgemeinen keine besondere Bedeutung für den Gesamtstoffwechsel beilegte.

Dass die Leber von Bedeutung für die Wärmeproduktion sein muss, ergibt sich ohne weiteres aus ihrer zentralen Stellung im Stoffhaushalt. Bei der weitgehenden Fähigkeit der einzelnen Leberzellen, für zugrunde gegangene andere kompensatorisch einzutreten, waren fassbare Störungen nur bei sehr schweren Schädigungen zu erwarten. Die ersten Untersuchungen auf diesem Gebiete machten Bohr und Henriques (1), doch sind sie so wenig beweiskräftig, dass sie hier übergangen werden können. Schaltet man beim Säugetier die Leber in der Weise aus, dass durch Anlegung einer Queiroloschen oder Eckschen Fistel das Pfortaderblut direkt in die untere Hohlvene geleitet wird, so kommt es beim curarisierten und künstlich geatmeten Hunde zu einem Absinken der Verbrennungen um ca. 12 % [Verzár (2)], was auf den Ausfall der Leberarbeit bezogen wird. Beim sonst normalen Tiere dagegen sind keine Abweichungen des Gesamtstoffwechsels von der Norm zu erkennen [Grafe und Fischler (3)]. Nur im Zustande der Intoxikation kommt es zu deutlichen Steigerungen. Diese betragen beim nüchternen Hunde ca. 20 %. Nach Eiweissgaben hat die Oxydationskurve einen anderen Verlauf, der Gipfel und die Nüchternwerte werden später erreicht. Die Zuckeroxydation ist intensiver. Erwähnt sei, dass V. Scaffidi (4) auch bei Enten nach Pfortaderunterbindung Stoffwechselerhöhungen sah.

Sehr viel stärker werden die Einwirkungen, wenn die Leber durch Kombination der Eckschen Fistel mit Unterbindung der Leberarterie nahezu ganz aus dem Kreislauf ausgeschaltet wird [Fischler und Grafe (5)]. Die Steigerung kehrt sich dann in das Gegenteil um. Die Verbrennungen sinken gleichzeitig mit der Körpertemperatur oft sehr erheblich ab, maximal bis auf $^1/_3$ der ursprünglichen Werte, obwohl die Tiere noch viele Stunden weiterleben. Allerdings ist die Lebensdauer unter allen Umständen kurz, 42 Stunden maximal in den bisherigen Versuchen. Gleichzeitig finden sich manchmal Erhöhungen des respiratorischen Quotienten, gewöhnlich aber nur, wenn die Tiere kurz lebten und auch dann nur präagonal. Nach den übereinstimmenden Versuchen von Verzár (2), Rolly (6), sowie Murlin, Edelmann und Kramer (7) ist die Ursache aber nicht in Stoffwechselanomalien qualitativer Art zu suchen, sondern beruht in Kohlensäureaustreibung aus dem Blute. Schon vorher hatten Porges und Salomon (8) die Leber durch Abklemmung von Aorta und Vena cava auszuschalten versucht. Da aber die Tiere in kürzester Zeit starben und da ferner ausser der Leber noch alle anderen Baucheingeweide sowie die gesamte hintere Extremität von der Zirkulation abgetrennt waren, können irgendwelche Schlussfolgerungen hinsichtlich der Leberfunktion aus derartigen Gewaltexperimenten nicht gezogen werden. Es erübrigt sich daher, auf diese Versuche und die Literatur, die sie ins Leben gerufen haben, hier näher einzugehen, zumal das schon an anderer Stelle geschah [vgl. S. 343, gesamte Literatur bei Grafe und Denecke (9)]. Da bei Eckscher Fistel und Leberarterienunterbindung noch immer der Einwand möglich ist, dass die Leber durch rückläufige, venöse Zuflüsse mit der Zirkulation in Verbindung steht, exstirpierten Grafe und Denecke (9) nach vorheriger Anlegung der Eckschen Fistel das Organ ganz. Das Ergebnis war das gleiche wie bei der Arterienunterbindung, nur war die Verminderung der Verbrennungen noch stärker ausgesprochen (bis maximal 80 %). Sie fiel in manchen Versuchen viel stärker aus, als der Temperaturerniedrigung entsprach.

Nach diesen Untersuchungen kann es keinem Zweifel unterliegen, dass die Leber von einschneidender Bedeutung für die Intensität der Verbrennungen ist. Ohne dies Organ lässt sich anscheinend weder die Körpertemperatur noch der Stoffwechsel auf normaler Höhe halten, auch nicht in den Zeiten, die weder unter der Einwirkung der Operation noch der Agone stehen. Die Hauptursache ist wohl der Fortfall des grossen Nahrungsumformers und Nährstoffspeichers sowie des Haupterfolgsorgans für die Wärmeregulation. Mann (10) denkt speziell an die rapide Abnahme des Blutzuckers sowie die Unfähigkeit der Körperzellen, Aminosäuren zu verwerten. Auch der Fortfall einer entgiftenden Wirkung der Leber käme in Betracht.

Gegenüber der Leber spielt die Milz eine sehr untergeordnete, kaum sicher fassbare Rolle im Stoffhaushalt. Richet (11) versuchte zuerst durch Vergleich von Gewichtskurve und Nahrungsaufnahme bei entmilzten Hunden und normalen Vergleichstieren den Einfluss der Milz auf den Gesamtstoffwechsel festzustellen. Er entnahm seinen Beobachtungen eine Stoffwechselsteigerung. Die ersten, hier allein entscheidenden Respirationsversuche bei entmilzten Hunden stellte Verzár (12) an. Im Gegensatz zu Richet (11) vermisste er bei curarisierten Hunden jede sichere Änderung des Gaswechsels nach Milzexstirpation. Das gleiche konnte (unter Asher) Chu Koda (13) und auch Doubler (14) für den nichtcurarisierten Hund feststellen. Dagegen beobachteten Danoff (15) und Hauri (16) in Ashers Institut deutliche Steigerungen nach Milzexstirpation bei Ratten und Kaninchen. Für diese Tiere scheint im Gegensatz zu anderen die Milz geradezu ein lebenswichtiges Organ zu sein, denn die Entfernung überleben die Tiere höchstens 10 Tage. Auch sind die milzlosen Tiere viel empfindlicher gegen Sauerstoffmangel als intakte Tiere [Streuli (17)]. Beim normalen Menschen liegen begreiflicherweise keine Beobachtungen vor und die unter pathologischen Verhältnissen gewonnenen Ergebnisse (vgl. S. 475) besitzen natürlich nur einen sehr beschränkten Wert. Bei dem entgegengesetzten Verhalten der einzelnen Tierarten sind Rückschlüsse auf den Menschen natürlich auch nicht möglich.

Nach den eben erschienenen Untersuchungen von Asher und Bernet [1] scheint die Milz auch für den Eiweissumsatz von Bedeutung zu sein. Jedenfalls wurde bei entmilzten Kaninchen eine Zunahme der N-Ausscheidung gefunden.

β) Klinische Untersuchungen.

Nach dem Ausfall der Versuche an Tieren mit Eckscher Fistel musste man mit der Möglichkeit rechnen, dass auch bei schweren Erkrankungen der Leber des Menschen Beeinflussungen des Gesamtstoffwechsels vorkommen können. Bierens de Haan (18), der zuerst bei Leberzirrhosen durch Vergleich von Kalorienzufuhr und Gewichtsverhalten diese Frage studierte, fand keine Abweichungen von der Norm. Aub und Means (19) stellten vor kurzem die ersten Respirationsversuche an. Sie betrafen 12 fortgeschrittene Fälle von Leberzirrhose, Gallengangskarzinom, Icterus catarrhalis und Gallensteinen. Stets hielt sich die Intensität der Verbrennungen in normalen Grenzen. Leider kamen aber gerade die schwersten Formen der Leberschädigungen, bei denen noch am ehesten Abweichungen von der Norm zu erwarten waren, wie z. B. die akute gelbe Leberatrophie, nicht zur Untersuchung.

Auch die spezifisch-dynamische Wirkung reichlicher Eiweissgaben fiel im allgemeinen normal aus, jedoch war sie in zwei Fällen von schwerer Zirrhose und einem Falle von Gallensteinen nur andeutungsweise vorhanden. An der Stoffwechselsteigerung nach Nahrungszufuhr nahmen hauptsächlich Eiweiss- und Kohlenhydrate teil, Fett nur in sehr geringem Masse. Die respiratorischen Quotienten waren stets normal. Aub und Means (19) schliessen

---

[1] Bioch. Zeitschr. **128**. 251. 1922 (dort auch die ältere Lit.).

aus ihren Untersuchungen, dass entweder die Leber für die Entstehung der spezifisch-dynamischen Wärmebildung keine Rolle spielt oder dass diese Funktion selbst bei schwerer Erkrankung des Organs nicht leidet. Das Letztere dürfte wohl das Wahrscheinlichere sein, da bei den untersuchten Krankheiten ja auch die gewöhnlichen Funktionsprüfungen keine sicheren Ausfallserscheinungen erkennen lassen; es genügt eben bei der Leber ein sehr kleiner Teil intakten Gewebes, um die Funktion im Umfange des ganzen Organs aufrecht zu erhalten.

Auch Grafe (20)[1] fand bei schweren, gewöhnlichen Leberzirrhosen, selbst im Zustande der Hepatargie, keine sicheren Abweichungen von der Norm. Dagegen können solche bei hepato-lienalen Erkrankungen mit starker Splenomegalie vorkommen. Tomkins, Brittingham und Drinker (21) fanden bei je einem Falle von Morbus Banti und splenomegalischer Anämie, die streng genommen nicht hierher gehört, leicht erhöhte Werte, die aber wohl noch ins Bereich der Norm gehören. Deutlich bis 49% erhöht liegen nach Grafe (20) die Werte bei schweren megalosplenischen Leberzirrhosen (Pseudobanti) sowie der Splenomegalie Typ Gaucher, ebenso verhielt sich ein Fall aleukämischer Myelose mit Splenomegalie (29,4% Steigerung), der allerdings durch eine mässige Anämie (55% Hb, 3,3 Millionen Erythrozyten) kompliziert war. Beim hämolytischen Ikterus liegen aus allerneuester Zeit zwei kurzfristige Versuche mit Kroghs neuem Apparate von Liebesny und Schwarz[2] vor. In beiden wurden Stoffwechselsteigerungen von 23 und 28% gefunden. Der Einfluss der Milzexstirpation auf die Wärmeproduktion ist bisher nur in einem Falle von splenomegalischer Anämie [von Tomkins, Brittinghams und Drinker (21)] untersucht worden, die Intensität der Verbrennungen sank um 15% ab.

Die Deutung dieser erheblichen Stoffwechselsteigerung bei toxischen Splenomegalien ist nicht einfach. Dass das Organ als solches, selbst wenn es sich um ein Vielfaches der Norm vergrössert, infolge seiner Mehrarbeit Ursache der Mehrung des Gesamtumsatzes ist, lässt sich kaum annehmen. Höchstens ein kleiner Teil könnte damit erklärt werden.

Viel ansprechender ist die Annahme, dass von der erkrankten Milz Stoffe gebildet werden, die einen Oxydationsreiz auch auf die anderen Körperzellen ausüben. Mit dem Fortfall der Quelle der toxischen Produkte geht auch die Stoffwechselsteigerung ganz oder zum grossen Teil zurück. Über die Natur dieser Stoffe können höchstens Vermutungen geäussert werden.

Im Gegensatz zum Gesamtumsatz ist der Eiweissumsatz bei hepatolienalen Störungen ziemlich eingehend untersucht. An dieser Stelle soll nur auf solche Beobachtungen eingegangen werden, die für besondere Anomalien

---

[1] In dieser Arbeit sind leider infolge Fehlens [einer Schlussrevision mehrere Druckfehler (ohne Sinnentstellung) stehen geblieben.
[2] Wien. klin. Wochenschr. 882. 1922.

in quantitativer Beziehung sprechen, im übrigen sei für die Erkrankungen beim Menschen auf die eingehenden monographischen Darstellungen von Weintraud (Z) und Eppinger und Ranzi (Z), für die Tierversuche auf die Zusammenfassung von Fischler (Z) verwiesen. Obwohl gerade die Leber von besonderer Bedeutung für den Eiweissstoffwechsel ist, finden sich doch selbst bei schweren Erkrankungen dieses Organs im allgemeinen keine Abweichungen von der Norm in quantitativer Beziehung, auch da nicht, wo in den einzelnen Komponenten des Eiweissstoffwechsels Anomalien nachweisbar werden. Immerhin liegen in der Literatur einige Beobachtungen vor, die auf Störungen hindeuten. So fand R. Schmidt (22) bei katarrhalischem Ikterus, allerdings bei Unterernährung (3,8 g N und ca. 600 Kalorien in der Nahrung), einmal N-Verluste bis zu 12 g pro die. Auch beim experimentell erzeugten Stauungsikterus durch Choledochusverschluss wird Ähnliches von zwei russischen Autoren [Wilischanin (23) und Kratkow (24)], deren Arbeiten mir unzugänglich sind, behauptet. Bekannt sind die hohen N-Verluste bei den schweren Leberschädigungen durch Phosphor, doch liegen hier durch andere Organschädigungen die Verhältnisse zu kompliziert, um an dieser Stelle herangezogen zu werden [Literatur und eigene Untersuchungen bei Rettig (25)]. Die schwersten Schädigungen sind bei der akuten gelben Leberatrophie zu erwarten, aber die Seltenheit und Schwere der Erkrankung bringt es mit sich, dass hier exakte Untersuchungen, welche auch den Unterernährungsfaktor mitberücksichtigen, kaum möglich sind. In zwei Beobachtungen von F. P. Richter (26) und C. von Noorden (27) wurden auffallend hohe N-Werte im Harne gefunden, aber beide Male war die Nahrungszufuhr ganz unzureichend.

In neuerer Zeit hat Umber (28) interessante Beobachtungen über den Eiweissumsatz bei gewissen Splenomegalien, die er als Morbus Banti auffasste, mitgeteilt. Er konnte bei einem Teil der Kranken dieser Gruppe mit einer Kost, mit der ein Gesunder im Gleichgewicht zu halten war, N-Verluste nicht verhindern, während nach Milzexstirpation die N-Bilanz sofort normal wurde. Umbers (28) Befunde konnten von späteren Untersuchern wie Müller, Luce, Grosser und Schlaup, Steiger, Lommel, Lichtwitz und Schweriner (29) (dort auch die übrige Literatur) allerdings nicht bestätigt werden, doch scheinen nach den Untersuchungen von Eppinger (Z) und Schweriner (29) quantitative Störungen im Eiweissumsatz beim hämolytischen Ikterus vorzukommen, die nach Milzexstirpation verschwinden; auch Umbers Fälle sollen nach Eppinger (Z) dieser Gruppe der hepato-lienalen Erkrankungen zuzurechnen sein.

Nach den genannten Untersuchungen ist ein abnormes Verhalten des Eiweissstoffwechsels in seltenen Fällen hepatischer und hepato-lienaler Erkrankungen sehr wahrscheinlich gemacht.

Der Gedanke einer toxischen Schädigung liegt natürlich sehr nahe, doch muss man auch an andere Faktoren denken, die den Eiweissstoffwechsel ungünstig beeinflussen können.

Bei schweren Leberschädigungen wird auch, und oft in erster Linie, der viel empfindlichere Kohlenhydratstoffwechsel schwer gestört, meist im Sinne einer vermehrten Glykogenolyse und einer verminderten Glykogenbildung. Schon dadurch allein kann eine vermehrte Eiweisszersetzung bedingt sein. Wie wichtig dieser Faktor ist, hat Rettig (25) für die besonders grossen Eiweisseinschmelzungen bei der schweren Hepatitis durch Phosphor bewiesen. Durch reichliche Kohlenhydratmengen lässt sich hier der vermehrte Eiweisszerfall ganz oder nahezu ganz aufheben. Es kann demnach keinem Zweifel unterliegen, dass zum mindesten ein Teil des vermehrten Eiweissumsatzes bei hochgradigen Leberschädigungen auf Kosten einer gleichzeitigen Störung des Kohlenhydratstoffwechsels zu setzen ist. Ob damit alles erklärt ist, müssen weitere Untersuchungen am besten bei N-Minimum entscheiden. Dabei ist vor allem darauf zu achten, die Kohlenhydratmengen so gross zu nehmen, dass deren weitere Steigerung keine weitere Erniedrigung der N-Ausscheidung hervorruft. Nur auf diese Weise ist die Garantie gegeben, dass tatsächlich die Abnutzungsquote erreicht ist.

Bei den Steigerungen des N-Umsatzes bei Splenomegalien geht, nach dem Erfolg der Milzexstirpationen zu urteilen, die Schädigung wohl wahrscheinlich von diesem Organ aus. Gerade hier kommt aber der Faktor der Gesamtstoffwechselsteigerung in Betracht. Vergleicht man den N-Umsatz vor und nach der Milzexstirpation bei gleicher Kalorienzufuhr, so begeht man einen Fehler, es muss dem verschiedenen Bedarfe Rechnung getragen werden. Bei den bisherigen Untersuchungen konnte das nicht berücksichtigt werden, weil die Steigerung des Gesamtumsatzes erst vor kurzem festgestellt ist. Nach dem Verhalten des Gesamtstoffwechsels, der vor der Milzentfernung gesteigert ist und nach der Operation absinkt, müssen bei gleicher Nahrungszufuhr die N-Bilanzen sich schon aus kalorischen Gründen nach dem Eingriff günstiger gestalten. Auch hier muss die Frage vorläufig offen bleiben, ob diese Erklärung ausreicht oder ob noch ausserdem ein besonderes, gerade auf das Protoplasmaeiweiss deletär wirkendes toxisches Moment angenommen werden muss.

Literatur.

Von neueren zusammenfassenden Darstellungen vergleiche vor allem

Weintraud, W., Krankheiten der Leber in v. Noordens Handb. d. Pathol. d. Stoffw. 2. Aufl. 1. 741. 1906.

Wohlgemuth, J., Leber und Galle, in Oppenheimers Handb. d. Bioch. III. 1. T. 150. 1910.

Quincke, H. und G. Hoppe-Seyler, Die Krankheiten der Leber. II. Aufl. Wien und Leipzig. Hölder. 1912.

Fischler, F., Die Physiologie und Pathologie der Leber. Berlin, Springer. 1916.

Eppinger, H. und E. Ranzi, Die hepatolienalen Erkrankungen. Enzykl. d. klin. Med. Berlin, Springer. 1920.

1. Bohr und Henriques, Arch. de phys. **29.** 458. 1897.
2. Verzár, F., Bioch. Zeitschr. **34.** 52. 1911.
3. Grafe und Fischler, Deutsch. Arch. f. klin. Med. **104.** 321. 1911.
4. Scaffidi, Bioch. Zeitschr. **10.** 156. 1908.
5. Fischler und Grafe, Deutsch. Arch. f. klin. Med. **108.** 516. 1912.
6. Rolly, F., ebenda **105.** 494. 1912.
7. Murlin, J. R., L. Edelmann und B. Kramer, Journ. of biol. chem. **16.** 79. 1913.
8. Porges und Salomon, Bioch. Zeitschr. **27.** 131. 1910.
9. Grafe, E. und G. Denecke, Deutsch. Arch. f. klin. Med. **118.** 249. 1915.
10. Mann, F. C., Am. Journ. of phys. **55.** 285. 1921, zusammen mit T. B. Magath, ebenda **55.** 286. 1921 und Arch. of int. Med. **30.** 73. 1922.
11. Richet, Ch., Journ. de phys. et path. gén. **14.** 689. 1912.
12. Verzár, F., Bioch. Zeitschr. **53.** 69. 1913.
13. Chu Koda, ebenda **122.** 154. 1921.
14. Doubler, Fr. H., ebenda **122.** 161. 1921.
15. Danoff, N., Bioch. Zeitschr. **93.** 44. 1919.
16. Hauri, O., ebenda **98.** 1. 1919.
17. Streuli, H., ebenda **87.** 359. 1918.
18. Bierens de Haan, Über den Stoffwechsel bei Leberzirrhose. Inaug.-Diss. Leyden (Holl.) ref. Maly **27.** 583. 1897.
19. Aub, J. C. und J. H. Means, Arch. of int. Med. **28.** 173. 1921.
20. Grafe, E., Deutsch. Arch. f. klin. Med. **139.** 354. 1922.
21. Tomkins, E. H., H. H. Brittingham und C. K. Drinker, Arch. of int. Med. **23.** 441. 1919.
22. Schmidt, R., Zentralbl. f. inn. Med. 113. 1898.
23. Wilischanin, Botkins Arch. **7.** 102. 1883, zit. bei Weintraud (Z) 757.
24. Kratkow, N. P., Wratsch. **29.** 1891, ref. Maly **22.** 317. 1892.
25. Rettig, K., Arch. f. exp. Pathol. u. Pharmakol. **76.** 345. 1914.
26. Richter, P. F., Berl. klin. Wochenschr. 453. 1896.
27. v. Noorden, Lehrbuch der Pathologie des Stoffwechsels. 1. Aufl. 291. Berlin, Hirschwald, 1895.
28. Umber, Zeitschr. f. klin. Med. **55.** 289. 1904 und Münch. med. Wochenschr. Nr. 27. 1912.
29. Schweriner, Berl. klin. Wochenschr. 1199. 1920.

3. Das Verhalten des Stoffwechsels bei malignen Tumoren.

Wenn ich den Einfluss der bösartigen Geschwülste auf den Gesamtumsatz an dieser Stelle bespreche, so liegt es mir fern, damit zu der immer noch unentschiedenen Frage der Genese Stellung zu nehmen. Solange wir aber einen Erreger nicht kennen, scheint es mir für die vorliegende Betrachtung richtiger, die malignen Geschwülste als körpereigenes Gewebe zu betrachten. Auch spricht viel dafür, dass die Muttersubstanzen der später noch zu besprechenden hypothetischen Reizstoffe das pathologisch veränderte Körperprotoplasma ist.

Die Untersuchung des Gesamtstoffwechsels bei den malignen Tumoren steckt noch in den Anfängen. Einwandfreie respiratorische Untersuchungen bei Tumortieren stellte meines Wissens Chisholm (1) (dort auch die ältere Literatur) zuerst an. Er verglich normale und Tumormäuse miteinander und fand, wenn er den nekrotischen Teil des Tumors nicht mitberücksichtigte, keinen Unterschied. Auch die Exstirpation des Tumors bedingte keine Veränderungen. Cohnheim und von Dungern (2) fanden nur dann Steigerungen des Stoffwechsels, wenn es zu einer ausgesprochenen Kachexie gekommen war, in anderen Fällen ergaben sich sogar subnormale Werte.

Die ersten Beobachtungen beim Karzinom des Menschen stammen von Kraus (3). Er untersuchte vier Fälle von Magenkarzinom. Alle waren fieberfrei, aber meist durch eine recht beträchtliche Anämie kompliziert. Kraus betrachtete seine Zahlen, die bis 5,94 ccm O_2 pro Kilogramm und Minute hinaufgingen, als noch normal; nach unseren heutigen Vorstellungen lag aber einmal eine sichere Steigerung vor, in zwei weiteren ist sie höchstwahrscheinlich. Wie weit die starke Anämie an den Erhöhungen beteiligt ist, lässt sich schwer sagen, immerhin war sie in einem Falle mit 4,68 ccm O_2 pro Kilogramm und Minute sehr gering. Svenson (4) sah bei einem Kranken mit Kardiakarzinom sehr wechselnde Zahlen (4,08—5,29 ccm O_2 pro Kilogramm und Minute). In zwei Versuchen lag sicher eine Steigerung vor, doch dürften die niedrigeren Werte wohl die richtigeren sein. Magnus-Levy (5) fand unter seinen drei Beobachtungen (je ein Fall von Magenkarzinom, Nierenkarzinom und malignem Lebertumor) nur einmal deutliche, um ca. 15—20% erhöhte Werte (4,74 ccm pro Kilogramm und Minute bei einem 24jährigen Mädchen von 51 kg Gewicht).

Über die ersten langdauernden Respirationsversuche berichtete Wallersteiner (6) (unter Grafe) bei 34 Karzinomatösen, vorwiegend des Digestionstraktus. Fälle mit Fieber oder schwerer Anämie waren nicht darunter. Zwei dieser Kranken zeigten subnormale Werte für die Kalorienproduktion, bei 15 Kranken wurde die oberste Grenze der Norm erreicht oder vielleicht eben überschritten, sichere Steigerungen (bis ca. 50% der Norm) fanden sich in vier Fällen, wovon einer ein Karzinom der Schilddrüse betraf. In einem dieser Fälle (Carcinoma ventriculi) konnte der Gesamtstoffwechsel über ein Jahr hindurch verfolgt werden. Vor der Operation war die Wärmeproduktion mit 39,05 bzw. 38,4 Kalorien pro Kilogramm in 24 Stunden deutlich erhöht, nach Entfernung des Tumors sank sie auf den normalen Wert von 33,9 Kalorien (bei 39,5 kg Gewicht) ab. Als dann durch sehr intensive Überernährung (80—100 Kalorien pro Kilogramm täglich) das Körpergewicht rasch auf 50,5 kg sich hob, stieg auch die Kalorienproduktion wohl durch Luxuskonsumtion auf 37,5 Kalorien pro Kilogramm. Als dann nach 9 Monaten der Kranke mit einem grossen Rezidiv in elendem Zustande (36,5 kg) wiederkam, war die Stoffwechselsteigerung bis auf 59,3 Kalorien pro Kilogramm in die Höhe gegangen, das sind mindestens 50% mehr, als der Norm entspricht.

Maligne Tumoren nichtkarzinomatöser Art wurden nur dreimal untersucht (Grafe (7)]. In einem Falle von echtem Lymphdrüsensarkom lagen die Werte in Anbetracht der starken Ödeme wohl sicher etwas erhöht, in einem Falle von Kundratschem Lymphosarkom betrug die Steigerung 24,2%, bei einem Mediastinaltumor unklarer Genese war die Intensität der

Verbrennungen ganz normal. Die respiratorischen Quotienten bewegten sich in allen Fällen maligner Tumoren in normalen Grenzen, nur in drei Fällen von Kraus (3) bestand eine geringe Erniedrigung bis 0,68, doch hat Kraus dem mit Recht keine Bedeutung beigelegt. Für qualitative Störungen besteht demnach kein Anhaltspunkt.

Aus den skizzierten Untersuchungen ist zu entnehmen, dass die Wärmeproduktion in der Mehrzahl der Fälle maligner Tumoren sich in normaler Breite bewegt. Sehr häufig liegen die Werte aber auch an der obersten Grenze der Norm oder überschreiten diese ein wenig, doch kommen auch sichere, zum Teil sogar sehr erhebliche Stoffwechselsteigerungen ohne Fieber und starke Anämie vor.

Bei der Deutung dieser Umsatzerhöhungen ist zuerst nach unspezifischen bekannten Faktoren zu fahnden. Fieber kommt nicht in Betracht, da solche Fälle hier ausscheiden, eine Steigerung von Puls- und Atemfrequenz fehlt oder ist so gering, dass durch sie allein, oder nur in der Hauptsache, die erhöhten Werte nicht zu erklären sind. Auch die Anämie war meist zu gering, um ihrerseits die Ursache zu sein. Wenn auch ein vermehrter Stoffwechselverbrauch des rasch wachsenden Tumorgewebes sehr wahrscheinlich ist und für überlebendes Gewebe durch Russel und Gye (8), Russel und Woglom (9), ferner durch Watermann und Dirken (10) bewiesen ist, so kann auch auf diese Weise höchstens ein sehr kleiner Teil der Steigerungen zustande kommen. Die vorher erwähnte Tatsache, dass bei ungefähr gleichbleibender Puls- und Atemfrequenz sowie Anämie nach Exstirpation des Krankheitsherdes die Wärmeproduktion von einer über 20% betragenden Steigerung auf normale Werte absinkt, ist meines Erachtens hier von entscheidender Bedeutung. Sie kann kaum anders gedeutet werden, als durch die Annahme von Giftstoffen, die vom Tumor ausgehen und die Zellen zu vermehrter Oxydation anregen. Über die Frage der Ursachen der Krebskachexie und eines besonderen Krebsgiftes ist viel diskutiert worden. [Literatur bei A. Schmidt (Z)]. Manche, wie z. B. Blumenthal (11) leugnen ein derartiges Toxin und wollen alle Stoffwechselveränderungen auf Unterernährung, sekundäre Erkrankungen und bakterielle Zersetzungen der Tumoren zurückführen. Für viele Fälle mag eine solche Erklärung wohl auch ausreichen, aber für diejenigen, die mit starker Stoffwechselsteigerung einhergehen, wird man meines Erachtens um die Annahme besonderer spezifischer Reizstoffe nicht herumkommen. Über Natur und Wirkungsmechanismus derartiger Substanzen kann man sich heute noch keine richtigen Vorstellungen machen, auch durch den Nachweis besonderer Tumorfermente ist für diese Frage noch keine entscheidende Klärung erbracht worden.

Auch im Eiweissstoffwechsel müssen die supponierten Stoffe zur Geltung kommen. Tatsächlich ist ihre Wirkung hier schon zu einer Zeit gefunden, in der noch keine Untersuchungen über den Gesamtstoffwechsel vorlagen. Während die älteren Angaben nur noch historisches Interesse haben, konnte Friedrich Müller (12) bei vier Karzinomfällen auffallend grosse Stickstoffverluste nachweisen, die auch durch Steigerung der Eiweisszufuhr in einem Falle nicht behoben werden konnten. Gleichzeitig mit Müllers ausführlicher Mitteilung berichtete G. Klemperer (13) über gleichartige Ergebnisse, und in der Folgezeit entwickelte sich im Anschluss an diese beiden Arbeiten eine grössere Literatur [Angaben bei A. Schmidt (Z) und Wallersteiner (6)], die im grossen und ganzen die Befunde von Müller (12) und Klemperer (13) bestätigt hat, aber doch erkennen lässt, dass das pathologische Verhalten des Eiweissumsatzes nicht die Regel, sondern eine relativ seltene Ausnahme darstellt. Müller und Klemperer haben ihre Befunde im Sinne einer spezifischen Schädigung des Eiweissstoffwechsels durch Krebstoxine gedeutet und die meisten Nachuntersucher sind ihnen darin gefolgt. Immerhin haben sich auch Stimmen dagegen erhoben, wie z. B. die von Aronsohn (14), der aber keine eigenen Versuche brachte. Durch die Tatsache der manchmal erheblichen Steigerung des Gesamtstoffwechsels ist auch die Frage des sog. toxogenen Eiweisszerfalls beim Karzinom in eine neue Beleuchtung gerückt, denn es drängt sich der Gedanke auf, dass möglicherweise ein grosser Teil der gefundenen vermehrten Eiweisseinschmelzung durch Unterernährung bedingt ist oder dass die vermehrte Eiweisszersetzung nur eine Teilerscheinung der vermehrten Gesamtzersetzungen darstellt bezw. zentral ausgelöst wird. Dieselben Erwägungen wie beim Fieber kehren wieder.

Zur Entscheidung der vorliegenden Fragen untersuchte Wallersteiner (6) den Eiweissumsatz Karzinomatöser im Rahmen des Gesamtstoffwechsels bei 18 Karzinomatösen, deren Nettokalorienproduktion durch langdauernde Respirationsversuche genau bekannt war. In vielen Fällen ohne Komplikationen, ohne Fieber und Thyreotoxikose, konnte mit einer Nahrung, die genau dem vorher festgestellten Bedarf entsprach und nur sehr wenig Eiweiss (8—12 g N) enthielt, ein N-Gleichgewicht erreicht werden. Die Bilanzzahlen der Versuchsperioden, in denen übrigens das Gewicht in der Regel konstant blieb, schwankten in den engen Grenzen von — 0,7 und + 0,7 g N pro die. Damit scheint mir bewiesen, dass jedenfalls bei den untersuchten 18 Kranken kein toxogener Eiweisszerfall im Sinne einer besonderen Schädigung des Protoplasmas vorgelegen hat, auch da nicht, wo der Gesamtumsatz deutlich gesteigert war. Wenn demnach solche elektiven Zellschädigungen beim Karzinom überhaupt vorkommen sollten, so können es nur sehr seltene Ausnahmen sein.

In der v. Müllerschen Klinik (15) sind kürzlich Versuche über das N-Minimum bei Karzinomatösen angestellt worden. Auch in diesen Versuchen ergaben sich in der Regel ganz normale Zahlen, nur in einem Falle lag der Wert mit 0,07 g N pro Kilogramm erhöht. Da die ausführliche Arbeit bisher noch nicht erschienen ist, vermag ich nicht zu sagen, welche Besonderheiten hier vorlagen.

Literatur.

Zusammenfassendes vor allem bei

Schmidt, Ad., Krebskrankheiten in v. Noordens Handb. d. Pathol. d. Stoffw. 2. Aufl., 1. 355. 1907 und

Werner, R., Bösartige Geschwülste in Kraus-Brugsch' Handb. d. spez. Pathol. u. Therap. inn. Krankh. II. 738. 1919.

1. Chisholm, R. A., Journ. of path. and bact. 15. 192. 1910.
2. Cohnheim, O. und E. v. Dungern, Festschr. d. Eppend. Krankh. 33. Hamburg, Voss, 1914.
3. Kraus, Zeitschr. 'f. klin. Med. 22. 463. 1893.
4. Svenson, ebenda 43. 86. 1901.
5. Magnus-Levy, A., ebenda 60. 213. 1906.
6. Wallersteiner, E., Deutsch. Arch. f. klin. Med. 116. 145. 1914.
7. Grafe, E., Klin. Wochenschr. 1. 62. 1922.
8. Russel, B. R. G. und W. E. Gye, Brit. Journ. of exp. path. 1. 175. 1920.
9. Russel, B. R. G. und W. H. Woglom, ebenda 244.
10. Watermann, N. und M. Dirken, Arch. neerl. de l'homme et des anim. 5. 328. 1921. ref. Kongr. Zentralbl. 18. 131. 1921.
11. Blumenthal, Festschrift für Salkowski 1904 und Die chemischen Vorgänge bei der Krebskrankheit. 10. Wiesbaden, Bergmann 1906.
12. Müller, F., Ges. d. Char.-Ärzte in Berlin v. 29. 4. 1886, ref. Berl. klin. Wochenschr. Nr. 41. 702. 1886 und Zeitschr. f. klin. Med. 16. 496. 1889, dort auch die ältere Lit.
13. Klemperer, G., Zeitschr. f. klin. Med. 16. 550. 1889 und Char. Ann. 16. 138. 1891.
14. Aronsohn, E., Zeitschr. f. klin. Med. 61. 153. 1907.
15. Zit. bei v. Müller, F., Deutsche med. Wochenschr. Nr. 16 und 17. 1922.

b) Anomalien des Gesamtstoff- und Kraftwechsels bei Reizstoffen exogener Natur.

Den bisher besprochenen Krankheitsgruppen war gemeinsam, dass die Reizstoffe, welche die Steigerungen der Oxydationen auslösten, im Körper selbst gebildet wurden, nur für das Karzinom lässt sich nicht mit Sicherheit ausschliessen, dass bei der Sekundärinfektion ulzerierter Tumoren in dem einen oder anderen Falle toxische Bakterienprodukte mit in den Kreislauf hineingeraten. Von entscheidender Bedeutung für die Erhöhung der Wärmeproduktion sind sie aber sicher nicht, da gleiche oder sogar noch höhere Anstiege auch bei nichtulzerierten Tumoren vorkommen können. Gleichwohl bildet das Karzinom den Übergang zu einer Reihe von Krankheiten, bei denen offenbar die eingedrungenen Erreger oder deren Stoffwechselprodukte einen Zellreiz im Sinne gesteigerter Oxydation auslösen.

1. Der Stoffwechsel bei fieberlosen Infektionen, speziell der Tuberkulose.

Im allgemeinen gehen Infektionskrankheiten, vor allem die akuten, mit Fieber einher, so dass sich bei der dann fast stets vorhandenen Stoffwechselsteigerung nicht entscheiden lässt, welchen Anteil die Temperaturerhöhung als solche und die Infektion allein für sich hat.

In der älteren Literatur [vgl. z. B. bei Riethus (1), weitere Literatur bei Matthes (Z)] finden sich an einzelnen fieberfreien Tagen der verschiedensten Infektionskrankheiten Werte, die wir heute als erhöht ansprechen müssen, auch ist manchmal bei ganz niedrigen subfebrilen Temperaturen die Wärmeproduktion auffallend hoch, so dass der Eindruck entsteht, dass auch der Infekt für sich allein ohne Fieber zu einer Mehrung der Wärmeproduktion führen kann.

Am besten eignet sich für das Studium dieser Frage die Tuberkulose. Hier fanden schon Loewy (2) sowie Kraus und Chvostek (3) hin und wieder erhöhte Sauerstoffwerte. Robin und Binet (4) haben die Behauptung aufgestellt, dass schon die initialen, noch afebrilen Tuberkulosen in der Regel erhebliche Stoffwechselsteigerungen aufweisen können, doch sind diese von vorneherein recht unwahrscheinlichen Angaben weder von Winternitz (Z) noch von Charrin und Tissot (5) bestätigt worden, so dass es sich erübrigt, näher darauf einzugehen. Systematisch ist der Einfluss schwerer progressiver Tuberkulosen, bei denen noch am ehesten Einflusse des Infektes gefasst werden können, auf die Wärmeproduktion kürzlich von Grafe (6) in langfristigen Versuchen bei 10 Kranken untersucht worden. Nur in zwei Fällen fehlte eine Steigerung des Umsatzes, einmal war sie eben angedeutet, in den übrigen sieben Fällen erhoben sich die Werte um 20—36$^0/_0$ über die Norm. Das sind die gleichen Zahlen, die auch bei Tuberkulösen und mittlerem Fieber (bis 38,6^0) mit der gleichen Methode [Grafe (7)] erhalten wurden. Erst bei höheren Temperaturen traten sehr erhebliche Steigerungen des Stoffwechsels (bis 67$^0/_0$ auf. Auch in den Untersuchungen von Barr und Mc Cann (8) finden sich an fieberfreien Tagen mancher Tuberkulösen Steigerungen bis zu 20$^0/_0$

Demnach kann es keinem Zweifel unterliegen, dass schwere Infekte allein Erhöhungen der Wärmeproduktion herbeiführen können. Sicher bewiesen ist das vorläufig nur bei der Tuberkulose, aber die Vermutung, dass auch andere Infektionen sich so verhalten können, liegt doch recht nahe[1]. Von Interesse wären vor allem Untersuchungen bei florider Syphilis ohne Fieber. Vorläufig liegen hier nur zwei Beobachtungen von Magnus-Levy (9) mit normalen Werten vor. Auch die sogenannten asthenischen Pneumonien kommen hier in Frage.

Als Ursachen der afebrilen Stoffwechselsteigerungen müssen die Tuberkelbazillen bzw. deren Stoffwechselprodukte angesprochen werden. Auch beim Kaltblüter können ja Infektionen den Umsatz erhöhen [Krehl und Soetbeer (10)]. Unklar bleibt dabei, ob der Angriffspunkt peripher die Körperzellen oder zentral das hypothetische, aber bisher noch nicht gefundene Regulationszentrum für den Gesamtstoffwechsel im Gehirn ist, und warum

---

[1] Nach unveröffentlichten Untersuchungen von Gessler gilt das auch für die afebrile Sepsis lenta.

in diesen Fällen eine Einwirkung auf die temperaturregulierenden Apparate ausbleibt. Jedenfalls wird die Deutung der Stoffwechselsteigerungen bei febrilen Infekten durch solche Beobachtungen erschwert, da nicht getrennt werden kann, was daran direkte Infektwirkung und was Reiz des Wärmezentrums ist.

Qualitative Stoffwechselstörungen lagen in keinem Falle vor.

Der Eiweissstoffwechsel schwerer afebriler Infektionen ist bisher nur vereinzelt studiert worden, so von v. Noorden, Goodbody, Bardswell und Chapman, Mircoli und Soleri, Mitalescu, F. Blumenfeld u. a. [Lit. bei Matthes (Z), S. 856]. In einzelnen Fällen, besonders von Mircoli und Soleri, wurden deutlich erhöhte Zahlen angegeben. Es ist sehr wohl möglich, dass es sich dabei um Kranke mit stark erhöhtem Gesamtumsatz gehandelt hat, und dass die Verhältnisse hier genau so liegen, wie beim Karzinom. Grafe (6) sah nur bei einem seiner Kranken im Hunger hohe N-Zahlen im Harn, der Stoffwechsel war in diesem Falle um 36% gegenüber der Norm gesteigert.

Erwähnt sei, dass nach den zuverlässigen Untersuchungen von A. Cederkreutz [(11), dort auch die ganze ältere Literatur] in der Eruptionsperiode der Lues secundaria, auch ohne Fieber, die Eiweisszersetzung deutlich erhöht ist und dass diese Steigerungen nach Quecksilberbehandlung verschwinden. [Weiteres über den Eiweissumsatz bei Hauterkrankungen bei v. Noorden und Salomon (12).]

Möglicherweise bestehen auch hier Zusammenhänge mit Anomalien des Gesamtstoffwechsels, über den aber voräufig noch zu wenig Untersuchungen vorliegen.

Literatur.

Zusammenfassendes bei

Ott, A., Die chemische Pathologie der Tuberkulose. Berlin 1903.

Winternitz, H., Stoffwechsel und Stoffwechselerkrankungen. Handb. der Therapie der chronischen Lungenschwindsucht von Schröder und Blumenfeld. 901. Leipzig, Barth, 1904.

Matthes, M., Die Erkrankungen der Atmungs- und Kreislauforgane in v. Noordens Handb. d. Pathol. d. Stoffw. 2. Aufl. 1. 856. 1906.

Porges, O., Der Stoffwechsel, in Handbuch der Tuberkulose von Brauer-Schröder-Blumenfeld. 3. Aufl. 411. Leipzig, Barth 1923.

1. Riethus, O., Arch. f. exp. Pathol. u. Pharmakol. 44. 239. 1900.
2. Loewy, A., Virchows Arch. 126. 218. 1891.
3. Kraus und Chvostek, Wien. klin. Wochenschr. 4. 104, 127. 1891.
4. Robin und Binet, Bull. méd. Paris 15. 249. 1901.
5. Charrin, A. und J. Tissot, Journ. de phys. et de path. gén. 7. 1009 u. 1036. 1905.
6. Grafe, E., Münch. med. Wochenschr. 1081. 1920.
7. Derselbe, Deutsch. Arch. f. klin. Med. 101. 209. 1910.
8. McCann, W. S. und D. P. Barr, Arch. f. int. Med. 26. 663. 1920.
9. Magnus-Levy, A., Zeitschr. f. klin. Med. 60. 213. 1906.
10. Krehl und Soetbeer, Arch. f. exp. Pathol. u. Pharmakol. 40. 275. 1891.
11. Cederkreutz, A., Beiträge zur Kenntnis des Stickstoffwechsels in der Frühperiode der Syphilis. Breslau, Trewendt und Granier, 1902.
12. Salomon, H. und C. v. Noorden, in v. Noordens Handb. d. Pathol. d. Stoffw 2. Aufl. 2. 254. 1907.

2. Der Stoffwechsel bei der afebrilen Lymphogranulomatose.

Diese generalisierte Lymphdrüsenerkrankung steht in naher Beziehung zu den eben besprochenen Prozessen, besonders der Tuberkulose. Wenn sie hier getrennt behandelt wird, so geschieht es nur, weil die infektiöse Natur nach der Ansicht der meisten Forscher zwar sehr wahrscheinlich, aber noch nicht bewiesen ist.

Magnus-Levy (1) untersuchte, soviel ich sehe, zuerst einen Fall von Pseudoleukämie, der wahrscheinlich zu dieser Krankheitsgruppe gehörte. Die Durchschnittswerte (5,8 ccm O_2 und 4,18 ccm CO_2 pro Kilogramm und Minute) waren sehr erheblich erhöht, doch bestanden Komplikationen mit Fieber und ziemlich schwerer Anämie. Die Steigerung verschwand nach einer Eisentherapie gleichzeitig mit dem Fieber.

Um klare Verhältnisse zu schaffen, ist es nötig, für die vorliegende Frage nur fieberlose Kranke ohne stärkere Anämie zu nehmen. Grafe (2) berichtete vor kurzem über langfristige Untersuchungen an 7 derartigen Patienten. Sechsmal war die Wärmeproduktion deutlich (bis maximal 64 %) erhöht, nur einmal war sie normal. Unter dem Einfluss der Röntgenbestrahlung verschwand die Steigerung in allen untersuchten Fällen. Am stärksten trat die Wirkung bei einer Kranken hervor, bei der eine Steigerung von 16,8 % gegenüber der Norm in ein Absinken von 14,7 % unter den Normalwert umgewandelt wurde. Dieser Effekt der Therapie ist nicht nur praktisch von grosser Bedeutung, sondern weist auch den Weg für die Deutung der Umsatzmehrung. Da Puls- und Atemfrequenz sowie der Blutbefund (hinsichtlich der Anämie) sich nicht wesentlich geändert haben, so muss man annehmen, dass die Röntgenbestrahlung die Produktion von Reizstoffen, die sonst den Zellstoffwechsel alterierten, unterdrückt hat. Die Verkleinerung der Drüsenpakete mag auch etwas dazu beitragen, doch ist bei der im Gegensatz zur Leukämie geringen Neubildung von Zellen der Einfluss des Drüsengewebes an sich auf den Umsatz des Gesamtorganismus wohl nicht sehr hoch zu veranschlagen. Dass auch bei Kundratschem Lymphosarkom Steigerungen vorkommen, wurde schon erwähnt. Eine Ausdehnung der Untersuchung auch auf andere aleukämische generalisierte Lymphdrüsenerkrankungen wäre von grossem Interesse. Qualitative Veränderungen wurden in keinem der bisher untersuchten Fälle festgestellt.

Bei der grossen Verwirrung in der Nomenklatur der pseudoleukämischen Erkrankungen besonders in früherer Zeit ist es schwer festzustellen, ob brauchbare Untersuchungen über den Eiweissstoffwechsel bei afebrilen Lymphogranulomatosen ohne stärkere Anämie schon vorliegen. Ich fand keine Beobachtungen, die mit Sicherheit oder grosser Wahrscheinlichkeit hierher gehören.

Nach dem in vielen Punkten ähnlichen Verhalten von Karzinom und afebrilen Infektionen ist mit dem Vorkommen von Steigerungen auch des

Eiweissumsatzes zu rechnen, wenn meine eigenen Untersuchungen dafür auch keinen Anhaltspunkt boten. Die Entscheidung darüber, ob das der Fall ist und ob ein toxogener Eiweisszerfall sich einstellen kann, muss weiteren Untersuchungen vorbehalten bleiben.

Literatur.

Zusammenfassendes bei Strauss und Mohr (Lit. S. 460).
1. Magnus-Levy, A., Zeitschr. f. klin. Med. **60**. 178. 1906.
2. Grafe, E., Klin. Wochenschr. **1**. Nr. 2. 62. 1922.

Anhang:

Tabellen von Harris und Benedict (Lit.) zur Berechnung der normalen Wärmeproduktion (Grundumsatz).

Erläuterungen.

Die Tabellen gelten für den Grundumsatz bei Erwachsenen im Alter von 21—70 Jahren mit Gewichten von 25—124 kg und Körperlängen von 151—200 cm. Die Tabellen 1 und 2 geben die Daten für Männer, die Tabellen 3 und 4 diejenigen für Frauen.

Bei bekanntem Geschlecht, Alter, Körpergewicht und Länge geschieht die Berechnung der durchschnittlichen normalen Kalorienproduktion in der Weise, dass die dem Körpergewicht entsprechende Zahl (vgl. Tabelle 1 für Männer, Tabelle 3 für Frauen) jeweils addiert wird zu dem Faktor für Alter und Körperlänge (Tabelle 2 für Männer, Tabelle 4 für Frauen). Über die theoretischen Grundlagen vgl. S. 35.

Literatur.

Harris, J. A. und F. G. Benedict, A biometric study of basal metabolism in Man. Carn. Inst. Publ. **279**. 253 usw. Washington 1919. Abdruck der Tabellen auch bei Th. M. Carpenter.
Tables, Factors and Formulars for computing respiratory exchange and biological transformations of energy.
Ebenda Publ. **303**. 110. 1921.

Tabellen
zur Berechnung der normalen Wärmeproduktion nach
Harris-Benedict.

Tabelle I.

Voraussagetabellen für den normalen Grundumsatz des **Mannes**.
Faktor für das Körpergewicht.

	0,0	0,1	0,2	0,3	0,4	0,5	0,6	0,7	0,8	0,9
25	410	412	413	414	416	417	419	420	421	423
26	424	425	427	428	430	431	432	434	435	436
27	438	439	441	442	443	445	446	447	449	450
28	452	453	454	456	457	458	460	461	463	464
29	465	467	468	469	471	472	474	475	476	478
30	479	480	482	483	485	486	487	489	490	491
31	493	494	496	497	498	500	501	502	504	505
32	507	508	509	511	512	513	515	516	518	519
33	520	522	523	524	526	527	529	530	531	533
34	534	535	537	538	540	541	542	544	545	546
35	548	549	551	552	553	555	556	557	559	560
36	562	563	564	566	567	568	570	571	573	574
37	575	577	578	579	581	582	584	585	586	588
38	589	590	592	593	595	596	597	599	600	601
39	603	604	606	607	608	610	611	612	614	615
40	617	618	619	621	622	623	625	626	628	629
41	630	632	633	634	636	637	639	640	641	643
42	644	645	647	648	650	651	652	654	655	656
43	658	659	661	662	663	665	666	667	669	670
44	672	673	674	676	677	678	680	681	683	684
45	685	687	688	689	691	692	694	695	696	698
46	699	700	702	703	705	706	707	709	710	711
47	713	714	716	717	718	720	721	722	724	725
48	727	728	729	731	732	733	735	736	738	739
49	740	742	743	744	746	747	749	750	751	753
50	754	755	757	758	760	761	762	764	765	766
51	768	769	771	772	773	775	776	777	779	780
52	782	783	784	786	787	788	790	791	793	794
53	795	797	798	799	801	802	804	805	806	808
54	809	810	812	813	815	816	817	819	820	821
55	823	824	826	827	828	830	831	832	834	835
56	837	838	839	841	842	843	845	846	848	849
57	850	852	853	854	856	857	859	860	861	863
58	864	865	867	868	870	871	872	874	875	876
59	878	879	881	882	883	885	886	887	889	890
60	892	893	894	896	897	898	900	901	903	904
61	905	907	908	909	911	912	914	915	916	918
62	919	920	922	923	925	926	927	929	930	931
63	933	934	936	937	938	940	941	942	944	945
64	947	948	949	951	952	953	955	956	958	959
65	960	962	963	964	966	967	969	970	971	973
66	974	975	977	978	980	981	982	984	985	986
67	988	989	991	992	993	995	996	997	999	1000
68	1002	1003	1004	1006	1007	1008	1010	1011	1013	1014
69	1015	1017	1018	1019	1021	1022	1024	1025	1026	1028
70	1029	1030	1032	1033	1035	1036	1037	1039	1040	1041
71	1043	1044	1046	1047	1048	1050	1051	1052	1054	1055
72	1057	1058	1059	1061	1062	1063	1065	1066	1068	1069
73	1070	1072	1073	1074	1076	1077	1079	1080	1081	1083
74	1084	1085	1087	1088	1090	1091	1092	1094	1095	1096
75	1098	1099	1101	1102	1103	1105	1106	1107	1109	1110
76	1112	1113	1114	1116	1117	1118	1120	1121	1123	1124
77	1125	1127	1128	1129	1131	1132	1134	1135	1136	1138
78	1139	1140	1142	1143	1145	1146	1147	1149	1150	1151
79	1153	1154	1156	1157	1158	1160	1161	1162	1164	1165
80	1167	1168	1169	1171	·1172	1173	1175	1176	1178	1179
81	1180	1182	1183	1184	1186	1187	1189	1190	1191	1193

Tabelle I. Fortsetzung.

	0,0	0,1	0,2	0,3	0,4	0,5	0,6	0,7	0,8	0,9
82	1194	1195	1197	1198	1200	1201	1202	1204	1205	1206
83	1208	1209	1211	1212	1213	1215	1216	1217	1219	1220
84	1222	1223	1224	1226	1227	1228	1230	1231	1233	1234
85	1235	1237	1238	1239	1241	1242	1244	1245	1246	1248
86	1249	1250	1252	1253	1255	1256	1257	1259	1260	1261
87	1263	1264	1266	1267	1268	1270	1271	1272	1274	1275
88	1277	1278	1279	1281	1282	1283	1285	1386	1288	1289
89	1290	1292	1293	1294	1296	1297	1299	1200	1301	1303
90	1304	1305	1307	1308	1310	1311	1312	1314	1315	1316
91	1318	1319	1321	1322	1323	1325	1326	1327	1329	1330
92	1332	1333	1334	1336	1337	1338	1340	1341	1343	1344
93	1345	1347	1348	1349	1351	1352	1354	1355	1356	1358
94	1359	1360	1362	1363	1365	1366	1367	1369	1370	1371
95	1373	1374	1376	1377	1378	1380	1381	1383	1384	1385
96	1387	1388	1389	1391	1392	1394	1395	1396	1398	1399
97	1400	1402	1403	1405	1406	1407	1409	1410	1411	1413
98	1414	1416	1417	1418	1420	1421	1422	1424	1425	1427
99	1428	1429	1431	1432	1433	1435	1436	1438	1439	1440
100	1442	1443	1444	1446	1447	1449	1450	1451	1453	1454
101	1455	1457	1458	1460	1461	1462	1464	1465	1466	1468
102	1469	1471	1472	1473	1475	1476	1477	1479	1480	1482
103	1483	1484	1486	1487	1488	1490	1491	1493	1494	1495
104	1497	1498	1499	1501	1502	1504	1505	1506	1508	1509
105	1510	1512	1513	1515	1516	1517	1519	1520	1521	1523
106	1524	1526	1527	1528	1530	1531	1532	1534	1535	1537
107	1538	1539	1541	1542	1543	1545	1546	1548	1549	1550
108	1552	1553	1554	1556	1557	1559	1560	1561	1563	1564
109	1565	1567	1568	1570	1571	1572	1574	1575	1576	1578
110	1579	1581	1582	1583	1585	1586	1587	1589	1590	1592
111	1593	1594	1596	1597	1598	1600	1601	1603	1604	1605
112	1607	1608	1609	1611	1612	1614	1615	1616	1618	1619
113	1620	1622	1623	1625	1626	1627	1629	1630	1631	1633
114	1634	1636	1637	1638	1640	1641	1642	1644	1645	1647
115	1648	1649	1651	1652	1653	1655	1656	1658	1659	1660
116	1662	1663	1664	1666	1667	1669	1670	1671	1673	1674
117	1675	1677	1678	1680	1681	1682	1684	1685	1686	1688
118	1689	1691	1692	1693	1695	1696	1697	1699	1700	1702
119	1703	1704	1706	1707	1708	1710	1711	1713	1714	1715
120	1717	1718	1719	1721	1722	1724	1725	1726	1728	1729
121	1730	1732	1733	1735	1736	1737	1739	1740	1741	1743
122	1744	1746	1747	1748	1750	1751	1752	1754	1755	1757
123	1758	1759	1761	1762	1763	1765	1766	1768	1769	1770
124	1772	1773	1774	1776	1777	1779	1780	1781	1783	1784

Tabelle II. Voraussagetabellen für den
Faktor für Alter

	21	22	23	24	25	26	27	28	29	30	31	32
151	614	607	600	593	587	580	573	566	560	553	546	539
152	619	612	605	598	592	585	578	571	565	558	551	544
153	624	617	610	603	597	590	583	576	570	563	556	549
154	629	622	615	608	602	595	588	581	575	568	561	554
155	634	627	620	613	607	600	593	586	580	573	566	559
156	639	632	625	618	612	605	598	591	585	578	571	564
157	644	637	630	623	617	610	603	596	590	583	576	569
158	649	642	635	628	622	615	608	601	595	588	581	574
159	654	647	640	633	627	620	613	606	600	593	586	579
160	659	652	645	638	632	625	618	611	605	598	591	584
161	664	657	650	643	637	630	623	616	610	603	596	589
162	669	662	655	648	642	635	628	621	615	608	601	594
163	674	667	660	653	647	640	633	626	620	613	606	599
164	679	672	665	658	652	645	638	631	625	618	611	604
165	684	677	670	663	657	650	643	636	630	623	616	609
166	689	682	675	668	662	655	648	641	635	628	621	614
167	694	687	680	673	667	660	653	646	640	633	626	619
168	699	692	685	678	672	665	658	651	645	638	631	624
169	704	697	690	683	677	670	663	656	650	643	636	629
170	709	702	695	688	682	675	668	661	655	648	641	634
171	714	707	700	693	687	680	673	666	660	653	646	639
172	719	712	705	698	692	685	678	671	665	658	651	644
173	724	717	710	703	697	690	683	676	670	663	656	649
174	729	722	715	708	702	695	688	681	675	668	661	654
175	734	727	720	713	707	700	693	686	680	673	666	659
176	739	732	725	718	712	705	698	691	685	678	671	664
177	744	737	730	723	717	710	703	696	690	683	676	669
178	749	742	735	728	722	715	708	701	695	688	681	674
179	754	747	740	733	727	720	713	706	700	693	686	679
180	759	752	745	738	732	725	718	711	705	698	691	684
181	764	757	750	743	737	730	723	716	710	703	696	689
182	769	762	755	748	742	735	728	721	715	708	701	694
183	774	767	760	753	747	740	733	726	720	713	706	699
184	779	772	765	758	752	745	738	731	725	718	711	704
185	784	777	770	763	757	750	743	736	730	723	716	709
186	789	782	775	768	762	755	748	741	735	728	721	714
187	794	787	780	773	767	760	753	746	740	733	726	719
188	799	792	785	779	772	765	758	751	745	738	731	724
189	804	797	790	784	777	770	763	756	750	743	736	729
190	809	802	795	789	782	775	768	761	755	748	741	734
191	814	807	800	794	787	780	773	766	760	753	746	739
192	819	812	805	799	792	785	778	771	765	758	751	744
193	824	817	810	804	797	790	783	776	770	763	756	749
194	829	822	815	809	802	795	788	781	775	768	761	754
195	834	827	820	814	807	800	793	787	780	773	766	759
196	839	832	825	819	812	805	798	792	785	778	771	764
197	844	837	830	824	817	810	803	797	790	783	776	769
198	849	842	835	829	822	815	808	802	795	788	781	774
199	854	847	840	834	827	820	813	807	800	793	786	779
200	859	852	845	839	832	825	818	812	805	798	791	785

normalen Grundumsatz des **Mannes**.
und Körperlänge.

33	34	35	36	37	38	39	40	41	42	43	44	45
533	526	519	512	506	499	492	485	479	472	465	458	452
538	531	524	517	511	504	497	490	484	477	470	463	457
543	536	529	522	516	509	502	495	489	482	475	468	462
548	541	534	527	521	514	507	500	494	487	480	473	467
553	546	539	532	526	519	512	505	499	492	485	478	472
558	551	544	537	531	524	517	510	504	497	490	483	477
563	556	549	542	536	529	522	515	509	502	495	488	482
568	561	554	547	541	534	527	520	514	507	500	493	487
573	566	559	552	546	539	532	525	519	512	505	498	492
578	571	564	557	551	544	537	530	524	517	510	503	497
583	576	569	562	556	549	542	535	529	522	515	508	502
588	581	574	567	561	554	547	540	534	527	520	513	507
593	586	579	572	566	559	552	545	539	532	525	518	512
598	591	584	577	571	564	557	550	544	537	530	523	517
603	596	589	582	576	569	562	555	549	542	535	528	522
608	601	594	587	581	574	567	560	554	547	540	533	527
613	606	599	592	586	579	572	565	559	552	545	538	532
618	611	604	597	591	584	577	570	564	557	550	543	537
623	616	609	602	596	589	582	575	569	562	555	548	542
628	621	614	607	601	594	587	580	574	567	560	553	547
633	626	619	612	606	599	592	585	579	572	565	558	552
638	631	624	617	611	604	597	590	584	577	570	563	557
643	636	629	622	616	609	602	595	589	582	575	568	562
648	641	634	627	621	614	607	600	594	587	580	573	567
653	646	639	632	626	619	612	605	599	592	585	578	572
658	651	644	637	631	624	617	610	604	597	590	583	577
663	656	649	642	636	629	622	615	609	602	595	588	582
668	661	654	647	641	634	627	620	614	607	600	593	587
673	666	659	652	646	639	632	625	619	612	605	598	592
678	671	664	657	651	644	637	630	624	617	610	603	597
683	676	669	662	656	649	642	635	629	622	615	608	602
688	681	674	667	661	654	647	640	634	627	620	613	607
693	686	679	672	666	659	652	645	639	632	625	618	612
698	691	684	677	671	664	657	650	644	637	630	623	617
703	696	689	682	676	669	662	655	649	642	635	628	622
708	701	694	687	681	674	667	660	654	647	640	633	627
713	706	699	692	686	679	672	665	659	652	645	638	632
718	711	704	697	691	684	677	670	664	657	650	643	637
723	716	709	702	696	689	682	675	669	662	655	648	642
728	721	714	707	701	694	687	680	674	667	660	653	647
733	726	719	712	706	699	692	685	679	672	665	658	652
738	731	724	717	711	704	697	690	684	677	670	663	657
743	736	729	722	716	709	702	695	689	682	675	668	662
748	741	734	727	721	714	707	700	694	687	680	673	667
753	746	739	732	726	719	712	705	699	692	685	678	672
758	751	744	737	731	724	717	710	704	697	690	683	677
763	756	749	742	736	729	722	715	709	702	695	688	682
768	761	754	747	741	734	727	720	714	707	700	693	687
773	766	759	752	746	739	732	725	719	712	705	698	692
778	771	764	757	751	744	737	730	724	717	710	703	697

Tabelle II.

Faktor für Alter

	46	47	48	49	50	51	52	53	54	55	56	57
151	445	438	431	425	418	411	404	397	391	384	377	370
152	450	443	436	430	423	416	409	402	396	389	382	375
153	455	448	441	435	428	421	414	407	401	394	387	380
154	460	453	446	440	433	426	419	412	406	399	392	385
155	465	458	451	445	438	431	424	417	411	404	397	390
156	470	463	456	450	443	436	429	422	416	409	402	395
157	475	468	461	455	448	441	434	428	421	414	407	400
158	480	473	466	460	453	446	439	433	426	419	412	405
159	485	478	471	465	458	451	444	438	431	424	417	410
160	490	483	476	470	463	456	449	443	436	429	422	415
161	495	488	481	475	468	461	454	448	441	434	427	420
162	500	493	486	480	473	466	459	453	446	439	432	425
163	505	498	491	485	478	471	464	458	451	444	437	431
164	510	503	496	490	483	476	469	463	456	449	442	436
165	515	508	501	495	488	481	474	468	461	454	447	441
166	520	513	506	500	493	486	479	473	466	459	452	446
167	525	518	511	505	498	491	484	478	471	464	457	451
168	530	523	516	510	503	496	489	483	476	469	462	456
169	535	528	521	515	508	501	494	488	481	474	467	461
170	540	533	526	520	513	506	499	493	486	479	472	466
171	545	538	531	525	518	511	504	498	491	484	477	471
172	550	543	536	530	523	516	509	503	496	489	482	476
173	555	548	541	535	528	521	514	508	501	494	487	481
174	560	553	546	540	533	526	519	513	506	499	492	486
175	565	558	551	545	538	531	524	518	511	504	497	491
176	570	563	556	550	543	536	529	523	516	509	502	496
177	575	568	561	555	548	541	534	528	521	514	507	501
178	580	573	566	560	553	546	539	533	526	519	512	506
179	585	578	571	565	558	551	544	538	531	524	517	511
180	590	583	576	570	563	556	549	543	536	529	522	516
181	595	588	581	575	568	561	554	548	541	534	527	521
182	600	593	586	580	573	566	559	553	546	539	532	526
183	605	598	591	585	578	571	564	558	551	544	537	531
184	610	603	596	590	583	576	569	563	556	549	542	536
185	615	608	601	595	588	581	574	568	561	554	547	541
186	620	613	606	600	593	586	579	573	566	559	552	546
187	625	618	611	605	598	591	584	578	571	564	557	551
188	630	623	616	610	603	596	589	583	576	569	562	556
189	635	628	621	615	608	601	594	588	581	574	567	561
190	640	633	626	620	613	606	599	593	586	579	572	566
191	645	638	631	625	618	611	604	598	591	584	577	571
192	650	643	636	630	623	616	609	603	596	589	582	576
193	655	648	641	635	628	621	614	608	601	594	587	581
194	660	653	646	640	633	626	619	613	606	599	592	586
195	665	658	651	645	638	631	624	618	611	604	597	591
196	670	663	656	650	643	636	629	623	616	609	602	596
197	675	668	661	655	648	641	634	628	621	614	607	601
198	680	673	666	660	653	646	639	633	626	619	612	606
199	685	678	671	665	658	651	644	638	631	624	617	611
200	690	683	676	670	663	656	649	643	636	629	622	616

Fortsetzung.

und Körperlänge beim **Manne.**

58	59	60	61	62	63	64	65	66	67	68	69	70
364	357	350	343	337	330	323	316	310	303	296	289	283
369	362	355	348	342	335	328	321	315	308	301	294	288
374	367	360	353	347	340	333	326	320	313	306	299	293
379	372	365	358	352	345	338	331	325	318	311	304	298
384	377	370	363	357	350	343	336	330	323	316	309	303
389	382	375	368	362	355	348	341	335	328	321	314	308
394	387	380	373	367	360	353	346	340	333	326	319	313
399	392	385	378	372	365	358	351	345	338	331	324	318
404	397	390	383	377	370	363	356	350	343	336	329	323
409	402	395	388	382	375	368	361	355	348	341	334	328
414	407	400	393	387	380	373	366	360	353	346	339	333
419	412	405	398	392	385	378	371	365	358	351	344	338
424	417	410	403	397	390	383	376	370	363	356	349	343
429	422	415	408	402	395	388	381	375	368	361	354	348
434	427	420	413	407	400	393	386	380	373	366	359	353
439	432	425	418	412	405	398	391	385	378	371	364	358
444	437	430	423	417	410	403	396	390	383	376	369	363
449	442	435	428	422	415	408	401	395	388	381	374	368
454	447	440	434	427	420	413	406	400	393	386	379	373
459	452	445	439	432	425	418	411	405	398	391	384	378
464	457	450	444	437	430	423	416	410	403	396	389	383
469	462	455	449	442	435	428	421	415	408	401	394	388
474	467	460	454	447	440	433	426	420	413	406	399	393
479	472	465	459	452	445	438	431	425	418	411	404	398
484	477	470	464	457	450	443	437	430	423	416	409	403
489	482	475	469	462	455	448	442	435	428	421	414	408
494	487	480	474	467	460	453	447	440	433	426	419	413
499	492	485	479	472	465	458	452	445	438	431	424	418
504	497	490	484	477	470	463	457	450	443	436	429	423
509	502	495	489	482	475	468	462	455	448	441	434	428
514	507	500	494	487	480	473	467	460	453	446	440	433
519	512	505	499	492	485	478	472	465	458	451	445	438
524	517	510	504	497	490	483	477	570	463	456	450	443
529	522	515	509	502	495	488	482	475	468	461	455	448
534	527	520	514	507	500	493	487	480	473	466	460	453
539	532	525	519	512	505	498	492	485	478	471	465	458
544	537	530	524	517	510	503	497	490	483	476	470	463
549	542	535	529	522	515	508	502	495	488	481	475	468
554	547	540	534	527	520	513	507	500	493	486	480	473
559	552	545	539	532	525	518	512	505	498	491	485	478
564	557	550	544	537	530	523	517	510	503	496	490	483
569	562	555	549	542	535	528	522	515	508	501	495	488
574	567	560	554	547	540	533	527	520	513	506	500	493
579	572	565	559	552	545	538	532	525	518	511	505	498
584	577	570	564	557	550	543	537	530	523	516	510	503
589	582	575	569	562	555	548	542	535	528	521	515	508
594	587	580	574	567	560	553	547	540	533	526	520	513
599	592	585	579	572	565	558	552	545	583	531	525	518
604	597	590	584	577	570	563	557	550	543	536	530	523
609	602	595	589	582	575	568	562	555	548	541	535	528

Tabelle III.

Voraussagetabellen für den normalen Grundumsatz der **Frau.**
Faktor für das Körpergewicht.

	0,0	0,1	0,2	0,3	0,4	0,5	0,6	0,7	0,8	0 9
25	894	895	896	897	898	899	900	901	902	903
26	904	905	906	907	908	909	909	910	911	912
27	913	914	915	916	917	918	919	920	921	922
28	923	924	925	926	927	928	929	930	931	931
29	932	933	934	935	936	937	938	939	940	941
30	942	943	944	945	946	947	948	949	950	951
31	952	953	953	954	955	956	957	958	959	960
32	961	962	963	964	965	966	967	968	969	970
33	971	972	973	974	975	975	976	977	978	979
34	980	981	982	983	984	985	986	987	988	989
35	990	991	992	993	994	995	996	997	997	998
36	999	1000	1001	1002	1003	1004	1005	1006	1007	1008
37	1009	1010	1011	1012	1013	1014	1015	1016	1017	1018
38	1019	1019	1020	1021	1022	1023	1024	1025	1026	1027
39	1028	1029	1030	1031	1032	1033	1034	1035	1036	1037
40	1038	1039	1040	1041	1041	1042	1043	1044	1045	1046
41	1047	1048	1049	1050	1051	1052	1053	1054	1055	1056
42	1057	1058	1059	1060	1061	1062	1062	1063	1064	1065
43	1066	1067	1068	1069	1070	1071	1072	1073	1074	1075
44	1076	1077	1078	1079	1080	1081	1082	1083	1084	1084
45	1085	1086	1087	1088	1089	1090	1091	1092	1093	1094
46	1095	1096	1097	1098	1099	1100	1101	1102	1103	1104
47	1105	1106	1106	1107	1108	1109	1110	1111	1112	1113
48	1114	1115	1116	1117	1118	1119	1120	1121	1122	1123
49	1124	1125	1126	1127	1128	1128	1129	1130	1131	1132
50	1133	1134	1135	1136	1137	1138	1139	1140	1141	1142
51	1143	1144	1145	1146	1147	1148	1149	1150	1150	1151
52	1152	1153	1154	1155	1156	1157	1158	1159	1160	1161
53	1162	1163	1164	1165	1166	1167	1168	1169	1170	1171
54	1172	1172	1173	1174	1175	1176	1177	1178	1179	1180
55	1181	1182	1183	1184	1185	1186	1187	1188	1189	1190
56	1191	1192	1193	1194	1194	1195	1196	1197	1198	1199
57	1200	1201	1202	1203	1204	1205	1206	1207	1208	1209
58	1210	1211	1212	1213	1214	1215	1216	1216	1217	1218
59	1219	1220	1221	1222	1223	1224	1225	1226	1227	1228
60	1229	1230	1231	1232	1233	1234	1235	1236	1237	1238
61	1238	1239	1240	1241	1242	1243	1244	1245	1246	1247
62	1248	1249	1250	1251	1252	1253	1254	1255	1256	1257
63	1258	1259	1260	1260	1261	1262	1263	1264	1265	1266
64	1267	1268	1269	1270	1271	1272	1273	1274	1275	1276
65	1277	1278	1279	1280	1281	1281	1282	1283	1284	1285
66	1286	1287	1288	1289	1290	1291	1292	1293	1294	1295
67	1296	1297	1298	1299	1300	1301	1302	1303	1303	1304
68	1305	1306	1307	1308	1309	1310	1311	1312	1313	1314
69	1315	1316	1317	1318	1319	1320	1321	1322	1323	1324
70	1325	1325	1326	1327	1328	1329	1330	1331	1332	1333
71	1334	1335	1336	1337	1338	1339	1340	1341	1342	1343
72	1344	1345	1346	1347	1347	1348	1349	1350	1351	1352
73	1353	1354	1355	1356	1357	1358	1359	1360	1361	1362
74	1363	1364	1365	1366	1367	1368	1369	1369	1370	1371
75	1372	1373	1374	1375	1376	1377	1378	1379	1380	1381
76	1382	1383	1384	1385	1386	1387	1388	1389	1390	1391
77	1391	1392	1393	1394	1395	1396	1397	1398	1399	1400
78	1401	1402	1403	1404	1405	1406	1407	1408	1409	1410
79	1411	1412	1413	1413	1414	1415	1416	1417	1418	1419
80	1420	1421	1422	1423	1424	1425	1426	1427	1428	1429
81	1430	1431	1432	1433	1434	1435	1435	1436	1437	1438

Tabelle III. Fortsetzung.

	0,0	0,1	0,2	0,3	0,4	0,5	0,6	0,7	0,8	0,9
82	1439	1440	1441	1442	1443	1444	1445	1446	1447	1448
83	1449	1450	1451	1452	1453	1454	1455	1456	1457	1457
84	1458	1459	1460	1461	1462	1463	1464	1465	1466	1467
85	1468	1469	1470	1471	1472	1473	1474	1475	1476	1477
86	1478	1479	1479	1480	1481	1482	1483	1484	1485	1486
87	1487	1488	1489	1490	1491	1492	1493	1494	1495	1496
88	1497	1498	1499	1500	1501	1501	1502	1503	1504	1505
89	1506	1507	1508	1509	1510	1511	1512	1513	1514	1515
90	1516	1517	1518	1519	1520	1521	1522	1522	1523	1524
91	1525	1526	1527	1528	1529	1530	1531	1532	1533	1534
92	1535	1536	1537	1538	1539	1540	1541	1542	1543	1544
93	1544	1545	1546	1547	1548	1549	1550	1551	1552	1553
94	1554	1555	1556	1557	1558	1559	1560	1561	1562	1563
95	1564	1565	1566	1566	1567	1568	1569	1570	1571	1572
96	1573	1574	1575	1576	1577	1578	1579	1580	1581	1582
97	1583	1584	1585	1586	1587	1588	1588	1589	1590	1591
98	1592	1593	1594	1595	1596	1597	1598	1599	1600	1601
99	1602	1603	1604	1605	1606	1607	1608	1609	1610	1610
100	1611	1612	1613	1614	1615	1616	1617	1618	1619	1620
101	1621	1622	1623	1624	1625	1626	1627	1628	1629	1630
102	1631	1632	1632	1633	1634	1635	1636	1637	1638	1639
103	1640	1641	1642	1643	1644	1645	1646	1647	1648	1649
104	1650	1651	1652	1653	1654	1654	1655	1656	1657	1658
105	1659	1660	1661	1662	1663	1664	1665	1666	1667	1668
106	1669	1670	1671	1672	1673	1674	1675	1676	1676	1677
107	1678	1679	1680	1681	1682	1683	1684	1685	1686	1687
108	1688	1689	1690	1691	1692	1693	1694	1695	1696	1697
109	1698	1698	1699	1700	1701	1702	1703	1704	1705	1706
110	1707	1708	1709	1710	1711	1712	1713	1714	1715	1716
111	1717	1718	1719	1720	1720	1721	1722	1723	1724	1725
112	1726	1727	1728	1729	1730	1731	1732	1733	1734	1735
113	1736	1737	1738	1739	1740	1741	1741	1742	1743	1744
114	1745	1746	1747	1748	1749	1750	1751	1752	1753	1754
115	1755	1756	1757	1758	1759	1760	1761	1762	1763	1763
116	1764	1765	1766	1767	1768	1769	1770	1771	1772	1773
117	1774	1775	1776	1777	1778	1779	1780	1781	1782	1783
118	1784	1785	1785	1786	1787	1788	1789	1790	1791	1792
119	1793	1794	1795	1796	1797	1798	1799	1800	1801	1802
120	1803	1804	1805	1806	1807	1807	1808	1809	1810	1811
121	1812	1813	1814	1815	1816	1817	1818	1819	1820	1821
122	1822	1823	1824	1825	1826	1827	1828	1829	1829	1830
123	1831	1832	1833	1834	1835	1836	1837	1838	1839	1840
124	1841	1842	1843	1844	1845	1846	1847	1848	1849	1850

Tabelle IV. Voraussagetabellen für den

Faktor für Alter

	21	22	23	24	25	26	27	28	29	30	31	32
151	181	176	172	167	162	158	153	148	144	139	134	130
152	183	178	174	169	164	160	155	150	146	141	136	132
153	185	180	175	171	166	161	157	152	147	143	138	133
154	187	182	177	173	168	163	159	154	149	145	140	135
155	189	184	179	174	170	165	160	156	151	146	142	137
156	190	186	181	176	172	167	162	158	153	148	144	139
157	192	188	183	178	173	169	164	159	155	150	145	141
158	194	189	185	180	175	171	166	161	157	152	147	143
159	196	191	187	182	177	173	168	163	158	154	149	144
160	198	193	188	184	179	174	170	165	160	156	151	146
161	199	195	190	186	181	176	172	167	162	158	153	148
162	201	197	192	187	183	178	173	169	164	159	155	150
163	203	199	194	189	185	180	175	171	166	161	157	152
164	205	200	196	191	186	182	177	172	168	163	158	154
165	207	202	198	193	188	184	179	174	170	165	160	156
166	209	204	199	194	190	185	181	176	171	167	162	157
167	211	206	201	197	192	187	183	178	173	169	164	159
168	213	208	203	199	194	189	184	180	175	170	166	161
169	214	210	205	200	196	191	186	182	177	172	168	163
170	216	212	207	202	198	193	188	184	179	174	169	165
171	218	213	209	204	199	195	190	185	181	176	171	167
172	220	215	211	206	201	197	192	187	183	178	173	169
173	222	217	212	208	203	198	194	189	184	180	175	170
174	224	219	214	210	205	200	196	191	186	182	177	172
175	225	221	216	211	207	202	197	193	188	183	179	174
176	227	223	218	213	209	204	199	195	190	185	181	176
177	229	225	220	215	210	206	201	196	192	187	182	178
178	231	226	222	217	212	208	203	198	194	189	184	180
179	233	228	224	219	214	210	205	200	195	191	186	181
180	235	230	225	221	216	211	207	202	197	193	188	183
181	237	232	227	223	218	213	209	204	199	195	190	185
182	238	234	229	224	220	215	210	206	201	196	192	187
183	240	236	231	226	222	217	212	208	203	198	194	189
184	242	237	233	228	223	219	214	209	205	200	195	191
185	244	239	235	230	225	221	216	211	207	202	197	193
186	246	241	236	232	227	222	218	213	208	204	199	194
187	248	243	238	234	229	224	220	215	210	206	201	196
188	250	245	240	236	231	226	221	217	212	207	203	198
189	251	247	242	237	233	228	223	219	214	209	205	200
190	253	249	244	239	235	230	225	221	216	211	206	202
191	255	250	246	241	236	232	227	222	218	213	208	204
192	257	252	248	243	238	234	229	224	220	215	210	206
193	259	254	249	245	240	235	231	226	221	217	212	207
194	261	256	251	247	242	237	233	228	223	219	214	209
195	262	258	253	248	244	239	234	230	225	220	216	211
196	264	260	255	250	246	241	236	232	227	222	218	213
197	266	262	257	252	247	243	238	233	229	224	219	215
198	268	263	259	254	249	245	240	235	231	226	221	217
199	270	265	261	256	251	247	242	237	232	228	223	218
200	272	267	262	258	253	248	244	239	234	230	225	220

normalen Grundumsatz der **Frau.**

und Körperlänge.

33	34	35	36	37	38	39	40	41	42	43	44	45
125	120	116	111	106	102	97	92	88	83	78	74	69
127	122	117	113	108	103	99	94	89	85	80	75	71
129	124	119	115	110	105	101	96	91	87	82	77	73
131	126	121	117	112	107	102	98	93	88	84	79	74
132	128	123	118	114	109	104	100	95	90	86	81	76
134	130	125	120	116	111	106	102	97	92	87	83	78
136	131	127	122	117	113	108	103	99	94	89	85	80
138	133	129	124	119	115	110	105	101	96	91	87	82
140	135	130	126	121	116	112	107	102	98	93	88	84
142	137	132	128	123	118	114	109	104	100	95	90	86
143	139	134	129	125	120	115	111	106	101	97	92	87
145	141	136	131	127	122	117	113	108	103	99	94	89
147	143	138	133	128	124	119	114	110	105	100	96	91
149	144	140	135	130	126	121	116	112	107	102	98	93
151	146	142	137	132	128	123	118	113	109	104	99	95
153	148	143	139	134	129	125	120	115	111	106	101	97
155	150	145	141	136	131	127	122	117	113	108	103	98
156	152	147	142	138	133	128	124	119	114	110	105	100
158	154	149	144	140	135	130	126	121	116	112	107	102
160	155	151	146	141	137	132	127	123	118	113	109	104
162	157	153	148	143	139	134	129	125	120	115	111	106
164	159	154	150	145	140	136	131	126	122	117	112	108
166	161	156	152	147	142	138	133	128	124	119	114	110
168	163	158	154	149	144	139	135	130	125	121	116	111
169	165	160	155	151	146	141	137	132	127	123	118	113
171	167	162	157	153	148	143	139	134	129	124	120	115
173	168	164	159	154	150	145	140	136	131	126	122	117
175	170	166	161	156	152	147	142	138	133	128	124	119
177	172	167	163	158	153	149	144	139	135	130	125	121
179	174	169	165	160	155	151	146	141	137	132	127	123
180	176	171	166	162	157	152	148	143	138	134	129	124
182	178	173	168	164	159	154	150	145	140	136	131	126
184	180	175	170	165	161	156	151	147	142	137	133	128
186	181	177	172	167	163	158	153	149	144	139	135	130
188	183	179	174	169	165	160	155	150	146	141	136	132
190	185	180	176	171	166	162	157	152	148	143	138	134
192	187	182	178	173	168	164	159	154	150	145	140	135
193	189	184	179	175	170	165	161	156	151	147	142	137
195	191	186	181	177	172	167	163	158	153	149	144	139
197	192	188	183	178	174	169	164	160	155	150	146	141
199	194	190	185	180	176	171	166	162	157	152	148	143
201	196	191	187	182	177	173	168	163	159	154	149	145
203	198	193	189	184	179	175	170	165	161	156	151	147
205	200	195	191	186	181	176	172	167	162	158	153	148
206	202	197	192	188	183	178	174	169	164	160	155	150
208	204	199	194	190	185	180	175	171	166	161	157	152
210	205	201	196	191	187	182	177	173	168	163	159	154
212	207	203	198	193	189	184	179	175	170	165	160	156
214	209	204	200	195	190	186	181	176	172	167	162	158
216	211	206	202	197	192	188	183	178	174	169	164	160

Tabelle IV.

.	46	47	48	49	50	51	52	53	54	55	56	57
151	64	60	55	50	46	41	36	31	27	22	17	13
152	66	61	57	52	47	43	38	33	29	24	19	15
153	68	63	59	54	49	45	40	35	31	26	21	16
154	70	65	60	56	51	46	42	37	32	28	23	18
155	72	67	62	58	53	48	44	39	34	30	25	20
156	73	69	64	59	55	50	45	41	36	31	27	22
157	75	71	66	61	57	52	47	43	38	33	29	24
158	77	72	68	63	58	54	49	44	40	35	30	26
159	79	74	70	65	60	56	51	46	42	37	32	28
160	81	76	72	67	62	57	53	48	43	39	34	29
161	83	78	73	69	64	59	55	50	45	41	36	31
162	85	80	75	71	66	61	57	52	47	42	38	33
163	86	82	77	72	68	63	58	54	49	44	40	35
164	88	84	79	74	70	65	60	56	51	46	42	37
165	90	85	81	76	71	67	62	57	53	48	43	39
166	92	87	83	78	73	69	64	59	55	50	45	41
167	94	89	84	80	75	70	66	61	56	52	47	42
168	96	91	86	82	77	72	68	63	58	54	49	44
169	98	93	88	83	79	74	69	65	60	55	51	46
170	99	95	90	85	81	76	71	67	62	57	53	48
171	101	97	92	87	83	78	73	68	64	59	54	50
172	103	98	94	89	84	80	75	70	66	61	56	52
173	105	100	96	91	86	82	77	72	67	63	58	53
174	107	102	97	93	88	83	79	74	69	65	60	55
175	109	104	99	95	90	85	81	76	71	67	62	57
176	110	106	101	96	92	87	82	78	73	68	64	59
177	112	108	103	98	94	89	84	80	75	70	66	61
178	114	109	105	100	95	91	86	81	77	72	67	63
179	116	111	107	102	97	93	88	83	79	74	69	65
180	118	113	108	104	99	94	90	85	80	76	71	66
181	120	115	110	106	101	96	92	87	82	78	73	68
182	122	117	112	108	103	98	93	89	84	79	75	70
183	123	119	114	109	105	100	95	91	86	81	77	72
184	125	121	116	111	107	102	97	93	88	83	78	74
185	127	122	118	113	108	104	99	94	90	85	80	76
186	129	124	120	115	110	106	101	96	92	87	82	78
187	131	126	121	117	112	107	103	98	93	89	84	79
188	133	128	123	119	114	109	105	100	95	91	86	81
189	134	130	125	120	116	111	106	102	97	92	88	83
190	136	132	127	122	118	113	108	104	99	94	90	85
191	138	134	129	124	119	115	110	105	101	96	91	87
192	140	135	131	126	121	117	112	107	103	98	93	89
193	142	137	133	128	123	119	114	109	104	100	95	90
194	144	139	134	130	125	120	116	111	106	102	97	92
195	146	141	136	132	127	122	118	113	108	104	99	94
196	147	143	138	133	129	124	119	115	110	105	101	96
197	149	145	140	135	131	126	121	117	112	107	103	98
198	151	146	142	137	132	128	123	118	114	109	104	100
199	153	148	144	139	134	130	125	120	116	111	106	102
200	155	150	145	141	136	131	127	122	117	113	108	103

Fortsetzung.

58	59	60	61	62	63	64	65	66	67	68	69	70
8	3	—1,2	—6	—11	—15	—20	—25	—29	—34	—39	—43	—48
10	5	0,6	—4	—9	—13	—18	—23	—27	—32	—37	—41	—46
12	7	2	—2	—7	—12	—16	—21	—26	—30	—35	—40	—44
14	9	4	0	—5	—10	—14	—19	—24	—28	—33	—38	—42
16	11	6	1	—3	—8	—13	—17	—22	—27	—31	—36	—41
17	13	8	3	—1	—6	—11	—15	—20	—25	—29	—34	—39
19	15	10	5	1	—4	—9	—14	—18	—23	—28	—32	—37
21	16	12	7	2	—2	—7	—12	—16	—21	—26	—30	—35
23	18	14	9	4	0	—5	—10	—15	—19	—24	—29	—33
25	20	15	11	6	1	—3	—8	—13	—17	—22	—27	—31
27	22	17	13	8	3	—1	—6	—11	—15	—20	—25	—30
28	24	19	14	10	5	0	—4	—9	—14	—18	—23	—28
30	26	21	16	12	7	2	—2	—7	—12	—16	—21	—26
32	27	23	18	13	9	4	—1	—5	—10	—15	—19	—24
34	29	25	20	15	11	6	1	—3	—8	—13	—17	—22
36	31	26	22	17	12	8	3	—2	—6	—11	—16	—20
38	33	28	24	19	14	10	5	0	—4	—9	—14	—18
40	35	30	26	21	16	11	7	2	—3	—7	—12	—17
41	37	32	27	23	18	13	9	4	—1	—5	—10	—15
43	39	34	29	25	20	15	11	6	1	—4	—8	—13
45	40	36	31	26	22	17	12	8	3	—2	—6	—11
47	42	38	33	28	24	19	14	10	5	0	—4	—9
49	44	39	35	30	25	21	16	11	7	2	—3	—7
51	46	41	37	32	27	23	18	13	9	4	—1	—5
52	48	43	38	34	29	24	20	15	10	6	1	—4
54	50	45	40	36	31	26	22	17	12	8	3	—2
56	52	47	42	37	33	28	23	19	14	9	5	0
58	53	49	44	39	35	30	25	21	16	11	7	2
60	55	51	46	41	37	32	27	22	18	13	8	4
62	57	52	48	43	38	34	29	24	20	15	10	6
64	59	54	50	45	40	36	31	26	22	17	12	8
65	61	56	51	47	42	37	33	28	23	19	14	9
67	63	58	53	49	44	39	35	30	25	21	16	11
69	64	60	55	50	46	41	36	32	27	22	18	13
71	66	62	57	52	48	43	38	34	29	24	20	15
73	68	63	59	54	49	45	40	35	31	26	21	17
75	70	65	61	56	51	47	42	37	33	28	23	19
77	72	67	63	58	53	48	44	39	34	30	25	20
78	74	69	64	60	55	50	46	41	36	32	27	22
80	76	71	66	62	57	52	48	43	38	33	29	24
82	77	73	68	63	59	54	49	45	40	35	31	26
84	79	75	70	65	61	56	51	47	42	37	33	28
86	81	76	72	67	62	58	53	48	44	39	34	30
88	83	78	74	69	64	60	55	50	46	41	36	32
89	85	80	75	71	66	61	57	52	47	43	38	33
91	87	82	77	73	68	63	59	54	49	45	40	35
93	89	84	79	74	70	65	60	56	51	46	42	37
95	90	86	81	76	72	67	62	58	53	48	44	39
97	92	88	83	78	74	69	64	59	55	50	45	41
99	94	89	85	80	75	71	66	61	57	52	47	43

Autorenregister.

Die fett gedruckten Zahlen beziehen sich auf die Literaturverzeichnisse.

Abderhalden 13, **41**, 63, 71, 74, **76, 77, 78,** 155, **166,** 191, **197,** 284.
Achard 307.
Addison 303, 312, 314, **316.**
Adler, L. 50, 51, **54,** 248, 250, **264.**
Agnoletti 266, **274.**
Ajello 106, **128.**
Albert 371.
Albitsky **138.**
Albu 184, **196.**
Alexander 415, 417, **419,** 421, **426.**
Allard 202, **204.**
Allen 74, 133, **165,** 286, **297,** 318, 320, 332, 333, 336, 337, 339, 345, 346, **349, 350, 351.**
Allers **354, 387, 396,** 399, **400,** 430, 431, 432, 434, 437, 439, 440, 441.
Almagia 321, **350.**
de Almeida 53, **55.**
Amar 89, **101.**
Andersen 13, **41,** 169, 183, **195, 196.**
Anderson 99, **102,** 125, **130,** 155, 156, 164, **167.**
Andersson 246, 257, 258, **264, 265.**
Argutinski 100, **102.**
Armsby **40.**
Arnoldi 32, 257, 271, 278, 279, 287, 302, **303,** 309, 332, 349, **351, 353.**
Aron 72, **77.**
Aronsohn 481, **482.**
Aronson 353, **354,** 364, **387.**
Arsonval 371.
Aschner 275, 277, **281,** 353, **354.**

Aschoff **218.**
Asher 242, 243, 244, **263,** 267, **303, 363,** 454, **460,** 474.
Aszodi 121, 122, **130,** 143, **166,** 325, 326, **351,** 390, **393.**
Athanasiu 304, **316.**
Atkinson 68, 70, 81, 87, 225, **236.**
Atwater 16, **40, 41,** 56, 57, 66, 75, **77,** 79, 87, 99, 100, **102,** 272, 420, **425,** 430, 451, **454.**
Aub **43,** 81, 82, 87, 133, 165, 227, 229, **237,** 260, **263, 264,** 304, 313, 316, **318,** 332, 346, **351,** 392, 393, 464, 465, 466, 469, 471, **472,** 474, **478.**
Auel 216, **220.**
Avroroff 368, **388.**
Awrorow 109, 129.

Bach 8, **10,** 131, **165.**
Bache 216, **220.**
Bachus 228, **237.**
Baehr 326.
Baglioni **355.**
Bahrdt 134, **165,** 174, **195.**
Bailey 266, **274, 281.**
Baker 37, **43.**
Baldoni 242.
Bang 74, **77,** 82, 348, **352.**
Banting 318, 323.
Barbour 355, 356, **362.**
Barcroft 12, 16, 17, **41, 42,** 49, 214, 215, 217, **220,** 308, **317,** 344, 408, 413, 414, 415, 417, **418,** 448, 467, 468, **472.**
Bardeleben **54.**
Bardswell 484.

Barenne de Dusser 405, 407, 409, **411.**
Barnes 438, **441.**
Báron 15, **41.**
Barr 228, **237,** 368, 371, 378, 384, 386, **388,** 452, **454,** 483, **484.**
Barrencheen 82, 348, **352.**
Bartels 380.
Basedow 174, 247, 249, 253, 261, **262.**
Batelli 8, 243, **263,** 414, **418,** 446, **454, 460.**
Bauer, J. 278, **281,** 377, **389,** · 455.
Baumann 248, **264,** 304, 305, 306, **316.**
Baumgardt 29, **42,** 226, **236.**
Baumgarten 337, **352.**
Baumstark **129.**
Bayer 311, **316, 317.**
Bayliss 404, **411.**
Bazett 228, **237.**
Bechterew 275, **281,** 429, **430.**
Becker, F. C. 420, 421, 422, 424, **425.**
Beckmann 227.
Beebe 249, **264.**
Beeler 333, 337, 338, 339, 346, **351.**
Bélak 325, 326, **350.**
Belawenez 307, **317.**
Below 270, 271, **274.**
Benedicenti 416, **419.**
Benedict 13, 16, 18, 19, 21, 22, 23, 25, 26, 27, 28, 29, 30, 31, 32, 33, 34, 35, 36, 37, 38, 39, 40, **41, 42, 43,** 48, **54,** 57, 66, 75, 77, 79, 80, 81, 83, 84, 85, 86, 87, 89, 90, **91,** 92, 93, 94, 95,

33*

VERLAG VON JULIUS SPRINGER IN BERLIN W 9

Die Grundlagen unserer Ernährung und unseres Stoffwechsels.
Von Emil Abderhalden, o. ö. Professor der Physiologie an der Universität
Halle a. S. Dritte, erweiterte und umgearbeitete Auflage. Mit 11 Textfiguren.
1919. GZ. 3,5

Physiologie und Pathologie des Mineralstoffwechsels, nebst Tabellen
über die Mineralstoffzusammensetzung der menschlichen Nahrungs= und Genuß=
mittel, sowie der Mineralbrunnen und Bäder. Von Dr. Albert Albu, Privat=
dozent für innere Medizin an der Universität zu Berlin und Dr. Carl Neuberg,
Privatdozent und chemischer Assistent am Pathologischen Institut der Universität
Berlin. 1906. Gebunden GZ. 7

Biochemisches Handlexikon. Unter Mitwirkung von Fachgelehrten, heraus=
gegeben von Professor Dr. med. et phil. h. c. Emil Abderhalden, Direktor des
Physiologischen Institutes der Universität Halle a. S.
I. Band, 1. Hälfte, 1911. GZ. 44, gebunden GZ. 46,5. — 2. Hälfte, 1911. GZ. 48,
gebunden GZ. 50,5. — II. Band, 1911. GZ. 44, gebunden GZ. 46,5. — III. Band,
1911. GZ. 20, gebunden GZ. 22,5. — IV. Band, 1. Hälfte, 1910. GZ. 14. —
2. Hälfte, 1911. GZ. 54, zusammen gebunden GZ. 71. — V. Band, 1911.
GZ. 38, gebunden GZ. 40,5. — VI. Band, 1911. GZ. 22, gebunden GZ. 24,5. —
VII. Band, 1. Hälfte, 1910. GZ. 22. — 2. Hälfte, 1912. GZ. 18, zusammen
gebunden GZ. 43. — VIII. Band ⟨1. Ergänzungsband⟩, Neudruck 1920. Gebunden
GZ. 36,5. — IX. Band ⟨2. Ergänzungsband⟩, unveränderter Neudruck 1922. Ge=
bunden GZ. 30,5. — X. Band ⟨3. Ergänzungsband⟩, 1923. GZ. 45, gebunden
GZ. 50. — XI. Band ⟨4. Ergänzungsband⟩. In Vorbereitung.

Nahrungsstoffe mit besonderen Wirkungen unter besonderer Berück=
sichtigung der Bedeutung bisher noch unbekannter Nahrungsstoffe für die Volks=
ernährung. Von Prof. Dr. med. et phil. h. c. Emil Abderhalden, Geheimer
Medizinalrat, Direktor des Physiologischen Instituts der Universität Halle a. S.
⟨Die Volksernährung. Veröffentlichungen aus dem Tätigkeitsbereiche des Reichs=
ministeriums für Ernährung und Landwirtschaft. Herausgegeben unter
Mitwirkung des Reichsausschusses für Ernährungsforschung. Heft 2.⟩
1922. GZ. 0,3

Kurzes Lehrbuch der physiologischen Chemie. Von Dr. Paul Hári,
o. ö. Professor der physiologischen und pathologischen Chemie an der Universität
Budapest. Zweite, verbesserte Auflage. Mit 6 Textabbildungen. 1922.
Gebunden GZ. 11

Physiologisches Praktikum. Chemische, physikalisch=chemische, physikalische
und physiologische Methoden. Von Professor Dr. Emil Abderhalden, Geh.
Medizinalrat, Direktor des Physiologischen Instituts der Universität zu Halle a. S.
Dritte, neubearbeitete und vermehrte Auflage. Mit 310 Textabbildungen. 1922.
GZ. 11